LEHRBUCH
DER
INNEREN MEDIZIN

VON

H. ASSMANN · G. v. BERGMANN · R. DOERR · E. GRAFE
L. HEILMEYER · F. HILLER · F. O. HÖRING · A. JORES
G. KATSCH · H. v. KRESS · C. OEHME · R. SCHOEN
H. SCHWIEGK · R. SIEBECK · W. STEPP

SECHSTE UND SIEBENTE NEUBEARBEITETE AUFLAGE

HERAUSGEGEBEN VON

H. SCHWIEGK
HEIDELBERG

A. JORES
HAMBURG

MIT 360 ABBILDUNGEN

ZWEITER BAND

SPRINGER-VERLAG BERLIN HEIDELBERG GMBH
1949

URSPRÜNGLICH ERSCHIENEN BEI SPRINGER-VERLAG OHG, IN BERLIN GÖTTINGEN AND HEIDELBERG 1949
SOFTCOVER REPRINT OF THE HARDCOVER 7TH EDITION 1949

ISBN 978-3-642-49137-5 ISBN 978-3-642-87317-1 (eBook)
DOI 10.1007/978-3-642-87317-1

Inhaltsverzeichnis.

Spezieller Teil.

Inhalt des ersten Bandes.

Krankheiten der Nieren, des Wasser- und Salzstoffwechsels, der Harnwege sowie der männlichen Geschlechtsorgane (mit Ausnahme der spezifischen Geschlechtskrankheiten).

Von

CURT OEHME.

Mit 8 Abbildungen.

A. Anatomisch-physiologische Vorbemerkungen unter klinischem Gesichtspunkt.

1. Funktionsweise und Leistung der Niere.

Die Niere baut sich aus Nephronen auf, die aus dem Glomerulus (mit durchschnittlich je 25 Capillarschlingen) und einem komplizierten Kanälchenkonvolut bestehen. Ihre bemerkenswerten Größenverhältnisse gibt Abb. 1 wieder. Die Zahl dieser Einheiten wird beim Menschen auf etwa 2000000 in beiden Nieren zusammen, die Oberfläche der Glomerulusschlingen auf 1,56 qm, die Länge des Kanälchensystems auf etwa 50 km geschätzt. In der Regel sind sie nicht alle gleichzeitig tätig, und nur ein Teil der Schlingen ist im einzelnen Glomerulus offen. Die *Funktionsweise* dieses Systems — ob im Glomerulus eine biologisch regulierte Ultrafiltration (CARL LUDWIG)[1], ob die drüsige Leistung der Tubuliepithelien in beiden Richtungen, blutwärts als Rückresorption, lumenwärts als Sekretion (HEIDENHAIN)[2] vor sich geht — diese und andere umstrittene Fragen über die Vorgänge im Innern der Niere berühren das ärztliche Interesse weit weniger als die Beurteilung ihrer *Gesamtfunktion*.

Der durch die Mikropunktion gewonnene *primäre Glomerulusharn* (beim Frosch) ist höchstwahrscheinlich ein eiweißfreies Ultrafiltrat, in dem, soweit die schwierige Mikroanalytik in einigen Milligramm Flüssigkeit dies zu behaupten gestattet, U^{+}[3], Cl^{-}, Glucose, anorganisches Phosphat, U^{-} und Kreatinin in derselben Konzentration wie im Plasma gelöst sind (RICHARDS). Seine Konzentrierung kann in den Kanälchen verfolgt, durch Gifte (Phlorrhizin) gehemmt werden. Daß die Epithelien der Tubuli zu sezernieren vermögen, ist zwar nicht durch die granuläre Farbstoffspeicherung in ihnen, wohl aber neuerdings wieder durch die Glaskammerkulturen von Gangstückchen aus dem Mesonephros des Hühnchens bewiesen, die sich schließen und in der sich bildenden Cyste Farbstoff aus dem Medium erheblich anreichern können. Auch gibt es unter den Fischen Gattungen (Lophius, Opsanus) mit aglomerulären Nieren, die wie reine Drüsen unabhängig vom Aortendruck arbeiten. Doch hat die vergleichende Physiologie immer in hohem Maße mit Spezialanpassungen zu rechnen. Mit der modernen Ultrafiltrations-Rückresorptionstheorie, die keineswegs eine „mechanistische" Anschauung ist, kommt überein, daß die beobachtete Menge des im Glomerulus „abfiltrierten" primären Harns 100—200mal so groß ist wie der endgültige. Außer Kreatinin erscheint im Harn kein einziger Stoff in höherer Konzentration als im Plasma. Wird hingegen das definitive Harnquantum des Menschen als sezerniert angenommen, so bleibt die auf den einzelnen Glomerulus berechnete Menge um das tausend- und mehrfache hinter dem wirklichen Glomerulusfiltrat des Frosches zurück. Auch die bedeutende Querschnittsdifferenz zwischen Vas afferens und efferens der Glomeruli spricht für ein großes

[1] CARL LUDWIG, Physiologe in Leipzig: Theorie der Harnbereitung, 1844, Entdeckung des N. depressor, des Vasomotorenzentrums in der Medulla oblongata, erstmalige graphische Registrierung des Blutdrucks usw.

[2] RUDOLF HEIDENHAIN, Physiologie der Absonderungsvorgänge, 1880.

[3] U^{+} übliche Schreibweise für Urea-Harnstoff, U^{-} für Acidum uricum = Harnsäure.

Filtratvolumen. Es berechnet sich zu mindestens 20—30% der Durchblutungsgröße, das sind bei wenigstens 800 Liter der letzteren im Tage 150—250 Liter primärer Harn in 24 Stunden. Wertvolle moderne Funktionsprüfungen (Rehberg-Zahl s. C 3. S. 41) gründen sich deshalb mit Erfolg auf diese Hypothese. Im einzelnen bleibt freilich noch vieles zu erforschen, und wenn in einem klinischen Beispiel 1400 ccm Harn in 30 Min. = 47 ccm/Min. fast ohne NaCl (4 mg-%), aber mit einer 10fachen Kreatininkonzentration gegenüber derjenigen im Plasma abgesondert werden, mithin entweder 8 g NaCl wasserfrei oder, um die Kreatininkonzentration zu erklären, 9 Liter Wasser mit 50 g NaCl hätten rückresorbiert werden müssen (Volhard), so scheint, wie aus anderen Daten, die Annahme einer zusätzlichen Sekretion in den Kanälchen kaum zu umgehen. Eine besondere Schwierigkeit entsteht jedem Einblick in die intrarenalen Vorgänge dadurch, daß zahlreiche arteriovenöse Kurzschlüsse den Blutstrom direkt in das die Tubuli umspinnende Capillarnetz unter Umgehung der Glomeruli leiten können. Deshalb wird jetzt zumeist eine zusätzliche Sekretion der stickstoffhaltigen, harnpflichtigen Stoffe, von manchen auch des Wassers und der Chloride, angenommen, wodurch auch die Anreicherung der ersteren im Blut bei Niereninsuffizienz leichter verständlich wird (weiteres s. B. 4, S. 33).

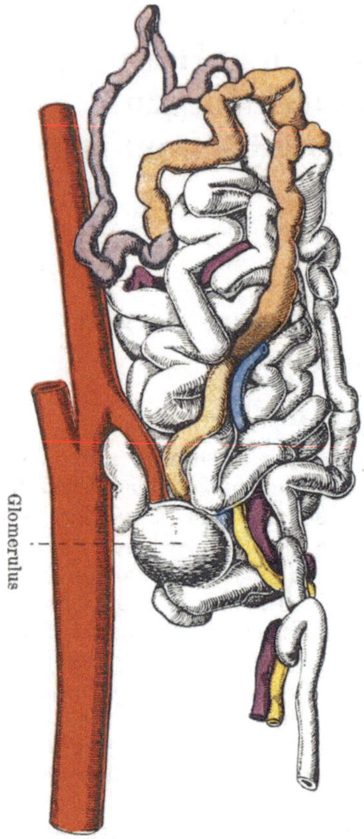

Abb. 1 stellt *einen Glomerulus* mit dem Konvolut der ihm allein zugehörigen Harnkanälchen samt seinen Blutgefäßen dar. Rot: Arterie und Vas afferens. Blau: Vas efferens. Farblos: Glomerulus und Hauptstuck, übergehend in den absteigenden Schenkel der Henleschen Schleife (abgeschnitten). Citronengelb: distaler Schenkel der Henleschen Schleife. Braungelb: Zwischenstück. Hellbraun: proximaler Teil des Schaltstücks. Dunkelbraun: Distaler Teil des Schaltstücks. Violett: Sammelgang. Der Harnpol liegt dem Gefaßpol des Glomerulus etwa gegenuber. Die Henleschen Schleifen stelle man sich 2—4mal so lang nach abwärts steigend vor als der Längsdurchmesser des Konvolutes im Bilde beträgt. Plattenmodell aus der Niere (Mensch) in 100facher Vergroßerung nach Karl Peter, Untersuchungen über Bau und Entwicklung der Niere (Fischer, Jena 1909).

Jedenfalls *besteht die Nierenfunktion im ganzen in der Herstellung eines Energiegefälles durch Konzentrierung oder Verdünnung*, das die Auswirkung der rein physikalischen Kräfte: Diffusion, Filtration, Osmose am gesunden Organ verhindert oder einschränkt; am Kranken treten sie um so stärker hervor, je mehr Patho- und Nekrobiose die lebendigen Strukturen der Wand- und Gefäßzellen beschädigt und zerstört haben, und wir werden sehen, daß gerade die *Funktionsbreite* zwischen Konzentrierung und Verdünnung und ihre *Variabilität*, um in Anpassung an die jeweiligen Erfordernisse der Stoffwechsellage Blut und Körpersäfte prompt zu reinigen, *das für die Klinik wichtigste Charakteristikum und Kriterium eines gesunden Ausscheideorganes sind.*

Diese *Funktionsleistung* ist von *vitaler* Bedeutung. Sie dient dazu, das die Zellen umspülende *Milieu intérieur* (Claude Bernard)[1] und die chemischen „*Konstanten*" der *Plasmabeschaffenheit* innerhalb ihres kleinen Spielraumes aufrecht zu erhalten. Dadurch werden die chemischen Reize der Außenwelt, insbesondere diejenigen, welche der Nähr- und Transmineralisationsstrom mitbringt, gedämpft, und die hoch empfindlichen Reizempfänger im Zentralnervensystem und andernorts vor ihnen abgeschirmt. Sie dient zweitens dazu, diejenigen *Schlacken des Stoffwechsels* aus dem Körper zu entfernen, die auf den extrarenalen Wegen (Darm, Lunge, Haut) nicht oder nur ungenügend zu eliminieren sind, vor allem die *N-haltigen Endprodukte sowie Phosphor- und Schwefelsäure aus der Eiweißzersetzung.*

[1] Claude Bernard, großer französischer Physiologe, entdeckte die vasomotorischen Nerven (1852), den Zuckerstich (piqûre) in der Medulla oblongata (1855) usw.

Dem großen, angelegten Überschuß funktionsfähiger Nephrone entspricht, daß Tiere mit etwa ein Viertel ihres Nierengewebes leben können, auch der Mensch verfügt nach dem Verlust eines der beiden Organe über eine mehr als hinreichende Reserve, welche sich durch Hypertrophie der anderen Niere unter Zunahme der Glomerulusgröße noch erhöht.

Auf die lebenswichtige Bedeutung weist die *anatomische und funktionelle Stellung der Nieren* im Bau- und Betriebsplan des Gesamtorganismus hin.

Sie liegen ohne viel Druckverlust kurz angeschlossen an der Aorta, werden von einem hohen Minutenvolumen durchblutet (etwa 1 Liter, unter Umständen bis zu 30% des zirkulierenden Blutes) und verbrauchen, obwohl ihr Gewicht (je 120—150 g) nur 0,4% des Körpergewichtes beträgt, an O_2 etwa $^1/_{12}$ des Grundumsatzes zu einer Arbeitsleistung von 60 bis 180 Cal je Tag, das ist etwa der 100fache Betrag der Energiedifferenz, die sich aus dem osmotischen Konzentrationsunterschied zwischen dem Tagesharn- und dem Gesamtblutvolumen errechnet. Dieser schlechte *Nutzeffekt* erhöht sich auf etwa 20% und kommt dann dem anderer arbeitender Organe näher, wenn die Berechnung nicht auf die Blutmenge, sondern auf das Plasmafiltrat bezogen wird (Rein).

Das praktisch wichtigste *Maß* der *gesamten Konzentrations- und Verdünnungsleistung*, das *spezifische Gewicht* des Harns, bewegt sich von Werten zwischen 1000 und 1001 bis 1040, bei hohem Zuckergehalt des diabetischen Harnes steigt es noch höher. Die Bestimmung der *Gefrierpunktserniedrigung* (Kryoskopie), welche die Konzentration der Krystalloide mißt, leistet in der Regel nicht mehr. Ihr Bezugspunkt zur Beurteilung der Nierenleistung, die Gefrierpunktserniedrigung des Blutplasmas (—0,56°), ist für die spezifischen Gewichte durch dasjenige eines eiweißfreien Plasmafiltrates zu ersetzen, welches 1010 beträgt.

Die *Konzentrationsleistungen* sind an den einzelnen Stoffen ganz verschieden.

Tabelle 1. (Nach H. Straub und Beckmann.)

	Blut-Plasma Prozentgehalt	Urin Prozentgehalt	Konzentrationszunahme in der Niere
Wasser	90—93	95	—
Eiweiß, Fett und andere Kolloide	7—9	—	—
Dextrose	0,1	—	—
Harnstoff	0,03	2,00	60
Harnsäure	0,002	0,05	25
Na	0,32	0.35	1
K	0,02	0,15	7
NH_4	0,001	0,04	40
Ca	0,008	0,015	2
Mg	0,0025	0,006	2
Cl	0,37	0.6	2
PO_4	0,009	0,27	30
SO_4	0,003	0,18	60

Das *Konzentrationsmaximum* aller zusammengenommen geht beim Menschen mindestens bis zu einer Gefrierpunktserniedrigung von etwa Δ —2,6°, entsprechend 25 Atm. (nach Abzug des Blutwertes); gegen diesen osmotischen Zug des Harns wird das Körperwasser also in solchem Falle zurückgehalten. Nie wird das Konzentrationsmaximum der einzelnen Stoffe zugleich erreicht. Bei Knappheit an Lösungswasser verdrängen sich die mengenmäßig wichtigsten, NaCl und U^+, bis zu einem gewissen Grade gegenseitig; auch HCO_3 und Cl^--Ionen tun dies im Rahmen einer gemeinsamen Konzentrationsgrenze. Dadurch wird die Cl-Ausfuhr mit dem Säuren-Basengleichgewicht verknüpft, was beim Nierenkranken und beim Diabetes insipidus bedeutungsvoll ist.

Das bisher beobachtete Konzentrationsmaximum bei Belastung mit NaCl, $NaHCO_3$ und Natriumphosphat, einzeln oder durch mehrere zugleich, erreicht 400—440 Milliäquivalente[1] im Liter, für Natriumionen sogar 500 (MAINZER).

Manche Substanzen werden nur bis zu einem gewissen *Schwellenwert im Blut* ausgeschieden, so NaCl und Glucose, andere bis auf viel kleinere Restbeträge, so U^+, $SO_4^=$, NH_4^-, oder vollständig wie Fremdkörper; K^+ und U^- sollen nach CUSHNY in der Mitte stehen. Daher kommt es, daß, solange die Schranken in der Niere wie im Magen-Darm intakt sind, entgegen einem verbreiteten Irrtum der Mensch auch bei streng salzarmer[2] Kost nicht in Gefahr steht, zuviel Chlorid zu verlieren. Purindiuretica können unter diesen Umständen die Chloridabgabe erzwingen (s. unter Hypochlorämie). Die Schwellenwerte sind, wie sich besonders beim Diabetes mellitus und insipidus zeigt, verschieblich, d. h. regulierbar bzw. können sich krankhaft verändern.

Die gesunde Niere schützt also auch den Organismus vor unzweckmäßigen Wasser- und Molenverlusten. Indem die Tubuli den Zucker des primären Harns immer quantitativ, das Wasser meist über 90% rückresorbieren, üben sie eine *Sparfunktion* aus. Vermögen sie bei der Hyperglykämie des Zuckerkranken dieser Aufgabe nicht mehr gerecht zu werden, so können *Calorienverluste* bis zur Größe eines Tagesumsatzes die Folge sein, während die Calorienabgabe mit dem Harn sonst, und gerade auch bei allen Nierenerkrankungen, praktisch keine Rolle spielt.

Funktionsbreite und Anpassungsfähigkeit machen wie zur Kontrolle des Wasser- und Salzbestandes die Niere auch zu einem wichtigen *Wächter des Säurebasenhaushaltes*. Sie ist darin der Atmung parallel geschaltet, welche die Masse der CO_2 entfernt. Im Harn erscheint diese nur zusammen mit Bicarbonat bei neutraler oder alkalischer Reaktion. Dafür werden durch die Niere allein die starken Mineralsäuren: Schwefel- und Phosphorsäure entfernt, die bei der Eiweißverbrennung immer entstehen.

Da die starken Mineralsäuren sowohl bei der mit dem Leben verträglichen Wasserstoffionenkonzentration CH* des inneren Milieus als bei der höchstmöglichen sauren Reaktion des Harns nur in Bindung mit basischen Valenzen anwesend sein können, geschieht ihre Ausfuhr beim Menschen wie beim Carnivoren stets unter *Basenentzug*, außer wenn vegetarische Ernährungsweise wie beim Pflanzenfresser einen Basenüberschuß einbringt. Zur Deckung der sauren Äquivalente dient in erster Linie der $NaHCO_3$-Bestand des Blutes und der Säfte, in viel geringerem Grad treten die Erdalkalien (Ca, Mg) dafür ein, indem sie stärker aus dem Darm, ihrem Hauptausscheidungsort, oder aus dem großen Kalkvorrat des Knochensystems herangezogen werden. Die Ausscheidung der Erdalkalien als Phosphate verteilt sich mithin zwischen Harn und Kot ceteris paribus in Abhängigkeit vom Säuren-Basenhaushalt. Das aus der *Desaminierung der Aminosäuren* in Niere (und Leber) reichlich anfallende NH_3, das in der Leber zu Harnstoff wird, liefert einen mobilisierbaren *Alkalivorrat*. Seine Menge im Harn schwankt beim Gesunden zwischen 1—5% des ausgeschiedenen Gesamtstickstoffs[3] und steht in umgekehrtem Verhältnis zum p_H des Harns. Bei Acidosen, die durch Ansammlung unverbrannter organischer Säuren zustande kommen, wie beim Diabetiker durch Acetessigsäure und β-Oxybuttersäure, steigt sie bedeutend und schützt den Organismus vor Basenverlust, während bei Urämie die Acidose zum guten Teil durch Schwäche oder Ausfall dieser wichtigen Funktion der renalen NH_3-Bildung infolge Niereninsuffizienz überhaupt erst entsteht.

Außerdem entsäuert die Niere durch Ausscheidung und Konzentrierung von H^+-Ionen. Die *Wasserstoffionenkonzentration des Harns*, die *aktuelle Reaktion*, kann sich zwischen p_H 4,7 und 8,3 (38°) bewegen, also von erheblich sauer bis zu schwach alkalisch. Sie ist im sauren Bereich in erster Annäherung durch das Verhältnis der Konzentrationen der sauren

[1] 1 Milliäquivalent = 1 ccm einer Normallösung.

[2] Eine absolut Cl-freie Kost läßt sich praktisch kaum herstellen, jedenfalls nicht für ärztliche Zwecke. Siehe Fußnote S. 25 und S. 86/87.

* Im Neutralpunkt ist die Wasserstoffionenkonzentration $C_H = (H^+) = (OH^-) = 10^{-7}$ Grammionen je Liter. Der negative Exponent positiv gesetzt heißt $p_H = 7$ (SÖRENSEN).

[3] Ammoniakzahl $\frac{N\ (NH_3)}{N} \cdot 100$ (HASSELBALCH).

zu den sekundären Phosphaten bestimmt, welche hier die Funktion der Kohlensäure-Bicarbonatpufferung des Blutes übernehmen, nach der Formel

$$(H^{\cdot}) = K^{*} \cdot \frac{(H_2 Na PO_4)}{(H Na_2 PO_4)}$$

Um den Neutralpunkt und im alkalischen Gebiet beteiligt sich das *Bicarbonat* in zunehmendem Maße an der Festlegung des p_H; die CO_2-Spannungen im Harn können zwischen etwa 40 und 100 mm schwanken. Dem Bicarbonat kommt im alkalischen Bereich die analoge Bedeutung zu wie dem NH_4^- im sauren: es spart, da CO_2 immer reichlich zur Hand ist, andere Säuren ein und schützt damit gegen die unter natürlichen Lebensbedingungen allerdings nur dem Herbivoren drohende Möglichkeit einer Überladung mit Basen.

Um die Säuren-Basenbilanz zu beurteilen, ist die aktuelle *Reaktion* quantitativ weniger bedeutungsvoll als die *potentielle* oder *Titrationsacidität* des Harns. Denn sie liefert in Kubikzentimetern n/10 Lauge (oder Säure), d. h. in Dezimilliäquivalenten, auf Blutreaktion titriert ein Maß für die Ausfuhr saurer (oder basischer) Valenzen: die *Pufferungskapazität.* Dieses Fassungsvermögen geht, wie Abb. 2 zeigt, keineswegs dem aktuellen Säuregrad parallel; es hängt auch nicht allein von der Menge der vorhandenen Phosphate ab, die ja auch noch den besonderen Belangen des Phosphat-Erdalkalistoffwechsels zu folgen hat. Sondern es wird noch darüber hinaus vergrößert durch diejenigen schwächeren organischen Säuren im Harn, deren Dissoziationskonstante ungefähr in den titrierten pH-Bereich fällt (denn bei einem pH von der Größe der Dissoziationskonstante ist die betreffende Säure zur einen Hälfte als Salz, zur anderen als freie Säure anwesend und mithin als Puffer wirksam). Unter den bekannten organischen Säuren des Harns: der Harnsäure, Essig-, Citronen-, Hippur-, Ameisen- und Milchsäure kommen hier die Harnsäure, die Essigsäure, bei Diabetikern die β-Oxybuttersäure in Betracht, angesichts der erheblichen Menge täglich ausgeschiedener organischer Säure (25—65 Milliäquivalente, bei Kranken mit Acidose unter Umständen viel mehr) aber noch andere unbekannte.

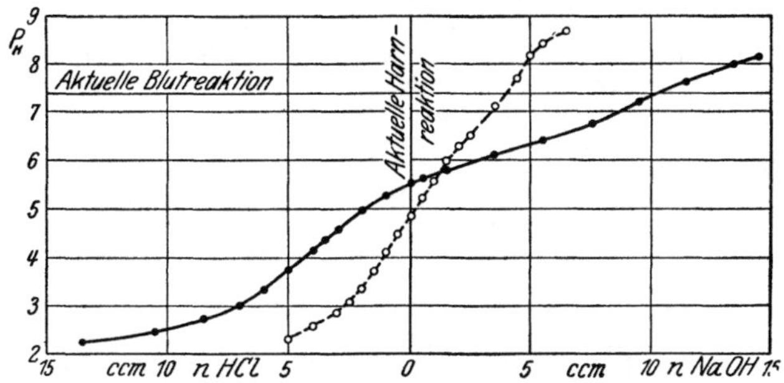

Abb. 2. Titrationskurven zweier Urinportionen. Abszisse O entspricht der ursprünglichen Harnbeschaffenheit. Abszissenwerte stellen die Mengen Normalnatronlauge bzw. Normalsalzsäure dar, die zu 100 ccm Harn hinzutitriert, die auf der Ordinate angegebene aktuelle Reaktion ergeben. Die Menge der bis zur Erreichung aktueller Blutreaktion zutitrierten Lauge heißt Titrationsacidität. Die ausgezogene Kurve ist besser gepuffert, trotz geringerer aktueller Acidität hat dieser Harn die viel größere Titrationsacidität. (Nach H. STRAUB.)

Die *Harnsäure* (U^-) ist beim Menschen das Endprodukt des körpereigenen und des der Nahrung entstammenden Zellkern-(Purin-)Stoffwechsels. Der erstere Anteil stellt den endogenen (0,2—0,5 g täglich), der zweite den exogenen U^--Wert dar. — Zu den Stoffwechselleistungen der Niere, die bisher in der Pathologie wenig Bedeutung erlangt haben, gehört die Hippursäuresynthese aus Benzoesäure und Glykokoll sowie die Bildung von Tyramin aus Tyrosin, womit sie wahrscheinlich der Nebenniere die Muttersubstanz des Adrenalins liefert.

Auf allen Stoffgebieten, in der Wasser-, Molen- wie Säuren-Basenausscheidung ist die gesunde Niere durch eine variable Anpassungsfähigkeit und Einordnung in den Gesamthaushalt des Organismus ausgezeichnet. Einengung oder gar Starre dieser Funktionsbreite werden wir als wichtigstes funktionelles Zeichen ihrer Erkrankung, ihre Messung als eine Hauptmethode kennenlernen, die Güte der Nierenleistung zu beurteilen.

2. Erregung und Abhängigkeit der Nierenfunktion (Kreislauf, Blutbeschaffenheit, Vorniere, Vorperiode).

Kreislaufdynamik und *humorale, chemische sowie nervöse Faktoren* beeinflussen gemeinsam die Nierentätigkeit. Fällt im Experiment der *Blutdruck* unter 30—40 mm Hg, so hört die Harnabscheidung auf, auch bei chemischer Erregung, andererseits öffnen sich nicht bei jedem Blutdruckanstieg die Glomeruluscapillaren, und nicht jeder Hochdruckkranke hat Polyurie. Anstieg des *Venendrucks bei Stauung* vermindert die Wasserabscheidung enorm; es erscheint ein hochkonzentrierter farbstoffreicher *Stauungsharn,* oft mit Ziegelmehlnieder-

* $K = 2{,}3 \cdot 10^{-7}$).

schlägen (Sedimentum lateritium) ähnlich wie im Fieber oder nach Schweißverlusten. Die Gründe dafür liegen allerdings keineswegs nur, ja nicht einmal in erster Linie, in der Niere. Für die Menge des ausgeschiedenen Harns ist ferner die *Durchblutungsgeschwindigkeit* wichtig, schon weil ein größeres Minutenvolumen ein größeres Angebot zur Niere bringt. Freilich müssen die Knäuel geöffnet sein und dürfen nicht durch Kurzschlüsse umgangen werden. Im Experiment sind neuerdings Beziehungen zwischen Gesamtdurchblutung der Niere und Diurese vermißt, ja stärkste Diurese auch ohne Vermehrung der Durchblutung gefunden worden (Verminderung der tubulären Rückresorption). Insoweit wir überhaupt einen Ultrafiltrationsvorgang durch den Blutdruck, wenn auch biologisch reguliert, in den Knäueln mit wohl der Mehrzahl der heutigen Physiologen anerkennen wollen, kann als *Filtrationsdruck* nur die Druckdifferenz zwischen mittlerem Blutdruck und dem Quellungsdruck der Plasmaeiweißkörper wirksam sein, der das Wasser in den Blutcapillaren mit einer Kraft von etwa 30 bis 45 cm H_2O-Druck festhält (STARLING[1] s. S. 9). Zusätzlich wirkt der Filtration noch der Kapseldruck der BOWMANschen Kapsel, d. i. der intrarenale, interstitielle Druck entgegen, der den Harn mit gegen das Nierenbecken treibt. Auf dem Endothel der Glomerusschlingen liegt übrigens noch eine Schicht von Deckzellen mit breiten Lücken, analog den sog. Pericyten in anderen Capillargebieten, welche amöboidartig contractil sind; man hat also keine einfache Filtermembran vor sich.

Der Variabilität des Harns steht die relative Konstanz der Blutbeschaffenheit gegenüber, daher müssen kleinen Konzentrationsänderungen auf der einen Seite große auf der anderen entsprechen. Aber schon die nach Wassertrinken auftretende „*Blutverdünnung*" hat sich nicht in einfacher Weise der Harnmenge zeitlich zuordnen lassen, mag man die Hämoglobinkonzentration oder die Verdünnung der Plasmakolloide oder deren Quellungszustand, kontrolliert etwa durch die innere Reibung, zum Maßstab wählen. Keineswegs ist die Hydrämie oder Hydratation des Blutes allein der „adäquate" Reiz für die Wasserdiurese. Der prompte Beginn nach der Zufuhr erfolgt vielmehr nach dem „Anstoßprinzip". Selbstverständlich wäre es ganz irrig, sich vorzustellen, daß dieselben Moleküle wie die aufgenommenen sofort im Harn wieder erscheinen. Nach Trinken von 1—$1^1/_2$ Liter Wasser sondert der Gesunde in spätestens 4 Stunden dieselbe Menge wieder ab; nach Versuchen mit Zusatz von schwerem Wasser[2] hat die Hälfte des Versuchsgetränkes in 9—10 Tagen den Körper verlassen, und die durchschnittliche Verweilzeit eines Molekels schweren Wassers im Körper berechnet sich zu 10mal $\ln 2 = 14$ Tagen.

Da die Erregbarkeit lebender Gebilde ganz allgemein von einem bestimmten Ionenkonzentrationsverhältnis (neben der osmotischen Gesamtkonzentration) abhängt, könnte es nicht wundernehmen, wenn in der u. a. ebenfalls davon abhängigen Erregbarkeit der Exkretionsorgane ein letzter Grund für eine Art Selbstregulation mitgegeben wäre, die das innere Milieu aufrechterhält. Aber entsprechend dem spezielleren Bedarf sind unter den zusammengesetzten, höheren Lebewesen viel komplexere und verschiedenartige Einrichtungen entwickelt. Je ungeklärter indessen das „Wie" der Stoffverschiebungen, und je mehr gerade am Krankenbett der Vergleich des Ausgangsmaterials (Blut) mit dem Endergebnis (Harn) interessiert, um so notwendiger ist es, die *Funktion der Niere* auch *von der Blutseite* zu betrachten. Über dessen Volumen und Zusammensetzung entscheiden nun aber keineswegs die Nieren allein, sondern ebenso die großen Capillargebiete des übrigen Körpers, je nach der Aufnahmefähigkeit des großen Mesenchymschwammes, der die gesamte extracelluläre und extravasale Flüssigkeit des Körpers einschließt, in welcher die Organe gewissermaßen schwimmen. Er besitzt im *Lymphgefäßsystem*, das auch in der Niere selbst nicht übersehen werden darf, noch ein besonderes, blind geschlossenes Drainagenetz. Daß zum Unterschied von einem Liter getrunkenen Wassers die gleiche Menge peroral oder intravenös zugeführter, *isotonischer Ringer-*, selbst *NaCl-Lösung* in der Regel *keine Diurese* hervorruft, ohne doch im Blute zu verweilen, hat weit mehr als im Verhalten der Niere zunächst seinen Hauptgrund darin, daß nur eine isotonische, physiologisch äquilibrierte Ionenlösung in diesem großen Auffangreservoir, durch welches aller Stoffaustausch der arbeitenden Organzellen hindurchläuft, vorübergehend beherbergt werden kann. Die starke Harnflut jedoch, welche 500 ccm *isotonische KCl-Lösung* (getrunken) prompt erzeugt, steht aufs engste damit in Zusammenhang, daß Kaliumionen, schon in Blut und Säften in vergleichsweise kleiner Konzentration enthalten, nichts weniger als eine indifferente Substanz sind, deren Giftigkeit nur dadurch verschleiert wird, daß sie noch schneller ausgeschieden als resorbiert werden. Alle aufgenommenen Stoffe werden zuerst den Geweben zur Nahrungsauswahl angeboten, ehe sie in der Niere anfallen, das ist ja nur sinnvoll und kann eigentlich kaum anders erwartet werden. Die *Körpergewebe spielen also die Rolle einer „Vorniere"*, und erst was hier überschüssig wird oder als Endprodukt des Stoffwechsels abfällt, erregt als Angebot zweiter Hand die Tätigkeit der Niere. Ist ohne den Gesichtspunkt der *Zweckmäßigkeit* Bau- und Funktionsplan für uns nicht zu begreifen, so darf seine Anwendung doch

[1] STARLING, englischer Physiologe, begründete diese Regel experimentell 1899.
[2] Statt H das isotope Deuterium, D_2O.

auch nicht überspannt werden. Er erklärt nicht, *wie* die Dinge zustande kommen, und keineswegs darf jedem Faktum ohne weiteres eine Zweckmäßigkeit unterstellt werden, wenn sie auch selbst vielen kleineren Beiläufigkeiten des großen Gesamtgeschehens immer nur unter gewissen Umständen, aber niemals vollständig abgesprochen werden kann, weil der Umfang aller Bedingungen, auch derjenigen, unter denen sogar das Überflüssige oder Zwecklose einmal den Anschein eines verständlichen Zweckes erwecken könnte, uns nie völlig bekannt ist. — Auch 500 ccm isotonische U^+-Lösung wirken kräftig diuretisch. Der Blutspiegel dieses *Abraumstoffes der Eiweißkörper* ist von dem Umfang des Eiweißumsatzes abhängig; dessen unaufhörlicher Fortgang bewirkt die ständige Anwesenheit dieses harnpflichtigen Stoffes ohne Nierenschwelle im Blut.

Indem das Angebot an das Exkretionsorgan vom Bedarf und von den Abfällen der Gewebe sich abhängig erweist, tritt nun der Begriff der Vorniere außer in örtlicher noch in zeitlicher Bedeutung hervor, als *Vorperiode*, welche den Zustand des Körpers einschließlich der Niere durch den vorausgegangenen Stoffwechsel und die vorangehende Ernährungsweise bestimmt. Daraus ergibt sich dann in erster Instanz, ob das Aufgenommene zurückgehalten oder ausgeschieden wird. In der ärztlichen Anschauungsweise der Klinik hat, wenigsten beim heutigen Stande unseres Wissens, diese Art der Zusammenhangsbetrachtung zweckmäßig die Führung vor spezielleren Theorien der Organfunktion. Mit der Erkenntnis der Bedeutung der Vorperiode im Wasserhaushalt für die Diurese, die erst an der Wende zum dritten Jahrzehnt dieses Jahrhunderts aufkam, ist ein *historisches Moment* als ausschlaggebend in eine physiologisch-naturwissenschaftliche Kausalreihe eingeführt, dem in diesen Gebieten entraten zu sollen man bis dahin geglaubt hatte, und das relative Novum war ein Vorläufer der späteren umfassenderen Formulierung: der *Wiedereinführung des Subjektes in die Biologie* (v. Weizsäcker), dessen Krankengeschichte sich allerdings aus der Klinik nie hatte ganz austilgen lassen, aber doch zu Unrecht etwas in den Hintergrund gerückt war.

3. Der Wasser-Salzbestand des Körpers und der intermediäre Austausch.

Die Lebenswichtigkeit des Wassers, des Urelementes allen Lebens, kündigt sich darin an, daß die Folgen seines Mangels, Durst und Austrocknung (Exsiccose), viel kürzer nur als Hunger — nämlich je nach den Begleitumständen 3—14, dieser 60 Tage — vom Menschen vertragen werden, und daß es der Organismus zäh und konstant in bestimmter Menge festhält, vor allem in seinen lebenswichtigen Bezirken.

Der Wassergehalt beträgt rund 60% des Körpergewichtes — aus der Verdünnung zugeführten schweren Wassers berechnet 63% — in Muskeln und Drüsen etwa 75—80 Gew.-%. Jugendliche Gewebe (Säugling 66—74%) sind um so wasser- und salzreicher, je rascher sie wachsen, so auch meist maligne Geschwülste. Das Körperwasser verteilt sich auf *drei Räume:* den des *Blutes,* der Intercellular- und Lymphflüssigkeit *(extracelluläres Wasser)* und der Zellen selber. Nirgends kommt es ohne Elektrolyte und gelöste organische Krystalloide vor, aber, im mittleren Raum, in der Extracellulärflüssigkeit, ist es praktisch frei von Kolloiden (Eiweißkörper 0,1%). Hingegen enthält das normale Blutplasma 6,5—8,5 g-% Eiweiß, fett- und aschefreies Gewebe (Muskel) 23,4% Trockenrückstand, die Extremitätenlymphe bei Arbeit etwa 2%, die der Leber immer etwas mehr (Ductus-thoracicuslymphe 3,3—4,6%). Die drei Räume sind durch Grenzen, Zellgrenzschichten und „Membranen", voneinander getrennt, die wohl für Wasser, für Kolloide von der Teilchengröße der Eiweißkörper aber in gesunden Tagen nicht oder doch nur stellen- und zeitweise durchlässig sind.

Das durch den Stoffwechsel von der einen, durch Nahrungs- und Wasserzufuhr von der anderen Seite ständig gestörte *osmotische Gleichgewicht* zwischen den drei Räumen wird durch Wasserbewegungen sowie Diffusion von Elektrolyten und organischen Krystalloiden stets sofort wieder hergestellt, die *Isotonie* bleibt erhalten. Das Wasser des den Körper immer, wenn schon mit Flutzeiten, durchziehenden Lösungsstromes, der Nährstoffe, Intermediär- und Endprodukte des Stoffwechsels sowie Elektrolyte („Transmineralisation") enthält, entstammt, abgesehen von getrunkener Flüssigkeit, den Nahrungsstoffen selber, die ja meist zu etwa 70—80%, Vegetabilien und Früchte noch mehr, aus Wasser bestehen;

zum kleineren Teil rührt er als *Oxydationswasser* aus den Verbrennungsprozessen im Gewebe her. Dieser letzte Anteil beläuft sich im Tage auf etwa 300—400 ccm.

Die *Scheidewand zwischen Blut* und der *Extracellularflüssigkeit* des Mesenchymschwammes ist für Elektrolyte und organische Krystalloide durchlässig, so daß beide Lösungen im Diffusionsgleichgewicht hierin etwa dieselbe Zusammensetzung besitzen (Tabelle 2, Blutplasma).

Tabelle 2. (Nach H. Straub.)

Gehalt an	Plasma	Vollblut
Gefrierpunkt	—0,565°	—
Spezifisches Gewicht	1027—1032	etwa 1055
Blutkörperchen-Volum	—	42—48%
Wassergehalt	89—91%	75—82%
Trockenrückstand	9—11%	18—25%
Wasserstoffexponent p_H	7,28—7,40	—
Alkalireserve	45—60 Vol.-%	—
Natrium	320—350 mg-%	—
Kalium	18—23 mg-%	—
Magnesium	2,0—2,8 mg-%	—
Calcium	9—11 mg-%	—
Chlorid	330—370 mg-%	—
Kochsalz (NaCl)	570—620 mg-%	—
Gesamtphosphor	10—15 mg-%	—
Anorganischer Phosphor	2—4 mg-%	—
Säurelöslicher Phosphor	2—4 mg-%	—
Lipoidphosphor	6—10 mg-%	—
Gesamtschwefel	110—160 mg-%	—
Sulfatschwefel	2,5—3,0 mg-%	—
Jod	—	10—16 γ-% *
Eisen	Spur	50 mg-%
Sauerstoff, arteriell	0,25—0,3 Vol.-%	16—21 Vol.-%
„ venös	0,25—0,3 Vol.-%	11—16 Vol.-%
Kohlensäure, arteriell	55—60 Vol.-%	45—60 Vol.-%
„ venös	60—65 Vol.-%	50—65 Vol.-%
Gesamteiweiß	7—9%	—
Albumin	4,5—5,0%	—
Globulin	2,4—2,8%	—
Fibrinogen	0,2—0,5%	—
Gesamt-N	—	2,6—3,4%
Rest-N	20—40 mg-%	20—40 mg-%
Harnstoff-N	10—25 mg-%	10—25 mg-%
Harnsäure	1,5—4,0 mg-%	1,5—4,0 mg-%
Kreatin	2,0—6,0 mg-%	—
Kreatinin	0,8—2,0 mg-%	—
Aminosäure-N	5,0—8,5 mg-%	—
Ammoniak	—	0,02 mg-%
Indican	0,02—0,16 mg-%	—
Xanthoprotein	15—25 Einheiten	—
Gesamtcholesterin	150 mg-%	—
Hämoglobin	—	13—15%
Bilirubin	0,1—0,5 mg-%	—
Dextrose	80—100 mg-%	80—100 mg-%
Milchsäure	5—15 mg-%	5—12 mg-%
Acetonkörper	1,0—3,0 mg-%	—
Alkohol	—	1,0—5,0 mg-%

* Mit anderer Analysenmethode 30—40 γ-%.

Nur enthält die extracelluläre Außenflüssigkeit etwas mehr (10—15 Milliäquivalente) Anionen (Cl^-) als das Blut mit 365 mg-% = 100 Milliäquivalente Cl^- = 580 mg-% NaCl, weil die Eiweißkörper im Blut zum Teil als Anionen anwesend sind und diese nicht diffusiblen Kolloidionen, von den semipermeablen Capillarwänden eingeschlossen, nach dem DONNAN-Prinzip nur mit einem entsprechenden Mehrbetrag gleichgeladener Elektrolytionen des Außenwassers im Gleichgewicht stehen (s. Abb. 3).

Durch diese modifizierte Diffusion, durch die Tätigkeit der Niere und durch die weiter unten zu besprechenden Einrichtungen, welche die besonders wichtige Konstanz der Wasserstoffionen im Blute sichern, wird im inneren Milieu neben der Isotonie das *physiologische Ionengleichgewicht* in engen Grenzen gewahrt. Dieses Konzentrationsverhältnis der *anorganischen Ionen* (H^+, Na^+, K^+, Ca^{++}, Mg^{++}, Cl^-, HCO_3^-) im Blut wie in der Umgebung der Zellen bestimmt maßgebend den *kolloiden Zustand* der Eiweißkörper („Eukolloidität"), d. h. *Hydratation, Dispersitätsgrad, elektrische Ladung, Quellungsgrad und -druck, Grenzschichtbeschaffenheit und Permeabilität*, wovon wiederum *Erregbarkeit* und Erregungszustand der lebenden Gebilde weitgehend abhängen.

Zum raschen *Ausgleich* der im Stoffwechsel fortwährend entstehenden Konzentrationsunterschiede werden nun die langsamen Diffusionsvorgänge zwischen Blut und extracellulärem Raum durch andere physikalische und physikochemische Kräfte stark beschleunigt.

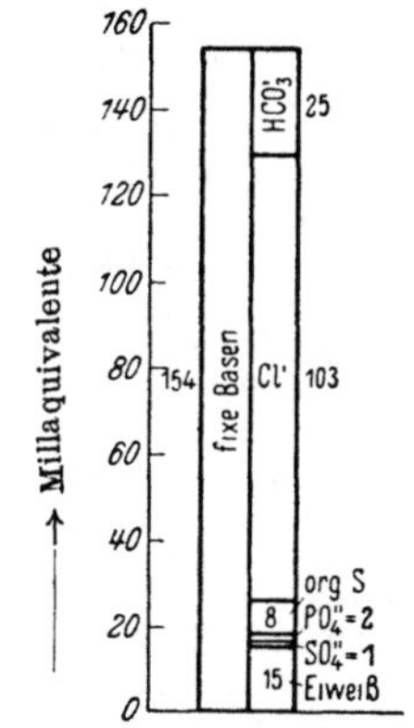

Abb. 3. Gehalt des Blutplasmas an den quantitativ wichtigsten Kat- und Anionen. Die Hohe der linken Seite der Saule veranschaulicht die in Milliäquivalenten je Liter (Maq.) ausgedruckte Konzentration der fixen Basen (Summe der Natrium-, Kalium-, Calcium- und Magnesiumionen), die gleich hohe rechte Seite der Figur enthält die negativ geladenen Ionen. Die Summe der basischen Äquivalente ist dem Gesetze der Elektroneutralität entsprechend der Summe der sauren Äquivalente gleich. (Nach KERPEL-FRONIUS).

Nach STARLING, der darin CARL LUDWIG folgt, findet aus den Capillaren ein Filtrationsvorgang statt, wobei die Kolloide (Eiweiß) bei intakter Wand zurückbleiben. Der Filtrationsdruck ist hier wie im Glomerulus der hämodyname *Capillardruck*, vermindert um das wasseranziehende Vermögen der Eiweißkörper, den Quellungsdruck, *(kolloidosmotischer oder onkotischer Druck)*. Mit dem Abfallen des Capillardrucks im venösen Schenkel und dem Anstieg des onkotischen Drucks infolge der Flüssigkeitsabgabe kehrt sich hier diese Druckdifferenz und damit die Strömungsrichtung um, und „verbrauchte" Nährflüssigkeit der Zellen fließt mit dem Kohlensäurestrom aus den Geweben ins Blut zurück. Die neuen Capillardruckmessungen, die im arteriellen Schenkel zwischen 650 und 290, im venösen zwischen 240 und 80 mm H_2O variieren, haben Widersprüche zu dieser Auffassung beseitigt, zumal der Vorgang auch am Modell aus Capillaren mit künstlicher, toter Membran quantitativ verfolgt werden konnte. Auf die mit dieser wohl gegründeten Hypothese zusammenhängenden Probleme und auf die Ausnahmen, die besonders bei krankhaften Zuständen (Ödem) oft beobachtet werden, kann hier nicht näher eingegangen werden. Unter anderem müssen natürlich große Änderungen des Capillardrucks wie bei venöser Stauung einerseits, Änderung des onkotischen Drucks andererseits wie bei Hypoproteinämie und bei größeren Abweichungen im Mengenverhältnis der Albumine zu den Globulinen im Plasma (A/G-Quotient) auf diesen Vorgang von Einfluß sein. Denn da die Teilchen der Globuline durchschnittlich 2—3fach größer sind als die der Albumine (Mol.-Gewicht etwa 70 000)[1], so müssen jene je Gramm einen kleineren kolloidosmotischen Druck ausüben. Die größte Rolle aber spielt sicher die Wand selbst. Doch darf eine Analyse ihrer hierbei in Frage kommenden physikochemischen Eigenschaften (Porengröße, elektrokinetisches Potential durch Ionenadsorption usw.) nie aus dem Auge lassen, daß keine tote Membran, sondern lebende Zellen gegeben sind, die selbsttätig, örtlich oder von Ferne veranlaßt, regulierend eingreifen. Die Pericyten der Capillarwand (ROUGET-VIMTRUP-Zellen) sind amöboidartig contractil und, wie die Endothelien, von Fasern des vegetativen Nervensystems reich umsponnen und innerviert, welche die Zelltätigkeit und Wanddurchlässigkeit beeinflussen. Die Überordnung des biologischen Moments im Struktur- und Funktionszusammenhang offenbart sich im Zusammenwirken aller Gewebe, in der Einanderzuordnung von Niere und Vorniere neben der Vermittlung durch den Kreislauf und zeigt sich besonders bei den krankhaften Wasser-Salzverteilungen durch

[1] Hierzu s. Fußnote 3, S. 21.

Capillarschädigung oder -vergiftung (Ödem). In analoger Weise sammelt sich auch in den serösen Höhlen mehr oder weniger eiweißhaltige Flüssigkeit an, wenn die seröse Haut (Membran) durch Kreislaufstörungen oder toxisch geschädigt ist.

Die *extracelluläre Flüssigkeit* beträgt mindestens etwa 20% des Körpergewichtes und befindet sich, so wenig von ihr auch normalerweise mikroskopisch sichtbar ist, als Wasser-Salzvorrat in diesem Speicherraum, in dem bis zu 6 Liter etwa untergebracht werden können, ehe es zu nachweisbarer pathologischer Ansammlung als Ödem kommt. Auf sie bzw. ihre Bilanz namentlich sind (abgesehen von Nahrung und Kot) die normalen Gewichtsschwankungen bis zu etwa $1^1/_2$ kg in 24 Stunden und alle größeren Gewichtsänderungen innerhalb einiger Tage bei Kranken (außer Höhlenhydrops) im wesentlichen zurückzuführen. Gewöhnlich liegt frühmorgens der tiefere Wert, doch gibt es auch hier wie bei der Temperaturregulation einen Typus inversus. Der Extracellularraum spielt demnach für das Blut und unter Umständen auch für die Gewebszellen die Rolle eines „*Volumpuffers*" (Gamble). Auf ihn entfallen normalerweise vom gesamten Cl-Bestand des Körpers, der bei 70 kg Gewicht auf 70—80 g zu veranschlagen ist, ungefähr 56 g. Außer der Haut und den roten Blutzellen, die an Cl etwa die Hälfte der Plasmakonzentration besitzen, steuern die Zellen nur wenig dazu bei. Auf Grund dieser Mengen- und Verteilungsverhältnisse erklärt sich, daß infolge der Osmoregulation die Wasserbilanz, die am Körpergewicht und an der Diurese zu verfolgen ist, der Kochsalzzufuhr bzw. -bilanz vielfach parallel läuft, und daß, da Wasser allein ohne Ionen, insbesondere ohne Na^+, Cl^- und HCO_3^-, nie zurückgehalten werden kann, die **Kochsalzzufuhr praktisch die Vorherrschaft** hat (Widal, Koranyi, Strauss u. a.). Die Chloride lösen sich allerdings zuweilen von dieser Verbindung mit dem Wasser, indem sie in gewissem Umfange unter nicht klar aufzeigbaren Umständen ohne Wasser, „trocken", retiniert werden *(Historetention, „Einpökelung")*.

In geringerem Maße als die Extracellularflüssigkeit beteiligt sich normalerweise das *Blutvolumen* an Änderungen im Wasser-Salzbestand. Sein Hauptteil wird für den Kreislaufbetrieb im Gefäßsystem möglichst festgehalten, um es zu füllen. Aber im *Durst* und in anderen *Salz-Wasser-Mangelzuständen* verkleinert sich die Plasmamenge, bei nachfolgender reichlicher Salz-Wasser-Zufuhr — Wasser allein genügt nach allem Gesagten natürlich nicht — steigt sie bedeutend. Immer aber bleiben innerhalb enger Grenzen die Ionenkonzentrationen beim Gesunden erhalten. Wenn die Stoffwechselverhältnisse dazu zwingen, wird viel eher Volumen (Wasser *und Salz*) geopfert als das Konzentrationsverhältnis geändert. Der Ausgangspunkt kann dabei in negativer Salz- *oder* Wasserbilanz (oder in einem Ion, besonders H^+ oder OH^-) liegen, stets zieht hier, meist wegen der osmotischen Erfordernisse, eins das andere in Mitleidenschaft. Bedrohliche Verarmung (Exsiccose, Hypochlorämie) geht in der Pathologie seltener vom primären Wassermangel als von Salzverlusten aus mit gleichzeitiger, zwangläufiger Entwässerung (s. S. 68 ff., 84).

Ganz anders als die Capillarwände verhalten sich die Grenzschichten des *dritten Raume*. der *Gewebezellen*. Während die Austauschkräfte an der Capillarwand bis zu einem gewissen Grade einer physikochemischen Aufklärung zugänglich geworden sind, trägt das Problem der Permeabilität der Gewebszellgrenzschichten durch die „Autonomie des Lebendigen" auch in Stoffaufnahme und -abgabe nach wie vor durchaus biologischen Charakter. Die Zellen erlauben den Ein- und Austritt anorganischer Ionen (außer Kohlensäure) unter dem Einfluß bekannter physikalischer Kräfte nicht. Deren Bindung an die Zellkolloide und die Phasenbeschaffenheit der Zellgrenzschichten bewirken vielmehr, daß der Mineralgehalt im Inneren ein ganz anderer ist als außen. Gegenüber Na^+ und Cl^-, die bei einem sehr konstanten kleinen Ca^{++}, geringem K^+- und Phosphatgehalt außen die Hauptmasse bilden, ist innen K^+, Mg^{++} und Phosphat vorwiegend, wo nicht ausschließlich anwesend (Muskel). Speziellere Anpassungen sind von den Erythrocyten und der Haut bekannt, in der 59% aller Basen Natrium und 23% Kalium sind und die auch Chloride speichert. Im allgemeinen bewirkt die Verteilung der Ionen durch die Beschaffenheit der Grenzflächen, daß die Parenchymzellen eine positive elektrostatische Ladung gegenüber dem Blut und dem Mesenchym besitzen. Bemerkenswerterweise kommt auch dem Lymphgefäßapparat eine positive Ladung zu, dessen „*gerichtete Permeabilität*" dem Abfluß aus dem Gewebe dient.

4. Säure-Basen-Haushalt und Wasser-Mineral-Stoffwechsel.

Der geschilderte Natriumchlorid-Wasserparallelismus, eine Erkenntnisfrucht der Lehre vom osmotischen Druck aus der Zeit um die Jahrhundertwende, wird unter anderem durch die Belange des Säure-Basen-Haushaltes sowie des Ionensyn- und -antagonismus modifiziert und in wichtiger Weise ergänzt, die beide ebenfalls tief in die Wasserbilanz eingreifen. Weil Cl sich leichter bestimmen läßt als Na, wird häufig übersehen, daß keineswegs immer beide in äquivalenten Mengen ausgeschieden werden. Aus einer isotonischen NaCl-Lösung bleibt in der Regel mit einem Teil des Wassers mehr Na (in Form von Bicarbonat) als Cl im Körper zurück. Wenn durch stärkere Säuren als Kohlensäure, wie bei der diabetischen Acidose oder nach Zufuhr starker Mineralsäuren, dem Körper Basen entzogen werden, so läuft die vermehrte Wasserabgabe der ausgeschiedenen Basenmenge genauer parallel als dem Harnchlor. Mit dieser *Bindung der Wasserbilanz an die Basen* steht im Einklang, daß im Ionengemisch des Plasmas (Abb. 3) die Basensumme sowie deren Zusammensetzung das feste Gerüst darstellt, das nach Möglichkeit konstant gehalten wird, wesentlich mehr als die Anionen Cl^- und HCO_3^-, die sich gegenseitig in weiteren Grenzen vertreten können. — *Basenentzug* gleich Säuerung entwässert also, Alkalisierung durch Nabi oder Soda bewirkt oft das Gegenteil, kann aber auch auf noch nicht restlos geklärte Weise Diurese hervorrufen. Der intermediäre Anionenaustausch zwischen Chlorid und Bicarbonat bei der inneren Atmung (s. unten) hat Analoga in den Mineralbilanzen, insofern $NaHCO_3$-Gaben Cl zur Mehrausscheidung bringen oder es einsparen können, was von der Reaktionslage des Stoffwechsels neben anderen durch die Ernährungsweise gegebenen Umständen abhängt. Auch das kann die Wasserbilanz in Mitleidenschaft ziehen, ceteris paribus hält aber NaCl meist wesentlich mehr Wasser zurück als $NaHCO_3$ in äquivalenter Menge. Die Wasserbewegung wird demnach auch von der Natur des Anions beeinflußt. Das Überwiegen des Chlorids für die Wasserretention wird noch übertroffen durch die *wasserbindende (hydropigene) Fähigkeit des* Na^+ unter den Kationen. K^+ und Ca^{++} wirken hingegen entquellend und besonders das erstere diuretisch. Das Na-Ion ist nicht nur in viel größerer Menge vorhanden, sondern auch freier disponibel. K^+ und Ca^{++} können in Blut und Säften nicht gespeichert, ihre Konzentration muß vielmehr in engen Grenzen konstant gehalten werden, sollen nicht Vergiftungs- oder Krankheitserscheinungen auftreten. Wird, wie bei *Acidose*, im *Fieber*, bei *seröser Entzündung*, bei Vergiftung durch Diphtherietoxin usw. Kalium in größerem Betrage abgegeben, oft mit negativer N-Bilanz, so stammt es, wie das überschüssig ausgeschiedene Wasser, aus den Zellen selbst, und hier können umgekehrt beide auch zusammen zum Ansatz gelangen. Außerdem sind aber bei einseitiger Belastung mit Natrium- oder Kaliumchlorid bzw. Carbonat wechselseitige Beeinflussungen auch der Kationen in den Mineralbilanzen zu bemerken, welche auf verschiedenen Wegen mit dem Säure-Basen-Haushalt zusammenhängen. Sie nehmen unter pathologischen Bedingungen größere Ausmaße an. Diese Vorgänge beruhen nicht nur auf Verdrängung im anorganischen Sinne, sondern im Grunde auf dem biologischen Ionensyn- und -antagonismus. In diesen Austausch werden die Phosphate und Erdalkalien und deren Verknüpfung mit dem Säure-Basenhaushalt (s. u. S. 15) einbezogen. Die Auswirkung einer Zulage der verschiedenen Alkalisalze auf die Phosphat-Erdalkali-Bilanz steht in komplizierter Beziehung zur Art der Ernährungsform im allgemeinen. Alle Ionenumsetzungen haben offenbar immer zum Ziel sowohl das Säure-Basen-Gleichgewicht und damit die **Isohydrie des Blutes** als auch dessen **Isotonie** zu wahren. Der Syn- oder Antagonismus der Ionen in Verbindung mit ihrer verschiedenen Verteilung zwischen dem Innen und Außen der Zellen hängt mit der gesamten Stoffwechselsteuerung, d. h. der durch das *neuro-endokrine, vegetative System beherrschten Bereitschaft des ganzen Stoffwechselgetriebes* (*Protoplasmadynamik*, FRIEDRICH KRAUS[1]) zusammen. Der *Minimumbedarf* an einem Mineral und seine Verwendung im Organismus wird vom Mengenverhältnis aller Ionen im Transmineralisationsstrom, letzten Endes vom Erregungs- und Stoffwechselzustand der Zellen selber wesentlich bestimmt, der zur einheitlichen Leistung des Gesamtorganismus zusammengefaßt ist.

Wasser und Mineralien bewegen sich zum Teil in großem Umfang in zahlreichen *inneren Kreisläufen*. Die Abscheidung und Wiederaufsaugung der Verdauungssäfte, der Cl^-- und H^+-Ionen des Magensaftes, die von entgegengesetzten, täglichen Reaktionsschwankungen des Harns begleitet ist, die Wanderung von Cl^- und HCO_3^- zwischen Blutzellen und Flüssigkeit beim Kohlensäuretransport der inneren Atmung und die Ausscheidung der im Dünndarm resorbierten Erdalkalien als Phosphate durch den Dickdarm sind die wichtigsten. Auf solchem inneren Kreislauf beruht es, daß kochsalzfreie Ernährung keinen Einfluß auf die Salzsäurebildung im Magen hat.

5. Der Säuren-Basen-Haushalt und das Blut als Puffersystem.

Beansprucht schon der physiologische Eiweißstoffwechsel den Basenbestand des Körpers, so noch viel mehr jede pathologische Säuerung (Acidose), wenn sich unverbrannte organische Säuren anhäufen wie beim Diabetes mellitus, oder wenn die Ammoniakbildung in der Niere stark abnimmt wie bei schwerer Niereninsuffizienz. Der Basenvorrat des Blutes und der Gewebe wird dann angegriffen, aber die Pufferkapazität der Körperflüssigkeiten, in erster Linie des Blutes, verhindert lange Zeit eine wesentliche Veränderung seiner Wasserstoffionenkonzentration. Die Eigenschaft, zu puffern, d. h. nur mit erheblichem Widerstand gleitend einer Änderung der Wasserstoffionenkonzentration durch Zugabe von Säure oder Lauge nachzugeben, besitzt bekanntlich jede Lösung, die eine schwache Säure gleichzeitig mit ihrem Salz enthält. Die „idealen" Puffereigenschaften des Blutes gestatten Verschiebungen des p_H nur von etwa 10000mal kleinerem Ausmaße als Konzentrationsänderungen der meisten anderen Ionen außer dem Calcium. Diese *Isohydrie* ist neben der Isotonie und

[1] FRIEDRICH KRAUS, Berliner Kliniker (1858—1936).

Isoionie die dritte Konstante, welche aufrecht zu erhalten im Blute besonders gesorgt ist. Sie ist in erster Annäherung durch die Gleichung definiert:

$$(H^+) = K'^* \cdot \frac{(H_2CO_3)}{(NaHCO_3)}$$

Die größten Abweichungen dieser Zahl von der Norm (pH 7,3—7,4), die bei extremer Acidose bzw. Alkalose beobachtet worden sind, liegen zwischen pH 6,9 und 7,8. Das Alkali ist im Blut außer an Kohlensäure als Bicarbonat hauptsächlich an Hämoglobin, zum kleineren Teile an die Plasmaeiweißkörper gebunden. Durch den an Eiweiß gebundenen Alkalivorrat verfügt der Körper über eine *Alkalireserve*, die auf das Gesamtblut berechnet normalerweise hinreicht, 150 ccm n-Säure zu neutralisieren, der Gesamtvorrat im Körper beläuft sich auf etwa das Sechsfache. Die Alkalireseve ist ein praktisch wichtiges *Maß für die Stärke der Acidose* und mithin für die Gefährdung durch diese selbst. Da sie sich durch eine Abnahme des

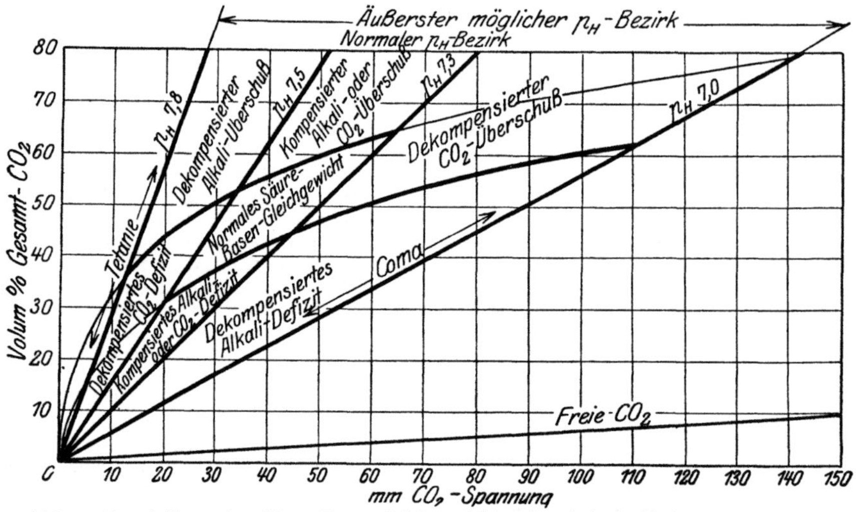

Abb. 4. Darstellung des Säure-Basengleichgewichtes im Arterienblute auf Grund des Kohlensäurediagramms. (Aus Erg. inn. Med. 25, H. STRAUB.)

Kohlensäurebindungsvermögens *(Hypokapnie*[1]*)* des Blutes verrät, wird sie durch Bestimmung der Gesamtkohlensäure unter Abzug der physikalisch gelösten gemessen, nachdem das Blut entweder mit der mittleren alveolaren CO_2-Spannung von 40 mm Hg oder mit derjenigen CO_2-Spannung in Ausgleich gebracht worden ist, welche bei der betreffenden Person zur Zeit der Blutentnahme als alveolare festgestellt wurde. Im ersten Falle erhält man die sog. *reduzierte*, im zweiten die *regulierte* Wasserstoffzahl, wenn man die so gewonnenen Werte in obige Formel einsetzt. Diese Berechnung der Wasserstoffzahl ist genauer als ihre direkte Bestimmung mit Hilfe von Konzentrationsketten oder Indicatoren.

In Abb. 4 stellt die Abszisse die CO_2-Spannung als Maß der freien, physikalisch gelösten (CO_2), die Ordinate den Gesamtkohlensäuregehalt, d. i. freie + als Bicarbonat gebundene (CO_2) dar. Die der ansteigenden CO_2-Spannung zugeordneten Volumina der Gesamtkohlensäure ergeben die Kohlensäurebindungskurve, die bei Normalen sich nur in *der* Fläche bewegt, welche im Bilde als normales Säure-Basengleichgewicht bezeichnet ist. Eine erniedrigte Bindungskurve ist von verminderter, eine erhöhte von vermehrter Alkalireserve begleitet. Alle Punkte gleicher Wasserstoffzahl liegen auf Graden, die vom Nullpunkt des Koordinatensystems ausgehen. Durch zwei solcher Geraden wird im Diagramm der keilförmige normale p_H-Bezirk eingegrenzt, in dem die Schwankungen im CO_2- und Basengehalt des Blutes sich kompensieren. Links und rechts davon liegen die Bezirke der Dekompensation des Säure-Basengleichgewichtes, deren Grenzlinien die äußersten, mit dem Leben noch verträglichen p_H-Werte angeben. Zu alkalische Reaktion im linken Bereich löst klinisch die Erscheinungen der Tetanie aus, zu saure im rechten führt zu Lähmung des Atemzentrums nach vorausgegangener Erregung *(große* KUSSMAUL*sche Atmung)* und zum Tode im Koma. Der Widerstand des Blutes gegen p_H-Änderungen beruht viel weniger in der Pufferung durch das Kohlensäure-Bicarbonatgemisch

* $K' = 7{,}6 \cdot 10^{-7}$ bei 37°.

[1] kapnos (griechisch) = Rauch.

und die Basen bindenden Plasmaeiweißkörper als in der Eigenschaft des Hämoglobins im reduzierten Zustand, also in den Gewebescapillaren, große Mengen Alkali an die wegzutransportierende Kohlensäure abzugeben, im oxydierten Zustande hingegen, also in der Lunge, Alkali von der hier auszuscheidenden Kohlensäure zu übernehmen. Diese Fähigkeit gründet sich darauf, daß Oxyhämoglobin eine etwa 60mal stärkere Säure ist als das reduzierte. Die Reaktion der Gewebe ist etwas saurer als die des Blutes, um so mehr, je tätiger sie sind; so auch bei Entzündung. Es besteht also ein ständiges Säuregefälle vom Gewebe über das Blut zu den Ausscheidungsorganen.

Die erwähnte wichtige Beziehung der *Wasserbewegungen* zum *Säuren-Basen-Gleichgewicht* geht nun nicht allein den Weg über die osmotische Wirkung des Bicarbonatbestandes, sondern beruht ebenso in dem durch die Reaktionslage des Stoffwechsels mitbetroffenen *Quellungszustand* der Blut- und vieler Gewebseiweißkörper. Denn als Ampholyte bilden sie Kat- und Anionen, tragen im sog. *isoelektrischen Punkte* ein Minimum an Ladungen, und zwar gleichviel negative und positive, binden bei dem p_H ihres elektrischen Punktes ein Minimum des Hydratationswassers und flocken daher an diesem Punkte, in diesem *Entquellungszustande*, in der Regel aus. Da der isoelektrische Punkt der Plasma- und vieler Gewebseiweiße, namentlich des Bindegewebes je nach den Fraktionen zwischen p_H 4 und p_H 6 liegt, sind sie auf dessen alkalischer Seite, bei Blutreaktion, als Anionen basenbindend vorhanden. Werden nun diese bei Säuerung ihnen entzogen, so nähern sie sich unter nur kleiner Reaktionsverschiebung, wie es in einem so stark gepufferten Milieu allein möglich ist, ihrem isoelektrischen Punkt und geben Quellungswasser frei. In dieser Entquellung liegt neben dem besprochenen Basenentzug eine wesentliche Ursache für die Entwässerung bis zur Austrocknung, welche jede schwerere Acidose mit sich bringt. Deshalb helfen auch therapeutisch starke Mineralsäuren, am besten in Form ihrer Ammonsalze[1] NH_4Cl, $(NH_4)_3PO_4$, Ödeme beseitigen und verstärken die diuretische Wirkung der Purinkörper (Theophyllin, Theacylon) und des Salyrgans. Es gibt aber auch eine Diurese durch Alkali (s. oben).

6. Weitere Funktionen der Plasmaeiweißkörper.

Auf die Funktion der Plasmaeiweißkörper, insbesondere auf das Verhältnis der Albumine zu den Globulinen, muß noch in anderer Beziehung hingewiesen werden. Der Albumin-Globulin *(A.-G.-Quotient)*, normalerweise 1,5—2, hat bei Nieren- wie bei vielen Stoffwechselerkrankungen nicht nur für den kolloidosmotischen Druck und die intermediären Austauschvorgänge (s. oben) Bedeutung. Starke Verkleinerung desselben durch Zunahme der grob dispersen Globulinfraktion geht immer mit einer starken Beschleunigung der Blutkörperchensenkungsgeschwindigkeit einher und ist auch symptomatisch beinahe von so allgemeiner Bedeutung wie diese, indem sie meist auf eine tiefgreifende Funktionsstörung der Bildungsstätten der Plasmaeiweißkörper, vornehmlich des Knochenmarks, im Rahmen der verschiedenen Erkrankungen hinweist.

Die Plasmaeiweißkörper besitzen auch eine *Vehikelfunktion* als Schleppersubstanzen, was hier namentlich deshalb angemerkt sei, weil ihre Änderung in dieser Beziehung bei manchen Nierenleiden zu diagnostischen Zwecken herangezogen wird. Die Albumine vor allem adsorbieren zahlreiche körpereigene (Bilirubin) wie körperfremde Farbstoffe (Kongorot, Fluorescein, Prontosil), aber auch andere Substanzen (Arzneimittel, u. a. z. B. Evipan); andere Stoffe, wie Cholesterin, hängen sich an Globulinteilchen an. Auch das Eintreten oder Ausbleiben der Adsorption körperfremder Korpuskeln und Kolloide (Metallsole) an die Gefäßwand und die Phagocytose durch die Gefäßwand- bzw. Retikuloendothelzellen wie überhaupt der Import nicht permeierender Stoffe in Zellen („embatischer Effekt") scheint von den Serumeiweißkörpern beeinflußt werden zu können.

7. Extrarenale Ausscheidung.

Auf der Ausgabeseite des Wasser-, Säure-Basen- und Mineral-Haushaltes arbeitet die Niere zusammen mit Lunge, Haut und Darm. Mit der Atemluft, welche den Körper in der Regel nahezu gesättigt mit Wasserdampf verläßt, scheiden Gesunde etwa 250—400 ccm Wasser im Tage aus, durch die sog. „unmerkliche Wasserabgabe", die *Perspiratio insensibilis* der Haut (SANCTORIUS 1614), zu welcher der „merkliche" Schweiß hinzukommen kann, etwa 600 ccm, durch den Darm etwa 100—200 g; die extrarenale Gesamtabgabe erreicht also fast die durchschnittliche Harnmenge. Diese Zahlenangaben haben jedoch nur sehr bedingten Wert, denn Funktion von Lunge und Hautorgan sind physikalischen und physiologischen Kräften unterworfen und Aufgaben eingereiht, welche den Wasserhaushalt anderen Funktionskreisen unterordnen.

Die Größe der *Wasserabgabe durch die Lunge* hängt vom Minutenvolumen der Atmung, sowie vom Sättigungsgrad der eingeatmeten Luft und diese wiederum von der Temperatur ab,

[1] Das NH_3 wird in die Harnstoffsynthese einbezogen, das übrigbleibende Anion entzieht dem Körper fixe Basen.

so daß im Winter sehr viel mehr Wasserdampf abgegeben wird als im Sommer, in trockenen Klimaten (Wüste, Engadin) viel mehr als in feuchten. Reichliche Wasserverdampfung im Krankenzimmer ist deshalb namentlich im Winter bei Erkrankungen der Respirationsorgane erforderlich, während andererseits Trockenklimate besonders angezeigt sein können, um die Oberfläche katarrhalischer Schleimhäute auszutrocknen. Physikalisch gilt Analoges für *Per- und Transpiration* (Schweiß), deren Steigerung im Trockenklima (Ägypten) bei manchen Nierenkranken therapeutisch benutzt worden ist. Die gesamte extrarenale Wasserabgabe steht im Dienst der Wärmeökonomie und Temperaturregulation. 24% der gebildeten Wärme in Grenzen eines Umsatzes von 1800—3000 Cal im Tage werden durch Wasserverdampfung abgegeben. Infolge dieser Korrelation kann der Grundumsatz (je Quadratmeter Oberfläche) mit Hilfe einer empfindlichen Waage (Sauter-Waage) bestimmt werden, welche den Kranken im Bett wie einst Sanctorius im Selbstversuch zu tragen geeignet ist. Bei schwerer körperlicher Arbeit, bei Fieberkranken, in den Tropen kann der Verlust durch die Haut auf mehrere Liter im Tage, im Wüstenklima bis auf 10 Liter anwachsen. Dabei geht Kochsalz unter Umständen in beträchtlichen Mengen (bis zu 10 g, gewöhnlich etwa nur 0,3—0,4 g) mit dem Schweiß verloren. Die extrarenalen Anforderungen können hier so groß und vordringlich werden, daß die Niere nur bei sehr reichlicher Wasserzufuhr ihrer Aufgabe gerecht, der notwendigste Wasserbestand aller drei Räume im Körper, besonders aber das zum Kreislaufsbetrieb unerläßliche Plasmavolumen nur bei reichlicher Wasser- und Salzzufuhr erhalten werden kann. Demgegenüber vermag der *extrarenale Weg*, weil der Schweiß nur etwa 0,16 bis 0,3% U^+ enthält, *niemals insuffiziente Nieren durch vikariierende Übernahme der Harnstoffausscheidung auch nur einigermaßen ausreichend zu entlasten*; ihn zu benutzen, hat hier immer nur den Wert einer recht beschränkten Hilfsmaßnahme. — Man kann die Tätigkeit der parasympathisch fördernd innervierten Schweißdrüsen durch Atropin unterdrücken, die Verdunstung durch Perspiration indessen nicht. Doch ist auch sie kein rein physikalischer, sondern ein physiologisch regulierter Vorgang. Auch für das „Eigenklima“, das sich der Mensch durch Kleider, Hüllung und Bettung schafft, sind die physikalisch-physiologischen Zusammenhänge mit der Regulierung der Eigenwärme namentlich bei den mehr passiven Schwerkranken wichtig, wobei zu beachten bleibt, daß jede stärkere Inanspruchnahme aller dieser unter sich verbundenen Funktionen stets eine Belastung des Kreislaufs, sie ruhig stellen aber seine Schonung bedeutet. Bei Kreislaufinsuffizienzen, Anämien, Magersucht, Hyperthyreose und anderen Zuständen kann es wichtig sein, diese Zusammenhänge zu berücksichtigen.

Auch die Wasserabgabe durch den *Darm* bringt, wenn sie bei Durchfallskrankheiten aller Art unter Umständen bis zu einigen Litern ansteigt, erhebliche Kochsalzverluste mit sich, während in der Regel nur Spuren von Chlorid mit dem Kote fortgehen.

Um die extrarenale Wasserabgabe besonders auf dem Wege durch Lunge und Haut, auf der Einfuhrseite den Wassergehalt und das Oxydationswasser der Nahrung genau zu bestimmen, sind umständliche Einrichtungen erforderlich. Deshalb läßt sich eine exakte *Wasserbilanz* nur schwer aufstellen. Glücklicherweise genügt es für die meisten ärztlichen und klinischen Zwecke, in der Zeitspanne von wenigen Tagen erfolgende Änderungen des Körpergewichtes unter Berücksichtigung der Harnmenge und der Einfuhr der extrarenalen Wasserausfuhr etwa gleichzusetzen. Man findet bei Entwässerungen hydropischer Herz-Nieren-Kranker mit diesem Verfahren nicht selten so große Ausschläge, daß eine bedeutende Beteiligung der extrarenalen Ausfuhrwege außer Zweifel steht; aus meist nicht ersichtlichen Gründen kann im Einzelfall, auch nach dem Gebrauch von Herz-Kreislauf-Mitteln sowie Diureticis, auf diesem Wege sogar die Hauptmenge, mehr als durch die Nieren, ausgeführt werden.

Durch die *Abgabe des Hauptteils der CO_2* trägt die *Atmung* in gewissem Sinne fast noch mehr als die Niere zur Entsäuerung des Organismus im Stoffwechsel bei. Diese Funktion vermag sich noch schneller allen augenblicklichen Wandlungen der inneren Atmung und Stoffwechselreaktionslage anzupassen. Entbinden stärkere Säuren im Stoffwechsel aus dem Bicarbonat des Blutes und der Säfte CO_2, so entfernt diesen Überschuß die Atmung prompt, indem das Atemzentrum auf den Anstieg der CO_2-Spannung sowie auf kleine Änderungen des pH anspricht. Durch diese Mehrventilation wird die CO_2-Spannung in der Alveolarluft und damit im Blute gesenkt, doch der Quotient $\frac{\text{Säure}}{\text{Salz}}$ und damit die (H^+) ändert sich praktisch nicht. Solange dieser Ausgleichsmechanismus zureicht, liegt eine *kompensierte Acidose mit regulierter Wasserstoffzahl* im Blute vor (s. oben). Wäre CO_2 keine flüchtige Säure, so würde die Pufferung des Blutes weniger vollkommen, d. h. die Verschiebung des pH bei Einströmen einer bestimmten H^+-Ionenmenge wesentlich größer sein. Die Bestimmung der alveolären CO_2-Spannung gibt also ein Maß für Acidose nur, solange sie kompensiert ist. Darüber hinaus ist allein die *Bestimmung des Reservealkalis* (s. oben) oder Festlegung der CO_2-Bindungskurve (s. Abb. 4) dafür tauglich, deren praktische Vorteile deshalb mit Recht die erstere aus dem Regelgebrauche verdrängt haben. Auf der kompensierenden oder nicht mehr kompensierenden Überventilation durch starke Erregung des Atemzentrums beruht das *klassische Zeichen der großen tiefen Atmung* (KUSSMAULsche[1] *Atmung*) bei Acidose des Diabetikers und des urämischen Nierenkranken. — Durch reichliche Bicarbonatzufuhr und alkalische (vegetabile) Kost ist auch eine *Alkalose* möglich, aber praktisch weniger wichtig, welche die verschiedenen Ausgleichsmechanismen in entgegengesetzter Richtung in Bewegung setzt. In allen diesen Fällen geht die Störung im Säure-Basen-Gleichgewicht vom Stoffwechsel aus, die Atmung folgt. Der primären Stoffwechselstörung stehen nun ebensolche Verschiebungen im Säure-Basen-Gleichgewicht gegenüber, die primär von der Atmung, von der freien Kohlensäure, ausgehen, sowohl wenn willkürlich überventiliert oder aus anderen Ursachen das Atemzentrum stark erregt oder gelähmt wird. Wird Kohlensäure übermäßig „abgeraucht" oder „ausgepumpt", so tritt eine *Alkalose* ein, die von einer kleinen Zunahme des Blut-pH und einer Abnahme des sonst so konstant gehaltenen Blutkalkwertes (durch Entionisierung) begleitet sein kann und deren Ausgleich durch verstärkte Bicarbonatausfuhr in einem alkalischen Harn angestrebt wird. — Beruhigung des Atemzentrums durch Morphin und seine Derivate oder allgemeine narkotische Wirkungen, wie sie auch chronische Überladung des Körpers mit Kohlensäure selber bei schweren langfristigen Stauungen im allgemeinen Kreislauf zur Folge hat, erzeugen eine Kohlensäureanreicherung, eine *Kohlensäureacidose*, die in dem letztgenannten Falle einen Circulus vitiosus nach sich zieht, der zur Lähmung führen kann.

Der *Dickdarm* hilft als Hauptausscheidungsstätte für *Erdalkalien* als tertiäre Phosphate auch mit zur extrarenalen Regulierung des Säure-Basen-Haushaltes. Neben Resorptionshemmung durch Schwerlöslichkeit der erdalkalischen Phosphate bei der alkalischen Reaktion im Colon beruht die Ausfuhr auch auf Sekretion. Bei durchschnittlicher Ernährung treten die Erdalkalien zu etwa $^2/_3$ mit dem Kot, der viel Asche (etwa 12% der Trockensubstanz) enthält, zu $^1/_3$ mit dem Harn aus, Phosphorsäure, die ja auch den Nucleoproteiden, Lipoiden und Kohlehydratestern entstammt, umgekehrt zu etwa $^1/_3$ mit dem Kot und $^2/_3$ mit dem Harn; die Grenzen sind je nach der Reaktionslage bei der Aufsaugung und im Stoffwechsel weit gezogen. Bei saurer Lage geht bis zu 80% der Phosphorsäure durch die Niere. Die chemische und physiologische Bindung der Erdalkalien an die Phosphorsäure macht sich lebenswichtig auch darin geltend, daß Überschuß in der Zufuhr der einen Komponente die andere dem Organismus entzieht. Wie bei der kindlichen Rachitis, ist dies auch bei *Knochenerkrankungen* Erwachsener (Osteoporose, Osteomalacie) zu beachten. *Kalkseifen* erscheinen im Stuhl in größerer Menge nur bei gestörter Fettverdauung (Säugling, tropische und europäische Sprue).

8. Neuroendokrine Regulation, Psyche.

Kann man bei extremer Belastung des einen oder anderen der extrarenalen Wege zuweilen den Eindruck eines Kampfes der Teile untereinander um den Stoff gewinnen, so ist doch bereits durch die Abhängigkeit der physiologischen Erregung jedes Teilsystems von einer Veränderung des gleichen inneren Milieus, sei es auch verschiedener Komponenten, eine Koordination zu gemeinsamer Leistung angelegt. Darüber hinaus stimmen nun noch eine Reihe überall im Körper anwesender humoraler und nervöser Faktoren die Einzelleistungen aufeinander ab. Die jeweils am meisten hervortretenden Angriffspunkte dieser Wirkstoffe sind verschieden verteilt, und die Ausbreitung der nervösen Erregungen, teils durch den Aufbau vorgezeichneten Bahnen folgend, teils durch andere Momente bestimmt, verlegt den Schwerpunkt bald hierhin, bald dorthin. Eine übergeordnete, zentrale Leitung erscheint dabei kaum zu entbehren. Die in spezifischer Weise innersekretorisch tätigen Drüsen sind durch Wechselwirkung, die beiden Teile des vegetativen Nervensystems, der sympathische (adrenergische) und parasympathische (cholinergische), sind je in sich durch unzählige eingestreute Knotenpunkte (Ganglien) und ein zentrales „Schaltwerk" verbunden. Dieses letztere stellen die grauen Kerne im Zwischenhirn, in der subthalamischen Region des Tuber cinereum und im Höhlengrau des dritten Ventrikels dar, das zum Mittelhirn gehört. Beide, endokrines Drüsen- und vegetatives Nervensystem, sind wiederum durch Wechselwirkung zu einer einheitlichen Gesamtleistung gekoppelt, und durch das Auftreten von Wirkstoffen bei der Nervenerregung an deren Enden oder Synapsen ist der Gegensatz zwischen Drüse und Nerv überhaupt überbrückt. Darüber bauen sich dann die höheren Schichten des Zentralnervensystems auf, die aus dem *unbewußten* Leben der Triebe und Instinkte fließend in das der Affekte und schließlich in die *bewußte* sensible und motorische Region überleiten.

Vom endokrinen System beschleunigt die *Schilddrüse* mit den Zersetzungen und Verbrennungen im Stoffwechsel auch den ganzen Stoffverkehr, den Wasser-Elektrolytwechsel an den Grenzen aller drei besprochenen Räume im Körper. Die *diuretische* Wirkung des *Thyroxins* erscheint deshalb vorwiegend extrarenal

[1] ADOLF KUSSMAUL (1822—1902), Kliniker, zuletzt in Straßburg, bekannt auch durch den KUSSMAUL-TENNERschen Versuch (Carotidenunterbindung).

verursacht. Es erhöht gleichzeitig die Per- und Transspiration durch die gesteigerte Durchblutung und Erwärmung der Haut sowie durch parasympathische Erregung der Schweißdrüsen. Bei Nachlassen und Ausfall der Schilddrüsentätigkeit verlangsamen sich alle diese Funktionen. Die extracelluläre Elektrolytlösung stagniert im intercellulären Raum, dessen Grundsubstanz, namentlich in der Haut und den Schleimhäuten, sich in eigenartiger Weise vermehrt und

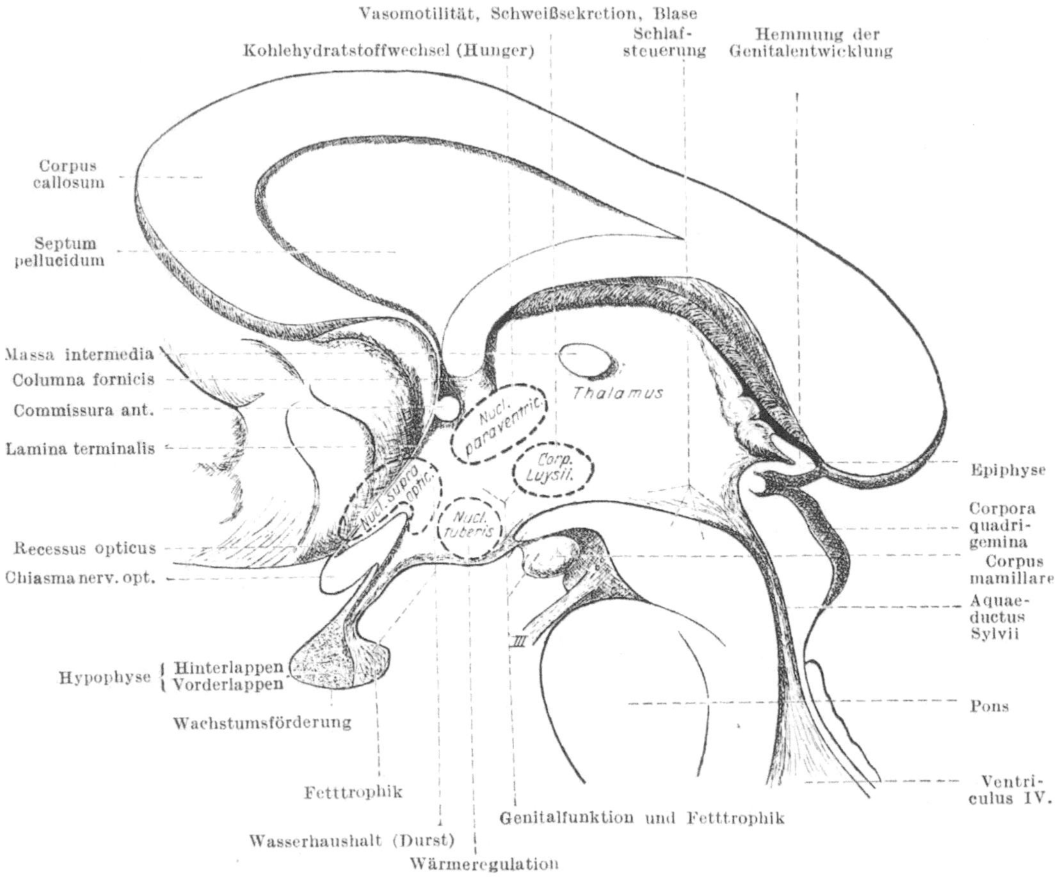

Abb. 5. Vegetative Zentren des Zwischenhirns, schematisch, nach GREVING. (Aus MÖLLENDORFS Handbuch der mikroskopischen Anatomie des Menschen IV/1. GREVING.)

schleimig umwandelt. Sie hält Wasser durch Quellung fest (Myxödem). Zum Unterschied vom eigentlichen Ödem sammelt sich in den Bindegewebsmaschen aber kein freies Wasser, Druck auf der Haut von außen bildet nicht, wie bei Ödem, teigige Dellen, auf Einschnitt tropft kein freies Wasser ab.

Auch von der Nebenschilddrüse und ihrem Parathormon sind diuretische und demineralisierende Wirkungen bekannt, die freilich selten genug bei Adenomen der Epithelkörperchen (v. RECKLINGHAUSENsche[1] Ostitis fibrosa cystica generalisata) hervortreten.

Die Sterine der *Nebennierenrinde* (Corticosteron, Desoxycorticosteron) regeln, in Verbindung mit ihrer hier nicht zu besprechenden Wirkung auf den Kohlehydrathaushalt und die Bildung der Phosphorsäureester, die Undurchlässigkeit

[1] v. RECKLINGHAUSEN, pathol. Anatom von Straßburg, zur Zeit KUSSMAULS (s. Anm. S. 15).

wohl aller Zellen vornehmlich für Kationen. Infolge ihres Funktionsausfalles in den akuten Krisen der ADDISON*schen*[1] *Krankheit* verliert der Körper große Mengen Natrium, das Blut verarmt an Kochsalz, Bicarbonat und Wasser, also entsteht Hypochlorämie, Acidose und Exsiccose, gleichzeitig häuft sich aus den Zellen austretendes Kalium im Plasma an, bis zum doppelten seines sonst so gewahrten Betrages (s. Morbus Addison). Die *Nebenschilddrüsen* regeln den Calcium- und Phosphatgehalt des Blutes. Unterfunktion derselben bei Tetanie senkt den Kalkspiegel unter sein sonst konstantes Niveau von 9,5—10,5 mg-%, erhöht das anorganische Serumphosphat in Verbindung mit alkalotischer Verschiebung der Stoffwechsellage; Überfunktion (bei Ostitis fibrosa cystica generalisata v. Recklinghausen) steigert den Blutkalk auf 15 mg-% und mehr.

Auch dem *Ovar* kommen gewisse wohl mehr indirekte Beziehungen zum Kalkstoffwechsel, ihm und unter Umständen dem Testis kommt ein allerdings mehr untergeordneter Einfluß auf den intermediären Wasserwechsel zu. Ob die *Leber* neben ihrer großen hämodynamischen Bedeutung als Blut- und Wasserreservoir auch endokrine Funktionen für die Diurese besitzt, ist immer noch eine offene Frage.

Am sichtbarsten arbeitet die *Hypophyse* für die Regulation des Wassersalzhaushaltes. Ihr Hinterlappen sondert ins Blut und in den dritten Ventrikel via Hypophysenstiel einen Wirkstoff ab, das *Adiuretin,* das von allen übrigen Wirkstoffen aus der Hypophyse, zuletzt auch vom Vasopressin (Pitressin) des Hinterlappens abgetrennt werden konnte. Es hemmt in γ-Werten (Mikrogrammen) die Wasserausscheidung durch die Niere unter Anstieg der Chloridkonzentration. Nach der Filtrations-Rückresorptionshypothese kommt das durch gesteigerte Wasseraufsaugung in den Tubulis zustande und kann als eine Spareinrichtung betrachtet werden, welche wohl mit dem Übergang vom Wasser- zum Landleben in der Tierreihe notwendig wurde. Eine Wirkung des Adiuretins auf den intermediären Austausch zwischen Blut und Gewebe wird mehr als sekundär oder koordiniert angesehen. Am Herz-Lungen-Nierenpräparat (Hund) wird der Fluß dünnen Harns gehemmt, nachdem der Kopf mit erhaltener Hypophyse eingeschaltet ist. Die heutige Auffassung geht deshalb dahin, daß die Niere dauernd unter dem hemmenden Einfluß dieses hypophysären Inkretstromes steht, der nachläßt, sobald die Wasserzufuhr und der Zustand der „Vorniere" (s. oben) auf noch unbekannten Wegen die Sekretion des Adiuretins vermindert oder unterbricht. Sicher ist, daß der Hinterlappen des Hirnanhangs hier nicht allein arbeitet. Auch im Zwischenhirn, dessen Zellen bei manchen Wirbeltieren kolloides, wirkstoffhaltiges Sekret absondern, findet sich wie im Liquor ein gleichartig wirksames Prinzip, auch nach Hypophysektomie. Der Hinterlappen ist auch durch den Tractus supraopticohypophyseus mit den Nuclei supraoptici und paraventriculares im Tuber cinereum verbunden, und Zerstörung dieser Kerne oder des Hypophysenhinterlappens (H. H. L.) oder Durchtrennung der nervösen Verbindung, z. B. des Hypophysenstiels, erzeugt eine permanente Harnflut mit allen Folgezeichen der Wasserruhr (s. unter Diabetes insipidus). Aber nicht genug. Da totale Hypophysenentfernung oder Zerstörung durch Geschwülste oder Atrophie wie bei der SIMMONDSschen Kachexie (s. a. a. O.) nicht von diesen schweren Störungen im Wasserelektrolythaushalt begleitet ist, vielmehr bei allen Eingriffen mit positivem Erfolg der Vorderlappen der Hypophyse wenigstens teilweise erhalten sein muß, hat auch dieser eine bisher nicht sicher geklärte, wahrscheinlich nur die Stoffwechselintensität im allgemeinen betreffende Bedeutung. Ob

[1] ADDISON beschrieb die Nebenniereninsuffizienz 1855, darunter Fälle mit der schon 1849 von ihm bekanntgegebenen Anämie, unserer heutigen perniziösen Anämie, die deshalb noch jetzt in angelsächsischen Ländern oft Addisonian anaemia genannt wird.

auch beim Menschen das Adiuretin als physiologisches „Hormon" zum Schutze gegen kontinuierlichen Wasserverlust durch die Niere rein peripher angreift oder nicht vielmehr einen zweiten zentralen Wirkort besitzt, ist, wie manches in diesem schwierigem Gebiet, noch eine offene Frage. In vereinzelten klinischen Beobachtungen war die Wirksamkeit des Adiuretins bei Unterbrechung der Rückenmarksleitung zwischen C_2 und C_4, nicht bei tieferem Sitz, aufgehoben und kehrte nach Beseitigung dieser Unterbrechung wieder. Auch von manchen anderen Hirnstellen aus ist *vorübergehend* vermehrte Wasser- und Kochsalzausscheidung im Harn experimentell hervorzurufen, wahrscheinlich werden Bahnen von und zu dem Zwischenhirn-Hypophysesystem getroffen. Claude Bernard hat schon 1855 bei Entdeckung des Zuckerstiches in der Rautengrube (Piqûre) vorübergehende Diurese beobachtet. Sofern Verbindungen zu höheren Hirnregionen bestehen, sind sie als Korrelate für die Abhängigkeit des Wasserwechsels von seelischen Vorgängen (Angst, Schreck) in Anspruch zu nehmen. Praktisch wichtig ist gerade für das Verständnis allen Geschehens in diesem Gebiete und seine Lenkung beim Kranken, daß die neuroendokrine Regulation des Wasserelektrolythaushaltes, insbesondere der Diurese, durch jede Narkose, auch durch Morphin und Barbitursäuren, gestört wird und mannigfachen Reflexen zugänglich ist (Schmerz, Kälte).

Die Niere wird von sympathischen Nerven reichlich durch den Splanchnicus minor aus der 10.—12. Dorsalwurzel, weniger stark durch den Splanchnicus major aus D VI—IX versorgt. Spärlicheren Anteil hat der Vagus über das Ganglion coeliacum. Funktionell sind es in erster Linie Vasomotoren, aber der Histologie sind vegetative Nervendigungen fast an jeder Nierenzelle, namentlich der Tubuli, lange bekannt (Smirnow 1901). Sie vermitteln eine Feinstellung der Regulation. Der Harn einer „entnervten" Niere fließt reichlicher, ist dünner und hat häufig eine etwas weniger saure Reaktion als die intakte Gegenseite.

Bedeutungsvoller als in der Harnbeschaffenheit zeigt sich der *Einfluß der Innervation*, wenn *reflektorische Anurie*, z. B. bei Steinkolik, eintritt, die durch Splanchnicusanästhesie aufgehoben werden kann. Dabei ist die Hemmung bzw. Enthemmung der Niere nicht immer von Spasmen in den Harnwegen und deren Lösung zu unterscheiden. Der akustische Reiz durch Wasserstrahl und Plätschern treibt bei Kindern, vielen Blasenkranken, aber auch bei manchen Gesunden, wohl vorwiegend die Harnentleerung (Miktion) an. Auch die Diurese selbst und ihre Hemmung kann durch Reflexe, beim Tier auch sog. bedingte Reflexe (z. B. auf ein Musikzeichen, Pawlow[1]) oder durch Affekte wie Schreck, Furcht, Erwartung eingeleitet werden. Aber schon der Angstschweiß lehrt, wieviel weiter die nervös vermittelten Reaktionen ausgreifen, zunächst rein im vegetativen Bereich, abgesehen vom unbewußten und bewußten psychischen Leben.

In der Tat koordiniert oder unterstellt das ubiquitäre Fasernetz des vegetativen Nervensystems den Wasserelektrolythaushalt nicht nur der Wärmeregulation und der Energiebilanz, sondern reiht ihn auch in die *vitalen Rhythmen* ein, die an der Stoffwechselperiodik und dem Schlaf-Wach-Zustand exo-endogen sich abspielen. So fügen sich extrarenale wie renale Ausscheidung temporär in die mehrere Liter im Tage betragenden Wasser- und Säure-Basen-Bewegungen der inneren Kreisläufe bei der Verdauung (Magen, sauer; Galle, Pankreas-Darmsaft, alkalisch) ein. In der *Nacht* nimmt die Harnmenge meist erheblich ab, die Perspiration zu. Wesentliche und regelmäßige Harnmehrausscheidung nachts, *Nykturie*, ist also, sofern nicht durch abendliche Flüssigkeitsaufnahme hervorgerufen, ein zwar mehrdeutiges, aber wichtiges Symptom, das am häufigsten durch Herzkreislaufinsuffizienz, aber auch durch renal oder alimentär oder anderweitig veranlaßte Rhythmusverschiebung bedingt sein kann. Extrarenale Wasserabgabe verursacht die gewöhnliche Gewichtssenkung über Nacht und steigert sich in der Neigung zu Nachtschweißen mit fallender Körpertemperatur

[1] Ivan Petrovich Pawlow, russischer Physiologe, beschrieb diese Reflexe 1901.

bei und nach vielen krankhaften und Erschöpfungszuständen, auch ohne Fieber. Weil auch das Atemzentrum „einschläft", steigt sehr bald die Kohlensäurespannung in den Alveolen und im Blute, dessen p_H ein wenig fällt, während im Harn die acidotische Stoffwechsellage sich meist nur in einer Zunahme der Titrationsacidität verrät. Die Kohlensäureacidose im Schlaf verdrängt Ermüdungsstoffe mit sauren Valenzen aus dem Gewebe und führt sie der Ausscheidung in der Niere zu. Ganz ähnliche, weniger regelmäßig ausgeprägte Rhythmen bringen auch die *Jahreszeiten*, indem wohl Licht, Klima und Ernährungswechsel (Vitamine) auslösende Faktoren sind („Frühjahrsacidose").

Die *unbewußte Schicht des Seelischen* steuert zu diesem Haushalt vor allem die Regulierung auf der *Einnahmeseite* bei, indem das *Triebleben* es vielfach gar nicht erst zum eigentlichen Durst kommen läßt. Wichtige krankhafte Störungen können gerade hier einsetzen. Krankhafte *Durststeigerung* kann durch pathologische Stoffwechselvorgänge von der Peripherie her ausgelöst werden (Diabetes mellitus, dekompensierte Herzkranke), aber auch bei Affektionen des Zwischenhirnhypophysesystems oder des ersteren allein vorkommen (Encephalitis, Hirnbasistumoren, Wasserscheu und Durst bei den Mittel- und Zwischenhirnherden der Tollwut) und schließlich, aber nicht zuletzt rein psychogen entstehen. Im letzten Fall hat man es mit einer primären Trinksucht (Polydipsie), keiner Trunksucht, zu tun, weil das Verlangen nur auf Wasser geht. *Sucht* entspringt immer dem Triebleben und seiner fortwährenden Steigerung in Gewohnheit und Angewöhnung; die krankhafte Triebentartung erwächst auf dem Boden des psychopathischen Wesens der „Person" im ganzen. Sie ist andererseits wie jeder Trieb beim Menschen, namentlich im Anfang, bewußter seelischer Einwirkung, also auch dem Willen, bis zu einem gewissen Grade zugänglich. Sehr viel stärker und leichter sind hier aber bei vielen derartig Veranlagten die Wege unbewußter psychophysischer Wechselwirkung gangbar, vor allem durch Suggestion und Hypnose. Ihre Anwendbarkeit beschränkt sich im Rahmen des Wasserhaushaltes nicht auf die Einnahmeseite und das Triebhafte, sondern die Suggestion des Trinkens kann in Hypnose auch Diurese und Blutverdünnung herbeiführen. Bei Psychopathen können aber derartige psychophysische Wirkungen gerade im intermediären Austausch sich noch viel mehr spezialisieren und verörtlichen, indem vasomotorische Reaktionen und Veränderungen der Capillardurchlässigkeit psychogen oder unter psychischer Beeinflussung ganz lokalisiert Quaddeln, örtliches Ödem, selbst Blutungen in Haut und Schleimhäuten bis zur Menstruation entstehen und wieder verschwinden lassen (Male, Stigmatisationen). Darin prägt sich unter seelisch krankhafter Konstellation wohl nur aus, wie unauflöslich normaler Weise das ganze vegetative Neuroendokrinium mit den Capillaren und Organzellen zu einer untrennbaren Einheit verschmolzen ist. Die Frage der *Organwahl*, schon vorgebildet in unseren physiologischen, individuell so verschieden entwickelten vasomotorischen Reaktionen (Erröten usw.), schließt die schwierigsten psychoanalytischen Probleme ein. Man kann daher auch kaum von „Zentren" im Zwischenhirn, im Sinne der klassischen Zentrenlehre in den motorisch-sensorischen Rindenfeldern, reden. So kommt wahrscheinlich der Sprachgebrauch der Wahrheit nahe, der den Ausdruck „Sucht" auch bei Krankheitsbildern wie bei der Wassersucht und Fettsucht als treffend empfindet, die zunächst, als rein periphere Stoffwechselvorgänge, mit der cerebralen Tiefenregion nichts zu tun zu haben scheinen (Lipophilie des Fettgewebes (v. BERGMANN), endokrin und zentralbedingte Fettsucht), aber doch auch oft gerade hier erblich verankert sind. Mehr als eine zu starre „Zentren"-Lehre leistet auf vegetativem Gebiet wohl die Vorstellung eines namentlich krankhafter Weise sich verlagernden Schwerpunktes in Funktionssystemen, die untereinander verbunden und manchmal zum Kreise geschlossen sind („Funktionskreis", HIPPOKRATES, V. v. WEIZSÄCKER).

B. Krankhafte Störungen der Nierenfunktion, ihre Hauptfolgen und Begleitsyndrome.

1. Albuminurie.

Der normale Harn erweist sich bei Anwendung der üblichen Methoden als praktisch eiweißfrei. Empfindlichere Verfahren heranzuziehen, welche die Spuren einer *normalen* oder *physiologischen Albuminurie* erfassen [Einengen, Ausschütteln mit $CHCl_3$, Sulfosalicylsäure[1], SPIEGLERS Reagens ($Hg\ Cl_2$)], ist für ärztliche Zwecke nur selten nötig. COTUGNO entdeckte 1770 die Hitzegerinnung des Eiweißes im Harn Nierenkranker. Da es auch aus den Harnwegen stammen kann, beweist sein Auftreten nur dann eine Erkrankung oder Funktionsstörung der Niere selbst, wenn renale Formelemente im Harnbodensatz es begleiten, oder wenn seine Menge etwa 1,5—2‰ überschreitet, es sei denn, daß das bloße Auge eine Harnblutung erkennt, die verschiedener Herkunft sein kann. Viele chronische Nierenerkrankungen laufen zeitweise, selten dauernd, ohne jede Eiweißausscheidung oder nur mit geringer Trübung bei der Kochprobe ab. Andererseits gehören die massigen Albuminurien zu Krankheitsformen, den Nephrosen, die nicht zu Niereninsuffizienz führen und häufig gut ausheilen.

Renale Formelemente sind Nierenepithelien und Harncylinder (HENLE[2]), das sind zylindrische Ausgüsse der Harnkanälchen aus koaguliertem Eiweiß *(hyaline Cylinder)*, aus zusammengesintertem Zelldetritus *(granulierte Cylinder)*, aus abgestoßenen, zusammengebackenen Nierenepithelzellen, zuweilen aus Erythrocyten. Granulierte Cylinder, die nicht mit länglichen Gebilden aus zusammengeballten Uraten zu verwechseln sind, und epitheliale haben im allgemeinen größere Bedeutung als hyaline, unter diesen wiederum breite — aus erweiterten Harnkanälchen — und stark lichtbrechende (Wachscylinder), die nur bei schweren Nierenerkrankungen vorkommen, größere als einfache. Bei abklingenden Erkrankungen findet man unscharfe *Cylindroide*, die bedeutungslosen geronnenen Schleimfäden und Gangausgüssen von Anhangsdrüsen der Harnwege sehr ähnlich sein können. Die *Menge* der Cylinder geht dem Grade der Albuminurie nicht parallel. Die Physikochemie der Kolloidfällung in den Harnkanälchen ist im einzelnen ungeklärt. Saure Reaktion begünstigt sie, mit aus diesem Grunde erscheinen bei der Acidose des Koma diabeticum viele kurze, charakteristische *Komacylinder*. — Die oft tropfig albuminös oder fettig degenerierten Nierenepithelien sind einzeln nicht immer leicht von den Zellen des Übergangsepithels der Harnwege zu unterscheiden, dessen längliche, „geschwänzte" Formen nicht mit Sicherheit dem Nierenbecken entstammen. Bei schwerer Nephritis und besonders bei sog. Lipoidnephrosen können die Nierenepithelien ganz vollgestopft sein mit lipoider, zum Teil *doppelbrechender* Substanz (Cholesterinester), im gewöhnlichen Licht bräunlich aussehend. *Blutbeimengung* verleiht dem Harn diagnostisch höchst wichtige Farbschattierungen, von der dünnen, leicht grünlichrötlichen Fleischwasserbrühe über das trübe, fast bierbraune Kolorit bei akuter Nephritis bis zur eigentlichen, vieldeutigen Harnblutung *(Hämaturie)*. Nicht weniger zu beachten ist die an der Kuppe des Zentrifugates erkennbare *Mikrohämaturie*, die sich mikroskopisch bestätigt. Sind bei geringem Blutgehalt und frischem Harn die roten Blutkörperchen zu Schatten ausgelaugt, so stammen sie aus den obersten Harnwegen bzw. der Niere und sind dann bei fraktioniertem Auffangen des Urins in drei Gläsern *(Dreigläserprobe)* allen Portionen gleichmäßig beigemischt. Blutung aus Harnröhre und Prostata zeigt sich am stärksten im ersten und letzten, aus der Blase meist im letzten Glas. Leukocyten finden sich im Harn nicht nur bei eitrigen Entzündungen der Nieren und Harnwege, sondern auch bei akuter und subakuter, nicht eitriger Nephritis.

Man kann eine „aktive" Albuminurie, bei der die Ursache in einem Nierenschaden liegt, von einer passiven oder dyskrasischen unterscheiden, bei der ein blut- oder körperfremdes Eiweiß durch eine normale Niere in den Harn übergeht. Mit wenig Ausnahmen ist es in der Regel Serumalbumin und -globulin, was im Harn erscheint, die kleineren Teilchen des ersteren meist in überwiegender Menge (5—10fach); Zelleiweiß der Niere spielt keine Rolle. Plasmafremdes Eiweiß ist auch Hämoglobin, das durch intravasale Hämolyse frei wird. So bei *paroxysmaler Hämoglobinurie*, die bei Anwesenheit eines Autohämolysins im Blute unter

[1] Wer gelernt hat, die „noch normale" Stärke des Ausfalles bei der Sulfosalicylprobe zu bewerten, für den ist diese einfache Kaltprobe natürlich sehr brauchbar.

[2] JAKOB HENLE 1809—1885, Anatom, Entdecker der HENLEschen Schleifen in der Niere, einer der ersten, welcher die Verbreitung der Infektionskrankheiten durch belebte, vermehrungsfähige Kontagien behauptete. Eine Vorahnung davon findet sich u. a. schon bei Varro (1. Jahrhundert v. Chr.) und bei dem ital. Dichter Manzoni (um 1820).

Einwirkung der Kälte auftritt, bei Kalichloricum ($KClO_3$)-, Pilz- und manchen anderen Vergiftungen, die zur Hämiglobinbildung[1] im kreisenden Blute führen. Es erscheint im Harn als gelbliche Körnchen und Schollen und kann die Nierenkanälchen verstopfen. Bei gewissen Knochenmarksgeschwülsten (Myelom) geht der von diesen gebildete, pathologische BENCE-JONES*sche Eiweißkörper* massenhaft, bis zu mehreren Prozenten, 40—50 g und mehr im Tage, in den Harn über. Dieses Protein hat die Eigenschaft, im sauern Harn bereits bei Erwärmen auf 60° auszuflocken, bei Siedetemperatur sich wieder zu lösen. Gelegentlich ist auch einmal Nahrungs-, z. B. Eiereiweiß, mittels der Präcipitinreaktion im Harn zu identifizieren, wenn die Darmschleimhaut es teilweise nach reichlichem Genuß unverdaut passieren läßt, was beim Kleinkind und Jugendlichen häufiger vorkommt.

Die Menge des ausgeschiedenen Eiweißes beläuft sich von Spuren bis auf 10—20‰, ausnahmsweise mehr. Der *Ort* der Eiweißausscheidung ist meist und in erster Linie der Glomerulus, bei starker Albuminurie sieht man im histologischen Schnitt das geronnene Eiweiß die BOWMANsche[2] Kapsel füllen; geringere Konzentrationen stellen sich erst nach Eindickung in den Kanälchen dar.

In sehr seltenen Fällen ist auch ohne grobe Hämaturie ein zur Sirupkonsistenz eingedickter Harn beobachtet worden, der mehr Eiweiß als das Serum enthielt. Außer Hämoglobin tritt Eiweiß unter Umständen auch durch die Epithelien der Kanälchen aus, wenn diese toxisch geschädigt sind. Aber hyalintropfige Degeneration der Tubulizellen, welche für manche Nephrosen und Amyloid charakteristisch ist, kann nicht als sicheres Zeichen einer sekretorischen Eiweißabsonderung gelten, sondern kommt nach RANDERATH u. a. durch resorptive Eiweißaufnahme aus dem Kanälchenlumen zustande. Unverändertes arteigenes Plasmaeiweiß erzeugt im Experiment solche Bilder nie, wohl aber artfremdes regelmäßig, so auch abgeartetes bei Amyloid und Myelom.

In der Salamanderniere, welche zum Teil nach der Bauchhöhle zu mit einem Wimpertrichter sich öffnende Nephrone ohne Glomerulus besitzt, werden intraperitoneal eingebrachte Eiweiß- und Farbstoffkolloide von einer Teilchengröße, die peritoneale Aufsaugung nicht ohne weiteres erlaubt, nur in den Tubulizellen der offenen Nephrone als resorptive Granula gespeichert, nicht in denjenigen mit Glomerulus; hingegen erscheinen kleinere Farb- und Eiweißteilchen niedrigeren Molekulargewichts (Eiereiweiß), welche aus dem Bauchraum in die Blutbahn gelangen, im Kanälchenepithel beider Arten von Nephronen.

Wenn Eiweißausscheidung durch den Glomerulus erfolgt, ohne daß histologische Veränderungen an ihm nachweisbar sind, wie bei Nephrosen, so fällt die Albuminurie unter das Permeabilitätsproblem an lebenden Membranen. Nur die lebenden Glomerulusschlingen halten Eiweiß zurück, tote lassen es passieren. Deshalb werden die Vorgänge nur bis zu einem gewissen Grad durch den physikochemischen Nachweis erhellt, daß Eiweißkörper mit großem (Edestin, Casein, Fibrinogen) und mittlerem (Serumglobulin-Albumin) Molekulargewicht durch die Poren der normalen Wand nicht hindurchgehen, wohl aber kleinere Teilchen (Eiereiweiß, Bence-Jones, Gelatine[3]). Im eiweißhaltigen Harn ändert sich die Teilchengröße rasch durch das Elektrolytmilieu. Daher hat renale Eiweißausscheidung nicht immer gröbere, histologisch sichtbare Läsionen des „Nierenfilters" zur Voraussetzung. Es können vielmehr auch „rein funktionelle" Momente wesentlich im Spiele sein. Das lehrt der zuweilen überraschend schnelle Wechsel von eiweißfreiem und stark eiweißhaltigem Harn, z. B. bei Nephrosen oder beim raschen Abheilen der Schwangerschaftsniere nach der Entbindung, das transitorische Vorkommen von Massenalbuminurie ohne anatomische Nierenveränderung bei cerebralen Erkrankungen (Apoplexie, Meningealblutung, epileptischen Anfällen), die Beeinflußbarkeit harmloser, sog. juveniler Albuminurien (s. unten) durch Gemütsbewegungen.

Viel öfter aber zeigt monate- und jahrelang dauernde Albuminurie namentlich bei den chronisch gewordenen Nephritiden die Schwierigkeit der Wiederherstellung, ja die Irreparabilität und Unheilbarkeit des durch die Entzündung gesetzten Gefäßwand- und Zellschadens an. Im allgemeinen sagt deshalb allein das Erscheinen von Eiweiß (auch mit renalen Formelementen) im Harn und seine Menge über Art und Schwere der Nierenfunktionsstörung nichts Eindeutiges

---

[1] Hämiglobin = Methämoglobin der älteren Nomenklatur.

[2] BOWMAN wies 1842 den Zusammenhang der MALPIGHIschen Nierenkörperchen (Glomeruli) mit den Harnkanälchen nach.

[3] Mol.-Gew. von Eiereiweiß 34500, Gelatine und Bence-Jones-Eiweiß (s. S. 64 u.) 35000, Hämoglobin 68000, Serumalbumin 67500, Serumglobulin 155—165000, Casein 188000, Fibrinogen etwa 500000. Neben der Größe spielt auch die Form der Teilchen und vor allem die Wandbeschaffenheit für die Permeabilität und ihre Richtung die wichtigste Rolle s. A. 3. S. 9.

aus, obwohl im Rahmen eines bestimmten Krankheitsprozesses, einer Nephritis oder einer Nephrose, sein Mehr oder Weniger natürlich auch ins Gewicht fällt. Aber im Gegensatz zu älteren Anschauungen ist der Störungsgrad der renalen Funktionsleistung hauptsächlich nach anderen Kriterien zu beurteilen (s. unten).

Den *Anlaß* zur aktiven Albuminurie geben sehr häufig extrarenale Bedingungen, namentlich *allgemeine* Kreislaufsstauung *(Stauungsalbuminurie)*, viel seltener rein örtliche bei Druck auf die Nierenvene oder Thrombose derselben. Der vasoreflektorische Einfluß der Kälte vermag die Eiweißausscheidung bei Nephritis zu verstärken, flüchtige Albuminurie auch bei Gesunden zu provozieren. Die *febrile Albuminurie*, scharf zu trennen von Nephritis im Rahmen einer Infektionskrankheit oder Infektnephritis, die Albuminurie bei allgemeiner Acidose, etwa im Coma diabeticum, bei schwerer Anämie oder auch nur vorübergehender Hypoxie der Niere im Schock oder Kollaps mit darniederliegendem Blutdruck, ferner die meist geringe Eiweißausscheidung und Cylindrurie bei starkem Ikterus zeigen, wie das Organ auf einzelne Schädigungen reversibel mit anspricht.

Wird die Nierenarterie experimentell nur 1—5 Min. lang abgeklemmt, so tritt bereits Eiweiß in den Harn, doch sistiert der Harnfluß erst, wenn die Durchblutung wesentlich längere Zeit (20—25 Min.) aufgehoben war.

Die gutartige, wegen der möglichen Verwechslung mit bedeutungsvollerem Eiweißharnen aber wichtige sog.

orthostatische oder lordotische, juvenile Albuminurie

rührt bei Kindern und Jugendlichen ebenfalls von Zirkulationsstörungen her, welche in aufrechter Körperhaltung oft eine Lordose der unteren Brust- und Lendenwirbelsäule verursacht. Die Eiweißprobe geht meist über eine Trübung nicht hinaus, selten bis zur Flockung; sie verschwindet in horizontaler Lage, des Nachts, nach orthopädischer Korrektur.

Oft findet sich hier allein ein bereits *in der Kälte bei Essigsäurezusatz ausfallender Eiweißkörper*, der auch bei Ikterus und Stauungsniere mit vorkommt. An der Fällung, die von dem ebenfalls durch Essigsäure gerinnbaren Mucin der normalen Harnnubekula zu unterscheiden ist, hat die im normalen Harn ebenfalls anwesende Chondroitinschwefelsäure, bei Ikterus die Taurocholsäure teil.

Ein pathologisches Harnsediment fehlt meist, vorübergehend können einige hyaline Cylinder, selbst wenige Erythrocyten vorhanden sein. Jugendliche mit diesem häufigen, meist zufällig entdeckten und keiner Behandlung bedürftigen Befund tragen oft vasoneurotische Züge infolge einer allgemeinen Labilität ihres vegetativen Nervensystems. Der Blutdruck ist nicht erhöht, oft liegt er konstitutionell niedrig. Im Wasserversuch ist die Diurese häufig überschießend. Auch was „*Sportalbuminurie*" genannt wird, ist orthostatisch und geht in die viel seltenere, prognostisch gutartige *Marschhämoglobinurie* über, bei der Hämoglobin wahrscheinlich in der Niere selbst in Freiheit gesetzt wird. Andererseits wird oft auch die *nephritische Albuminurie* orthostatisch verstärkt, ohne in Ruhelage zu verschwinden, auch der Sedimentbefund nimmt unter der Belastung zu oder verschlechtert sich zu Mikrohämaturie. Das ist dann ganz anders, nichts weniger als harmlos, zu bewerten, liefert vielmehr bis weit in die Rekonvaleszenz einer Nierenentzündung einen Fingerzeig für noch unvollkommene Abheilung, muß aber andererseits je nach dem übrigen klinischen Bilde (Blutdruck usw.) und dem Ergebnis der Nierenfunktionsprüfung von „*Restalbuminurien*", abgegrenzt werden, die bei stationär gewordenen Endzuständen namentlich herdförmiger Nierenentzündungen sich finden.

Therapie. Man kommt nicht häufig in die Lage, die Behandlung auf die Albuminurie an sich einzustellen, denn sie bleibt ein Symptom. Bei ihren nicht harmlosen Formen erfordert schon das Grundleiden: die akute oder chronische Nephritis oder die Nephrose Bettruhe. Renale Hämaturie gebietet diese immer[1]. Schwierig kann die bei der chronischen Nephritis nach wochen- bis monatelanger Bettruhe auftauchende Frage zu entscheiden sein, wie lange

[1] Evtl. Ausnahmen bei Hämaturie infolge Nierensteinkolik siehe S. 76.

die Eiweißausscheidung, zumal wenn sie sich orthostatisch verstärkt, den Kranken ans Bett fesseln soll. Sie wird hier mehr nach den anderen Krankheitszeichen, dem Verhalten des Blutdrucks, der Nierenfunktion und dem etwaigen Auftreten einer orthostatischen Mikrohämaturie zu beantworten sein. Nur bei massiver Albuminurie von langer Dauer wie bei den Nephrosen und Nephritiden mit sog. nephrotischem Einschlag kann der Eiweißverlust durch den Harn für die Bilanz des Eiweißstoffwechsels in Betracht kommen. Wie weit dem durch erhöhte Eiweißzufuhr Rechnung getragen werden kann, hängt von der Nierenfunktion, d. h. davon ab, ob die Ausscheidung der Schlacken des Eiweißstoffwechsels ungestört ist. Die belanglose juvenile orthostatische Albuminurie bedarf meist keiner Therapie außer einer allgemeinen roborierenden mit Sporterlaubnis, frei von jedem Kleben am Symptom; ebensowenig prognostisch gutartige Restalbuminurien nach abgeheilter Nephritis bei richtiger Diagnose. Kleine bis mittlere Alkaligaben (5—10 g Nabi im Tage) vermindern zuweilen die Eiweißausscheidung und lassen geringgradige verschwinden. Bei Nephritikern (ohne Acidose) beeinflußt aber Alkali die Diurese häufiger ungünstig als günstig. Zu Trinkkuren alkalischer und anderer Thermen bietet Albuminurie keinen Anlaß.

2. Ödem.

Ödem ist vorhanden, wo extracelluläre Flüssigkeit im Mesenchym in solcher Form und Menge sich ansammelt, daß sie nach Einschneiden abtropft. Als Anasarka — „auf dem Fleische" — in den Spalten des Unterhautbindegewebes liegen geblieben, bildet sie auf Druck Dellen. Ödem zeigt immer eine Störung des Flüssigkeitsaustausches zwischen Blut und Intercellularraum örtlich oder in großer Ausdehnung an; doch selbst bei allgemeiner Wassersucht (Hydropsie) sind nicht alle Körperteile gleichmäßig durchtränkt. Auch die serösen Höhlen in Brust und Bauch können dabei mehr oder weniger mit einer ähnlich zusammengesetzten Flüssigkeit (Hydrothorax, Hydroperikard, Ascites) wie die interstitiellen Gewebsspalten erfüllt sein. Je nach Vorkommen und Entstehungsweise sind *Stauungs-*, *renale*, *toxische*, *allergische* und *entzündliche* Ödeme zu unterscheiden, ferner solche bei *Stoffwechselerkrankungen und Ernährungsschäden* wie Hunger, Kachexie und Marasmus, Avitaminosen (Beri-Beri, Sprue) und Diabetes. Die Ursachen der Störung können in einem oder mehreren der zahlreichen Faktoren liegen, welche, wie früher dargestellt[1], physiologischerweise das Gleichgewicht zwischen Zu- und Abfuhr in dem Flüssigkeitsstrome regeln, der den Körper ständig durchzieht. Diese sind:

1. Der Filtrationsdruck in den Capillaren, 2. die diesem entgegenwirkende Gewebespannung, 3. der kolloidosmotische (onkotische) Druck des Plasmas unter der Voraussetzung, daß die Capillarwand für alle im Plasma gelösten Elektrolyte durchlässig, für deren Kolloide (Eiweißkörper) aber undurchlässig ist, 4. die veränderliche Beschaffenheit der Capillarwandzellen, deren Lebensfunktionen durch bekannte physikalisch-chemische Faktoren sowie durch die untrennbare Einheit von Nerv und Wirkstoffen beeinflußt und krankhafterweise beeinträchtigt werden, 5. die vom Zustand (z. B. Eiweiß- und Glykogenbestand, Quellungsgrad), dem Stoffwechsel und den Funktionsänderungen, d. h. den Bedürfnissen der Gewebszellen selbst ausgehenden Antriebe.

Bei der einen Ödemform überwiegt mehr diese, bei der anedren mehr jene Teilursache. Zum Verständnis der renalen Gruppe müssen deshalb die anderen Formen mit in Betracht gezogen werden. Für sich allein liefert ein jeder Faktor nur eine *Ödembereitschaft*, das Stadium des *Präödems*, das dem sicht- und tastbaren Ödem voraus- und um so schneller in es übergeht, je mehr Salz und Wasser — immer ist beides nötig — verfügbar ist. Es verrät sich klinisch in einer Gewichtszunahme von mehreren Kilogramm durch Auffüllung des interstitiellen Raumes.

Präödem läßt sich auch an einer Veränderung der meßbaren Hautelastizität und einer Verkürzung der Resorptionszeit subcutan mittels physiologischer Kochsalzlösung gesetzter Hautquaddeln, die auch dem vollentwickelten Ödem zukommt, erkennen.

Das kardial bedingte *Stauungsödem* sammelt sich, beginnend an Knöcheln und Fußrücken, in den distalen und unabhängigen Körperpartien, wohin die höher gelegenen Teile, Kopf und Hals, sogar Wasser abgeben können (innerer Wassertransport). Zu dem geschwollenen Unterkörper steht deshalb das magere

[1] Siehe A. 3, S. 9.

Gesicht ohne Turgor manchmal in auffallendem Gegensatz. Außer dem hydrostatischen Moment, der Schwere, dem erhöhten Venendruck wirkt bei Stauungsödem eine Capillarschädigung durch die verlangsamte Strömung und Ansammlung saurer Stoffwechselprodukte (CO_2, Milchsäure) mit. Hingegen bilden sich die *renalen* Ödeme mit Vorliebe und zuerst an gewissen Stellen im Gesicht, an den Lidern, an Präputium und Scrotum; die *blasse Gedunsenheit des Antlitzes bei akuter Nephritis* ist pathognomonisch. Schon wegen dieser Lokalisation können renale Ödeme nicht in erster Linie durch Retention auf Grund einer Ausscheidungsinsuffizienz der Nieren zustande kommen, die extrarenalen Vorgänge sind vielmehr vor allem bestimmend. Anurie nach traumatischem Ausfall beider Nieren oder bei doppelseitiger Ureterverlegung zeigt erst später und in geringerem Grade Hydrops als Nephritis, geschweige Nephrose. Andererseits ist eine Rückwirkung renaler Ausscheidungsinsuffizienz auf die Gewebe als „Vorniere" namentlich im Hinblick auf den Umfang der Ödeme unbestreitbar. Daß die Durchtränkung des Gewebes an den genannten Prädilektionsstellen sich besonders deutlich und früh zeigt, hängt zum Teil mit der niedrigen Gewebsspannung in schlaffen, faltenreichen Körperpartien zusammen. Die Genese der renalen Ödeme ist aber bei den verschiedenen Nierenerkrankungen nicht einheitlich. Bei der *akuten Glomerulonephritis,* die wir als eine *allergische Reaktion* der Niere kennen lernen werden, stehen auch die Ödeme mit den allergisch-toxischen Vorgängen im Zusammenhang. Bilden sich doch bei anaphylaktischen Reaktionen im allgemeinen toxische Stoffe vom Wirktypus des Histamins, mit dem örtlich Quaddeln, wie Urticaria und QUINCKEsches Ödem, durch hohe Dosierung im Tierversuch auch allgemeine Ödeme erzeugt werden können. Doch bieten nephritische Ödeme keine Spur einer entzündlichen und sonstigen Hautreizung dar wie manche allergischen, aber eine starke *Schädigung der Capillarpermeabilität* ist vorhanden. Sie ist derjenigen der Glomeruluscapillarschlingen gleichgeordnet. Zeitlich kann der Hydrops sogar *vor* der Albuminurie erscheinen und in manchen Fällen ohne oder fast ohne Nierensymptome dauernd das Bild beherrschen. Auch die Lymphcapillaren sind daran beteiligt. Ihre „gerichtete Permeabilität" dient ja schon physiologischerweise immer nur dem Abfluß, der beim renalen Ödem gestört ist. Anders bei der *chronischen Nephritis* und vor allem bei den sog. *Nephrosen.* Hier tritt eine toxische Durchlässigkeitsänderung der Capillarwände zurück, man hat deshalb einen „Gewebsfaktor" angeschuldigt. Es fragt sich, was darunter zu verstehen sei, nachdem die Annahme eines veränderten Quellungszustandes der Gewebszellen — etwa infolge einer Säuerung — als Ursache des Ödems sich nicht hat halten lassen. Bei Quellung des Bindegewebes durch Reaktionsverschiebungen im biologischen Bereich zeigen Grundsubstanz und kollagene Faser eine gegensätzliche Abhängigkeit von der p_H-Änderung, so daß sie Wasser untereinander tauschen. Kolloide Veränderungen im Plasma spielen für die Bildung namentlich der nephrotischen und vieler chronisch nephritischen Ödeme gemäß der S. 6 u. 9 erläuterten STARLINGschen Regel eine große Rolle, weil hier der *kolloidosmotische (onkotische)* Druck des Plasmas gegenüber der Norm (320—450 mm H_2O) stark absinkt ($<$ 260 mm). Dies ist die Folge sowohl einer oft hochgradigen *Hypoproteinämie* als auch im besonderen einer Änderung des *Eiweißbildes* (Spektrums). Die grobdisperse Globulinfraktion, namentlich auch das Fibrinogen, dessen kolloidosmotischer Druck Null ist, nimmt stark zu, und der Albumin-Globulinquotient, normalerweise 1,5—2, sinkt auf einen echten Bruch ab.

Freilich werden nicht in jeder Phase der Bildung und des Schwindens der Ödeme die Einzelvorgänge durch diesen Faktor restlos verständlich. Aber ohne Zweifel stehen *diese* renalen Hydropsien hierin den Ödemen bei anderen schweren Hypoproteinämien mit Verkleinerung des Albumin-Globulin-Quotienten nahe, wie im protrahierten *Hunger,* bei *Kachexien* oder experimentell beim Hund nach immer wiederholtem Plasmaentzug mit

Wiedereinspritzung der abgetrennten Blutkörperchen *(Plasmapherese)*. Die großen, anhaltenden Eiweißverluste im Harn bei den Nephrosen, der schlechte Ernährungszustand mancher chronisch nephritischen Niereninsuffizienz lassen auch die Gewebe unter Umständen an Eiweiß verarmen, wodurch die kolloide Wasserbindung wie im chronischen Hungerzustand herabgesetzt und ein Gewebsfaktor für Ödembildung geschaffen wird, ähnlich dem beim schweren unbehandelten *Diabetiker*. Bei diesem entstehen nach großer Einbuße am Eiweißbestande gern dann umfängliche Ödeme, unter Umständen mit Ascites, wenn eine Acidose durch Insulin, Alkaligaben und Hafertage beseitigt wird. Die früher geschilderte (s. A 4 und 5 S. 10—13) Salz- und Alkaliwirkung, insbesondere die „hydropigene" des Natriums, offenbart sich auch hier. In bezug auf die Rolle der Kohlehydrate erinnern diese Stoffwechselödeme an diejenigen beim *Mehlnährschaden der Säuglinge*. Doch begleiten den Diabetes auch feinere Störungen der Capillarpermeabilität in der Niere wie im Gewebe. Hinzuweisen ist hier auch auf die Hydropsien bei manchen *A-* und *Hypo-Vitaminosen*, insbesondere der Beriberi (Mangel an Vitamin-B_1=Aneurin).

Die verschiedene Beteiligung der einzelnen ödembedingenden Faktoren, insbesondere der verschiedene Grad der Permeabilitätsveränderung der Capillarwand, spiegelt sich in dem verschiedenen *Gehalt der Ödemflüssigkeiten an Eiweiß* und in den davon abhängigen Schwankungen der Kochsalzkonzentration wieder, die nach dem DONNANschen Verteilungsprinzip meist etwas höher liegt als in dem eiweißreicheren Blutplasma. Nephrotische Ödeme enthalten so wenig Eiweiß wie diejenigen bei Hungerödem: von Spuren bis zu etwa 0,3%. Nephritisches Ödem nähert sich in der Regel mit reichlicherem Eiweiß dem kardialen Typ (0,5—1,8%), große Schwankungen zwischen 0,025 und 2,5% stehen wahrscheinlich in Zusammenhang mit dem wechselnden kardialen Einschlag. Hoher Eiweißgehalt wird als *Albuminurie ins Gewebe* bezeichnet. Er setzt eine stärkere Capillarschädigung voraus und vermindert das Diffusionsgefälle zum Schaden der Gewebsernährung wie namentlich bei der sog. serösen Entzündung (EPPINGER, RÖSSLE).

Obwohl bei ausgedehnten Ödemen die Organe über einen oft gewaltigen Wasserüberschuß verfügen, meldet sich doch nicht selten quälender *Durst*. Dieser ist nicht zureichend damit erklärt, daß im Rahmen der oben geschilderten Wasserverteilung bei Hydrops die Schleimhaut der Zunge, der Mund- und Rachenhöhle ausgetrocknet sein kann. Für die Entstehung der Allgemeinempfindung Durst bedeutet die osmotische Störung bei Zunahme der Salzkonzentration in Blut und Säften dasselbe wie bei Austrocknung der Wassermangel. Das Blutplasma kann in verschiedenen Phasen des Ödems in wechselndem Grade hydrämisch, aber auch, besonders bei starker extrarenaler Ödembereitschaft, etwas eingedickt, die Plasmamenge (Hämoglobinkonzentration) erhöht oder erniedrigt sein. Immer ist die Salz- wie die Wasserverteilung verändert und für die Auslösung des Durstgefühls kommt es weniger auf diese Verhältnisse in der Peripherie als vielmehr in gewissen zentralnervösen vegetativen Gebieten des Zwischenhirns an („Wasser- bzw. Durstzentrum" s. S. 16/17 und Durstkrankheit [Diabetes insipidus] s. S. 82).

Therapie. Hier kann nur von der Therapie renaler Ödeme die Rede sein. Da aber bei vielen doppelseitigen Nierenleiden, insbesondere bei der akuten Glomerulonephritis und bei allen mit Blutdruckerhöhung einhergehenden chronischen Nierenschrumpfungen, *der Nierenkranke immer auch ein Kreislauf- und Herzkranker* ist, muß die kardiale Komponente stets zugleich bei der Behandlung im Auge behalten werden, der sie zudem leichter zugänglich ist. Somit bleibt das Kernstück der Entwässerungsbehandlung meist die des Herzens und Kreislaufs mit Bettruhe, streng salzarmer Ernährung, beschränkter Flüssigkeitszufuhr und mittels der Digitalisglykoside einschließlich des Strophanthins. Hunger- und Dursttage zur Einleitung der Kur stellen den Wasserwechsel um und entlasten unter Verkleinerung der Plasmamenge den Kreislauf, eingeschaltete Saftfasten- ($^1/_2$—$^3/_4$ Liter Obst- und eventuell verdünnter Gemüsepreßsaft) oder Rohkosttage befördern durch Kochsalzfreiheit bei Reichtum an Kalisalzen und Molenarmut den Einstrom der Salzwassermengen in die Blutbahn und sind der älteren KARELLschen Milchkur [25 ccm mal (Sollgewicht — 100) täglich] überlegen, die außerdem für Niereninsuffizienz zu reich an Eiweiß sein kann. Im übrigen richtet sich die Diät nach dem renalen Grundleiden. Streng salzarme[1], knappe, nicht eiweißreiche

---

[1] Siehe Anmerkung 2, S. 4 und S. 86/87, d. h. also Zubereitung, auch des Brotes, völlig ohne Salz. Salzersatz, meist Gemische aus NH_4- und Ca-Salzen organischer Säuren, ist zulässig (Citrofinal, Curtasal, Sinechlor, Hosal, Titro-Spezial u. a.), aber im Handel zuweilen nicht zuverlässig Cl-frei und enthält zum Teil viel Na (s. S. 87).

(etwa 40—50 g im Tage) Kost ist jedenfalls anzuschließen. Aderlaß, Schwitzprozeduren, warme Bäder können durch Ableitung auf die extrarenalen Ausfuhrwege ebenfalls die Ödeme mobilisieren. Ihre Anwendung hat die damit verbundene allgemeine und kardiovasculäre Anstrengung, der Aderlaß namentlich bei Wiederholung etwaige Anämie zu berücksichtigen; sie sind bei akuten Zuständen eher angezeigt als bei chronischen. Diuretika sind beim Ödem akuter Nierenerkrankung meist wirkungslos, ihr Reiz kann schädigen (s. S. 42). Bei chronischer Nephritis und Nephrosen können die Purinderivate versucht werden. Diuretin (Theobromin natriosalicylicum, 3—4mal 0,5 g im Tage, bis 10 g insgesamt) und Theophyllin (0,2 g 3—4mal) etwa eine Woche lang, ferner dasselbe als Euphyllin oder Deriphyllin auch intravenös oder als Supposit. Theacylon (Theophyllin natriosalicylicum, Dosierung wie Diuretin) übertrifft gelegentlich die genannten wesentlich, macht aber zuweilen hochgradige Cylindrurie und kann — allerdings selten — die Leber schädigen. Der Gebrauch der in der Regel wesentlich stärker entsalzenden und entwässernden, modernen organischen Quecksilberpräparate (Salyrgan, Novurit, Esidron), die das früher benutzte Calomel oder die Hg-Schmierkur durch Regelmäßigkeit des Effektes sowie geringere toxische Quecksilberwirkungen bedeutend übertreffen, muß ebenso wie die Steigerung ihrer Wirkung durch künstliche Acidose mittels säuernder Kost und NH_4Cl-Gaben wegen der Gefahr der Nierenschädigung dem kardialen Hydrops vorbehalten bleiben. Bei akuter Nephritis und bei chronischen Nierenleiden mit schlechter Nierenfunktion und viel Harneiweiß ist es ein Kunstfehler, Quecksilberpräparate anzuwenden. Hingegen ist die diuretische Wirkung der Kalisalze (Liquor Kali acet. etwa 3—4 Eßlöffel täglich; Diathen) und des Harnstoffes (20—40 g und mehr, etwa eine Woche lang, in Oblaten; Ituran) bei chronischem renalem Hydrops benutzbar außer bei Niereninsuffizienz mit erhöhtem Reststickstoff und Blutkaliumspiegel. Besonders nephrotische Ödeme werden manchmal durch einen Anstoß mittels Schilddrüsenhormon im Gewebe mobilisiert (Thyreoidin Merck 3mal 0,1—0,3 einige Tage oder Thyroxin 2—4 mg); es empfiehlt sich langsam zu steigern zur Feststellung der Verträglichkeit und wegen der allgemeinen Stoffwechsel- und Kreislaufswirkung nicht zu lange fortzusetzen. Chronisches, „sitzengebliebenes“ Ödem wird zuweilen durch einen „Wasserstoß“, wie bei der Funktionsprüfung eventuell mit Beigabe von 0,25 g Theocin ausgeschwemmt (s. S. 40). Schlagen alle diese Maßnahmen fehl, so kommt bei Anasarka stärksten Grades eine mechanische Ableitung durch Dauerdrainage der Haut mittels CURSCHMANN[1]-SOUTHEYscher Nadeln in Frage, durch die bis zu mehreren Litern Ödemflüssigkeit im Tage abfließen kann. Achtung auf Infektionsgefahr (Erysipel)! Den Kranken beunruhigendes starkes Präputial- und Scrotalödem bedarf in der Regel örtlich nur geeigneter Lagerung und der Hautpflege. Größerer Höhlenhydrops (Pleura) ist ohne langes Zuwarten, unter Umständen wiederholt, zu punktieren, je nach Lage des Kreislaufs und der Atmung. Mehr bei kardialen als renalen Hydropsien gelingt es nicht selten, infolge des sich von Punktion zu Punktion in kurzen Abständen wiederholenden inneren Flüssigkeitstransports einen guten Teil des ganzen angesammelten Wassers auf diesem Wege zu entfernen.

3. Hochdruck (Hypertension)[2].

Dauernder Hochdruck und seine Folgen für Herz und Kreislauf ist, wie die Sprache mit der alten Wendung „auf Herz und Nieren prüfen“ vorgeahnt zu

[1] HEINRICH CURSCHMANN, Leipziger Kliniker, 1846—1910.

[2] Der Ausdruck „Hypertonie“ sollte besser einem erhöhten Tonus der Muskulatur vorbehalten bleiben, obwohl „der Hypertoniker“ im Sprachgebrauch kaum zu entbehren und auch eindeutig ist.

haben scheint, mit einer Anzahl der häufigsten Nierenerkrankungen so regelmäßig verbunden, daß das ganze Hochdruckproblem hier aufgerollt werden muß.

Harter (Draht-) Puls bei „Sitz der Krankheit in der Niere“ war schon der alten chinesischen Medizin bekannt. 1827 stellte BRIGHT zum erstenmal Herzhypertrophie und Verdikkung der Arterien bei Nierenkranken fest. In den 70er Jahren lehrten TRAUBE, RIEGEL und COHNHEIM die Herzhypertrophie als eine Arbeitshypertrophie des linken Ventrikels infolge der erhöhten Spannung im arteriellen System verstehen, die man, wie RIEGEL zuerst bei der Scharlachnephritis zeigte, oft *schon vor den übrigen Symptomen* am Radialpulse nachweisen kann. Erst nachdem die zu Beginn der 90er Jahre von v. BASCH, GÄRTNER, RIVA-ROCCI u. a. eingeführte Blutdruckmessung im zweiten Jahrzehnt dieses Jahrhunderts mehr Allgemeingut der Ärzte geworden war, offenbarte sich die große Verbreitung der Hypertension überhaupt. Ihre Häufigkeit bei Nierenerkrankungen machte die Klinik eine Zeitlang geneigt, hohen Blutdruck auch da auf eine solche zu beziehen, wo an diesen Organen und im Harn selbst nichts Krankhaftes nachzuweisen war (v. ROMBERG), zumal im Verlaufe oder autoptisch sich namentlich bei älteren Personen später oft doch noch ein Nierenleiden, eine Schrumpfniere, herausstellte. Inzwischen hat aber die experimentelle Medizin viele Möglichkeiten, wie hoher Blutdruck zustande kommen kann, kennengelehrt. Das hat dazu geführt, in Übereinstimmung mit den klinischen Tatsachen eine *renale Hypertension* von *extrarenalen* Formen abzutrennen. Unter diesen besitzt der mit dem Alter sich häufende sog. *essentielle Hochdruck* die größte Bedeutung. Zum Verständnis der Sonderung ist einiges Allgemeine vorzuschalten.

Der Blutdruck ist eine Funktion sowohl des Blutvolumens, welches der Motor in der Zeiteinheit in das geschlossene, elastische Röhrensystem hineinpreßt, als auch des Gesamtwiderstandes, den dieses System entgegensetzt. Der Hauptwiderstand liegt im Gebiete der terminalen Strombahn, der Arteriolen. Geringfügige Änderungen ihres Querschnittes ändern ihn bereits stark, da er nach POISEUILLEs Gesetz der vierten Potenz des Röhrenradius umgekehrt proportional ist. Die Haargefäße spielen wegen ihrer großen Zahl mit sehr großem Gesamtquerschnitt eine geringere Rolle. Hinzu kommt der elastische Widerstand, die Dehnbarkeit der Wand der großen und größeren Arterien, des Windkessels, der die stoßweise Blutförderung in eine kontinuierliche Strömung umwandelt. Die Beziehungen der drei Größen untereinander: des *Minutenvolumens*, des *peripheren Strömungs-* und des *elastischen Widerstandes bestimmen die Blutdruckhöhe.* Daher kann Hypertension durch Zunahme einer jeden oder mehrerer zugleich entstehen, vorausgesetzt, daß die anderen sich nicht im entgegengesetzten Sinne kompensierend verändern, und man hat deshalb von diesen hämodynamischen Gesichtspunkten aus einen *Minutenvolumenhochdruck*, einen *Elastizitäts-* und einen *Widerstandshochdruck* zu unterscheiden. Zunahme der inneren Reibung des Blutes hat für das Auftreten von Blutdrucksteigerung nur eine geringe Bedeutung, ihr starkes Anwachsen durch die oft hochgradige Vermehrung der Erythrocyten (Polycythämie) bei der VAQUEZschen Krankheit erhöht den Blutdruck nicht.

Der normale mittlere Blutdruck bleibt innerhalb kleinerer Tagesschwankungen, kurzfristiger Änderungen bei Muskelarbeit und stärkeren seelischen Erregungen weitgehend konstant, weil Änderungen des Minutenvolumens und der Gefäßweite in einzelnen Organen bei Tätigkeit und durch Nutritionsreflexe ausgeglichen werden durch Ausschaltung nicht benötigter Stromgebiete. Diese Regulation besorgen vor allem das von CARL LUDWIG entdeckte Vasomotorenzentrum in der Medulla oblongata und die übergeordneten Zentren im Zwischen-Mittelhirn. Sie können reflektorisch — daher Blutdrucksteigerung bei Schmerz, Kälte, Gewebsischämie usw. — oder direkt blutchemisch (Erstickung) oder mechanisch (Hirndruck) erregt werden. Die Selbstregulierung des Kreislaufes aber geht, einen Funktionskreis bildend, von mechanisch und chemisch erreg baren Receptorenfeldern im Gefäßsystem selber aus, die im Sinus caroticus, in der Aortenwand und der Innenhaut des Herzens liegen. Von hier wird normalerweise bei starker Blutdrucksteigerung eine Dämpfung durch Depressorreflexe über den Vagus zur Entlastung von Herz- und Hirngefäßen eingeleitet.

Infolge dieser Einstellung durch eine komplizierte vegetative Regulation hat der normale Ruheblutdruck einen gewissen Spielraum in jedem Lebensalter, mit dem er langsam zunimmt. Der Sollwert 100 + Lebensalter beim Mann, dasselbe —10 bei der Frau, gibt also nur einen groben Anhalt. Für die Streuung wird oberhalb des 20. Jahres angegeben: $90 + \frac{A}{2}$ und $130 + \frac{A}{2}$[1]; unterhalb 20: $60 + 2\,A$ und $100 + 2\,A$; für den diastolischen Druck: $\frac{S}{2}$ und $\frac{S}{2} + 30$[1] (A = Alter, S = systolischer Druck). Wie die meisten vegetativen Funktionen zeigt auch der Blutdruck rhythmische Tagesschwankungen mit einem Minimum des systolischen Drucks im tiefen Schlaf von 25 mm unter dem Nüchternwert. Gleich dem Verhalten vieler vegetativ gesteuerter Funktionen ist auch das des Blutdrucks tief in der Konstitution erblich begründet und endo- wie exogenen Einflüssen unterworfen. Zu diesen gehören auf der einen Seite Geschlecht, Rasse und besonders die individuelle, anlagemäßige, vegetative Erregbarkeit, auf der anderen Seite die allgemeinen Lebensverhältnisse und Lebensgewohnheiten, namentlich insofern seelische Erregungen auf vegetativ nervöser Bahn in den Kreislauf ausstrahlen. Untersetzte Pykniker und Fettleibige haben häufiger erhöhte — magere, hochwüchsige Astheniker öfter eine niedrige Blutdrucklage; Hindus, Chinesen, Neger angeblich eine niedrigere als die weiße Rasse, solange sie nicht den Dauererregungen des modernen, europäisch-amerikanischen Lebensstils und ihr Stoffwechsel der damit meist vergesellschafteten Lebensweise ausgesetzt ist. Die Blutdruckreaktion nicht nur auf tiefgreifende Affekte, sondern bei gegebener Veranlagung auch auf banale nervöse Erregungen macht verständlich, daß *Hypertension nicht nach einmaliger Messung, nicht in der Spannung der ersten Untersuchung immer richtig beurteilt werden kann.* Schwankungen in der krankhaften Erregbarkeit der Funktion sind auch daran beteiligt, daß die Blutdrucksteigerung anfangs, oft lange Zeit, *labil* ist, um erst *später* in einen *permanenten Hochdruck* überzugehen.

Nach statistisch gesicherten Angaben hat der letzte Weltkrieg entgegen zuweilen geäußerten Eindrücken im Durchschnitt keine Erhöhung des Blutdrucks gebracht, die folgenden Jahre bisher eine Zunahme der Hypotensionen im Rahmen der bei Inanition, Hungerzuständen und Erschöpfung überhaupt zu beobachtenden Blutdrucksenkung.

Unter den Nierenerkrankungen begleitet Hochdruck die akuten und chronischen, diffusen, nicht eitrigen Entzündungen (Glomerulonephritis), die daraus hervorgegangenen sekundären Schrumpfnieren und die Nephrosklerosen, deren benigne und maligne Form. Erstere ist gleichzustellen dem essentiellen Hochdruck, letztere der primären genuinen Schrumpfniere. Überhaupt weisen alle Nierenschrumpfungen Hypertension auf, so auch die pyelonephritischen und die Amyloidschrumpfnieren. Sie fehlt hingegen regelmäßig den reinen Nephrosen, die auch keine renalen Gefäßveränderungen, keine Niereninsuffizienz und keine Urämie kennen.

Zwischen Niereninsuffizienz und Hochdruck besteht jedoch im allgemeinen keine Beziehung, Extrasteigerungen desselben bei der sog. Krampfurämie haben besondere Ursachen. Bei Harnstauung durch Prostatahypertrophie ist in etwa einem Viertel der Fälle, und zwar manchmal sehr hohe, bei doppelseitiger Hydronephrose oder Ureterverlegung (Carcinom, Steine) häufig Hypertension vorhanden.

Die selteneren angeborenen, meist doppelseitigen *Cystennieren* und *Nierendysplasien* verhalten sich in dieser Hinsicht verschieden; die *Bleiniere* steht der primären arteriosklerotischen Schrumpfniere, die *Schwangerschaftsniere* der akuten und subakuten Nephritis sehr nahe. Auch *einseitige Nierenerkrankungen*, wie *Hydronephrosen*, *Steinnieren*, Nierentumoren, einseitige Cystennieren weisen in einer Minderzahl der Fälle Hochdruck auf, der nach chirurgischer Entfernung des kranken Organs absinkt.

Bei allen diesen **renalen Hochdruckformen** ist die hämodynamische Ursache des Hochdruckes eine Zunahme des Strömungswiderstandes in der terminalen Strombahn *(Widerstandshochdruck)*. Das Wesentliche dieses Widerstandes liegt auch bei den älteren und chronisch Nierenkranken mit wenigen Ausnahmen nicht in arterio- und arteriolosklerotischen Wandverdickungen und Querschnittsverkleinerungen, die zwar allenthalben bei ihnen gefunden werden (arteriocapillary fibrosis, GULL und SUTTON 1872), aber doch kaum je

---

[1] Die oberen Grenzwerte der höheren Altersklassen haben nach den Statistiken der großen Lebensversicherungsgesellschaften bereits als leicht überhöht zu gelten.

verbreitet genug sind, um in Anbetracht der zentralen Ausgleichsmöglichkeiten die Druck-*Höhe* zu erklären. Besteht doch sogar bei ausgedehnter Arteriosklerose des für die Blutdruckeinstellung wichtigsten Splanchnicusgebietes im Leben nur eine mäßige Blutdrucksteigerung, und die Nieren bilden in dieser Hinsicht mechanisch betrachtet keine Ausnahme. Vielmehr befindet sich beim renalen Hochdruck die ganze terminale Strombahn, die Arteriolen insbesondere, in einem Dauerspasmus, gegen den auch die an sich intakten reflektorischen Entlastungsmechanismen nichts vermögen. Die Bedeutung dieses *funktionellen* Momentes ergibt sich schon klinisch ganz klar aus dem Wechsel der Erscheinungen. Bei der akuten Glomerulonephritis verschwindet auch der Hochdruck mit der Heilung, bei den chronischen Erkrankungen ist im Anfang lange Zeit, manchmal dauernd, die Blutdrucklage sehr labil, wird von seelischer und körperlicher Erregung stark beeinflußt, ehe sie später in ein Stadium der Fixation übergeht. Ferner bringen oft allerhand vegetative Umstellungen des Lebens, interkurrente fieberhafte Erkrankungen, cerebrale Insulte usw. ohne Beeinträchtigung der Herzleistung Drucksenkungen sogar bis zur Norm und von langer Dauer mit sich, die nur funktionellen Ursprungs sein können. Die universelle Engerstellung des Arteriolensystems läßt sich an dem blassen, durch Ödem noch gedunsenen Aussehen der akuten Nephritiker, an dem sog. „blassen" Hochdruck der noch nicht durch Dekompensation anämischen Schrumpfnieren sowie in diagnostisch besonders wichtiger Weise an der *Kontraktion der Arterien in dem blassen Augenhintergrund* der letzteren ablesen. Hier in der Retina entwickeln sich infolge der angiospastischen Ernährungsstörung die weißen Degenerationsherdchen der pathognomonischen **Retinitis angiospastica (albuminurica.)** *Der Augenhintergrund* ist beim renalen Hochdruck geradezu ein Spiegel der Niere. Gleichzeitige Arteriolosklerose, die der Hochdruck durch besondere Abnutzung der Gefäße verschlimmert, ist viel mehr die Folge als die Ursache der Hypertension.

Woher kommt dieser universelle Arteriolenspasmus? Er könnte *humoral durch vasokonstriktorische Stoffe* (oder durch den Mangel an Antagonisten) im Blut mit Dauerwirkung entstehen. Bei den seltenen Nebennierenmarktumoren (*Phäochromocytome*, Paragangliome) tritt Adrenalin schubweise ins Blut über und ruft Krisen mit steilem Blutdruckanstieg, Erblassen, Schwindel, Herzklopfen und Hyperglykämie hervor. Bei dem nicht so seltenen *Morbus Cushing* bewirkt ein *basophiles Adenom des Hypophysenvorderlappens*, welches das corticotrope Hormon in Blut und Harn vermehrt, neben anderen Symptomen Blutdrucksteigerung. Eine angebliche Hyperadrenalinämie hat sich jedoch bei Nierenkranken mit Hochdruck ebenso wenig bestätigt wie eine regelmäßige Vermehrung der basophilen Zellen des Hypophysenvorderlappens. Auch für das Vasopressin des Hinterlappens ist bisher nur bei der Hypertension der Eklampsie mit Schwangerschaftsniere eine ursächliche Rolle wahrscheinlich. Der Krampf der Arteriolen könnte ferner vom *vegetativen Nervensystem*, reflektorisch oder primär von seinen Zentralstellen aus, unterhalten werden. Im Experiment läßt sich der sog. *Entzügelungshochdruck* durch Entnervung der Sinus caroticus, eine zentralbedingte Hochdruckform durch Kaolineinspritzungen in die Cisterna cerebello-medullaris auslösen, die beide vielleicht wieder durch periphere humorale Mechanismen (Nebenniere, Niere) vermittelt werden. Auf die pathogenetische Rolle der nervösen Zentralorgane beim Hochdruckkranken ist später noch einzugehen. Am renalen Hochdruck ist zunächst hervorzuheben, daß die Nierenarteriolen sich an dem allgemeinen Gefäßspasmus beteiligen und dadurch eine *Ischämie der Niere* entsteht, deren Wichtigkeit für den Verlauf der akuten Nierenentzündung wie der Nierensklerosen VOLHARD auf Grund klinischer Analyse mit Scharfblick erkannt und seit Jahrzehnten immer wieder betont hat. Denn nachdem alle Bemühungen gescheitert waren, den rätselvollen Angiospasmus hier auf die erwähnten anderen Möglichkeiten — das Adrenalin des Nebennierenmarks, das Vasopressin der Hypophyse oder auf eine reflektorisch eingeleitete oder primär zentralnervöse Fehlsteuerung — zurückzuführen, blieb nur übrig, die nächste Ursache in vasopressorischen Stoffen zu vermuten, die ihren Ursprung in der Niere selber haben. Die Entwicklung hat VOLHARD und seiner Schule hierin recht gegeben. Durch künstliche arterielle Ischämie der Niere entsteht bei schwächeren Graden ein permanenter Hochdruck analog dem essentiellen des Menschen — ob damit identisch, ist eine ganz andere Frage —, durch stärkere Ischämie der Niere entstehen gleichzeitig in allen Organen, besonders im Augenhintergrund und bei geeigneter Versuchsanordnung auch in der Niere selbst die für die maligne Hypertension, die genuine Schrumpfniere, charakteristischen Gefäßveränderungen ohne Mitwirkung des Nervensystems oder anderer endokriner Drüsen am Tier, weil die mangelhaft durchblutete Niere vasopressorische Stoffe abgibt. *Venöse* Ischämie hingegen macht keinen Hochdruck, wie er auch der Stauungsniere des Menschen bei Kreislaufinsuffizienz gewöhnlich nicht zukommt (s. unter „Stauungshochdruck").

Experimentell haben ältere Forscher durch Herausnahme der einen und starke Verkleinerung der anderen Niere (Resektionen, Gefäßunterbindungen), besonders bei reichlicher Fleischkost (Hund), Hochdruck mit Herzhypertrophie und meist mit Niereninsuffizienz erhalten. Jedoch erst der *Dauerhochdruck durch Drosselung der Nierenarterie* (GOLDBLATT, HARTWICH) beweist die entscheidende Rolle der Nierenischämie. Der Zustand der einfachen

Hypertension bei mäßiger Drosselung kann über Jahre unterhalten werden. An den schweren Gefäßveränderungen durch starke Drosselung (Intimawucherung, Arteriolomalacie, -nekrose) nimmt die gedrosselte Niere, in der ja der Blutdruck nicht mit erhöht ist, nur teil, wenn die andere durch besondere Eingriffe ebenfalls geschädigt wird. Die humoralen Vorgänge sind zur Hauptsache folgende: Aus gesunden Nieren läßt sich ein enzymartiges Globulin, *Renin* (Tigerstedt und v. Bergmann, 1898) gewinnen, aus dem ein der Leber entstammendes Pseudoglobulin im Blute, als Reninaktivator oder Hypertensinogen bezeichnet, den vasopressorischen Stoff, Angiotonin oder Hypertensin, angeblich ein Polypeptid, in Freiheit setzt. Dieses vasokonstriktorische Prinzip und seine Vorstufen sind im Venenblut gedrosselter Nieren, im menschlichen Blut bei akuter Glomerulo- und Schwangerschaftsnephritis sowie bei blassem malignem Hochdruck nachgewiesen. Dem pressorischen „Fermentsystem" stehen als Antagonisten es zerstörende Enzyme in Leber, Darm, Pankreas, Blut und in der Niere selbst gegenüber, weshalb im Drosselungsversuch Hochdruck und Gefäßveränderungen nach Entfernung der nicht gedrosselten Niere sich verstärken. Den mittleren physiologischen Blutdruck aufrecht zu erhalten, ist offenbar nicht Aufgabe dieses Systems, da dieser von der Entfernung beider Nieren nicht berührt wird. Aber bei Hypotension im Blutungsshock oder durch Narkose tritt beim Tier Renin im Blute auf. Für die exkretorische Leistung der Niere erscheint eine Blutdrucksteigerung bei Ischämie des Organs sehr zweckmäßig.

Daß die Blutdruckerhöhung bei Nierenleiden ein kompensatorisches Phänomen („Erfordernis"-Hochdruck) sei, ist eine alte, nunmehr als richtig bestätigte Vermutung teleologischen Denkens. Im krankhaften Dauerhochdruck liegt aber eine Übertreibung, deren gefährliche Folgen nun auch der Tierversuch hat nachahmen können. Durch die Beteiligung der Nierenarteriolen an dem Angiospasmus, den der renogene Stoff selber erzeugt, entsteht ein *circulus vitiosus* in der Ischämie, und *der Hochdruck wird „aus einer Folge und einem Symptom des Nierenleidens zu einem pathogenetischen Moment ersten Ranges"* (Volhard), in dem eine *Ursache für die Progredienz* liegt, welche den Verlauf chronisch gewordener, im akuten Stadium nicht zur Ausheilung gebrachter Nierenentzündungen so unaufhaltsam verhängnisvoll gestaltet.

In der menschlichen Pathologie wird die humorale Fernwirkung der Ischämie besonders deutlich in den seltenen Fällen, wo ein den Blutstrom einengender Atheromherd oder Thrombus in der Hauptarterie der einen Niere gepaart mit maligner Sklerose der anderen sich findet.

Die spastische Einengung der terminalen Strombahn verleiht Nierenkranken mit Hochdruck meist ein blasses Aussehen, das später, wenn chronische Niereninsuffizienz hinzukommt, durch Anämie sich noch verstärkt. Diesem *blassen Typ* wird der *„essentielle" Hochdruck* ohne klinisch faßbare Nierenbeteiligung von Volhard als „roter" mit Betonung der Tatsache gegenübergestellt, daß er nicht selten, wenn Nierensymptome hinzutreten, in die renale, blasse Form übergeht. Ein durch Vollblütigkeit und Gefäßerweiterung gerötetes Gesicht verraten häufig den „roten" Hochdruck auf den ersten Blick, doch lassen sich viele Fälle nicht diesem Schema einfügen. Beim „roten" Hochdruck findet sich keine Retinitis angiospastica, sondern nur ein sog. *Fundus hypertonicus ruber*, allenfalls mit kleinen Blutaustritten. Im Gegensatz zu der blaßgelblichen Niere bei der Granularatrophie der genuinen Schrumpfniere *(maligne Nephrosklerose)* sind die Nieren hier nicht oder wenig verkleinert und von braunroter Farbe *(benigne Nephrosklerose)*; in seltenen Fällen zeigen sie sich auch mikroskopisch ganz normal. Diesen Kranken drohen andere Gefahren als jenen mit Schrumpfniere. Sterben die Schrumpfnieren an Urämie, so jene an chronischer Herz- und Coronarinsuffizienz oder Apoplexie, an Herz- oder Hirnschlag.

Obwohl vasokonstriktorische Stoffe im Blut bei **essentieller („roter") Hypertension** bisher nicht nachgewiesen sind, ist doch nicht ausgeschlossen, daß im Vorstadium zur blassen malignen Form die innersekretorische Funktion der Niere bereits vor der sekretorischen gestört ist, ähnlich wie beim Magen die endokrine Leistung für die Blutbildung und die sekretorische für die Verdauung dissoziieren können. Aber viele essentielle Hypertoniker erreichen infolge des oft sehr langsamen Verlaufes doch ein höheres, selbst hohes Alter, ohne ein renales „blasses" Stadium zu erleben, während die genuinen primären Schrumpfnieren meist schon im 4.—6. Jahrzehnt zum Ende kommen. Es gibt auch einen bösartigen Verlauf der Hypertension im 3. und 4. Jahrzehnt, bei dem zu den anfänglichen schweren angiospastischen

Symptomen im Augenhintergrunde und eventuell seitens des Hirns und Herzens erst später renale Erscheinungen im Harn hinzutreten oder in seltenen Fällen ganz, sogar autoptisch ausbleiben (maligne Hypertension). Das alles spricht trotz der erwähnten scheinbaren Nachahmung des essentiellen Hochdrucks durch Drosselung mehr für einen grundsätzlichen Unterschied zwischen beiden Formen und trotz der vorkommenden Übergänge für eine andere als renale Genese der essentiellen Hypertension; weitere Gründe treten dazu.

Der Häufung des essentiellen Hochdrucks im späteren Leben entspricht, daß die Dehnbarkeit des arteriellen Gefäßsystems mit steigenden Jahren physiologischerweise ab- und demgemäß der elastische Widerstand zunimmt. In der Tat stellt die hämodynamische Analyse (WETZLER und BÖGER) bei der essentiellen („roten") Hypertension häufig die Form eines Elastizitätshochdruckes fest. Damit stimmt überein, daß bei essentieller Hypertension, anders als bei maligner, der diastolische Druck oft normal ist, wie es die Theorie erfordert, denn mit abnehmender Dehnbarkeit, zunehmendem elastischen Widerstand sinkt der diastolische Druck. Das angesichts der Labilität des Drucks unentbehrliche funktionelle Moment muß aber auch hier vorwiegend im Verhalten der Gefäßmuskulatur gesehen werden. Deren Kontraktionszustand in den großen Arterien des Windkessels hält schon physiologischerweise die elastischen Elemente in einem gewissen Grade der Entspannung ähnlich wie die Irismuskulatur im Auge das Aufhängeband der Linse. Läßt der Tonus der zirkulären Gefäßmuskeln nach, so vermindert sich die Dehnbarkeit der Wand. In Frühstadien der essentiellen Hypertension ist außerdem das Minutenvolumen oft erhöht, später auch der periphere Strömungswiderstand infolge funktioneller Beteiligung der Arteriolen. Man spricht dann von einem *Kombinationshochdruck*, bei dem die drei Faktoren der physiologischen Regulation nicht mehr in der normalen Weise aufeinander abgestimmt sind, d. h. es liegt eine *vegetative Dysregulation* vor, die auf eine Störung in der vegetativ nervösen Zusammenarbeit, besonders der Zentren im Zwischenhirn und der Medulla oblongata hinweist.

Der essentielle Hochdruck findet sich häufig bei Konstitutionstypen, die durch pyknischen Habitus, Fettsucht, Polyglobulie und Altersdiabetes gekennzeichnet sind. Der Nachweis einer Vermehrung des corticotropen Hormons aus dem Hypophysenvorderlappen im Blut einer Gruppe von Fällen, das häufige — manchmal nur vorübergehende — Auftreten von Blutdrucksteigerung während der Jahre des Klimakteriums und ihre experimentelle Auslösung durch hohe Dosen von Nebennierenrindenhormonen („Cortinhochdruck") hat auch an eine Beteiligung dieser beiden endokrinen Drüsen, der Hypophyse und der Nebennierenrinde, sehr denken lassen. Eine *juvenile*, nicht nephritische Hochdruckform kommt hingegen oft bei schlankem, asthenischem Körperbau vor, gepaart mit anlagemäßiger Nervosität und vegetativer Übererregbarkeit. Die *erbliche* Veranlagung ist bei allen Formen, den renalen wie extrarenalen, grundlegend. Unter den exogenen Momenten spielt die schon für die normale Blutdrucklage hervorgehobene Bedeutung nervöser Überspannung und seelischer Belastungen, Erregungen wie Depressionen, immer eine große Rolle, während der Alkoholgenuß, solange er nicht in Abusus mit hoher Flüssigkeitszufuhr und verkehrter Lebensweise ausartet, ätiologisch eher noch zu hoch bewertet wird. Hingegen schädigen Blei und Nicotin, das Adrenalin mobilisiert, als Spasmen erzeugende Gefäßgifte auch die Regulation. Bei gegebener Disposition lösen Infekte zuweilen eine erhöhte Blutdruckeinstellung bei Jung und Alt für mehr oder weniger lange aus, und wenn dies nach einer Encephalitis, nach CO-Vergiftung oder Fleckfieber, die beide das Gefäßsystem sowohl peripher als auch seine Zentren im Zwischenhirn angreifen, oder nach einem Schädeltrauma geschieht, so liegt die Möglichkeit einer extrarenalen, zentralnervösen Fehlsteuerung besonders nahe. Eine örtliche blutchemische Erregung der Vasomotorenzentren durch O_2-Mangel oder CO_2- bzw. Milchsäureanhäufung hat man in der sog. *Hochdruckstauung* (SAHLI) vor sich, die viel häufiger bei älteren an sich zu Blutdruckerhöhung neigenden Herz-Kreislaufinsuffizienten als bei Jugendlichen getroffen wird und mit Besserung der Herzkraft zurückgeht.

Die *Symptome des Hochdrucks* und seiner unmittelbaren Folgen sind teils im Kapitel der Kreislaufkrankheiten, teils im Abschnitt über die Nephrosklerosen nachzulesen. Die Hypertrophie des linken Ventrikels war, seit BRIGHT, früher bekannt als ihre Ursache: die vermehrten Spannungsleistungen. Sie wird klinisch an dem hebenden und verbreiterten Spitzenstoß, an einer bei reiner Hypertrophie ohne Dilatation nur mäßigen Verbreiterung der perkutorischen Herzfigur nach links und einer Akzentuation des zweiten Aortentones erkannt, der klingenden Charakter annehmen kann. Im Röntgenbild bekommt das Herz eine nach links ausladende („aortale") Hypertrophieform. Das Herz wird nicht bei allen Arten der Blutdrucksteigerung in gleichem Maße mehrbeansprucht. Erhöhter diastolischer Druck belastet es stärker als Zunahme allein der systolischen Spannung. Doch werden die ganz großen hypertrophen und erweiterten Herzen *(corda bovina)* häufiger beim essentiellen Hochdruck als beim renalen der Schrumpfniere getroffen. Hypertrophische Herzabschnitte besitzen, wie die ältere Klinik es ausdrückte, trotz ihrer Wandstärke meist eine *verminderte „Reservekraft"* und neigen deshalb zu muskulärer Schwäche, besonders bei körperlicher Anstrengung und unter der Einwirkung von Infekten und Giften. Diese sog. verminderte Reservekraft hat sich zum guten Teil als eine *Bereitschaft zur Coronarinsuffizienz* herausgestellt, die Hypertoniker außerordentlich häufig befällt. Je höher der Blutdruck auf Dauer liegt unter Mitgehen des diastolischen Wertes und je länger diese Hypertension besteht, um so regelmäßiger zeigt das linkshypertrophe Herz charakteristische *elektrokardiographische Veränderungen* (Senkung der ST-Strecke und negatives T in Abb. 1 und II usw., s. S. 51, 59).

Hochdruck als solcher bedarf häufig gar keiner anderen *Therapie* als der psychisch-prophylaktischen, die Beunruhigung des Kranken darüber auszuschalten. Kranke, die ihrer Blutdruckziffer von Arzt zu Arzt nachlaufen, sind ein schlechtes Produkt eines zu weitgehend oder falsch rationalisierten Verhältnisses zwischen Arzt und Patient. Der renale Hochdruck findet seine Behandlung zugleich mit der des Grundleidens. Darüber hinaus wird die Höhe des Blutdrucks durch echt *hippokratische Allgemeintherapie* oft günstig beeinflußt, namentlich in den Anfangsstadien, die essentielle Form besser als die renale. Das heißt nichts anderes als körperlich und seelisch-geistig die besten Bedingungen für die Wirksamkeit der Eigenkräfte des Organismus herzustellen. Erregende Reize der Umwelt, der Ernährungs- und sonstigen Lebensweise, Schädigung durch Übermaß und Genußgifte, Überlastung und Sorgen sind fernzuhalten, der Betriebsstoffwechsel, die Herz- und Kreislauffunktion ist, soweit möglich, auf Ruhegang einzustellen, Schwäche der letzteren mit Ruhe und allen Mitteln der Kreislauftherapie zu bekämpfen. Konstitutionelle Therapie muß mittels der Lebensführung die gestellten Ansprüche an die gegebenen Kräfte anzupassen versuchen, was bei Jüngeren oft nicht ohne tieferen Eingriff in den ganzen Lebensplan möglich ist, zuweilen, z. B. nach Infektionen mit nur vorübergehender Dauer. Auch bei Älteren werden mit latenten Infektherden (foci) manchmal teils dauernde Quellen allgemeiner Gefäßschädigung, teils nur vorbeugend solche Möglichkeiten beseitigt. Namentlich in späteren Jahren ist hierbei die Belastung des Organismus durch chirurgische Eingriffe, z. B. an Mandeln und Zähnen, mit dem wahrscheinlichen Nutzen ins richtige Verhältnis zu setzen, theoretischer Radikalismus also nicht am Platze. Das Prinzip der Schonung hat in der Regel das der Übung zu überwiegen, ohne es ganz auszuschalten. Weitere Einzelheiten s. unter Behandlung der benignen Nephrosklerose (S. 60).

4. Niereninsuffizienz und Urämie.

Akut einsetzende Niereninsuffizienz (bei akuter Nephritis) vermindert die Harnmenge *(Oligurie)* und kann rasch zur Anurie und *akuter eklamptischer Urämie* führen, langsames Versagen der Nierenfunktion ist häufig von *Polyurie* begleitet, die kompensatorischen Charakter hat. Hier leidet die Ausscheidung der gelösten Stoffe mehr als die des Wassers. Der Grad einer chronischen Niereninsuffizienz läßt sich durch Funktionsprüfungen (s. unten) genauer messen, welche auf den eintretenden Harn- und Blutveränderungen sich aufbauen, schließlich geht sie in *echte*, sog. *stille* oder *asthenische Urämie* (Ureaanhäufung im Blut) aus. Mit dem Fortschreiten der Insuffizienz wird die physiologische Variationsbreite der Harnkonzentration nach beiden Seiten, der Konzentrierung wie der Verdünnung, immer mehr eingeengt, das spezifische Gewicht des Urins weicht trotz verschiedener Ernährung und Wasserzufuhr in fraktioniert gesammelten Stundenportionen nur wenig von dem eines Plasmaultrafiltrates (1010) ab und wird endlich starr fixiert: *Hyposthenurie* und *Isosthenurie*. In solchen Nieren ist die Mehrzahl der Glomeruli und Nephrone untergegangen, durch fibröses Gewebe ersetzt, die noch erhaltenen Kanälchen sind erweitert und überall von einem abgeplatteten Epithel ausgekleidet, das, zur „Membran" geworden, jede sekretorische Leistungsfähigkeit verloren hat. Durch das Verschwinden des Urochroms und anderer Harnfarbstoffe ist der Harn hell, selbst wenn gleichzeitig kardiale Stauung mit Leberschwellung einen dunklen, urobilinogenhaltigen Stauungsharn mit hohem spezifischem Gewicht erwarten ließe. Dieser Gegensatz scheidet in solchen Fällen auf den ersten Blick die primäre Herz- und Kreislaufinsuffizienz anderer Ursache von dem Versagen bei kardiorenalem Syndrom; nur bei der akuten Nephritis ist das anders. Der helle Harn der Schrumpfniere enthält Chromogene, welche die insuffiziente Niere nicht mehr oxydiert. Im Ultraviolettlicht, nach Ausschütteln mit Kaolin oder bei Oxydation mit Permanganat (Weisssche Probe auf Urochromogen) dunkeln diese Harne nach.

Die bei Niereninsuffizienz ungenügend ausgeschiedenen Stoffe sammeln sich in den Geweben und im Blute an. Die Menge der stickstoffhaltigen Endprodukte des Eiweißstoffwechsels, als Reststickstoff (RN) oder abiureter[1] Stickstoff, zusammengefaßt gibt hier ein praktisch sehr wichtiges Maß für die Beurteilung von Nierenkranken und ist deshalb in jedem Falle und bei jedem wesentlichen Wechsel im Krankheitsverlaufe zu bestimmen. Der RN, normalerweise 20 — höchstens 40 mg in 100 ccm Blut kann auch bei anderen Erkrankungen, so bei Kreislaufsstauung, gesteigertem Eiweißzerfall, fieberhaften Infektionskrankheiten, Leberinsuffizienz, Hypochlorämie, Exsiccose sogar beträchtlich vermehrt sein, er *muß* es bei echter Urämie und steigt hier bis zu mehreren hundert Milligrammprozent. Die Schwere der Niereninsuffizienz, die Urämiegefahr, läßt sich aus der Höhe des RN-Wertes wohl annähernd beurteilen, doch kommen Überraschungen vor. Normalerweise beträgt der Harnstoff etwa 50% des RN, bei Niereninsuffizienz in der Regel mehr. Unter seinen übrigen N-haltigen Fraktionen (Residual-N) liefert bei Ausschluß von Gicht, Leukämie, anderen Purinstoffwechselstörungen und frischem Myokardinfarkt ein konstanter Anstieg der *Bluttharnsäure* (über 4 mg-%) eines der feinsten Kriterien der sinkenden Nierenleistung. Schwere Niereninsuffizienz zeigen die für die Praxis besonders handliche *Xanthoproteinreaktion* und die *Indicanprobe* im Serum an. Erstere erfaßt ein ganzes Spektrum vorwiegend der Darmfäulnis entstammender aromatischer Körper (Phenol, Kresol, aromatische Oxysäuren, Tyrosin, Tryptophan u. a.), die zum Teil auch bei Leberinsuffizienz, bei Endokarditis lenta, im Infektionsfieber, bei perniziöser Anämie und Ileus zu ihrem positiven Ausfall führen können. Diese Stoffe sind zum Teil giftig. Sie schädigen das Knochemark und sind mit schuld an der *Anämie*, welche einer chronischen Niereninsuffizienz niemals fehlt. Außerdem wirken sie toxisch auf das Zentralnervensystem, besonders wenn die Blutliquorschranke durch die urämische Stoffretention gelitten hat. Nach einem bestimmten Urämiegift ist indessen in alter und neuer Zeit in Harn und Blut vergeblich gesucht worden.

[1] D. h. diese N-haltigen Körper geben keine Biuretreaktion.

Weder die längst widerlegte Lehre der Ammonämie (FRERICHS[1]) oder der hohe U^+-Gehalt (bis 1% !), noch die toxisch wirkende Vermehrung der Kaliumionen im Serum oder des Residual-N, dessen besonderer Anstieg (Aminosäuren), auf die stets schwer geschädigte Leber hinweist, noch die Zunahme des osmotischen Drucks oder eine Allgemeinwirkung retinierter Salze, noch die Ähnlichkeit des Vergiftungsbildes und die toxischen Harnbestandteile bei Verbrühung, im anaphylaktischen und Peptonschock sowie bei anderen Eiweißzerfallstoxikosen vermögen das Bild der Urämie als „Harnvergiftung" zu erklären, so gewiß der eine und andere dieser Faktoren an einzelnen Zügen des Gesamtbildes mitwirkt. Urämie ist überhaupt einer Harnvergiftung durch Zurückhaltung harnpflichtiger Stoffe nicht gleichzustellen. Namentlich bei der *Retentionsurämie* im engeren Sinne, welche die Folge von Abflußhindernissen in den Harnwegen bei Prostatahypertrophie usw. ist, könnte diese Auffassung voll berechtigt erscheinen. Aber Tiere, die durch eine Ureter-Cava-Fistel der einen Niere in ihr Blut harnen, gehen rascher als beiderseits entnierte ohne entsprechende Stoffretention ein.

Chronische Niereninsuffizienz ist ein *zehrender Prozeß* (Abmagerung, Kachexie, Blässe). Bei Urämie wird Körpereiweiß in erhöhtem Maße zersetzt. Oft schon früh stellt sich eine immer mehr zunehmende *Acidose* ein, die nur dann sich mildert oder fehlt, wenn durch das urämische Erbrechen große Salzsäureverluste entstehen.

Sie wird in der Hauptsache hervorgerufen durch den Ausfall der physiologischen NH_3-Bildung in der Niere, der Verlust an fixem Alkali zur Folge hat, und durch die Anreicherung flüchtiger und nicht flüchtiger, aromatischer und aliphatischer Säuren im Gewebe und Blut (hohes Anionendefizit). Unter ihnen finden sich aber nicht die Ketosäuren der diabetischen Acidose. Alkali geht manchmal auch durch Fixierung der Bicarbonatkonzentration des Harnes in abnormer Höhe verloren. Wahrscheinlich ist auch die Ionenverteilung zwischen Zellen und Milieu gestört (Membranschaden). Die Harnreaktion des Urämikers ist meist auf einen p_H-Wert im stärker sauren Gebiet fixiert. Auch in der mangelnden Anpassung der Wasserstoffionenkonzentration des Harns äußert sich also schwere Hyposthenurie. Da die hier insuffiziente Bicarbonatausscheidung normalerweise in einem Wechselverhältnis zur Chlorionenabsonderung steht, ist diese Bewegungsfreiheit gleichfalls stark eingeengt.

Durch die schwere Einschränkung der regulierenden Funktionen der Niere ist die sonst so konstante mineralische Zusammensetzung von Blut und Körpersäften dem zufälligen Einfluß der Nahrung beinahe schutzlos unterworfen, an Stelle der Isoionie gehen die Ionenkonzentrationen bunt durcheinander *(Poikilopikrie)*. Das exkretorische Organ gleicht immer mehr einer Membran mit nur noch rein physikalischer Durchlässigkeit, welche die physiologischen Konzentrationen der „Schwellenwertsubstanzen" im Blute nicht aufrecht zu halten vermag. Dann kommt es im Gegensatz zu dem sonst häufigen Anstieg des Blut-Cl-Spiegels zu einer *Hypochlorämie*, besonders wenn in der Acidose die CO_2-Spannung stark sinkt oder starkes Erbrechen sowie Durchfälle Chlorverluste bringen. Sie kann für das Krankheitsbild differentialdiagnostisch wichtig werden (s. unten). Die Chlorverluste lassen wiederum das Bicarbonat im Blut zunehmen, wozu auch dessen gestörte Ausscheidung beiträgt, und beide Ursachen können dann die Reaktionslage des Säure-Basen-Haushaltes von der acidotischen nach der alkalotischen Seite verschieben. So wird das chemische Stoffwechselbild immer bunter und wechselvoller.

Klinisches Bild. Die ersten präurämischen Anzeichen einer bis dahin oft subjektiv wie objektiv unauffällig verlaufenen Niereninsuffizienz, welchen Ursprungs auch immer, rühren gewöhnlich vom *Zentralnervensystem* oder den *Verdauungsorganen* her. Müdigkeit, Teilnahmslosigkeit, Stumpfheit und Unlust, Reizbarkeit und Verstimmung neben Dösigkeit und leichter Verwirrung von kurzer Dauer stellen sich ein, Unruhe wechselt mit Apathie, Neigung zum Einschlafen und doch Schlaflosigkeit, seltener Kopfschmerzen, auf der einen Seite — Appetitlosigkeit, Dyspepsie, belegte Zunge, Erbrechen, Durchfälle und Durst auf der anderen. Der Kranke sieht kachektisch marantisch aus, blaßgelb; die Haut lederartig trocken bei der primären, blaß gedunsen das Gesicht bei der sekundären Schrumpfniere mit Neigung zu Ödem. Nasenbluten kann früh die Szene eröffnen als Zeichen einer hämorrhagischen Diathese, die später in Thrombopenie und positivem RUMPEL-LEEDE-Phänomen sich bestätigt. Im hypochromanämischen Blutbild *Leukocytose* bis über 20000 mit Linksverschiebung. Das

[1] FRIEDRICH THEODOR FRERICHS, Kliniker an der Charité, Berlin (1819—1885).

Erbrechen kann unstillbar werden, *Singultus* zuweilen unaufhörlich, die Darmentleerungen so profus und hämorrhagisch wie bei Dysenterie infolge einer *ulcerösen Colitis*. Diese Gastroenteritis wird durch karbaminsaures Ammoniak hervorgerufen, das aus dem vikariierend ausgeschiedenen U^+ sich bildet. Gleichartige, aseptisch-toxische Entzündungen treten auch an serösen Häuten auf. Das Reibegeräusch der sehr charakterstischen *trockenen Perikarditis* kannte schon BRIGHT. Die ausgetrocknete, glänzende Mund- und Rachenschleimhaut mit borkig belegter, rissiger Zunge gibt Anlaß zur Stomatitis mit blutender Gingivitis, an die sich Speicheldrüsenentzündungen anschließen können. Auf der trockenen Kehlkopf- und Luftröhrenschleimhaut entwickelt sich zuweilen eine croupähnliche, pseudomembranöse Entzündung, die schon heisere Sprache wird stimmlos. Aber nicht nur aus dieser Quelle oder von zersetztem Harn, wenn Inkontinenz beginnt, rührt der *diagnostisch oft führende urinöse,* charakteristische *Geruch aus dem Munde*, der ganzen Person, der auch mit der nötigen Mundpflege nicht zu beseitigen ist. In der Ausatmungsluft lassen sich an einem vorgehaltenen, mit Salzsäure befeuchteten Glasstab weiße Salmiaknebel nachweisen. Auf der Haut quält häufig anfallsweise ein *Pruritus*, manchmal schon als erster Vorbote und macht die Nächte noch schlafloser; neben entzündlichen Folgen der Kratzeffekte kommen *urtikarielle Ausschläge* im Gesicht oder an den Streckseiten der Extremitäten und verschiedene Formen von *nekrotisierender Dermatitis* vor (Urämide). Im Spätstadium bedecken Stirn, Schläfe und Nasolabilialfalten oder andere Stellen oft *Harnstoffkrystalle* wie Meltau. Der *zunehmenden Lähmung* mit *Somnolenz* und *Sopor* treten zum Teil mit der häufigen Senkung des Blutkalkgehaltes zusammenhängende *Erregungserscheinungen* an den neuromuskulären Organen zur Seite: *Muskelunruhe, Sehnenhüpfen*, Myoklonus, Wadenkrämpfe, neuralgiforme Schmerzen, gesteigerte Sehnenreflexe, Knipsreflex. Stärkeren Grades in Gestalt epileptiformer Anfälle gehören sie zwar genetisch und in der Regel nicht zur echten, stillen Urämie, sondern zur eklamptischen, ebenso mehr oder weniger flüchtige cerebrale Ausfallserscheinungen: Amaurose und andere Herdsymptome, Lähmungen oder Pyramidenzeichen (BABINSKI usw.), aber diese Erscheinungen kommen, besonders in abgeschwächter Form, doch nicht selten vor. Die acidotische Erregung des Atemzentrums entladet sich in dem *klassischen, großen, vertieften Atmungstypus*, den KUSSMAUL zuerst am diabetischen Koma als Folge der Acidose erkannte; Unregelmäßigkeiten der Atmung, mit oder ohne den CHEYNE-STOKES-Rhythmus, können schon viel früher bemerkbar werden. Der Blutdruck wird von echter Urämie unmittelbar kaum verändert, die Körperwärme neigt zu unternormalen Werten. Schließlich geht der Zustand in das urämische Koma über.

Dieser finale Status braucht nicht gleich beim ersten urämischen Anfall einzutreten. Die Funktion eines Restbestandes noch vollaktiver, oft hypertrophischer Glomeruli hängt so sehr von der Güte der Durchblutung ab, daß Beseitigung einer latenten oder manifesten Kreislaufinsuffizienz, zuweilen wiederholt, das Ende der renes destructi hinauszuschieben vermag. Auch Infekte können einen solchen noch einmal zu behebenden Funktionsabrutsch provozieren. Die an sich *absolut infauste Prognose der echten Urämie* als eines *Endzustandes* ist also in manchen Fällen, besonders bei ungenügender Kenntnis der Vorgeschichte, für kürzere Frist mit Umsicht zu stellen. Wiederherstellung für länger, selbst für Jahre kann man gelegentlich bei den nicht so seltenen, angeborenen doppelseitigen Nierenmißbildungen (Cysten usw.), kaum so lange bei einer seit Jahrzehnten, etwa seit einer Scharlacherkrankung in früher Jugend, bestehenden chronischen Nephritis erleben.

Die *Differentialdiagnose* ist am Krankenlager eines Komatösen mit großer Atmung vor allem gegenüber einem diabetischen Koma durch Untersuchung des Katheterharns zu klären. Hypoglykämisches Koma hat keine KUSSMAULsche Atmung, keine positive GERHARDTsche[1] Eisenchloridprobe (auf Acetessigsäure) und wacht bald nach einer intravenösen Traubenzuckereinspritzung (20 ccm 25%) auf. Im diabetischen Koma ist hoher Blutdruck, auch

[1] C. GERHARDT, Berliner Kliniker, bekannt aus dem die Weltgeschichte berührenden Konflikt um die Krankheit Kaiser Friedrich III (1888).

wenn er vorher, wie häufig bei älteren Leuten, bestanden haben sollte, gewöhnlich abgesunken, etwas Eiweiß und viele, kurze, charakteristische Komacylinder durch acidotische Schädigung der Diabetikerniere dürfen nicht irreführen. Im Gegensatz zur Urämie und zur Hypoglykämie besteht Areflexie und fehlen Zeichen neuromuskulärer Übererregbarkeit. Die Pupillen sind bei echter Urämie im Gegensatz zur eklamptischen eng. Andere Formen tiefer Bewußtlosigkeit (Apoplexie, Hirntumor, Meningitis, Encephalitis usw.) haben zwar oft CHEYNE-STOKESschen oder intermittierenden Atemrhythmus, aber nicht den großen, acidotischen Typ und außerdem ihre besondere Diagnostik. Ist bei echter Urämie gleichzeitig ein cerebraler Erweichungsherd vorhanden, so werden natürlich auch Pyramidenzeichen (BABINSKI) oder andere Herdsymptome nicht vermißt, die sonst nur dem eklamptischen oder pseudourämischen Syndrom zugehören. Der Geruch entscheidet oft sofort, die Blutuntersuchung endgültig (Xanthoprotein, RN, Indol, Blutzucker). Therapeutisch wichtig ist manchmal im Anfangstadium der Ausschluß einer *Hypochlorämie*, die sowohl bei anderem Ursprung urämieartige Symptome hervorrufen als auch durch solche erzeugt werden kann (Kochsalzverluste durch massenweises, salzsaures Erbrechen, durch unstillbare Durchfälle). Der dabei hohe RN (s. S. 33, 68) und abgesunkene Blutchlorwert hat zu dem Begriff der *Salzmangelurämie* (hypochlorämisches Koma) geführt. Der symptomatischen Hypochlorämie infolge von Acidose bei Niereninsuffizienz und Urämie fehlt die den anderen Formen eigene Chlorverminderung auch in den roten Blutkörperchen und im Liquor cerebrospinalis (normal nicht unter 400—420 mg-%).

Die Behandlung der aussichtslosen Endzustände hat sich natürlich psychophysisch lindernder Pflege zu widmen. Blutwaschungen durch große Aderlässe mit sofort nachfolgender Transfusion nutzen da auch nicht mehr. Infusionen zur Anregung der Diurese (5% Na_2SO_4) oder Diuretica sind nicht mehr am Platze, am ehesten Traubenzucker (5%, bis 250 ccm intravenös). Die begreiflicherweise nur mit rasch vorübergehendem Erfolg einige Male durchgeführte Blutdialyse mittels in den Kreislauf eingeschalteter Cellophanschläuche (ABEL) ist allein von theoretischer Bedeutung. Die Diätetik, welche, solange Hoffnung berechtigt, nach den bei der Schrumpfnierenbehandlung angegebenen Grundsätzen streng eiweißarm und mit Ausnahme etwaiger hypochlorämischer Zustände auch NaCl-frei zu sein hat, richtet sich im Endstadium vorwiegend darnach, was angenehm empfunden wird. Bei unstillbarem Erbrechen, wenn Basisnarkotica wie Nautisan oder Luminal (eventuell subcutan) oder Prominal, Nabi, eisgekühlter Kognak oder Chloroformwasser[1] peroral nichts helfen, eventuell Magenspülung. Vorbeugend ist, außer Diät, die Hauptsache, den Kreislauf hochzuhalten. Regelmäßige Entfernung des stets toxischen Darminhaltes durch häufige große Darmwaschungen ist wertvoll. Der Basenhunger der renalen Acidose ist mehr durch basenreiche und eiweißarme Ernährung (Gemüse, Obst, Kartoffel, Rohkost) als mittels Nabi oder eines physiologischen Alkaligemisches (in kleineren Dosen, 5—10 g täglich) zu stillen, um die Salzausscheidung nicht stärker zu belasten[2]. Die erwähnten selteneren alkalotischen Stoffwechsellagen bei Niereninsuffizienz erfordern eher saure Kost. Nur genaue klinische Überwachung wird in diesem oft wechselvollen Geschehen das Richtige treffen können.

Bei anhaltender Harnsperre während einer akuten Nephritis, zuweilen auch ohne diese, entwickelt sich oft sehr rasch eine andere Art der Urämie, die als **eklamptische oder falsche Urämie** von der echten im Hinblick auf ihre andere Pathogenese abgetrennt wird. Der Name „Krampfurämie" bringt zum Ausdruck, daß entgegen dem Bilde der echten oder stillen schwere cerebrale Erregungsvorgänge wie bei der Eklampsie der Schwangeren mit Nephritis ganz im Vordergrunde stehen. Es treten *epileptiforme Anfälle* mit Bewußtseinsverlust und die sog. *eklamptischen Äquivalente*, vorübergehende cerebrale Ausfallserscheinungen, wie *Lähmungen, Amaurose, Hemianopsie, Aphasie* auf. Ganz ähnliche Symptom-

[1] Chloroform puriss. Gum. arab. āā 10, Sacch. 20, zerreiben, aq. ad. 200, umschütteln, 1—2 stdl. 1 Teelöffel.

[2] Der Kalireichtum, namentlich der Kartoffel, bleibt aber bei erhöhtem Blutkaliumspiegel auch als schädlich zu beachten (s. S. 86, Zubereitungsart). Gemüsekochwasser in diesen Fällen weggießen.

gruppen kommen als sog. *Pseudourämie bei Hochdruck* mit und ohne Nierenbeteiligung, mit und ohne Arteriosclerosis cerebri, vor. Obwohl nun diese stürmischen Züge in Gestalt von Krämpfen sich auch dem Verlaufe einer echten, stillen Urämie beimischen können, ist es doch notwendig, sie grundsätzlich von ihr zu scheiden. Denn die *eklamptischen wie die pseudourämischen Symptome sind keineswegs an das Vorhandensein einer Niereninsuffizienz gebunden.* Beide können sich ohne Anreicherung stickstoffhaltiger Stoffwechselprodukte im Blute einstellen. Dieser Abgrenzung entspricht eine *verschiedene Prognose:* Eine Krampfurämie bei akuter Nephritis wird auch bei mehrtägiger Dauer mit Anurie unter richtiger Behandlung in der Regel überstanden und das Grundleiden kann vollkommen ausheilen, ein pseudourämisches Syndrom ist ein ohne Heilung des Grundleidens häufig vorübergehender Zustand, beide stehen ganz im Gegensatz zum Endstadium der echten Urämie.

Der renale Untergrund im **klinischen Bilde** der **eklamptischen Urämie** ist bei der akuten Nephritis nachzulesen. Den klonisch-tonischen, epileptiformen Anfällen des blaßgedunsenen Kranken, die sich in der Regel einige Male am Tage, selten in großer Zahl zu einem Status epilepticus gehäuft, einstellen, gehen als Vorboten gewöhnlich *Hirndruckzeichen* voraus: Kopfschmerz, Erbrechen, Pulsverlangsamung, zuweilen eine subjektiv empfundene Aura. Eine *Extrasteigerung* des für die akute Nephritis charakteristischen hohen *Blutdrucks,* verengerte Arterien des Augenhintergrundes und migränoides Augenflimmern zeigen die Zunahme der Angiospasmen an, Reflexsteigerung und positiver Babinski sind frühe Warnzeichen und den Anfall überdauernde Begleiter. Die Krämpfe bleiben zuweilen halbseitig und nehmen wohl auch nach dem JACKSON-Typ regelmäßig von einer bestimmten Stelle ihren Ausgang. Depressionen und Erregungszustände, Psychosen und Delirien oder ein unter Umständen letales Koma können auch einer kleineren motorischen Entladung folgen. Die meist weiten Pupillen reagieren im Anfall träge oder nicht. Lähmungen an Extremitäten oder im Gesicht, die Ausfälle in Sehfeld und Sprache halten nicht länger als Stunden an. Die Atmung steht im Krampfe still, sonst beteiligen sich die vegetativen Funktionen nicht vordringlich; Anfälle von Dyspnoe, zuweilen mit Lungenödem, gehören mehr zur Nephritis als zur eklamptischen Urämie. Temperatursteigerung wird beobachtet.

Pathogenese. Dieser Zeichenkreis geht zunächst zurück auf *ein Hirnödem* — mit Hirnschwellung, – das nach TRAUBEs[1] klassischer Theorie überhaupt jeder Urämie zugrunde liegen sollte. *Hoher Druck der Lumbalflüssigkeit,* zuweilen Stauungspapille, die aus dem nephritischen Ödem des Sehnervenkopfes sich entwickelt, sowie der Nutzen der Druckentlastung durch Lumbalpunktion ist aber neben der anatomisch nachweisbaren Zunahme des Hirnvolumens nur dieser akuten Urämie eigen. Die im Augenhintergrund sichtbaren, am Blutdruck sich verratenden Angiospasmen verstärken den O_2-Mangel des Gehirns. Sie sind wohl in erster Linie renal bedingt durch im Blute nachgewiesene vasoconstrictorische Stoffe aus den Nieren (s. S. 29 f.). Das Vasopressin des Hypophysenhinterlappens, dem bei der Eklampsie der Schwangeren eine Rolle zufällt, spielt hier wohl nicht die gleiche. Bekanntlich erzeugt Ischämie des Gehirns durch Carotisunterbindung im KUSSMAUL-TENNERschen Versuch ebenfalls Krämpfe. Bei der eklamptischen Urämie stellt die Besserung durch Hirndrucksenkung und die Auslösung und Verschlimmerung durch Kochsalz- und Wasserzufuhr eine Capillarpermeabilitätsstörung an Bedeutung neben die Ischämie durch Vasospasmus. Die Chlorwerte in Liquor und Blutplasma sind erhöht, jedoch trifft die Unterscheidung einer eklamptischen *Chlorurämie* von einer *Azotämie* der „echten", stillen Urämie (WIDAL[2]) nicht das Wesentliche, denn eine Salz-Wasser-Retention bringt durch vermehrte Hydratation des nervösen Gewebes jede vorhandene Krampfneigung verschiedener Ätiologie zum Ausbruch. Auch pflegen bei den oft viel umfänglicheren, auf Wasser-Salz-Zufuhr stark ansprechenden, nephrotischen Ödemen cerebrale Symptome und Hirndrucksteigerung zu fehlen. Die Beobachtung von QUINCKEschem, allergischem Ödem des Kehlkopfes zusammen mit epileptischen

[1] LUDWIG TRAUBE (1818—1876), Professor in Berlin, zählte mit zu den ersten, welche die experimentelle Medizin (pathol. Physiologie) in die Klinik einführten.

[2] WIDAL, französischer Kliniker, bekannt u. a. durch die GRUBER-WIDALsche Agglutinationsreaktion bei Abdominaltyphus.

Anfällen, Pulsverlangsamung und Temperatursteigerung *ohne* Nephritis läßt vielmehr auch den Zusammenhang des eklamptischen Hirnödems, wie schon früher beim nephritischen Ödem überhaupt, mit den allergischen Ödemen aufleuchten, nachdem die akute Nephritis als allergisch-hyperergisches Geschehen durch die experimentelle Masuginephritis (s. S. 46) erwiesen ist. Diese Auffassung stützt zugleich die auf Grund klinischer Einsichten gewonnene, pathogenetische Abtrennung der eklamptischen von der echten Urämie, insofern die Gifte, welche das eklamptische Syndrom der akuten Nephritis letzten Endes wohl auslösen, in anderen chemischen Vorgängen als denen bei chronischer Niereninsuffizienz gesucht werden müssen.

Die ähnlichen cerebralen Erscheinungen der sog. *chronischen Pseudourämie* bei benignen oder malignen Nephrosklerosen ohne oder mit Niereninsuffizienz wiederholen sich oft, auch in größeren Zeitabständen. Die kleineren vorübergehenden Symptome: *Schwindel, Augenflimmern,* kurzdauernde *Sehstörungen* bis zur *Hemianopsie, Amaurose, Hör-* und *aphasische Sprachstörungen, flüchtige Mono-* und *Hemiplegien,* prägen hier mehr das Bild als die großen allgemeinen Krampfanfälle, der Herdcharakter überwiegt. Dazu gehört auch der oft hartnäckig anhaltende, zuweilen halbseitige, migräneartige *Kopfschmerz.* Diese Zeichen von angiospastischer Dysregulation der Hirndurchblutung sind der im Krankheitsbilde ebenso häufigen, oft voraufgehenden *peripheren Durchblutungsstörung* nahe verwandt. Diese äußert sich im *Gefühl des toten Fingers,* in marmorierter Haut, vasospastischer Blässe in Gesicht oder Extremität, in *Crampi, neuralgiformen Schmerzen und Parästhesien.* Als örtliche, funktionelle Dysregulierungen stehen sie mit dem Hochdruck in engem Zusammenhang, der, wie bei der eklamptischen Urämie, während der Anfälle sich oft zu besonderen Spitzen erhebt. Ihr funktioneller Charakter geht andererseits fließend in örtliche, anatomische Gefäßerkrankung über, sie sind oft mit Arteriosklerose gepaart. So kommen denn neben den flüchtigen zentralen Herdsymptomen dauernde Ausfälle durch *cerebrale Erweichungsherde* oder *Hirnblutungen* gleichzeitig vor: Hemiplegien, Lähmungen, Sensibilitäts- und Reflexveränderungen, auch Geistesstörungen, überhaupt alle im Rahmen der Cerebralsklerose möglichen Symptome. Daher das Epitheton: *arteriosklerotische Pseudourämie.* Im vegetativen Gebiet ist die Atmung hier besonders wichtig. *Periodisches Atmen von* CHEYNE-STOCKESschem *Typus* ist manchmal sogar am ambulanten Kranken zu beobachten. Die gewöhnliche Bewegungs- und Arbeitsdyspnoe der bei diesen Hochdruckkranken im späteren Verlaufe kaum fehlenden Herzinsuffizienz steigert sich zu Asthmaanfällen auch in der Ruhe, mitten im Nachtschlaf, oder nach seelischer Erregung: *Asthma cardiale.* Außerdem aber gibt es Anfälle von *cerebralem,* „bulbärem“ *Asthma,* das dem früher sog. *Asthma uraemicum* entspricht (s. a. Bd. I, Kreislaufkrankheiten).

Die pseudourämische, centrogene Dyspnoe ist, gerade umgekehrt wie die acidotische große Atmung der echten Urämie, infolge Senkung der alveolären CO_2-Spannung durch Abrauchen der Kohlensäure ohne Verminderung des Bicarbonates im Blute oft von einer Alkalose und erhöhtem Harn-p_H begleitet. Auch diese Anfälle melden sich oft in der Nacht. Sie, wie das CHEYNE-STOKES-Atmen, beruhen auf örtlichem O_2-Mangel mit rein lokaler Säureanhäufung im Atemzentrum, die rhythmischen Schwankungen wahrscheinlich auf einer zentral bedingten Periodik der Durchblutung, die zuweilen an den Kaliberschwankungen der Netzhautgefäße synchron wahrzunehmen ist.

Bei der *Behandlung der akuten eklamptischen Urämie* sind Aderlaß (300 bis 600 ccm je nach Körpergewicht), Lumbalpunktion, eventuell wiederholt, Durst und Hunger (Fastenkur nach VOLHARD) die souveränen Mittel. Sowohl der Hirndruck wie der hochgespannte Kreislauf verlangen gebieterisch Entlastung und das wird damit erzielt. Der Liquor muß, wie immer bei Hirndrucksteigerung, sehr langsam und bei ganz flacher Seitenlage des Kranken abgelassen werden, tödliche Hirnansaugung in das Foramen occipitale kann sonst, wie bei Hirntumor, sich ereignen. Das Herz bedarf außerdem sehr oft einer Stützung durch Strophanthin. Bei maßvoller Dosierung (0,3 mg) ist der Hochdruck keine Gegenanzeige, Myokombin kein irgendwie ausreichendes Ersatzmittel, eher Digipurat oder ein anderes gutes, injizierbares Digitalispräparat intravenös. Deriphyllin in derselben Spritze günstig, doch erweitert meist keines der Purinderivate in solcher Lage befriedigend die Nierengefäße, auch nicht intravenös, geschweige etwa peroral. Die Nahrungsenthaltung kann ruhig auf eine Woche, selbst länger, ausgedehnt, der Flüssigkeitsentzug nach 1$^1/_2$—2 Tagen durch etwas rohes Obst gemildert werden. Intravenöse Infusionen verbieten sich nach allem Gesagten. Auch „Osmo" Therapie mittels hypertoner Traubenzuckerlösung [50%, 50 bis 100 ccm, sehr langsam intravenös (Venengefährdung!)] tritt ganz zurück hinter der Durst- und Fastenkur, die mit einer kräftigen Darmentleerung durch Glauber- und Bittersalz einzuleiten ist. Über weitere Maßnahmen betreffs Anurie s. bei akuter Nephritis. Außerdem gegen die Krämpfe sedative Therapie mit Luminal (0,1—0,2) oder anderen Barbitursäuren oder Chloralhydrat (2—3 g in 10% Lösung) rectal oder intravenös, auch Calcibronat Sandoz oder $MgSO_4$ 1% 200 ccm langsam intravenös.

Die Behandlung der *pseudourämischen Zustände* muß sich auf der des Grundleidens, des essentiellen Hochdrucks und der Nephrosklerose, je nach ihrer Form, aufbauen. Die dort besprochene salzfreie und eiweißarme Kost mit einer Flüssigkeitsbeschränkung, welche die kompensatorische Polyurie einer etwa bestehenden Niereninsuffizienz berücksichtigt, ist meist für lange Zeit am Platze, die häufig latente Herzinsuffizienz durch lange fortgesetzten Gebrauch kleiner Strophanthin- oder Digitalisgaben zu beheben, Wasser- und Kochsalzdepots, die ebenfalls latent sein können, anfangs mit Salyrgan (Novurit) zu entleeren und die organweisen Zirkulationsstörungen mit Purinderivaten, Nitriten und eventuell mit physikalischen Methoden zu behandeln (Hydrotherapie, Massage s. a. a. O.). Bei zentralbedingter periodischer Atmung das Atemzentrum nicht mit Morphin lähmen, eher Lobelin, Campher, Cardiazol, Luminaletten, Bromcalcium, O_2-Atmung.

C. Die Untersuchung der Nierenfunktion[1].

1. Harnuntersuchung.

Diese hat im Hinblick auf die Ausscheidungsorgane die Menge in 24 Stunden, ihre Verteilung auf Tag und Nacht, die Farbe eventuell Trübung (physiologische Nubecula, Eiter), das spezifische Gewicht und seine Variabilität in Einzelportionen, das Vorhandensein von Eiweiß und die Beschaffenheit des Harnbodensatzes (Sediment) zu berücksichtigen. Die Abhängigkeit der Harnmenge nicht nur von der Flüssigkeitszufuhr, sondern von der Ernährungsweise der Vorperiode, vom Kreislauf, von der extrarenalen Wasserabgabe, vom ganzen Neuroendokrinium und darunter besonders vom System Hypophyse-Zwischenhirn ergab sich aus der physiologischen Einleitung. Für ärztliche Zwecke genügt es meist die Körpergewichtsschwankungen in kurzen Perioden (24 Stunden bis einige Tage) auf die Wasserbilanz zu beziehen, deren exakte Aufstellung schwierig ist (s. S. 14). Innerhalb dieser Fehlergrenzen ist die *Waage mit das wichtigste Instrument zur Beobachtung Nieren- und Kreislaufkranker.* Überwiegt die nächtliche Harnmenge diejenige des Tages *(Nykturie)*, so deutet das auf Nachlassen der Herzkraft oder (und) Störung der Nierenleistung. Häufiges Harnlassen kleiner Portionen *(Pollakisurie)* ohne Vermehrung der Gesamtmenge *(Polyurie)* hat seine Ursache stets in den Harnwegen, nicht in der Niere (s. Abschnitt E, 2a. S. 70). Über Eiweiß- oder Blutausscheidung, die Änderungen der Harnfarbe hierdurch und die diagnostische Bedeutung der Dreigläserprobe vgl. B 1, S. 20, über den hellen Schrumpfnierenharn und das Verhalten der Farbstoffe s. B 4, S. 33. Eiweiß- oder Blutgehalt und Harnsediment können etwas über eine *Läsion* der Nieren aussagen, über die Funktion und ihre Schädigung sagen sie direkt nichts. Die gesunde Niere vermag je nach der allgemeinen Stoffwechsellage hellen, dünnen und dunklen, konzentrierten Harn zu liefern. Besser als die Harnfarbe dient zur Messung dieser Variationsbreite[2] als Ausdruck der Nierenleistungsfähigkeit das spezifische Gewicht und die Harnmenge, d. h. die Molen- und die Wasserdiurese unter denjenigen Stoffwechselbedingungen, welche eine normale Niere zur Ausnützung dieser Funktionsbreite veranlassen, also im *Verdünnungs- (Trink-)* Versuch nach

[1] Hierzu vgl. E, 2a S. 70.
[2] Hierzu vgl. S. 2—5.

reichlicher Flüssigkeitszufuhr und im *Konzentrationsversuch* nach Flüssigkeitsentzug bei Trockenkost, indem man die Ausscheidung in Ein- oder Zweistundenportionen verfolgt. Der Körper muß sich freilich im Wasser-Salz-Gleichgewicht befinden, um den Einfluß der „Vorperiode" auszuschalten. Es ist also auf seine diätetische Vorbehandlung, ferner auf das Bestehen von Ödem oder Höhlenhydrops zu achten, denn nach vorausgegangenem Durst oder nach Einnahme sehr salzreicher Speisen halten die Gewebe, insbesondere die Leber, Wasser zurück so daß die Niere kein Wasser zur Harnverdünnung angeboten bekommt, bei vorhandenem Ödem, besonders im Stadium der Ausschwemmung läßt das körpereigene Wasser Durstharn nicht zustande kommen.

Wasser-Konzentrationsversuch nach VOLHARD.

Man verabreicht früh nüchtern nach Blasenentleerung 1—$1^1/_2$ Liter Wasser (Temperatur nicht unter 20°) oder dünnen Tee, im Laufe von etwa 20 Min. zu nehmen, läßt Bettruhe einhalten und mißt alle halbe Stunde die Harnmenge sowie deren spezifisches Gewicht mit entsprechender Temperaturkorrektion 4 Stunden lang. Währenddessen wird keine Speise verabreicht. Normalerweise ist in dieser Frist die zugeführte Menge völlig, zuweilen bei Gesunden wie Nierenkranken überschüssig ausgeschieden, die größte Halbstundenmenge beträgt 4—500, selten bis 1000 ccm, und das spezifische Gewicht der Einzelportionen sinkt rasch auf niedrige Werte (1002—1000). Man kann durch Körperwägung am Anfang und Ende des Versuchs gleichzeitig die extrarenale Wasserabgabe rechnerisch abschätzen. Läßt man anschließend Trockenkost nehmen, so kann der Konzentrationsversuch sogleich folgen. Zu diesem Zwecke wird der Harn weiterhin stündlich oder zweistündlich aufgefangen, bis die Stundenmengen klein, die Farbe dunkel, das spezifische Gewicht hoch wird und eventuell Durst sich meldet. Einige Zwischentage mit molenreicher Trockenkost gestalten die Voraussetzung für das Konzentrationsmaximum strenger. Von gesunden Nieren ist in diesem Durstversuch ein Anstieg des spezifischen Gewichtes der Einzelportionen auf 1030 und mehr zu erwarten. Sehr eiweißreiche Harne werden besser vor der Bestimmung durch kurzes Aufkochen ohne Zusätze von der Hauptmasse des Albumens befreit; genauer ist die sonst für die Praxis entbehrliche Gefrierpunktbestimmung; bei zuckerreichen Harnen behilft man sich am besten mit vorheriger Vergärung. Einzelheiten siehe Methodenlehrbücher. Bei Prostatikern mit Restharn muß, um groben Irrtümern vorzubeugen, ein Dauerkatheter während des Versuchs eingelegt werden. Bei frischer akuter Nephritis, bei Verdacht auf Steigerung des Hirndrucks aus irgendwelcher Ursache, vollends im präeklamptischen Stadium ist die große Wasserzufuhr zu unterlassen. Der Wasserversuch kann in Einzelheiten auch bei einigen anderen als renalen, insbesondere endokrinologischen Erkrankungen pathologisch ausfallen.

Länger dauernde Belastungsversuche *(Probemahlzeiten)* haben wegen noch komplizierterer Voraussetzungen und Methodik keine weitere praktische Bedeutung erlangt. Da schwerere Niereninsuffizienz, wie ausgeführt, häufig von Acidose begleitet ist, gibt auch die *Alkalibelastungsprobe* einen gewissen Anhalt. Nach Einnahme von je 5 g Nabi alle 2 Stunden wird der Harn des Gesunden in der Regel spätestens nach der zweiten Gabe alkalisch gegen Lackmus, während Kranke mit schweren Nierenfunktionsstörungen viel mehr, 50—80 g dazu brauchen. Andere, nicht renale Acidosen müssen natürlich durch das klinische Bild ausgeschlossen sein.

2. Blutuntersuchung.

Die schon mehrfach erwähnte (s. B 4) Beurteilung der Nierenfunktion von der Blutseite aus nach den Werten des *RN*, U^+, U^-, *Indols* und der *Xanthoproteinreaktion* im Blute muß noch dahin ergänzt werden, daß Anhäufung von Stoffwechselschlacken nur im Rahmen des klinischen Bildes auf die Niere bezogen werden darf. Die meist allerdings nur mäßige (unter 80 mg-%) Erhöhung der RN bei Stauungsniere bedeutet natürlich nur eine aufgezwungene Organminderleistung. Der RN kann auch bei stark vermehrtem Eiweißstoffwechsel, Infekten, Leberinsuffizienz, bei Salzmangel, nach schweren Blutungen erhöht getroffen werden, oft allerdings wohl nicht ohne ein nebengeordnetes, renales Moment, und wäre es bloß eine Durchblutungsstörung infolge Oligämie. Von der Harnsäure und der Xanthoproteinreaktion war differentialdiagnostisch schon die Rede.

3. Vergleich von Harn und Blut.

Unmittelbarer und ausschließlicher auf die Niere bezogen sind alle Funktionsprüfungen, welche die Konzentration oder die ausgeschiedene Menge eines Stoffes im Harn zu seiner gleichzeitigen Konzentration im Blute in Beziehung setzen. Gleichmäßige Ergebnisse werden hier schon physiologischerweise nur von einer gewissen Größe des Harnminutenvolumens an erzielt. Das hängt wohl von gleichmäßiger Durchblutung und Öffnung einer hinreichenden

Anzahl von Glomerulischlingen ab. Division der in der Zeiteinheit ausgeschiedenen Menge eines harnfähigen Stoffes ($U_c \cdot V$[1]) durch seine Konzentration im Plasma (P_c), also $U_c \cdot V/P_c$, gibt das Plasmavolumen an, welches je Minute durch die Niere davon „gereinigt wird" (*clearance-test*, VAN SLYKE). Wählt man dazu *Harnstoff*, so ergeben sich für gesunde Nieren Blutreinigungswerte um 60 ccm in der Minute, wenn die Harnmenge je Minute über 2 ccm gehalten wird. Das körperfremde, kolloide Kohlehydrat *Inulin*, das, i.v. injiziert, die Glomeruluswand glatt passiert (Molekulargewicht etwa 5000), liefert Blutreinigungswerte um 120 ccm. Da es, anders als U^+, in den Tubulis weder rückresorbiert noch ausgeschieden wird, erhält man bei Annahme der Filtrations-Rückresorptions-Theorie nach der obigen Formel den Wert des primären Glomerulusfiltrates. *Kreatinin*, das vorher REHBERG zum gleichen Zwecke benutzt hat (REHBERG-Zahl), wird beim Menschen zum Teil von dem Kanälchenepithel ausgeschieden; seine clearance-Zahl ist folglich größer und verhält sich beim Menschen zu der des Inulins wie 1,40:1,0. Beim *Phenolsulfophthalein (Phenolrot)*, dessen Ausscheidungsgeschwindigkeit auch als Maß der Nierenfunktion eingeführt wurde, steigt das Verhältnis der Clearance-Zahl (etwa 400 ccm/Min.) zu der des Inulins sogar auf 3,5. Da es aus hier nicht darzulegenden Gründen höchstwahrscheinlich zu 94% durch die Tubulizellen sezerniert wird, kann es zu einer Prüfmethode der Tubulileistung verwendet werden. Von den Jodverbindungen Perabrodil (Diodrast) und Hippuran gilt dasselbe, während die Inulinclearance die Leistung der Glomeruli anzeigt. Wird die Konzentration des Diodrastes im Plasma so niedrig gehalten, daß das Nierenvenenblut praktisch frei davon bleibt, so liefert der genannte Quotient: ausgeschiedene Menge je Min. zu Plasmakonzentration ein Maß der Nierendurchblutung, vorausgesetzt, daß der Farbstoff nicht auch auf den Lymphbahnen die Niere verläßt und die Tubuli intakt sind. — Diese modernen Methoden haben gezeigt, daß die Glomerulusfiltration weitgehend von der Durchblutung der Niere unabhängig ist. Für die praktische Beurteilung der Nierenleistung bieten sie aber vorerst im allgemeinen nicht viel mehr als die älteren Verfahren der Blutanalyse und vor allem der Konzentrations- und Verdünnungsversuch. Niereninsuffizienz mit erhöhtem RN kann bereits bei noch normalem Clearancewert vorhanden sein. Daraus geht hervor, daß noch andere Faktoren als das Glomerulusfiltrat den Grad der Azotämie bestimmen (Tubulisekretion, SPÜHLER).

Der Grundgedanke der Blutreinigungsgröße ist entsprechend der gegebenen Formel von jeder speziellen Hypothese über die Arbeitsweise der Niere ganz unabhängig. Schon vor diesen besonders durch amerikanische Forscher entwickelten Methoden hat AMBARD etwas kompliziertere mathematische Beziehungen zwischen den Blut- und Urinkonzentrationen des Harnstoffs aufgestellt und praktisch an Kranken ausgewertet, die im Kerne das gleiche besagen. Die sog. AMBARDsche *Konstante* $\frac{U^+}{\sqrt{D}} = K$ bedeutet, daß das Quadrat der Blutkonzentration U^+ zu der 24-Stundenausscheidung D in konstantem Verhältnis steht; sie beträgt normalerweise 0,07.

D. Allgemeine therapeutische Richtlinien.

Von den zwei großen biologischen Prinzipien der Therapie: *Schonung* und *Übung der erkrankten Funktion*, kommt bei den Nierenerkrankungen nur das erstere in Anwendung, soweit es bei der fortlaufenden Benutzung der Ausscheidungsorgane möglich ist. Die Klinik zerlegt dabei die Gesamtleistung der Niere in Teilfunktionen und sieht diese wiederum im Zusammenhang mit dem ganzen Organismus. Der Begriff „Teilfunktion" deckt sich hier aber nicht mit der filtrativen Rückresorption (bzw. Sekretion) in den zwei, in der Niere zusammengeschalteten Systemen, sondern meint das Organ als Ganzes. Welche der verschiedenen Funktionen der Niere jeweils möglichst wenig in Anspruch zu nehmen sei, lehrt in bezug auf die Wasser- und die stets damit osmotisch verknüpfte Salzeliminierung die Harnmenge und das klinische Bild (Ödembereitschaft, Grad des Ödems), betreffs der Endprodukte des Eiweißstoffwechsels die Funktionsprüfung und der Blutbefund (*RN* usw.). Es ist deshalb sinnvoll, die Oligurie, selbst die Anurie der akuten ödematösen Glomerulonephritis (s. unten) mit Flüssigkeits- und Nahrungsentzug (*Hunger-Durstkur*, VOLHARD) anstatt mit der früher üblichen Milchkur und wasserreichen Kohlehydratbreien zu behandeln. Wird hingegen, wie oft bei der chronischen

[1] U_c = Konzentration im Harn in %, V = Harnminutenvolumen.

Nephritis und Schrumpfniere, das geschädigte Konzentrationsvermögen durch Polyurie ganz oder teilweise kompensiert, so muß die gut erhaltene Wasserausscheidung therapeutisch durch Flüssigkeitszufuhr ausgenutzt werden, die auch hier im Hinblick auf die Mehrbelastung des Kreilaufs maßvoll zu halten ist. Immer aber ist die Güte der Nierendurchblutung, also die *Funktionstüchtigkeit von Herz und Kreislauf*, die Voraussetzung der Nierenleistung. Jene hochzuhalten oder wieder hochzubringen, bleibt deshalb stets eines der ersten Gebote jeder Behandlung Nierenkranker. Die Methoden hierfür sind der Darstellung der Kreislaufskrankheiten zu entnehmen. Man könnte aus diesen Grundsätzen schließen, daß nicht nachweislich geschädigte Nierenfunktionen auch nicht geschont zu werden brauchen, beispielsweise wo keine N- bzw. Wasser-Salzretention besteht, auch die Eiweiß- bzw. Salzzufuhr unbeschränkt bleiben könne. Dagegen spricht aber schon die gegenseitige Einengung der physiologischen Konzentrationsmaxima der einzelnen harnpflichtigen Stoffe, die niemals zugleich erreicht werden können (s. S. 3 u.). Auch ist der Verlauf experimenteller Nephritiden und Nephrosklerosen im Tierversuch viel weniger günstig bei starker Fleisch- und Salzfütterung. Prophylaktisch hingegen hat sich eiweiß- und salzarme Kost bei Infektionskrankheiten, die häufig Glomerulonephritis zur Folge haben, wie z. B. Scharlach, in großen Versuchsreihen nicht als wirksam erwiesen. Der renale und extrarenale Hochdruck spricht, wenn auch keineswegs regelmäßig, gerade bei suffizienter Niere auf eine streng salzarme Ernährungsweise an. Frugale, also molenarme und flüssigkeitsknappe Kost vermindert die vegetativen Antriebe überhaupt in vieler Hinsicht und ist deshalb ein wichtiges Stück der im Hochdruckkapitel geforderten hippokratischen Therapie.

Versuche, die Nierenleistung durch *harntreibende Mittel* zu steigern, reizen unter Verletzung des Prinzips der Schonung immer das erkrankte System, das schon durch Gaben geschädigt werden kann, die das gesunde erträgt. Unsere stärksten Diuretica, diejenigen der Quecksilberreihe (Salyrgan, Novurit), sind deshalb von der Verwendung bei akuter Glomerulonephritis und bei chronischen Nierenentzündungen mit viel Harneiweiß oder Neigung zu Niereninsuffizienz ausgeschlossen, auch die Purinderivate sind hier nur mit Vorsicht zu gebrauchen. Auch sie vermögen niemals eine ungenügende Ausscheidefunktion des erkrankten Organs zur Norm zurückzuführen. Die Diuretica wirken immer auch auf die „Vorniere“, auf die Salzwasserspeicher im Körper ein, teils direkt hier angreifend, teils durch sekundäre Mobilisierung des Nachschubs zur Niere. Einzelheiten s. unter Therapie des Ödems und den besonderen Krankheitsbildern.

Untersucht mit den im vorigen Abschnitt erwähnten, modernen Methoden kommt die Wasserdiurese wie die starke Steigerung der Salzausscheidung durch die Diuretica viel mehr und regelmäßiger durch eine Hemmung der Rückresorption in den Kanälchen als durch Vermehrung des primären Glomerulusfiltrates zustande, das häufig unverändert bleibt, ja sogar abnehmen kann. Auch das spricht, besonders bei der Quecksilberdiurese, für eine gewisse leichte Schädigung des Tubulusepithels, gleichsam ein Vorstadium der Nekrotisierung dieser Zellen bei Hg-Vergiftung. Damit wird nichts gegen den richtig dosierten Gebrauch dieser Diuretica bei Nichtnierenkranken gesagt, wohl aber *vor ihrem allzu häufigen Gebrauch gewarnt. Die Zeitabschnitte zwischen den Gaben der organischen Hg-Verbindungen sollten in der Regel mindestens eine Woche, meistens aber länger betragen.* Die Frist muß nötigenfalls mit anderen Diureticis (Purinderivate, Kalisalze, Harnstoff) und vor allem durch Herzbehandlung ausgefüllt werden. In dieser Weise können mit den ausgezeichneten modernen organischen Hg-Verbindungen manche Kranke jahrelang „über Wasser“ gehalten werden. Die U^+- und U^--ausfuhr kann durch Diuretica auch unter Anstieg des sog. Exkretionsindex $\frac{\text{Gesamtausscheidung}}{\text{Ausscheidung im Glom.filtrat}}$ erhöht werden, was auf aktive Sekretion hinweist.

Wasser ist auch ein *Diureticum*, ein viel besseres als physiologische Salzlösungen. Die Wirkung der in der Volks- und Laienmedizin gebräuchlichen, harntreibenden Tees und einzelner kochsalzfreier, hypotoner Mineralwässer

(Lauchstädter, Vilbeler, Wernarzer Wasser) beruht zum Teil hierauf. Trinkkuren zum Zwecke der „Durchspülung“ kommen indessen *nur* bei Erkrankungen der Harnwege in Betracht. Andererseits hat es im allgemeinen kaum praktischen Wert, die gesteigerte Ausdünstung durch die Haut in Trocken- und Wüstenklimaten (Ägypten) zur Entlastung der Nieren vicariierend heranzuziehen, da Salz und namentlich die vergifteten Schlacken des Eiweißstoffwechsels nur in ungenügenden Mengen den Körper mit dem Schweiß verlassen.

E. Spezielle Pathologie und Therapie der Nierenerkrankungen (Nephropathien).

1. Doppelseitige hämatogene Nierenerkrankungen.

Einteilung. Der englische Arzt RICHARD BRIGHT erkannte 1827 die Zusammengehörigkeit der *Kardinalsymptome: Eiweißharnen, Wassersucht* und *Herzhypertrophie.* Aus dem Begriff des *Morbus Brighti* sind sehr verschiedene Krankheitseinheiten hervorgegangen, deren chronisch verlaufende Formen nur zum Teil Folgen der akuten sind. Die Nieren werden bei ihrem großen Stromvolumen als blutreinigendes Ausscheidungsorgan begreiflicherweise häufig und beide zugleich auf dem Blutwege, seltener, und dann oft nur einseitig, aufsteigend auf dem Harnwege von den verschiedensten Schädlichkeiten, Keimen und Giften getroffen. Ihre Miterkrankung bei den meisten Infektionskrankheiten und Intoxikationen ist deshalb verständlich. Entscheidend dafür, welche renale Krankheitsform entsteht, ist nun, ob und in welcher Weise der Gefäßapparat der Niere auf die Schädlichkeit reagiert oder ob mehr, ja ausschließlich die Epithelzellen der Tubuli geschädigt werden. Der erste Fall führt zur *akuten diffusen hämorrhagischen Glomerulonephritis,* bei der alle oder die Mehrzahl aller Knäuel gleichzeitig betroffen werden; so bei der typischen *Scharlachnephritis,* der postinfektiösen Nephritis *nach Angina,* um nur die häufigsten hier zu nennen. Wird diese nichteitrige Entzündung besonderer Art nicht zur Heilung gebracht, so geht sie in eine *chronische Glomerulonephritis* über, deren Unheilbarkeit schließlich unter Schrumpfung des Organs zur *sekundären Schrumpfniere* führt. Beschränkt sich die Aussaat von Keimen oder Noxen auf Gruppen der Glomeruli, so entwickelt sich das nicht nur abgeschwächte, sondern symptomatisch und prognostisch andere Krankheitsbild der *herdförmigen Glomerulonephritis (Glomerulitis),* bei dem die Gefahr späterer Schrumpfung wegfällt. Spielen sich jedoch die renalen Krankheitsvorgänge im Gefolge akuter Infektionen nicht am Gefäßbaum der Niere ab, sondern im Parenchym, so können verschiedene andere Formen entstehen. Entweder es entwickelt sich eine *interstitielle Herdnephritis,* deren Zellansammlungen mehr oder weniger konfluieren; in seltenen Fällen durchtränkt zellärmere Ödemflüssigkeit breit die Interstitien des ganzen Organs *(seröse Nephritis).* Oder es kommt nur zu einer geringfügigen toxischen Schädigung, die als unselbständige Nierenaffektion viele Infektionskrankheiten vorübergehend begleitet. Als ihre schwächste Form gilt die leichte *febrile Albuminurie* mit einigen hyalinen Cylindern. Da hier keine Entzündung vorliegt und trotz der Entstehung auf dem Blut-, viel seltener Lymphweg der Gefäßapparat der Niere reaktiv nicht beteiligt ist, stellt die Systematik diese ganze Gruppe als akute Verlaufsform zu den *Nephrosen.* Darunter werden im engeren Sinne chronische Erkrankungen degenerativer, nicht entzündlicher Art verstanden, die vorwiegend am tubulären Apparate anatomisch sichtbar werden. Wegen der Ähnlichkeit des klinischen Bildes zählen zu ihnen die *Amyloidnieren* mit Amyloideinlagerungen in Glomerulischlingen und Gefäße. Zwar wird auch bei den Erkrankungen der Glomeruli schon infolge der funktionellen Einheit des Nephrons der Tubulus sekundär mehr oder weniger in Mitleidenschaft gezogen, aber die Trennung der akuten und chronischen Glomerulonephritis von den Nephrosen hat sich trotz mancher Mischbilder (nephrotischer Einschlag, „Pseudonephrose") namentlich im Verlaufe der chronisch werdenden Nephritis seit 1905 als eine Hauptrichtlinie mit Recht langsam durchgesetzt (Fr. v. Müller, Volhard und Fahr). Diesen beiden Formenkreisen: den Glomerulonephritiden und den Nephrosen sind nun noch die von vornherein chronischen Gefäßprozesse der Niere anzureihen: die *Nephrosklerosen* oder *Nephrocirrhosen*, welche die sog. *„benigne" Nephrosklerose mit essentiellem Hochdruck*, die *arteriosklerotische Altersniere* und die *arteriolosklerotische maligne Nephrosklerose (primäre, genuine Schrumpfniere)* umfassen. Nierenschrumpfung geht aber nicht nur, sekundär oder primär, von vasculären Erkrankungen aus, sondern kann auch das Endstadium anderer Nierenerkrankungen, einer chronischen Pyelonephritis, der Pyelonephrose, der Amyloidniere, einer Nierentuberkulose und -lues, sehr selten auch der genuinen Nephrose sein, zum Teil freilich wiederum auf dem Wege über endarteriitische Prozesse.

Wir gewinnen demnach folgende *Übersicht* über die wichtigsten, doppelseitigen hämotogenen Nierenerkrankungen:

a) Glomerulonephritiden,
  1. allgemein, diffus,
    α) akut,
    β) chronisch (mit Übergang in sekundäre Schrumpfniere);
  2. herdförmig;
b) interstitielle herdförmige Nephritis;
c) seröse Nephritis;
d) Nephrosklerosen;
  1. „benigne" (mit essentiellem Hochdruck);
  2. „maligne" primäre (genuine) Schrumpfniere;
e) Nephrosen und Amyloidniere.

a) Die Glomerulonephritiden.

1. α) Die akute diffuse Glomerulonephritis.

Symptomatologie. *Blutdrucksteigerung*, *blasses Ödem* und *Hämaturie* sind die drei Hauptzeichen, deren jedes, besonders zeitweilig, auch einmal fehlen kann.

Die *Steigerung* des *systolischen* und fast immer auch des *diastolischen Druckes* erreicht viel häufiger mittlere als sehr hohe Grade, beim Erwachsenen systolisch etwa 160—180 mm Hg, diastolisch 105—125 mm Hg. Sie geht, wie an der Scharlachnephritis zuerst bemerkt, ebenso wie das Ödem, den Symptomen im Harn häufig voraus. Die Höhe des Blutdrucks ist, da sie auch von der Herzleistung mitbestimmt wird, kein Maß für die Schwere der Erkrankung und die Voraussage. Er muß im Hinblick auf die stete Gefährdung von Herz und Kreislauf täglich, am besten mehrmals, gemessen werden. Dann werden auch die besonderen Blutdrucksteigerungen rechtzeitig erfaßt, welche als Vorboten der eklamptischen Urämie vorausgehen.

Die Stärke der *Ödeme* kann in weiten Grenzen schwanken, eine sehr charakteristische blasse Gedunsenheit des Gesichtes fehlt nur selten, sie ist *pathognomonisch und ein führendes Zeichen* auf den ersten Blick. Stirn und Lider sind Vorzugsstellen der teigigen Schwellung. Besonders bei nicht behandelten Fällen und salzreicher Ernährung können die ödematösen Glieder, Scrotum und Praeputium unförmig werden (Posthornpenis), ein kleiner Ascites, hochstehende, schlecht verschiebliche Lungengrenzen eine Beteiligung der serösen Höhlen anzeigen; eine auch röntgenologisch beiderseits verbreiterte, schlaffe Herzform kann ein mäßiges Hydroperikard verraten.

Die perkutorische Herzfigur ist in schweren Fällen von vornherein etwas nach links vergrößert. Linkshypertrophie mit hebendem, verbreitertem Spitzenstoß entwickelt sich erst in einigen Wochen. Es handelt sich also um eine vorwiegend myogene Dilatation als kardiales Insuffizienzzeichen. Der gespannte Puls mit einer *charakteristischen Bradykardie* und zuweilen ein präsystolischer Galopprhythmus deuten in schwereren Fällen auf die drohende Überlastung des plötzlich vom Hochdruck überfallenen linken Ventrikels hin. Ödem auch im Herzmuskel kann dabei wohl eine Rolle spielen. Die weitere Folge ist Stauungsbronchitis mit Husten. Die Überfüllung des kleinen Kreislaufes kann sich zusammen mit einer Permeabilitätsstörung auch in den Lungencapillaren steigern bis zum Lungenödem. Asthmaartige Dyspnoe und Orthopnoe stehen dann im Vordergrund, eine akute Leberschwellung durch Stauung und weiteres Anwachsen des nephritischen Hydrops durch Herzkreislaufschwäche begleitet dieses manchmal sich stürmisch entwickelnde Bild. Tritt zu diesen kardiopulmonalen Erscheinungen Fieber nach Frost, und läßt sich der nicht ganz seltene Milztumor tasten, so kann zuerst der Eindruck eines schweren Infektes, einer zentralen Pneumonie mit überrumpeltem Kreislauf gegeben sein (Cyanose, erhöhter Venendruck). Eine Myokardschädigung ist auch sonst im Ekg oft nachweisbar in Gestalt von meist vorübergehender Änderung der Reizausbreitung, im Röntgenbild vermehrte Zeichnung der Stauungslunge bis zu Anschoppung und Ödem. Die Bradykardie kann als Infektzeichen oder als vagaler Entlastungsreflex aufgefaßt werden. Normale oder erhöhte Pulsfrequenz deutet auf Kreislaufversagen. Das Blutbild wechselt, Leukocytose (10000—15000) kann vorhanden sein. Eosinophilie wurde nur bei der Nephritis im ersten Weltkrieg (wohl aus anderen Gründen) häufiger verzeichnet. Senkungsgeschwindigkeit meist beschleunigt.

Gewöhnlicher wird die Erkrankung weniger plötzlich von unbestimmten subjektiven Allgemeinsymptomen eingeleitet, darunter Kopfschmerz, Erbrechen, Appetitlosigkeit, Müdigkeit, gesteigerter Durst, keine oder nur geringe Temperaturerhöhung. Örtliche Beschwerden, Schmerzen beiderseits in der Nierengegend, ebenso Harndrang und Mißempfindung beim Wasserlassen machen sich mit verschiedener Häufigkeit, viel weniger regelmäßig als bei der meist einseitigen Nierenbeckenentzündung bemerkbar, oft in Verbindung mit dem dritten, zuweilen erst später sich meldenden Hauptsymptom: der *Hämaturie*. Der undurchsichtig trübe Harn sieht je nach Menge und Umwandlung des Blutfarbstoffes bräunlich, bierbraun, rotbraun bis dunkelschwarzrot, bei weniger Blut wie helles Fleischwasser aus, bei Spuren in späteren Stadien oder besonderen Fällen hat er nur einen Stich ins Rötlichgrünliche. Extrarenale Wasserzurückhaltung und renale Wasserauscheidungsinsuffizienz bewirken die typische *Oligurie*, sie kann sich rasch zur *Anurie* steigern. Wie die Blutbeimengung und unabhängig davon bewegt sich auch der *Eiweißgehalt* des Harns in weiten Grenzen, in manchen Fällen kann er sogar zunächst, sehr selten dauernd, fehlen. Die kleinen meist sauren Harnportionen (p_H um 6,4) weisen, namentlich im Anfang, ein um so höheres spezifisches Gewicht (bis 1030) auf, je weniger die Gesamtfunktion gelitten hat. Cylinder aller Art, epitheliale und Erythrocytencylinder werden nur selten vorübergehend vermißt und treten bei starken Hämaturien nur nicht hervor. Bakterien fallen im Gegensatz zu den nicht tuberkulösen Pyelocystitiden im frischen Sediment nicht auf. Wenn und solange Konzentrationsvermögen und Kreislauf gut sind und die Harnmenge nicht zu tief absinkt, braucht im Blut RN, U^+, U^-, Kreatinin nicht vermehrt zu sein, in allen schwereren Fällen bleibt das aber nicht so. Hingegen sammeln sich die Darmfäulnisprodukte

(Indol, Xanthoproteinreaktion) nur bei hochgradiger Oligurie im Blute an, weniger als bei der chronischen Niereninsuffizienz. Im ganzen überwiegt in der Regel zunächst die Störung der Salzwassereliminierung die der Eiweißstoffwechselschlacken.

Im *Augenhintergrund* beteiligt sich in frischen Fällen die Papille an der serösen Durchtränkung durch Schwellung, die verengten Arterien mit kleinen Blutungen zeigen den allgemeinen Angiospasmus, erst allmählich bilden sich die weißen Degenerationsherde einer Retinitis albuminurica sive angiospastica aus.

Einzelheiten. Der Blutchlorspiegel ist meist hoch. Je nach dem Stand der Ödembereitschaft wechselt die Blutmenge und -beschaffenheit; im ganzen besteht Neigung zu relativer oder absoluter Hydrämie des Plasmas, eher Verminderung als Zunahme des Gesamtblutvolumens. Starke Ödementwicklung jedoch dickt im Anfang das Blut sogar ein (hohe Rotezahl). Der Capillardruck ist ebenfalls erhöht.

Besonderheiten bestehen hauptsächlich im verschiedenen Ausbildungsgrade, selbst völligem Fehlen eines der drei Hauptsymptome. Die Schwere des Krankheitsbildes hängt davon nicht ab. Sie kommen bei den anscheinend selbständigen Formen der Glomerulonephritis ebenso vor wie bei den im ganzen häufigeren, wo die Erkrankung nach, seltener und vielleicht nur scheinbar gleichzeitig mit einem Infekt einsetzt, haben sich aber bei der im übrigen, klinisch wie anatomisch, völlig gleichartigen *Feldnephritis* des ersten wie zweiten Weltkrieges, die auch schon im amerikanischen Sezessionskrieg gehäuft beobachtet worden ist, öfter gezeigt; doch gilt dies nicht vom Ödem, das bei der Feldnephritis nur sehr selten vermißt wurde, desto öfter zu ungewöhnlichen Entstellungen durch renokardiale Wassersucht wohl infolge der äußeren Umstände anwuchs.

Pathologische Anatomie. Die Niere ist gewöhnlich vergrößert und geschwollen, blaß infolge Blutleere, die Zeichnung auf der Schnittfläche verwaschen, die vergrößerten Glomeruli springen als graue Punkte hervor, *bei subakutem Verlauf* kommt das Bild *der großen weißen oder bunten Niere* zustande. Die mikroskopischen Veränderungen beschränken sich zunächst auf die Glomeruli. Ihre Schlingen sind in frühen Stadien meist blutleer, gebläht, von körnig-fädiger Masse und Leukocyten verstopft. Die geschwollenen Endothelien vermehren sich, der Knäuel wird viel kernreicher, später wuchern auch die Kapselepithelien zu charakteristischen *Halbmondfiguren.* Dadurch gesellen sich zu den anfänglich vorwiegend intracapillären Vorgängen bei längerer Dauer mehr und mehr extracapilläre. Die Zellen der Tubuli beteiligen sich erst sekundär mit albuminöser Schwellung, tropfiger und fettiger Degeneration.

Ätiologie und Pathogenese. Die akute Glomerulonephritis steht in engster Beziehung zur Angina tonsillaris und zur Scarlatina, bei der sie als „Zweitkrankheit" am häufigsten zwischen dem 15. und 21. Tage im Harn auftritt. Bei genauer täglicher Beobachtung wirft der Anstieg von Blutdruck und Gewichtskurve, selten des RN, den Schatten oft voraus. Es kann auch bei diesen abortiven Ansätzen bleiben. Am häufigsten erscheint die akute Glomerulonephritis bei Streptokokkeninfekten, daher auch im Rahmen des akuten Gelenkrheumatismus und bei Fokalinfekten anderen Sitzes: am Gebiß, in der Haut (Erysipel, Pyodermien, Impetigonephritis der Kinder), der Gallenblase, der Appendix und im Darm überhaupt, sie kommt aber auch nach und bei Pneumokokkeninvasionen, bei Malaria und nach anderen Infektionskrankheiten (Masern, Mumps) vor. An Katarrhinfekte der oberen Luftwege schloß sich die Feldnephritis nur im ersten Weltkrieg häufiger an. Im zweiten häufte sie sich auch im sehr warmen Sommer Südrußlands. Niemals hat sie sich aber auf die Anwesenheit bestimmter Bakterien im Harn, im Blut oder in den Nieren genetisch beziehen lassen, im Gegensatz zur sog. Herdglomerulonephritis (s. unten). Das zeitliche Intervall zwischen Scharlachbeginn und Nephritis hat vielmehr schon lange nahegelegt, ein *allergisches Geschehen* anzunehmen.

Eine beweiskräftige Grundlage bekam diese Auffassung, als es MASUGI gelang, eine der menschlichen Glomerulonephritis gleiche Erkrankung an Ratten und Kaninchen sowohl durch Reinjektionen von abgetöteten Bakterienkulturen nach Sensibilisierung mittels spezifischer Vorbehandlung als auch durch sog. „umgekehrte Anaphylaxie" zu erzeugen. Im letzteren Falle wird ein nephrotoxisches Antiserum eingespritzt, das durch Vorbehandlung einer anderen Tierart (Ente) mit Nierenbrei der als Empfänger dienenden Kaninchen gewonnen ist. Der toxische Antikörper wird nach Übertragung in der Niere verankert. Auch bei dieser experimentellen Glomerulonephritis geht, wie oft am Menschen beobachtet, Blutdrucksteigerung den anderen Symptomen voraus. Je nach der Dosierung lassen sich diffuse oder herdförmige Glomerulitiden erzeugen, welche histologisch mit der menschlichen übereinstimmen. Es ist auch gelungen, durch ein- oder mehrmalige Toxinzufuhr chronische, in Schrumpfniere übergehende Prozesse zu schaffen. Diese Versuche beleuchten einerseits die Bedeutung sich wiederholender Schädigung für des Ausbleiben der Heilung, andererseits aber auch die Eigengesetzlichkeit des dauernden Fortschreitens nach nur einmaliger Einwirkung der Noxe, beides entspricht den Beobachtungen am Menschen. Allerdings fehlt der akuten Glomerulonephritis auffälligerweise die für allergische Erkrankungen charakteristische Eosinophilie. Aber die unmittelbare Ursache der Hauptsymptome: des Capillarschadens, der extrarenal zu Ödem, renal zu Hämaturie und Albuminurie führt, und der Blutdrucksteigerung kann mit großer Wahrscheinlichkeit in den toxischen Folgen einer anaphylaktischen Antigen-Antikörperreaktion gesehen werden, die in den Nieren sich abspielt. Es ist anzunehmen, daß die Gefäßstörung in der allergisch reagierenden Niere die chemischen Reaktionen einleitet, deren vasokonstriktorisches Produkt wie beschrieben (s. S. 29) den allgemeinen Arteriolenspasmus auslöst, der in einem Circulus vitiosus die Niere wiederum mit einbezieht.

Außer diesen klinischen und experimentellen Ergebnissen spielen in der Ätiologie der Glomerulonephritis praktisch noch andere Momente eine Rolle, so die Einwirkung der Kälte, besonders nasser. Im Frieden wie im Kriege überrascht gelegentlich akute Glomerulonephritis unmittelbar nach einmaliger starker Abkühlung. Eine „Erkältungsnephritis" gibt es freilich nicht. Kälte kann als ätiologischer Faktor wohl auf verschiedenen Wegen mitwirken: Infektmobilisierung, Ischämie der Niere durch die den Hautgefäßen häufig gleichgeschaltete Nierendurchblutung, „Kälteallergie". Die Zusammenhänge werden beleuchtet durch die Tatsache, daß das Häufigkeitsmaximum vieler Infektionskrankheiten, auch der Scarlatina, dem jahreszeitlichen Gipfel der katarrhalischen Erkältungskrankheiten in etwa einem Monatsabstand hinterdreinläuft. Bei der Feldnephritis ist, weil die Vorgeschichte im Gegensatz zu der Friedenserkrankung an vorausgegangenen Infekten, auch Anginen, bis zu 90% „leer" war, die Vermutung einer *selbständigen Infektion* durch unbekannte Erreger in beiden Weltkriegen mehrfach ausgesprochen worden, eine Annahme, welche den Leitgedanken der Allergie nicht auszuschließen braucht.

Verlauf und Prognose. Der Verlauf der schweren Fälle steht unter den Gefahren des *akuten Kreislaufversagens*, besonders im Anfang sowie der *akuten Niereninsuffizienz mit Anurie und eklamptischer Urämie.* Die Schwere des akuten Beginns besagt nichts über die *Spätgefahr:* das *Nichtausheilen*, den Übergang in eine chronische Glomerulonephritis und sekundäre Schrumpfniere. Namentlich bei falschem Verhalten des Kranken und ungenügender Behandlung drohen diese Folgen auch leichteren Erkrankungsformen, die sogar längere Zeit unbemerkt bleiben können, während anfänglich lebenbedrohende oft restlos ausheilen. Auch Retinitis kann heilen. Der häufige Verlauf in Schüben, die sich aneinander anschließen oder zeitlich weit auseinanderliegen, wird begünstigt, wenn Infektherde in Mandeln und Zähnen oder anderen Sitzes nicht rechtzeitig und genügend entfernt werden, oder wenn nicht lange genug die notwendige Bettruhe und -wärme sowie Diät eingehalten wird. Die Unübersichtlichkeit des allergischen Wechselspiels verleiht der Krankheit etwas Unberechenbares. Parallergische, d. h. unspezifischere Reaktionen sind sicher häufig. Auch bei seit Jahren symptomloser Heilung kann eine Anfälligkeit zurückbleiben, welche bei einem frischen Infekt, bei Einwirkung von Kälte und Überanstrengung oder Kriegsdienst usw. zu neuem Ausbruch führt. Volle Heilung tritt aber doch häufig ein, nach manchen Statistiken in etwa 50% der Fälle und mehr. Ein langsam chronisch werdender Prozeß ist oft schwer und mit Sicherheit meist nur aus dem Verlaufe von einer Defektheilung mit Restalbuminurie und weit in die Rekonvaleszenz sich erstreckender Hyposthenurie zu unterscheiden. Die fortlaufende Beobachtung des Blutdrucks ist hier führend, außer den Funktionsprüfungen kleinere Hämaturien in Halbmikroform (Kuppe des Zentrifugates) nach orthostatischer oder Marschbelastung wichtig. Ebenso schwierig ist oft zu beurteilen, wann ein Restbefund als nicht mehr rückbildungsfähig anzusehen ist. Das nach den ersten Behandlungsresultaten günstiger aussehende Bild der *Kriegsnephritis* hat bei uns wie im englischen Material nach 12 Jahren sich erheblich verschlechtert, indem etwa 34% sich als ernstlich chronisch krank erwiesen. In Übersichten der Friedensfälle zeigen die schleichend, oft ohne Hämaturie sich entwickelnden Nephritiden ein wesentlich ungünstigeres Ergebnis als die akuten.

Behandlung. Erstes Gebot ist Bettruhe, Bettwärme. Das zweite: Diät, das dritte: Herz und Kreislauf stützen[1]. Bettruhe ist möglichst über die Normalisierung des Blutdruckes sowie das Verschwinden der Ödeme und des Harnbefundes hinaus einzuhalten. Das dauert meistens mehrere Wochen, unter Umständen Monate. Geduld hierin beugt dem Übergang in das chronische Stadium mit Schrumpfung vor. Nichtrückbildungsfähige Restzustände gehören außer Bett und in zweckmäßige Beschäftigung.

Gegenüber den Halbheiten der früheren „Nierenschonkost", der reinen Milchdiät, bedeutet im Beginn bei Hochdruck und Ödem die *Hunger-Durstkur* VOLHARDs einen erheblichen Fortschritt. Sie entspannt und entlastet den Kreislauf, mittelbar auch die Atmung bei Dyspnoe und vermindert die Folgen der Ödembereitschaft. Abgesehen von Schwächlichen kann Fasten gut 6—8, der volle Flüssigkeitsentzug etwa 2 Tage, ja länger durchgehalten werden. Erleichterung gewährt Mundspülen, Beißen in Citronenscheiben, wenige kleine Eisstückchen und ähnliches; mehrere Tage mit nur 1—2 Tassen Tee, etwas Obst anschließen. Ein hinreichender Aderlaß (300 bis 600 ccm) beschleunigt die Wirkungen der Hunger-Durstkur bei kritischer Verschärfung der Gefahr und regt den Einstrom der Gewebsflüssigkeit ins Blut sowie die Diurese an. Das Herz durch Strophanthin oder Digitalis, evtl. Coffein zu stützen, ist wichtiger als der Gebrauch zentral oder peripher erregender Analeptica. Antispastica beheben den Gefäßkrampf nicht. Weiterhin ist der Eiweißumsatz durch salzfreie Kohlehydraternährung (Apfelreis, Mehlbrei, Mondamin, rote Grütze, Fruchtgrieß) zu drücken, wodurch auch der Eiweißbestand des Körpers geschont wird. Streng salz-[1] und N-arme, flüssigkeitsknappe Kohlehydrat-Fett-Gemüsekost (Kartoffel) ist so lange einzuhalten, als Ödembereitschaft, Blutdruckerhöhung und N-Retention im Blut andauern. Salzlose Rohkost, eventuell calorisch ergänzt, paßt auch mineralisch ausgezeichnet. Purindiuretica im akuten Stadium unzweckmäßig, Quecksilberpräparate (Salyrgan) verboten. Kataplasmen in die Lendengegend und Kurzwellendiathermie der Niere eignen sich zur Erhöhung der örtlichen Durchblutung natürlich nur, wo die Hämaturie fehlt oder gering ist. Der Nutzen allgemeiner Schwitzprozeduren (warme Bäder, Packungen, Glühbogen) überwiegt bei älteren Erwachsenen oft nicht die Kreislaufsgefährdung, für Kinder eignen sie sich besser, können aber bestehende Urämiegefahr erhöhen. Nimmt trotz dieser Behandlung die Oligurie bedrohlich zu, so kommt zuerst ein Versuch mit Splanchnicus- oder paravertebraler Anästhesie (D_{11}—L_2), dann eine Tiefenröntgenbestrahlung der Nierengegend und schließlich am 2.—3. Tage der Anurie eine operative Dekapsulation der Nieren in Betracht, mit der man nicht bis zum Äußersten warten soll. Über die Behandlung eklamptischer Symptome s. S. 38. Wenn vereinzelt im Anschluß an eine Hunger-Durstkur ein Wasserstoß (1 bis 1,5 Liter) „den Gefäßverschluß bei nephritischer Anurie gesprengt" hat, so beruht der Erfolg des Wagnisses nicht auf der grobmechanischen Vorstellung, sondern im Fingerspitzengefühl des sehr Erfahrenen gegenüber der Gesamtkrankheitslage. In einem späteren Stadium, zur Mobilisierung von Ödem, kommt ein Wasserstoß nach Wiederholung einiger Hunger-Dursttage eher in Frage, auch eine oft hartnäckige Blutbeimengung zum Harn läßt sich dadurch manchmal bessern. Hämaturie als solche bedarf meist keiner Behandlung und wird von blutstillenden

[1] Das heißt, ohne irgendwelchen Kochsalzzusatz, mit Geschmackskorrigentien, worüber die diätetischen Lehr- und Kochbücher einzusehen sind. Weiteres s. Anmerkung 2, S. 4 und Anmerkung S. 25, ferner s. S. 86.

Mitteln nicht beeinflußt. Vitamin C (intravenös) kann versucht werden. Das für die Entspannung des Kreislaufes empfohlene Chlorcalcium in größeren Dosen peroral (5—15 g einige Tage) wirkt diuretisch durch Acidose, was im akuten Stadium Bedenken gegen seine Anwendung erweckt. Umgekehrt entwässern manchmal Alkaligaben (100 ccm 5% Soda intravenös oder 15 g Kal. citr. Nabi $\overline{aa}$ und mehr per os mehrere Tage) oder unterstützen die Wirksamkeit von Euphyllin, öfter jedoch wird durch das Natriumsalz Wasser zurückgehalten (s. S. 10/11).

Außer bei einem floriden septischen Herd (Mandelabscesse, Puerperium, Appendix) ist während des akuten Stadiums die so häufig in Tonsillen, Zähnen und anderen Foci gegebene oder anzunehmende Wurzel des allergischen Nierenleidens zunächst nicht zu entfernen. Indessen soll baldmöglichst die Infektquelle beseitigt werden. Ein vorübergehendes Aufflackern der Hämaturie und Zunahme des übrigen Harnbefundes muß öfters dabei in Kauf genommen werden. Ein geringer Fokalbefund oder gar ein ruhender Herd ist erst nach Genesung anzugehen und alsdann eine weite, aber selbstverständlich nicht kritiklose, operative Indikationsstellung zur Vorbeugung unbedingt zu empfehlen, obwohl die daran zu knüpfenden Erwartungen zurückhaltend beurteilt werden müssen.

1. β) Die chronische Glomerulonephritis und die sekundäre Schrumpfniere.

Allgemeines. Chronisch wird eine diffuse Nephritis genannt, wenn die entstandene funktionelle und anatomische Veränderung ganz oder teilweise irreversibel und damit unheilbar geworden ist. Sie kann alsdann stationär bleiben oder doch nur so langsam sich weiterentwickeln, daß sie über Jahrzehnte hin mit Leben und Leistungsfähigkeit ohne Einbuße vereinbar ist. Von größter Bedeutung, häufiger und für die Glomerulonephritis im Gegensatz zu den meisten anderen Krankheiten besonders charakteristisch ist es jedoch, daß, wenn der akute Prozeß nicht zur rechten Zeit durch die richtige Behandlung zur Ausheilung kommt, der chronische aus sich selbst und ohne äußere Einwirkungen zumeist dauernd fortschreitet. Diese eigentümliche Progredienz kann ein sehr verschiedenes Tempo haben. Man hat deshalb einen *subakuten* Verlauf von wochenbis monatelanger Dauer von einem *subchronischen*, der sich über Monate und wenige Jahre, und von einem *chronischen*, der sich über viele Jahre und Jahrzehnte erstreckt, zu unterscheiden. Der subakute Verlauf schließt sich an die akute Erkrankung unmittelbar an, der subchronische setzt sich von ihr meist durch ein Intervall der Besserung, der chronische nicht selten durch eine zuweilen viele Jahre betragende Zeitspanne ab, in der Symptome und Beschwerden fehlen und scheinbar Heilung eingetreten ist, wenn nicht ein schleichender Beginn von vornherein den Anfang unbestimmbar macht. Die Krankheit läuft aber auch im Einzelfall nicht selten mit wechselnder Geschwindigkeit und in Schüben ab, die von einem fokalen oder mehr zufällig interkurrenten Infekte abhängen können. Besonders gerne beschleunigt sie sich verschlimmernd am Ende nach sehr langer ganz chronischer Krankheitsdauer. Von der *Verlaufsform* ist das *Stadium* je nach dem Grade der Nierenfunktionsstörung zu trennen. Je langsamer der Verlauf, desto länger dehnt sich natürlich die Phase mit suffizienter Nierenleistung, schließlich aber gehen alle Verlaufsweisen in Niereninsuffizienz über und münden in Urämie. Bei längerer Dauer der subchronischen und chronischen Verlaufsart nehmen Schrumpfungsprozesse mit Verkleinerung des Organs, Schwund der Glomeruli und des sezernierenden Parenchyms immer mehr zu, und es entwickelt sich die **sekundäre Schrumpfniere.**

Pathologische Anatomie. Aus der vergrößerten, weißen oder bunten Niere (s. bei akuter Glomerulonephritis) wird dann immer mehr das verkleinerte Organ der feinhöckerigen

Granularatrophie, das in subchronischen Fällen noch eine glatte Oberfläche haben kann. Bei der viele Jahre langen chronischen Verlaufszeit der sekundären Nephrocirrhose überwiegen neben der Glomeruliverödung die Gefäßveränderungen: hyperplastische Intimaverdickung, regressive Metamorphosen der Wand (Verfettung, Hyalinisierung und Nekrosen), endarteriitische Wucherungen und interstitielle Bindegewebsfibrose im Sinne der Weigertschen Vakatwucherung nach Untergang der Nephrone.

Symptomatologie. Die klinische Erscheinungsform ist sowohl nach Verlaufsart als auch in den verschiedenen Stadien des einzelnen Falles recht verschieden. Zeitlich nahe der akuten Erkrankung und im subchronischen Verlaufe beherrschen deren renale Züge noch ganz das Bild: renales Ödem, starke Albuminurie, Hämaturie und Cylinder aller Art im Harnbodensatz. Unter ihnen zeigen breite, stark lichtbrechende Ausgüsse der Kanälchen deren beginnende Erweiterung an. Aber die Oligurie der akuten Phase wandelt sich in eine *Polyurie*, die bei insuffizienter Niere die Schlackenausfuhr kompensatorisch fördert. Die eintönige helle Harnfarbe zeigt die *Hyposthenurie* an, welche auf mangelnder Konzentrierfähigkeit oder (und) auf extrarenalen Faktoren, der Salzwasserfülle des ödematösen Körpers beruht. Die Bilanz wird ungefähr auf ein neues krankhaftes Gleichgewicht eingestellt. Leidet auch das Verdünnungsvermögen, so wird die Hyposthenurie zunehmend zur *Isosthenurie. Nykturie* findet sich häufig, sowohl als ein frühes Anzeichen von Herzschwäche beim anhydropischen Hypertoniker, als auch, weil nachts der renale Gefäßtonus nachläßt. Aus ähnlichen Gründen überfällt Asthma cardiale den Kranken nachts im Schlafe, wenn Salzwasser aus den überfüllten Depots in Leber und Unterhautzellgewebe an den rechten Ventrikel bei Schwäche des linken angeschwemmt wird. Bei starkem Hydrops und großer Harneiweißmenge (etwa 4—10‰) spricht man von einem „*nephrotischen Einschlag*" im Krankheitsbilde, der sich auch im Harnsediment durch reichlichen Gehalt der renalen Elemente an Lipoidtropfen (Lipoidurie) verraten kann *(Pseudonephrose)*. Hingegen treten beim ganz chronischen Übergang zur sekundären Schrumpfniere diese renalen Zeichen meist ganz zurück hinter denen der kardialen Insuffizienz. Der jahrelange Bluthochdruck, der systolisch um und oft weit über 200, diastolisch um 120—140 mm Hg fixiert ist, verrät sich am *harten Drahtpuls*, am *akzentuierten oder klingenden zweiten Aortenton*, seine notwendige Folge: die Hypertrophie des linken Ventrikels am *hebenden, verbreiterten Spitzenstoß*. Im Ekg hat man den sog. Linkstypus vor sich. Auf die Dauer überlastet die Anforderung aber das Vermögen dieses von Natur stärksten und hier noch mächtiger gewordenen Herzteils. Das kardiorenale Leiden nimmt auch in Beschwerden und Symptomen den vasculären Typus an: kardiale Dyspnoe, Asthma cardiale, Cyanose, Stauungsleber und kardiale Verteilung der Ödeme, bis erst gegen das (sub)urämische Endstadium hin die renale Komponente wieder mehr in den Vordergrund tritt. Die Eiweiß- und Cylinderausscheidung kann in diesen Fällen lange Zeit gering und auch hierin das Gesamtbild von der primären genuinen Schrumpfniere nur durch die Vorgeschichte zu unterscheiden sein. Im Stadium der Niereninsuffizienz aber, die bei einigermaßen gehaltenem Kreislauf auch ihrerseits jahrelang ertragen werden kann, zeigt schon beim äußeren Anblick eine kaum je fehlende *Anämie* den großen Unterschied zu Herzkreislauferkrankungen anderer Genese. Sie hat ein hypochromes, sekundär-anämisches Blutbild und wird hauptsächlich auf die toxische Schädigung des Knochenmarkes durch giftige, mangelhaft eliminierte Darmfäulnisprodukte zurückgeführt. Da Herzkreislaufinsuffizienz mit Verschlechterung der Nierendurchblutung auch die Nierenleistung senkt, so kommt hier angesichts der Unbeeinflußbarkeit des renalen Grundprozesses natürlich alles darauf an, die Herzkraft hochzuhalten, und wenn sich bei ihrem Nachlassen suburämische Anzeichen melden, so ist es möglich, daß Beseitigung der Schwäche des linken Ventrikels noch einmal das letzte unabänderliche Versagen zerstörter Nieren abwenden kann. An dieser Linksinsuffizienz, an der Erschöpfung der Reservekraft der hypertrophischen Herzmuskulatur hat meist eine Coronarinsuffizienz und dadurch bedingte Hypoxämie des Herzmuskels wesentlichen Anteil, wobei die Anämie den O_2-Mangel begünstigt. Infolgedessen sind stenokardische Beschwerden häufig, und im Ekg geht in den schwereren Fällen das Bild der Linkshypertrophie fließend über in die für Coronarinsuffizienz charakteristischen Zeichen: Senkung der ST_I - und ST_{II}-Strecke, muldenförmiger oder nach oben konvexer Verlauf dieser Senkung, Negativität von T_I oder T_{II}, tiefes Q_{III} (Einzelheiten siehe im Abschnitt über Herz-Kreislaufskrankheiten).

Retinitis (Retinopathie) ist die Regel, bei den rascher verlaufenden Zuständen auch mit Ödem im Augenhintergrund, besonders der Papille, mit größeren Degenerationsherden und Blutungen, bei den langsamen Nierenschrumpfungen mehr mit angiospastischen Hochdruckzeichen: Silberdrahtarterien, Kreuzungsphänomene und feine weiße Herdchen bis zur sog. Spritzfigur in der Maculagegend.

Sekundäre Schrumpfniere mit voller Leistungsfähigkeit von Kreislauf und Nieren ohne oder mit nur zeit- und spurweiser Eiweißausscheidung kann sich bei scheinbarer Gesundheit jahrzehntelang hinter einer mäßigen Hypertension verbergen, das Endstadium dann recht plötzlich und unvermutet mit urämischen Symptomen anheben. Sehr selten lassen andere gleichzeitige Erkrankungen durch Kachexie und chronische Herzmuskelschwäche eine Hypertension nicht zustande kommen. Hat aber das oft lange währende Stadium der Niereninsuffizienz begonnen, so gehört das Leiden zu den großen konsumptiven Prozessen, welche am Körper zehren. Die anämischen Kranken sind deshalb, solange weder kardial noch kardiorenal Wasser zurückgehalten wird, mager, neigen zu kachektischem Aussehen und leiden an Ermüdung, Ermüdbarkeit, Leistungsrückgang, Schwächegefühl, Kopfschmerzen, den Allgemeinbeschwerden des Hypertonikers (s. unten) und entsprechenden seelischen Rückwirkungen.

Pathogenese. Was hindert die Heilung der einmal chronisch gewordenen Nephritis und bewirkt ein ständiges, wenn auch sehr verschieden schnelles Fortschreiten, sobald die richtige Frist zur Heilung im akuten Stadium versäumt worden ist, die während desselben so viele Fälle durch richtige Behandlung erreichen können? Diese Frage ist ein **Zentralproblem der Nierenpathologie.** Der früher erörterte renale Hochdruckmechanismus durch vasopressorische Stoffe, welche die ischämische Niere abgibt, hat einen Circulus vitiosus aufgedeckt, der mit der Entstehung des Hochdrucks selbst auch die unaufhaltsame Progredienz der nicht ausgeheilten Nephritis zu verstehen anleitet (s. S 29). Die Niere wird in den von ihr selbst humoral ausgelösten allgemeinen Arteriolenspasmus einbezogen. Im anaphylaktischen Prozeß selbst liegt im allgemeinen nach Erfahrungen an anderen allergischen Erkrankungen die Unheilbarkeit und Progredienz nicht. Die sonst bemerkenswerte Erblichkeit der allergischen Reaktionsweise tritt bei diesen Nierenleiden nicht besonders hervor. Aber es ist mehr als wahrscheinlich, daß für den Verlauf der chronischen Nephritis eine erworbene Überempfindlichkeit des Organs und eine immer neue Schädigung durch Antigeneinwirkung, z. B. von nicht entfernten Streptokokkenherden aus, von größtem Belang ist.

Differentialdiagnose. Die subchronischen Verlaufsarten der Nephritis mit Ödem sind von der Stauungsniere eines dekompensierten hydropischen Kreislaufkranken vor allen Dingen durch den Gegensatz der Harnbeschaffenheit unterschieden. Dem meist farbstoffreichen Urin im zweiten Fall mit hohem spezifischem Gewicht und reichlich Urobilinogen und Urobilin steht der besonders bei gleichzeitig ebenfalls vorhandener kardialer Dekompensation viel zu helle, hyposthenurische im ersten gegenüber, der auch bei vorhandener Stauungsleber nur auffallend wenig Gallenfarbstoffabbauprodukte enthält. Ob eine *Nephrose* oder nur ein sog. *„nephrotischer Einschlag"* bei chronischer Nephritis vorliegt, besagt der Blutdruck, der im ersten Fall dauernd normal ist; auch fehlt der Nephrose jede Hämaturie und Stickstoffretention im Blut. Die wichtige Frage zu beantworten, ob ein kleiner, therapieresistenter Harnbefund nach akuter Nephritis als eine Heilung mit einem eventuellen, durch Orthostase und Marschleistung beeinflußbaren Defekt oder als Beginn eines chronischen Stadiums anzusprechen ist, vermag ebenfalls nur die Beobachtung des Blutdrucks, manchmal entscheidet erst die weitere Entwicklung in längerer Zeit. Halb- bis ganzjährige Nachuntersuchung widerlegt in dieser Situation oft voreiligen Optimismus. Läßt die Vorgeschichte eine akute Glomerulitis oder einen Hinweis auf diese, etwa durch eine Scharlacherkrankung oder Angina, vermissen, so kann in dem langen Übergangsstadium bei noch labilem Blutdruck an der oberen Grenze der Norm (130—150 mm Hg systolisch), wenn kein oder nur ein sehr geringer Harnbefund vorliegt, die Erkennung des chronischen Prozesses eine Zeitlang sehr schwierig, ja unmöglich sein. Hoher Blutdruck nach früherer Nephritis macht auch bei normalem Harn eine sekundäre Schrumpfung praktisch sicher, die *ohne* Vorgeschichte, mit und ohne Niereninsuffizienz, von der primären genuinen Granularatrophie nicht zu trennen ist. *Cystennieren*, die nicht immer Blutdrucksteigerung aufweisen, sind oft durch den palpatorischen Nachweis der höckerigen Nierentumoren, pyelonephritische und pyelonephrotische Schrumpfnieren durch die oft weit zurückreichende *Cystopyelitis*, erstere in der Regel, letztere bei Erweiterung der Nierenbecken an dem entsprechenden urologischen Befund im *Pyelogramm* zu erkennen. Beim Manne ist bei cystopyelitischem Harn mit Hochdruck und Schlackenretention vor allem ein *Prostataadenom* („Hypertrophie") auszuschließen. Bei unklarer Situation ist die Vornahme einer *internen oder* (und) *urologischen (retrograden) Pyelographie* nicht zu versäumen, weil angeborene Anomalien, Dystopien und Mißbildungen der Nieren gar nicht selten sind (s. u.).

Therapie. Das Schicksal entscheidet der Erfolg der Therapie im akuten Stadium. In den anschließenden Perioden stellt sich zunächst oft die Frage, welche Veränderungen noch rückbildungsfähig sind. Alle subakuten und subchronischen Erscheinungen und Schübe unterliegen den Behandlungsgrundsätzen der akuten Nephritis, suburämische und urämische Zustände der im Abschnitt über Urämie erörterten Therapie. Chronisches renales Ödem, das auf salzfreie Kost und Strophanthin-Digitalisbehandlung nicht genügend anspricht, pflegt auch auf Purindiuretica (Diuretin, Euphyllin) meist nur ungenügend zu reagieren. Quecksilber (Salyrgan) bleibt außer bei luischer Ätiologie der Nephritis (s. unten) auch im chronischen Stadium verboten. Weiteres über Entwässerung s. unter Therapie des renalen Ödems, S. 25 u. 42. Die ganz chronischen Verlaufsformen bedürfen in den Zeiträumen kardiorenaler Funktionstüchtigkeit nur des Schutzes vor Schäden, welche namentlich Infekte, Erkältung und stärkere Abkühlungen, ferner körperliche, aber auch geistig-seelische Überlastung mit sich bringen, sonst aber keiner Behandlung. Eine maßvolle Abhärtung und Übungstherapie durch hydriatische Prozeduren und Sport ohne Übertreibung kann hier unter Beachtung der angespannten Herzkraft passend sein. Zur Therapie des Bluthochdrucks s. bei der essentiellen Hypertension. Jod ist hier nicht am Platze. Das Bestreben, das je nach Verlaufsart verschieden lange Stadium der Nierensuffizienz nach Möglichkeit auszudehnen, muß zur Schonung des Organs dreierlei im Auge behalten: 1. Herzkraft und Kreislauf und damit die Nierendurchblutung sind hochzuhalten. Auch latente Herzinsuffizienz muß erkannt und behoben werden, wozu der oft überschätzte, perorale Gebrauch der Analeptica (Sympatol, Cardiazol usw.) nicht dienen kann. 2. Allergische und parallergische Reizungen der Nieren sind zu verhüten, mithin aktive und zweifelhafte Foci vorsorglich zu entfernen. Wird dabei ein alter Infekt mobilisiert, so kann freilich auch das Nierenleiden, namentlich ein unheilbarer Prozeß subakuten und subchronischen Verlaufes, verschlimmert und beschleunigt werden. 3. Nicht nur bereits eingeschränkte oder daraufhin verdächtige Teilfunktionen der Nieren, sondern auch ein noch vollwertiges Ausscheidungsvermögen ist diätetisch zu schonen. Auch geringe Ödemneigung oder Nykturie erfordert salzfreie Kost und Flüssigkeitsbeschränkung. Bei herabgesetzter Harnstoffblutreinigung (Clearencetest) oder erhöhter AMBARDscher Konstante, erst recht bei übernormalen U^+- oder U^--Werten im Blut, geschweige bei positiver Xanthoproteinreaktion und vermehrtem Blutindol, ist die tägliche Eiweißzufuhr auf etwa 0,5—0,7 g je Kilogramm Körpergewicht zu beschränken, Fleisch ganz zu meiden. Ist die Schlackenretention stärker, so erst kürzere Zeit praktisch eiweißfrei mit Zucker, Mehl, Gemüse, Obst und Fett ernähren, später regelmäßige Rohkosttage einschieben und längere Zeit den Stickstoffumsatz dem Eiweißminimum durch reichliche Caloriendeckung mit Kohlehydrat und Fett annähern (etwa 5 g Harn-N täglich), *ohne den Organismus den eigenen Eiweißbestand angreifen zu lassen.*

Da ein gemeinsames Konzentrationsmaximum von N und Cl im Harn gegeben ist (s. S. 3 u.), erleichtert NaCl-freie, überhaupt molenarme vegetabile Kost mittelbar auch die N-Ausscheidung. Ihr höherer Wassergehalt begünstigt auch die kompensatorische Polyurie. Darf einerseits der Kreislauf nicht mit unnützer Flüssigkeit belastet werden, so sind andererseits in diesem Stadium alle Durstversuche ebenso wie starke Schwitzprozeduren schädlich. Lactovegetabiles Regime hält auch die Eiweißfäulnis im Darm in Schranken, deren giftige Produkte eine Stuhlregelung dringend, eventuell regelmäßige Darmwaschungen (hohe Einläufe, Sudabad) erforderlich machen. Durch Xanthoproteinreaktion und RN-Bestimmung ist die Stoffwechsellage öfters zu kontrollieren. Jedoch gefährdet bei guter Nieren- und Kreislauftätigkeit Schematismus in der Anordnung „salz- und fleischfreier“ Ernährung zur angeblichen „Nierenschonung“ nur die anspruchsvolle, Stimmung wie Küche belastende Durchführung. Aber auch bei besten Funktionen ist alles Übermaß in der Fleisch-, Eiweiß- und Flüssigkeitszufuhr vom Übel, lactovegetabiles Regime mit kleinen und seltenen Fleischgaben anzuraten.

Bei Ratten wird die MASUGI-Nephritis (s. oben) durch sehr proteinreiche Ernährung chronisch. Bei je 1000 Scharlachfällen trat gleichviel Nephritis auf, mochten sie lactovegetabil oder gemischt mit Fleisch verköstigt worden sein.

Scharfe Gewürze (Rettich, Senf, Zwiebel, auch Petersilie, Lauch, Dill) in größeren Mengen sind durch ihren Gehalt an Senfölen für Niere und Leber nicht ganz gleichgültig. *Alkohol* in kleinen Mengen wird, von Fall zu Fall, besser nur zur arzneilichen gefäßerweiternden Wirkung gestattet, *Nicotin* verboten. Ableitung der Ausfuhr auf die Haut leistet für die Bilanz nur wenig. Schwitzprozeduren kommen nur bei hydropischen Kranken mit gutem Kreislauf ohne stärkere N-Retention in Frage, austrocknendes Wüstenklima (Heluan) nur bei Schrumpfniere ohne renokardiale Dekompensationsneigung, es leistet in der Regel nichts besonderes. Aber ganz allgemein sind chronische wie akute Nierenkranke immer gut warm zu halten. „Heilbäder für Nierenkranke“ sind nicht zu Brunnenkuren zwecks Durchspülung aufzusuchen. Zumal bei den derzeitigen deutschen und teilweise mitteleuropäischen Wohnungs- und Lebensverhältnissen gewinnen derartige Aufenthalte mit und ohne Versicherungsträger eine den psychophysischen Nutzen des procul negotiis überragende Bedeutung.

2. Akute und chronische glomeruläre Herdnephritis.

Treten die nephritischen Veränderungen nur in einzelnen Glomerulis oder Gruppen von solchen herdförmig auf, so bleibt nicht nur die Gesamtfunktion der Nieren intakt, sondern der Prozeß verliert auch den Charakter einer Allgemeinerkrankung, weil die extrarenalen Fernwirkungen fehlen: es gibt keine Ödeme und keine Blutdrucksteigerung, keine Retinitis, wohl aber ist Hämaturie und Cylindrurie, wenn auch meist milderen Grades, in charakteristischer Weise vorhanden. Mit dem Circulus vitiosus der renalen Blutdrucksteigerung fehlt auch die Progredienz, doch wird das Bluthamen oft rückfällig, der Prozeß kann chronisch werden, aber nicht in dem prognostisch üblen Sinne wie bei der diffusen Glomerulonephritis. Eine Albuminurie mit renalem Sedimentbefund und Leukocyten im Harn, kann dann jahrelang bestehen bleiben, ohne daß Nierenschrumpfung mit Blutdrucksteigerung folgt. Die Erkrankung entbehrt also aller der Gefahren, welche bei der diffusen Nephritis drohen. Von der diffusen Glomerulonephritis unterscheidet sich die Krankheit nicht bloß quantitativ durch die Ausdehnung der histologischen Veränderungen, auch wesensmäßig sind die Vorgänge anders. Sie stellen nicht so wie bei jener infolge einer anaphylaktischen Reaktion eine *Zweit*-Erkrankung dar, erscheinen nicht nach einem Intervall *post*-infektiös, sondern werden unmittelbar mit dem Infekt oder im Ablauf desselben *intra*-infektiös durch Bakterien oder Toxine hervorgerufen. Man unterscheidet *zwei Formen:* eine *embolische,* bei der Kokkenembolien in einzelnen Glomerulusschlingen zu Nekrosen führen. Sie kommt hauptsächlich in Begleitung der Endocarditis lenta vor. Von der Virulenz und

Menge der embolisierenden Keime, meist Streptokokken, hängt es ab, ob die Herdchen vereitern oder nicht. Seltener bilden sie sich auch bei chronischen Staphylokokkeninfekten. Bei der *zweiten Form*, der *herdförmigen hämorrhagischen Glomerulitis* im engeren Sinne finden sich Bakterien am Orte nicht, sondern sie oder die Toxine setzen den Schaden beim Passieren des Nierenfilters. Diese Form zeigt sich bei vielerlei Infekten, zuweilen nur als Mikrohämaturie; unter den Ausgangsherden stehen wiederum die Mandeln, unter den Keimen die Streptokokken obenan. Auch bei der Scarlatina kommt diese Form ohne Blutdruckerhöhung vor, und zwar nicht erst wie die diffuse Scharlachglomerulonephritis in der 2.—3. Woche, sondern schon im Anfang. Neben dieser bakteriellen Entstehungsweise können aber auch bei der herdförmigen Glomerulitis allergische Vorgänge mitspielen. Wie durch Gifte, z. B. Uran, läßt sie sich auch durch bestimmte Dosierung der Antigen-Antikörperreaktion bei der Masuginephritis erzeugen.

Differentialdiagnostisch sind alle anderen mit Harnbluten einhergehenden Prozesse auszuschließen, in erster Linie *Tumor* und *Tuberkulose*. Bakteriennachweis ist, auch im Katheterurin, vieldeutig, da Bakterien aller Art das Nierenfilter zu passieren vermögen, auch ohne es zu schädigen. Die chronisch gewordenen Zustände sind von Restalbuminurien nach diffuser Nephritis, deren Hypertension geschwunden ist, nur mit Hilfe einer genauen Krankengeschichte abtrennbar. Schmerzen in der Nierengegend können vorhanden sein, aber nicht kolikartig, nicht so regelmäßig und nicht so stark wie gewöhnlich bei *Steinen*. Die fast immer von Spontan- und Druckschmerz im Nierenlager begleitete *Pyelitis*, die ebenfalls Erythrocyten und einige Cylinder aufweisen kann, ist mehr mit cystitischen Beschwerden vergesellschaftet, kann allerdings auch gleichzeitig als *Pyelonephritis* mit Herdnephritis verbunden sein. Übergänge der herdförmigen zur diffusen Glomerulonephritis kommen, übrigens selten, bei den Rückfällen ebenso vor wie herdförmige Rezidive nach Abheilung diffuser Prozesse. Wenn keine Hämaturie vorhanden ist, kann die Unterscheidung von der orthostatischen Albuminurie (mit Lordose) schwierig, ja unmöglich sein. Praktisch wichtiger ist dann die beiden gemeinsame, absolut günstige Prognose und die Entbehrlichkeit jeder Therapie außer vielleicht einer allgemein roborierenden der psychophysischen Konstitution.

Die *Behandlung* muß bei der embolischen, bakteriellen Form gegen das Grundleiden (Endokarditis) mit Sulfonamiden und Penicillinkuren vorgehen. Die ersteren, auch Debenal-Marbadal (DeMa), heilen subchronische Streptokokkenendokarditiden in den seltensten Fällen. Penicillin ist hier bei langfristiger Anwendung (wochenlang alle 3 Stunden 40—50000 OE intramuskulär, auch nachts, oder als intravenöser Dauertropfeinlauf) wesentlich überlegen, wenn die Behandlung nicht in einem zu späten Stadium einsetzt. Vorbehandlung oder Kombination mit Sulfonamid kann Penicillin einsparen. Bei der herdförmigen Glomerulitis kann man sich meist auf die Entfernung von Ausgangsherden (Mandeln, Zähne s. oben) beschränken, nach der Tonsillektomie verstärkt oder wiederholt sich oft vorübergehend die Hämaturie. Bei reinen Fällen mit völlig intakter Nierenleistung erübrigt sich eine strengere Kostform, wenn auch diätetische Reizungen im akuten Stadium, bei stärkerer Hämaturie, selbstverständlich zu vermeiden sind. Bei sicherem Ausschluß einer diffusen Nephritis ist auch strenge Bettruhe nicht immer nötig. Staphylokokkenherde können chirurgische Behandlung erfordern.

b) Interstitielle Herdnephritis.

Diese dritte Gruppe der herdförmigen Nephritiden zeigt sich ohne Beteiligung der Glomeruli in interstitiellen, meist lymphocytär-plasmocytären, bei der Scarlatina auch eosinophil durchsetzten Infiltraten, welche sich konfluierend über die Niere weithin erstrecken können. Kleine derartige Herde finden sich bei allen möglichen Infektionskrankheiten (Masern usw.), wobei sie häufig unbeachtet bleiben, da hier die oft sehr geringe Albuminurie mit wenig renalem Sediment von der sog. febrilen nicht verschieden zu sein braucht; eher finden sich Leukocyten vermehrt im Harn. Die volle Entwicklung gehört zu septischen Prozessen, zur septischen Scarlatina, zum Typhus usw. und geht ohne Hämaturie, Blutdrucksteigerung und

Ödembereitschaft einher. Eine von vornherein chronische Form kommt bei *Lues* vor und kann hier unter Hinzutritt endarteriitischer Prozesse zu Nierenschrumpfung führen, sehr selten bei Tuberkulose. Im ersten Falle ist spezifische Therapie angezeigt.

c) Seröse Nephritis.

Meist in Verbindung mit seröser Entzündung anderer Organe (Leber, Myokard) kommt es zu diffuser Durchtränkung der Niereninterstitien mit seröser, eiweißhaltiger Flüssigkeit, selten nur in einer Niere; experimentell bei Vergiftung mit Allylformiat (EPPINGER, FAHR). Der Abfluß aus den in Ursprung und Bedeutung noch nicht klar erforschten zahlreichen Lymphcapillarnetzen der Niere ist offenbar schwer gestört. Symptome: Anasarka, eventuell Höhlenhydrops, Blutdruck nicht erhöht, starke Albuminurie, Oligurie bis Anurie. Vorkommen bei chronischen Eiterungen, auch Tonsillitiden, bei Grippe, bei Röntgenbestrahlung von Carcinomen, bei Oxycyanatvergiftung, auch im Anschluß an operative Steinentfernung. Abgrenzung gegen Nephrosen kann unmöglich sein. *Behandlung:* kochsalzfreie Trockenkost, Versuch mit Pyramidon, eventuell Dekapsulation.

d) Nephrosklerosen. Essentielle Hypertension.

Die Nephrosklerosen umfassen alle chronischen, sklerosierenden Prozesse am Gefäßbaum der Niere. Diese führen den Untergang zahlreicher Nephrone herbei, deren Platz interstitiell vermehrtes Bindegewebe einnimmt. Deshalb nannte man früher diese Krankheiten „interstitielle Nephritis". Je nach dem Sitz, der Art, der Ausdehnung und der Ablaufgeschwindigkeit der vasculären Vorgänge ergeben sich verschiedene Krankheitsbilder. Gewöhnliche Arteriosklerose der Hauptarterien und ihrer großen Verzweigungen, meist im Rahmen einer allgemeinen Arteriosklerose des höheren Lebensalters, läßt eine *Greisenniere (arteriosklerotische Schrumpfniere)* mit nur mäßiger, grobhöckriger Schrumpfung entstehen, die, oft von einer dem Alter zugehörigen Blutdrucksteigerung mittleren Grades begleitet, klinisch keine selbständigen Symptome macht. Befallen sklerotische Prozesse die feineren Äste, die Präarteriolen oder Arteriolen, so geht der Blutdruck stark in die Höhe, das früher bereits in seinen Entstehungsbedingungen erörterte Symptom der Hypertension bekommt die Führung. Seine Verknüpfung mit den Nierenkrankheiten ist zwar nicht zwangläufig — denn es gibt ja auch andere Weisen, wie Hochdruck entstehen kann, und Nierenkrankheiten, denen er fehlt —, aber mit den Nephrosklerosen ist es so eng verbunden, daß man eine Zeitlang alle älteren Hypertoniker als nierenkrank angesehen hat, auch wenn an Niere und Harn klinisch nichts nachzuweisen war. Seitdem wir angefangen haben, Einblick in die humorale Genese des renalen Hochdrucks durch vasopressorische Stoffe aus der Niere zu erhalten, gewinnt diese Auffassung wieder an Boden. Denn eine Schädigung der den Blutdruck mitregulierenden Funktion der Niere ist ohne Beteiligung ihrer sekretorischen gut vorstellbar und durch Drosselung der Nierenarterien im Tierversuch auch zu erreichen, ebenso wie das Umgekehrte — Erkrankung der Niere als Drüse ohne Blutdruckbeteiligung — die Nephrosen charakterisiert. Bei der großen Mehrzahl auch derjenigen älteren Hypertoniker, deren Nieren klinisch sich als normal erweisen, findet man anatomisch verstreute sklerotische Veränderungen mit vereinzeltem Glomerulusschwund. In seltenen Fällen können diese Veränderungen den Nieren ganz fehlen, dafür aber in anderen Organen mehr oder weniger ausgedehnt vorhanden sein. In keinem Falle erklären sie, wie früher dargelegt, anatomisch-mechanisch gesehen den Hochdruck. In vielen Fällen ist aber auch die Arteriosklerose in den Nieren zu gering, um die Entstehung einer Ischämie wahrscheinlich zu machen, welche die Blutdrucksteigerung nach Art der renalen wie beim Drosselungshochdruck verstehen ließe. Weil der Ursachenkomplex dieser Form des menschlichen Hochdrucks nicht einheitlich klar gestellt und wohl überhaupt nicht einheitlich ist (s. B 3, S. 27), wird sie

essentiell genannt, wegen der Häufigkeit gleichzeitiger renaler, arteriolosklerotischer Prozesse aber mit der sog. **benignen Nephrosklerose,** namentlich in den späteren Lebensjahrzehnten praktisch gleichgesetzt. Die Bezeichnung „gutartig“ bezieht sich, andere Gefahren beiseitelassend, hier auf den Charakter und die Ausdehnung der Nierenerkrankung. Ihr gegenüber steht die **maligne Nephrosklerose,** die **primäre genuine Schrumpfniere.** Hier sind die ausgedehnten diffusen Veränderungen an den Arteriolen, insbesondere an den Vasa afferentia, ganz anderer Natur und schreiten viel schneller fort. Auch hier steht der örtliche Organprozeß im Gesamtbilde einer allgemeineren Erkrankung der Arteriolen, und wenn in manchen Fällen zuerst Organstörungen anderer Gefäßprovinzen als der Nieren mehr oder weniger ausschließlich hervortreten, so kann der Ausdruck **„maligne Hypertension“** angemessen sein, aber doch nur so lange, als der hier sicher renale Mechanismus der Hochdruckentstehung sich klinisch noch nicht durch Anzeichen seitens der Nieren oder des Augenhintergrundes als solcher erkennen läßt. Auch in diesen Fällen gesellen sich im Verlaufe fast immer die Symptome des Nierenleidens hinzu, die in der Regel von vornherein das Bild der genuinen primären Schrumpfniere prägen. Die Bösartigkeit haftet hier wiederum nicht an der Hypertension an sich, obwohl sie je höher, um so mehr daran mitwirkt, sondern an dem Prozeß, der ihr zugrunde liegt, indem die Nierenarteriolen an dem universellen Gefäßspasmus gemäß dem früher dargestellten Circulus vitiosus teilnehmen.

Beide Formen, die in bezug auf die Nierenfunktion benigne und die maligne, stehen sich aber nicht so getrennt gegenüber (s. S. 30/31). Die Lehre Volhards, daß die maligne Nephrosklerose mit blassem Hochdruck häufig jahrelang ein essentielles (rotes) Vorstadium durchläuft, dessen Dauer wegen seiner subjektiven Symptomlosigkeit meist unbestimmbar bleibt, trifft für eine Gruppe von Fällen zu. Die Gründe des Umschlags bleiben gewöhnlich im Dunkeln. In den höheren Lebensjahrzehnten häufen sich die benignen Sklerosen immer mehr. Das wird vom Standpunkt dieser Lehre aus so verstanden, daß infolge sehr langsamen Verlaufes und vielleicht auch, weil zum Teil Herzschwäche oder Schlaganfall sie vordem hinwegraffen, viele dieser Kranken ein renales Ende nicht mehr erleben. Manche gehen schließlich noch in senile Schrumpfniere über. Andererseits gehört zu der so ungeheuer häufigen essentiellen Hochdruckkrankheit älterer Menschen nach dem heutigen Stande des Wissens eine große Reihe, deren Hochdruckform, mindestens im Beginn, als extrarenal angesehen wird (s. unter Hochdruck). Dabei besteht in der Regel eine Alterselastizitätsveränderung der mittleren Arterien und Präarteriolen, die von einer funktionellen, möglicherweise zentralnervös veranlaßten Engerstellung des gesamten Arteriolenquerschnitts begleitet ist (s. S. 31).

1. Benigne Nephrosklerose und essentieller Hochdruck.

Nimmt schon mit dem physiologischen Altern der Blutdruck etwas zu, so erweist sich der essentielle Hochdruck als eine ausgesprochene Erkrankung der späteren Lebensjahrzehnte (s. Abb. 6—8). Obwohl vom klimakterischen Alter an die Frauen mit den höheren Blutdruckziffern etwas im Vorsprung sind, befällt die Krankheit im ganzen beide Geschlechter ungefähr gleichmäßig. Sie ist tief in der konstitutionellen Anlage des Gefäßsystems und seiner neuroendokrinen Regulationsapparate verankert. Die Erblichkeit bestimmt vielfach den früheren oder späteren Zeitpunkt ihrer Manifestation, das Tempo ihres Fortschrittes und den etwaigen Übergang in maligne Sklerose. Auslösend und steigernd treten dazu oft äußere Einflüsse wie Infektionskrankheiten, rein seelische oder endokrin vermittelte Erregungen des vegetativen Systems, nervenanspannende Lebensverhältnisse mit Überarbeitung und Abhetzung. Unter den Genußgiften schädigt das Spasmen erzeugende, Adrenalin mobilisierende Nicotin die Gefäße im allgemeinen mehr als Alkohol, beider ursächliche Rolle wird durch die Verteilung der Erkrankung auf beide Geschlechter stark beschnitten, an ihrer Häufigkeit in einschlägigen Berufen (Brauer, Gastwirte) ist mehr noch die gesamte Lebensweise beteiligt. Mönche streng fleischfrei, aber auch sonst asketisch (Sprechverbot) lebender Orden haben durchschnittlich etwas niedrigeren Blutdruck als andere; die vorwiegend Fleisch genießenden Grönlandeskimos leiden hingegen nicht auffallend an Gefäß- und Nierenerkrankungen, die Konstitution bleibt wichtiger. Kann sich starke, erbliche Belastung in frühzeitigem Eintritt der ersten Anzeichen äußern *(juveniler Hochdruck)*, so sind doch viele Blutdrucksteigerungen in jungen Jahren nur vorübergehende Dysregulationen durch exogene Faktoren, wobei allerdings öfters eine anlagemäßige nervöse Labilität und vegetative Stigmatisation die Grundlage abgibt. Auch die Vasomotorik der Klimax führt oft nur vorübergehend zur Blutdrucksteigerung.

Symptomatologie. Der typische Vertreter des essentiellen Hochdrucks im mittleren und späteren Lebensalter fällt oft in der äußeren Erscheinung durch etwas gedrungenen, stämmigen (pyknischen) Körperbau mit breitem Brustkorb und nicht langem Hals, gerötetes Gesicht und Wohlbeleibtheit auf. Dieses Äußere hat dem essentiellen Hochdruck den Beinamen: „roter“ Hochdruck (VOLHARD) eingetragen, der ein brauchbares Aper çu, keine Regel ausspricht. Die Hämoglobinwerte und Erythrocytenzahlen an der oberen Grenze der Norm oder diese etwas überschreitend zeigen eine Polyglobulie leichten Grades an, die kreisende Blutmenge ist trotz des Anscheins der Plethora („Vollblütigkeit“) meist nicht vermehrt. Die Beziehung dieser Konstitution zur hereditären Fettsucht, zum Diabetes mellitus der späteren Lebensjahrzehnte und der harnsauren Diathese geht einerseits wohl den Weg über die Gemeinsamkeit zentraler, neuroendokriner Regulationsstörung, andernteils wird sie durch periphere Arteriosklerose (Pankreas, Niere) vermittelt. Lange Zeit ist nur das systolische Blutdruckniveau erhöht, seine *Labilität* antwortet auf alle möglichen, seelischen und körperlichen Erregungen und kann sich vorübergehend zu sog. *Blutdruckkrisen* zuspitzen. Später wird die Funktion starrer, die Druckhöhe mehr *fixiert* und der *diastolische* Minimaldruck steigt ebenfalls.

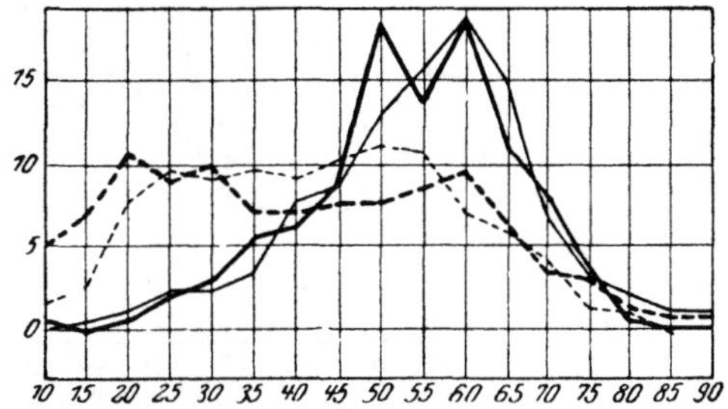

Abb. 6. Alters- und Geschlechtsverteilung von Krankenhauspatienten mit Hypertension im Bostoner Stadtkrankenhaus, verglichen mit der Altersverteilung der Krankenhauspatienten überhaupt. [Aus RISEMAN und WEISS: Heart 5, 172 (1929); VOLHARD: Nierenkrankheiten und MOHR-STAEHELIN (Lit.) Bd. II, S. 1631.]
Hyperton. Männer dunne ausgezogene Linie
„ Frauen dicke „ „
Kontrollen: Männer dünne unterbrochene Linie
„ Frauen dicke „ „

Es ist deshalb zur Beurteilung eines Blutdruckkranken der Blutdruck unter verschiedenen Bedingungen, nach evtl. mehrtägiger Bettruhe wie nach Belastungen festzustellen, am besten in einer zweistündigen Tageskurve unter Berücksichtigung der Werte im Schlaf. Je labiler er ist, um so mehr und länger senkt er sich auch in der Narkose, im Evipan- oder Luminalschlaf und nach Gebrauch von Nitriten (0,032 g Na nitros. 6mal oder 0,5—1 mg Nitroglycerin 3mal in halbstündigen Intervallen).

Der gespannte Puls erscheint gut gefüllt, das Gefäßrohr dick, ohne Kalkeinlagerungen. Anatomisch ist die Intima der mittleren und kleineren Arterien in mehr oder minder ausgedehnten Körperbezirken elastisch hyperplastisch verdickt (Elastose), oft unter Abnahme der Muskelschicht. Die Veränderungen sind im Einzelfall auf die Organe verschieden verteilt. Neben den Nieren stehen Hirn, Herz, Pankreas, weniger der anders gebaute, muskuläre Typ der Extremitätenarterien im Vordergrunde. Daher die Vielgestaltigkeit und weite Verzweigung der Symptome, das *Doppelgesicht einer Allgemeinerkrankung und einer örtlichen.* Die Niere der benignen Sklerose ist entweder noch von normaler Größe, glatter oder feinkörniger Oberfläche, oder, seltener, bereits verkleinert, gröber oder feiner granuliert, von roter oder braunroter Farbe (*rote Granularniere* [JORES]). In vereinzelten Fällen essentiellen Hochdrucks zeigen die Nieren auch histologisch keine Veränderung.

Das Krankheitsbild wird infolge der Rückwirkung des Hochdrucks auf *Herz* und *Gesamtkreislauf* durch deren Funktionsgüte beherrscht. Die Beurteilung einzelner Provinzen des Gefäßsystems, ihrer Durchblutungsgröße und deren Anpassungsfähigkeit an den funktionellen Blutbedarf geschieht hinwiederum durch Beobachtung der Leistung und Leistungsbreite der betreffenden Organe (Hirn, Herz, Pankreas, Muskulatur). Beides greift ineinander. Von den *Organstörungen* rühren auch, namentlich im Anfang, die meisten *Beschwerden* her, während der Hochdruck an sich oft jahrelang beschwerdefrei ertragen werden kann. Zu diesen subjektiven Krankheitszeichen, die nach dem Gesagten je nach Organbeteiligung dasein können, nicht müssen, gehören, vom Zentralnervensystem ausgehend: *Schwindel,* der sich vom labyrinthären Drehschwindel deutlich unterscheidet, mit oder ohne Bewußtseinstrübungen einhergeht und

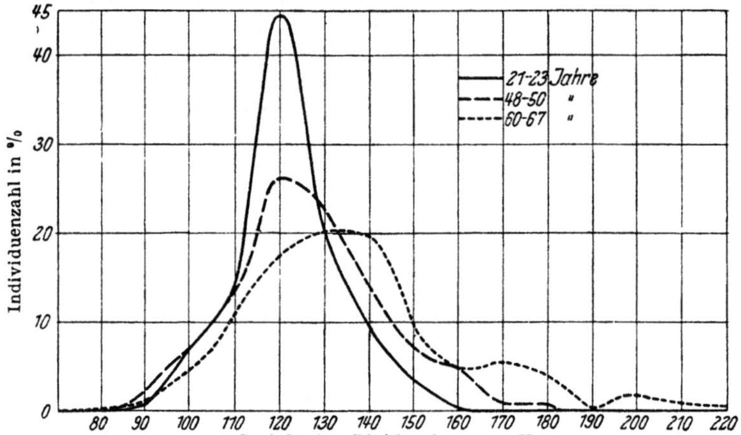

Abb. 7. Altersveränderung des Blutdrucks bei Männern.

sich bis zu schlaganfallartigen *Ohnmachten* steigern kann; *Kopfschmerzen,* die von den im Vorleben nicht selten nachweisbaren Migräneanfällen durch ihren Charakter und Sitz (Hinterkopf, Nacken) sich abheben. Ferner *Müdigkeit, Schlafstörungen* bis zu schwerer *Agrypnie, Verstimmung* und *Depressionen, Reizbarkeit,*

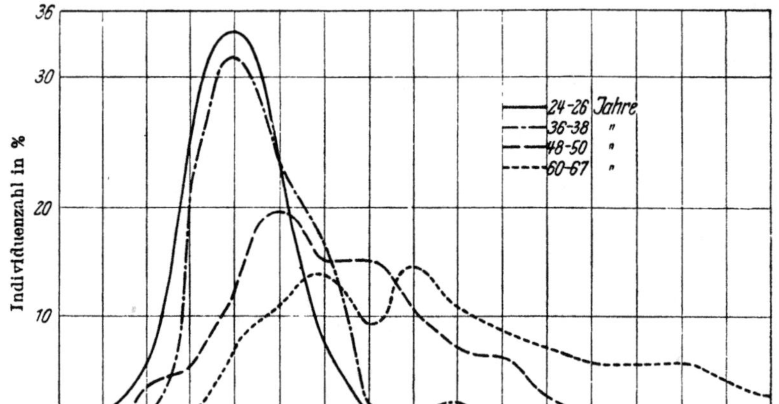

Abb. 8. Altersveränderungen des Blutdruckes bei Frauen.
(Aus SALLER: Z. exp. Med. 58, H. 6; s. VOLHARD l. c. S. 1634.)

leichte vielfach von der Umgebung nicht erkannte Veränderungen im Charakter, Gefühl des geistigen Leistungsrückgangs auch ohne objektiven Grund, kurz alle psychophysischen Symptome, welche den Beginn einer cerebralen Sklerose einleiten können; auch *vegetative,* wohl vom Diencephalon ausgehende *Erregung,* die an Hyperthyreose erinnern und den *Grundumsatz* steigern kann; erst sehr viel später wirkliche Leistungsausfälle, ungewöhnliche Ruhe, Langsamkeit und Zittern, sich andeutende Verstumpfung. Das Stadium der anfänglichen Erregungen mit labilem Blutdruck macht zuweilen das Bild einer *Pseudoneurasthenie,* dessen lebhafte Beschwerden im besten Mannesalter zur Verkennung der Leistungsbeschränkung Anlaß bieten können. Herz und Kreislauf können lange Zeit voll funktionstüchtig sein, trotz *Herzklopfen*, gelegentlicher *Extrasystolen* und zuweilen Anfällen von Tachykardie, bis Erschwerung der Atmung bei früher anstandslos ertragener Anstrengung, Druck in der Lebergegend (Stauung), leichte Knöchelschwellung am Abend und Störung der Nachtruhe durch ungewohntes Wasserlassen das beginnende Nachlassen der Herzkraft anzeigen. Früh, wenn nicht zuerst, erscheinen oft *stenokardiale Druckbeschwerden* in der Brust bei stärkerer Bewegung oder periphere spastische Durchblutungsstörungen wie *abgestorbene*, taube, pelzige *Finger* und Zehen, *Dysbasie* und Dyspraxie, oft rheumatoide Schmerzen in der Muskulatur („Hochdruckrheumatismus"), Parästhesien ähnlich den nächtlichen, schmerzhaften, mit Unruhe verbundenen Armbeschwerden der klimakterischen Frau. Die bereits bei der chronischen Glomerulonephritis beschriebenen klinischen Zeichen der *Arbeitshypertrophie des linken Ventrikels* finden sich beim „roten" Hochdruck noch ausgesprochener: *hebender Spitzenstoß, akzentuierter, klingender zweiter Aortenton*; Hypertrophie und Dilatation nach links erreichen hier die größten Ausmaße (*Cor bovinum*, Ochsenherz, Münchener Bierherz und Tübinger Weinherz). Die Herzfigur (Röntgenbild der Linkshypertrophie, Bd. I dieses Werkes) ist bei den pyknischen, korpulenten Typen durch das hochgedrängte Zwerchfell oft „gestaucht", quer nach links gestellt („aortale" Form), der linke Ventrikel liegt dem Zwerchfell breit auf (Schuh- oder Entenform). Da der kleine Kreislauf am Hochdruck nicht beteiligt ist, nimmt der rechte Ventrikel nur dann an Masse zu, wenn Komplikationen (chronische Lungenstauung, Emphysem) die Widerstände der pulmonalen Strombahn vermehren. Die Neigung stark hypertrophierter Herzteile zur Leistungsschwäche, welche die ältere Klinik ihre verminderte Reservekraft nannte, ist in der hinzu kommenden *Coronarinsuffizienz* weitgehend aufgeklärt worden. Ihre elektrokardiographischen Zeichen (s. S. 32, 51 und im Kapitel Kreislaufkrankheiten), zunehmend mit dem Grade der Fixation der Blutdrucksteigerung, liefern eine Richtlinie für die Prognose. Der Übergang einer erst funktionellen (spastischen) Betriebsstörung in die morphologisch nachweisbare Gefäßwanderkrankung oder ihr gleichzeitiges Vorhandensein (Spasmen *und* Sklerose!) wird nirgends so einsichtig wie hier. Der permanente Hochdruck ist die häufigste Veranlassung aller Coronarinsuffizienzen, Myokardinfarkte, chronischen Myokardschäden und einer Schwäche des linken Ventrikels. Der Beginn seiner Erlahmung wird oft durch einen präsystolischen *Galopprhythmus* angezeigt, der bei schwerer Insuffizienz in einen diastolischen übergeht. Der Hochdruck, der „rote" wie der „blasse", stellt auch das größte Kontingent zu den plötzlichen Anfällen von *Asthma cardiale* des Nachts. Auch die *cerebrale* Form des *Asthmas* gehört in das Krankheitsbild (s. S. 38). Die übrigen Zeichen der chronischen Kreislaufschwäche sind an dieser Stelle nicht weiter zu schildern. Sie schleicht sich meist allmählich ein, um bei einem äußeren Anlaß, einer „Überanstrengung", einem banalen Infekt, einem diätetischen Sichübernehmen scheinbar akut hervorzutreten. Ödeme sind bei der benignen Nephrosklerose kardialen, nicht renalen, Ursprungs, fehlen aber oft lange Zeit. Der Blutdruck braucht bei Herzkreislaufschwäche keineswegs abzusinken, er kann sogar besonders ansteigen *(Stauungshochdruck)* und sich nach Behebung der Insuffizienz, je nach der gegebenen Lage, von oben oder von unten, auf das oft dem besten Allgemeinbefinden entsprechende, erhöhte Niveau einregulieren. Die Gefahren, die beim Fortschreiten des Leidens oft erst nach Jahrzehnten kommen, drohen also vom Kreislauf, nicht seitens der Niere. Denn letztere erweisen der normale, höchstens Eiweißspuren ohne wesentliches Sediment enthaltende *Harn* und alle

Funktionsprüfungen bei oft überschießend ausfallendem Wasserversuch klinisch intakt. Ebenso überraschend wie unter Umständen der *akute Coronartod* des Hypertonikerherzens (Herzschlag, Sekundenherztod = Kammerflimmern) blitzt oft aus scheinbar heiterem Himmel die zweite Gefahr auf: die *große Apoplexie*. Sie erfolgt nicht, weil der hohe Druck die Gefäßwand zum Bersten bringt, denn normale Hirngefäße vertragen einen Innendruck bis zu $1^1/_2$ Atm., sondern die örtliche, sklerotische Erkrankung der Gefäßwand und die lokale, vasomotorische Dysregulation haben eine Patho(Nekro)biose des Gewebes wie des Gefäßes selber zur Folge. Das vasomotorische Moment und die oft kleinere Erweichungsherde im Gehirn setzende örtliche Ernährungsstörung äußern sich in den häufigen kleinen, passageren Insulten und bei all den Krankheitsbildern der Pseudourämie, die als flüchtigere, manchmal apoplektiforme Störungen der Glieder, der Sprache, der Atmung, der Sinnesorgane, der höheren geistigen Funktionen früher besprochen worden sind (s. S. 38).

Bei einer so allgemeinen Gefäßerkrankung, bei der auch Phlebosklerose neben der arteriellen einherläuft, ist die *Permeabilität der Gefäße* oft schon früh verändert. Jedes abundante, wiederholte *Nasenbluten* (Epistaxis) älterer Leute ist auf Hochdruck verdächtig, es behebt den Blutandrang zum Kopf eine Zeitlang wie ein Aderlaß; kleinere Blutaustritte in die Konjunktiven, in den Glaskörper, auf der Haut besonders beim Blutdruckmessen in Form der mehr oder weniger zahlreichen, punktförmigen Petechien des positiven Rumpel-Leedeschen Phänomens, deuten eine ***vasculär bedingte, hämorrhagische Diathese*** an, die sich erst viel später mit dem Fortschreiten der Sklerose zu den schweren Erscheinungen am Zentralnervensystem und im Auge zum hämorrhagischen Glaukom steigern kann.

Der *Augenhintergrund* zeigt den sog. Fundus hypertonicus ruber mit „Kupferdrahtarterien", sog. Überkreuzungsphänomenen und gelegentlichen spärlichen, kleinen Blutaustritten, aber keine Retinitis angiospastica oder gar Papillitis mit Ödem. Die spastische Konstriktion der Retinaarterien und die etwaige Ausbildung der charakteristischen weißen Maculaherde läßt den Grad des allgemeinen Arteriolospasmus gleichsam ablesen und damit den möglichen Übergang der Krankheit in die maligne Sklerose.

Für die *Prognose* ist mehr als die Höhe des systolischen der diastolische Blutdruck und das Lebensalter des Kranken von Bedeutung, im übrigen aber wesentlich Art und Schwere der Funktionsstörungen seitens der lebenswichtigen Organe, voran Herz und Hirn. Die Augenhintergrundsveränderungen, von der einfachen Gefäßsklerose bis zu den verschiedenen Graden der Retinopathie, liefern namentlich in allen Übergangszuständen zur malignen Sklerose einen besonders wichtigen Maßstab für die Prognose wie für die Einteilung der Fälle nach ihrer Schwere. Sie kommen, bezogen auf gleiche Blutdruckhöhe und -labilität, häufiger beim männlichen als beim weiblichen Geschlecht vor, und ebenso ist die durchschnittliche Lebensdauer bei jenem stärker verkürzt als bei diesem.

Behandlung[1]. Bei einer so ausgesprochen mit dem Prozeß des Alterns verknüpften Erkrankung steht obenan, das Tempo dieser Abnützungs- und Involutionsvorgänge in einem physiologischen Maße zu halten. Alle Infektionen (Fokalherde) können es beschleunigen, manche haben besondere Beziehungen zum Gefäßsystem (Rheumatismus, Fleckfieber u. a.). Zuverlässige Mittel und Methoden, den Blutdruck zu normalisieren, gibt es nicht. Der Kreislauf wird am ehesten durch seelisch und körperlich ruhige Lebensweise entspannt. Keine Überlastung und Hetze! Tägliche Erholungsstunden, ausreichender Schlaf. Ein- bis zweimal im Jahre längere, häufiger kürzere Arbeitspausen, z. B. als verlängertes Wochenende. Das ganze Reich der Seele und des Gemütes: Sorgen, Konflikte, höhere und niedere Triebe usw., bedarf psychologischer Einfühlung, unter Umständen können Methoden der spezielleren Psychotherapie (autogenes Training, Hypose) in Betracht kommen! Die oben erwähnten Methoden zur Prüfung der Labilität des Blutdrucks *(Bettruhe, Nitrite, Barbitursäurederivate)* vermögen zuweilen eine wohltätige Drucksenkung von längerer Dauer herbeizuführen oder wenigstens Spitzen der Übersteigerung abzuschneiden. Zu letzterem kann auch die vorübergehende Wirkung eines

[1] Hierzu vgl. S. 32.

Aderlasses (300—600 ccm) dienen. Bei vollblütigen Hypertonikern mit Habitus apoplecticus beseitigt er Kongestionen, dadurch bedingte Kopfschmerzen (gegen diese auch Blutegel am Proc. mastoideus) sowie manche anderen hypertensionellen Beschwerden, im allgemeinen vasomotorisch regulierend, entlastend, entschlackend, entspannend. Leicht polyglobulische, sonst gesunde Hochdruckkranke eignen sich daher vorzüglich als Blutspender. Kleine, über den Tag verteilte Dosen der erwähnten Sedativa *(Luminaletten, Prominaletten)* einschließlich großer Dosen Baldrian (bei Herzklopfen) unterstützen nur die Beruhigung im allgemeinen.

Sehr oft hat die *Herzkreislauftherapie* im Mittelpunkt zu stehen, denn viele Beschwerden enthüllen sich ex juvantibus als latente Linksinsuffizienz. Die Behandlung der manifest dekompensierten Zustände erfolgt mittels Bettruhe, Diät, Digitalis, Strophanthin und Diureticis nach den im Kapitel „Kreislaufkrankheiten" gegebenen Vorschriften. Die Befürchtung, mit richtiger Digitalisdosierung durch bedrohliche Blutdrucksteigerung die Gefahr einer Apoplexie heraufzubeschwören, verkennt die Vorgänge, welche einer Gehirnblutung zugrunde liegen. Auch indifferente oder CO_2-Bäder mit Nachruhe oder protrahierte Teilarmbäder nach SCHWENNINGER-HAUFFE können vorübergehend den Blutdruck senken und den nicht dekompensierten Kreislauf des Hypertonikers günstig beeinflussen. Von ihrer Wirkung auf den Blutdruck sollte man sich individuell überzeugen, ehe man einen Hypertoniker den begleitenden Anstrengungen und Erregungen in einem der sog. Herzbäder (Nauheim, Oeynhausen, Orb u. a.) aussetzt. Diese wie gute Sanatorien sind in vielen Fällen vor allem in Ruheperioden zur Anlernung der Lebensweise und Lebensführung zu benutzen. Die vegetativen Antriebe des Kreislaufs und damit des Blutdrucks können vermindert werden durch *streng NaCl-arme*[1], *ungesalzene, laktovegetabile Kost* (Eiweiß etwa 0,75 g/kg, Verminderung des Plasma- und Minutenvolumens, der spezifisch-dynamischen Wirkung). Sie senkt, auch über Monate gebraucht, den Druck keineswegs regelmäßig, die Umstellung wirkt eher als die Dauer. Deshalb bei geringem Erfolg und später eventuelle Erleichterung durch täglich zugewogene kleine Salzbeigaben (3—5 g am Tage) zu salzfrei hergestellten Speisen. Fortfall allen Übermaßes, kein *Nicotin*; *Kaffee, Alkohol* nur ausnahmsweise in kleinen Dosen (Coffein 0,07 g)[2] zu mehr psychischen und arzneilichen Zwecken. Adipositas durch Fasten, Saftfastenkuren und Rohkost energisch bekämpfen, eventuell zusätzlich einige Entwässerungstage durch Salyrgan und, wo nötig, *vorsichtige kleine Thyroidingaben, welche den Kreislauf nicht anregen dürfen.* Solchen Typen mit hochgedrängtem Zwerchfell und Herzen nützt auch Atemgymnastik (Bauchtiefatmung), während bei anderen gutgeleitete muskuläre Entspannungsübungen die allgemeine unterstützen können. Gegen schweres Einschlafen oder *Schlaflosigkeit:* psychische Beeinflussung, beruhigende Ausfüllung der Abendstunden, Stuhlregelung; physikalische Mittel, wie Wadenwickel, regelmäßiger Leibprießnitz für die Nacht, Teilarmbäder, ableitende heiße Fußbäder. Der Gebrauch chemischer Schlafmittel (*Evipan, Adalin, Bromural, Phanodorm* und andere Barbitursäurepräparate, *Eldoral* und viele andere, eventuell in Kombination) hat individualisierend, da die Abbaugeschwindigkeit und Wirkungsstärke wechselt, zwischen Erzwingung der so nötigen Ruhe einerseits, der Gewöhnung andererseits hindurchzusteuern.

Bei den häufigen *Durchblutungsstörungen innerer Organe* (Coronarien, Hirngefäße) hilft die milde Gefäßerweiterung durch *Purin*derivate: *Theobromin, Diuretin* oder *Jodcalcium-Diuretin* (0,25—0,5 g 2—3mal täglich) in Kombination mit *Baldrian* und *kleinen Luminaldosen* (0,02), ferner *Nitrite (Nitroglycerin, Moloid, Erythroltetranitrat),* auch *Acetylcholin,* besser seine stabilisierten Derivate *(Doryl, Pacyl)* (auch gegen Kopfschmerzen). Die gefäßerweiternde Wirkung der *Sexualhormone (Testoviron, Progynon)* gereicht auch aus allgemeinen Gründen dem alternden Gefäßsystem zum Vorteil. Den Blutdruck senken sie in der Regel nicht, außer eventuell im Klimakterium. Bei den *Rhodaniden* (3 mal 0,1 Rhodankali, Rhodapurin), welche in dieser Weise wirken können, liegen therapeutische und toxische Dosen nahe beieinander (kleine therapeutische Breite). Man soll deshalb den Rhodanblutspiegel kontrollieren. Das früher sehr übliche *Jod* hat noch keine genügende rationale oder empirische Begründung erhalten. *Rutin,* ein pflanzliches Glucosid, bessert nur, wie übrigens teilweise auch NaCl-arme Kost, die erwähnte Neigung zu hämorrhagischer Diathese, ohne bisher erwiesenermaßen die Gefahren größerer Blutungen abzublenden.

Besonders von amerikanischer Seite in großen Serien unternommene chirurgische Versuche verschiedener Art, durch supradiaphragmatische Resektion der Nn. splanchnici und des Sympathicus von Th. 9—12 (PEET) oder durch lumbodorsale Sympathektomie (besonders L 1 und 2 bzw. mehr nach SMITHWICK) ein weiteres Strombett zur Blutdrucksenkung zu schaffen, haben trotz mancher Erfolge, namentlich in der Beseitigung von Hochdruckbeschwerden unterhalb des 50. Lebensjahres, noch keine allgemein anerkannte Indikation gewonnen. Nierenstielentnervung oder partielle Nebennierenresektion sind

[1] Siehe Fußnote 2, S. 4; S. 25; Technik s. S. 86.

[2] Bei nicht an Coffein Gewöhnten, wie z. Z. der Großteil der deutschen Bevölkerung.

nutzlos. Nach manchen amerikanischen und schwedischen Statistiken mit großen nicht operierten Vergleichsserien ist die Verlängerung der Lebensdauer durch die neurochirurgischen Eingriffe beachtlich, und die dauerhaften Senkungen des systolischen Blutdrucks, im Mittel um etwa 60 mm Hg, des diastolischen um 40 mm, manche bis zu 100/85 mm, überwiegen die Versager an Zahl erheblich. Die Labilität des Drucks, spontan oder unter Nitrit bzw. Luminal (s. o.), vor der Operation läßt das Ergebnis nicht voraussagen. Daher ist die Auswahl der Fälle freilich schwierig und noch ungeklärt. Kranke jenseits des 55. bis 60. Lebensjahres, solche mit nichtkompensierbarer Herzkreislaufinsuffizienz, sehr großem Herzen oder schweren elektrokardiographischen Veränderungen und anginöser Oppression, ferner Restzustände nach größeren cerebralen Insulten scheiden aus. Hingegen bildet sich Retinitis angiospastica (Retinopathie) allein, bei befriedigender Nierenfunktion, nicht selten nach der Operation zurück. Angesichts der ungünstigen Vorhersage fortschreitender Fälle, beim Übergang des benignen in den malignen Hochdrück, sollte deshalb, wenn längere interne Behandlung erfolglos blieb, namentlich in jüngeren Jahren (40—50), die sich bietende Chance benutzt werden, obwohl gelegentlich kleinere postoperative Nachbeschwerden durch Orthostase und Impotentia coeundi in Kauf zu nehmen sind.

2. Maligne Nephrosklerose (primäre genuine Schrumpfniere).

Die klassische primäre Schrumpfniere kommt nach einem Entwicklungsstadium unbekannter Dauer als „blasser" Hochdruck meist bereits in den mittleren Lebensjahrzehnten (4.—5.), im Durchschnitt also früher als die benigne Form zur Beobachtung und, außer in den erwähnten Übergangsfällen, ohne daß eine längere Phase reinen Hochdrucks ohne Nierenerscheinung bemerkt worden ist. Dauert der Ablauf dieser im Mittel ein, selbst mehrere Jahrzehnte, so ist er bei jener auf wenige Jahre, häufig nur 1—2, bemessen. Bei der malignen Verlaufsart melden sich zuerst oft ganz ähnliche Beschwerden wie bei der essentiellen Hypertension, häufiger jedoch gleich von Anfang an auch Erscheinungen, die von beginnender Funktionseinschränkung der Nieren herrühren.

Die bösartige Progredienz hat ihren Grund in dem Grade der Nierenischämie und dem dargestellten Zirkel des renalen Hochdrucks (s. S. 28 ff.). *Anatomisch* entwickelt sich neben der elastisch hyperplastischen Intimaerkrankung der Präarteriolen und mittleren Arterien wie bei der benignen Sklerose in den Arteriolen eine *Endarteriitis obliterans*, dazu treten *Nekrosen in der Wand (Arteriolomalacie)* mit Plasma- und Blutaustritt sowie Zellwucherungen, die den entzündlichen, granulomartigen Bildungen bei Periarteriitis nodosa sehr ähnlich sind. Durch hochgradige Gefäßveränderungen veröden immer mehr Glomeruli, die zugehörigen Kanälchen gehen unter, das interstitielle Bindegewebe vermehrt sich, es entsteht die blasse, *blaßgelbliche, stark verkleinerte Granularniere*. Die charakteristischen Gefäßprozesse finden sich in Verbindung mit dem universellen Arteriolospasmus auch in anderen Gefäßprovinzen, so in der Retina.

Die *Ätiologie* dieses häufigen Todesleidens ist durch die experimentelle Erzeugung dieser anatomischen Veränderungen im Drosselungsversuch nicht geklärt. Bei starker hereditärer Anlage können wahrscheinlich verschiedene exogene Faktoren begünstigen, daß der renale Anteil an der physiologischen Blutdruckregulation in diesen verhängnisvollen, bei hochgradiger Nierenischämie toxisch-malignen Zirkel hineingerät (Infekte, Lebensweise, Gifte). Die *Schrumpfniere der chronischen Bleivergiftung und der Gicht* bildet eine kleine Gruppe für sich, Lues ist manchmal in der Vorgeschichte, die Rolle der Allergie durchaus ungeklärt.

Symptome und Verlauf. Der helle Harn enthält *Eiweiß* bis einige Promille und im Bodensatz *granulierte* und *epitheliale Cylinder*, renale Epithelien, Leukozyten und eine meist kleine Anzahl von Roten. Die subjektiven Beschwerden und die übrigen objektiven Zeichen können zunächst denen bei den benignen Sklerosen durchaus gleichen. Nur die nie fehlende *Retinitis angiospastica* (albuminurica), die Entwicklung einer sog. Spritzfigur weißlicher Degenerationsherdchen um die Macula oder Papillenödem und größere Blutaustritte zeigen den Ernst der Lage an. Die ganz schmalen Arterien des meist blassen Augenhintergrundes glänzen wie „Silberdraht". Diese Bilder des Augenhintergrundes können auch allein, noch ohne oder ohne wesentliche Harn- und Nierenfunktionsveränderungen, im Rahmen der früher geschilderten Hochdruckbeschwerden das Wesen der Krankheit offenbaren („maligne Hypertension") und die Prognose bestimmen.

Zu der Nykturie aus Kreislaufgründen kommt eine renal bedingte *Zwangspolyurie*, welche ein oft lebhafter *Durst* unterhält. Sie ist wie die Blutdrucksteigerung selbst als Kompensationsvorgang aufzufassen und deshalb nicht etwa zu bekämpfen. Bald aber fangen die Nieren an zu versagen, das spezifische Gewicht des Tagesharns und seine Variation in den Stundenportionen bei verschiedener Trinkmenge engt sich immer mehr um den Wert des enteiweißten Blutplasmas (1010) ein (*Hypo-*, schließlich *Isosthenurie*). Damit ist das Stadium der Nierensuffizienz in das der Insuffizienz übergegangen. Die Funktionsprüfungen fallen unbefriedigend aus (Wasser-Konzentrationsversuch, AMBARDS-Konstante, REHBERG-Zahl, U^{+}-clearance s. S. 40). Die Endprodukte des Eiweißstoffwechsels, zuerst oft nur die Harnsäure, dann der RN, reichern sich im Blute an, ebenso die zum Teil giftigen aromatischen Spaltstücke der Darmfäulnis (positive Xanthoprotein- und Indolreaktion). Letztere werden besonders für die sich regelmäßig einstellende *hypochrome Anämie* angeschuldigt. Die Knochenmarkschädigung ist aber zugleich ein Teilstück der allgemeinen Störung im Proteinstoffwechsel. Das blasse, leicht grau-gelbliche fleckige Aussehen der in späteren Stadien kachektischen, in Gesicht und Mundhöhle ausgetrockneten Kranken hat also mehrere Ursachen: erstens den Arteriolospasmus auch in der Haut, zweitens die Anämie, und drittens reichern sich nach BECHER in der Haut Chromogene mangelhaft ausgeschiedener Harnfarbstoffe an, die am Licht gelbbräunlich nachdunkeln[1]. Solange noch der hypertrophe linke Ventrikel, auf den hier alles ankommt, die vikariierende Mehrdurchblutung einer genügenden Anzahl noch erhaltener zum Teil vergrößerter Glomeruli leistet, kann besonders bei an Eiweiß knapper (gerade ausreichender) Ernährung die Stoffbilanz auf dem Stand der erhöhten Blutspiegel noch gehalten werden. Ödeme kardiorenaler Genese — renal, insofern der renale Hochdruckmechanismus und die renale Insuffizienz die Permeabilität des Gefäßsystems in allen Teilen verändern — entwickeln sich meist erst später, da sich das Herz in Form und Funktion oft besser hält als die Corda bovina der benignen Sklerose. Die stark spastisch kontrahierte Radialarterie läßt den Puls geringer gefüllt erscheinen als bei der essentiellen Hypertension, das kann über den hohen Grad der Spannung täuschen; das enge Gefäßrohr ist wie ein Draht unter dem Finger zu rollen *(Drahtpuls)*. Das Endstadium der Niereninsuffizienz zieht sich meist lange hin, der Zusammenbruch kommt schleichend unter dem S. 33 beschriebenen Bilde der stillen (asthenischen) *Urämie*, kann aber auch ganz plötzlich einsetzen, *pseudourämische Symptome* können dabei sein. Hebung eines abgesunkenen Kreislaufes kann die Lage vorübergehend manchmal noch meistern, aber schließlich steuert das für die Umgebung oft nicht weniger als für das meist wechselnd getrübte Bewußtsein des Kranken selbst qualvolle Hin und Her unaufhaltsam dem Ende zu.

Varianten dieses typischen Verlaufs entstehen durch das verschiedene Tempo und seinen zeitweisen Wechsel bei demselben Kranken, durch die mehr oder weniger starke, frühere oder spätere Beteiligung anderer Organe als der Niere an dem malignen Gefäßprozeß und zuweilen seine verschiedenartige Entwicklung aus einer zunächst „benignen“ Form. — Beim Diabetes mellitus, dessen Beziehung zum essentiellen Hochdruck erwähnt wurde, auch bei der Gicht, gibt es in sich wieder verschieden gestaltete Nephrosklerosen mit charakteristischen histologischen Besonderheiten (*Glomerulosklerose*, KIMMELSTIEL). Das Krankheitsbild sieht bei den Jüngeren zunächst wie eine Nephrose aus (hohe Harneiweißmengen, starke Ödeme, Hypoproteinämie, gelegentlich Lipoidurie), später entwickelt sich maligner Hochdruck und Neuroretinitis oder bei den Älteren ist es von vornherein eine maligne Sklerose, zu der weiterhin nephrotische Züge hinzukommen.

Die *Behandlung* hat den Kreislauf hochzuhalten, die Lebensweise wie bei der benignen Sklerose und dem essentiellen Hochdruck zu regeln, aber darüber hinaus den Eiweiß- und Salzstoffwechsel, wie bei sekundärer Schrumpfniere (S. 52) angegeben, zu leiten, um die Urämie durch Stützung der Kompensations-

[1] Dasselbe im Harn s. S. 33.

mechanismen hinauszuschieben. Bei kompensatorischer Zwangspolyurie ist deshalb Trockenkost verfehlt; bei Hypochlorämie (eventuell hypochlorämisches Koma) nicht salzfrei! (s. S. 33ff., 68), Aderlässe wegen der Anämie nur im Notfall. Im übrigen symptomatisch verfahren, menschlich-seelische Eigenschaften individuell ärztlich bewähren und schließlich auch mit Mohnderivaten zur rechten Zeit das Ende erleichtern.

e) Nephrosen.

Unter Nephrosen versteht man alle nicht entzündlichen, degenerativen, doppelseitigen hämatogenen Formen des Morbus Brighti, welche durch eine Schädigung der Tubulusepithelien ohne Durchblutungsstörung der Niere charakterisiert sind. Diese Definition faßt sehr verschiedengeartete Zustände zusammen. *Genuine Nephrosen* im klinisch ursprünglichen Sinne sind *chronische* Erkrankungen, welche folgende Symptome charakterisieren: 1. die *große, massige Albuminurie* (5—10‰ und mehr; 85‰ beobachtet); 2. *Fehlen von Hämaturie* bis auf gelegentliche Andeutung von Mikrohämaturie im Harnsediment; 3. *Fehlen von Blutdrucksteigerung* auch geringeren Grades; 4. *hochgradiges Ödem* als vorwiegend extrarenales Symptom; 5. *ungeschmälerte Stickstoffausscheidung*, infolgedessen keine Urämie; 6. *Hypoproteinämie* des Plasmas und Verschiebung seines Eiweißspektrums nach der grobdispersen Seite der Globuline; 7. häufig *Hypercholesterinämie*.

Der *Eiweißreichtum* des Harns bringt ihn bei der Kochprobe oft ganz zum Erstarren. Soweit die Retention im Gewebe Material übrig läßt, dokumentiert die Niere durch hohe spezifische Gewichte (> 1030) und Kochsalzkonzentrationen des Harns ihre intakte Funktion. Der Harnbodensatz zeigt zahlreiche Cylinder aller Art, viele renale Epithelien, Leukocyten, selten und nur wenige Rote. Bei den sog. **Lipoidnephrosen** sind die renalen Epithelzellen vollgestopft und besetzt mit Fettropfen, größtenteils doppelbrechende Cholesterinester. Der ganze Harnbefund kann sich später sehr vermindern, ja zeitweise fast verschwinden. Beschwerden macht fast nur die hochgradige Wassersucht mit Scrotal- und Präputialödem. Hirndruck mit eklamptischen Zuständen kommt aber praktisch nicht vor (niedriger Blutdruck!). Das *Blut* nimmt an der Verwässerung nicht im Stadium der Ödembildung, eher später und bei Ausschwemmung der Ödeme teil. Die Albumine im Plasma sind meist stärker vermindert als die Globuline vermehrt, darunter vor allem das Fibrinogen, daher die charakteristische *Hypoproteinämie* mit *Verkleinerung des A/G-Quotienten* und im Zusammenhang damit die starke Beschleunigung der Senkungsgeschwindigkeit und Abnahme des kolloidosmotischen Druckes. Die *Blutchlorwerte* sind wie die Hydrämie von extrarenalen Faktoren bestimmt, teils tief, teils hoch. Das *Cholesterin* steigt von etwa 200 mg-% normal bedeutend, gelegentlich bis auf das Fünffache, die Esterfraktion (normal $^2/_3$) voran. Das je nach der Ernährung mehr oder weniger helle Serum erscheint dann ebenso wie etwaige seröse Ergüsse milchig trüb (pseudochylös). Die Lipoidämie der Lipoidnephrosen zeigt das vor allem. Herz, Kreislauf und Augenhintergrund bleiben normal; im Anfang manchmal Durchfälle, der *Grundumsatz* kann erniedrigt sein.

Anatomisch sind die Epithelien der Tubuli contorti, besonders diejenigen erster Ordnung, mit hyalin-tropfigem Eiweiß, bei den Lipoidnephrosen mit den Fetttropfen doppelbrechender Cholesterinester gefüllt *(buttergelbe Niere)*. Der Glomeruluskapselraum enthält Eiweiß, die Kanälchen oft breite Cylinder. Die Glomeruli zeigen wenig Veränderung (zuweilen verdickte Basalmembran), trotzdem läßt ihre Wand massenhaft Eiweiß hindurch. Eine dieser abnormen Durchlässigkeit entsprechende Steigerung der Filtrationsgröße hat sich jedoch mittels der Clearancemethoden bisher nicht immer nachweisen lassen. Die Eiweiß- und Fetttropfen in den Tubulizellen gelangen im wesentlichen nicht von der Blutseite, sondern vom Lumen des Harnkanälchens aus in die Epithelzellen (s. S. 21).

Ätiologie, Pathogenese, Verlauf. In der Vorgeschichte ist Lues häufig, im Einzelfall kommen Beziehungen zu Tuberkulose, HODGKINscher Krankheit, Sepsis, Malaria und primär chronische Arthritiden vor. Die Abartung der Eiweißbildung durch plasmacelluläre Myelome (Plasmocytome, KAHLERsche Krankheit) erzeugt mit der massigen Ausscheidung des dem Gesunden fremden BENCE-JONESschen Eiweißkörpers ebenfalls ein nephrotisches Bild. Wie oft die genuine Nephrose, geht es fast regelmäßig in Amyloid über. Auch andere maligne Tumoren: Hypernephrome, Sarkomatosen können eine sekundäre Nephrose ähnlicher Art entwickeln. Auch bei den *genuinen Nephrosen* läßt die schwere Veränderung des Eiweißspektrums im Plasma und die Tatsache, daß das Plasmaeiweiß wenigstens zum großen Teil durch eine histologisch unversehrte Wand der Glomerulusschlingen in den Harn übertritt, an eine Störung im chemischen Feinbau der Bluteiweißkörper denken und die degenerativen Prozesse im Tubulusepithel als sekundär erscheinen (Diabetes albuminuricus). Immunbiologische Eigentümlichkeiten können diese Hypothese stützen. Die schwere Abnahme und Verschiebung des Plasmaeiweißes ist jedenfalls nicht einfach eine Folge der hohen Eiweißverluste mit dem Harn. Ebensowenig ist die Lipoidämie der Lipoidnephrosen einfach als Fettmobilisation bei Eiweißhunger aufzufassen. Hypoproteinämie und Verkleinerung des A/G-Quotienten kommen zwar bei chronischem Hunger und Eiweißhunger vor, sie sind in Tierversuchen durch häufige Aderlässe mit regelmäßiger Wiedereinspritzung der abgetrennten Blutkörperchen zu reproduzieren *(Plasmapherese)*, aber sie begleiten auch Schädigungen der Plasmaeiweißbildung in Knochenmark und Leber bei vielen Infekten und Tumoren. Im Gegensatz zu den anderen Formen des Morbus Brighti sind die Nephrosekranken weder von Folgen der Hypertension noch von Urämie bedroht, wohl aber von Infekten, besonders durch pulmonale oder peritoneale Pneumokokkenaffektionen. Infekte wie Erysipel, das bei hochgradigem Anasarka Gefahr bringt, oder Masern bei Kindern können jedoch auch unerwartet rasch einen Umschwung im ganzen Zustand herbeiführen. Genuine Nephrose unbekannter Ätiologie kann nach monate- und jahrelang sich hinziehendem Verlauf spontan heilen, auch rückfällig werden nach längerem, ödem- und eiweißfreiem Intervall. Von der sog. *Pseudonephrose*, d. h. der chronischen Glomerulonephritis mit sog. „nephrotischem Einschlag" (s. S. 50) sind echte Nephrosen durch das dauernde Fehlen von Blutdrucksteigerung, Hämaturie und Stickstoffretention unterschieden. Da aber bei der chronischen Nephritis mit nephrotischem Bild und noch suffizienter Niere alle drei Zeichen eine Zeitlang ebenfalls fehlen können, die Harnkonzentrationsfähigkeit der nephrotischen Niere bei starkem Ödem aus extrarenalem Grund nicht auswertbar sein kann und lipoides Harnsediment auch bei Pseudonephrose vorkommt, kann die *Differentialdiagnose* schwierig und erst nach längerer Beobachtung möglich sein. Sehr hohe Blutcholesterinwerte sind für Nephrose, auch geringere Blutdrucksteigerungen, soweit nicht „nervös" vorübergehend, für chronische Nephritis beweisend.

Behandlung. Bei den echten Nephrosen ist der Eiweißverlust durch eiweißreiche Kost jeder Form zu ersetzen, gegen die infolge der einwandfreien Stickstoffausscheidung keine Bedenken bestehen. Bei der pseudonephrotischen Spielart der chronischen Nephritis ist man natürlich meist nicht in dieser glücklichen Lage. Die extrarenal bedingten Ödeme sind durch salzfreie Ernährung, Flüssigkeitseinschränkung und Diuretica zu bekämpfen, neben den Purinderivaten (s. S. 26, 42) vor allem Harnstoff (ein- bis mehrfach 20 g täglich), Kalisalze (Liquor Kali acetici) und auch die Hg-Gruppe mit und ohne therapeutische Acidose (s. S. 13, 86/87), besonders aber Thyreoidin (2—3mal 0,3 einige Tage), stoßweise. Auch Calciumglukonat intravenös oder Alkali (Na bi 20 g täglich) kann Harn treiben (selten). Fiebertherapie (Pyrifer) und eventuell hochkonzentriertes (Trocken-)Serum (100 ccm intravenös)[1] kommt in Frage (letzteres in Deutschland gegenwärtig nicht erhältlich). Konzentrierte Fremdkolloide intravenös (Gelatine, Gummi arabicum) zur Erhöhung des kolloidosmotischen Drucks sind abzulehnen. Gegebenenfalls antiluetische Kur (Neosalvarsan, Bi, auch Schmierkur oder Embarin). Latente Infektherde beachten.

Beruhen Nephrosen auf chronischen Eiterungen (Knochen-, Empyem- usw. Fisteln, Bronchiektasen, Pyonephrose), auf Tumorkachexie und Lues, so gesellt sich zur Degeneration des Tubulusepithels gern *amyloide Entartung* (Nephrose mit Amyloid). Ein hochmolekularer Eiweißkörper, der Jodreaktion ähnlich der Stärke gibt, wird dabei in und um die Gefäßwand, besonders der Glomerulusschlingen, und in die Basalmembran der Tubuli eingelagert. Meist ist

die Amyloidniere

nur ein Teilstück einer *allgemeinen Amyloidose*, die vor allem in Milz, Leber und Darm sich zeigt (Amyloidglomerulonephrose). Infolge der Glomerulibeteiligung kommt zum Bilde der Nephrose N-Retention mit RN-Anstieg im Blut, Blutdrucksteigerung und echte Urämie hinzu. Die Amyloidniere erscheint gewöhnlich als große, weiße Niere, kann aber auch schrumpfen, während sonst bei Nephrosen Nierenschrumpfung noch seltener ist. Befällt das Amyloid allein die Gefäße,

[1] Über die mögliche Gefährdung durch ein homologes Sammelserum (wahrscheinlich durch ein Virus bedingte Gelbsucht) s. Bd. I: Leberkrankheiten.

so fehlen bei Intaktheit der Epithelien die Züge der Nephrose, ja unter Umständen alle klinischen Erscheinungen einschließlich der Albuminurie.

Zur Erkennung des Amyloid kann die BENNHOLDsche Probe dienen. Kongorot, intravenös gegeben, verschwindet im Gegensatz zum Normalen schon bei Nephrosen wegen der schlechten Adsorption des Farbstoffes an die veränderten Plasmaeiweißkörper zu 40% in der ersten Stunde aus dem Blut und tritt reichlich in den Harn über. Bei Amyloid erscheint es dort nicht, verläßt aber die Blutbahn noch schneller (60%), weil es an das Amyloid der Gefäßwände gebunden wird.

Als *akute Nephrosen* gelten meist leichte Formen mit geringer Albuminurie, die oft beiläufig die verschiedenen Infektionskrankheiten begleiten, namentlich Diphtherie, Typhus, Cholera, Pneumonie und Sepsis und dort besprochen werden. Wenn sie sich, selten, zu schweren nekrotisierenden Schädigungen des Tubulusepithels steigern, so werden sie den sog. *Nekronephrosen* ähnlich. Diese Sonderform findet sich vor allem bei der *Quecksilber- (Sublimat-)* und *Salvarsanvergiftung* sowie bei schwerer *Hypochlorämie* (s. S. 33ff., 68).

Die nekrotisierende Sublimatnephrose

weicht vom Nephrosenbilde stark ab. Sie verläuft „*trocken*", ohne Ödem, mit Oligurie bezüglich Anurie, je früher diese einsetzt, um so schwerer, mit *Stickstoffretention* im Blut, daher auch Urämiegefahr. Blutdruckanstieg nur in einer Minderzahl der Fälle (zuweilen aber sehr hoher). Daneben die allgemeinen Zeichen der Hg-Vergiftung: Erbrechen blutigwäßriger Massen, ulceröse Gastrocolitis mit blutigen Durchfällen, Speichelfluß und Verätzungen von Mundhöhle und Speiseröhre. Der spärliche Harn enthält oft viel Eiweiß (bis 20‰), ein reichhaltiges Sediment mit Cylindern jeder Art und vereinzelten Erythrocyten, aber kein oder sehr wenig Natriumchlorid. Dieses geht aus dem Blut ins Gewebe (*Hypochlorämie*), wo es trocken retiniert wird. Starkes Absinken der Alkalireserve im Blut zeigt Acidose an, welche sich in Hyperventilation und Dyspnoe äußern kann. Die immer ernste Prognose bessert sich erst mit Wiederanstieg der Urinmenge, welche überschießend die zurückgehaltenen Stoffmassen ausschwemmt. Andernfalls erfolgt der Tod etwa 5—20 Tage nach der Vergiftung unter zunehmender Somnolenz, seltener im plötzlichen Vasomotorenkollaps. — Ähnliche nekrotisierende Nephrosen begleiten die *Salvarsan-*, *Chromat-* und *Veronal*vergiftung.

Die *Therapie* hat im Beginn durch Magenspülung (Vorsicht bei Oesophagusverätzung!) möglichst viel Gift wieder zu entfernen, wobei dem Spülwasser Kohlepulver (2—3 Eßlöffel je Liter) zugesetzt werden kann. Eiweißlösungen (Milch) binden Quecksilber. Thiosulfat und SH-Verbindungen (Cystein, Methionin, Glutathion, BAL[1]) sind vielleicht von Nutzen. Mundpflege. Atropin und Opiate gegen die Darmspasmen, bei Colitis 4—6mal 1,5 g Bismut. carb. Kreislauf stützen! Glucose (5%) intravenös oder als Tropfeinlauf. Trotz der Hypochlorämie ist Kochsalzzufuhr erst ratsam, wenn die Diurese wieder anfängt, dann aber sehr wichtig. Bei Anurie ist wie bei eklamptischer Urämie zu verfahren (s. S. 38, 48).

Schließlich gibt es noch *Speicherungsnephrosen* bei Diabetes, Gicht und Speicherungskrankheiten (Thesaurismosen), worauf verwiesen sei.

f) Die Schwangerschaftsniere.

In der Schwangerschaft — oft von der Mitte der Gravidität ab — kommen Nierenleiden vor, die durch ihre enge Beziehung zur Eklampsie, das klinische Bild und die anatomischen Veränderungen eine gewisse Sonderstellung einnehmen. Im Harn sehr viel Eiweiß mit Cylindern, Leukocyten und Roten, Ödeme von viel stärkerem Umfang als sie in den letzten Schwangerschaftsmonaten sonst an den Beinen vorhanden sein können, hoher Blutdruck (über 200 mg Hg), auch

[1] BAL = British Antilewisit = 2,3 Mercaptopropanol (1,8 ccm 10% i. v. 6mal tägl., bis 20 g).

Retinitis angiospastica. Kopfschmerz, schwere Capillarspasmen mit unregelmäßiger Stockung der Durchströmung, welche die Capillarmikroskopie überall sichtbar macht, und ischämische Amaurose sind ganz wie bei eklamptischer Urämie Vorboten eklamptischer Krampfanfälle gegen Ende der Gravidität. Der RN im Blute steigt gewöhnlich erst beim Nahen dieser bedrohlichen Lage, der schon physiologisch in der Schwangerschaft oft erhöhte Indicanspiegel bereits früher. Dieses der akuten Glomerulonephritis ähnliche Bild trägt demnach nephrotische Züge, es geht fließend in die Eclampsia gravidarum über. Wie diese bringt Unterbrechung der Schwangerschaft es erstaunlich schnell zur Ausheilung. Als Quellen der im Blute nachgewiesenen pressorischen Stoffe werden der Hypophysenhinterlappen, die Placenta und neuerdings die Niere verantwortlich gemacht. Eine allgemeine Giftwirkung (Schwangerschaftstoxikose) wird angenommen.

Anatomisch findet sich eine eigenartige Verbindung von Zirkulationsstörungen in den blutarmen Glomeruli, deren Schlingen samt dem Vas afferens gequollen und verdickt sind, mit degenerativen Veränderungen an den Hauptstücken, ferner Thrombosen, Stasen, Hämoglobincylinder, Rindennekrosen. Man spricht deshalb auch von *Gestationsnephrose*, besser von *Glomerulonephrose*. Die funktionelle Betrachtung, welche klinisch pathogenetisch zu führen hat, stellt den vasospastischen, allergisch-toxischen Gesamtprozeß mehr in die Nähe der akuten Glomerulonephritis.

Differentialdiagnostisch ist das Krankheitsbild mit der häufigen Pyelitis der Schwangeren, die viel weniger Harneiweiß, kein renales Sediment, keine Blutdruckerhöhung und kein Ödem aufweist, nicht zu verwechseln.

Die *Behandlung* besteht im Anfang in genauer Überwachung einer rigoros salzfreien Ernährung mit starker Beschränkung der Flüssigkeitsaufnahme und Achtung auf das Herz, dessen Versagen zu Lungenödem führen kann. Bei ernster Lage, eklamptischen Zeichen, ist die Schwangerschaft sofort zu unterbrechen. Schon vor der Schwangerschaft bestehende nephritische Erkrankungen sind, wenn sie sich während derselben verschlimmern, von diesem Bilde zu unterscheiden, aber ebenfalls sorgsam zu beobachten. Selten findet sich bei Graviden ein nephroseartiger Zustand mit Ödem und Harneiweiß, aber *ohne* Blutdrucksteigerung und *ohne* Neigung zu Eklampsie.

Tabelle 3. *Differentialdiagnostische Übersicht.*

	Krankheitsbezeichnung	Hauptsymptome	Harnbefund (Eiweiß, Cylinder)	Ausgang
		Mit Blutdrucksteigerung		
1.	diffuse, akute Glomerulonephritis	Hämaturie Ödem	++	Heilung oder eklamptische Urämie mit evtl. Heilung oder Übergang in 2 und 3
2.	chronische Glomerulonephritis .	(Ödem) eventuell Pseudonephrose	+	Übergang in 3
3.	sekundäre Schrumpfniere	(Ödem)	+ bis ++	echte (asthenische) Urämie
4.	benigne Sklerosen	roter Hochdruck	0 bis (+)	Herz- oder Hirnschlag oder chronische Herzinsuffizienz oder Übergang in 5
5.	maligne Sklerosen	blasser Hochdruck	+	echte (asthenische) Urämie
		Ohne Blutdrucksteigerung		
6.	Infektiöse Herdnephritis	Hämaturie	+	Heilung oder Chronizität ohne Schrumpfung
7.	Nephrosen eventuell mit Amyloid	Ödem	++	Heilung oder Tod an Infektion, sehr selten Schrumpfung, dann Blutdrucksteigerung und evtl. Urämie; Amyloid heilt nie

g) Extrarenal bedingte Störungen der Nierenfunktion.

1. Die Stauungsniere.

Eine im Vergleich zur Flüssigkeitszufuhr kleine Harnmenge, die in der Nacht oft größer ist als tagsüber *(Nykturie)*, dunkler, hochgestellter Harn (spezifisches Gewicht 1025—1040), der beim Erkalten oft Ziegelmehlsediment (Sedimentum lateritium) absetzt, zeigt Stauung im Nierenkreislauf an, eine regelmäßige Begleiterscheinung jeder allgemeinen Kreislaufsstauung meist schon bei Beginn. Die Harnfarbe rührt hauptsächlich von vermehrtem Urobilinogen und Urobilin als Zeichen einer Leberstauung her, in schweren Fällen kann auch Bilirubin nachweisbar sein. Der meist geringere (1—2‰) Eiweiß- und Sedimentbefund — hyaline, weniger granulierte Cylinder, einige rote und weiße Blutzellen — kann manchmal vorübergehend so stark wie bei Nephritis werden (bis 10‰ Albumen, Blut). Die Diagnose hat sich dann außer an das allgemeine Krankheitsbild und den Verlauf vor allem an das hohe spezifische Gewicht und die Konzentration der Harnfarbstoffe zu halten. Beides bringen selbständig erkrankte und insuffiziente Nieren, auch wenn gleichzeitig Herzinsuffizienz mit Stauung im großen Kreislauf vorhanden ist, nicht mehr zustande, der Harn bleibt dann trotz der Nierenstauung hell. Dieser einfache Unterschied ist schon für die erste Auffassung des Krankheitsfalles in der Sprechstunde praktisch sehr wichtig. Auch bei reiner Stauungsniere kann RN im Blut beträchtlich erhöht sein (nicht $>$ 80 mg-%), Xanthoproteinreaktion und namentlich Indol allerdings in der Regel negativ, falls keine schwerere Lebererkrankung gleichzeitig besteht. Weitere Einzelheiten sowie die Therapie s. unter Kreislaufkrankheiten.

2. Extrarenale Nierensyndrome: das hepatorenale Syndrom, das Salzmangelsyndrom. Hypochlorämie.

Unter diesen oder ähnlichen Namen (**„extrarenales Nierensyndrom“**) faßt man eine Reihe heterogener Zustände zusammen, welche noch deutlicher die Abhängigkeit der Nierenfunktion von extrarenalen Faktoren beleuchten als das unter physiologischen und pathologischen Bedingungen („Vorniere“, „Vorperiode“, Ödem usw., s. S. 5, 23) schon begegnete. Die Funktionsänderung kann sich dabei zwischen geringen Graden und völligem Versagen bewegen. Im ersten Fall findet sich nur ein im Verhältnis zur kleinen Harnmenge zu niedriges, spezifisches Gewicht (***Hyposthenurie normal*** [n], Nonnenbruch), im zweiten kommt es zur Anurie und hoher Azotämie. Auch dann aber finden sich keine oder doch nur so geringe anatomische Veränderungen in den Nieren, daß sie die schwere Funktionsstörung nicht oder ganz unzureichend erklären. Wie wir bei den blutchemischen Veränderungen der Urämie einzelne getroffen haben, welche die Leber als beteiligt anzeigten, so kann umgekehrt auch Erkrankung der Leber, des wichtigsten Organs der „Vorniere“ im Wasser- und Eiweißstoffwechsel, Nierenfunktionsstörungen bis zur tödlichen Anurie im Gefolge haben, oder besser gesagt: beide Organe wirken hier am Gesamtgeschehen in besonders enger Weise zusammen. So bei Leberkoma verschiedener Ursache, nach Operationen an den Gallenwegen, bei verschiedenen Ikterusformen (Hepatitis infectiosa Weil und contagiosa [epidemica]), aber auch bei alter, chronischer Stauungsleber, besonders wenn der Körper allzu oft mit Salyrgan entwässert und dabei therapeutisch gesäuert wurde. Für diese Koppelung der Funktionsstörung in Leber und Niere hat man die Bezeichnung: **hepatorenales Syndrom** geprägt. Wahrscheinlich liegen schwere Störungen im Fermentsystem beider Organe zugrunde. Der Zustand ist meist von **Hypochlorämie,** Basen- (Natrium-) Verlust — also Acidose — sowie einem *RN-Anstieg* im Blute begleitet (s. S. 33 ff.). – Tiefer Abfall des Blutchlorwertes (unter 300 mg-%) verbindet sich mit hohem RN auch in anderen Zusammenhängen, man spricht dann von **Azotämie infolge von Salzmangel.** Dieser Symptomenkomplex kann immer entstehen, wenn eine der Schranken undicht wird oder zusammenbricht, welche den Organismus vor Salzabgaben über ein gewisses Maß hinaus schützen und die Salzverteilung zwischen Blut und Gewebe aufrecht erhalten. Er kommt also vor nach starken Salzverlusten durch anhaltendes, reichliches Erbrechen oder schwere Durchfälle, nach häufigeren Punktionen eines großen Ascites bei salzarmer Ernährung, besonders wenn außerdem beträchtliche renale Salzausscheidung durch Diuretin oder Salyrgan erzwungen wird, nach profusen Schweißen unter außergewöhnlichen Bedingungen, wenn hohe Außentemperatur, Wasserdampfsättigung der Luft und Schwerarbeit zusammentreffen wie in Bergwerken („Hitzekrämpfe", HALDANE), ferner bei Aufhebung der Nierenschranke für Chlor im Rahmen schwerer Niereninsuffizienz. Die Zurückhaltung der Endprodukte des Eiweißstoffwechsels bei erniedrigtem Blutchlor kann zum *hypochlorämischen Koma* führen, dessen Abgrenzung von echter Urämie oder Kombination damit S. 36 differentialdiagnostisch besprochen wurde. Bei der *Sublimatnephrose* und der seltenen serösen Nephritis entsteht Hypochlorämie nicht aus renaler Ursache, sondern infolge Störung der extrarenalen Mineralverteilung. Noch deutlicher wirkt ein innerer Faktor bei hypochlorämischer Azotämie, wenn große Salzwassermengen rasch ins Zwischengewebe abströmen, wie es für den schweren Kreislaufshock, teils postoperativ, nach Verbrennung oder Erfrierung, charakteristisch ist. In vielen Fällen bedingen Salz- und Wasserverlust sich wechselseitig, der Körper trocknet gleichzeitig aus (*Exsiccose* s. S. 84). Im Coma diabeticum bringen Austrocknung und Acidose, in der ADDISON-Krise der Zusammenbruch der Barriere für die Elektrolytverteilung zwischen den Zellen und ihrem Milieu (s. S. 10, 17) ähnliche Züge in das Krankheitsbild. Auch bei Blutungen ins Hirn bezüglich in die Hirnhäute ist die Verbindung hoher Azotämie mit niedrigem Blutchlor ohne anatomischen Nierenbefund gesehen worden *(„zentrale Form")*. Mehr als ein beiläufiges Symptom sinkt der Cl-Blutspiegel bei der croupösen Pneumonie während der Anschoppung, bei rascher Wiederansammlung großer Ergüsse, bei Überfunktionsfolgen der Epithelkörperchen (Ostitis fibrosa cystica generalisata Recklinghausen). Viele dieser Hypochlorämien, z. B. bei Sublimatvergiftung und der RECKLINGHAUSENschen Ostitis fibrosa generalisata, hinterlassen in der Niere charakteristische Kalkablagerungen *(Kalk-„Nephrose")*.

Praktisch besonders wichtig sind die schweren *„Salzmangel"-Zustände, wo Salzzufuhr lebensrettend wirkt*, also bei allen Exsiccosen durch schwere Flüssigkeits- und (oder) Salzverluste (Magen-Darm-Erkrankungen). Auch bei der Behandlung des diabetischen Komas und der ADDISON-Krise ist Flüssigkeits- und Salzzufuhr nächst der hormonalen Therapie ein lebenswichtiger Faktor. Der Weg der Zufuhr ist je nach den übrigen Symptomen intravenös als Dauertropfeinlauf oder (und) rectal oder subkutan eventuell auch peroral, die Menge nicht zu niedrig zu wählen (bis zu 20—30 g NaCl im Tage).

Geht bei kopiösem, gehäuftem Erbrechen salzsauren Mageninhaltes dem Körper auch viel Säure verloren, wie bei benigner Pylorus- oder hochsitzender Dünndarmstenose, bei Pylorospasmus und zuweilen bei Urämie, so tritt neben der Hypochlorämie und Exsiccose eine **Alkalose** hervor. Das Bicarbonat im Serum und in den Säften steigt auf Kosten der Chloride (hohe Reservealkali kapazität s. S. 12); im alkalischen Urin wie im Blut treten zur Regulierung des Säure-Basen-Haushaltes organische Säuren, besonders Ketonkörper, auf (Aceton), die hier also nicht als Zeichen einer Acidose (wie sonst bei Diabetes mellitus und im Hunger) aufgefaßt werden dürfen. Ganz ähnliche Stoffwechseländerungen begleiten das *azetonämische Erbrechen der Kinder*. Die alkalotische

Verschiebung kann den Blutspiegel des Calciums durch Entionisierung senken, aber auch ohne diese blutchemischen Tetaniezeichen die neuromuskuläre Erregbarkeit bis zum tetanischen Krampfanfall erhöhen *(Magentetanie)*. Über die Behandlung s. Magen-Darm-Krankheiten.

2. Spezielle Pathologie und Therapie der sog. chirurgischen, ein- und doppelseitigen Erkrankungen der Nieren und der Harnwege.

a) Vorbemerkungen.

1. Spezielle Diagnostik. Bei den folgenden Erkrankungen ist die Makroanatomie der Nieren und das Verhalten der ableitenden Harnwege besonders wichtig. *Form*, *Größe* und *Lage der Nieren* ist durch Palpation festzustellen. Man führt diese neben dem auf dem Rücken liegenden Kranken sitzend bei möglichst entspannten Bauchdecken bimanuell von jeder Seite aus durch, indem die eine Hand von hinten die Lendengegend nach vorn, Tiefatmung des Kranken die respiratorisch bewegliche Niere nach abwärts drückt. Das Organ gerät dann ballotierend zwischen die Fingerspitzen. Normale, ja auch stark vergrößerte Nieren sind aber namentlich bei straffen Bauchdecken und Fettleibigkeit nicht immer fühlbar. Neben der Harnmenge sind die *Häufigkeit der Miktionen*, etwaige Beschwerden dabei (Drang, Brennen), die *Kraft des Harnstrahles*, *Nachträufeln* zu beachten; stets ist rectal, eventuell gynäkologisch, zu untersuchen. Fehlen renaler Elemente (Cylinder, Nierenepithel) im *Sediment* bei Nachweis von Leukocyten, Übergangsepithel und Roten spricht für Erkrankung der Harn*wege*[1]. Man achte, ob im Sediment frischen Harns mehr oder weniger zahlreiche Bakterien unmittelbar mikroskopisch zu sehen sind (eventuell Colistäbchen). Zur genaueren *bakteriologischen Untersuchung* ist aseptisch gewonnener Katheterharn erforderlich. In ihm bei chronisch entzündlichen Prozessen stets auf Tuberkulose fahnden! Anreicherung mit Antiformin, dazu Kultur (nach Hohn) und Tierversuch zum Ausschluß der ebenfalls säurefesten Smegmabacillen. Der Gebrauch des *Blasenspiegels* deckt oft Art und Sitz entzündlicher Blasenveränderungen, Geschwüre an einem Ureterostium oder an beiden (Hinweis auf Erkrankung nur einer Niere), Blasengeschwülste (Papillome, Carcinome) oder Blasendivertikel auf. *Einseitige* Nierenerkrankung und die vor jeder operativen Entfernung einer Niere sicherzustellende Leistungsfähigkeit der anderen wird durch die *Chromocystoskopie* erschlossen. Nach intravenöser Injektion von Indigcarmin sieht man im Blasenspiegel normalerweise nach etwa 4 Min. aus beiden Ureterostien intensiv blau gefärbten Urin in einzelnen kräftigen Strahlen austreten, auf der erkrankten Seite verzögert. Die Separierung des Harns beider Nieren mittels des *Ureterenkatheterismus* läßt auch einseitige Herkunft von Eiter, Tuberkelbacillen — von Blut wegen technisch schwer vermeidbarer kleiner Schleimhautläsionen nur bei größeren Mengen — erkennen[2].

Zweckmäßig wird der Ureterkatheterismus mit der *Röntgenuntersuchung* kombiniert. Strahlenundurchlässige Katheter unterrichten über den Verlauf der Harnleiter. Bei genügend entleertem Darm lassen sich außer bei sehr Fettleibigen die Nieren meist ganz, mindestens in den unteren zwei Dritteln im Röntgenbild gut sichtbar machen, ferner Konkremente in Nierenbecken, Harnleiter und Blase, die nicht mit Phlebolithen oder verkalkten Drüsen verwechselt werden dürfen. Der liegende Katheter klärt die Lagebeziehungen der verdächtigen Schatten zu den Harnwegen. Durch Einspritzen von sterilen Flüssigkeiten in den Katheter bis zum Auftreten von Druckgefühl in der Lumbalgegend wird die Fassungskraft des Nierenbeckens geeicht (normal etwa 5 ccm), durch eine kontrastgebende Flüssigkeit (Umbrenal, Abrodil) Lage, Form und Größe der Nierenbecken auf der Röntgenplatte gut dargestellt *(retrograde Pyelographie)*. Intravenöse Einspritzung kontrastgebender Substanzen (Uroselektan oder Abrodil), die rasch im Harn ausgeschieden werden, bringt Nierenbecken und Harnwege ebenfalls zur Anschauung. Die meist schwächeren Bildschatten dieser *intravenösen Pyelographie* ersetzen zur genauen Diagnose oft nicht die retrograde, urologische, ergänzen sie aber zuweilen in wertvoller Weise.

2. Zur Physiologie und Pathologie der Harnentleerung. Der Ureter hat drei physiologische Engen, am Abgang vom Becken (Ureterhals), bei Kreuzung der Vasa iliaca und dicht vor dem Blaseneintritt. Sein schräger Durchtritt durch die Blasenwand hindert normalerweise ventilartig den Rückfluß, krankhafte Hindernisse abwärts (Prostataadenom, Urethrastriktur) bewirken aber doch Rückstauung mit Ureteren- und Nierenbeckenerweiterung. Bei erschwerter Entleerung der Blase hypertrophieren die glatten Muskeln ihrer Wand *(Detrusor)*, die Bündel springen nach innen stark vor *(Balkenblase)*. Der *innere Sphincter* besteht aus glatten, schlingenförmig und zirkulär um die Pars prostatica urethrae verlaufenden Muskelzügen, der äußere, noch weiter peripher, aus quergestreifter Muskulatur. Die sympathischen *Nerven*, welche das reiche Geflecht des Plexus vesicalis in der Blasenwand versorgen, entstammen dem 2.—5. Lumbalsegment (via Grenzstrang, Ggl. mesent.

[1] Über die Dreigläserprobe s. S. 20.

[2] Genaueres hierüber siehe die Lehrbücher der Urologie.

inf., Nn. und Plexus hypogastric.), der parasympathische N. pelvicus aus dem 2.—4. Sacralsegment zieht ebenfalls zum Plexus hypogastricus. Der äußere quergestreifte Sphincter wird von dem spinalen N. pudendus (aus S_{3-4}) innerviert. Im Rückenmark finden sich wahrscheinlich zwei spinale Blasenzentren im Lumbal- und Sacralmark. Aufsteigende Fasern der Blaseninnervation verlaufen in den Seitensträngen, absteigende in den Hinterseitensträngen. Autonome Blasenzentren sind im Mittelhirn, vor allem im Hypothalamusgebiet, zu suchen. Sie sorgen für ungestörten Ablauf und Vollständigkeit der Blasenentleerung. Willkürliche Rindenzentren werden in der motorischen Region zwischen Arm- und Beinzentrum und im Lobus paracentralis angenommen. Die Blasensensibilität vermittelt Gefühle der Völle, des Harndrangs, des Schmerzes durch vegetative Nerven, besonders den N. pelvicus.

Bei tropfenweiser Füllung der Harnblase steigt der Druck in ihr nicht oder kaum an infolge eines plastischen Tonus der Blasenwand. Die Blase paßt sich ihrem Inhalt durch aktive Erschlaffung an. Bei allen Entzündungen vermindert sich diese Fähigkeit, eine chronische „*Schrumpfblase*“ als Endzustand, z. B. bei Blasentuberkulose, hat sie mitsamt jeder Kapazität völlig verloren. Derjenige Füllungsgrad, der Harndrang durch Detrusorkontraktionen hervorruft und dadurch die willkürliche Erschlaffung des Sphincters veranlaßt, hängt reflektorisch von der Blasensensibilität ab, wird aber auch durch andere Reflexe, durch Abkühlung (kalte Füße und Hände) und besonders psychisch beeinflußt. Auf Angst und Schreck folgt oft Harndrang, nicht nur beim Kind. Sensorische Eindrücke, namentlich auf akustischem Gebiet (Wasserrauschen), regen Kleinkind wie manche Blasen- und Prostatakranke zum Wasserlassen an, doch sind akustische Bahnen zum Zwischenhirn als Vermittler analog der vegetativen Opticusbahn bisher unbekannt. Außer bei Aufregung und neurotischer Störung (reizbare Blase) meldet sich die Blase bei geringer Füllung häufig *(Pollakisurie)*, wenn reizende Stoffe im Harn anwesend sind, vor allem aber bei entzündlichen Veränderungen in der Harnblase selbst, in ihrer Nachbarschaft und bei Prostatahypertrophie. Imperiöser Harndrang ist charakteristisch für akute Cystitis, Urethritis posterior, Prostatitis, bei Blasensteinen und besonders bei tuberkulösen Geschwüren in der Blase. Er kann auch einen tuberkulösen Herd in einer Nierenpapille bei normaler Blase begleiten *(renovesicaler Reflex)*. Ebenso können auch Schmerzen in der Blase, namentlich während der Miktion, die bei akuter Blasenentzündung regelmäßig vorhanden sind, reflektorisch von den oberen Harnwegen ausgelöst werden. Der Detrusortonus ist wesentlich vom parasympathischen N. pelvicus, der Sphinctertonus vom sympathischen N. hypogastricus abhängig. *Atropin* hebt Harnleiterkrämpfe und eine parasympathische Detrusorerregung auf. Das Mittel ist deshalb bei Steinkoliken von Nutzen, löst aber andererseits bei alten Männern mit Prostataadenom gerne Harnverhaltung aus, indem es zugleich die Sphinctererschlaffung erschwert. *Morphin* erzeugt Sphincterkrampf bei Detrusorerschlaffung, während Acetylcholinderivate (Doryl) wie Kalium entgegengesetzt, Papaverin und Benzylbenzoat ebenfalls krampflösend wirken. *Hypophysin* ruft kräftige Harnleiterperistaltik und Detrusorkontraktion hervor.

Die Beherrschung der Harnblaseninnervation wird vom Kleinkinde erst gegen Ende des ersten Lebensjahres erlernt. Sie bleibt oft bis ins Schulzeitalter noch unsicher, namentlich gegenüber den erwähnten psychischen und anderen Einflüssen sowie im Schlafe. Eine Schwäche dieser *Funktion* führt zum

nächtlichen Bettnässen (Enuresis nocturna),

das bald jede Nacht, bald nur sporadisch auftritt. Es findet sich namentlich bei Kindern, die auch andere neuropathische Züge aufweisen, verliert sich oft in der Pubertät, kann aber auch später in Lebenskonflikten und anderen seelischen Notständen sich wieder einstellen und diese durch Störung des Gemeinschaftslebens in Internaten, beim Militär, in der Ehe wiederum steigern. Abkühlung sowie örtliche Reizung z. B. durch Überkriechen von Oxyuren vom Anus nach der Harnröhre oder durch Phimose begünstigt das Sicheinnässen. Die Annahme einer entwicklungsgeschichtlichen Fehlanlage der medullären Blasenzentren, die man mit dem — auch sonst häufigen — röntgenologischen Befund einer Spina bifida, dem Nachweis von Behaarungsanomalien und Naevi der Lumbosacralgegend stützen wollte (Myelodysplasie), hat sich nicht halten lassen. Funktionell-nervöse und psychogene Momente stehen vielmehr ganz obenan. Trockenkost in den Abendstunden verhindert abnorme Blasenfüllung. Vor dem Zeitpunkt der Enurese sind die Kinder zur Entleerung der Blase aufzuwecken. Regelmäßige systematische Dehnung der Blase durch Füllung unter mildem Druck kann von Nutzen sein. Versagen diese einfachen Methoden, so sind vor allem psychotherapeutische Maßnahmen wichtig auf Grund psychologischer Einsicht in die fast immer aufdeckbare seelische Fehlentwicklung, welche der Hemmung in der

Trieberziehung zugrunde liegt. Dazu tiefenpsychologische Analytik und Gedankengänge heranzuziehen, wird öfters notwendig und nützlich sein. Strafen und moralische Brandmarkung sind laienhaft, verkehrt und verschlechtern meist.

Störungen der Austreibungsfunktionen mit **Harnverhaltung** *(Retentio urinae)* finden sich vor allem bei Nervenläsionen, Querdurchtrennungen des Rückenmarkes, Tabes, multipler Sklerose, Myelitis. Der Harndrang wird nicht mehr empfunden, der Detrusor wird atonisch. Die gefüllte Blase kann bis zur Nabelhöhe heraufsteigen (charakteristischer Tastbefund). Nun gibt der Sphincter nach, es kommt zu Harnträufeln *(Ischuria paradoxa)*. Bei dauernder Unterbrechung der Nervenbahnen stellt sich in der Regel nach einiger Zeit eine gewisse Automatie der Blasenfunktion wieder her. Die Entleerung erfolgt wieder in größeren Zeitabständen im Strahl, sie ist aber unvollständig, ein mehr oder weniger großer *Restharn* bleibt zurück (inkomplette Retention). Bei geringerer Läsion der Nervenbahnen kann die Entleerung zwar willkürlich in Gang gebracht werden, aber nur mühsam unter Pressen und nach längerem Zuwarten. Ähnliche Störungen der Harnentleerung finden sich auch bei mechanischer Behinderung des Abflusses durch Verengerungen der Harnröhre und vor allem durch Prostataerkrankungen. Auch Inkontinenz, unwillkürlicher Harndrang und abnorm seltene Harnentleerung trotz starker Blasenfüllung sind beim Mann in der Regel auf organische Störungen der Innervation zu beziehen, bei der älteren Frau sind Senkung des Beckenbodens mit Vorfall und anderen gynäkologischen Erkrankungen, bei der selteneren Miktion des Weibes oft Gewöhnung (Tonuslage der vegetativen Antagonisten) mit im Spiel.

b) Wanderniere (Ren mobilis).

Diese meist rechts-, seltener links- oder doppelseitige Veränderung kommt allein oder im Rahmen einer allgemeinen Enteroptose bei Frauen häufig vor. Durch Fettschwund im Nierenlager, Erschlaffung der Bauchdecken nach Geburten und bei adipösem Hängeleib, aber auch in dem schmalen hypochondrischen Lumbalraum des asthenischen Habitus oder bei starker Lendenwirbellordose verliert die Niere ihren Halt. Die Beweglichkeit, nach Aufsitzen im Bett und im Stehen besonders nachweisbar, unterscheidet den Tastbefund von der angeborenen fixierten Verlagerung einer zugleich fast immer mißbildeten Niere *(Dystopie)*. Die oft symptom- und belanglose Anomalie kann durch Zerrung am Nierenstiel, Ureterknickung, venöse Stauung, ja durch Stieldrehung Schmerzen bis zu heftigen Koliken auslösen. Allerhand andere, teils leichtere, teils mehr funktionelle Beschwerden (durch Obstipation, chronische Appendicitis, Typhlatonie, chronische Pyelitis, Lumbago, Skoliose, Erschöpfung), auch solche psychogener Natur, werden oft zu Unrecht mit diesem anatomisch-klinischen Befund in Verbindung gebracht. Man vermeide deshalb, sie durch ungeeignete Mitteilung suggestiv zu fixieren. Die Behandlung ist nach Ausschluß anderer Krankheiten oft psychologisch zu führen. Bandagen sind meist zwecklos. Operative Festheftung der Niere, *Nephropexie*, kommt nur bei Ureterknickung und Harnstauung in Frage. Eventuell Mastkuren.

c) Cystitis, Pyelitis und Pyelonephritis.

Die gesunden Harnwege sind keimfrei. Dringen Keime ein, so können sie mit dem Harn passieren, ohne Krankheitserscheinungen hervorzurufen oder eine Entzündung des Nierenbeckens und (oder) der Blase verursachen. Eine meist massenhafte Ausscheidung von Bakterien im Urin *(Bakteriurie)* ohne Entzündungs- oder Krankheitszeichen am Harnapparat kommt bei vielen Infektionskrankheiten vor, intermittierend und meist spärlicher auch in den fortgeschrittenen Stadien der Tuberkulose. Die Entzündung der Harnwege durch bakterielle Ansiedlung ist eine außerordentlich häufige Erkrankung aller Lebensalter, schon bei Säuglingen nicht selten. Weitaus am häufigsten wird sie durch *Bact. coli* hervorgerufen.

Es finden sich bei Cystopyelitis auch Bacillus lactis aerogenes, fluorescens und Faecalis alcaligenes sowie Proteus, Staphylokokken, Streptokokken, Gonokokken und Anaerobier. Die Zersetzung des Harnstoffes zu kohlensaurem Ammon durch Proteus, Staphylokokken, Streptokokken macht alkalische Reaktion, die zu diphtherischer Nekrose der Schleimhaut Veranlassung geben kann, die anderen Keime finden sich bei saurer Harnreaktion.

In das Nierenbecken gelangen die Keime wohl am häufigsten *ascendierend* von der Blase aus, wobei häufiger das rechte Nierenbecken befallen wird. Für diesen Infektionsmodus spricht die Tatsache, daß das weibliche Geschlecht mit 66—95% aller Fälle beteiligt ist. Die Kürze der weiblichen Urethra begünstigt das Eindringen von Keimen in die Blase. Andererseits können auch Bakterien, die, auf dem Blutwege herangebracht, durch die Nieren ausgeschieden werden, die Harnwege infizieren *(hämatogene Ausscheidungsinfektion)*. Dieser Weg ist anzunehmen für Typhus- und Paratyphusbacillen *(Cystitis typhosa)*, für Tuberkelbacillen und vielleicht einzelne Coli-und Kokkeninfektionen. Solche Infektionen des Nierenbeckens kommen nicht nur bei allgemeinen (septischen) Prozessen mit Bakteriämie vor, sondern häufig durch die gelegentlichen Keimausstreuungen zustande, die von akut oder chronisch entzündeten Tonsillen und anderen Herden ausgehen. Ob das Nierenbecken auch auf Lymphbahnen vom Coecum und Colon ascendens infiziert werden kann, ist strittig. Zum Haften der Infektion in den Harnwegen bedarf es besonderer Umstände, unter denen vor allem ein Sinken der natürlichen, örtlichen Immunität in Betracht kommt. Begünstigt wird die Ansiedlung durch Harnstauung, die das Eindringen von Keimen in die Schleimhaut ermöglicht. Das Abflußhindernis kann die Blase, die Urethra oder den Ureter betreffen. Die Häufigkeit der Pyelitis in der Schwangerschaft hat in der Entwicklung des sog. *Schwangerschaftsureters* (s. unter d) und im Druck des Uterus auf ihn, besonders auf der rechten Seite, ihren Grund. Sonst führt im allgemeinen oft Kälte, Durchnässung, Abkühlung zum Ausbruch der Erkrankung. Aseptische Reizung der Harnwege kann durch Medikamente hervorgerufen werden, z. B. durch Canthariden, Urotropin, Terpentinöl, bei individueller Überempfindlichkeit schon in kleinen Dosen (allergische Reaktion). Auch Rettiche und junges Bier können reizen.

Das führende *Symptom der* **akuten Cystitis** ist die Strangurie. Nach der Entleerung der Blase besteht der Harndrang fort *(Tenesmus)*. In immer wiederholter Miktion werden jedesmal nur wenige Tropfen entleert, die in der Harnröhre wie Feuer brennen. Dabei besteht mäßiges Fieber. Der Harn ist trübe, das Sediment enthält Blasenepithelien, Leukocyten und oft reichlich Erythrocyten. Auch bei akuter Cystitis ist oft das Nierenbecken beteiligt. Chronisch wird eine Cystitis nur aus besonderen Ursachen, vor allem bei Behinderung der Blasenentleerung, wenn Steine, Fremdkörper und Tumoren in der Blase anwesend sind oder wenn die Blase fortlaufend vom Nierenbecken her infiziert wird. Dessen Verhalten ist deshalb in jedem Falle von Cystitis, besonders bei chronischem Verlauf, zu klären.

Die **akute Pyelitis** beginnt plötzlich mit hohem Temperaturanstieg und Schüttelfrost, ferner Kopfschmerz und Appetitlosigkeit. Örtliche Symptome, auch von seiten der Blase können fehlen. Meist besteht Lumbalschmerz in Form dumpfen Druckes, seltener ausgesprochener Kolikschmerz. Lumbalgegend und Verlauf des Ureters können druckempfindlich sein. Blasentenesmen sind häufig, der Urin ist oft, aber nicht immer sehr trübe, er enthält Leukocyten, nicht selten auch reichlich Erythrocyten. Coliinfektion verrät sich durch jasminartigen Indolgeruch. Die charakteristische Nitritbildung durch Coli ist mittels des

GRIESSchen[1] Reagens leicht nachzuweisen. Herpes kommt dabei vor. Die ersten Symptome treten häufig während der Menses, nach der Defloration und im Verlaufe der Gravidität auf. Die Harnmenge kann vermehrt sein (Reizpolyurie). Der weitere Fieberverlauf wechselt, es kann eine Continua remittens oder wochenlanges intermittierendes Fieber oder subfebrile Temperatur mit einzelnen hohen Zacken bestehen, selten dauernde Fieberfreiheit. Es findet sich nicht immer Leukocytose. Das Blutserum agglutiniert die harneigenen Bakterienstämme in beträchtlicher Verdünnung. Die Beeinflussung des Gesamtkörpers kann sich in Gelenkschmerzen, allgemeiner Schwäche, Darmsymptomen wie Obstipation und Colica mucosa äußern. Erscheinen Leukocyten im Harn nur zeitweise, so ist dies verdächtig auf einseitige Erkrankung des Nierenbeckens (Pyonephrose) mit zeitweiliger Verlegung des betreffenden Harnleiters. Bei perniziöser Anämie besiedeln die atypischen Colirassen, welche hier den oberen Dünndarm bevölkern, gern auch die Harnwege, chronisches Fieber unterhaltend. Überhaupt kann durch Rückfälle und neue Schübe im chronischen Stadium der Verlauf sich sehr lange hinziehen, besonders wenn Abflußhindernisse die physiologische Selbstreinigung vereiteln. Auf diese, auf Erweiterungen des Nierenbeckens, Steinbildungen, Prostatavergrößerung ist daher sorgfältig zu achten, Tuberkulose durch Kultur- und Tierversuch auszuschließen. In allen chronischen Fällen sind Cystokopie und Röntgendarstellung der Harnwege durchzuführen, die manchmal auch kongenitale Anomalien aufdecken. Die Beziehungen zu Menstruation und Gravidität sowie zu entzündlichen Erkrankungen der weiblichen Geschlechtsorgane machen oft gynäkologische Untersuchung nötig. Beteiligung der Niere selbst (*Pyelonephritis*) ist nicht immer leicht klarzustellen. Der Eiweißgehalt des Harns, gewöhnlich bei Pyelocystitis nicht über 1 bis höchstens 2‰, steigt dann in der Regel an, das Sediment enthält Cylinder. Durch Invasion der Keime in die Niere können sich entzündliche Herde bilden, aus denen eventuell multiple kleine Abscesse hervorgehen. Daraus kann sich eine generalisierte **Urosepsis** mit Schüttelfrösten und tödlichem Ausgang entwickeln. Bei schweren infizierten Harnstauungen durch Prostatahypertrophie, bei der Pyelocystitis der Tabiker und anderer Nervenkranker mit Blasenlähmung ist dies neben der gleichzeitigen Retentionsurämie der gewöhnliche Verlauf. Selten entstehen aus einer Staphylokokkenpyelitis kleine Abscesse in der Niere zunächst ohne septisches Krankheitsbild, die chirurgischen Eingriff verlangen. Eine andere, häufige Entwicklungslinie der chronischen Pyelonephritis mit mehr diffuser interstitieller Nierenentzündung führt zu Schrumpfungsprozessen mit Blutdruckanstieg, **pyelonephritischer Schrumpfniere**, chronischer Niereninsuffizienz und Urämietod.

Die *Prognose* der gewöhnlichen Cystitis und Pyelitis ist bei Fehlen von Komplikationen gut, auch wenn zunächst heftige Erscheinungen und hohes Fieber mit getrübtem Sensorium bestehen. Akute unkomplizierte Cystitiden heilen in der Regel spätestens in einigen Wochen aus, wenn kein Restharn vorhanden ist. Pyelitiden erweisen sich meist als hartnäckiger. Auch deren Prognose hat sich, soweit nicht chirurgisch irreparable Abflußstörungen vorliegen, durch die besseren Behandlungsmöglichkeiten, namentlich seit Einführung der Sulfonamide, viel günstiger gestaltet. Die *Prophylaxe* besteht vor allem in peinlicher Asepsis, wo immer Katheterismus nötig wird, in Vermeidung von Abkühlungen des Unterleibes und der unteren Extremitäten. Rückfällen und Chronizität wird häufig durch Entfernung von Fokalherden (Mandeln usw.) vorgebeugt.

Therapie ist bei einfacher Bakteriurie nicht notwendig. Im akuten Stadium der Entzündung ist strenge Bettruhe, gleichmäßige Wärme und reichliche Flüssig-

[1] GRIESSche Reagens: 1. Sulfanilsäure 0,5, verdünnte Essigsäure 150. 2. Naphthylamin 0,2 in 20 ccm heißem Wasser lösen, filtrieren in 1. Bei Gegenwart von Nitriten (Coliinfektion) tritt nach Zusatz des Gemisches zum Harn eine rote Farbe auf.

keitszufuhr nötig (Tee aus Lindenblüten, Bärentraubenblättern [2 volle Eßlöffel in $^1/_2$ Liter Wasser, 10 Min. kochen!] Birkenblättern; Fachinger, Limonaden). Die Harnwege reizende Stoffe, Alkohol, Kaffee, Gewürze, sind zu vermeiden. Kochsalzbeschränkung ist nicht erforderlich. Blasentenesmen werden durch Suppositorien aus Extrakt, Belladon. 0,03 und Op. pur. 0,02 bekämpft. Die älteren Medikamente, die in saurem Harn Formaldehyd abspalten, Hexamethylentetramin (Urotropin), Helmitol, Hexal, Borovertin, Amphotropin (2—3 g täglich) oder Farbstoffe der Acridiniumreihe (Neotropin) oder Salol, ferner intravenöse Injektion von Cylotropin, von 0,1 g. Trypaflavin im akuten Anfall oder Neosalvarsan (3mal 0,3) treten jetzt hinter den souveränen *Sulfonamiden* zurück. Die Anfangserfolge mit Prontosil sind bei den Harninfektionen durch die leicht wasserlöslichen Präparate (*Albucid* 3mal 2 Tabletten zu 0,5), *Gombardol* und durch die *Sulfathiazole* (*Eleudron*, *Cibazol* 3—4mal 1,0) übertroffen. Systematische Darreichung etwa eine Woche lang ist notwendig, um eine sichere bakteriostatische Wirkung zu erzielen, Verzettelung unbedingt zu vermeiden. Einige andere Sulfonamide, die besonders reichlich als schwerlösliche Acetylierungsprodukte im Harn ausgeschieden werden (Sulfapyridin, Eubasin, Pyrimal), führen namentlich bei unzureichender Flüssigkeitszufuhr oder spärlichem Stauungsharn (Herzkranke) leichter zu Konkrementbildungen in den Harnkanälchen und -wegen und können Kolik, ja Anurie hervorrufen. Lebhafte Diurese und Alkalisierung (Nabi) beugt dem vor. Nur bei besonders empfindlichem Magen ist der parenterale Injektionsweg vorzuziehen. Gegen sulfonamidresistente Keime, besonders gegen Coliinfekte, empfiehlt sich, den Harn durch säuernde Kost (Vorschrift s. S. 87) und durch Darreichung von 12—15 g NH_4Cl oder 15—20 g Ammonnitrat (in 3—4 Tagen) oder mittels *Mandelsäure* (Mancitrop) stark sauer zu machen und dabei Urotropin (3—4mal 0,5) zu geben, anschließend durch 20—30 g Nabi täglich bei basischer Gemüse-Kartoffel-Obst-Ernährung die saure Harnreaktion rasch in eine alkalische umschlagen zu lassen und diesen Wechsel mehrfach zu wiederholen (Schaukelkost). Die Wirkung der Säuretherapie läßt sich durch Schwitzprozeduren steigern. Bei Mißerfolg ist ohne viel Zeitverlust die Blase wiederholt mit $AgNO_3$ 1—2‰ oder Hydrargyr. oxycyanat. (1—4‰) zu spülen. Anfüllung der Blase mit 1—2% (sic!) Argent. nitr.-Lösung (100—200 ccm, 20 Min.) nach SCHOTTMÜLLER ist zwar sehr wirksam, aber heroisch. Nach Silber stets NaCl nachspülen. Nur in der Hand des Geübten ist Spülung der Nierenbecken mittels Ureterenkatherterismus zulässig. Man beseitigt dadurch Harnstauungen, besonders bei Schwangeren. Einfacher läßt sich dasselbe Ziel oft durch Linkslagerung erreichen, wenn nur der rechte Ureter komprimiert ist. Regelung des Stuhls ist stets erforderlich. Ziel der Behandlung sei immer die bakteriologische Heilung, nicht nur symptomatische Beschwerdefreiheit. Als Nachkur kommt eine Trinkkur mit Wildunger, Wernarzer, Brückenauer und Fachinger Wasser, auch Kuraufenthalt an den genannten Orten in Frage. Wochenlanges Vieltrinken bei chronischem Verlauf ist nicht ratsam. Verschieden beurteilt wird der Erfolg der Injektion von Autovaccine, die, aus den Eigenkeimen des Harns hergestellt, alle 4—5 Tage subcutan, ver einzelt auch intravenös, in steigenden Mengen gespritzt wird.

d) Harnstauung, Hydro- und Pyonephrose (Sackniere).

Jedes Abflußhindernis in den tieferen Harnwegen führt zu Harnstauung. Ureter und Nierenbecken erweitern sich, der erstere bei der Frau regelmäßig in der Schwangerschaft. Umbau der Wand und starke Epithelwucherung durch das Corpus luteum-Hormon, Dilatation durch den Druck des Uterus und Atonie durch vegetativ nervöse Umstellung formen zusammen den „*Schwangerschaftsureter*".

Beim älteren Mann erhöht sehr häufig das *Prostataadenom („Hypertrophie")* den Druck rückläufig in den Harnwegen (s. unten). Dieselbe Folge können die meist postgonorrhoischen Strikturen der Harnröhre, auch Phimosen haben, jede Blasenlähmung (s. S. 72) macht Stauung. Einseitig hemmen den Abfluß im Ureter oft kongenitale Störungen, an den eingangs genannten physiologischen Engen, Klappenbildungen, abnorme Ausmündungen in die Blase, besonders gern Knickungen über einem abnorm verlaufenden Ast der Nierenarterie; ferner erworbene Stenosen durch entzündliche Narben, nach Steineinklemmungen, bei Tumoren im kleinen Becken (weibliche Genitalien) oder Uterusprolaps, beides oft doppelseitig sich auswirkend. Die Verlegung kann permanent oder intermittierend sein. Im Verlauf kommt es zu Druckatrophie und Schwund des Nierengewebes und schließlich zur Bildung einer *Sackniere (Hydro- oder Uronephrose)*, die dünnen Harn, bei hinzutretender Infektion Eiter enthält *(Pyonephrose)*. Kleinere Nierenbeckenerweiterungen, auch infolge von Ren mobilis oder Dystopie der Niere, findet man oft beiläufig, größere, insbesondere Sacknieren liefern einen etwas fluktuierenden Tumor von oft beträchtlichem Ausmaß. Von Tumoren der Milz, bzw. der Leber und der Gallenblase unterscheidet er sich durch seine retroperitonale Lage, die an der Art des Tastbefundes (s. S. 70), der beschränkten respiratorischen Verschieblichkeit und an der Überlagerung durch das mittels Luftaufblähung oder Röntgenverfahren darzustellende Colon erkannt wird. Bei intermittierender Hydronephrose können heftige Kolikschmerzen und anfallsweise Polyurie auftreten. Den diagnostischen Beweis liefern der Ureterenkatheterismus und die Methoden der Pyelographie. Bei einer als selbständiges Leiden meist einseitigen Sackniere übernimmt die andere Niere die Funktion, doppelseitige hat nach trägem Verlauf über Jahre schließlich chronische Niereninsuffizienz durch Schlackenretention und Urämie zur Folge. Der Blutdruck steigt bei doppelseitigem Prozeß in der Regel an, bei einseitigem zuweilen. Die zweite große Gefahr droht von der sekundären Infektion. Nach diesen verschiedenen Gesichtspunkten bestimmt sich die *Prognose*. Die *Therapie* ist bei einseitigem Sitz der Sackniere chirurgisch. Man versucht zunächst das Abflußhindernis zu beseitigen. Erhöhter Blutdruck kann nach Entfernung der kranken Niere normal werden, wenn keine Kombination mit essentiellem Hochdruck vorliegt. Pyonephrose muß bei guter Funktion der anderen Niere exstirpiert werden.

Von der Pyonephrose und den bei der Pyelonephritis erwähnten Eiterherden genetisch völlig verschieden ist der *Nierenabsceß*, der hämatogen, oft multipel und doppelseitig, im Rahmen einer Sepsis durch verschiedene Keime hervorgerufen wird. Einen *embolisch* entstandenen größeren Staphylokokkenabsceß *einer* Niere, der im Röntgenbilde die Nierenkelche auseinanderdrängt, nennt man einen *Nierenkarbunkel*.

e) Die Steinkrankheit des Nierenbeckens und der Harnblase (Urolithiasis)

Konkremente in den Harnwegen bilden sich beim männlichen Geschlecht wesentlich häufiger als beim weiblichen. In der Harnblase kommen sie im frühen Kindesalter verhältnismäßig oft sowie jenseits des 50. Lebensjahres, in Niere und Ureter im Alter von 30—60 Jahren am meisten vor. Sie bestehen am häufigsten aus Uraten und oxalsaurem Kalk, weichere *Steine aus phosphor- und kohlensaurem Kalk*. *Steine aus Uraten* und Harnsäure sehen rotbraun, die *Oxalatsteine*, oft in sog. Maulbeerform, durch Blutpigment schwärzlich aus; gemischte Steine sind häufig, solche aus Cystin oder Xanthin, auf dem Boden der familiären Eigentümlichkeit, diese Substanzen mangelhaft zu verbrennen, sind Raritäten. Die Konkremente finden sich in allen Größen, vom Hanfkorn (Grieß) bis zum hirschgeweihartigen Ausgußstein des Nierenbeckens (Korallenstein), am häufigsten etwa erbsengroß, in der Blase bis zu Kilogrammschwere, in Ein- oder Mehrzahl, ein- oder doppelseitig.

Um ihre Bildung zu verstehen, sind drei Dinge im Auge zu behalten: 1. Infolge der Schwerlöslichkeit der Harnsäure, Urate und des Calciumoxalates ist der Harn meist eine an diesen Stoffen übersättigte Lösung, um so mehr, je konzentrierter er ist. 2. Für die Lösungsbeständigkeit dieses metastabilen Systems ist weniger die jeweilige Konzentration als die Reaktion — insofern saure die Löslichkeit der Harnsäure, alkalische die der Phosphate und Carbonate stark vermindert — und die Anwesenheit von Schutzkolloiden wichtig. 3. Begünstigen fremde Oberflächen, entweder Veränderungen der Schleimhautoberfläche (Epitheldefekte) oder Fremdkörper, in hohem Grade die Bildung von krystalloiden und kolloiden Niederschlägen. Daher wachsen einmal entstandene Konkremente, die als Kern und organisierendes Gerüst immer eine organische Grundsubstanz und Struktur besitzen, meist weiter; daher inkrustiert sich jeder in die Blase eingebrachte Fremdkörper (Haarnadeln bei Onanie, Stecknadeln bei Hysterischen, Geschoßsplitter usw.), und bei der Volksseuche Ägyptens, der *Bilharziosis*, geben die in der Mucosa von Ureter und Blase massenhaft abgelagerten Wurmeier (Distomum haematobium [BILHARZ]) die Grundlage für das dort so häufige Steinleiden. In der Regel bleibt der erste Anlaß für die Instabilität des so komplizierten Lösungssystems im Harn ungeklärt. Der Begriff Diathese, d. h. die Neigung mancher Harne, krystalline Sedimente fallen zu lassen: *Uraturie*, *Oxalurie*, *Phosphaturie* umschreibt nur diese Tatsache (s. unten). Weil bei der Gicht, wie allenthalben im Mesenchym, so auch in der Niere Urate sich niederschlagen, leiden Gichtiker besonders oft gleichzeitig an Urolithiasis. „Wir haben zwei Schwestern geheiratet", schrieb ERASMUS von Rotterdam, der an Nierensteinen litt, an einen gichtkranken Freund. Auch andere Konstitutionen sind auf Grund eines erblichen Faktors dazu disponiert (Fettleibige). Häufig manifestiert sich aber die Anlage nur vorübergehend in einmaligen oder ganz unregelmäßig wiederkehrenden Attacken mit Abgang kleiner Steinchen. Die (zeitlich merkwürdig wechselnde) geographische Verbreitung der Steinkrankheit lehrt jedoch, daß auch Lebensgewohnheiten und alimentäre Einflüsse von großer Bedeutung sind. Im Tierversuch führt A-Vitamin-Mangel zur Konkrementbildung.

Die *Symptome* hängen weitgehend von Sitz und Größe der Steine ab. Besonders kennzeichnend ist die **Nierenkolik**, die sich namentlich bei Wanderung kleinerer, bis erbsengroßer Steine vom Nierenbecken zur Blase einstellt. Meist plötzlich setzen infolge des Krampfes der den Stein umklammernden glatten Muskulatur und durch die Spannung der gestauten Harnwege oberhalb dieses Hindernisses unerträgliche Schmerzen ein, die von der Lende entlang dem Ureterverlauf nach der Blase, beim Manne in die Hoden ausstrahlen, nicht selten begleitet von Schüttelfrost, Fieber und Erbrechen. Manchmal gleichen die Erscheinungen denen eines akuten Darmverschlusses mit Verhaltung von Stuhl und Winden. Der Anfall kann viele Stunden, selbst tagelang dauern. Der spärliche Harn enthält meist reichlich Blut. Anurie kann infolge eines renorenalen Reflexes auch bei einseitigem Sitz der Konkremente eintreten. Sie dauert selten mehrere Tage und führt nur ganz ausnahmsweise zum Tode. In der Regel klingt der Anfall nach qualvollen Stunden oder Tagen spontan ab, völliges Wohlbefinden kehrt wieder. Nicht immer ist dies einem erfolgreichen Steinabgang zu danken. Der Stein kann an seine alte Stelle zurückkehren. Oder er verlegt den Ureter und schaltet die eine Niere aus, deren Becken sich hydronephrotisch erweitert, während die andere die ganze Harnbereitung übernimmt. Rückfälle sind häufig, auch wenn ein Stein abgegangen ist, weil neue sich bilden können. Für die Beurteilung des Zustandes wichtig ist stets die Frage, ob das Nierenbecken durch Stauung erweitert ist, wichtiger noch die zweite, ob eine infizierte oder aseptische Steinniere vorliegt. Auch bei sterilen Steinen im Nierenbecken droht der Niere Gefahr, einmal durch Hydronephrose, zum andern durch chronische Entzündungsvorgänge, die schließlich zu Atrophie des Organs führen können.

Steine, die wegen ihrer Größe nicht in den Ureter eintreten können, bleiben oft jahrelang symptomlos im Nierenbecken oder erzeugen doch nur zuweilen dumpfen Schmerz in der Lendengegend. Auch hier weisen aber häufig, zum Unterschied von Gallen- oder Darmbeschwerden, rheumatischer Lumbago und anderen Leiden ähnlichen Sitzes, oft erst auf Befragen angegebene Miktionsstörungen infolge eines reno-vesicalen Reflexes oder eine Mikrohämaturie im

Harnsediment, besonders nach Erschütterungen, Reiten und Fahren, auf die Natur der Krankheit hin. Auf dieses mehr oder weniger starke Mitansprechen des Harnapparates hat die *Diagnose* neben dem Harnbefund bei den häufig unklaren Schmerzen in der Lenden- und seitlichen Bauchgegend großen Wert zu legen. Das Röntgenbild bringt zwar zahlreiche, aber nicht alle Steine zur Anschauung, und weiche Phosphatsteinchen oder „Nierengrieß" brauchen sich nur durch ein an Bruchbeschwerden erinnerndes Ziehen in der Leistengegend bei etwas Harndrang und gelegentlichem Erscheinen von Erythrocyten im Harnsediment kundzugeben.

Therapie. Im Anfall sind die Spasmen mit Atropin ($^1/_2$—$^3/_4$ mg), Eupaverin (0,06), mehrfach am Tage beide injiziert, oder Octin, ferner mit heißen Kataplasmen zu lösen. Heftige Kolik erfordert Morphin (0,02) oder Dilaudid, Dolantin, leichtere Dionin (0,03). Für die Austreibung kleinerer Steine ist trotz der Schmerzen Umhergehen, Treppenlaufen usw. der Bettruhe vorzuziehen. Die verschieden beurteilte Aufnahme von reichlicher Flüssigkeit scheitert meist im Anfall am Unvermögen der Kranken. Größere Nierenbeckensteine verlangen Ruhigstellung in jedem Sinne. Überschreitet der Stein Erbsengröße nicht, so kann eine Abtreibung versucht werden. Man gibt hierzu, eventuell über längere Zeiten, 3mal täglich 1—3 Eßlöffel Glycerin puriss. in heißer Milch oder spritzt nach Zufuhr von viel Flüssigkeit $1^1/_2$—2 ccm Hypophysin ein, nachdem man vorher für Ruhigstellung von Ureterkrämpfen durch Suppositor. Belladonn. 0,03 mit Papaverin 0,06 gesorgt hat. Uretersteine können oft mit dem Katheter gelockert werden, wobei durch Einspritzen von Glycerin in den Ureter die Abtreibung in Gang gebracht wird. Paravertebrale Injektionen von Novocain in Höhe von D_{12}–L_2 heben oft die Kolikschmerzen prompt auf und leiten krampflösend den Steinabgang ein. Operatives Vorgehen ist notwendig bei großen Nierenbeckensteinen, um womöglich die Nierenfunktion noch zu erhalten (Pyelotomie) oder bei Infektion wegen drohender Urosepsis. Muß im letzten Falle oft die Niere geopfert werden, so ist vorher die Funktion der anderen sicherzustellen. Auch deutliche Erweiterung eines Nierenbeckens legt operatives Vorgehen nahe. Fehlen diese Komplikationen und stärkere Beschwerden, so kann von der Operation zunächst Abstand genommen, der Kranke langfristig beobachtet werden, obwohl auch dann die Niere stets durch die wachsenden Steine gefährdet ist. Die Nachbehandlung hat etwaige Obstipation zu beseitigen. Die Diät richtet sich gewohnheitsmäßig nach der Art des Steines. Bei Uratsteinen gibt man purinarme Kost (s. unter Gicht) mit einem Überschuß alkalischer Valenzen, dazu alkalische Wässer: Wildunger, Fachinger, Brückenauer, Wernarzer Wasser. Phosphatsteine sind mit saurer Kost zu behandeln, Oxalurie ist diätetisch nicht zu beherrschen, üblicherweise sollen oxalsäurereiche Speisen vermieden werden (Spinat, Rhabarber, Sauerampfer, Kakao, Tee und einige andere). Wichtiger ist, konzentrierten Harn dauernd zu vermeiden, also die Flüssigkeitsaufnahme passend einzustellen.

Blasensteine sind zum Teil vom Nierenbecken herabgewandert, andere entstehen an Ort und Stelle. Symptome treten besonders bei Bewegungen auf und bestehen in Blutungen, Schmerzen, die ins Membrum ausstrahlen und häufigem Harndrang. Gelegentlich wird durch Vorlegen des Steins der Harnstrahl unterbrochen. Die Diagnose wird heute meist durch das Röntgenverfahren gestellt, wobei die Harnblase vorher mit Luft gefüllt werden mag. Direkt sichtbar sind die Steine im Blasenspiegel. Die *Therapie* ist eine chirurgische und besteht als Methode der Wahl in der Steinzertrümmerung mittels Operationscystoskops (Lithotripsie). Nur in besonders gelagerten Fällen wird der Steinschnitt, die Lithotomie, erforderlich. Rezidive kommen auch bei Blasensteinen vor. Die Nachbehandlung ist deshalb dieselbe wie bei Nierensteinen.

Anhang.

Phosphaturie.

Phosphaturie zeigt sich daran, daß der frisch gelassene, noch warme Harn von alkalischer bis schwach lackmussaurer Reaktion durch schwer lösliche erdalkalische Phosphate und Carbonate getrübt ist. Die Menge des durch den Harn ausgeschiedenen Phosphates, des Kalks und Magnesiums ist vermehrt auf Kosten des Anteils, der im Darm eliminiert wird. Es ist meist auch Calcariurie und Alkalinurie vorhanden. Physiologisch begegnet diese Erscheinung oft kurz nach reichlicher Salzsäuresekretion im Magen beim Essen, besonders nach basenreicher vegetabilischer Kost, pathologischerweise bei hyperacidem Magensaft des Magen-Zwölffingerdarm-Geschwüres, nach saurem Erbrechen und mehr selbständig bei vegetativ neuroendokrin Stigmatisierten, häufig Jugendlichen, zu Zeiten, wo die allgemeine Stoffwechsellage an sich keine Veranlassung bietet, Urin abzuscheiden, der wie der gewöhnliche Harn eines Pflanzenfressers beschaffen ist. Da niemals ein ernstliches, tieferes Leiden und keine andere Nierenfunktionsstörung vorliegt, wird eine „*Sekretionsneurose der*

Niere", eine nervös vermittelte Störung in der Verteilung der auszuscheidenden Erdalkaliphosphate auf Niere und Darm angenommen. Oft setzt sich an der Oberfläche des Harns bei kurzem Stehen mit den Phosphatkrystallen ein schillerndes Häutchen bestehend aus einem ätherlöslichen Kolloid ab, das als hier instabiles Schutzkolloid für die übersättigte Phosphatlösung angesprochen worden ist. Nur in einem Teil der Fälle läßt die Sedimentbildung Konkremente, Phosphatsteinchen entstehen. Ohne diese letzteren können Beschwerden fehlen, häufiger sind sie mehr allgemeiner Natur als reaktive Verhaltensweisen des psychophysisch charakterisierten Typus: migräneartige Kopfschmerzen, Müdigkeit, feuchte, kalte Hände und Füße, Ohnmachts- und vasomotorische Kollapszustände, Hypotension des Blutdruckes, Obstipation mit Spasmen, körperliche und geistige Schlappheit, depressive Verstimmungen leichterer Art, hypochondrische Grübelei, oft auf sexuellem Gebiete. Auch ohne Lithiasis, welche bei den weichen Phosphatgebilden oft nur Mikrohämaturie zur Folge hat, können spastische Koliken im Bauch auftreten, an denen der Dickdarm und wohl auch die Ureteren beteiligt sind.

Die *Therapie* greift besser am ganzen Menschen, roborierend, seelisch beeinflussend an als am Symptom. Vielmehr ist von ihm abzulenken, Vasomotorik und vegetative Reaktivität abzuhärten und zu kräftigen durch Bürstenhalbbäder, KNEIPPsche Prozeduren, Luft- und Sonnenbäder nach Ausschluß körperlicher Gegenanzeigen (Tuberkulose). Umstimmung der alkalotischen Stoffwechsellage durch saure Kost (s. S. 87), Durchspülung mit nicht alkalischen Kochsalzwässern (Kissinger Rakoczy, Homburger Elisabeth-, Offenbacher Kaiser-Friedrich-Quelle u. a.). Auch das Gegenteil ist versucht worden. Bei Hyperacidität eventuell Atropinkuren wie bei Ulcus, bei älteren Personen Sexualhormone.

f) Paranephritis.

Entzündungen im Fettlager der Niere, die meist in einen paranephritischen Absceß übergehen, nehmen entweder ihren Ausgang von einem ascendierend oder hämatogen entstandenen Rindenabsceß der Niere selbst oder bilden sich unmittelbar als pyogene Metastase, besonders häufig nach Anginen, Furunkeln der Haut oder Panaritien. Bei unklarem, unregelmäßigem Fieber, zum Teil mit Frost, doch zunächst oft längere Zeit nicht von schwerem septischem Charakter, bei Leukocytose eventuell mit Linksverschiebung und einseitigem Lendenschmerz, der auf Druck sich steigert, liefert diese Vorgeschichte einen wichtigen Fingerzeig. Besonders wenn Perkussion und Röntgendurchleuchtung Hochstand und schlechtere Verschieblichkeit der betreffenden Zwerchfellhälfte ohne andere Ursache ergeben. Große paranephritische Abscesse sind einem subphrenischen Empyem ähnlich, wie es nach Baucheiterungen und — mit Luftblase darüber — bei großem perforiertem Ulcus ventriculi vorkommt. Sie drängen wie das Zwerchfell nach oben, so den unteren Leberrand nach abwärts. Durchwandern des Zwerchfelles führt zu einem konkomitierenden, eitrigen oder serösen Pleuraexsudat. In anderen Fällen, je nach dem Ausgangspunkt, entwickelt sich die Eiterung mehr nach unten, entlang dem Psoas, so daß der Absceß vor dem Leistenbande erscheinen kann, oder mehr nach vorn, wobei die örtlich gespannten Bauchdecken den drohenden Durchbruch ins Peritoneum anzeigen. Der ganze Ablauf zieht sich meist lange hin. Zuweilen erst spät, aber noch nicht zu spät für die richtige Diagnose und Therapie, wölbt sich in der Lendengegend eine tiefe, teigige Schwellung (Ödem) vor. Der Urin ist oft völlig normal, manchmal enthält er Eiweiß, Leukocyten und Rote. Die Diagnose wird durch Probepunktion gesichert, besser durch chirurgische Hand, weil ihr die Incision gleich zu folgen hat. Bei rechtzeitiger Erkennung ist die Prognose gut. Andernfalls droht Kräfteverfall, Durchbruch in der Nachbarschaft (Darm, Nierenbecken) oder allgemeine Sepsis.

g) Niereninfarkt.

Bei Herz- und Kreislauferkrankungen entsteht häufig durch Embolie eines Nierenarterienastes ein Niereninfarkt. Die Nekrose des Gewebes geht allmählich in eine narbige Einziehung, bei multiplen Infarkten in embolische Schrumpfniere über. Die Mehrzahl der Infarkte bleibt symptomlos; Schmerzen kommen vor, selten so heftig wie bei Steinkolik.

Geringer oder mäßiger Blutgehalt des Harnsediments ist schwer von dem Befund bei Stauungsniere abzugrenzen, die infolge von Herzinsuffizienz sehr oft gleichzeitig vorhanden ist. Bei stärkerer Hämaturie ergibt vor allem die allgemeine Krankheitslage die Differentialdiagnose gegenüber Stein, Tuberkulose, Tumor. Auch bei dem gewöhnlichen aseptischen Infarkt ist die Temperatur oft leicht erhöht. Infizierte Embolie mit folgenden Nierenabscessen gehören zum Bilde der schweren Sepsis.

h) Die Tuberkulose der Nieren und der Harnwege.

Die Infektion der Harnwege mit Tuberkelbacillen erfolgt fast ausnahmslos auf dem Blutwege, von der Niere descendierend. Im Beginn ist überwiegend nur *eine* Niere, die rechte etwas häufiger, erkrankt, die zweite wird meist erst wesentlich später befallen. Für die Therapie ist das grundlegend. Sie muß darnach streben, die zuerst erkrankte Niere zu entfernen, solange die andere noch gesund ist. Der embolische Herd sitzt meist im Mark oder in einer oder mehreren Papillen. Entsprechend dieser hämatogenen Entstehungsweise gehört die Nieren- bzw. Urogenitaltuberkulose (s. unten) in dasjenige Stadium der Tuberkulose überhaupt, das durch diese Verbreitungsweise ausgezeichnet ist (nach E. H. Ranke Stadium II). Der das Keimmaterial liefernde tuberkulöse Prozeß in Lunge oder Drüsen ist häufig klein, bleibt oft latent, doch kann auch ausgedehntere pulmonale Erkrankung neben der renalen bereits Platz gegriffen haben. Früh bricht der Herd ins Nierenbecken ein, die Bindegewebsscheide des Ureters wird infiltriert, der Ureter verdickt und palpabel (besonders vaginal bei Frauen), an seiner Mündung in der Blase wird Schwellung, Rötung, Knötchen- und Geschwürsbildung mit dem Blasenspiegel sichtbar. Das häufigste und *früheste Symptom* ist *Pollakisurie*, oft mit imperiösem Harndrang bei kleiner Blasenfüllung infolge eines renovesicalen Reflexes oder der frühzeitigen Miterkrankung der Blase einhergehend. Der eiterhaltige Harn ist typischerweise frei von den Bakterien der gewöhnlichen Cystitis. Für die im Katheterharn zu suchenden Tuberkelbacillen ist zum Unterschied von den ebenfalls säurefesten Smegmabacillen die Lagerung in Nestern oder Zöpfen charakteristisch, die Diagnose durch Hohnsche Kultur und Meerschweinchenimpfversuch zu sichern, die bei klinischem Verdacht auch dann heranzuziehen sind, wenn mikroskopisch Kochsche und andere Bakterien fehlen. *Jede spontan entstandene, primär-chronische Cystitis ohne den üblichen Befund von Eitererregern im Harn hat als tuberkuloseverdächtig zu gelten.* Scheinbar „essentielle" Nierenblutung ist seltener ein Frühsymptom, chronische Mikrohämaturie häufig. Einen palpablen, eventuell höckerigen Nierentumor kann man erst finden, wenn durch Ausdehnung des Prozesses die Niere von größeren Kavernen oder käsigen Knoten durchsetzt und dadurch vergrößert ist. Im Anfang ist abgesehen von den Miktionsbeschwerden das Allgemeinbefinden wenig gestört, Subfebrilität aber häufig. Bei Jugendlichen gibt unter Umständen auch die Pirquet-Morosche Hautreaktion einen Hinweis. Neben dem Bacillenbefund entscheidet die Cystoskopie eventuell mit Pyelogramm die Diagnose. Bakteriurie von Kochschen Bacillen ohne Eiter beweist namentlich bei Vorhandensein aktiver Lungenherde nicht eine spezifische Erkrankung der betreffenden Niere. Die *Therapie* besteht in der Nephrektomie, wenn, wie in der Regel lange Zeit, die andere Niere sich als gesund und leistungsfähig erwiesen hat (Chromocystoskopie s. S. 70). Blasenveränderungen heilen darnach meist von selbst aus. Bei rechtzeitiger Erkennung und Behandlung ist die *Prognose* im Hinblick auf Dauerheilung gut. Auf alle anderen Methoden, die gelegentlich noch angepriesen werden (Tuberkulinbehandlung usw.) setze man ebensowenig eine verfehlte Hoffnung wie etwa auf das seltene Vorkommnis der Spontan-„Heilung" in Gestalt einer zufällig gefundenen, totalen Verkäsung einer Niere mit Obliteration des Harnleiters, die nie Erscheinungen machte.

i) Tumoren der Nieren und Harnwege.

Die häufigsten „Nieren“-Tumoren gehen von versprengten Nebennierenkeimen aus (GRAWITZsche *Hypernephrome*), viel seltener sind Carcinome, Sarkome, Teratome. Sie treten verhältnismäßig oft im Kindesalter, dann wieder zwischen dem 40.—60. Lebensjahr auf. Oberbauchgeschwülste bei Kindern sind sehr häufig Nierentumoren. Das führende Zeichen ist im allgemeinen die sich wiederholende Hämaturie, anfangs oft von geringer Stärke und kürzerer Dauer. Bei reichlicher Blutung können Gerinnsel im Ureter Kolikschmerz hervorrufen, dicke Koagula die Entleerung der Blase erschweren. Es kommt zur Anämie. Druck des Tumors auf den Lumbalplexus macht Schmerz in Lende und Bein, als „Ischias“ oft verkannt! Das dritte häufigste Symptom sind leichte Fieberbewegungen. Ein Tastbefund (s. oben) ist links leichter zu erheben als rechts hinter der Leber, besonders wenn diese aus anderen Gründen vergrößert ist oder tief steht. Links kann die Geschwulst die normale Milz vor sich herschieben und eine Milzvergrößerung vortäuschen („ISRAELscher Verschmelzungstumor“). Man beachte auch hier wie beim paranephritischen Absceß etwaigen Zwerchfellhochstand. Die diagnostische Entscheidung geben die Methoden der Pyelographie. Hypernephrome wachsen nach jahrelang gutartigem Verhalten oft schnell, brechen früh in die Venen ein, so daß Tochtergeschwülste namentlich die Lungen und das Knochensystem übersäen. Eine Spontanfraktur oder Anzeichen eines Hirntumors können die Tragödie sogar eröffnen. Thrombosen der großen Venen sind in Verbindung mit einem diese umscheidenden Wachstum auffallend häufig, auch Petechien in der Haut (hämorrhagische Diathese) nicht selten. Einbruch ins Nierenbecken mit massiven Blutverlusten, schwerer Anämie und Kachexie bringt das Ende. Die einzig mögliche chirurgische Therapie kommt infolge der schwierigeren Erkennung und dem raschen Fortschreiten leider oft zu spät, weshalb bei unklarer Hämaturie unter Umständen eine probeweise Freilegung der Niere sehr zu erwägen ist.

Auch *Tumoren der Harnblase* verraten sich durch Hämaturie, sowohl die zarten Polypen *(Papillome)* wie das Carcinom, das unter anderem gewerblich bei Anilinarbeitern durch den Reiz aromatischer Amine auftritt. Die Intervalle mit blutfreiem Harn werden im Verlaufe bei gut- wie bösartigen Tumoren oft immer kürzer. Je nach dem Sitz und der Begleitcystitis ist die Miktion gestört oder nicht. Für das vorgeschrittenere Carcinom ist ein übelriechender, braunhämorrhagischer Eiterharn typisch. Auch die zunächst gutartigen *Zottenpolypen* sind eine ernste Krankheit, weil sie sich nach Entfernung gern wieder neu bilden, auch an anderer Stelle der Schleimhaut, und sehr häufig maligne entarten. Die Behandlung gehört der Urologie (endovesicale Elektrokaustik oder eventuell Sectio alta). Styptica gegen die Blutungen helfen wenig, eventuell Bluttransfusion.

k) Kongenitale Anomalien der Nieren und Harnwege.

Infolge der komplizierten Entwicklung der Nieren kommt es nicht ganz selten zu angeborenen Formabweichungen, die hier nur angedeutet werden können: Verschmelzungsnieren (Hufeisenniere), Dystopie einer Niere, Doppelniere, Verdoppelung des Ureters, Megaureter, Klappen, Knickung und Striktur im Harnleiter, als Folge oder selbständig Hydronephrose. Am häufigsten und wichtigsten sind die

Cystennieren.

Isolierte, unter Umständen sehr große (fetale) Cysten sind viel seltener als die *doppelseitigen Cystennieren,* die trotz ihrer in der Regel anlagemäßigen Entstehung oft erst in den späteren Lebensdezennien, nicht selten beiläufig, als charakteristische beidseitige, meist höckerige Nierentumoren konstatiert werden. Oder urämische Zeichen führen zu ihrer Entdeckung, denen der genaueren Vorgeschichte nach eine über Infektionskrankheiten und Geburten hinweg lebenbegleitende Niereninsuffizienz mit Anämie vorausgegangen sein muß. Die Beschwerden sind also meist gering, der Harnbefund kann wie bei einer chronischen Pyelonephritis lange Zeit unbedeutend sein: wenig Eiweiß, einige Cylinder, Leukocyten und Rote, Blutungen kommen aber vor. Der Blutdruck schwankt zwischen normalen und mäßig, seltener stark erhöhten Werten. Wo der Tastbefund im Stich läßt, ist die Fehldiagnose einer Schrumpfniere nur durch das beweisende Pyelogramm zu vermeiden, dessen Formgebung aus den Abbildungen urologischer Lehrbücher zu erlernen ist. Hyposthenurie und alle Grade von Niereninsuffizienz ergeben sich bei der Funktionsprüfung. Zuweilen lassen sich auch in anderen Organen (Leber, Pankreas) Cysten nachweisen. Die *Prognose* ist angesichts des sehr protrahierten Verlaufs mit Reserve und selbst im ersten urämischen Anfall keineswegs kurzfristig infaust zu stellen. Bei einer Lebensweise, welche sich der verbliebenen Nierenleistungsfähigkeit nach den bei der chronischen Nephritis gegebenen Grundsätzen anpaßt, kann Leben und leidliche Arbeitsfähigkeit über Jahre und Jahrzehnte erhalten bleiben. Nur bei der seltenen Einseitigkeit kommt chirurgische Therapie in Frage.

F. Vorwiegend extrarenal bedingte Störungen des gesamten Wasserhaushaltes.

1. Der Diabetes insipidus.

Der Durchtritt (διαβαινειν = durchtreten) großer Mengen nicht schmeckenden (insapere) Harns durch die Niere ist von anderen Polyurien, insbesondere dem honigsüßen Urin bei Diabetes mellitus, dessen Zuckergehalt man seit Thomas Willis Entdeckung (1674) mit der Zunge feststellte, gegen Ende des 18. Jahrhunderts durch Johann Peter Frank abgegrenzt worden. Die Krankheit ist nicht eben häufig, aber sie hat zur Erkenntnis der Bedeutung des Hypophysenzwischenhirnsystems für den gesamten Wasserhaushalt wesentlich beigetragen, seitdem (1912) sie nach Schußverletzung der Hypophyse beobachtet, ihre Polyurie durch die antidiuretische Wirkung der Hypophysenhinterlappenextrakte gebremst, der Durst dadurch gemildert (van den Velden, 1913) und ihr Bild zum ersten Male experimentell durch Verletzung des Tuber cinereum nachgeahmt wurde (Camus und Roussy, 1913) (vgl. S. 16). Nach mühevollen Umwegen der Forschung kann man jetzt an verschiedenen Tierarten das permanente Krankheitsbild durch Entfernung allein des Hypophysenhinterlappens (H.H.L.) oder durch Unterbrechung der nervösen Bahnen erzeugen, welche den Nucleus supraopticus und paraventricularis im Hypothalamus mit dem H.H.L. verbinden. In der Folge atrophiert der Nucleus supraopticus, vermindern sich die Nervenfasern im Hypophysenstiel und schrumpft die Pars nervosa der Hypophyse (Ranson). Es entsteht ein Mangel an antidiuretischem Hormon (Adiuretin), das wahrscheinlich in den Pituicyten des H.H.L.s gebildet wird. Entsprechend unserer früheren Darstellung (s. S. 17), wie physiologischerweise die Zwischenhirnkerne und der Hypophysenhinterlappen gemeinsam den Wasserwechsel regeln, können bei Diabetes insipidus anatomische Veränderungen an einer der verschiedenen Stellen gefunden werden. Bei der *kongenitalen, erblichen* Form handelt es sich um angeborene Kernhypoplasie, bei der *erworbenen* um entzündliche Prozesse durch Encephalitis, Lues oder nach Schädeltrauma, in Verbindung mit basalen Meningitiden. Oder es finden sich

Tumoren der Hypophyse, Cysten, isolierte Metastasen, die den Hinterlappen zerstört haben (nicht selten bei Mammacarcinom); ferner sog. ERDHEIM-Tumoren des Hypophysenganges und Cholesteringranulome bei der HAND-CHRISTIAN-SCHÜLLERschen Erkrankung. Die Kombination mit hypophysärdiencephaler Dystrophia adiposogenitalis ist häufig, in der Familie auch mit Diabetes mellitus. Nie entsteht Diabetes insipidus bei totalem Hypophysenausfall (Tumor, SIMMONDS Kachexie) in Übereinstimmung mit dem Experiment.

Symptomatologie. Durst und Ausscheidung großer Mengen eines dünnen, hellen Harns mit niedrigem spezifischem Gewicht (scheinbare Isosthenurie) sind die einzigen Symptome. Ein ungewöhnlicher Wasserstrom durchflutet immer den Körper, auch nachts wird getrunken. Die Trinksucht ist hier keine Trunksucht, obwohl gelegentlich Beziehungen zwischen beiden bestehen. Dieser Durst will mit Wasser, mit kühlem, gelöscht werden, andernfalls beginnt der Kranke auszutrocknen, wie man an Zunge, Rachen und Hautfalten sehen und an der Blutkonzentration (Zunahme von Plasmaeiweiß, Hb und Gefrierpunktsdepression) feststellen kann. Flüssigkeitsentzug führt nie zu dem Kreislaufversagen der echten Exsiccose, sondern endet gewöhnlich nach einigen Stunden in psychopathischen Reaktionen, welche die weitere Durchführung eines Durstversuches unmöglich machen. Daher läßt sich auf diese Weise meist auch nicht die Frage entscheiden, ob der Durst oder eine Zwangspolyurie das Primäre ist. Im Tierexperiment ist beides verwirklicht worden.

Kochsalzzufuhr steigert den Durst und die Harnmenge enorm, am meisten von allen Elektrolyten, doch hören beide bei salzarmer Kost nicht auf. Es entstehen aber keine Salzverluste, kein Salzmangel, keine Hypochlorämie, das Nierenfilter hält dicht, der Blutchlorspiegel liegt häufiger etwas unter der Norm, manchmal darüber. Ähnliche, im einzelnen hier beiseite bleibende Veränderungen im Mineralhaushalt und eine tagelange Nachwirkung auf das Durstgefühl werden auch beim Gesunden nach zeitweiliger großer Flüssigkeitszufuhr beobachtet. Die Kochsalzkonzentration des Harns bleibt beim Diabetes insipidus-Kranken auch in Einzelportionen gewöhnlich etwas unter derjenigen des gleichzeitig entnommenen Serums, doch ist seine Niere nicht in sich unfähig, es zu konzentrieren, nach Adiuretinzufuhr steigt die Chloridkonzentration des Harns sofort. Die Stickstoffausscheidung ist immer völlig ungestört.

Bei der Mehrzahl der Kranken lassen sich organische Veränderungen in dem oben erwähnten Sinne nicht nachweisen, und zwar fehlen sie in der Regel gerade auch bei denjenigen, welche den größten Wasserumsatz haben (6—20 Liter). Eine psychogene Entstehung ist dann, auch nach Ausscheidung der Dipsomanen und anderer ausgesprochen Gemütskranker mit primärer Polydipsie, umso wahrscheinlicher, je mehr psychopathische Züge bei eindringender Beschäftigung mit dem Wesen und Vorleben des Kranken herauskommen. Die Psychoanalyse kann hier wesentliche Beiträge liefern und vor allem therapeutisch sehr nützlich sein, was freilich Zeit erfordert. Im Bereich der verschiedenen vegetativen Zentren selbst und der Koppelung zwischen Wärme- und Wasserhaushalt spielt es sich wohl ab, wenn fieberhafte Krankheiten und künstliches Fieber, gelegentlich auch Dampfbäder und andere Umstellungen der zentralen Wärmeregulation, auch Pyramidon, die Störung vorübergehend bessern, zuweilen sogar heilen. Unter den endokrinen Beziehungen ist Besserung, aber auch Beginn und Verschlimmerung in der Schwangerschaft anzuführen.

Prognose und Therapie. Die, wo kein organisches Leiden zugrunde liegt, störende, aber nicht bedrohliche Erkrankung kann das Leben begleiten, namentlich in den hereditären und in frühester Kindheit beginnenden Fällen. Bei ihnen allen ist Disziplinierung der Wasseraufnahme durch psychische Beeinflussung, eventuell schulgerechte Psychotherapie *bei salzarmer Ernährung* die Grundlage, auf der die Kranken mittels Hypophysenhinterlappenextrakten *(Tonephin, Pituitrin, Hypophysin)* auf eine erträgliche Diurese einzustellen sind: anfangs 5—150 Voegtlin-Einheiten auf 2—6 Spritzen im Tage verteilt, später als Schnupfpulver (Pituigan) gut wirksam, aber weniger sparsam. Der Ausschluß bzw. eventuell die spezifische Behandlung einer Lues ist von äußerster Wichtigkeit. Bei hormonrefraktären Fällen verdeckt meist psychogen bedingter Durst die in genauer Analyse doch aufzeigbare Hormonwirkung. Auch mit Corpusluteum-Extrakten, Insulin und Follikulin sind Erfolge berichtet. Neben Pyramidon kommt Prominal als Basisnarkoticum oder eine Fieberkur (Pyrifer, Milchinjektion) in Frage. Auch von Elektroshock wird Erfolg berichtet. Nicht selten erscheinen rationale Maßnahmen im Erfolg als Vehikel einer psychotherapeutischen Wirkung. Andererseits gibt es psychotherapeutische Heilungen des Symptoms ohne Beseitigung des organischen Grundleidens. So wurde auf diese Weise bei einem vielbesprochenen Kranken des berühmten, amerikanischen Hirnchirurgen Cushing das Symptom zwar weitgehend gebessert, später stellte sich aber doch ein Mittelhirntumor heraus. Diese letztere Erfahrung ist von grundsätzlicher Bedeutung für die Möglichkeiten und die Reichweite seelischer Behandlung, für die Beurteilung ihrer Grenzen. Sie beleuchtet in einer für den Arzt grundlegenden Weise das Problem der leibseelischen Zusammenhänge.

2. Primäre Oligurie.

Wie ein Gegenstück zum Diabetes insipidus sieht die recht seltene primäre Oligurie aus. Entsprechend ihrer Seltenheit und der noch mangelhaften Erkenntnis ihres Zustandekommens, die z. T. in der Schwierigkeit beruht, eine vollständige Wasserbilanz exakt aufzustellen, spielt sie praktisch eine geringe Rolle. Auffällig kleine Harnmengen, zuweilen bei schwachem Trinkbedürfnis, ohne Ödembildung, bei zentralnervösen (postapoplektische und postencephalitische, epileptoide, migränoide Zustände u. a.) oder endokrinen Störungen (ovarielle oder thyreogene Unterfunktion, endokrine oder „cerebrale" Fettsucht usw.) werden ihr manchmal zugerechnet. Das Wassergleichgewicht kann dabei sehr labil sein (starke, kurzfristige Gewichtsschwankungen). Seine variable Steuerung auf die verschiedenen Ausfuhrwege, renale und extrarenale, ist übrigens auch bei anderen Kranken wie Gesunden, z. B. unter Einwirkung der Purindiuretica, individuell oft sehr verschieden, bei Frauen besonders während der Menses und der Klimax. Wirklich zutreffend wäre die Bezeichnung „primär" nur für mono- oder oligosymptomatische Oligurien, deren Vorkommen sehr wahrscheinlich, aber bei dem oft rein funktionellen Charakter und durchaus günstigen Verlauf bisher nicht sicher bewiesen ist. An eine diencephale Genese, zum Teil wohl rein funktioneller Natur, ist dabei in erster Linie zu denken.

3. Austrocknung (Exsiccose, Durstkrankheit) und Wasservergiftung.

Wassermangel, dem wir schon als Folge des Salzmangels begegneten (s. S. 69), hat praktisch hohe Bedeutung und wird in leichteren Fällen am Krankenbett manchmal übersehen. Die Austrocknung der Gewebe ist aber an der trockenen Zunge und Mundhöhle, der heiseren, ja tonlosen Stimme, den turgorlosen, schlaffen Gesichtszügen mit eingesunkenen, oft geröteten, brennenden Augen, den stehenbleibenden Hautfalten leicht zu erkennen. Speichelmangel bei quälendem Durst erschwert das Schlucken. Der Puls ist schlecht gefüllt und beschleunigt, der Kreislauf liegt darnieder, nicht aus kardialer Ursache, sondern weil die kreisende Plasmamenge vermindert und meist eingedickt ist. Beim eigentlichen Verdursten treten psychische Störungen hinzu: Müdigkeit und Apathie, aber auch Erregungs- und Wutanfälle, Halluzinationen, Wahnvorstellungen. Die Körpertemperatur steigt. Die zugunsten der lebenswichtigen Organe besonders starke Wasserabgabe der Muskulatur verrät sich an Zuckungen. Vermehrter Eiweißzerfall erhöht den RN. Dazu Acidose im Blut. Verminderung des Gewebswassers um 10% erzeugt schon schwere Störungen, um 20—22% bringt Tod im Koma. — Im Wüstenklima, in heißen Kesselräumen (Dampfer in den Tropen), in Bergwerken bei schwerer Arbeit kann der tägliche Wasserbedarf bis 20 Liter betragen. Große Wasserverluste durch den Darm entstehen bei asiatischer Cholera wie bei allen schweren Gastroenteritiden, durch Erbrechen bei Stenose oder Spasmus des Pylorus, hier in Verbindung mit Hypochlorämie und Alkalose (s. S. 70), unter Umständen auch bei Urämie, Hyperemesis gravidarum, in der ADDISON- oder BASEDOW-Krise, bei schwerem Diabetes mit Koma und anderen Zuständen. Wassermangel vorwiegend im Kreislauf zeigt sich bei den meisten Formen des Shocks und erfordert unsere Aufmerksamkeit immer nach großen chirurgischen Eingriffen sowie nach wiederholten Punktionen großer Ergüsse (Ascites). Die Behandlung durch intravenöse oder subcutane Zufuhr isotoner Lösung, durch rectalen Tropfeinlauf usw. hat eventuell Salzmangel mit zu berücksichtigen. Bei Plasmaverlusten z. B. im Shock muß vor allem auch das Kolloid mitersetzt werden, um die Salzlösung in der Blutbahn zu halten (Serumkonserve, Periston s. a. a. O.).

„*Wasservergiftung*" durch übermäßige Wasserzufuhr, in der Folge schwere Störung des Elektrolythaushaltes, ist erst sehr spät entdeckt worden, als man bei der Erforschung der Polydipsie und des Diabetes insipidus die Zufuhr großer Wassermengen mit der Hemmung der Diurese durch H. H. L.-Hormon verband (ROWNTREE). Ohne diese kann die Niere der Einfuhr gewaltiger Mengen in der Regel entsprechen. Wasservergiftung äußert sich in Unruhe, Schwindel, Kopfschmerz, Erbrechen, Durchfall, Speichelfluß, vermehrter Transpiration, Tremor, Ataxie, epileptiforme toxisch-klonische Muskelkrämpfe, Stupor und kann mit Tod im Koma enden. Ödeme fehlen. Sie ist selten bei Überschwemmung mit Flüssigkeit und gehemmter Ausscheidung Nierenkranker, ferner bei Hirntumoren mit Zerstörung der vegetativen Regulationszentren im 3. Ventrikel, bei Encephalitis und Nebenniereninsuffizienz beobachtet worden.

G. Zur speziellen Pathologie und Therapie des Mineralhaushaltes.

I. Grenzen und Störungen der Transmineralisation. Das dynamische Gleichgewicht des Mineralbestandes und -wechsels im Körper ist nach früher Gesagtem (s. S. 7 ff.) in erster Linie an die intakte Struktur der cellularen Grenzflächen geknüpft, welche den Körper einschließlich der Hohlorgane nach außen und die drei Räume in ihm, Blut, Intercellularraum und Zellinneres, von einander abgrenzen. Da der physiologische Grenzverkehr humoral durch Wirkstoffe endokriner Drüsen, insbesondere der Nebennierenrinde, des Hypophysenvorderlappens und der Epithelkörperchen, in nachgeordnetem Maße auch der Schilddrüse und des Ovars, in Verbindung mit dem vegetativen Nervensystem überwacht wird, gehören die auffälligsten Störungen des Salzhaushaltes zu den Symptombildern endokriner Erkrankungen (s. S. 15 ff. und a. a. O.). Die im Experiment gefundene Rolle des Pankreas für den Chloridwechsel ist klinisch bisher nicht hervorgetreten.

Erkrankt die Wand der Grenzflächen selbst, so können entweder nach außen große Salz- und Wassermengen verloren gehen wie bei Gastroenteritis, Cholera, häufigem, massigem Erbrechen aus verschiedensten Ursachen usw.; die bedrohlichen Folgen für Kreislauf, Kochsalzbestand und Säure-Basen-Haushalt wurden unter dem Salzmangelsyndrom, der Hypochlorämie und Exsiccose beschrieben und die funktionelle Rückwirkung auf die Nieren dabei hervorgehoben. Bei den anatomisch charakterisierten Erkrankungen des „Nierenfilters" kommt es wohl deshalb nicht so plötzlich zu derartigen Verlusten, weil auch die kranke Niere immer noch in erheblichem Betrage rückresorbiert. Die schweren Störungen im Mineralgehalt besonders des Blutes, die Poikiloionie bei Niereninsuffizienz und Urämie (s. S. 34) stellen sich meist allmählicher ein. Oder, wenn die Störung an der Grenzfläche zwischen Blut und Intercellularraum liegt, so stockt der Transmineralisationsstrom zwischen Blut und Gewebe, es bildet sich Ödem und Höhlenhydrops, an dessen verschiedenen Formen die lädierte Funktion der erkrankten Wand einerseits, eine Veränderung der treibenden Kräfte andererseits wechselnden Anteil haben (s. S. 23).

An dieser Stelle bleiben die Folgen und die Anwendung einer *rein mengenmäßigen Änderung der Salzzufuhr* bei unversehrter allgemeiner Regulation zu besprechen, wenn sie die gewöhnlichen physiologischen Grenzen über- oder durch Salzentziehung unterschreitet. Besonders die Wirkung der letzteren und die Voraussetzungen, an die sie geknüpft ist, wenn keine Schädigung eintreten soll, sind wichtig, weil salzfreie Nahrung zu therapeutischen Zwecken vielfach verwendet wird. Eine praktisch kochsalzfreie Kost wird ohne erkennbare Störung vertragen, solange die Niere imstande ist, einen Harn zu liefern, der von Chlorid ganz oder nahezu frei ist, und solange die übrigen Ausfuhrwege für Kochsalz ebenfalls gesperrt bleiben. Sie entlastet den Kreislauf und die Niere durch Verkleinerung des täglichen Molenumschwungs im Körper und macht, wenn die Leistungsbreite gelitten hat, ihre Funktion für andere Zwecke freier (z. B. die Stickstoff- und Harnsäureausscheidung). Andererseits bringen bei solcher Ernährungsweise etwaige Kochsalzverluste durch Diarrhöen, Erbrechen, starken Schweiß natürlich schon eher Gefahren als bei normaler. Auch Diuretica, welche renale Salzabgaben erzwingen, können dann ebenfalls Salzmangelerscheinungen, Prostration und Krämpfe herbeiführen. — *Man ändert mit dem Salzgehalt der Kost immer zugleich auch das Konzentrationsverhältnis der Ionen untereinander in dem Transmineralisationsstrom,* der je nach der Ernährungsweise den Körper ständig durchzieht. Daraus ergeben sich die S. 9 ff. beschriebenen Folgen für den gesamten Stoffwechsel und die allgemeine vegetative Erregbarkeit. Auch die alte, von Bunge hervorgehobene Erfahrung hängt damit wohl zusammen, daß alle vornehmlich von Vegetabilien sich nährenden Völker ein unwiderstehliches Verlangen nach Salz haben, während diejenigen, welche rein animalische Kost zu sich nehmen, Kochsalz entweder nicht kennen oder verschmähen. Denn vegetabile Nahrung ist sehr kochsalzarm, aber reich an Kalium und oft auch an Calcium. Sie läßt sich also gut zu allen Zwecken einer kochsalzfreien Kost verwenden.

II. Therapeutische Benutzung der Transmineralisation. Der therapeutische *Nutzen salzfreier*[1], insbesondere vegetabiler *Kost* beschränkt sich nicht auf Störungen der renalen Ausscheidung oder der extrarenalen Salz-Wasserverteilung bei Ödemen verschiedenster Genese. Ihr Wert bei nicht renal bedingtem Hochdruck wurde früher hervorgehoben und zeigt sich auch bei Erkrankungen anderer Art. Man greift mit der Verkleinerung der Quotienten Na/K wie Na/Ca tief in viele vegetativ gesteuerte Funktionen einschließlich des Triebverlangens ein. Die allgemeine *Umstimmung* durch diätetische *Umstellung* scheint dabei noch wirksamer als ein Dauereffekt mit Gewöhnung. Sie wirkt auf die vegetativ innervierte Motorik und Permeabilität der Capillaren sowie auf die Durchlässigkeit der serösen Häute *antiphlogistisch* und *antiallergisch,* der entzündlichen und febrilen Gewebsacidose und Kaliumabgabe entgegen. Daher sind derartige Kostformen bei einer Reihe entzündlicher und allergischer Erkrankungen zweckmäßig, so bei Urticaria, manchen Ekzemen, Pruritus, bei der sog. serösen Entzündung der Leber und Niere, ferner bei vegetativ funktionellen Störungen wie Asthma bronchiale, Migräne, Quinckes flüchtigem Ödem, aber auch bei Pneumonie und manchen anderen Infektionskrankheiten. An der antacidotischen Wirkung hat auch die Eiweißarmut der pflanzlichen Nahrung Anteil, ausgenommen die eiweißreichen Hülsenfrüchte, Sojabohnen, Nüsse und auch die Cerealien, d. h. Brot, das um so mehr Eiweiß enthält, je höher der Ausmahlungsgrad des Korns, ausgenommen ferner Hafer, Grieß und Grütze. Bei Pflanzenkost über längere Zeit ist es daher zweckmäßig, die relativ kochsalzarme, kalkreiche Milch in mäßiger Menge, noch besser nur Milcheiweiß (Quark) hinzuzufügen, um Eiweißverluste zu verhüten. Die Behauptung, daß eine basenreiche Kost den Eiweißbedarf bzw. das Eiweißminimum senke, hat sich ebensowenig bestätigt wie die Verallgemeinerung, daß unsere europäische Ernährungsweise überhaupt zu sauer sei[2].

Den Basenüberschuß und Kalireichtum der Gemüse nutzt man am besten aus in Form der zudem vitaminhaltigeren **Rohkost** oder bei Verwendung des Kochwassers[3], in das die löslichen Salze übergehen. Bei richtiger Durchführung einer streng kochsalzarmen, d. h. salzfreien Kost von optimaler Wirksamkeit sinkt im Wasser-Salz-Gleichgewicht des Körpers[4] das Harnchlor noch unter $^1/_2$—1 g NaCl im Tage. Es empfiehlt sich, die Küchentechnik durch die Harnanalyse zu kontrollieren. Auch das Brot muß salzfrei hergestellt werden. Der Mangel an Geschmacksreizen ist durch Gewürze, Küchenkräuter, Citrone, Röstprodukte zu

---

[1] Hierzu s. S. 4 Anm. 2, S. 25 Anm., S. 48.

[2] Diese Darstellung läßt die besonderen, z. Z. noch verschärft geltenden Verhältnisse der chronischen Unterernährung während des ersten und zweiten Weltkrieges beiseite.

[3] Außer bei Niereninsuffizienz mit erhöhtem Blutkalium (s. S. 34 u. 36 Anm. 2).

[4] Also wenn Wasser-Salzdepots in Leber und Unterhautzellgewebe weder gebildet noch ausgeschwemmt werden.

bessern, er wird subjektiv sehr verschieden empfunden. Salzersatzmittel sind notfalls zulässig. Sie bestehen meist aus Salzen der Ameisensäure, Citronensäure und aus Aminosäuren, die zum Teil unerwünschterweise bis zu 30% Na enthalten (Curtasal, Citrofinal, Sinechlor, Hosal u. a.). Rohkost und Obst helfen hier sehr. Milchtage nach CARREL bringen, wenn sie den Calorienbedarf decken sollen, wesentlich mehr NaCl (1,5 g/l) und Eiweiß (3%). Da der Einfluß der Diät auf den Säure-Basen-Haushalt und die Harnreaktion bei vielen Erkrankungen, insbesondere der Nieren und Harnwege therapeutisch belangreich ist, sei bemerkt, daß die sauren oder basischen Stoffwechseläquivalente der Nahrungsstoffe sich nicht nach ihrem Gehalt an verbrennlichen organischen Säuren, welche den sauren Geschmack ergeben, sondern nach der *Aschenanalyse* bestimmen. Bei dieser Berechnung bleiben die Äquivalentzahlen für Phosphor, Schwefel, zum Teil auch für Stickstoff unsicher. In mehrphasischen Systemen wie die Zelle, die Gewebe und ein Teil der Ausscheidungen verhalten sich die Gleichgewichte auch anders als in einphasischen Lösungen. Für die empirische Ernährungsphysiologie und -therapie besitzen nach der Aschenanalyse als Richtlinie *Basenüberschuß:* Milch, alle Wurzel-, Knollen-, Blatt- und Kohlgemüse außer Knospengemüsen (Rosenkohl, Spargelspitzen, Hopfen, Artischocken) und außer Grünkohl, alle Früchte einschließlich ihrer Säfte außer Preiselbeeren, ferner Kartoffel, Honig, Wein, Blut. *Säureüberschuß* hingegen: Fleisch, Zerealien, Mehl, Brot, reife Leguminosen, Preiselbeeren, Nüsse, alle abgebrühten Nahrungsmittel, Bier. Die Zubereitung hat demnach großen Einfluß. Bratkartoffeln haben ein geringes Mehr an Basen, Salzkartoffeln jedoch viel mehr Säureäquivalente. Die Notwendigkeit einer empirisch-biologischen Korrektur der Analysenergebnisse zeigt sich z. B. darin, daß Milch trotz ihres starken Basenüberschusses in der Asche im Organismus leicht säuernd wirkt.

Mehrzufuhr saurer oder basischer Valenzen äußert sich nur in dem Maße in den Ausscheidungen Harn und Kot, als der Körper nicht durch den Stoffwechsel der Vorperiode oder den Bedarf aus Leistungen veranlaßt wird, nach der einen oder anderen Seite zurückzuhalten bzw. anzusetzen oder angesammelten Überschuß abzugeben. Blut und Gewebe puffern den Valenzwert des Transmineralisationsstromes immer auf die Konstanten der physiologischen H^+-Konzentration ab, und die übrigen zahlreichen Regulationseinrichtungen (S. 10ff.) schützen in gesunden Tagen den omnivoren Menschen wie den Carnivoren vollkommen und ohne spätere Nachteile vor Schaden durch Säuerung, der manchmal in irriger Übertragung der anorganischen Analysenergebnisse auf biologische Verhältnisse von einer Ernährungsweise ohne Basenüberschuß gefürchtet wird. Die Purinarmut der vegetarischen Kost spielt nur bei Gicht und harnsaurer Diathese eine Rolle. *Beim Kranken dagegen kann die diätetische Führung des Säurebasenhaushaltes der Hauptpunkt der Therapie werden* (urämische, diabetische Acidose, Diurese usw.). Neben der Kostform dienen dann Bicarbonat und pflanzensaure Salze, deren organische Anionen verbrannt werden, zur Verschiebung nach der alkalischen, Ammonchlorid (12—15 g in 3 Tagen) oder Ammonnitrat (20 g) besser als die in äquivalenten Mengen schwer aufnehmbaren, starken Mineralsäuren selber (HCl, H_3PO_4) nach der sauren Seite (s. S. 13). Auch Calcium und Magnesiumchlorid säuern, weil das Erdalkali als Phosphat und Carbonat im Dickdarm ausgeschieden wird. Keineswegs aber erschöpft sich die Wirkung aller dieser Diätformen in der Transmineralisationsweise. Die teilweisen Erfolge, welche der ebenfalls stark vegetabilen, rohköstlerischen und salzarmen *Kost nach* GERSON-SAUERBRUCH-HERMANNSDÖRFER bei gewissen Formen der *Tuberkulose* zugeschrieben werden, und die etwas esoterische Stellung einzelner, manchmal mehr gläubig befolgter als einsichtig begründeter Ernährungsvorschriften sind ohne Zweifel in ihren stofflichen wie zum Teil auch in den psychischen Grundlagen komplexer Natur. Eine starke Beruhigung der meisten Stoffwechsel- und anderer Funktionen wird, von narkotischen Mitteln abgesehen, durch die **Fastenkur** erzielt, die, bei hinreichender Flüssigkeitszufuhr und namentlich im Anfang von salinischem Abführen begleitet, in Gemeinschaft am leichtesten ein, zwei, selbst drei Wochen ertragen wird. Ihre hauptsächlichste Anzeige hat sie natürlich auf dem Gebiet der *Fettsucht.* Eine gewisse Überwachung der an sich zunächst ungefährlichen Hungeracidose (Acetonurie) ist namentlich in der späteren Zeit nötig. Sehr viel kürzer, nur einige Tage, kann sie mit der *Durstkur* verbunden werden. Durch diese Kombination haben sich, wie früher hervorgehoben, die Heilungsaussichten der akuten Glomerulonephritis wesentlich gebessert (Volhard s. S. 48); sie kann auch bei kardialem Hydrops und Pfortaderstauung (Lebercirrhose) angebracht sein, ehe man zu einer kochsalzarmen Trockenkost oder maßvoller Flüssigkeitsbeschränkung übergeht. Quälender Durst muß durch Mundspülen, Lutschen weniger kleiner Eisstücke, Beißen in Citronenscheiben oder Pfefferminzbonbons gemildert werden. Die Übertreibungen und Einseitigkeiten der Schrothschen *Durstkur*, eigentlich eine flüssigkeitsarme Semmelernährung später mit Beigabe von Wein, haben kaum mehr als historisches Interesse.

Diesen *Entziehungskuren* gegenüber haben *große Salzzufuhren* nur bei Hypochlorämie und Nebenniereninsuffizienz (s. S. 68) therapeutisch eine Indikation. Tagesaufnahmen von 20—30 g werden zwar mit den nötigen Mengen Getränk von Gesunden leicht und ohne nachgewiesenen Schaden bewältigt; da sie aber beim Nieren- und Kreislaufkranken verderblich sind, gewöhnt schon der mit der Hälfte dieses Wertes zu hohe Salzverbrauch des Kulturmenschen an unzweckmäßig übersteigerte Geschmacksreize und Flüssigkeitszufuhr. Gegen einen mittleren Kochsalzverbrauch in breiten Grenzen, welchen schon manche durch Salz konservierte Speisen mit sich bringen, ist außer bei den genannten Krankheitszuständen nichts einzuwenden. Kochsalz fördert manche fermentativen Verdauungsvorgänge wie die Verzuckerung der Stärke (Salzkartoffeln). „Salzfieber“ als Erregung der die Körpertemperatur regulierenden Zentralstellen im Zwischenhirn stellt sich meist nur bei Kleinkindern mit noch ungefestigter Wärmeregulation und gewöhnlich nur bei parenteraler Zufuhr ein.

Auf die Dauer gerät der Organismus, ganz besonders der noch wachsende, aber auch der alternde, unter allen Mineralien am leichtesten in ein **Defizit an Kalk.** Es kommt dabei hauptsächlich auf die Resorptionsbedingungen, ihre Verschlechterung bei Enteritiden, bei schwerem Ikterus durch das Fehlen von Gallensäuren, in der Jugend auf die Anbau-, im Alter auf Abbauvorgänge im Knochensystem und auf die Ausscheidung der Erdalkalien im Dickdarm an, die vom gleichzeitigen Phosphatumsatz und vom D-Vitamin abhängt. Das praktische Bedarfsminimum ist auf wenig unter 1 g Ca im Tag zu veranschlagen. Neben Milch, Käse und Eigelb sind Wurzel- und Blattgemüse unsere wichtigsten Kalkquellen. Der beträchtliche Kalkgehalt der Zerealien kann durch ihren hohen Gehalt an Phytin, dem Hexosephosphorsäureester des Inosits, der ein schwerlösliches Calciumsalz bildet, verlorengehen, wenn nicht der Ester bei der Brotbereitung durch die im Sauerteig enthaltene Phytase gespalten wird. Aus hellen, ohne Sauerteig hergestellten Brotsorten und Knäckebrot sowie aus Haferbrei, der keine Phytase besitzt, wird deshalb Calcium schlecht ausgenutzt.

Brunnenkuren werden je nach der mineralischen Zusammensetzung des Heilwassers einschließlich seines eventuellen Gehaltes an Radiumemanation oder -salz, worauf hier nicht näher eingegangen werden kann, bei sehr verschiedenen Krankheiten seit alters gebraucht. Namentlich hypotone Wässer wie das Wernarzer, das Brückenauer u. a., aber auch das Wildunger und Fachinger Wasser dienen zu Durchspülungszwecken bei Erkrankungen der ausführenden Harnwege. *Bei Erkrankungen der Nieren selbst, nicht nur des Nierenbeckens, kommen Trinkkuren niemals in Frage.* Die zugeführten Salze werden in der Regel zuerst vorwiegend in der Leber gespeichert und allmählich über den ganzen Organismus verteilt. Diese Vorgänge können durch Benützung künstlich-radioaktiver Elemente quantitativ und zeitlich verfolgt werden. Die Wirkung der Brunnenkuren ist, soweit sie nicht spezifische Elemente wie Fe und As in relevantem

Betrage enthalten, auch heute noch mehr auf Empirie begründet. Die allgemeinen, früher entwickelten Vorstellungen, nach denen die Art des Transmineralisationsstromes die Erregung und Erregbarkeit der lebenden Materie durch Ionensyn- und -antagonismus beeinflußt, dürfen angesichts des breiten Einstellungsspielraumes des Organismus zum Verständnis der sehr mannigfach, psychophysiologisch, auch soziologisch zu deutenden, balneologischen Effekte der Trinkkuren am Orte nicht überspannt werden.

Auch die therapeutische Verwendung des *Höhenklimas* beruht zum Teil in seinem Einfluß auf den Mineralbestand des Organismus. Neben der Reinheit der von Staub und Bakterien freien Luft und der ultraviolettreichen Strahlung wirkt hier die Erniedrigung des O_2-Partialdruckes. Das Atemzentrum beantwortet diesen Reiz mit Überventilation, dadurch senkt sich die alveoläre und arterielle CO_2-Spannung, was eine leichte Alkalose herbeiführen müßte, wenn nicht reaktiv eine Vermehrung organischer Säuren, insbesondere der Milchsäure, aus dem Gewebe die Alkalireserve herabsetzen und eine Verminderung des Harnammoniaks den Urin weniger sauer machen würde. Infolgedessen wird die Reaktionslage des Stoffwechsels kompensiert, es entsteht ein neues Gleichgewicht bei normaler Blutreaktion. Vom Atemzentrum geht also eine tief in den Gewebsstoffwechsel eingreifende Anregung aus, welche dessen neurohormonale Steuerung nicht unberührt läßt. Es ist verständlich, daß dieser allgemeine Reiz in einer hochempfindlichen Krankheitsphase (z. B. bei Tuberkulose) sich gefährlich auswirken, unter anderen Umständen aber die Heilkräfte des Organismus wesentlich fördern und stärken kann. In ganz ähnlicher Weise entfernt auch der *Schlaf* durch eine vom Atemzentrum ausgehende, acidotische Änderung des Blutchemismus Ermüdungsstoffe, hier im Rahmen einer primären Umstellung des Tonus im vegetativen Nervensystem. Seine große Heilkraft wurde schon in der antiken Medizin kurmäßig verwendet („Heilschlaf" von EPIDAURUS).

H. Spezielle Pathologie und Therapie der männlichen Geschlechtsorgane (mit Ausnahme der spezifischen Geschlechtskrankheiten).

1. Die Erkrankungen der Prostata

können hier nur besprochen werden, soweit sie Beziehungen zu Erkrankungen der inneren Organe haben. Der Diagnose dient vor allem die Palpation vom Rektum aus, die Größe, Form und Konsistenz feststellt. Ferner sind die Sekrete zu untersuchen.

Praktisch ist die wichtigste Erkrankung die *Prostatahypertrophie*, eine jenseits des 50. Lebensjahres zunehmende, sehr häufige Alterserkrankung des Mannes. Anatomisch handelt es sich um Adenome, die von den *periurethralen Drüsen* an der inneren Urethramündung ausgehen. Sie buckeln sich bis zu Apfelgröße, oft unregelmäßig und asymmetrisch, nach dem Rectum zu vor. Gelegentlich beeinträchtigt nur die digital schwer fühlbare Vergrößerung des Mittellappens, der in die Blase vorspringt, die Entleerung. Die Erkrankung kann lange symptomlos bleiben. Später führt sie zu vermehrtem Harndrang, besonders des Nachts, zu erschwerter Miktion und Harnträufeln. Im zweiten Stadium kommt es zu partieller Retention, die oft sehr plötzlich eine totale werden kann; im dritten wird die Blase, deren Trabekel infolge der vermehrten Arbeitsspannung hypertrophieren (Balkenblase), überdehnt und kann gefüllt bis zum Nabel steigen. Der Palpationsbefund dieser Stauungsblase ist höchst charakteristisch. Bei hyperämischer Kongestion des Prostatatumors erfolgen oft meist kleinere, sich wiederholende Blutungen, größere bei zu rasch entlastender Katheterentleerung einer längere Zeit durch mehrere Liter Harn überspannten Blase (ex vacuo). Harnrückstauung erweitert die Ureteren und Nierenbecken und setzt sich in die Nierenkanälchen fort (Epithelabplattung). Darunter leidet das Konzentrationsvermögen der Niere früher als die Verdünnungsfähigkeit, daher häufig bedeutende Polyurie und Nykturie sowie heller hyposthenurischer Harn (spezifisches Gewicht: 1003—1010). Langsam und oft unbemerkt schleicht sich chronische Niereninsuffizienz bald mit — manchmal hochgradiger —, bald ohne Blutdruckerhöhung ein, der Reststickstoff steigt an. Die Pollakis- und Polyurie bringt Austrocknung, Durst, Bluteindickung (Zunahme der Gefrierpunktsdepression, des Cl-Spiegels) und eine trockene, belegte Zunge, die Niereninsuffizienz Appetitlosigkeit und Dyspepsie bis zum Erbrechen. Bei Unkenntnis dieses wichtigen Krankheitsbildes entsteht oft der irrige Verdacht auf ein Magencarcinom. Ausgang schließlich in Urämietod. Dieses bei Prostatahypertrophie am häufigsten vorkommende Syndrom ist auch anderen *chronischen Harnstauungen* (bei Blasenlähmung durch Nervenleiden, doppelseitiger Steinniere, Hydronephrose, nach Uteruscarcinom usw.) eigen. Es wird oft schon früh kompliziert durch Infektion (Katheterismus!), und einmal entstandene Cystopyelitis ist nicht dauerhaft zu heilen, ohne die Abflußstörung zu beseitigen. Die drohende Urosepsis beschleunigt das Ende. Frühzeitige Feststellung von *Restharn* in der Blase durch Prostatavergrößerung (100—200 ccm) ist deshalb eine Indikation zu ihrer chirurgischen Entfernung, die bei hinreichendem Allgemeinzustand (Herz, Emphysem, Atemsuffizienz) auch jenseits des 70. Jahres mit lebenverlängerndem Erfolg noch ausgeführt wird, solange die Nierenfunktion nicht wesentlich geschädigt ist. Die Potenz geht durch die Operation nur in etwa $^1/_3$ der Fälle verloren. Sonst bleibt nur Dauerkatheter bezüglich Anlernung des Kranken, sich täglich zwei- bis dreimal *streng aseptisch* selbst zu katheterisieren. Injektionen von Hodenhormon (Testoviron, Anertan, Perandren dreimal wöchentlich 10—25 mg) leisten nur im Beginn etwas durch Abschwellung und Wachstumshemmung des Tumors.

Das *Prostatacarcinom* bildet häufiger kleine, harte schmerzhafte Tumoren oder Knoten, die langsam wachsen und ausgedehnte Knochenmetastasen setzen (osteoplastische oder osteoklastische Carcinose, Spontanfrakturen), als solche, die örtlich stark sich vergrößern und im kleinen Becken ausbreiten. Wo, wie oft, eine Resektion unmöglich, ist Röntgen- oder Radiumbestrahlung heranzuziehen. *Eigenartig und therapeutisch wertvoll ist die Wachstumshemmung durch weibliches Keimdrüsenhormon*, die sich auch auf die Knochenmetastasen erstreckt. Jeden Tag 5 mg Progynon oder Ovocyclin oder Stilboestrol intramuskulär, letzteres auch peroral, können geradezu einen Umschwung bringen und die infauste Prognose dieses häufigen Altersleidens wesentlich verbessern. Eventuell Krystallimplantation. Bei Rückfällen ist das Mittel wirkungslos. Deshalb muß es, später in kleineren Dosen, fortdauernd genommen werden. Über Indikation zur Kastration siehe die chirurgischen Lehrbücher.

Über die vorwiegend bei Gonorrhöe auftretenden *Entzündungen der Prostata* siehe die Lehrbücher der Geschlechtskrankheiten. Es gibt aber auch eine „*unspezifische*" *Prostatitis*, die — wie ebenfalls eine nicht gonorrhoische Epididymitis — teils von einer *unspezifischen Urethritis posterior* unter Mitwirkung von Traumen (Katheter, Bougie), teils jedoch *hämatogen von einem Fokus aus entsteht, andererseits selber aber auch als Fokus bei Rheumatismus, Neuritiden und anderen fokalen Erkrankungen wirken kann.* Harndrang, Schmerz bei Miktion und Defäkation nach dem Mastdarm, Damm, Penis, der Kreuzgegend und den Oberschenkeln ausstrahlend, auch Tenesmen, Analjucken sind die Hauptzeichen, Fieber namentlich bei Übergang in Absceß. Der Prozeß wird gern chronisch und kann die Ductus ejaculatorii veröden. *Therapie*: Bettruhe, Sitzbäder, Stuhlregelung, Narkotica als Suppositorien, eventuell Kurzwellendiathermie und Kataplasmen am Damm, bei Fluktuation (Absceßbildung) vom Rectum aus chirurgisch.

2. Die Erkrankungen von Hoden, Nebenhoden und Samenblasen.

Der Hoden steigt im 7.—8. Embryonalmonat von der Nierengegend in das Scrotum herab (Descensus testis). Bleibt er irgendwo auf diesem Wege liegen (Retentio testis abdominalis, inguinalis), so spricht man von *Kryptorchismus* — ein- häufiger als doppelseitig; wandert er in Gegenden, die er normalerweise überhaupt nicht erreicht, so von *Ectopia testis* (E. femoralis, perinealis). Ektopische Hoden sind stets hypoplastisch, bilden keine Spermatozoen, solange sie nicht ins Scrotum verlagert sind, funktionieren aber innersekretorisch. Nicht selten geht ein *maligner Tumor* von ihnen aus *(Seminom)*, für dessen Diagnose der Nachweis vermehrter Prolanausscheidung (gonadotropes Hormon des Hypophysenvorderlappens) im Harn wertvoll ist. Leistenhoden, die häufig Beschwerden machen, sind durch Traumen und Druck der Bauchmuskeln gefährdet und atrophieren leicht (Azoospermie). Bis gegen das 12. Jahr kann auf spontanes Herabsteigen gehofft werden. Vor einem operativen Eingriff ist ein öfters erfolgreicher Versuch mit Hodenhormoninjektionen (s. oben bei Prostata) zu empfehlen. Weiteres siehe die Lehrbücher der Chirurgie. Über die endokrinen Folgen doppelseitiger *Hodenatrophie* s. a. a. O.

Die *Tuberkulose der männlichen Geschlechtsorgane* kann die einzige nachweisbare Lokalisation der Tuberkulose im Körper sein. Die Infektion erfolgt entweder auf dem Blutwege und siedelt sich oft symptomlos zuerst in der Prostata oder den Samenblasen an. Klinisch fällt als erstes häufig ein Herd im Nebenhoden als derber, schmerzloser, unbemerkt entstandener Knoten auf, der sich abkapseln, aber auch vereitern und eine Fistel bilden kann. Oder die Infektion descendiert von einem Nierenherd *(Urogenitaltuberkulose)*. Im ersten Fall dient eine innere, konservative Allgemeintherapie nur zur Unterstützung, solange die je nach Lage verschiedenen, chirurgischen Indikationen (Epididymektomie, Semikastration, eventuell mit Vasektomie der gesunden Seite) erfüllbar sind, im zweiten ist vor allem die chirurgische Beseitigung des Nierenherdes nach dem früher gegebenen Grundsatz vordringlich.

Literatur.

Handbuch der normalen und pathologischen Physiologie, herausgegeben von A. Bethe, G. v. Bergmann, A. Ellinger †, Bd. 4. Berlin: Springer 1929. Bd. 16/2. Berlin: Springer 1931. — L. Ambard: Physiol. normale et pathologique des Reins 2. ed. Paris: Masson et Cie. 1920. — Becher u. Mitarb.: Nierenerkrankungen, 2 Bände. Jena: Gustav Fischer 1944. — Möllendorff, W. v.: Harn- und Geschlechtsapparat. Handbuch der mikroskopischen Anatomie des Menschen, Bd. VII/1. Berlin: Springer 1930. — Page, H. and A. C. Corcoran: Hypertension. A Review of humoral pathogenesis and clinical treatment. Advances in internal medicine, ed. Murrey Steele, Interscience Publishers Inc. New York 1942. — Smith, Homer W.: The Physiology of the kidney. Oxford University Press 1937. — Spühler, O.: Zur Physio-Pathologie der Niere. Bern: Hans Huber 1946. — Straub, H.: Erg. inn. Med. 25 (1924). — Symposion: Conference on Experimental Hypertension. New York Acad. Sc. sect. biol. 1945. — Volhard, Fr.: Nierenerkrankungen und Hochdruck. Eine Sammlung klinischer Vorträge. Leipzig: Johann Ambrosius Barth 1942. — Volhard, Fr. u. F. Suter: Nieren und ableitende Harnwege. Handbuch der inneren Medizin v. G. v. Bergmann u. R. Staehelin, 2. Aufl., Bd. 6. Berlin: Springer 1931.

Ernährungs- und Stoffwechselkrankheiten.

Von

E. Grafe.

Mit 14 Abbildungen.

A. Allgemeine Physiologie und Pathologie des organischen Stoffwechsels und der Ernährung.

I. Gesamtstoff- und Kraftwechsel.

Das Leben geht unlösbar mit einem dauernden Wandel von Stoff und Energie einher und wird dadurch überhaupt erst möglich. Auch in der unbelebten Natur gibt es derartige Umwandlungen. Im Lebensprozeß haben sie aber eine ganz bestimmte Richtung. Sie dienen der Gewinnung von Kraft für die zur Aufrechterhaltung des Lebens notwendigen Arbeitsleistungen und gehorchen dem Prinzip der Selbststeuerung des Organismus (Pflüger). Neben diesen dissimilatorischen Vorgängen verlaufen aber auch assimilatorische, welche dem Stoffauf- und -anbau und der Speicherung von Energie dienen. Vor allem geschieht das bei der Nahrungsaufnahme, beim Wachstum und in der Rekonvaleszenz nach schweren Gewebseinbußen. Stets sind beide Arten von Reaktionsabläufen vorhanden, selbst im Hunger werden an einzelnen Stellen des Körpers, besonders in den Inkretdrüsen, dauernd Stoffe, die zur Erhaltung des Lebens nötig sind, neu aufgebaut. Die Nahrung hat demgemäß drei Aufgaben: 1. eine dynamisch-energetische, 2. die Ersatzschaffung des im Betriebsstoffwechsel durch Abnutzung und Ausscheidung verlorengegangenen Körpermaterials, 3. der Neuaufbau von Körpersubstanz im Wachstum und bei schweren Gewebseinbußen durch Hunger und Krankheiten. Der größte Teil der im Körper entwickelten Wärme wird beim Warmblüter zur Aufrechterhaltung der gegenüber der Außentemperatur fast stets stark erhöhten Körpertemperatur benötigt.

Die *Hauptenergie* für den Organismus wird aus oxydativen, d.h. mit Sauerstoffverbrauch einhergehenden chemischen Umwandlungen gewonnen. Daneben gibt es vor allem im Muskelstoffwechsel auch anoxybiotische Vorgänge, doch treten diese im allgemeinen, besonders beim ruhenden Organismus, quantitativ so an Bedeutung zurück, daß sie bei der Untersuchung der Gesamtenergieproduktion gar nicht sicher gefaßt werden können. Selbst für die assimilatorischen Vorgänge gilt dies, von wenigen Ausnahmen abgesehen.

So ist der Sauerstoff und seine Bestimmung ein guter Indicator für die Intensität der Verbrennungen, wenn auch nicht von der Exaktheit, wie Lavoisier, der Begründer der Stoffwechselforschung, es annahm. Die Genauigkeit wächst, wenn gleichzeitig mit dem aufgenommenen Sauerstoff auch die ausgeatmete Kohlensäure mitgemessen wird. Der Quotient aus beiden Größen, der sog. respiratorische Quotient $\left(RQ = \frac{CO}{O_2}\right)$ gestattet gleichzeitig einen Einblick in Art und Menge der zur Verbrennung kommenden Stoffe. Es sind dies Eiweiß, Kohlehydrate und Fette. Je größer die im Nährstoff selbst vorhandene Menge

O_2 ist — wie z. B. im Zucker —, um so weniger Sauerstoff braucht zur Verbrennung von außen zugeführt zu werden, um so höher ist also RQ. Umgekehrt sinkt er um so mehr ab, je mehr O_2 zur Verbrennung sauerstoffarmer Nährstoffe durch die Atmung aufgenommen werden muß. So errechnen sich einfach die respiratorischen Quotienten für die drei Hauptnährstoffe:

RQ ist bei reiner Kohlehydratverbrennung	= 1,00
„ „ „ Eiweißverbrennung	= 0,801
„ „ „ Fettverbrennung	= 0,707.

Da die gleichzeitig im Harn ausgeschiedene N-Menge ein brauchbares Maß für die im Körper verbrannte Eiweißmenge $N \times 6{,}25$ g ist, und ihr eine bestimmte Menge aufgenommenen Sauerstoffs entspricht, so läßt sich leicht eine entsprechende Korrektur für RQ anbringen, so daß dann aus der Größe des Nichteiweißes RQ auch die Mengen umgesetzter Kohlehydrate und Fette errechnet werden können.

Diese Berechnungsweise setzt voraus, daß RQ nur von der Verbrennung der genannten Stoffe beherrscht wird. Dies ist aber nur zum größten Teil richtig, tatsächlich ist er die Resultante aller anderen intermediären Umwandlungen, auch assimilatorischer Art, doch sind diese beim gesunden Menschen von so geringem Umfange, daß sie nicht gefaßt werden können, da direkte und indirekte Calorimetrie zum gleichen Resultat führen.

Für die meisten klinischen Zwecke kommt es weniger auf die Mengen der verbrannten Nährstoffe, als die dabei produzierte Menge von *Wärme* im Körper an. Der Wärmewert eines Liter Sauerstoffs, das sog. calorische Äquivalent, ist bei den einzelnen Nahrungsmitteln verschieden.

Er beträgt für Eiweiß	= 4,6	Calorien
„ Fett	= 4,67	„
„ Kohlehydrate	= 5,07	„

Für die einzelnen *respiratorischen Quotienten* ergeben sich mithin folgende Calorienbeträge:

RQ	
bei 0,71	4,72 Calorien je Liter O_2
„ 0,80	4,83 „ „ „ O_2
„ 0,90	4,95 „ „ „ O_2
„ 1,00	5,07 „ „ „ O_2.

Da diese Zahlen sehr nahe beieinander liegen, genügt für klinische praktische Zwecke im allgemeinen die Bestimmung des O_2-Verbrauchs, wie sie z. B. in großer Einfachheit die Spirometermethode von A. KROGH gestattet. Bei Innehaltung einer bestimmten eiweißarmen Diät an den Vortagen ergibt die Menge des während der Versuchszeit aufgenommenen Sauerstoffs, umgerechnet auf 24 Stunden und multipliziert mit 4,8, die Calorienproduktion je Tag. Die indirekte Berechnungsart über den Sauerstoff deckt sich, wie zahlreiche Versuche von ATWATER, BENEDICT, LUSK, DU BOIS u. a. gezeigt haben, ziemlich genau mit der direkt im sog. Calorimeter bestimmten Wärmeabgabe.

Für klinische Zwecke, vor allem diagnostischer Art, interessiert nur das Verhalten des Kraftwechsels bei mittlerer Außentemperatur im absoluten Ruhezustand, d. h. bei vollständiger Muskelruhe und Nüchternheit, der sog. Grundumsatz oder Basalstoffwechsel. Er beträgt je 1 kg Körpergewicht in 1 Stunde ungefähr 1 Calorie[1].

Die *Größe des Grundumsatzes* wird vor allem beim Menschen wesentlich, wenn auch keinesfalls allein von der Oberfläche bestimmt (RUBNERs Oberflächengesetz). Da die Hauptmenge der im Körper entwickelten Wärme beim Warmblüter dazu dient, die Körpertemperatur auf einem meist erheblich über der Außentemperatur erhöhten Niveau (beim Menschen 37—37,5° rectal) konstant

[1] 1 (große) Cal ist die Wärmemenge, die nötig ist, um 1 Liter Wasser von $14^1/_2{}^0$ auf $15^1/_2{}^0$ zu erwärmen. Das mechanische Äquivalent ist 427 kgm, d. h. die Kraft, die nötig ist, um 1 kg 427 m hochzuheben. 1 (kleine) cal ist der tausendste Teil einer großen Calorie.

zu erhalten. MEEH hat die Oberflächenbestimmung lediglich auf das Körpergewicht bezogen und die einfache Formel $O = k\sqrt[3]{P^2}$ angegeben, in der k eine für die einzelnen Tierarten etwas wechselnde Konstante, P das Körpergewicht bezeichnet.

E. F. DU BOIS hat später komplizierte, aber exaktere, auch die Körperlänge mit einbeziehende Formeln angegeben, von denen die folgende noch die einfachste ist:

$$O = \sqrt{P} \times \text{Länge} \times 167{,}2.$$

Andere Wege der Bestimmung und Berechnung sind BOHNENKAMP u. a. gegangen.

Nach DU BOIS beträgt die stündliche Wärmeproduktion je Quadratmeter Oberfläche bei erwachsenen Männern zwischen 20—60 Jahre 38,5 bei Frauen entsprechenden Alters 36 cal. In den früheren Lebensjahren liegen die Werte etwas höher, so z. B. im 14. Jahre bei 46 bzw. 43 cal, im Greisenalter fallen sie etwas ab.

BENEDICT und HARRIS, welche die entscheidende Bedeutung der Oberfläche für die Wärmeproduktion leugnen, haben auf Grund eines großen eigenen und fremden Untersuchungsmaterials sehr komplizierte empirische Formeln aufgestellt, welche neben Körperlänge und -gewicht auch Alter und Geschlecht mit berücksichtigen. Mit ihrer Hilfe haben sie außerordentlich übersichtliche, leicht zu handhabende Tabellen geschaffen, in denen leicht durch Addition von nur 2 Zahlen je nach Alter, Körperlänge, Gewicht und Geschlecht die normale Calorienproduktion eines Menschen nachgeschlagen werden kann. Diese Zahlen werden heute meist für die Beurteilung, ob ein Grundumsatz von der Norm abweicht, zugrunde gelegt, wobei eine mittlere Schwankungsbreite der Norm von $\pm$ 15% nach oben und unten angenommen wird. Für die Erkennung und Beurteilung bestimmter Krankheiten, vor allem auf dem Gebiete der inneren Sekretion (Thyreoidea, Hypophyse) haben Grundumsatzbestimmungen große, manchmal entscheidende, praktische Bedeutung.

Der Grundumsatz entspricht annähernd dem Minimalstoffwechsel, wie er bei etwa 30° Außentemperatur bei geringster Anspannung der chemischen Wärmeregulation, welche der Verhinderung von zu großen Wärmeverlusten dient, sich einstellt.

Die Haupteinwirkungen auf den Grundumsatz im Sinne der Steigerung sind *Muskeltätigkeit* und *Nahrungsaufnahme*. In welchem Ausmaße durch körperliche Anstrengungen der Grundumsatz erhöht wird, dafür geben die alten Zahlen von ZUNTZ für einen Mann von 70 kg und 1 Stunde auch heute noch einen guten Anhalt.

	Calorien
Bettruhe	70
Strammstehen	80
Gehen in der Ebene (3,6 km)	210
Marsch in der Ebene (6 km)	350
Bergsteigen (3,6 km, 300 m Erhöhung	360
Bergsteigen (3,6 km, 500 m Erhöhung)	500
Radfahren (15 km)	380
Schwimmen	640

Bei mittlerer Arbeitsleistung beträgt nach ATWATER der Mehrverbrauch an Calorien im Durchschnitt 0,012 $\times$ geleistete Kgm. Während nach physikalischer Definition 1 Cal 425 kgm entsprechen, entfällt hier auf 1 Cal nur etwa 83 kgm.

Wir haben also auch beim Muskelapparat die gleichen Erscheinungen wie bei unseren besten und am ökonomischsten arbeitenden Maschinen. Der Nutzeffekt beträgt nur 20—25% des theoretisch möglichen Wertes. Der Hauptteil geht als nicht weiter nutzbare Wärme verloren. Die genannten Zahlen, die bei guttrainierten Menschen und mittlerer Arbeit bis maximal 30% ansteigen können, sinken zumal bei Kranken oder Rekonvaleszenten mit mangelndem Training und zunehmender Ermüdung sehr erheblich ab, so daß der Nutzwert manchmal nur wenige Prozente der aufgewandten Energieproduktion ausmacht.

Das andere große Stimulans im Stoffwechsel ist die *Nahrung*. Auch deren Aufnahme und Verarbeitung geht nicht ohne Verluste im Körper vor sich. Es kommt aus Gründen, die noch immer nicht ganz klar liegen, zu einer Stoffwechselsteigerung, zu einer *spezifisch-dynamischen Wirkung*, wie sie Rubner genannt hat. Am größten ist sie beim Eiweiß. Bei der außerordentlich großen Streuung der Zahlen schon in der Norm und bei der Fülle von Faktoren, die auf diese Vorgänge Einfluß haben, ist es schwer, Normalwerte anzugeben. Folgende Zahlen entsprechen etwa den Durchschnittswerten der Literatur und eigener Untersuchungen:

für Eiweiß	20—30%	des Brennwertes der Zufuhr
„ Mono- und Disaccharide	3— 6%	„ „ „ „
„ Polysaccharide	5— 9%	„ „ „ „
„ Fette	$2^1/_2$—5%	„ „ „ „
„ ausreichende gemischte Kost (16% Eiweiß)	8—20%	„ „ „ „

Bei sehr starker Überernährung können diese Werte erheblich ansteigen (Luxuskonsumtion).

Angaben für die jeweilige Steigerung des Grundumsatzes lassen sich schwer machen, weil sie von der Größe der Zufuhr abhängt. Bei mittleren Mengen von etwa 100 g liegen die Oxydationszunahmen gewöhnlich um einige Prozente niedriger wie die obengenannten Zahlen. Bei Kohlehydraten und Fetten können sie manchmal nur in kurzen Versuchsabschnitten gefaßt werden. Bei gewissen Krankheiten, vor allen Dingen innersekretorischer Art (Hypophysenleiden, endogene Fettsucht usw.) können Abweichungen von der Norm vorkommen und hier auch diagnostische Bedeutung erhalten. Im Gegensatz zur Muskelarbeit geht der Wärmezuwachs bei der Nahrungsverarbeitung dem Körper nicht immer ganz verloren. Bei sehr niedriger Außentemperatur tritt er in den Dienst der sog. chemischen Wärmeregulation, d. h. der Steigerung der Verbrennungen, die zur Verhinderung einer zu großen Abkühlung des Körpers eintritt.

II. Die Sonderaufgaben der einzelnen Nahrungsstoffe.

Die Hauptaufgabe der Nährstoffe besteht in der Lieferung von Energie zur Aufrechterhaltung der Leistungen des Lebens. In dieser Richtung vertreten sich auch Eiweiß, Kohlehydrate und Fett entsprechend ihrem Brennwert (Rubners Isodynamiegesetz). Darüber hinaus besitzt aber jeder dieser Nahrungsstoffe Sonderaufgaben, in denen er nicht durch einen anderen ersetzt werden kann. Wenn die dafür notwendigen Mengen auch nur klein sind (2—10% des Gesamtwertes), so führt ihr Fehlen doch zu Gesundheitsstörungen und gefährdet auf die Dauer das Leben. Ganz besonders gilt das für die *Eiweißkörper*, die Proteine (Hauptnährstoffe).

Genau wie bei der Maschine, die sich im Betriebe abnutzt, geht auch im Organismus durch den Lebensprozeß ein Verbrauch der Strukturelemente, des lebendigen Protoplasmas, vor sich. Es geschieht dies vor allem an den äußeren und inneren Oberflächen des Körpers, in den sezernierenden Organen und im Blut. Dieser unvermeidliche Eiweißverlust (*Abnützungs-Quote* [Rubner], Minimal-N [Landergren], endogener Eiweißstoffwechsel [Folin]) beträgt nur 2—4% des gesamten Eiweißumsatzes oder 0,03—0,05 g N je Kilogramm und Tag. Diese Werte sind bei Gesunden und Kranken recht konstant und weichen nur sehr selten (z. B. bei schweren Infekten) nach oben ab, im Hunger und bei starker Unterernährung wahrscheinlich nach unten, doch läßt sich das schwer beweisen, denn sie sind nur festzustellen, wenn das Eiweiß als Kraftspender durch einen Überschuß der anderen Nährstoffe, vor allem der Kohlehydrate, ausgeschaltet wird.

Von der Abnutzungsquote ist zu unterscheiden das sog. *Eiweißminimum*, d.h. die niedrigste Eiweißmenge, mit der noch ein Eiweißgleichgewicht erreicht werden kann. Es liegt normalerweise stets erheblich über dem Abnützungswert und ist weitgehend von Art und Menge der andern Nährstoffe abhängig. Bei reichlichen Kohlehydratmengen und mindestens ausreichendem Caloriengehalt betragen die Werte etwa 25—30 g pro die.

Dabei zeigte sich die Ungleichwertigkeit der verschiedenen Eiweißkörper und die große Überlegenheit des animalischen Eiweißes.

Seit etwa 50 Jahren ist das Eiweißproblem in zunehmendem Maße ein Aminosäurenproblem geworden. Erst heute kennt man anscheinend alle derartigen Bausteine der Proteine. Es sind 25. 10 davon kann der Körper nicht selbst herstellen, sie müssen in der Nahrung enthalten sein (sog. exogene Aminosäuren [ROSE]). Es zeigte sich, daß davon 7 für den Erhaltungsstoffwechsel genügen; Valin, Isoleucin, Threonin, Methionin, Phenylalanin oder Tyrosin und Lysin. Zum Wachstum sind außerdem noch Cystin, das zum Teil durch Methionin ersetzbar ist, Arginin und Histidin erforderlich. Jeder von den genannten 10 exogenen Bausteinen hat wie ein Vitamin seine besondere physiologische Bedeutung, und ihr Fehlen macht charakteristische Mangelerscheinungen. Isoleucin und Threonin nehmen eine Schlüsselstellung ein, indem sie zur Verwertung der gesamten exogenen Aminosäuren notwendig sind. Leucin und Cystin dienen dem Aufbau des Protoplasmaeiweißes, Phenylalanin und Tyrosin der Bildung von Thyroxin und Adrenalin, sowie der Pigment- und Blutbildung, Tryptophan der Fortpflanzung und Laktoflavinbildung, Histidin der Hämoglobin- und Nucleinsäurensynthese, Arginin und Lysin dem Wachstum, Methionin dem Leberschutz und der Bildung von Cholin und Kreatin, Valin den Funktionen des Nervensystems. Beim Erwachsenen sind mindestens 25, bei Kindern 40 g exogene Aminosäuren erforderlich. Folgende Tabelle von KÜHNAU zeigt den Bedarf an den wichtigsten Aminosäuren, sowie den tatsächlichen Gehalt an diesen in der Nahrung von 1937 und 1946, im letzteren Falle berechnet auf Grund der Lebensmittelkarten für Normalverbraucher in der britischen Zone im März bis Juli 1946.

Tabelle 1. Bedarf und Zufuhr an exogenen Aminosäuren 1937 und 1946 (März bis Juli, englische Zone) nach KÜHNAU.

	Valin	Leucin	Cystin	Methionin	Phenylalanin	Tryptophan	Arginin	Histidin	Lysin
Absolut-Werte in Gramm je Tag									
a) Jugendliche von 10—18 Jahren									
Bedarf	4,3	9,0	2,6	3,3	4,3	1,3	1,3	2,6	6,4
Zufuhr 1937	5,21	12,61	2,89	4,16	4,59	1,2	6,69	4,8	6,5
Zufuhr 1946	1,06	2,69	0,74	0,89	0,97	0,40	1,37	0,77	1,06
b) Erwachsene									
Bedarf	2,8	5,6	1,6	2,4	2,8	0,8	0,8	1,6	4,0
Zufuhr 1937	3,27	7,92	1,81	2,61	2,88	1,13	4,2	3,11	4,0
Zufuhr 1946	0,87	2,21	0,60	0,78	0,82	0,35	1,11	0,67	0,97

Die verschiedene Wertigkeit von tierischem und pflanzlichem Eiweiß ergibt sich aus folgenden Selbstversuchen von THOMAS, indem animalisches Eiweiß = 100 g Körpereiweiß gesetzt ist. Es entsprechen dabei:

100 g Kartoffeleiweiß 71 g Körpereiweiß
100 g Weizeneiweiß 40 g „
100 g Maiseiweiß 30 g „

Die großen Differenzen sind durch das Fehlen oder den zu geringen Gehalt der verschiedenen Pflanzeneiweiße an exogenen Aminosäuren bedingt. Ein Wachstum oder Wiederaufbau läßt sich im Tier- oder Menschenkörper durch vegetabilisches Eiweiß allein überhaupt nicht erzielen.

Für die Ernährung ist nicht entscheidend das Eiweißminimum, sondern das Eiweißoptimum, das bei mindestens 1 g je 1 kg liegt (Hygienekommission des Völkerbundes).

Auch die *Kohlehydrate* sind im Organismus nicht zu entbehren, da eine bestimmte Konzentration der Säfte an Glucose (im Blute ein konstanter Wert von etwa 0,1 %) für den ungestörten Ablauf der Lebensprozesse notwendig ist. Zufuhr von Kohlehydraten von außen ist dabei allerdings keine absolute Voraussetzung. Der notwendige Zucker kann auch aus anderen Quellen, vor allem den Ketosäuren der desaminierten Aminosäuren des Eiweißes kommen, doch müssen zur Erreichung dieses Ziels ganz unzweckmäßig große Eiweißmengen gegeben werden. Läßt man bei gewöhnlicher gemischter Kost die Kohlehydrate fort und ersetzt sie der Hauptsache nach durch Fett, so kommt es zum Auftreten von Acetonkörpern im Harn (Aceton, Acetessigsäure und β-Oxybuttersäure) und in der Atemluft (Aceton). Der kritische Punkt liegt bei einer Kohlehydratzufuhr, die zu 10 % den Nahrungsbedarf deckt, d. h. etwa 40—60 g beim ruhenden Menschen. Es entspricht das etwa dem 10. Teil des Kohlehydratgehaltes der gewöhnlichen gemischten Kost.

Hinsichtlich der Sonderaufgaben der *Fette* liegen die Verhältnisse kompliziert und auch noch nicht immer genügend klar. Fette sind keine einheitlichen Stoffe, sondern zerfallen in Neutralfette, die Glycerinester der höheren Fettsäuren, und Lipoide, die ihrerseits sich wieder aus Phosphatiden (Lecithin, Cephalin, Sphingomyelin, Protargon, Cerebroside usw.) und Cholesteriden (vor allem Cholesterin) zusammensetzen. Es scheint, daß Neutralfette in der Nahrung weitgehend, wenn auch nicht ganz entbehrt werden können, einige Gramm sind schon zur Resorption der fettlöslichen Vitamine erforderlich. OSBORNE und MENDEL fanden keinen Unterschied in der Aufzucht zwischen normal und fettfrei ernährten Ratten, wenn dem Vitaminfaktor Rechnung getragen wurde. Auch Säuglinge können monatelang fettfrei aufgezogen werden (PIRQUET), doch erkranken sie dann.

Neuere Untersuchungen sprechen dafür, daß gewisse hochungesättigte Fettsäuren (Linol-, Linolen-, Arachidon- und Clupanodonsäure) zum mindesten für Tiere, wahrscheinlich auch für den wachsenden Menschen, besonders für die Immunkörperbildung lebensnotwendig sind, da sie anscheinend nicht vom Körper gebildet werden können. Sie sind vor allem in Butter, Leinöl und Speck vorhanden.

Der 16 Monate ohne Beeinträchtigung von Gesundheit und Leistungsfähigkeit fortgesetzte Versuch mit fettfreier Ernährung bei einem erwachsenen Mann von HINDHEDE ist nicht beweiskräftig. Wichtige Beiträge zu der Frage des Fettminimums liefert wahrscheinlich das erzwungene Massenexperiment der heute in weiten Teilen Deutschlands herrschenden Unterernährung, die sich allerdings nicht nur auf das Fett bezieht und deshalb ein sehr kompliziertes wissenschaftliches Ernährungsproblem darstellt. Auch bei den Lipoiden ist die Frage der Notwendigkeit einer Zufuhr von außen nicht ganz geklärt. Sicher ist nur, daß das Ergosterin, das Vitamin D, nicht im Körper gebildet werden kann, wohl aber viele andere Sterine wie Cholesterin und die meisten Phosphatide, vor allem Lecithin und Spingomydin.

Die Nahrung muß neben den genannten organischen eigentlichen Nährstoffen auch anorganische Bestandteile, wie Wasser und Salze in genügender Menge enthalten. Bei einer Normalernährung ist das auch immer der Fall. Die Nahrung soll im allgemeinen etwa 1—$1^1/_2$ Liter Flüssigkeit außer dem Wassergehalt der Nahrungsmittel enthalten.

Für den erwachsenen, gesunden Menschen gibt RUBNER einen Mineralbedarf von 4,47 g Phosphorsäure, 4,4 g Kalium, 0,57 g Magnesium, 1,22 g Kalk und 0,15 g Eisen an. Auch Natrium und Cl, sowie die Spurenelemente Kupfer, Zink, Jod, Kieselsäure, Brom und Fluor müssen in der Nahrung aufgenommen werden. Jeder dieser Stoffe hat seine Sonderaufgaben und unterliegt dem

LIEBIGschen Minimumgesetz, das besagt, daß das Fehlen nur eines notwendigen Körperstoffs auf die Dauer den Tod zur Folge hat. Der Mineralhaushalt bringt eine Fülle der kompliziertesten Probleme mit sich, von denen die meisten vor allem hinsichtlich Minimal- und Optimalbedarf noch der Lösung harren. Erst recht gilt das für die Pathologie des Mineralstoffwechsels. Im Rahmen dieser kurzen Darstellung kann auf das schwierige, weitgehend noch unerforschte Gebiet nicht weiter eingegangen werden.

III. Die Vitamine.

Obwohl eine der wichtigsten Avitaminosen, nämlich der Skorbut, schon seit Jahrhunderten den schiffahrenden Nationen bekannt war, ging die Erkenntnis, daß außer den bekannten Nährstoffen noch besondere andere Substanzen in der Nahrung zum Leben notwendig sind, erst von experimentellen Beobachtungen aus. FORSTER (1873) und LUNIN (1881) bemühten sich als erste vergeblich, Tiere mit reinen Nährstoffen am Leben zu erhalten. Daraus zogen dann G. v. BUNGE und F. G. HOPKINS bereits die richtigen Schlüsse. Dann kamen die wichtigen Entdeckungen von TAKAKI (1882) und vor allem von EYKMAN (1895/36), daß die Beriberi auf einseitige Reisnahrung, und zwar von Verzehr von poliertem Reis zurückzuführen ist. Die ersten exakten Tierversuche kamen erst erheblich später (STEPP, F. G. HOPKINS u.a.), und in 20 Jahren wurde dann der stolze, wenn auch noch lange nicht fertige Bau der heutigen Vitaminlehre errichtet.

Die Begriffsbestimmung dieser besonderen Substanzen ist heute schwieriger wie je. Oberflächlich gefaßt kann man sie bezeichnen als selbständige oder in den Vorstufen aus dem Pflanzenreich stammende Wirkstoffe, die in einer ausreichenden Nahrung enthalten sein müssen und deren Fehlen bei einem sonst gesunden Körper Mangelerscheinungen (Avitaminosen, Hypovitaminosen) hervorruft. Da eine scharfe Trennung von Hormonen und Vitaminen, zum Teil auch gegenüber Fermenten sich überhaupt nicht mehr durchführen läßt, ist wohl die ganz allgemein gehaltene Definition von H. v. EULER, daß Vitamine und Hormone für den Lebensablauf unentbehrliche Katalysatoren und Reizstoffe der Natur sind, am zweckmäßigsten.

Die Vitamine sind weit in Tier- und Pflanzenwelt verbreitet und in kleinsten, calorisch gar nicht in Betracht kommenden Mengen wirksam.

Tabelle 2 (nach STEPP-KÜHNAU und SCHRÖDER) gibt eine Aufstellung der bisher bekannten Vitamine:

Tabelle 2. Übersicht über die bisher bekannten Vitamine.
(Nach STEPP-KÜHNAU-SCHRÖDER.)
Die nachweislich für den Menschen bedeutungsvollen Vitamine sind mit * bezeichnet.

Buchstabenbezeichnung des Vitamins	Chemischer Trivialname des Vitamins	Bezeichnung des Vitamins nach der Funktion	Bemerkungen
		I. Fettlösliche Vitamine.	
Vitamin A*	Axerophthol	Antixerophthalmisches Vitamin, antiinfektiöses Vitamin, Epithelschutzvitamin	Kommt in der Natur in mehreren Formen vor
Vitamin D*	Calciferol	Antirachitisches Vitamin	Desgl.
Vitamin E*	Tokopherol	Antisterilitätsvitamin Fruchtbarkeitsvitamin	,,
Vitamin K*	Phyllochinon	Antihämorrhagisches Vitamin Koagulationsvitamin	,,
—		Fettlösl. Wachstumsvitamin (COWARD-KEY-MORGAN)	Für die Ratte unentbehrlich

Tabelle 2. (Fortsetzung.)

Buchstabenbezeichnung des Vitamins	Chemischer Trivialname des Vitamins	Bezeichnung des Vitamins nach der Funktion	Bemerkungen
		II. Wasserlösliche Vitamine.	
Vitamin B_1*	Aneurin, Thiamin	Antineuritisches Vitamin	
Vitamin-B_2-Komplex			Wirkstoffkomplex, bestehend aus folgenden Teilfaktoren:
1.* —	Lactoflavin, Riboflavin	Wachstumsvitamin	
2.* —	Nicotinsäure	Pellagraschutzstoff des Menschen, P-P-Faktor, Antiblacktonguefaktor	
3.Vitam. B_6*	Adermin Pyridoxin	Pellagraschutzstoff der Ratte, Antiakrodyniefaktor, Eluatfaktor, Faktor 1	
4.* —	Pantothensäure	Hühnerpellagraschutzstoff, antigrey-hair-factor, Achromothrichiefaktor, Filtratfaktor, Faktor 2	Für Vögel, Nager, wahrscheinlich auch für den Menschen unentbehrlich
5.* —	Hämogen	Antianämisches Vitamin, extrinsic factor (CASTLE)	
6. Vitam. M*		Aleukieverhütender Faktor, Reifungsfaktor	
7. —	Uropterin	Rattensprue- und ziegenmilchanämieverhütendes Vitamin (TSCHESCHE-WOLF)	Bedeutung für den Menschen noch nicht geklärt
8.* —	Adenylsäure u. Cozymase	Wachstumsfaktor der Ratte (v. EULER)	Wahrscheinlich auch für den Menschen als Vitamin bedeutsam.
9. Faktor W		Wachstumsfaktor der Ratte (FROST-ELVEHJEM)	
10.* —		Tropenanämieverhütender Faktor (WILLS-EVANS)	
11. —		Sichelzellenanämieverhütender Faktor (HOGAN-RICHARDSON-JOHNSON)	Für die Taube unentbehrlich
12.* —	Cholin	Leberverfettung verhütender Faktor	
13. —	Inosit Phytin	Antialopeciefaktor (WOOLLEY)	Für Nager unentbehrlich
14. —	Glucuronsäure u. Chondroitin	Reisfaktor, Anti-gizzard-erosion-factor (ALMQUIST-MECCHI-STOKSTAD-MANNING)	Für Vögel unentbehrlich
15. —	p-Aminobenzoesäure	2. ergrauungsverhütender Faktor (MARTIN-ANSBACHER)	Für Säuger (Silberfuchs, Ratte) und Vögel (Huhn) wichtig (unentbehrlich ?)
16.* —	Folinsäure	Antianämisches Vitamin	Vor allem für Ratten wichtig
Vitamin B_3		Thermolabiler Wachstumsfaktor (WILLIAMS-WATERMAN)	Für die Taube unentbehrlich
Vitamin B_4		Antiparalytischer Faktor (READER, KEENAN-CLINE)	Für Vögel, vielleicht auch für die Ratte, unentbehrlich

Tabelle 2. (Fortsetzung.)

Buchstaben-bezeichnung des Vitamins	Chemischer Trivialname des Vitamins	Bezeichnung des Vitamins nach der Funktion	Bemerkungen
Vitamin B_5		Thermostabiler Wachstumsfaktor (Carter-Kinnersley-Peters)	Für die Ratte unentbehrlich
Vitamin B_7		Enterales Vitamin (Centanni-Montevecchi)	Nicht einheitlich
Vitamin C*	Ascorbinsäure	Antiskorbutisches Vitamin	
Vitamin H	Biotin	Hautfaktor, antiseborrhoisches Vitamin (György), eiweißentgiftender Faktor, anti-egg-white-injury-factor (György, Parsons-Lease-Kelly)	Bedeutung für den Menschen nicht völlig geklärt
Vitamin J		Antipneumonisches Vitamin (v. Euler)	Für die Ratte unentbehrlich
Vitamin L		Lactationsfaktor (Nakahara)	Nicht einheitlich
Vitamin P_1	Citrin	Permeabilitätsvitamin (v. Szent-Györgyi)	Anscheinend für den Menschen unentbehrlich

In Amerika wird häufig das Vitamin B_1 als Vitamin B schlechthin, das Vitamin B_2 als Vitamin G bezeichnet. Vitamin F nennen Evans (1928) und Oncken (1935) ein Gemisch lebenswichtiger, im Körper nicht synthetisierbarer, hochungesättigter Fettsäuren, deren Fehlen in der Kost bei Ratten Hautnekrosen, Sterilität und Urämie herbeiführt.

Hinsichtlich des zum Teil noch weitgehend unbekannten Vitaminbedarfs sei auf die einzelnen Abschnitte verwiesen. Bei den dort genannten Werten handelt es sich manchmal nur um Anhaltspunkte der Größenordnung nach, meist wohl um Durchschnittszahlen. Ihre Bedeutung darf nicht überschätzt werden, weil der Vitaminbedarf nicht nur der verschiedenen Menschen, sondern auch des Einzelmenschen zu verschiedenen Zeiten und unter verschiedenen Umständen ungeheuer schwankt. Vor allem gilt das für Krankheitsperioden und hier insbesondere für das am besten studierte Vitamin C. Hinsichtlich des Vitamingehaltes der gebräuchlichsten Nahrungsmittel nach den neuesten Analysen sei auf die Vitamintabellen von Droese und Bramsel verwiesen.

Leider schwanken die Angaben der einzelnen Autoren außerordentlich, z. T. um Hunderte von Prozenten, was teils mit der verschiedenen Herkunft des Materials, teils mit den verschiedenen schwierigen Analysen methodisch zusammenhängt.

Die Einteilung der Vitamine geschieht nach ihrer Löslichkeit, die Bezeichnung der vier erstbekannten A—D ist willkürlich, die späteren kamen dann meist in der Reihe der Buchstaben des Alphabets hinzu.

1. Vitamin A.

Vitamin A ($C_{20}H_{29}OH$) ist ein fettlöslicher Alkohol aus der Gruppe der Polyene, bestehend aus einem β-Iononring und einer Seitenkette. Die Strukturformel des auch synthetisch hergestellten Stoffes (Karrer und Kuhn) ist folgende:

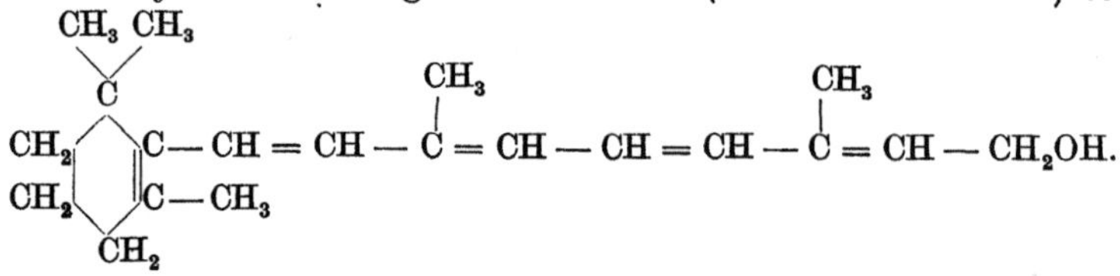

Die Vorstufe (Provitamin) ist das β-Carotin ($C_{40}H_{56}$), ein im Pflanzenreich weitverbreiteter gelbroter Farbstoff. Zwei Moleküle Vitamin entstehen erst in der Leber durch Spaltung des Carotins unter zweifacher Wasseraufnahme mit Hilfe der Carotinase, deren Wirksamkeit von einer genügenden Thyroxinmenge abhängig ist. Auch andere Carotine können Vorstufen sein, aber keineswegs alle.

Kürzlich ist bei Süßwasserfischen noch ein zweites Vitamin A (A_2) entdeckt worden, das eine Doppelbindung und 2 C- und 2 H-Atome mehr enthält als das gewöhnliche A (A_1). Charakteristisch für Vitamin A ist die Blaufärbung mit Antimontrichlorid. Die quantitative Bestimmung erfolgt unter Benutzung dieser Reaktion entweder colorimetrisch oder spektrophotometrisch.

Eine Vitamineinheit entspricht nach dem Vorschlag der Hygienekommission des Völkerbundes 0,39 γ Vitamin A oder 0,6 γ ($1\ \gamma = 0{,}001$ mg) reinen β-Carotins aus Cocosnußöl.

Die stärkste Vitamin-A-Quelle ist der Lebertran, anscheinend besonders vom Heilbutt (bis 200 E je 100 g), ferner Leber, Aal, Butter, Eigelb, Käse, von pflanzlichen Nahrungsmitteln grüner Salat, Spinat und Karotten. Bei küchenmäßiger Behandlung tritt ein Verlust von 5—10% ein. Der tägliche Bedarf des Menschen ist etwa 1—2 mg Vitamin A oder 3—6 mg β-Carotin = etwa 4000 IE (Hygienekommission des Völkerbundes). Die Angaben für den Minimalbedarf schwanken zwischen 1500—2775 IE. Das Optimum scheint bei 6—8000 IE pro die zu liegen, bei Kranken und Schwangeren noch höher.

Carotin kann nur in Gegenwart von Neutralfetten aufgenommen werden. Die Speicherung des gebildeten Vitamins, oft neben unverändertem Carotin, erfolgt im retikuloendothelialen System. Beide Stoffe sind stets im Blute nachweisbar, besonders reichlich bei Nephrosen und Diabetes, herabgesetzt bei Lebercirrhose, chronischen Pankreaserkrankungen und schweren Magen-Darmstörungen. Reichliche Fütterung von Carotin steigert die Blutwerte und führt zur Gelbfärbung der Haut (Xanthosis).

Vitamin A steigert anscheinend in der Zelle die Oxydationen und ist in mancher Beziehung Antagonist von Thyroxin. Es bestehen auch Beziehungen zum Sehpurpur, dessen eine Komponente, das Retinin (Sehgelb), bei längerer Belichtung in Vitamin A übergeht (K. LOHMANN).

Fortlassen bedingt im Tierexperiment Augenschädigungen (Austrocknung und Nachtblindheit), verminderten Schutz gegen Infektionen, Wachstumsstillstand, Neigung zu Hauterkrankungen, Schleimhautdegenerationen und Steinbildungen, mangelhafte Blutbildung und Impotenz. Hinsichtlich der A- und Hypovitaminose A beim Menschen vgl. S. 129.

Übermäßige Zufuhr von Vitamin A macht bei Ratten und Mäusen krankhafte Veränderungen (A-Hypervitaminose) in Gestalt von Abmagerung, Leberverfettung, Neigung zu Blutungen usw.

Deutsche Vitaminpräparate sind Vogan *(Merck)* mit 120000 Einheiten je Kubikzentimeter, Scottin (Scott und Bowne, Frankfurt a. M.) mit 50000 Einheiten je Gramm, Vicotrat (Heyl) mit 35000 IE, Detavit (I. G. und Merck) mit 2400 Einheiten je 1 g. Auch die verschiedenen Lebertrankonzentrate (wie Provitinaöl und Sanostol) enthalten größere Mengen Vitamin A.

2. Die B-Vitamine.

Ursprünglich wurde nur ein Vitamin B angenommen, der zuerst von C. FUNK (1911) in der Hefe aufgefundene Beriberischutzstoff. Die chemische und biologische Analyse zeigte dann aber später, daß hier kein einheitlicher Wirkstoff, sondern eine Mischung mehrerer wasserlöslicher, N-haltiger, zum Teil schwierig zu trennender Substanzen vorlag. 1925 wurde bereits von dem eigentlichen Beriberischutzstoff, der den Namen B_1 (Aneurin) erhielt, der Pellagraschutzstoff B_2-Komplex abgetrennt, aus dem dann das reine Vitamin B_2 und eine Reihe wachstumsfördernder Begleitstoffe, die für gewisse Tierarten Bedeutung haben, isoliert wurden.

a) Vitamin B_1 (Antineuritisches Vitamin = Aneurin-Thiamin).

Das wasserlösliche Aneurin besteht aus einem Pyrimidinanteil und einem S-haltigen Thiazolanteil.

Konstitution und Synthese sind in den letzten Jahren WILLIAMS und GREVE und ihren Mitarbeitern u. a. gelungen: Die Summenformel des Chlorhydrats, das Vitamin B des Handels, ist $C_{12}H_{18}N_4OSCl_2$. **Konstitutionsformel s. unten.**

Quantitativ bestimmt wird es entweder biologisch durch Phycomycestest oder kurativen Tauben bzw. Rattentest oder chemisch vor allem durch die Thiochrommethode von JANSEN.

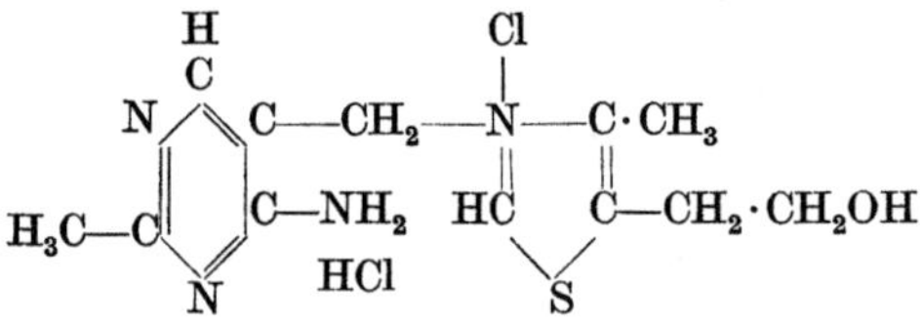

B_1 kommt weitverbreitet im Pflanzenreich vor, besonders reichlich in Hefe, in den Getreidekeimlingen, Samen der Hülsenfrüchte und Reiskleie. Während Vollkornbrot relativ viel Vitamin B_1 (etwa 250—450 γ-%) enthält, sinkt der Gehalt mit zunehmender Ausmahlung bis zum Weißbrot (60%) sehr erheblich (etwa 100 γ-%) ab.

Im Tierkörper sind Hoden, Leber, Muskel und Niere am reichsten an B_1. Von animalischen Nahrungsmitteln steht das Schweinefleisch nach den bisherigen Analysen mit bis 1500 γ-% an der Spitze, es ist mindestens dreimal so reich an Vitamin B_1 als selbst das Vollkornbrot. Besonders reich ist auch der Fischrogen (= 1000 γ-%).

Beim Kochen gehen bei den Pflanzen bis zu 50%, bei tierischen Organen nur 12—20% ins Kochwasser über. Konservierung von B_1-reichen Nahrungsmitteln bringt meist Verluste von 10—25% mit sich.

B_1 ist standardisiert nach Einheiten: eine internationale Einheit entspricht einer Taubentagesschutzdosis (= 10 mg Fullererde Adsorbat) = 3 γ B_1-Hydrochlorid.

Das Vitamin B_1 wird im Dünndarm resorbiert und in der Schleimhaut zu Co-Carboxylase phosphoryliert, dann in den Organen, vor allem Herz, Leber und Muskel gespeichert. Die Co-Carboxylase, ein wichtiges Ferment des Kohlehydratstoffwechsels, ist eine Pyrophosphatverbindung des Aneurins und bedarf zum Entstehen und zur Wirksamkeit des Katalysators Adenylsäure. Durch sie werden die α-Ketosäuren decarboxyliert und Bildung und Abbau der Citronensäure reguliert. Hier geht also Vitamin in Ferment über. Die Überschüsse (30—70 γ) werden im Harn entleert, auch in den Magensaft wird es mit Ausnahme der Perniciosakranken sezerniert, kommt hier aber dem Körper wieder zugute. Zur Fixierung des Aneurins in der Zelle scheint Nebennierenrindenhormon notwendig zu sein.

Das Vitamin B_1 greift an zwei wichtigen Organsystemen in den Kohlehydratabbau ein, beim Zentralnervensystem auf der Stufe der Brenztraubensäure, die bei Beriberi sich hier anhäuft und wahrscheinlich die schweren neurotoxischen Erscheinungen hervorruft, im Herzen schon auf der Stufe der Milchsäure, deren Stauung neben der gleichfalls zunehmenden Adenylsäure wahrscheinlich den Hauptteil der schweren kardiovasculären Störungen, vor allem der Sinusbradykardie bei der Beriberikrankheit bedingt.

Auch für den Eiweiß-, Purin- und Fettstoffwechsel ist das Vitamin B_1 von großer Bedeutung, vor allem für bestimmte Umaminierungsprozesse und die Cystinhydrierung in Muskel und Leber, sowie die Fettsäuresynthese und Fettablagerung. Cholinesterase, Histidase, Arginase, Histaminase und Adrenalinabbau werden durch Aneurin gehemmt.

Sicher besteht angesichts der extrarenalen Ödeme der B_1-Avitaminosen auch eine starke Einwirkung auf den Wasserhaushalt, die aber noch nicht im einzelnen analysiert ist. Kochsalz- und Harnstoffdiurese werden durch B_1 gleichfalls gesteigert.

Schließlich seien noch die Beziehungen zur Nebennierenrinde, die bei B_1-Mangel, sei es durch zu geringe Zufuhr oder durch zu starken Verbrauch (Muskelarbeit) hypertrophiert, und zum Darm (Tonusaufrechterhaltung, Fettresorption) erwähnt. Letzteres ist wahrscheinlich durch eine Herabsetzung der Wirksamkeit der Pankreaslipase und Esterase, sowie Acetylcholinverstärkung bedingt. Beim pankreaslosen Hunde verliert das Insulin seine Wirksamkeit, wenn nicht Aneurin zugesetzt wird. Das Aneurin, das sich in großen Mengen im Zentralnervensystem anhäuft, wird bei der Nervenerregung in Freiheit gesetzt. Der Pyrimidinanteil scheint von Bedeutung für den Erregungsvorgang in den Pyramidenzellen.

Die Wirkung des Acetylcholins, des Vagusstoffes, wird durch Aneurin verstärkt.

Ein Antagonist des Vitamin B_1 ist in vielen Beziehungen das Cholin, ferner in gewissem Sinne A- und D-Vitamin und Nicotinsäure. Mit B_1 läßt sich bei Tieren mit enormen Dosen (etwa 0,2—0,3 je Kilogramm) eine durch zentrale Lähmung tödlich verlaufende Vergiftung hervorrufen. Beim Menschen kann man auch ein Vielfaches der gewöhnlichen therapeutischen Dosen ohne jede Schädigung längere Zeit hindurch geben.

Der Mindestbedarf für den Menschen liegt bei 500—900 γ, der Optimalbedarf wahrscheinlich bei 1 mg und darüber. Untersuchungen von STEPP und seinen Schülern haben gezeigt, daß diese Forderungen oft nicht einmal in der gewöhnlichen Krankenhauskost, erst recht nicht bei den meisten Diätformen erfüllt werden. Daß trotzdem keine nachweisbaren Schädigungen auftreten, könnte für noch unbekannte Kompensationsvorgänge im Organismus sprechen. Erstaunlich ist, daß auch heute in Deutschland trotz stärkster chronischer Unterernährung ausgesprochene Mangelsymptome offenbar größte Seltenheiten sind. Der Bedarf steigt mit einer Steigerung der Kohlehydratzufuhr, wobei der Quotient:

$$\frac{\text{tägliche Aneurinaufnahme in } \gamma}{\text{Tagesverbrauch an Nichtfettcalorien}}$$

mindestens 0,3 betragen soll. Bei starker Muskelarbeit, großer Hitze, beim Wachstum, bei fieberhaften Infekten, Gravidität und Lactation, ferner bei Hyperthyreosen steigt der Bedarf, umgekehrt sinkt er mit steigendem Fettverzehr. Die parenterale Zufuhr ist 5—10mal wirksamer als die perorale. Klinisch wird Aneurin außer bei Beriberi bei Neuritiden, Neuralgien, funikulären Myelosen, Verdauungsstörungen, Thyreotoxikosen usw. verwandt.

Die wichtigsten Symptome des B_1-Mangels im Tierexperiment (besonders Taube und Hund) sind Schädigungen des zentralen und peripheren Nervensystems (Ataxie, Opisthotonus, Krämpfe mit Blutungen und Degenerationen der Markscheiden), des Herzens, des Magen-Darmkanals im Sinne atonischer und entzündlicher Prozesse, des Wasserhaushalts und der Keimzellen.

Von B_1-Vitaminpräparaten seien das Betabion (Merck) mit Tabletten à 3 mg und Ampullen à 5 und 25 mg (Betabion fortiss), das Betaxin (I. G. Farben) und das Benerva (Hoffmann-La Roche) in gleicher Dosierung erwähnt. Sehr B_1-reich sind die Hefepräparate Lävurinose-Blaes, Ovomaltine, Vitox und Cenovis (5—7 mg-%). Kombinationspräparate mit anderen Vitaminen (C, zum Teil auch B und P) sind Priovit (Bayer), Dibionta (Merck) und Dia-Be-Vitrat (Nordmarkwerke).

b) Vitamin-B_2-Gruppe.

Beim Vitamin B_2 handelt es sich nicht um einen einheitlichen Stoff, sondern um einen Komplex von 16 chemisch und biologisch verschiedenen Stoffen, die, erst gemeinsam dargereicht, ihre volle Wirkung entfalten. Chemisch erforscht ist nur ein großer Teil der einzelnen Stoffe. Sie kommen fast stets gemeinsam vor und entfalten ihre Wirkung anscheinend auch nur gemeinsam nach Art einer Reaktionskette, so daß die der Einzelkomponente oft sehr schwer oder gar nicht zu isolieren ist.

Gegen einzelne von Säurecharakter (Nicotinsäure, Panthothensäure und p-Aminobenzoesäure) gibt es Antivitamine. Nur die für den Menschen wichtigsten B_2-Faktoren können hier erwähnt werden.

1. Laktoflavin (Riboflavin).

Das Vitamin B_2 im engeren Sinne, das Laktoflavin, ein Rattenwachstumsfaktor, ist von KARRER, KUHN, v. EULER u. a. chemisch genau definiert und synthetisiert. Es ist ein 6,7 Dimethyl-9-(1'-d-ribityl)-isoalloxazin mit der Bruttoformel $C_{17}H_{20}H_4O_6$ und der nebenstehenden Konstitutionsformel.

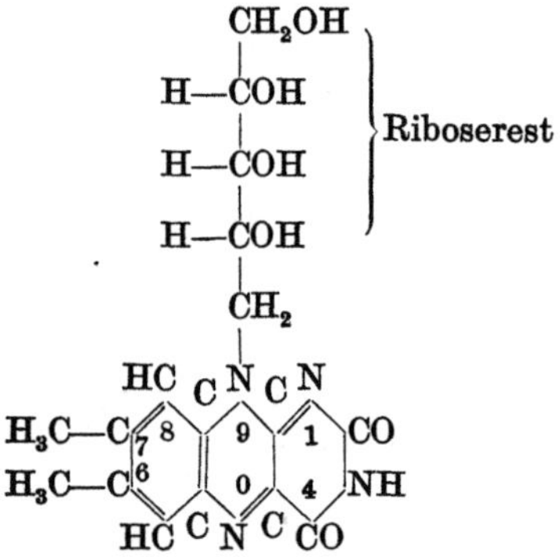

Dieser gelbe Körper wird als Phosphorsäureester (Flavienzym) sowohl in freier Form wie an Eiweiß, zum Teil als gelbes Atemferment Flavinenzym (WARBURG) gebunden in der Nahrung vom Darm aufgenommen. Wirksam ist nicht das isolierte Flavin, sondern die im Darme durch Veresterung gebildete Laktoflavinphosphorsäure (VERZÀR), so daß Laktoflavin als Provitamin anzusehen ist. Besonderen Reichtum zeigen die Hefe, vor allem das Präparat Vitox (etwa 3300 γ), Kornkeimlinge, Rindsleber (etwa 2000 γ), Rinderniere, Rinderherz und Fischrogen. Beim Kochen und Konservieren kommt es nicht zu Verlusten, ins Kochwasser gehen etwa 25% über. Die Standardisierung geschieht biologisch bei der Ratte. Eine Einheit ist die Menge, die täglich 20 Tage gegeben bei der Ratte eine Gewichtszunahme von 20 g bedingt. Es entspricht das etwa 4 γ kristallinischem Laktoflavin, enthalten in 0,1 g reiner Trockenhefe. Im Organismus kommt das Laktoflavin teils frei, teils phosphoryliert, teils an Eiweiß gebunden vor, besonders reich ist die Retina, so daß das Vitamin B_2 anscheinend beim Sehakt eine wichtige Rolle spielt. Nach VERZÀR spielt das Nebennierenrindenhormon bei der Phosphorylierung des Laktoflavins im Darm eine entscheidende Rolle, doch vermag die Laktoflavinphosphorsäure dieses Hormon nicht zu ersetzen, da auch die Leber zu phosphorylieren vermag. Die Ausscheidung erfolgt zu etwa $^2/_3$ im Kot, zu $^1/_3$ im Urin (etwa 1,5 mg je Liter), teils frei, teils abgebaut (Aquoflavin).

Die Hauptbedeutung des Vitamin B_2 liegt in seiner Eigenschaft als Co-Ferment des gelben Atemfermentes von WARBURG, das für die Oxydoreduktionsprozesse in der Zelle, besonders auf dem Gebiete des Kohlehydratstoffwechsels notwendig ist. Unter Wasserstoffaufnahme (farblose Leukoverbindung) wird die Laktoflavinphosphorsäure zum Wasserstoffakzeptor, reduziert als gelbes Ferment, wird sie unter Wasserstoffabgabe zum Wasserstoffdonator oder überträgt den Luftsauerstoff direkt auf eine große Reihe verbrennbarer Stoffwechselprodukte. Solche in jeder Zelle vorhandene sog. Redoxsysteme sind von fundamentaler Bedeutung für alle Lebensvorgänge. Da die Laktoflavinphosphorsäure auch synthetisch hergestellt werden kann, so ist zum ersten Male die Partialsynthese eines Fermentes gelungen.

Im Tierversuch (bei Ratte und Huhn) äußert sich die B_2-Avitaminose in Wachstumsstillstand, Herabsetzung der Gewebsatmung, in Dermatitiden nicht pellagraartiger Natur, Augensymptomen, Anämie, degenerativen Nervenstörungen und Magendarmerscheinungen.

Der Mindestbedarf beim Menschen beträgt etwa 1 mg, der Optimalbedarf etwa 5 mg, Mengen, die genügend in der gewöhnlichen Kost enthalten sind, so daß die Gefahr einer B_2-Avitaminose für den Menschen sehr gering ist. Die Bekämpfung geschieht am besten durch Hefe und Leberpräparate. Laktoflavin zu Injektionszwecken (Ampullen zu 1 mg) wird von der I. G. Farbw. Merck und Hoffmann-La Roche in den Handel gebracht. Therapeutisches Anwendungsgebiet für B_2 bzw. den B_2-Komplex sind gastrointestinale Störungen, Stomatitis, Glossitis, Cöliakie und Sprue, ferner organische Nervenkrankheiten (Neuritis, multiple Sklerose, M. Adie, Akrodynie, Myelosen, Lepra) und neuerdings auch M. Gaucher und Agranulocytose. Beim Diabetiker wird der Blutzucker gesenkt und es kommt zu einer Insulinersparnis. Bei Pellagra ist Laktoflavin völlig unwirksam.

2. *Pellagraschutzstoff (Nicotinsäure[-amid]).*

Von den anderen Vitaminen des B_2-Komplexes ist am wichtigsten der *Pellagraschutzstoff* des Menschen (PP-Faktor, auch Antiblacktongue-Faktor genannt). Die Schutzstoffe für Menschen, Ratte und Huhn sind verschieden, für den Menschen ist es das Nicotinsäureamid mit der nebenstehenden Formel. Dieses einfache Vitamin ist ein normaler Bestandteil aller tierischen und pflanzlichen Zellen als Baustein der beiden Co-Dehydrasen, die Diphospho-nicotinamidnucleotide sind (VON EULER, WARBURG). Es ist hitze- und alkalibeständig und läßt sich colorimetrisch mit Bromcyan und aromatischen Aminen bestimmen.

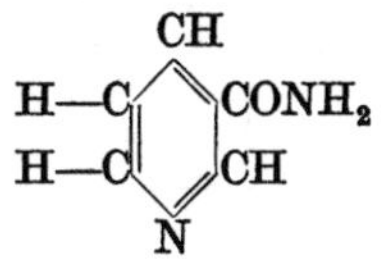

PP ist vor allem in inneren Organen, besonders Leber von Rind und Schwein, Hühnerfleisch, Fischen (Hering, Lachs, Schellfisch) sowie einzelnen Gemüsen (grüne Bohnen, Erbsen), Hefe und Weizenkeimlingen reichlich enthalten. Beim Kochen usw. tritt kein Verlust ein.

Der normale Bedarf des Menschen ohne besondere Belastungen liegt bei etwa 15—30 mg und ist durch die gewöhnliche Kost reichlich gedeckt.

Der gewöhnlich als Co-Dehydrase gebundene und oral aufgenommene PP-Faktor wird anscheinend vor der Resorption im Darm in Freiheit gesetzt, in der Zelle amidiert und als Nucleotid gespeichert.

Es ist möglich, daß das eigentliche wirksame Vitamin eine kompliziertere Nicotinsäureverbindung ist, bei deren Bildung die Nebennieren eine wichtige Rolle spielen. Ein Teil der nicht verwandten Nicotinsäure wird durch den Darm, der Hauptteil in den verschiedensten Verbindungen besonders als Trigonellin (ACKERMANN) im Harn ausgeschieden. Die als Nucleotid gebundene Nicotinsäure bewirkt zusammen mit dem Laktoflavin den Abbau und die Umwandlung der Kohlehydrate in Eiweiß. Auch im Eiweißstoffwechsel sonst scheint es beim Abbau des Tryptophans und bei der Entgiftung toxischer Eiweißabbauprodukte eine wichtige Rolle zu spielen. Auch in den Umsatz des Blutfarbstoffs greift es ein, da es Porphyrinurien verschiedenster Art zu bessern oder zu beseitigen vermag.

Die Nicotinsäure und ihre Salze können besonders bei parenteraler Anwendung flüchtige Nebenerscheinungen (Hautrötungen und Jucken, Parästhesien, Polyurie und Peristaltiksteigerungen) machen. Antagonistisch wirken Sulfosäure und Sulfapyridine durch Verdrängung vom Substrat.

Nicotinsäuremangelerscheinungen treten in charakteristischer Weise beim Hunde auf: Hundepellagra mit Pigmentationen und Entzündungen des oberen Verdauungstractus, Durchfällen, Anämie und zentralnervösen Störungen.

Nicotinsäureamidpräparate: Nicobion (Merck) in Tabletten zu 0,2 g und Ampullen zu 0,1 g, Blaes-Tabletten (0,2 g Hefe und 0,025 g Nicotinsäureamid) sowie Ampullen zu 0,1 g, Benicot (Hoffmann-La Roche) Tabletten und Ampullen zu 0,1 g. Sehr geeignet sind bei Mangelerscheinungen ferner Leberextrakte (besonders Campolon), die den ganzen B_2-Komplex enthalten.

3. *Vitamin B_6 (Adermin, Pyridoxin).*

Dieser Rattenpellagraschutzstoff ist nicht nur für Ratten, Schweine und Hunde, sondern anscheinend auch für den Menschen von Bedeutung. Er wird aus Hefe und Reiskleie rein dargestellt mit der Formel C_8H_{11}, NO_3 und der folgenden Strukturformel:

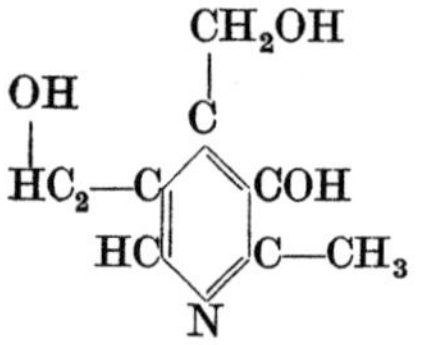

Auch die Synthese ist KUHN u. a. gelungen. Im Organismus kommt Adermin nur zu etwa 20—30% in freier Form, im übrigen als Proteinverbindung vor. Es läßt sich durch bestimmte Farbreaktionen identifizieren und bestimmen. Hauptquellen sind Getreidekeimlinge, Fischfleisch, Rogen, Eigelb, Leber, Hefe und einzelne Mehlarten (Sojabohnen und Erdnüsse). Bedarf für den Menschen wahrscheinlich etwa 3 mg. Die Wirkungsweise des als Eiweißverbindung in inneren Organen und Muskulatur angereicherten Stoffes ist noch unbekannt. Die Avitaminose bei Ratten äußert sich in symmetrischem Haarausfall, Dermatitis, Sterilität und nervösen Symptomen.

Daß Adermin auch beim Menschen eine Rolle spielen kann, zeigen Beobachtungen an Pellagrakranken, die bei pellagrogener Kost gewisse Störungen des Nervensystems (Mattigkeit, Nervosität, Schlaflosigkeit, Leibschmerzen, Gangstörungen) erst verloren, wenn außer den anderen Vitaminen der B -Gruppe, vor allem Nicotinsäure, Adermin in großen Mengen (50 mg) injiziert wurde. Handelspräparat ist das Hexobion (Merck) in Ampullen zu 10 mg. Sonst kommen zur Therapie konzentrierte Leberextrakte und Hefepräparate in Betracht.

Eine essentielle B_6-Avitaminose mit Muskelatrophien, Ataxien, Adynamie, abdominellen Schmerzen, Nystagmus und Schlaflosigkeit bei Menschen soll vereinzelt in Amerika vorkommen.

4. *Pantothensäure (Hühnerpellagraschutzstoff, ergrauungsverhütendes Vitamin).*

Dieser vierte Stoff des B_2-Komplexes ist eine peptidartige Verbindung von β-Alanin mit α, γ-dioxy-β-dimethylbuttersäure und kommt reichlich in Hefe, Kleie (von Weizen und Reis), Erdnüssen, Leber und Niere vor, wo es größtenteils an Eiweiß gebunden ist. Als Tagesbedarf des Menschen gilt 5 mg minimal, optimal ein Mehrfaches davon. Pantothensäure ist ein unentbehrlicher Wachstumsfaktor für Hefe, viele Bakterien, sowie manche Vögel und Säugetiere (Maus, Ratte, Hund). Wahrscheinlich gilt das auch für den Menschen; allerdings ist bisher eine entsprechende Avitaminose nicht bekannt. Die allgemeine biologische Bedeutung liegt in der Steigerung der Zellatmung und der Anregung des Kohlehydratstoffwechsels sowie in Beziehungen zur Nebennierenrinde. Mangelerscheinungen äußern sich in Wachstumsstillstand, Schädigungen der innersekretorischen Organe, generalisierter Dermatose mit Federverlust (bei Vögeln), Ergrauen des Felles, Knorpelveränderungen und Rückenmarksschädigungen. Zuverlässige Indikationen für die Anwendung beim Menschen gibt es noch nicht.

5. *Hämogen (Extrinsicfactor).*

Dieses Vitamin ist die eine Komponente des in der Leber gebildeten Antiperniciosaprinzips. Es spielt aber auch bei der Entstehung anderer megalocytärer hyperchromer Anämien, in denen der Intrinsicfactor vorhanden ist, offenbar eine entscheidende Rolle, wie die Heilwirkung von Hefeextrakten beweist. Chemisch ist es wahrscheinlich ein Nucleoproteid mit S. Es kommt reichlich in Hefe, Leber, Muskulatur und Kleien vor.

Durch Verbindung mit dem Intrinsic factor der Magenschleimhaut entsteht in der Leber das Antiperniciosaprinzip (Anahämin), die Stapelform scheint aber das Hämogen selbst zu sein. Je nach Bedarf in der Leber und postmortal geschieht die Umwandlung in Anahämin, den Blutreifungsstoff. Die Haupthämogenavitaminose ist die perniziöse Anämie (vgl. diesen Band), aber auch andere megalocytäre Anämien, die auf Hefe allein reagieren, gehören hierher. Durch starke Darmfäulnis und schwere entzündliche und degenerative Veränderungen des Magen-Darmkanals sowie bei Magen-Dickdarmfisteln kann es selbst bei genügender oraler Zufuhr zu einer sekundären Avitaminose kommen, infolge ungenügender Resorption.

6. *Der Tropenanämie verhütende Faktor.*

In Indien, Westafrika, vereinzelt auch im östlichen Mittelmeerbecken kommt eine megalocytäre hyperchrome, perniciosaähnliche Anämie ohne Achylie, gesteigerte Hämolyse und Strangsymptome mit großem Milztumor vor, die durch Fehlen eines chemisch noch unbekannten Vitamins bedingt ist, das in Hefe, Leber und Keimlingen enthalten ist. Zu seiner Aktivierung ist kein Intrinsicfactor nötig, die Wirkung wird aber durch Hämogen und Anahämin gesteigert. Anahämin allein wirkt nicht, wohl aber bestimmte Leberextrakte und vor allem Hefe.

7. *Inosit (Antialopeciefaktor).*

Inosit ($C_6H_{12}O_6$) ist kein Kohlehydrat, sondern ein Benzolabkömmling (Hexaoxyhexahydrobenzol) und kommt als Hexaphosphorsäureester (Phytinsäure) in verschiedener Salzform weitverbreitet als Phytin in Pflanzen vor, besonders Keimlingen, Samen und Kleie, bei Säugetieren in Leber und Schilddrüse. Der Bedarf für den Menschen ist noch unbekannt. Das Fehlen bedingt Wachstumsstillstand, Störungen der Fortpflanzung sowie umschriebenes Ergrauen und Ausfallen der Haare.

8. *p-Aminobenzoesäure.*

Obwohl es noch nicht erwiesen ist, daß dieser 15. Teilfaktor des B_2-Komplexes, auch Vitamin H_1 genannt, für den Menschen von wesentlicher Bedeutung ist, sei dieser einfache von Kuhn 1941 aus Hefe isolierte Wuchsstoff hier kurz wegen seiner allgemeinen großen biologischen und medizinischen Bedeutung erwähnt. Er hat die nebenstehende Formel.

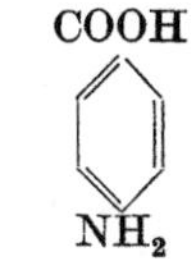

Er findet sich reichlich in Hefe, Leber, Niere und Reiskleie und ist ein unentbehrlicher Stoff für Leben und Wachsen vieler Bakterien, wo er anscheinend die Rolle des CO-Fermentes für deren Enzymsysteme spielt. Als akzessorischer Nährstoff scheint er auch für gewisse Säugetiere unentbehrlich. Bei Huhn und Ratte bedingt sein Fehlen Wachstumsstillstand. Eine entsprechende Avitaminose beim Menschen ist unbekannt. Das besondere medizinische Interesse beruht darin, daß H_1 der Gegenfaktor der Sulfonamide ist, die ihn in den üblichen therapeutischen Dosen bei der Anlagerung an die Eiweißmoleküle der Bakterien verdrängen. Wachstumshemmung durch Sulfonamide wird durch H_1 beseitigt.

p-Aminobenzoesäure in Tabletten zu 0,1 g (freie Säure) und 0,0025 g [Na-Salz] bringt die I. G. Farben in den Handel.

9. *Folinsäure (Lactobacillus-casei-Faktor, Anämiefaktor).*

1945 wurde von Spies und Mitarb. ein neuer Anämiefaktor aus Hefe, grünen Pflanzen und Pilzen gewonnen, die Folinsäure. Sie ist identisch mit dem Lactobacillus-casei-Faktor aus der Leber. Chemisch ist es ein Benzoyl-Glutaminsäure-Pteridin. Sein Fehlen macht bei Ratten schwere Störungen der Hämatopoese. Die Bedeutung für den Menschen ist noch unklar. Die therapeutischen Wirkungen bei Perniciosa und anderen megalocytären Anämien sind sehr gut (Spies), aber anscheinend dem Antiperniciosaprinzip etwas unterlegen. Eine Prüfung auf breiter Grundlage steht noch aus.

3. Vitamin C.

Obwohl schon seit dem 16. Jahrhundert die Heilkraft von frischem Kiefernadelextrakt beim Skorbut bekannt ist, gelang es erst Holst und Fröhlich (1912) experimentell durch Entzug von Grünfütterung bei Meerschweinchen Skorbut zu erzeugen und so die Avitaminosenatur dieser Krankheit zu beweisen. Drummond (1920) schlug zuerst den Namen Vitamin C für den fehlenden Stoff vor. Szent-Györgyi gelang 1927/28 aus Nebenniere und Pflanzen (Orangen und Kohl) die Gewinnung einer krystallinischen Substanz mit der Bruttoformel

$C_6H_8O_6$, die er als Hexuronsäure erkannte und später auch synthetisch darstellte und wegen ihrer wichtigen, antiskorbutischen Eigenschaft als Ascorbinsäure bezeichnete.

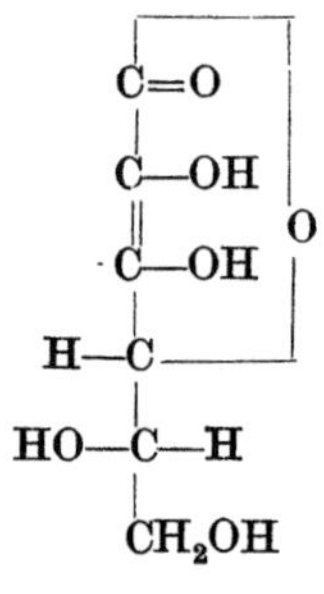

l-Ascorbinsäure

Es handelt sich um ein enolisiertes Lakton der 2-Keto-l-Gulonsäure mit der nebenstehenden Strukturformel.

Die doppelte Bindung verleiht dem Vitamin C die starke Reaktionsfähigkeit und ist auch Ursache der starken, leicht reversiblen Reduktion.

Die Substanz löst sich mit stark saurer Reaktion leicht im Wasser. Schon bei kleinen Molekülveränderungen geht der Vitamincharakter verloren. Der Nachweis ist sowohl biologisch (Verhinderung von Gewichtsabfall bei Vitamin-C-freier Kost beim Meerschweinchen) wie chemisch (z. B. colorimetrische Titration von TILLMANS mit 2,6-Dichlorphenol-Indophenol) leicht zu führen.

Hauptvitaminträger sind Apfelsinen, Citronen (1,5 ccm Saft enthält etwa 0,5 mg Vitamin C), Hagebutten, Johannisbeeren, Paprika, Grünkohl, Meerrettich, Tannen- und Kiefernadeln. Der tägliche Bedarf für den Säugling liegt bei etwa 2—5 mg, für den Erwachsenen bei etwa 30—50 mg. Die Schwankungen nach oben können aber außerordentlich groß sein, schon beim Gesunden, vor allem bei starker körperlicher Arbeit und seelischer Belastung, ferner bei Schwangerschaft, erst recht unter pathologischen Umständen, vor allem bei fieberhaften Infekten. Auf der anderen Seite kommen auch weitgehende Anpassungen bei sehr niedriger Zufuhr vor (RIETSCHEL, WACHHOLDER), so daß bei russischen Kriegsgefangenen Skorbut schon mit täglich 10 mg Vitamin C zum Verschwinden gebracht werden konnte (GUTZEIT).

Vitamin C greift durch sein hohes Redoxpotential als Zwischenakzeptor vielleicht auch als Katalysator tief in die Oxydationen und Dehydrierungsprozesse im Stoffwechsel ein, vor allem bei den Kohlehydraten. Fermente (wie Kathepsin, Papain, Arginase) und Hormone (Adrenalin) werden aktiviert, Amylasen werden gehemmt, Arzneimittelwirkungen (Phosphor, Digitalis, Santonin) gesteigert oder entgiftet (Salvarsan).

Im Körper findet sich Ascorbinsäure besonders reichlich im Hypophysenvorderlappen, dem Corpus luteum und der Nebenniere, was für die engen Beziehungen zu den Hormonen spricht. Der Gehalt des Blutes bei normaler Ernährung beträgt 6—8 mg-%. Sehr niedrige Werte können der Vorläufer von Skorbut sein. Die Werte können bis auf 0 absinken, manchmal sogar ohne Erscheinungen des Skorbuts.

Die Entstehungsweise des Vitamin C ist noch nicht genügend aufgeklärt, ebensowenig der Abbau im Körper. Es ist möglich, daß bestimmte Tierarten, wie Ratten und Hühner, vielleicht auch Kaninchen, die Fähigkeit zur Synthese besitzen, möglicherweise unter Zuhilfenahme ihrer Darmbakterien. Für den Menschen, das Meerschweinchen und einige Affenarten gilt das im allgemeinen nicht, höchstens bis zu einem gewissen Grade in der äußersten Not, aber ohne auf die Dauer Skorbut zu verhüten. Fortlassen des Vitamins bei Meerschweinchen bedingt Struppigwerden des Fells, Gewichtsstürze und Blutungen aller Art, besonders in den Gelenken.

Handelspräparate sind (in Tabletten zu 50 mg und Ampullen zu 100—500 mg) Cebion (Merck), Cantan (I. G. Farben) und Redoxon (Hoffmann - La Roche).

Anwendungsgebiete sind außer den bekannten C-A- und Hypovitaminosen (vgl. diese) Blutungen aller Art, besonders die hämorrhagischen Diathesen (wobei *vielleicht* Capillarabdichtungen eine Rolle spielen), abnorme Pigmentierungen (mit Ausnahme des Chloasma uterinum), Erkrankungen des Magen-Darm-Kanals, insbesondere Ulcera, Infektionskrankheiten, innersekretorische Störungen, sowie Zahn- und Knochenerkrankungen. Überdosierungen sind nicht zu befürchten.

Es ist möglich, daß es noch ein zweites Vitamin C gibt (C_2 oder Vitamin J von H. VON EULER), da vitamin-C-frei ernährte Meerschweinchen gegen Pneumokokkenerkrankungen weit besser durch Citronen- und Apfelsinensaft sowie Paprika geschützt werden als durch reine Ascorbinsäure.

4. Vitamin D.

(Antirachitische Vitamine.)

Die zuerst von HOPKINS (1912) ausgesprochene Vermutung, daß die von GLISSON 1650 in England zum ersten Male ausführlich geschilderte Rachitis eine Mangelkrankheit sei, wurde von MELLANBY (1918) experimentell bestätigt. Für die Auffindung des wirksamen Stoffes waren zwei therapeutische Erfahrungstatsachen maßgebend, einmal die schon seit 1824 bekannte Heilwirkung des Lebertrans und zweitens die große Bedeutung der Lichteinwirkung. Durch die Zusammenarbeit deutscher und amerikanischer Forscher (HESS und WINDAUS-POHL und ihre Mitarbeiter) wurde als wirksame Substanz ein Sterin, das in kleinsten Mengen (zu etwa $^1/_{6000}$) den in Nahrungsmitteln vorkommenden Cholesterinen beigemischt ist, das sog. Ergosterin entdeckt.

Daraus entsteht durch Bestrahlung mit Sonnen- oder ultraviolettem Licht über gewisse unwirksame Zwischenprodukte und neben ihnen (WINDAUS), siehe nebenstehend, Vitamin D_2.

Ergosterin
↓
$Lumisterin_2$
↓
$Pro\text{-}Tachysterin_2$
↓
$Tachysterin_2$
↓
Vitamin D_2
↙ ↓ ↘
Suprasterin I — Toxisterin — Suprasterin II

Das ursprünglich isolierte Vitamin D erwies sich später als eine Molekülverbindung von 1 Molekül reinem (D_2) Vitamin mit 1 Molekül unwirksamem Lumisterin. Ergosterin und D_2 haben als Isomere dieselbe Summenformel $C_{28}H_{44}O$, unterscheiden sich aber durch die Doppelbindungen (4 bei D_2).

In den letzten Jahren wurde noch ein D_3 gefunden, das aus Dehydroergosterin (Provitamin D_3) durch Bestrahlung hervorgeht und auch krystallinisch gewonnen ist.

D_3 ist D_2 an Wirksamkeit erheblich überlegen, beim Huhn um etwa das 50fache beim Menschen anscheinend um etwa das doppelte.

Bestrahlungsprodukte gewisser Abkömmlinge des Ergosterins und Sitosterins werden als D_4 und D_5 bezeichnet und wirken auch antirachitisch.

Die D-Sterine bzw. ihre Vorstufen sind fettlöslich und reichlich in Fischleberölen, Fischkörperfetten, vor allem Dorschlebertran (40—400γ je 100 g), in weit geringeren Mengen in Cacao, gewissen Pilzen, Eigelb und Butter (etwa 20γ) enthalten. Das in der Natur vorkommende Vitamin D ist ausschließlich D_3, nur in Lebewesen, die pflanzliche Sterine aufnehmen (wie Hühner), findet sich D_2. Speicherung erfolgt in Gehirn, Leber, Thymus, Lunge, Nieren und Haut.

Eine internationale biologische Vitamin-D-Einheit entspricht 0,1γ bestrahltem Ergosterin und 0,225γ reinem kristallisiertem Vitamin D_2, eine klinische = 100 IE (= 10γ). Der Bedarf des Säuglings und Kleinkindes wird minimal auf 0,01, optimal auf 0,05 mg D_2 geschätzt. Die Werte für Erwachsene liegen wahrscheinlich etwas niedriger.

D_2 hat eine Allgemeinwirkung im Sinne der Steigerung der Oxydationen (Katalasezunahme und Milchsäureabnahme im Blut) und eine spezielle Wirkung auf das Knochenwachstum, indem es wahrscheinlich nach Art eines Fermentes oder Co-Fermentes eine bessere Ausnutzung des Phosphors und Calciums bewirkt und dem Knochen die Adsorption dieser beiden Stoffe ermöglicht. Auch die

Nebenschilddrüse ist ein Regulator für diese beiden Stoffwechselkomponenten, jedoch mit dem Unterschied, daß hier die Einwirkung in der Richtung des Knochenabbaus vor sich geht.

Der Mangel an D-Vitamin, sei es durch ungenügende Zufuhr oder mangelhafte Ausnützung im Darm (D-A- bzw. Hypovitaminose), führt sowohl bei Tieren, und zwar fast bei allen Laboratoriumstieren, wie auch beim Menschen zu typischen Veränderungen am Knochensystem in Form einer Verkalkungshemmung an der Epi-Diaphysengrenze besonders der langen Röhrenknochen mit anschließender Störung des Längenwachstums. Mikroskopisch findet sich ein Verschwinden der Verkalkungszone infolge mangelhafter Bildung von Ostoid. Sekundär kommt es dann zu Knochenverbiegungen. Gleichzeitig sinkt schon früh und stark der Phosphorspiegel im Blut, bald hinterher, wenn auch schwächer, der Calciumspiegel. Auch bei der Heilung bessert sich zuerst die Phosphor-, dann die Calciumbilanz.

Überdosierung von D_2-Vitamin führt zu einer Hypervitaminose mit Entkalkung der Knochen, hohen Calcium- und Phosphorwerten im Blut, Calcinose der Organe, Nierenschädigungen, struppigem Fell, Mattigkeit, Gewichtsabnahme, gastroenteritischen Erscheinungen und schließlich tödlicher Kachexie. Zur Erzielung so schwerer toxischer Erscheinungen, die nicht nur bei den ersten, nicht ganz reinen Präparaten, sondern auch beim reinen, krystallisierten D_2 erzielt werden können, sind sehr große Dosen nötig, beim Tier das tausendfache der Heildose. Die toxische Grenzdosis liegt bei dem 200fachen der Normalmenge. Die Gefahr einer Überdosierung ist also beim Menschen sehr gering, zumal die rachitischen Kinder wegen ihres D-Defizits weit größere Dosen vertragen als gesunde. Der B-Komplex und Vitamin A wirken antagonistisch.

Hauptanwendungsgebiet des D-Vitamins sind außer der Rachitis die Tetanie, bei der A.T. 10 (HOLTZ) ein Dihydrotachysterin, das bei der Rachitis unwirksam ist, wohl das zur Zeit beste Mittel gegen diese Krankheit darstellt, ferner Osteomalacie, andere Knochen- und Zahnkrankheiten, allergische Erkrankungen und thyreotoxische Zustände.

Das wichtigste deutsche Präparat ist Vigantol (I. G. und Merck), eine 0,03%ige Lösung von Vitamin D_2 in Sesamöl. 1 ccm (0,3 mg Calciferol) enthält 12000 IE, Handelstabletten 2400 IE (= 60 γ Calciferol). Vigantollebertran enthält 600 IE je Kubikzentimeter. Ein Kombinationspräparat mit Kalk-Phosphorsäure und Milcheiweiß ist Trikalkol (Lecinwerk von Laves) mit 1000 IE je Tablette. Ein öliges Kombinationspräparat der Vitamine A und D ist Detavit (I. G. Farbenindustrie und Merck) mit 2400 IE Vitamin A und nur 200 IE Vitamin D je 1 ccm. Devatin (Rheinchemie) mit 800 IE D_2 und D_3 neben den Vitaminen der B-Gruppe. Durch Ultraviolettbestrahlung der Milch läßt sich der Vitamin-D-Gehalt auf das 20—25fache steigern (BROCKMANN), ohne daß das Vitamin A dabei zerstört wird.

5. Vitamin E.

(Antisterilitätsvitamin, Tokopherol.)

Durch EVANS (1922) ist ein fettlöslicher Stoff beschrieben worden, dessen Vorhandensein für den normalen Ablauf der Schwangerschaft bei Tieren, besonders Ratten, ferner Maus und Huhn notwendige Voraussetzung ist. Seine Bedeutung beim Menschen ist vorläufig noch unklar, da die Untersuchungen hier außerordentlich kompliziert und schwierig sind. Es ist möglich, daß die weitverbreitete Sterilität der Frauen im Weltkriege auf einen Vitamin-E-Mangel zurückzuführen ist. Vitamin E verstärkt anscheinend die Wirksamkeit der beiden Ovarialhormone (STÄHLER). Auch Wirkungen im Kohlehydratstoffwechsel werden angenommen (BOMSKOV).

Vitamin E ist in der Natur weitverbreitet, in größeren Mengen ist es in Weizenkeimlingen, getrockneten Gemüsen und in einzelnen tierischen Organen (vor allem Hypophysenvorderlappen und Placenta) vorhanden.

Die chemische Konstitution und Synthese ist in den letzten Jahren EVANS, FERNHOLZ und KARRER gelungen. Die aus Weizenkeimlingsöl gewonnene Substanz Tokopherol 2 ist ein Öl mit der Bruttoformel $C_{29}H_{50}O_2$, von EVANS Tokopherol (von tokos = Geburt) genannt. Es kommt in mindestens 3 Formen vor (α, β und γ). Tokopherol ist ein Cromanderivat mit langer aliphatischer Seitenkette. Bei der Spaltung entstehen Hydrochinonderivate und Phytol. Phytolabkömmlinge sind auch Bestandteile der Vitamine A, K und des Chlorophylls. Derivate des Vitamins E haben K-ähnliche Wirkung. Der Nachweis ist vorläufig nur biologisch zu führen. Eine vitaminfreie Kost ist sehr schwierig herzustellen, da Vitamin E weitverbreitet und schwer zu zerstören ist (am besten durch Ranzigwerden der in der Nahrung enthaltenen Fette).

Präparate sind Vitamonta (Promonta), E-Viterbin (Knoll), E-Vitrat (Nordmarkwerke) und die synthetischen Präparate Ephynal (La Roche), Ereton (Bayer) und Evion (Merck) in Tabletten mit 0,01 g d-l-α-Tokopherolacetat und Ampullen mit 0,03 g in öliger Lösung. Die Ratteneinheit für α-Tokopherol beträgt etwa 1—3 mg, für die beiden anderen Tokopherole etwa 5—8 mg. Der Vitamin-E-Bedarf beim Menschen wird neuerdings auf 20—30 mg der reinen Substanz geschätzt.

Die Wirkung im einzelnen ist vorläufig noch umstritten. Ein Zusammenhang mit der Produktion des gonadotropen und glykogenotropen Hypophysenvorderlappenhormons, der durch den reichen Gehalt dieser Inkretdrüse an Vitamin E nahegelegt wurde, ist sehr wahrscheinlich (VERZÁR, STÄHLER).

Viele experimentelle Beobachtungen sprechen dafür, daß das E-Vitamin eine Schutzwirkung für die Schwangerschaft ausübt im Sinne eines „exogenen Sexualhormons" (STÄHLER).

Fehlen von Vitamin E macht bei Tieren (Hauptobjekt ist die Ratte) außerordentlich charakteristische Erscheinungen. Beim Weibchen verläuft die erste Schwangerschaft noch normal, aber die Jungen werden aufgefressen, bei der zweiten Schwangerschaft kommt es etwa in der Mitte zum Abort, bei der dritten zur Resorption der Feten. Beim männlichen Tier setzen schwerste Veränderungen in Hoden (besonders Atrophie der Spermatogonien und Spermatocysten), Nebenhoden und Prostata mit Potenzverlust ein. Während diese Veränderungen außer in den allerersten Anfängen beim Männchen irreversibel sind, vermögen beim E-vitaminkranken Weibchen schon 3 mg Vitamin E, einmal kurz vor der Befruchtung gegeben, die folgende Gravidität wieder ganz normal zu gestalten.

Außerhalb der Genitalsphäre kommt es zu Schilddrüsenhypoplasien, Muskeldystrophien und Degenerationserscheinungen im Rückenmark mit Lähmungen.

Klinische Anwendung hat Vitamin E bisher beim habituellen oder sonst drohenden Abort, primären Sterilitäten, Menstruationsstörungen, puerperalen Psychosen und Milchsekretionsstörungen, beim Manne bei Azoospermie und sexueller Schwäche gefunden. Neuerdings liegen auch einige günstige Resultate bei einzelnen Nerven- und Muskelkrankheiten vor. Wegen der Spärlichkeit exakter Beobachtungen und der Kompliziertheit ihrer Beurteilung sind die Erfolge außer vielleicht beim habituellen Abort noch nicht spruchreif. Selbst massive Dosen (2 g je Kilogramm) von Vitamin E rufen nach KARRER beim Tier keine Schädigungen hervor. Jedoch kann es beim Menschen bei 300 mg Tokopherol täglich und 7—8 g als Gesamtmenge zu einer E-Hypervitaminose kommen in Form von Störungen der Ovarialfunktion und der Periode bei der Frau und Oligo- und Azoospermie beim Manne.

6. Vitamin H.

(Biotin, Hautfaktor, eiweißentgiftendes Vitamin.)

Von BOAS (1927) und GYÖRGYI wurde ein für die normale Beschaffenheit und Funktion der Haut und darüber hinaus allgemein für normales Wachstum und Zellvermehrung wichtiger Stoff beschrieben, der hauptsächlich an Eiweiß gebunden vorkommt und erst im Darm in Freiheit gesetzt und resorbiert wird. Chemisch ist es Biotin mit der Bruttoformel $C_{10}H_{16}O_3N_2S$ mit 2 Isomeren, Biotin α (hauptsächlich in Eigelb und Hefe) und Biotin β (hauptsächlich in Leber und Milch). Die Konstitution ist von KÖGL aufgeklärt als Verbindung eines hydrierten Pyrimidin- und eines hydrierten Thiophenringes. Eine Synthese ist bisher noch nicht gelungen. Hauptquellen des Vitamins sind Eigelb, Leber und Niere, Hefe, Reiskleie und Kamillenblüten. Der wasserunlösliche Biotineiweißkomplex (sog. Avidinalbumin) ist biologisch unwirksam, nur das freie Biotin hat Vitamincharakter. Der H-Bedarf des Menschen wird auf 0,1—0,3 mg freies Biotin α täglich geschätzt. Er ist bei normaler Ernährung reichlich gedeckt. Eine Hypervitaminose gibt es nicht. Fehlen von Biotin führt bei der Ratte zu Hautentzündungen in der Gegend des Mundes, Intertrigo, Juckreiz, Haarausfall, nässenden Desquamationen und Schuppenbildungen, Erscheinungen, die zum Teil an Pellagra erinnern, aber mit dieser nichts zu tun haben. Wochenlange Avidinzufuhr mit 30% Trockenei klar, die das Biotin unwirksam macht, führt bei Menschen zu schweren nervösen Erscheinungen (Neurasthenie, Reflexstörungen, Polyneuritis) und Hautveränderungen im Sinne der Seborrhöe. Hier liegt auch das Hauptanwendungsgebiet besonders im Säuglingsalter. Weitere günstige Erfolge sind bei der Psoriasis, bei der Störungen des Hautfettstoffwechsels zusammen mit toxischer Wirkung des Nahrungseiweißes und anderen Hautkrankheiten (Alopecie, Acne, Erythrodermie usw.) beschrieben.

Reines Biotin ist im Handel nicht zu haben, dagegen wirksame Konzentrate zur Injektion wie Havion (Laboratorium für angewandte Chemie, Labofach Berlin NO 18), Murnil der I. G. Farben, ein Pulver, von dem 1 g 50 subkutanen R. E. = etwa 60 γ Biotin entspricht und Huminpräparate der Firma Humin-Chemie, München-Leipzig. Meist genügt die diätetische Therapie mit Hefe, Eigelb, Leber und Milch.

7. Vitamin K.

(Antihämorrhagisches Vitamin, Koagulationsvitamin.)

1930 entdeckte DAM einen fettlöslichen Diätfaktor, dessen Fehlen bei jungen Kücken bei lipoidfreier Kost Haut- und Schleimhautblutungen hervorruft. Bei Säugetieren und beim Menschen wird dies Vitamin durch die Darmbakterien synthetisch hergestellt. Für die Resorption ist die Gegenwart von Gallensäuren notwendig. In den höheren Pflanzen kommt ganz vorwiegend K_1 (α-Phyllochinon) vor, im Darm wird durch Bakterientätigkeit das Vitamin K_2 gebildet. Daneben gibt es noch mehrere andere Vitamin-K-Wirkstoffe, die auch synthetisch hergestellt werden können. Chemisch handelt es sich um Methylnaphthochinone mit besonderen Radikalen: wobei R eine kürzere oder längere aliphatische Kette mit Methylgruppen bedeutet (s. nebenstehende Formel).

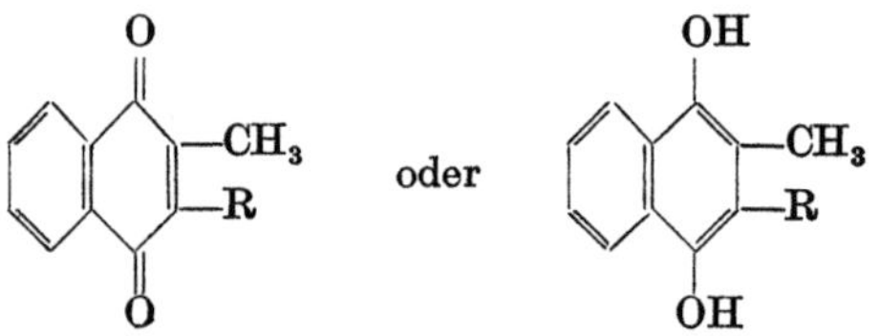

K_1 hat die Summenformel $C_{31}H_{46}O_2$, K_2 diejenige $C_{41}H_{56}O_2$. Die Wirksamkeit von K-Stoffen wird nach ANSBACHER bei eintägigen, 12—15 Tage K-frei ernährten Kücken bestimmt durch Feststellung der Menge, die nach Eintritt der Blutungen notwendig ist, um nach 6 Stunden wieder eine normale Gerinnungszeit (etwa 6 Min.) herbeizuführen. Eine solche ANSBACHER-Einheit entspricht 0,5 γ K_3. Auch colorimetrische Methoden z. B. mit 2,4-Dinitrophenylhydrazin, sind angegeben worden. Hauptquellen der K-Vitamine sind die grünen Pflanzenteile, vor allem von Luzerne, Spinat, Sojabohnen, Erbsen, Hagebutten. Da der K-Bedarf beim Menschen immer durch Darmbakterientätigkeit gedeckt wird, läßt er sich nur bei totalem Galleabschluß berechnen. Er beträgt für den Menschen etwa 5 mg K_1.

K-Vitamin wird vor allem in der Leber gespeichert. Es ist hier für die Bildung des Prothrombins, der Vorstufe des Gerinnungsfermentes, notwendig, wobei eine intakte Leberfunktion Voraussetzung ist. Fehlen von Vitamin K infolge Galleabschluß oder pathologischer Darmflora führt zu Blutungen, Anämie und Herabsetzung des Prothrombingehaltes im Blut, der nach der QUICKschen Methode bestimmt werden kann. Das klinische Anwendungsgebiet sind einmal Resorptionsavitaminosen beim Stauungsikterus jeder Art, besonders vor und nach den zur Beseitigung notwendigen operativen Eingriffen, ferner die Hypovitaminose durch abnorm hohen Bedarf bei Operationen und starken Blutungen und schließlich der Morb. haemorrhagicus neonatorum (FANCONI), der durch die Placentaundurchgängigkeit für Vitamin K und das Fehlen von Darmbakterien und Gallensäuren im Darm des Neugeborenen bedingt ist. Die Blutungen können hier in allen Geweben des Körpers auftreten. Im übrigen sind Vitamin-K-Präparate mit wechselndem Erfolg bei allen hämorrhagischen Diathesen versucht worden.

Synthetische Handelspräparate sind Synkavit (Hoffmann-La Roche, Tabletten und Ampullen zu 10 mg), Hemodal (I. G. Farben) in gleicher Stärke, beide wasserlöslich und ohne Galle resorbierbar, ferner Karanum (Merck; Tabletten zu 15 mg und Ampullen zu 7,5 mg).

8. Vitamin P.

(Permeabilitätsvitamin, Citrin.)

SZENT-GYÖRGYI, der Citrone und Paprika antihämorrhagisch wirksamer fand, als ihrem Vitamin-C-Gehalt entspricht, hat 1936 noch ein zweites bei hämorrhagischen Diathesen wirksames Vitamin P (= Permeabilitätsvitamin) oder wegen seiner blaßgelben Farbe Citrin genannt, entdeckt.

Es ist ein isomorphes Gemisch der beiden Flavanonglykoside Hesperidin ($C_{28}H_{34}O_{15}$) und Eriodictin ($C_{21}H_{22}O_{10}$). Vielleicht enthält Citrin noch ein drittes Flavanolglykosid Quercitrin. Auch andere Flavanone und Flavonole sind P-wirksam. Diese Körper kommen in grünen Blättern und Früchten von Citronenarten, Paprika, Hagebutten, schwarzen Johannisbeeren und einheimischen Teesorten vor. Sie sind gegen Hitze, Säuren und Alkali beständig. Der Bedarf des Menschen wird von SZENT-GYÖRGYI auf 30 mg Citrin intravenös geschätzt, bei Mangelkrankheiten ist er erheblich höher. Die Hauptaufgabe des P-Vitamins besteht in der Aufrechterhaltung der normalen Capillarwandabdichtung, vielleicht auch in der Erhöhung der Ausscheidungsschwelle für Vitamin C. Es verkürzt die Blutungszeit und anscheinend auch die Gerinnungszeit.

Im Organismus ist Citrin anscheinend an Eiweiß gebunden. Eine Speicherung findet wahrscheinlich nicht statt. Fehlen führt zu einer Herabsetzung der Capillarresistenz und einer Steigerung der Capillarpermeabilität.

Hauptanwendungsgebiete für Citrin sind vor allem die vasculär bedingten athrombopenischen Purpuraformen (die alimentäre Purpura, meist mit Skorbut kombiniert, der M. Schönlein-Henoch mit seinen verschiedenen Formen), ferner die Purpura bei Infektionskrankheiten und Vergiftungen (Bi, As) sowie die thrombopenische Purpura (eigene Beobachtungen). Auch bei den verschiedensten Organblutungen unklarer Genese einschließlich Colitis ulcerosa, hämorrhagische Nephritis und Pachymeningitis sind günstige Einwirkungen des P-Vitamins gesehen worden.

Handelspräparate sind: Citrin „Bayer“ (Dragees zu 25 mg und Ampullen zu 75 mg, 3mal täglich 1 Dosis) und P-Vitamin-Nordmark (Nordmarkwerke Hamburg, 3 ccm-Ampullen mit P-Vitamin entsprechend 120 ccm Citronensaft).

5 mg Citrin ist auch in dem Vitamin-Kombinationspräparat Priovit (I. G. Farben) neben B_1, B_2 und C enthalten.

Außer den beschriebenen, für den Menschen wichtigen Vitaminen, gibt es noch strittige oder ungenügend untersuchte Vitamine oder Faktoren L, W, J.

9. Die Beziehungen der Vitamine untereinander und zu den Hormonen und Enzymen.

Wie auf dem Gebiete des Nervensystems und der inneren Sekretion, so gibt es auch bei den Vitaminen in einem gewissen Sinne Synergisten und Antagonisten, wobei zu bedenken ist, daß solche Wirkungen meist aus Experimenten mit sehr hohen unphysiologischen Dosen abgeleitet sind, so daß es fraglich ist, wieweit solche Ergebnisse auf die Vorgänge im normalen Organismus übertragen werden dürfen. So kommt es, daß ein so guter Kenner der Materie wie SCHEUNERT die Existenz eines Vitaminsynergismus und Antagonismus überhaupt leugnet. Im gesunden Organismus besteht ein den optimalen Ablauf der Lebensvorgänge garantierendes Gleichgewicht, bei den A- und Hypovitaminosen ist dieses gestört, und es ist unsere Aufgabe, dieses möglichst wieder herzustellen. In einzelnen Nahrungsmitteln besteht solch ein von der Natur geschaffenes ideales Gleichgewicht, z. B. im Lebertran (STEPP). Bei anderen, z. B. einzelnen Gemüsen, haben die vergleichenden chemischen und biologischen Analysen so große, nicht mehr methodisch bedingte Unterschiede aufgedeckt, daß sie auf Störungen dieses Gleichgewichtes zurückgeführt werden müssen. Beispiele für den Synergismus der Vitamine sind die verschiedenen Wirkstoffe der B_2-Gruppe, die nur vereint ihre optimale Wirkung entfalten, der Synergismus von C und B_1 hinsichtlich der hypoglykämischen Wirkung des Insulins und das Zusammenwirken des H-Vitamins mit dem Pellagraschutzstoff.

Wichtiger und besser studiert sind gewisse antagonistische Beziehungen in Tierexperimenten. So besteht eine gegensätzliche Wirkung zwischen den beiden fettlöslichen Vitaminen A und D. Mangel an A wirkt wie ein Überschuß an D und umgekehrt, so daß eine D-Hypervitaminose durch Vitamin A ebenso verhindert werden kann, wie eine A-Hypervitaminose durch Überschuß an Vitamin D. Ebenso läßt sich durch zu große D-Gaben eine A-Hypovitaminose erzeugen. Analog entgegengesetzte Wirkungen liegen auch zwischen A- und B-Gruppe vor. Vitamin-A-Überschuß steigert die B_1-Mangelerscheinungen, ebenso wie B_1-Überschuß die A-Hypervitaminose mildert. Ähnlich sind die Beziehungen zwischen A und C. Eine A-Hypervitaminose läßt sich durch Vitamin C verhindern, eine ausreichende Menge Vitamin C durch Überdosierung von A unwirksam machen, so daß z. B. trotz normaler Verabreichung von Citronensaft bei gleichzeitigen großen Gaben von Lebertran ein Skorbut entstehen kann. Schließlich stehen auch Vitamin-D- und B-Gruppe antagonistisch zueinander, was daraus hervorgeht, daß eine D-Hypovitaminose durch große Mengen von Vitamin B verzögert oder abgeschwächt werden kann.

Die Wichtigkeit solcher Beobachtungen ist wohl nicht mehr zu bestreiten. Es fragt sich nur, wie diese Wirkungen zustande kommen und welche Bedeutung ihnen für das physiologische Geschehen zukommt. In manchen Fällen spielen sicher Resorptionsstörungen eine Rolle, besonders bei den Avitaminosen mit den fettlöslichen Vitaminen A und D. Bei dem außerordentlich leicht zersetzbaren Vitamin C ist zu bedenken, daß es sowohl durch Vitamin A wie photochemisch in Gegenwart von Laktoflavin zerstört wird.

Aber nicht nur untereinander stehen die Vitamine in gewissen Korrelationen, sondern auch mit den anderen beiden Gruppen von Katalysatoren des Organismus, den Hormonen und Fermenten. So baut sich hier über dem gewöhnlichen Kraft- und Stoffwechsel, ihn beherrschend, ein regulierendes Stoffwechselsystem höherer Ordnung auf, ein System an Wirkstoffen, die mit den verschiedensten Namen belegt sind (Ergozyme [v. EULER] oder Ergine [AMMON-DIRSCHEL]). Die Funktionen der einzelnen chemisch zum Teil sehr gut definierten Stoffe sind so vielseitig und übergreifend, daß weder definitorisch noch der Wirkung nach die alte Trennung in Fermente, Hormone, Vitamine mehr möglich ist. Alle diese Wirkstoffe sind Katalysatoren, die für den normalen Lebensablauf in Pflanzen- und Tierwelt notwendig sind und in kleinsten, calorisch nicht in Betracht kommenden Mengen wirksam sind.

Nur einzelne Beispiele können hier angeführt werden. Die Beziehungen zu den Fermenten sind vor allem beim chemisch sehr labilen Vitamin C bedeutungsvoll. Es wird durch weitverbreitete Oxydasen leicht oxydiert und verliert dadurch seine antiskorbutische Eigenschaft (z.B. Zerstörung im Obstsalat). Das gleiche gilt für Bakterien der Coligruppe (STEPP). Andererseits wirkt das Vitamin C seinerseits stark aktivierend auf gewisse eiweißspaltende Enzyme, wie Kathepsin und Arginase, während z.B. Amylasen und Urease gehemmt werden. Im Reagensglas wird durch Aktivierung des Thrombins die Blutgerinnung beschleunigt (KÜHNAU). Bei der Einwirkung auf Aminosäuren wirkt es wie eine Oxydodesamidase.

Vitamin B_1 steigert die Magen- und Pankreasfermentsekretion. Diphosphoryliert wirkt es als Ferment (Co-Carboxylase von LOHMANN). Vitamin B_1 ist auch mit der aeroben Reaktion der Brenztraubensäure-Oxydase in Verbindung gebracht worden (PETERS).

Vitamin B_2 ist als Laktoflavinphosphorsäure zugleich das Co-Ferment des gelben Atmungsfermentes von WARBURG, in das es sich nach Vereinigung mit einem Globulin verwandelt. Gleichzeitig vermag es nach VERZÁR das Nebennierenrindenhormon zu ersetzen, was aber bestritten wird.

Noch inniger und verbreiteter sind die Beziehungen zwischen Hormonen und Vitaminen. Auch in dieser Beziehung steht Vitamin C an erster Stelle. Hier ist vor allem der Zusammenhang mit Rinde und Mark der Nebenniere von Bedeutung.

In vitro wird die Oxydation des Adrenalins durch Vitamin C herabgesetzt (SCHRÖDER). Zur optimalen Wirkung von Cortin ist anscheinend Ascorbinsäure nötig. Nach ASHER kann die bereits durch Adrenalin und Rindenhormon verzögerte Muskelermüdung durch Vitamin C noch weiter hinausgeschoben werden. Auch sonst vermag Vitamin C die Adrenalinwirkung zu verstärken. Vitamin C vermag die tödliche Wirkung des Thyroxins aufzuheben und seine glykogenolytische Wirkung abzuschwächen, was für einen gewissen Antagonismus von Schilddrüse und Vitamin C spricht.

Beim Vitamin A sind vor allem die Einwirkungen auf das Thyroxin zu erwähnen. Bei hyperthyreotischen Meerschweinchen wird die Umwandlung von Carotin in Vitamin A gehemmt, das gleiche gilt allerdings auch für das schilddrüsenlose Tier. Die Grundumsatzsteigerung von Thyroxin kann bei Ratten durch das Vitamin A herabgesetzt werden. Bei Basedowkranken fehlt Vitamin A im Serum ganz oder weitgehend. Zufuhr von Vitamin A in hohen Dosen wirkt manchmal günstig. Vielleicht bestehen auch Beziehungen zu den Sexualdrüsen (bei A-Mangel Störungen der Spermatogenese, der Befruchtung und der Eiimplantation).

Auch beim Vitamin D scheinen Beziehungen zur Schilddrüse vorhanden zu sein, und zwar vielleicht bei Kindern im Sinne eines Antagonismus (NIETSCHKE). Dem widerspricht allerdings, wenigstens beim Tier, eine thyreotrope Wirkung von Vitamin D. Sicherer sind die Zusammenhänge von D mit den Nebenschilddrüsen. Anwesenheit von Vitamin D ist für die volle Wirksamkeit des Nebenschilddrüsenhormons erforderlich. Es geht das sowohl aus der günstigen Wirkung hoher D-Dosen bei der strumipriven Tetanie wie aus der Blutkalkspiegelerhöhung des A.T.10, eines bei Rachitis unwirksamen Vitamin-D-Derivates, hervor. Im Gegensatz dazu sind aber die Epithelkörperchen bei der Behandlung der Rachitis unwirksam, so daß hier anscheinend doch recht komplizierte Beziehungen bestehen.

Beim Vitamin E liegt es sehr nahe, an Wechselwirkungen mit den Sexual- und Hypophysenhormonen zu denken, zumal die E-Avitaminose gewisse Ähnlichkeiten mit dem klinischen Bilde nach Hypophysenexstirpation besitzt. Eine Identität von gonadotropem Hypophysenvorderlappenhormon und Vitamin E kommt aber schon aus chemischen Gründen nicht in Betracht. E-Mangel läßt sich auch nicht durch Sexualhormone beheben. Manche Versuche sprechen aber dafür, daß E-Mangel die Hypophysenhormonbildung ungünstig beeinflußt. Jedenfalls kommt es zu deutlichen Degenerationen in dieser Inkretdrüse. Umgekehrt soll Vitamin E die Bildung von Follikel- und Corpus luteum-Hormon befördern. Schilddrüsenhypoplasie bei E-Avitaminosen spricht auch für Einwirkungen dieses Vitamins auf die Thyreoidea. Eine allgemein vitaminarme Ernährung schwächt fast die gesamte Hormonbildung.

Diese wenigen Beispiele aus dem jüngsten Gebiet der Vitaminforschung zeigen, daß, je tiefer das Studium in die Zusammenhänge eindringt, um so inniger sich die gegenseitige Durchflechtung von enzymatischen, hormonalen und vitaminalen Vorgängen erweist. Und wenn dieser ungeheuer komplizierte Mechanismus nicht viel öfter und leichter in Unordnung gerät, als es tatsächlich der Fall ist, so beruht das in erster Linie auf dem Prinzip der mehrfachen Sicherungen, das innerhalb gewisser Grenzen immer wieder Ausgleiche schafft und so faßbare Krankheitserscheinungen weitgehend verhindert. Das ist auch der Grund, warum ausgesprochene Störungen sowohl auf innersekretorischem wie vitaminalem Gebiete doch relativ selten sind und erst so spät ihre Aufklärung fanden.

KOLLATH hat in den letzten Jahren die Behauptung aufgestellt, daß für die Wirksamkeit der Vitamine, außer der B-Gruppe gewisse hitzebeständige tierische Wuchsstoffe, von ihm Auxone genannt, notwendig sind. Fehlen sie, so kommt es zu einer vorzeitigen Überalterung und Atrophie der Gewebe (Mesotrophie). Vorläufig ist diese sehr interessante Frage noch nicht spruchreif.

IV. Nahrungsbedarf und Aufgaben der allgemeinen Diätetik.

Der *Nahrungsbedarf* wird vom gesunden Menschen instinktiv sicher und richtig getroffen und soweit möglich gedeckt. Hunger und Durst sowie Sättigungsgefühl funktionieren so erstaunlich fein, daß unzählige Menschen unter annähernd gleichen Lebensbedingungen Jahrzehnte hindurch ihr Gewicht konstant erhalten. Die Nahrung ist die richtige, welche über längere Zeiträume hin das Normalgewicht und dabei ein Höchstmaß von Leistungsfähigkeit aufrecht erhält. So läßt sich beim Gesunden der Nahrungsbedarf leicht empirisch feststellen. Sobald aber der Regulationsapparat ins Wanken kommt, wie bei Erkrankungen mit Appetitstörungen oder Anomalien des Wasserhaushaltes, muß vom Arzt der Nahrungsbedarf berechnet werden. Es geht heute nicht mehr an, solche Kranke ihrer Appetitlosigkeit zu überlassen und dadurch in ihrem Körper- und Kräftezustand zu schädigen.

Die exakteste Basis für die Berechnung wird immer die Bestimmung des Grundumsatzes sein. In praxi wird man sie im allgemeinen nur dort vornehmen, wo Abweichungen von der Norm in Betracht kommen. Als allgemeine Orientierung für den calorischen Bedarf des erwachsenen Menschen im Nüchtern- und Ruhezustand genügt die Zahl: 1 Calorie je Stunde und 1 kg. Dazu kommen die Zuschläge für Motilität und spezifisch-dynamische Wirkung. Beim bettlägerigen, sich ruhig verhaltenden Kranken betragen sie 20% (= 1,2 Calorien je Stunde und Kilogramm). Bei Menschen mit geringer körperlicher Tätigkeit und Kranken außer Bett (Aufenthalt im Zimmer) sind die Erhöhungen 30—50% (= 1,3—1,5 Calorien je Kilogramm und Stunde).

Für den tätigen Menschen sind je nach Beruf und körperlicher Anstrengung die Erfordernisse außerordentlich verschieden. Folgende Tabelle von ATZLER, in der die Extracalorien je Stunde (h) nach Abzug des Grundumsatzes (E) angegeben sind, zeigt das deutlich.

Tabelle 3 (ATZLER).

Beruf	Cal. je Std. nach Abzug von E	Beruf	Cal. je Std. nach Abzug von E
Schneider	45	Maler	143—146
Schreiber	49,1	Schreiner	116—164
Lithograph (sitzend)	52,7	Steinhauer	286—319
Zeichner (stehend)	73,1	Holzsäger	370—606
Buchbinder	81,5	Handnäherin	4— 33,4
Mechaniker	92,3	Maschinennäherin	24— 49,6
Schuhmacher	77—122	Waschfrau	124—214
Metallarbeiter	137—145	Aufwartefrau	81—157

Selbst die Höchstzahlen der Tabelle werden bei maximalen sportlichen Leistungen noch erheblich überboten. Die Steigerungen des Stoffwechsels, und dementsprechend der Nahrungsbedarf, können in dem entsprechenden Zeitabschnitt das 10fache und mehr der Norm betragen.

Nach der Festsetzung des Nahrungsbedarfs im allgemeinen in Calorien, kommt die *Verteilung auf die einzelnen Nährstoffe*. „Ein Ganzes ist die Ernährung, eine Vielheit sind die Nahrungsmittel", lehrte in bemerkenswerter Erkenntnis schon HIPPOKRATES. Von physiologischer und hygienischer Seite sind immer wieder mittlere Kostmaße aufgestellt worden. Am bekanntesten ist dasjenige von VOIT für einen Erwachsenen bei mittlerer Arbeit mit 118 g Eiweiß, 56 g Fett, 500 g Kohlehydraten je Tag. Hinsichtlich der Forderung für das Eiweiß ist es nach unseren heutigen Ansichten etwas zu hoch angesetzt, gibt sonst aber einen sehr guten Anhaltspunkt. Die physiologische Völkerbundskommission (1936) gibt den täglichen Calorienminimalbedarf mit 2400 Calorien an. Auf Eiweiß entfallen dabei bis 1 g je Kilogramm und auf Fett bis etwa $^3/_4$ g (etwa 40 g pro die [REIN]). Tatsächlich hat das deutsche Volk noch 1937 im Durchschnitt 3100 Calorien je Tag verzehrt, was dem Optimalbedarf entspricht oder ihn vielleicht sogar noch etwas überschreitet. Erstaunlich gleichförmig ist der Nahrungsbedarf der Kulturvölker der Erde (450 Millionen), berechnet nach ihrem Verzehr. Er beträgt nach RUBNER für einen 70 kg schweren Menschen im Durchschnitt 100 g Eiweiß, 78 g Fett und 543 g Kohlehydrate = 3370 Calorien je Tag, größere Schwankungen im einzelnen sind nur beim Fett vorhanden (30 g [Japan] bis 155 g [England]). In den letzten Jahren vor dem 2. Weltkrieg ist in der ganzen Welt, vor allem auch in Deutschland, der Fettverbrauch erheblich gewachsen. Er war 1937 gegenüber 1913 in Deutschland um etwa 40% gestiegen, für Butter allein betrug er bei Kriegsausbruch 62 g je Kopf und Tag. Es ist das zweifellos zuviel. Die im Oktober 1939 eingeführte Kriegskost enthielt auf Grund der Lebensmittelkarten, unter Zufügung von Kartoffeln und Magermilch nach BÜRGERS chemischen und calorimetrischen Analysen 69,1 g Eiweiß, 52,3 g Fett und 353 g Kohlehydrat mit 2329 Calorien. Sie kann noch als eben ausreichend bezeichnet werden. Diese Sätze haben im Laufe des Krieges gewisse Herabsetzungen vor allem hinsichtlich Eiweiß und Fett erfahren, die dann in den Jahren nach dem verlorenen Krieg einen katastrophalen Charakter annahmen (vgl. S. 122).

Gegenstand lebhafter Kontroversen, auch heute noch, ist die Frage des Eiweißbedarfs. Von seiten der Vegetarianer wird immer wieder die Behauptung aufgestellt, daß Eiweiß schädlich ist und in zu großer Menge genossen wird. Beide Behauptungen sind, soweit sie den gesunden Menschen betreffen, gleich irrig. Ein zwingender Beweis für die Giftigkeit des Eiweißes ist nie geliefert.

Schon im Altertum waren die Ätiopier, die lediglich von Fleisch lebten, wegen ihrer Langlebigkeit bekannt (HERODOT). Die Eskimos leben auch heute noch fast nur von Fleisch (2—4 kg täglich), die Nordländer, vor allem die Fischer, vorwiegend von Fisch. Besondere lang dauernde Ernährungsversuche (MACCLELLAN u. a.) haben die Unschädlichkeit des Fleisches auch für unsere Breiten nachgewiesen.

Während die ersten wissenschaftlichen Vegetarianer in ihren Forderungen hinsichtlich des Eiweißes nur wenig von den oben genannten Zahlen abwichen (z.B. CHITTENDEN mit 80 g Eiweiß für einen Geistesarbeiter von 70 kg), gingen die Nachfolger immer tiefer mit den Zahlen herunter, so HINDHEDE auf etwa 30 g, annähernd die Menge (27 g), die Deutschland je Kopf und Tag auf der Höhe der feindlichen Blockade im ersten Weltkriege zur Verfügung stand. Welche Schädigungen das im Gefolge hatte, ist genügend bekannt. Glänzender ist keine Irrlehre durch ein Massenexperiment widerlegt worden. Es ist zuzugeben, daß einzelne Menschen (z. B. RÖSE) Jahre hindurch mit außerordentlich niedrigen Eiweißmengen (etwa 25 g) auskommen und dabei erstaunliche Leistungen ausführen konnten. Niemals aber dürfen solche Virtuosenstücke verallgemeinert werden. Entscheidend ist nicht der Minimalbedarf, sondern der Optimalbedarf, der stets erheblich höher liegt. Bei den niedrigen Zahlen genügt eine kleine Infektion, um sofort Eiweißverluste hervorzurufen. Erst recht groß muß der Sicherheitsfaktor sein, wenn es sich um Fragen der Volksernährung handelt. „Vorläufig und für einige Zeit bleibt es in der täglichen Kost bei der Empirie der großen Massen. Der einzelne kann irren, die große Masse verfolgt aber instinktiv und triebhaft gewisse, wenn auch kaum geahnte Ziele" (RUBNER). Der Optimalbedarf des Menschen an Eiweiß dürfte bei mittlerem Körpergewicht im allgemeinen bei 1,5—1,75 g Eiweiß je Kilogramm und Tag liegen. Da die pflanzlichen Nährstoffe meist wenig und minderwertiges Eiweiß enthalten, sollten etwa $^2/_3$—$^3/_4$ des Eiweißes in animalischer Form (Fleisch, Fisch, Milch, Eier, Käse usw.)

verzehrt werden, der Rest in vegetabilischer. Doch kann hier den individuellen Bedürfnissen und Liebhabereien ein weiter Spielraum gelassen werden.

Daß der Hauptteil der Nahrung calorisch und mengenmäßig aus *Kohlehydraten* bestehen soll, darüber besteht völlige Einmütigkeit. Wie sie auf die einzelnen Nahrungsmittel sich verteilen sollen, darüber entscheiden Geschmack, Liebhabereien, Gewohnheiten, Beschaffungsmöglichkeit und Preisfragen. Am hochwertigsten ist zweifellos der Zucker, da er an die Verdauung und den Intermediärstoffwechsel die geringsten Anforderungen stellt. Meist deckt er zu etwa 10% die Zufuhr, der Hauptteil der Kohlehydrate (etwa $^2/_3$—$^3/_4$) wird immer auf Brot, Cerealien und Kartoffeln entfallen, der Rest auf Gemüse und Obst.

Das *Fett* steht fast bei allen Völkern mengenmäßig an letzter Stelle. Auch hier sind bei Gesunden unter normalen Verhältnissen keine besonderen Vorschriften nötig. Unter 30—40 g pro die soll der Verbrauch nicht herabsinken, schon nicht aus Gründen einer schmackhaften Zubereitung der Kost. Bei Kranken mit schlechtem Appetit und Abmagerung kommt diesem Nährstoff wegen seines hohen calorischen Wertes und der in normalen Zeiten gegebenen Möglichkeit, ihn in relativ großen Mengen, besonders als Butter mit andern Nahrungsmitteln unbemerkt zuzuführen, besondere Bedeutung zu. Um dem gegenwärtigen katastrophalen Fettmangel abzuhelfen, hat man aus den bei der Steinkohlenverarbeitung gewonnenen Abfallölen durch Hydrierung nach FISCHER-TROPSCH synthetische Fette hergestellt. Wenn diese auch, wie zahlreiche eigene Versuche zeigten, zu etwa 30—50% Nahrungsfett ersetzen können, so fehlt solchen Ersatzfetten vorläufig noch aus fabrikatorischen Gründen die praktische Bedeutung im großen.

In einer nach den geschilderten Gesichtspunkten zusammengesetzten Kost sind immer genügend Wasser und Mineralien enthalten, so daß eine Sonderbesprechung nicht nötig ist.

Die einzelnen Nährstoffe in Gestalt der einzelnen Nahrungsmittel bilden zusammen mit Wasser, Salzen und Genußmitteln (Tee, Kaffee, alkoholische Getränke, Pfeffer, Senf usw.) die Nahrung. Wegen der großen Menge der Einzelbestandteile und der Unzahl von Variationsmöglichkeiten kann die Nahrung außerordentlich vielseitig gestaltet werden. Die ganze Kunst der Diätetik und der Küchentechnik zielt darauf, ihr die den jeweiligen individuellen Anforderungen und Wünschen optimal entsprechende Anordnung zu geben. Die Nahrung wirkt dabei als Ganzes. Man kann an ihr hinsichtlich der Wirkung auf den Organismus im einzelnen, außer dem bisher besprochenen Nährwert noch Geschmackswert, Sättigungswert und Resorptionswert unterscheiden. Der Geschmackswert ist einmal von dem für die einzelnen Speisen charakteristischen Geschmack, ferner

Tabelle 4.

Nahrungsmitteldurchschnittstabelle.

Berechnet auf Grund der Angaben des Statistischen Reichsamtes und Reichsgesundheitsamtes (1943).

In 100 g genießbarer Rohware sind im Durchschnitt enthalten:

	Eiweiß g	Fett g	Kohlehydrate g	Calorien		Eiweiß g	Fett g	Kohlehydrate g	Calorien
I. Fleisch, Wurst.									
Fleisch mittelfett	13,5	16,6	0,2	211	Speck geräuchert	9	72,8	—	714
Innereien (Herz, Leber, Niere, Milz, Zunge, Hirn)	15,9	4,8	1,0	114	Ente, Fleisch	12	4,0	—	111
Corned Beef	22,2	6,5	—	152	Gans, Fleisch	11	34,5	—	366
Schinken geräuchert	21,9	21,9	—	293	Huhn	17,0	4,0	—	107
					Hase, Reh	13,6	1	—	90
					Wurst (i. D.)	14,8	27,8	0,9	320

	Eiweiß g	Fett g	Kohlehydrate g	Calorien		Eiweiß g	Fett g	Kohlehydrate g	Calorien
II. Fische, Schaltiere u. ä.									
Seefische (i. D.)	8,8	1,2	—	47	Fischdauerware (i. D.)	14,3	10,5	0,5	158
Süßwasserfische (i. D.)	7,3	2,4	—	52					
III. Eier.									
Hühnerei (100 g = etwa 2 Stück)	12,3	10,7	0,5	152	Eigelb 1 Stück	3,5	5,3	0,1	64
					Eiweiß (Eiklar) 1 Stück	3,4	—	—	15
IV. Milch und Milchprodukte.									
Kuh- und Ziegenmilch	3,2	3,5	4,8	67	Magermilch	3,7	0,1	4,8	36
Frauenmilch	1,9	3,6	6,3	68	Kondensierte Milch (ohne Zuckerzusatz)	8,0	9,3	10,9	164
Rahm, mittelfett	3,5	20	3,5	215					
Käse									
Quark	17,4	0,1	4,0	94	Käse (i. D.) außer Quark	29,3	20,3	2,5	319
V. Fette.									
Butter	0,9	80	—	751	Rindstalg Schweineschmalz	—	99,3	—	925
Margarine	0,5	80,0	0,4	780					
Öl	—	99,5	—	925					
VI. Mehle, Brot, Cerealien, Leguminosen, Suppenpräparate, Hefe.									
					Suppenerzeugnisse	13,7	8,2	54,5	356
					Vollsojamehl	42,5	19,9	24,3	459
Weizen-, Roggen-, Hafer-, Gerstengrieß-, Grünkern-, Buchweizen-, Mais- (Mondamin), Hirsemehl (i. D.)	9,6	1,5	72,4	350	Kommißbrot, Schrotbrot (Grahambrot), Pumpernickel, Semmel (i. D.)	6,6	1,0	51,7	248
Reis (geschält)	7,5	0,5	77,8	356	Knäckebrot	11,4	1,8	78,6	386
					Makkaroni, Spaghetti	19,6	1,0	75,9	360
					Hülsenfrüchte getrock.	24,7	1,9	52,2	333
					Nährhefe (trocken)	52,0	3,0	25,7	346
Normal-Weizenbrot, Weizenbrot (Ausmahlung 80%), Roggenbrot (Ausmahlung 80%) (i. D.)	7,2	1,0	50,5	246					
VII. Zucker, Kakao, Schokolade.									
Rübenzucker	—	—	99,8	409	Kakaopulver	18,0	14,0	51,0	413
Honig	0,4	—	81	333	Schokolade	6,9	26,0	62	525
Kunsthonig	—	0,2	73,4	302					
VIII. Gemüse.									
Kartoffeln	1,5	0,2	16,3	75	Gemüsekonserven (i. D.)	1,8	0,2	4,7	29
Gemüse, frisch (i. D.)	1,4	0,2	4,1	24	Trockengemüse	16,5	1,8	50,2	290
IX. Obst.									
Apfel, Birne	—	—	13	50	Frischobst (i. D.)	0,6	0,84 Fruchtsäure	12,4	57
Aprikose, Pfirsich, Sauerkirsche	1	—	9	40	Südfrüchte	0,7	1,6 Fruchtsäure	10,8	53
Kirsche, Mirabelle, Zwetschge	1	—	12	50					
Pflaume, Reineclaude	1	—	13	60	Hartschalobst (mit Schale)	9,7	30,6	6,1	349
Brombeere, Heidelb., Himb., Johannisb., Preißelbeere	1	—	6—7	30	Hartschalobst (ohne Schale)	19,4	51,9	10,2	656
					Getrockn. Obst (i. D.)	1,9	0,9	60,3	269
Erdbeere, rote Johannisb., Stachelbeere	—	—	10	40	Obstkonserven (i. D.)	0,5	0,33	20,9	91
Weintraube	—	—	17	70	Marmeladen	0,7	—	65,2	274

	Alkohol g	Extrakt g	Calorien		Alkohol g	Extrakt g	Calorien
			X. Getränke.				
Bier (Stammwürze 12%)	3,8	4,5	20	Deutsche Weißweine, deutsche Rotweine, Bordeaux	7,6	0,1	8,5
Kognak, Weinbrand, Kirschwasser u. ä. .	40—42	—	280—300	Schaumwein, Sekt . .	9,8	5,9	51
Rum	60	1	420	Südweine	11,7 bis 16,2	4,1 bis 20,6	24—140
Likör	28—42	28—44	300—440				

von dem Gehalt an Extrakt- und Zusatzstoffen, von der Art der Zubereitung und vor allem auch der Form der Darreichung, bei der auch die Augen mitwirken, abhängig. Bei der Sekretion der Verdauungssäfte spielen auch psychische Faktoren eine große Rolle. Die Resorbierbarkeit hängt im wesentlichen von der Raschheit und Vollständigkeit der fermentativen Zerlegung ab, sie ist bei der animalischen Nahrung erheblich günstiger wie bei der vegetabilischen, die wegen des hohen Cellulosegehaltes die höchsten Rückstände hat.

Während der Primitive und der Mensch des klassischen Altertums — auch HIPPOKRATES empfahl es — mit *einer* reichlichen täglichen Mahlzeit sich begnügte, werden heute bei allen Kulturvölkern mindestens drei Mahlzeiten eingenommen, Frühstück, Mittagessen und Abendessen. Gegenüber früher tritt die zweite Mahlzeit vielfach an Bedeutung zurück. Ein zweites Frühstück und Vespern kommen manchmal noch dazu.

Stellt schon eine in jeder Beziehung zweckmäßige und kultivierte Ernährung sehr hohe Ansprüche an Auswahl, Menge und Zubereitung der Speisen, so gilt dies erst recht für die *Krankenernährung*, die Diätetik im eigentlichen Sinne.

In uralter Zeit gab es nur Ernährungsvorschriften aus religiösen und kultischen Gründen. Erst HIPPOKRATES stellte die Ernährung in den Dienst der Krankenbehandlung und wurde damit zum Schöpfer der Diätetik. Für ihn beruhte sogar die ganze Heilkunst auf der Unterscheidung zuträglicher und schädlicher Nahrungsmittel und der Erfindung ihrer richtigen Zubereitung. Quantitative Angaben finden sich allerdings auch bei ihm noch nicht.

Die Diätetik hat drei Hauptaufgaben:

1. Aufrechterhaltung eines normalen Ernährungszustandes (z.B. bei Appetitmangel) und Korrektur eines falschen (z.B. bei Unterernährung und Fettsucht).

2. Schonung oder Übung erkrankter Organe oder gestörter Funktionen (z. B. bei Magen-Darm-Erkrankungen, Diabetes, Nierenleiden).

3. Ernährungskorrektur als spezifische, bzw. kausale Therapie (z. B. bei Avitaminosen, perniziöser Anämie).

In der letzten Gruppe wird die Ernährung heute in zunehmendem Maße durch Zufuhr der rein, bzw. synthetisch dargestellten wirksamen Substanzen unterstützt bzw. ersetzt.

Die Diätetik ist leider auch heute noch ein Stiefkind der Medizin, das von den meisten Ärzten weitgehend untergeordneten Organen, wie Schwestern, Köchinnen und Diätassistentinnen überlassen wird. Vor allem ist das quantitative Denken in Ernährungsfragen noch lange nicht Allgemeingut der Ärzte geworden. Es genügt nicht, allgemeine Angaben über die Art der zu wählenden Nahrungsmittel zu machen, sondern es müssen auch meist die Mengen genau angegeben werden. Vor allem ist bei jeder Anordnung zu überlegen, ob sie auch im Einzelfall praktisch möglich ist. Je komplizierter und je abweichender von der Normalernährung sie getroffen werden muß, um so schwieriger wird gewöhnlich die Durchführung sein. Auf kaum einem Gebiet der Medizin spielen individuelle Geschmacksneigungen und Abneigungen, Gewohnheiten, Empfindlichkeiten und Reaktionsweisen eine so große Rolle, wie auf dem Gebiet der Ernährung Kranker. Alledem muß unbedingt Rechnung getragen werden, denn nirgends wirkt der Schematismus so schädlich, wie gerade hier.

Während die quantitative Seite der Ernährung früher oft ganz vernachlässigt wurde, verlor sie sich bei der Auswahl der Nahrungsmittel vielfach in Spitzfindigkeiten und Pedanterien. Viel von dem ist heutzutage glücklicherweise über Bord geworfen worden, so die Unterscheidung zwischen dunklem und hellem Fleisch, die gefährliche Monotonie der Fieberkost usw. Die Diätetik ist heute auf den meisten Gebieten viel liberaler geworden. Diätetische Angaben müssen sowohl das Positive wie das Negative enthalten. Dazu eignen sich am besten solche Diätzettel, welche sämtliche nur möglichen Speisen enthalten. In Fühlungnahme mit den Kranken können sie durch Unterstreichen und Durchstreichen leicht individuell richtig ausgefüllt werden.

Zu verwerfen sind allgemeine Anordnungen wie „leicht verdaulich", „bekömmlich", da damit so gut wie alles in das Ermessen des Kranken und seiner Umgebung gestellt wird. Auch die Form und Art der Zubereitung und die Häufigkeit der Darreichung der erlaubten Speisen muß genau angeordnet werden, vor allem für Appetitlose und Krankheiten der Verdauungsorgane. Es ist nicht immer gleichgültig, ob eine Nahrung in fester, breiiger oder flüssiger Form zugeführt wird.

Angaben über Salz- und Gewürzzusätze — meist wird eine reizlose Kost von natürlichem Geschmack vorzuziehen sein — dürfen nicht fehlen. Auch die zeitlichen Verhältnisse müssen genau bestimmt werden. Die übliche Einteilung der Mahlzeiten kann oft nicht beibehalten werden, weil viel häufigere kleine Nahrungszufuhren am Platze sind. Auch die zeitlichen Abstände zur Darreichung von Medikamenten spielen oft eine Rolle, z. B. bei der Insulintherapie des Diabetes.

Diese wenigen allgemeinen Angaben mögen hier genügen, im übrigen sei auf die Lehr- und Handbücher der Diätetik von JÜRGENSEN, v. NOORDEN-SALOMON, MCLESTER, SCHLAYER und PRÜFER u. a. verwiesen.

Die vorstehende Nahrungsmitteltabelle (Tabelle 4, S. 118—120) ist stark gekürzt und zusammengezogen, da sie nur zur Orientierung dienen soll. Mit der Zunahme des Analysenmaterials verschieben sich die Mittelwerte immer wieder, vor allem gilt das für Obst und Gemüse und die heutigen abnormen Ernährungsverhältnisse für Pflanzen und Tiere. Für genaue Kostberechnungen sind die großen Tabellen von SCHWENKENBECHER, SCHALL des Statistischen Reichsamtes in Verbindung mit dem Reichsgesundheitsamt (1943) und ZIEGELMAYER (1946) nicht zu entbehren. Der alliierte Kontrollrat hat im April 1947 für die wichtigsten Lebensmittel in ganz Deutschland folgende Calorienwerte festgesetzt je 100 g: Brot 245, Fett 720, Fleisch 160, Weizenmehl 357, Roggenmehl 249, Nährmittel einschließlich getrocknete Erbsen, Bohnen, Teigwaren 350, Hülsenfrüchte 350, Maisgrieß 357, Hartkäse 256, Quark 120, Zucker 400, Marmelade 250, Kartoffel 68, Trockengemüse 357, Puddingpulver 240, Frischgemüse 20, Suppenerzeugnisse 350, Schokolade 516, Kakao 329, Erdnüsse 601, Apfelmus 80, Obstkonserven 220, Gemüsekonserven 35, Frischfische 140, 2 Eier (= 100 g) 140, Trockenei 560, Trockenmilch 120, 1 Liter Vollmilch 530, 1 Liter Magermilch 340 Calorien.

B. Spezielle Pathologie und Therapie der Mangelernährungskrankheiten und des Stoffwechsels.

I. Wesen und Behandlung der Schädigungen durch unzureichende Ernährung.

Die Ursachen von Ernährungsstörungen und Schädigungen des Ernährungszustandes sind sehr vielfältig. Falsche Mengen oder fehlerhafte Zusammensetzung der Nahrung, ungenügende Resorption stehen an erster Stelle.

1. Hunger und Unterernährung (exogene Magerkeit) und ihre Behandlung.

Man spricht von Unterernährung, wenn der Körper die seinem jeweiligen Bedarfe entsprechenden Nahrungsstoffe nicht von außen zugeführt bekommt oder nicht genügend verwenden kann. Der Fehler kann sowohl in unzureichender

Menge der Nahrung (calorische Unterernährung) im ganzen, wie in unzureichender Zusammensetzung im einzelnen bei genügendem Caloriengehalt beruhen (partielle Unterernährung). Entscheidend ist hierbei nicht die in den Verdauungskanal aufgenommene Menge, sondern die dem Körper nutzbaren Mengen, d. h. die Nahrungszufuhr vermindert um die in den Ausscheidungen wieder erscheinenden Beträge. Die Defizits muß der Körper aus seinen Beständen decken, was nicht ohne Einbuße an Gewicht möglich ist, sie magern ab (exogene Magerkeit), wenn auch Wasserretentionen oft vorübergehend Abnahmen an Körpergewebe maskieren können. Die reinste Form der Unterernährung ist der Hunger.

Für die ärztliche Praxis ist das Fehlen jeder Nahrungsaufnahme im allgemeinen von untergeordneter Bedeutung, da nur selten eine absolute Unfähigkeit dazu besteht, wie in komatösen und stuporösen Zuständen. Im übrigen stellen Fanatiker, Demonstranten, Hungerkünstler das Hauptkontingent. Fastenkuren als therapeutische Maßnahmen sind heute modern geworden, nicht nur bei den Anhängern der Naturheilmethode (vgl. z. B. BUCHINGER), sondern auch bei Klinikern, wie SCHENCK, VOLHARD u. a. Als Hauptgründe dafür werden Entlastung des Organismus und Befreiung von schädlichen Stoffwechselschlacken angegeben. Während der erstere Einfluß meist erzielt wird, ist der zweite Vorgang noch umstritten. Die Indikationen werden vielfach ziemlich wahllos gestellt. Der Unterernährungszustand kann ein relativer oder ein absoluter sein. Im ersten Fall ist es zwar zu Gewichtsabnahmen gekommen, aber das Normalgewicht ist noch nicht unterschritten, im anderen Falle ist dieser Effekt bereits eingetreten. Die längste beglaubigte, mit dem Tode endigende Hungerzeit ist beim Menschen 75 Tage (MacSwiney, Bürgermeister von Cork in seinem Hungerstreik), beim Hunde über 100 Tage. Im allgemeinen gilt eine 50%ige Gewichtsabnahme als tödlich, doch sah ich verschiedentlich bei langsamer chronischer Unterernährung noch Menschen mit 60% Untergewicht am Leben.

Hinsichtlich des Verhaltens ihres Stoffwechsels und der Auswirkungen auf die Körperorgane verhalten sich Hunger und Unterernährung prinzipiell gleich. Der Gesamtumsatz pflegt nicht nur absolut, sondern auch relativ, d.h. bezogen auf die Gewichtseinheit, abzusinken, oft um 20—30% (LUSK und BENEDICT), der Organismus arbeitet also oft sparsamer, ohne daß allerdings eine Gesetzmäßigkeit vorliegt. Zuerst werden die Glykogenvorräte eingeschmolzen, dann, anfangs in steigender, dann wieder in fallender Menge das Körpereiweiß, bis kurz vor dem Tode ein neuer Anstieg erfolgt (prämortaler Zerfall). Die tägliche N-Ausscheidung kann von 10—13 g bis auf 2 g pro die absinken wie bei dem Hungerkünstler Succi. Der Restbedarf wird in steigender Menge bis zu einem dann ziemlich konstanten Maximum mit Fett bestritten, das besonders im Hunger zum Teil unvollständig verbrennt (Auftreten von Ketonkörpern). Die Unterernährung wirkt sich bei den verschiedenen Organen sehr verschieden aus, je nach ihrer biologischen Bedeutung. Am meisten verliert im Hunger das Fettgewebe (95%), am wenigsten das Zentralnervensystem (5%), in der Mitte stehen die Muskeln (50%).

Während der akute totale Hunger überwiegend theoretische Bedeutung besitzt, hat die chronische Unterernährung größte praktische Wichtigkeit, in normalen Zeiten fast ausschließlich für Kranke, in Zeiten größter Nahrungsmittelnot aber für ganze Völker und Erdteile. Eine solche Unterernährungsperiode hatten wir schon in den letzten Jahren des ersten Weltkrieges und kurz hinterher in Deutschland. In einer weit größeren und verbreiteteren stehen wir nach dem Verlust auch des zweiten Weltkrieges.

Der Caloriengehalt der auf Karten tatsächlich ausgegebenen Ernährung war längere Zeit für größere Gebiete Deutschlands bis auf 800 Calorien und darunter abgesunken. Für den quantitativ und qualitativ ungenügenden Eiweißgehalt, beurteilt nach der Aminosäurenmenge, ergibt die Tabelle 1 auf S. 96 ein eindrucksvolles Beispiel. In Bayern enthielt im Juni 1946 nach SCHÄFER die auf Lebensmittelkarten ausgegebene Nahrung für erwachsene Normalverbraucher nur 1325 statt 2400 Calorien, nur 40—45 g Eiweiß statt 60—70 g und nur 18—20 g Fett statt etwa 40 g. Später ist der Gehalt noch erheblich weiter abgesunken. Eine nicht kartenmäßige Zulage in Form von Obst und Gemüse wird in günstigen Zeiten auf etwa 130 Extracalorien im Durchschnitt geschätzt. Im Sommer 1947 wurde vielfach der Nahrungsbedarf des deutschen Volkes in den Westzonen zu höchstens 50—60% gedeckt, wobei zu bedenken ist, daß die Unterernährung in ähnlicher Stärke für viele Gebiete Deutschlands schon seit über 2 Jahren andauerte und in geringerem Maße schon in den letzten Kriegsjahren bestand.

Die Folgen dieser katastrophalen chronischen Unterernährung sind hochgradige Gewichtsabnahmen, weitgehende Einschmelzung des Fettpolsters und starke Gewebseinbußen (bis 50%).

Besonders sind von diesen Auswirkungen und ihren Begleiterscheinungen Männer über 45 Jahre betroffen, weniger die Frauen und am wenigsten die Jugendlichen und unter diesen die Mädchen weniger als die Knaben.

Auch sekundär wirkt sich die chronische Unterernährung in dem Auftreten und der Gestaltung von Krankheiten aus. Wie im ersten Weltkriege haben die großen Stoffwechselkrankheiten (Fettsucht, Gicht und Diabetes), sowie die Überfunktionskrankheiten des endokrinen Systems, besonders der M. Basedowi anscheinend erheblich abgenommen, während Unterfunktionszustände (Myxödem und M. Addison), Magen-Darm-Krankheiten, Anämien, banale Infektionen und Tuberkulose erheblich zugenommen haben. Von großen Seuchen blieben wir bisher verschont.

Hunger und chronische Unterernährung geben dem Organismus ein charakteristisches Gepräge, vor allem durch den Schwund des Fettgewebes. Augenhöhlen und Wangen sinken ein, die Haut wird welk, trocken, schlaff und faltig, die Muskeln werden atrophisch, die innere und äußere Sekretion der Drüsen läßt nach (Austrocknung des Mundes, Magen- und Pankreasachylie, Nachlassen von Potenz, Aufhören der Periode usw.). Entsprechend der Stoffwechselsenkung kommt es zur Erniedrigung von Körpertemperatur, Puls, Atmung und Blutdruck, dazu treten Blutveränderungen (Abnahme von Menge und Eiweiß, Anämie, Leukopenie), Weich- und Brüchigwerden der Knochen (Hungerosteopathien). Auffallend ist die Neigung zu Wasserretentionen und Auftreten von Ödemen (Hunger- und Kriegsödem vgl. S. 124). Bedeutungsvoll ist weiter, daß Unterernährte eine gesteigerte Empfänglichkeit für Infektionen und ihnen gegenüber eine herabgesetzte Resistenz aufweisen, wie das erzwungene Massenexperiment des ersten Weltkrieges in den letzten Blockadejahren und die gegenwärtige Hungersnot, vor allem in der gewaltigen Zunahme der Tuberkulose, beweist.

Die Unterernährung zeigt, je nach ihrer Genese, Auswirkung im einzelnen und ihren Begleiterscheinungen (Veränderungen an Knochen, Nerven, Blut usw.), verschiedene Bilder.

Eine besonders charakteristische Form der Unterernährung, manchmal auch noch bei gegenüber der Norm erhöhtem Körpergewicht, ist die sog. *Kachexie*, ein schwer näher zu definierender Stempel, den vor allem maligne Tumoren, dann aber auch andere chronische zehrende Krankheiten (vor allem Tuberkulose, ferner Avitaminosen, innersekretorische und Blutkrankheiten) dem Gesamtorganismus aufprägen, wobei neben einer mehr oder weniger ausgesprochenen Abmagerung blasses Hautkolorit, herabgesetzter Gewebsturgor, Schlaffheit der Züge, Haltung und Bewegung, Depressionen usw. im Vordergrund stehen.

Von der Abmagerung durch einfache Unterernährung (exogene Form) hat man, in Parallele zur endogenen Fettsucht, in den letzten Jahren die sog. Magersucht (endogene Form) abgetrennt (vgl. S. 152).

In jedem Fall von Magerkeit ist ein Überwiegen der Ausgaben des Körpers über die Einnahmen die Ursache. Die Aufgabe der Behandlung ist, dieses Defizit zu beseitigen und in einen Überschuß zu verwandeln, der dem Körper wieder den nötigen Gewichtsansatz ermöglicht. Meist geht das erst, wenn die Ursache der Abmagerung beseitigt ist. Die Ausgaben werden möglichst durch geringe körperliche Tätigkeit, am besten Bettruhe, niedrig gehalten. Wegen der meist stark darniederliegenden Sekretion der Verdauungsdrüsen empfiehlt es sich, die Nahrungszufuhr erst allmählich zu steigern, jeden Tag um etwa 100 Calorien, bis zu dem zu erreichenden Maximum, das möglichst 10—20% über dem Bedarf liegen sollte. Die zweckmäßigste Mastsubstanz ist das Fett, weil es ohne nennenswerte Abzüge angelagert werden kann; größere Eiweißmengen sind unökonomisch, da sie zum größten Teil zerlegt werden und die Verbrennungen des Körpers anfachen (spez.-dynamische Wirkung).

Die Hauptschwierigkeit bei der Auffütterung bringt bei Kranken der meist darniederliegende Appetit mit sich. Vernunft und Energie müssen hier stellvertretend eingreifen. Oft gelingt es durch Insulininjektionen (1—3mal täglich 10 bis maximal 20 E $^1/_2$—$^3/_4$ Stunde vor der Mahlzeit) das Hungergefühl wachzurufen und mit einer kohlehydratreichen Mahlzeit zu stillen.

Insulin befördert sowohl den Glykogen- wie darüber hinaus den Fettansatz und reichert den Körper mit Wasser und Salzen an, so daß bei günstiger Reaktion die Gewichtszunahmen, zumal in den ersten Tagen, oft überraschend hoch sind.

2. Die Ödemkrankheit.

Eine Sonderform schwerster Unterernährung und zugleich oft ihre höchste Steigerung stellt die sog. Ödemkrankheit dar.

Hungerödeme sind bekannt, seit es Hungersnöte gibt. Näher beschrieben wurden sie erst in den letzten Jahrhunderten, so bei Feldzügen z.B. von Karl V. in Afrika, von Napoleon in Rußland. Ganze Völkergruppen wurden zeitweise in Rußland und China fast epidemieartig davon betroffen. In verwahrlosten Irrenanstalten und Gefängnissen fielen dieser Wassersucht bis zu 40% der Insassen zum Opfer. Ein allgemeines europäisches Interesse hat das Krankheitsbild aber erst in den letzten Jahren des ersten Weltkrieges vor allem in Deutschland und Österreich (1917 allein 824 Fälle in Wien in $^1/_2$ Jahr) unter dem Einfluß der Blockade erfahren. Während aber damals dies Leiden in der Nachkriegszeit ziemlich rasch mit gebesserter Ernährung verschwand, ist es während des zweiten Weltkrieges in einigen von Deutschland besetzten Ländern, in Kriegsgefangenen- und Konzentrationslagern, nach dem Krieg auch in Deutschland selbst in einem früher völlig unbekannten hohen Maße aufgetreten, so in der besonders schlecht ernährten französischen Besatzungszone, im Ruhrgebiet und in Großstädten, wie Berlin und Hamburg. Ickert schätzte nach seinen Untersuchungen im Nordteil der britischen Zone schon im Winter 1945/46 das Vorkommen von Hungerödemen auf 2‰ der Inhaber von Normalverbraucherkarten. Im Winter 1946/47 dürfte die Zahl wohl noch weit größer gewesen sein.

Selbstverständlich ist nicht jedes Ödem, das bei Unterernährten auftritt, ein Hungerödem. Wir wissen, daß nicht nur lokale Stauungen (Thrombosen, Varicen usw.), sondern auch Herz- und Nierenkrankheiten, Lebercirrhosen, Enteritiden, chronische Eiterungen, Avitaminosen (Beriberi), innersekretorische Störungen (Fettsucht, Myxödem) Lähmungen u. a. Ödeme hervorrufen können, die allerdings meist nur auf die unteren Extremitäten beschränkt sind. Die Differentialdiagnose gegenüber dem echten Hungerödem wird meist keine großen Schwierigkeiten machen, wenn auch immer zu bedenken ist, daß vor allem bei alten Leuten und den oft gleichzeitig vorhandenen Darmstörungen Mischformen nicht selten sind.

Das Aussehen der Hungerödemkranken erinnert manchmal an Myxödem, häufiger aber an Ödeme bei Herz- und Niereninsuffizienzen. Wie bei diesen sind Beine, Genitalien und Beckengegend am meisten betroffen, weitgehend unabhängig von der Körperlage, daneben allerdings auch häufig das Gesicht. Manchmal wechseln die Schwellungen trotz gleichbleibender Unterernährung. Es kommt zu Schüben, an denen auch psychische Faktoren kausal beteiligt sein können.

Im Gegensatz zu den gewaltigen Wasseransammlungen, die bis zu 25% des Körpergewichts betragen können, leiden die Hungerödemkranken meist weder unter Dyspnoe noch unter einem schweren Krankheitsgefühl, wenn auch Mattigkeit und motorische Schwäche in schwereren Fällen selten fehlen. Die Flüssigkeitsansammlungen betreffen meist nur das Unterhautzellgewebe, selten die größeren Körperhöhlen, da noch am häufigsten das Abdomen (Ascites). Leber und Milz sind fast nie geschwollen außer in Kombination mit Herzinsuffizienzen. Hand in Hand mit den Wasseransammlungen als Folge der meist sehr großen Flüssigkeitsaufnahmen (Suppen, Kaffee usw.) gehen Polyurien. Sie sind oft mit Blasenentleerungsstörungen (Pollakisurie, Nykturie usw.) verbunden.

Zu Fieber führt die Krankheit nur, wenn es zu den häufigen Komplikationen mit Infekten kommt; sonst ist die Körpertemperatur eher erniedrigt. An den Kreislauforganen fallen Bradykardie und Blutdruckherabsetzungen (bis 60 mm systl.) auf. Der Röntgenbefund der Thoraxorgane ist ohne Komplikationen fast immer normal. Im Ekg sind die Ausschläge oft klein und die T-Zacken stark abgeflacht.

Merkwürdig ist das gehäufte Auftreten von Magendarmstörungen, besonders von Durchfällen, die sogar einen ruhrartigen Charakter annehmen können, obwohl man bei der weitgehenden Schonung des Verdauungskanals eigentlich das Gegenteil erwarten sollte. Ursache der Störungen sind das fast völlige Versiegen der Verdauungssäfte (Afermentie, Magen- und Pankreasachylie) sowie Kohlehydratgärungsprozesse infolge hochgradiger Schleimhautatrophie.

Charakteristisch sind die Veränderungen des Blutes. Es kommt zu einer Herabsetzung des Eiweißgehaltes im Serum (bis 4% gegenüber 7—8% der Norm), zu einer Hydrämie, die eine Verminderung fast aller Serumbestandteile bedingt, sowie zu Hämoglobin- und morphologischen Blutveränderungen der verschiedensten Art mit meist hypochromen Anämien. Libido und Potenz sind herabgesetzt, bei Frauen hört die Periode oft auf.

Organische Veränderungen am Nervensystem mit Ausnahme der nicht so seltenen Hemeralopie und Herabsetzung der Leistungsfähigkeit der Sinnesorgane fehlen sonst im Gegensatz zu Beriberi. Dagegen ist die psychische Sphäre besonders bei feinorganisierten Menschen fast immer betroffen. Apathie, Depression, allgemeine funktionelle Lähmung mit Antriebsmangel, Gedächtnisschwäche und Mangel an Konzentrationsfähigkeit beherrschen hier oft das Bild. Wird dem Fortschreiten der Krankheit nicht durch geeignete Therapie Einhalt geboten, so verfallen die Kranken körperlich und seelisch immer mehr und gehen schließlich an Kreislaufschwäche zugrunde, wobei vielleicht eine Hypocalcämie eine Rolle spielt, oder es kommt zu Sekundärinfektionen, besonders Pneumonien, die vermehrt zu Komplikationen neigen und ihrerseits dem Leben ein Ende machen.

Pathologisch-anatomisch werden hochgradige Gewichtsabnahme, Schwund des Fettgewebes (bis etwa 90%) von Körpermuskulatur (50%) und Leber (bis 30%), hydropische Degeneration des Herzens, Höhlenergüsse, Atrophie von Schilddrüse und Keimdrüsen neben einer Hypoplasie der Nebennierenrinde mit Lipoidvermehrung und abnorme Pigmentationen (Melanose als Folge von Nebennierenmarkschädigungen) sowie Myo- und Hämosiderose als Zeichen vermehrten Muskel- und Blutzerfalls gefunden.

Der Stoffwechsel der Ödemkranken ist ebenso wie die der nicht geschwollenen Unterernährten durch Verluste und konsekutive Einsparungen auf allen Gebieten gekennzeichnet. Die Verluste sind am Anfange des Leidens am stärksten. Die Anpassung nimmt mit der Dauer zu. Die Calorienproduktion sinkt ausnahmslos herab, und zwar nicht nur absolut, sondern meist auch relativ, bezogen auf Körpergewicht und Körperoberfläche um 20—30% und mehr. Die N-Bilanz ist immer negativ. Mittlere Tagesverluste von 5,2 g, entsprechend etwa 250 g Muskeleinschmelzung, während längerer Beobachtungsperioden sind beschrieben (Jansen, Bürger).

Für die Änderungen in Menge und Zusammensetzung des Blutes, sowie Abnahme der Muskulatur, gemessen an der Gesamtkreatininausscheidung, gibt folgende gekürzte Tabelle von Bansi, welche die Mittelwerte von 20 Hungerödemkranken bringt, ein eindrucksvolles Beispiel.

Tabelle 5. Durchschnittliche Veränderungen im Stoffwechsel und Blutbefund gegenüber der Norm bei 20 Hungerödemkranken (nach BANSI).

	Soll:	Haben:	Differenz:
Größe	1,77 m	1,77 m	—
Gewicht	80,2 kg	54,4 kg	— 32%
	Blutbefunde:		
Menge	4,6 Liter	3,1 Liter	— 35%
Serumeiweiß in %	8,0%	5,66%	— 35%
absolut	524 g	232 g	— 54%
Hb in %	100 %	70%	— 30%
absolut	1040 g	452 g	— 54%
Gesamtkreatinin im Harn	1849 mg	926 mg	— 50%
Grundumsatz	1660 Cal.	1272 Cal.	— 23%

Die stärksten Abnahmen (über 50%) erleiden demnach das Gesamteiweiß des Blutes, die Hämoglobinmenge und das Gesamtkreatinin. Letzteres bedeutet, daß etwa 50% der Muskelmasse der Kranken zur Aufrechterhaltung des Lebens bereits eingeschmolzen war. BANSI spricht mit Recht von einem Selbstkannibalismus. Auch der Gehalt des Blutes an Ca, NaCl, K, Zucker und Fett (etwa 40%) ist erniedrigt. Der Lecithingehalt sinkt um etwa 30%, während der Cholosteringehalt nur ganz wenig abnimmt.

Die *Genese* der Hungerödeme ist anscheinend recht kompliziert, da wahrscheinlich mehrere Faktoren daran beteiligt sind. Zunächst ist es merkwürdig, daß im reinen Hunger Ödeme nach allen vorliegenden lang dauernden Hungerversuchen nicht auftreten, und daß ferner unter ganz gleichen Unterernährungsverhältnissen, wie in Gefängnissen, Irrenhäusern und Lagern nur ein Teil der Insassen Ödeme bekommt, ein Prozentsatz, der allerdings mit zunehmender Dauer und Verschärfung der Unterernährung wächst.

Voraussetzung für das Auftreten ist weniger der Calorien- oder Vitaminmangel, sondern das Fehlen an vollwertigem Eiweiß in der Nahrung. Dies kommt im Blute, dessen Zusammensetzung für das Gewebe von entscheidender Bedeutung ist, in der schon erwähnten starken Herabsetzung der Serumeiweißkörper (Hypoproteinämie) zum Ausdruck. Diese trifft in erster Linie, oft allein die fein dispersen Albumine. Durch ihr starkes Wasserbindungsvermögen halten sie das Wasser in der Blutbahn fest und schaffen so normalerweise den Ausgleich zwischen dem kolloidosmotischen Druck des Blutes und der Gewebe. Sinkt ersterer wie bei der Ödemkrankheit erheblich unter 40 ccm H_2O, so entsteht ein vermehrter Wasserabstrom aus dem Blut ins Gewebe.

Infolge gesteigerter Wasserbindung quellen dessen Bestandteile, vor allem die Blut- und Lymphcapillaren, und blockieren dadurch den Abstrom der Flüssigkeit, die sich nunmehr in Gewebsspalten und Höhlen staut. Schon im Vorstadium der Ödemkrankheit findet sich oft ein labiles Wassergleichgewicht, das sich im VOLHARDschen Wasserversuch in einer abnorm raschen und oft überschießenden Diurese zu erkennen gibt.

Verschärft wird die Ödembildung durch die meist großen Wasser- und Salzaufnahmen, sei es infolge des meist vorhandenen vermehrten Durstes oder der abnorm wasser- und salzreichen Nahrung (vor allem dünne Suppen). In manchen Fällen von gleichzeitig bestehendem Durchfall kann noch ein Vitamin-B_1-Mangel mit Ödemtendenz hinzutreten. Erst recht tritt eine Zunahme ein, wenn der Kreislauf zu erlahmen beginnt. Neuere Untersuchungen mit fraktionierter Fällung der Serumalbumine mit Ammonsulfat von HERKEN und STEMMER sprechen dafür, daß diese Eiweißkörper nicht nur quantitativ in ungenügender Menge gebildet werden, sondern infolge Mangels an wichtigen Aminosäuren auch qualitativ minderwertig sind.

Die geschilderte Erklärung der Ödementstehung befriedigt nicht ganz, weil eine strenge Gesetzmäßigkeit zwischen Hypoproteinämie und Auftreten und Stärke der Ödeme fehlt. Nicht jede ausgesprochene Herabsetzung des Serumeiweißgehaltes führt zu Ödemen, wie der Hunger und viele Formen der Abmagerung zeigen, und andererseits findet sich echtes Hungerödem auch bei normalen Eiweißwerten. Letzteres ist allerdings meist erst der Fall, wenn bereits eine zweckmäßige eiweißreiche Ernährung eingesetzt hat. Bei dieser Sachlage kommt man meines Erachtens um die Annahme einer Schädigung der Capillarendothelien und vielleicht auch der Bindegewebszellen mindestens in einem großen Teil der Fälle nicht herum. Notwendig ist eine solche erst recht zur Erklärung dafür, daß es in hartnäckigen Fällen selbst bei längst wieder normalem Serumeiweißgehalt und günstigster Ernährung viele Monate dauert, bis die Ödeme wieder ganz und dauernd verschwunden sind. Diese Beobachtung macht man immer wieder besonders bei Ödemkranken aus russischer Kriegsgefangenschaft. Je länger die Ödemkrankheit besteht, um so langsamer verschwindet sie. Man kann fast sagen, ihr Verschwinden durch die Therapie braucht ungefähr so viel Zeit, wie ihre Dauer vorher. Es zeigt sich, daß die anscheinend harten Ödeme besonders an den Bauchdecken nicht immer bei beginnender Auffütterung echte Ödeme sind, sondern zum Teil Fettgewebe (lipophile Dystrophie von Bansi). Es ist möglich, daß mit einer sich wieder bessernden, wenn auch noch nicht ausreichenden Ernährung, vielleicht sogar schon einmal vorher das Fettansatzbedürfnis des enorm unterernährten Organismus in einzelnen Fällen so groß ist, daß nicht wie normalerweise nur die Überschüsse der Kohlehydrate bei einer mindestens ausreichenden Ernährung in Fett umgewandelt werden, sondern sogar schon Mengen, die eigentlich zur Deckung des Calorienbedürfnisses dienen sollten.

Die Therapie der Ödemkrankheit ergibt sich aus ihrer Genese als quantitative und qualitative Unterernährung von selbst. Die Grundforderung ist eine an Calorien und besonders animalischem Eiweiß reiche Kost. Dazu eignen sich zumal im Anfang neben Fleisch und Eiern, Milch und Milchprodukte. Pflanzliches Eiweiß, in dem Hafer vor Kartoffeln und Brot steht, kann durch Trockenhefe mit ihrem hohen Lysingehalt aufgebessert werden, vor allem, wenn Cystin dazugegeben wird.

In einem Kriegsgefangenenlager sah ich, daß bei Ödemen, die allerdings erst relativ kurze Zeit bestanden, eine mehrtägige Zulage von 150 g Quark täglich zu der sonstigen Lagerkost schon genügte, um die Ödeme zu beseitigen. Wichtig ist, daß in Anbetracht der schweren funktionellen und anatomischen Veränderungen des Verdauungskanals mit dem Aufbau der Kost langsam vorangegangen wird. Dem Hungerstillbedürfnis der Kranken darf man nicht die Zügel schießen lassen, sonst kann es zu schweren Verdauungsstörungen, selbst Ileus und Leberschädigungen (Ikterus) kommen. Nach 1—2 Wochen kann aber allmählich die Kost auf normale oder leicht erhöhte Werte gesteigert werden. Das Ansatzbedürfnis für Eiweiß und Fette ist so groß, daß schon ganz geringe Überschüsse zu Retentionen führen. Gleichzeitig mit der möglichst eiweiß- und fettreichen Kost muß eine Reduktion von Flüssigkeits- und Salzzufuhr vorgenommen werden (keine Suppen, nur $^3/_4$ Liter Gesamtflüssigkeit). Anfangs Bettruhe und Wärme, später Massage und Gymnastik sollen die zweckmäßige Ernährung unterstützen und das Ausscheiden der Ödeme weiter fördern.

Medikamentös sind Fermentgemische wie Ödophan, Vitamine aller Art sowie Nebennierenrinden- und Keimdrüsenhormone, bei ausgesprochenen Anämien Eisen- und Arsenpräparate ratsam.

Diuretica der Purinreihe und vor allem Salyrgan sind im allgemeinen bei dieser Art Ödeme weniger wirksam als bei solchen kardialer Genese. Das gleiche gilt für Cardiaca, sofern nicht Herzschädigungen gleichzeitig vorhanden sind, die in schweren Fällen besonders bei älteren Kranken nie ausgeschlossen werden können.

In sehr hartnäckigen Fällen können vorsichtige Bluttransfusionen (etwa 300 ccm), intravenöse Injektionen von Periston und Aminosäuregemischen manchmal weiterhelfen.

Die Erfolge der geschilderten Therapie sind im allgemeinen sehr gut. Nur ein kleiner Bruchteil von Kranken verhält sich refraktär, weil es bereits zu irreversiblen Schädigungen gekommen ist. Meist handelt es sich dabei um ältere Leute mit bereits geschädigtem Kreislauf oder um Komplikationen aller Art, besonders Infektionen. Hier ist leider alle Therapie machtlos, aber mindestens 95% der in Deutschland in Behandlung kommenden Ödemkranken können wiederhergestellt werden. Dauerschädigungen pflegen nur selten und fast nur bei älteren oder sonst kranken Personen zurückzubleiben.

3. Fieberstoffwechsel und Fieberdiät.

Eine der Hauptursachen der Gewichtsabnahmen ist das Fieber, meist als Symptom einer Infektionskrankheit. Akute Infekte mit sehr hohen Temperaturen wirken hier am stärksten. Hinsichtlich des Wesens und der Entstehung des Fiebers sei auf den Beitrag von DOERR (Bd. I dieses Buches) verwiesen. Auch im Fieber besteht gewöhnlich ein starker Appetitmangel, gegen den auch Insulin meist machtlos ist. Er wirkt sich um so verhängnisvoller aus, als der Stoffwechsel und somit der Nahrungsbedarf gegenüber der Norm um durchschnittlich 20 bis 50% gesteigert sind. Besonders rasch werden die Kohlehydratreserven verbraucht, in unverhältnismäßig hohem Grade, teils durch Unterernährung, teils durch zentralnervöse Schädigung auch das Eiweiß.

Die Pflicht des Arztes ist es, dieses katastrophale Mißverhältnis zwischen Nahrungsbedarf und Nahrungszufuhr zu beseitigen. Jahrhunderte und Jahrtausende hindurch herrschte die durch nichts bewiesene Irrlehre, der Fiebernde dürfte nur mit Wasser und Mehlsuppen („Ptisanen") ernährt werden, weil sonst das Fieber weiter stiege. Millionen von Kranken hat ein solches Vorgehen das Leben gekostet. Heute wissen wir mit voller Sicherheit, daß eine möglichst ausreichende Nahrungszufuhr nicht nur nichts schadet, sondern die Abwehrkräfte des Organismus stärkt, die Mortalität erheblich herabsetzt und die Menschen viel rascher wieder an die Arbeit bringt. Es ist unter allen Umständen anzustreben, daß bei Normalen oder Unterernährten die Gewichtsabnahmen nicht über 2—3 kg betragen, auch nicht bei dem protrahierten Verlauf von Typhus und Sepsis. Infolge besonders großer Appetitlosigkeit, Mattigkeit und Energie-

Tabelle 6. Beispiel einer ausreichenden Fieberdiät.

Art und Menge der Nahrungsmittel	Calorien-gehalt
150 g Rohrzucker in Eis, Citronenlimonade und mit Ei und Kognak	600
50 g Milchzucker in Milch, Rahm oder Eis	200
1500 g Milch allein oder mit starkem Kaffee, Tee oder Kakao	1000
30 g Kakao oder Schokolade zu Milchkakao oder Eis	150
300 g Rahm allein oder in Milch oder in Eis	360
100 g Kartoffelbrei mit etwas Fleischextrakt oder Bratensauce, hauptsächlich als Vehikel für Butter	100
100 g Spinat mit etwas Bouillon, hauptsächlich als Vehikel für Butter . .	20
100 g Butter in Milch, Brei, Eis und Gemüse, Kartoffelbrei	780
6 Eigelb in Eis, Milch, Kartoffelbrei, Gemüse und mit Kognak	437
30 g Kognak (oder Südwein) mit Ei und Zucker gerührt	110
20 g Gelatine zu Eis oder Puddings	80
10 g Aminotrat	40
Summe Bruttocalorien	3877

losigkeit sind die Schwierigkeiten hier oft größer wie bei jeder andern Form der Unterernährung. Es hilft aber der Durst und das Hitzegefühl, manchmal auch die Dösigkeit der Kranken, die automatisch trinken. Die Nahrung darf natürlich nur flüssig und dünnbreiig sein. Eiskalte Getränke, auch Rahmeis, sind zu bevorzugen.

Die Tabelle 6 bringt ein Beispiel für eine besonders calorienreiche Fieberdiät. In der gegenwärtigen Zeit ist die Durchführung in dieser Weise nur unter besonders günstigen Verhältnissen möglich.

4. Die A- und Hypovitaminosen und ihre Behandlung.

Die Vitaminmangelkrankheiten oder Avitaminosen sind die besten Beispiele für die Schäden, die durch partielle Unterernährung bei ausreichendem Caloriengehalt und richtiger Zusammensetzung der Kost an den drei Hauptnährstoffen entstehen können. Das Minimumgesetz, das LIEBIG für das Wachstum der Pflanzen in Abhängigkeit von ihrem Nährboden festgestellt hatte, gilt auch in vollem Umfange für Tier und Mensch. Ist irgendein zum Leben notwendiger Stoff nicht in genügender Menge in der Nahrung vorhanden, so kommt es zu schweren Krankheitserscheinungen und bei Fortdauer dieser Unterwertigkeit zum Tode, gleichgültig, ob es sich dabei um Defizits an Eiweiß, Salzen, Vitaminen oder sonstigen Stoffen, wie z. B. den sog. Spurenelementen, wie Eisen, Jod, Mangan, Kupfer, Aluminium, Zink usw. handelt.

Unter den sog. partiellen Mangelkrankheiten spielen die A- bzw. Hypovitaminosen bei weitem die wichtigste Rolle. Ihr Wesen und ihre Ursache besteht in einem vollständigen oder teilweisen Mangel an einem oder mehreren Vitaminen im Körper, wobei es im Endeffekt gleichgültig ist, ob in der Nahrung nicht genügend Vitamine eingeführt wurden oder ob durch Störung der Resorption infolge der verschiedensten Krankheiten im Darm nicht genügend Vitamine in die Pfortader gelangen oder ob zwar beides gegenüber der Norm nicht verändert, wohl aber der Bedarf des Organismus gesteigert ist. Theoretisch wäre auch die Annahme möglich, daß in einzelnen Fällen Mangelkrankheiten primär dadurch entstehen, daß im intermediären Stoffwechsel Störungen vorhanden sind, die den Endaufbau, die Speicherung, den Angriff und den Abbau hemmen oder in falsche Wege leiten. Vorläufig haben wir aber noch keinerlei sichere Anhaltspunkte dafür, daß solche primären Schädigungen des intermediären Vitaminstoffwechsels bei Krankheiten des Menschen irgendeine maßgebende Rolle spielen. Als sekundäre Störung bei Lebererkrankungen (mangelhafte Umwandlung von Carotin in Vitamin A) und Infekten usw. sind sie bekannt. Auch im Tierexperiment sind diese Fragen noch nicht genügend studiert, obwohl sie gerade zur Aufklärung des so außerordentlich verschiedenen Vitaminbedarfs von erheblicher Bedeutung sein könnten.

Bis vor kurzem sprach man im allgemeinen nur von Avitaminosen, wobei man sich einer Übertreibung schuldig machte, da ein völliges Fehlen eines oder mehrerer Vitamine im Körper wohl nur ganz selten vorkommt. Man bezeichnet damit typische Krankheitsbilder, die durch Mangel ausreichender Mengen eines bestimmten Vitamins bedingt sind. Heute, wo die wirksamen Stoffe in genügenden Mengen zur Verwendung stehen, wissen wir, daß es außerhalb der klassischen Erkrankungen eine Fülle von Störungen gibt, die teils ganz abortive, monosymptomatische Formen der typischen Krankheiten darstellen, teils so uncharakteristisch sind, daß ihre Genese erst durch den prompten Erfolg einer bestimmten Vitamintherapie klar wird. Solche Krankheitsbilder werden jetzt allgemein als *Hypovitaminosen* bezeichnet. Sie werden verständlich, wenn man bedenkt, wie verschieden der Vitaminbedarf der verschiedenen Menschen ist, auch bei dem gleichen Individuum unter verschiedenen

Bedingungen, insbesondere bei anormaler Ernährung, Krankheiten und anderen besonderen Belastungen des Organismus. Die Gründe dafür sind noch keineswegs klar. Daß alle diese Störungen in der Regel eine lange Latenzzeit haben, je größer der Organismus, um so länger, hängt teils mit den Reserven an diesen Stoffen, teils mit dem sparsamen Wirtschaften, teils mit zahlreichen Kompensationsmöglichkeiten zusammen (vgl. S. 113). So kommt es, daß viele Menschen und größere Tiere selbst nach mehrwöchigem totalem Hungern keine avitaminotischen Zeichen aufweisen.

Wenn wir im folgenden die typischen Avitaminosen kurz skizzieren, so sei vorausgeschickt, daß in vielen Fällen schon ein oder zwei angedeutete Symptome genügen können für die Diagnose von Zuständen, die ihren wahren Charakter erst durch abnorm niedrige Vitaminwerte im Blute oder Harn oder ex juvantibus erkennen lassen.

1. Die *A-Avitaminose bzw. Hypovitaminose* wird nach dem führenden klinischen Symptom auch als **Xerophthalmie** oder **Keratomalacie** bezeichnet.

Die Kenntnis dieser Krankheit und ihre Abhängigkeit von irgendwelchen Ernährungsstörungen geht schon fast 80 Jahre zurück, aber erst der erste Weltkrieg mit seinem Fettmangel und das dadurch gehäufte Auftreten der Störungen besonders bei dänischen Kindern, die mit Magermilch ernährt wurden, haben im Verein mit dem Fortschreiten der experimentellen Vitaminforschung die Zusammenhänge aufgeklärt. Während ernstere Erscheinungen in Deutschland im Gegensatz zu China, dem hauptsächlich betroffenen Lande, relativ sehr selten sind, kommen leichte Sehstörungen jetzt in steigendem Maße, vor allem im Frühjahr und bei Schwangeren vor. Hat man schon im zweiten Weltkriege von einer Kriegshemeralopie gesprochen, so gilt das erst recht jetzt für die Nachkriegszeit mit ihrer völlig unzureichenden Ernährung.

Die allerersten, oft nur durch feine Untersuchungen mit sog. Adaptometern aufdeckbaren Schädigungen sind Störungen der Dunkeladaption. In ihnen erschöpft sich meist die A-Hypovitaminose. Erst viel später kommt es zur Nachtblindheit, manchmal mit Erhöhung der Lichtreizschwelle am Tage. Das zweite Stadium ist gekennzeichnet durch die Xerose der Bindehaut. Erste sinnenfällige Erscheinungen sind kleine weißliche, trockene Herde der Conjunctiva (sog. Bitôtsche Flecken) mit leichter Hyperämie und entsprechenden subjektiven Beschwerden, wie bei einer Conjunctivitis. Im dritten Stadium kommt es im Lidspaltengebiet der Cornea erst zu feinen Trübungen, dann zu Infiltraten, die dann die Hornhaut erweichen, deformieren und perforieren können, so daß bei Sekundärinfektion der ganze Bulbus vereitern kann (Panophthalmie).

Mit diesen Lokalerscheinungen geht eine allgemeine Atrophie bzw. Dystrophie des ganzen ektodermalen Systems (Pillat) in Gestalt von Pigmentierungen und Austrocknung von Haut und Schleimhäuten und schließlich des Gesamtorganismus mit Gewichtsabnahme, Wachstumsstillstand, nervösen Störungen, Anämie, Neigung zu Steinbildung, Sterilität, Anfälligkeit gegenüber Infekten usw. Hand in Hand.

Da das Wesen der Erkrankung im Fehlen des Vitamins A besteht, müssen zur Verhütung bzw. Heilung an diesem Vitamin reiche Nahrungsmittel, vor allem Milchfett, Fischtran, Eidotter, parenchymatische Organe gegeben werden oder das Vitamin selbst in Form des Vogans (Durchschnittsdosis: 1—3mal 10 Tropfen öliger Lösung oder 4—10 Dragees bzw. 0,5 ccm als Injektion am Tage) oder anderer derartiger Präparate. Die lokale Behandlung der Augen geschieht durch Spülungen mit sterilem Wasser, Aufstreichen steriler Vaseline, Atropineinträufelung, eventuell Enucleation.

2. *Es gibt beim Menschen im wesentlichen drei B-Avitaminosen bzw. Hypovitaminosen:* Die B_1-Avitaminose Beriberi und aus dem B_2-Komplex die Aribo-

flavinose und die Pellagra. Die klassische B_1-Avitaminose ist die **Beriberikrankheit** (Name wahrscheinlich von dem hindustanischen Beri = Schaf abgeleitet, von den Japanern Kake = Beindunst bzw. Beinleiden genannt).

Diese fast nur in tropischen oder subtropischen Gegenden, besonders Japan, vorkommende Krankheit ist charakterisiert durch das Trias, kardiovasculäre Störungen, Ödeme und Polyneuritis. In Europa kommen heute fast nur noch verschleppte und abortive Fälle vor. Bis vor einigen Jahrzehnten gab es noch kleine Herde in hygienisch sehr schlecht versorgten Anstalten (Gefängnissen, Irrenanstalten, Pfründnerhäusern).

In Japan werden gewöhnlich vier Formen unterschieden, die sensibelmotorische, die trocken atrophische, die hydropische und die akut perniziöse (Shôshin). Die Gruppierung kann auch nach dem Vorherrschen der Kardinalsymptome vorgenommen werden. Die Allgemeinsymptome schwanken zwischen leichtester Ermüdbarkeit und schwerster, tödlicher Prostration. Gewöhnlich sind Mattigkeit der Beine, Herzklopfen, dyspeptische Beschwerden die ersten Zeichen. Bei weiterer Verschlimmerung kommt es zu Ödemen, Hyperästhesien und allgemein nervösen Symptomen (Reizbarkeit, Kopfschmerzen, Schwindel). Die kardiovasculären Störungen können sich dann zu heftigen Druckgefühlen, Atemnot, Angstzuständen, allgemeinen Ergüssen zunächst ohne typische Herzinsuffizienz steigern. Objektiv werden Herzdilatationen, besonders des rechten Ventrikels, Arhythmien, Blutdrucksenkungen, besonders auch des diastolischen Druckes gefunden. Ursache ist eine Quellung der Herzmuskelfasern (Wenckebach).

Die polyneuritische Form zeigt gegenüber der gewöhnlichen Polyneuritis keine charakteristischen Unterschiede, mit Ausnahme der Schmerzen, die unter den sensiblen Symptomen, bei denen die Hypästhesien ganz im Vordergrund stehen, meist fehlen. Motorisch gibt es alle Übergänge von leichten schlaffen Paresen und Ataxien, die sämtliche Körpermuskeln, mit Ausnahme von Kopf- und Halsmuskeln ergreifen können, bis zu vollkommenen Paralysen, hochgradigen Atrophien mit kompletter Entartungsreaktion. Die glatte Muskulatur, vielfach auch die Potenz, bleiben ungestört.

Das Endstadium ist beherrscht von allgemeiner Prostration, Bewußtlosigkeit und Kreislaufkollaps (Shôshin). Die Mortalität schwankt in den weiten Grenzen von 2—70%.

Im Gegensatz zu dem ausgesprochenen Bilde der Beriberikrankheit sind B_1-Hypovitaminosen vor allem leichtester Art auch in Europa gar nicht so selten. Bei dem vielfach schon in annähernd normalen Zeiten vorliegenden Mangel der Kost an Vitamin B_1 und dem außerordentlich wechselnden, manchmal hohen Bedarf des Organismus (vgl. S. 103) daran, ist das nicht erstaunlich. Wegen der Vieldeutigkeit der meist nur in leichter Form vorliegenden Störungen wird deren wahre Natur gewöhnlich verkannt und erst ex juvantibus geklärt. Die gegenwärtig in Europa und besonders in Deutschland herrschende Unterernährung bringt zumal wegen des Kohlehydratreichtums und des Fettmangels der Kost häufig ein B_1-Defizit mit sich. Dieser Tatsache muß heute vom Arzt vermehrt Rechnung getragen werden, wenn auch stärkere Erscheinungen in größerem Umfange bisher nicht beschrieben wurden. Im zweiten Weltkrieg haben sie weder bei der kämpfenden Truppe (abgesehen vielleicht von Stalingrad) noch in der Heimat bestanden. Je länger aber die gegenwärtige Unterernährung dauert, um so mehr ist mit einer Hypovitaminose zu rechnen, zumal bei alten Leuten in den Großstädten. Die Ausfallserscheinungen betreffen vor allem das Nerven- und Zirkulationssystem. Im Anfang — und meist bleibt es dabei — sind die Symptome außerordentlich uncharakteristisch: Appetitlosigkeit, Mattigkeit, Kopfschmerzen, Herzklopfen und Neigung zu Parästhesien, also Beschwerden, die meist für neurasthenisch gehalten werden. Aber selbst, wenn ausgesprochene objektiv faßbare Veränderungen am Nerven- oder Zirkulationssystem auftreten, bleibt ihre Natur oft unklar. Vor allem gilt das für die Polyneuritis mit ihrer außerordentlich verschiedenen, oft ganz unklaren Genese. Auch Augen, Ohren und Rückenmark (funikuläre Myelose) können betroffen werden. Selbst bei ätiologisch anscheinend ganz klaren Nervenkrankheiten, wie diphtherischer, diabetischer oder alkoholischer Neuritis sind hypovitaminotische Komponenten angenommen worden, meist wohl zu Unrecht.

Das kardiovasculäre System reagiert bei der B_1-Hypovitaminose mit Neigung zu Herzklopfen, Dyspnoe, Hypotonie, Tachykardie, eventuell Galopprhythmus, Ekg-Veränderungen. Zu Stauungsinsuffizienzen kommt es wohl nur in ganz seltenen Fällen. Der avitaminotische Myokardschaden wird durch den besonders hohen Bedarf dieses B_1-reichsten Organs verständlich.

Von sonstigen Ausfallserscheinungen auf internem Gebiet seien Magen-Darm-Störungen, chronische Arthropathien, Leber- und Schilddrüsenstörungen erwähnt. Auch in der Therapie des Diabetes spielt B_1 wegen seiner wichtigen Funktionen im Kohlehydratstoffwechsel eine Rolle (Hefetherapie). Der B_1-Gehalt des Blutes beim unbehandelten Zuckerkranken ist meist herabgesetzt.

Die wirksamste *Therapie* der Beriberikrankheiten und der geschilderten hypovitaminotischen Zustände ist die Darreichung von an Vitamin B_1 reichen Nährstoffen (vgl. S. 102), von Vitamin B_1 selbst in den der Schwere des Krankheitsbildes entsprechenden hohen Dosen, eventuell über längere Zeit.

Auch beim Menschen scheint eine echte primäre *Lactoflavin-Avitaminose* oder *Ariboflavinose* (SEBRELL und BUTLER) besonders in Amerika vorzukommen. Sie ist charakterisiert durch Haut- und Schleimhautsymptome [nässende Rhagaden an Mundwinkeln, Lippen und Nasolabialfalten, seborrhoische Dermatitis des Gesichts, Ekzeme, Nagelveränderungen, Atrophien der Schleimhaut von Schlund und Speiseröhre mit Schluckbeschwerden und Trockenheitsgefühl im Halse (PLUMMER-VINSON-Syndrom)], Augensymptome (vascularisierende Keratitis, Mydriasis und Dämmerlichtblindheit), Darmstörungen (fettreichen, chronischen Durchfällen), Porphyrinurie, hypochrome Anämie und Wachstumsstillstand bei Säuglingen. Auch Einzelsymptome, isoliert oder als Begleitsymptome anderer Erkrankungen, können hypovitaminotischen Ursprungs sein, da sie auf Lactoflavininjektionen schnell sich bessern.

Pellagra. Während noch bis vor einigen Jahren die Ätiologie dieser sehr gestaltenreichen Krankheit (Name wahrscheinlich aus den italienischen Wörtern pelle [Haut] und agra [rauh]) noch sehr umstritten war (Mais-, Infektionstheorie), kann nach den neueren Arbeiten, vor allem von GOLDENBERGER u. a., an dem Wesen einer echten Avitaminose (B_2) nicht mehr gezweifelt werden. Die Krankheit kommt gehäuft vor allem in Norditalien, Osttirol, Ägypten und Nordamerika (Mississippigebiet) vor, sporadisch fast überall, außer in den arktischen und subarktischen Gebieten. Nervöse, gastroenteritische Störungen und Hautveränderungen stehen im Vordergrund. Die Schädigungen des Nervensystems sind organischer Natur und wechseln zwischen leichten „neurasthenischen" Symptomen (Schlaflosigkeit, Kopfschmerz, Schwindel, Depressionen) und hochgradigsten Lähmungen, Krämpfen, sowie schweren psychischen Ausfällen (Delirien, Angstzuständen, Melancholien), katatonen und zirkulären Zuständen bis zur völligen Demenz. Die gastroenteritischen Störungen haben nichts Typisches, sie nehmen oft ruhrartigen Charakter an.

Um so charakteristischer sind die Hautveränderungen, die nur in 25% der Fälle fehlen. Es ist anfangs ein symmetrisches, oft juckendes Ekzem an den unbedeckten Hautpartien, das sich in Blasen oder Pusteln abhebt und groblamellös schuppt. Hinterher kommt es meist zu gelblich-bräunlichen, auch grünlichen Pigmentierungen. Die Haut wird dabei oft hart, verdickt und rissig.

Die Krankheit ist chronisch, verläuft meist in Schüben, oft über viele Jahre hin. Die Prognose ist ohne entsprechende Therapie ernst, die Mortalität wird mit etwa 10% angegeben. Der Tod erfolgt unter den Erscheinungen allgemeiner

Erschöpfung. Autoptisch werden Atrophien der inneren Organe und schwere Degenerationen des Zentralnervensystems gefunden.

Verbreiteter als die primäre, in Deutschland ziemlich selten vorkommende Pellagra sind die sekundären Formen durch Resorptionsstörungen bei Sprue, weitgehenden Magen-Darm-Ausschaltungen und Alkoholismus, ferner Nährschäden der Säuglinge. Die Hypovitaminosen sind vor allem in Amerika beschrieben. Sie enthalten die Pellagrasymptome vereinzelt und in abgeschwächter Form, doch kann es in akuten Fällen auch zu sehr schweren organisch-nervösen (Encephalopathie) und gastrointestinalen Erscheinungen kommen. Auch einer Plaut-Vincent-Angina kann der Boden bereitet werden. Bei Hauterkrankungen der verschiedensten Art kann das Fehlen von Nicotinsäure hin und wieder eine Rolle spielen.

Die *wirksamste Therapie* sind große Gaben von Nicotinsäureamid (250—500 mg, vgl. S. 105), ferner eine Diät, die in erster Linie den Reichtum an Vitamin B_2 und die entzündlichen Veränderungen am Magen-Darm-Kanal berücksichtigen muß. Trockenhefe (Waldhof), das Hefepräparat Cenovis, frische Milch, Leber stehen an erster Stelle. Die Haut ist vor Sonneneinwirkung zu schützen.

3. Die klassische C-Avitaminose ist der **Skorbut** *(holländisch Scorbech = Geschwür) und bei Kindern die* MÖLLER-BARLOWsche *Krankheit.* Die C-Avitaminose verläuft unter dem Bild der hämorrhagischen Diathese und wurde bis vor kurzem ganz dieser Gruppe zugeteilt. Während die Krankheit früher bei langen Seereisen sehr gefürchtet war (Vasco de Gama verlor bei seiner Kapumsegelung die Hälfte seiner Mannschaft daran) und unter den abnormen Ernährungsbedingungen auf den östlichen Kriegsschauplätzen im ersten Weltkrieg noch einmal gehäuft auftrat, kommt sie heute fast nur noch sporadisch vor, meist bei verwahrlosten Fanatikern einseitiger Ernährung und bei ganz schlechter Kochtechnik (stundenlanges Erhitzen der Nahrungsmittel). Ausgesprochene Fälle sind im jetzigen Kriege größte Seltenheiten geblieben. Sie sind bisher nur bei Kriegsgefangenen beobachtet, das Heer ist selbst unter zum Teil für die Ernährung sehr ungünstigen Kriegslagen freigeblieben. Unter gleich schlechten Ernährungsverhältnissen erkrankt immer nur ein Teil der Betroffenen, was dafür spricht, daß außer dem Vitaminmangel noch andere unbekannte Faktoren eine Rolle spielen, vielleicht konstitutionelle Momente, mangelnde Anpassungs- bzw. Kompensationsfähigkeit. Andererseits gibt es sicher vereinzelte Menschen mit sehr hohem Vitamin-C-Bedarf, die schon bei mäßiger Herabsetzung der Zufuhr zu Zahnfleischblutungen neigen, die auf Vitamingaben sofort verschwinden. Ganz abortive, uncharakteristische Fälle sind wahrscheinlich häufiger, wie die Wirksamkeit des Vitamins C bei ihnen beweist. Prodromalerscheinungen können ganz fehlen, manchmal gestalten sie sich wie in der Inkubationszeit akuter Infekte (allgemeine Mattigkeit und Depression, Kopfschmerzen, Herzklopfen usw.). Das charakteristische Kardinalsymptom sind die Blutungen, die nach SALLE-ROSENBERG in fallender Häufigkeit Zahnfleisch, Muskulatur, subcutanes Gewebe, Haut, sehr viel seltener Periost und Gelenke und ganz ausnahmsweise innere Organe (seröse Häute, Darm, Niere, Rückenmark) befallen. Die ersten Erscheinungen treten gewöhnlich an den Unterschenkeln auf. Die einzelnen Petechien wechseln von Flohstichgröße, mit den Haarfollikeln als Zentrum, bis zu handtellergroßen Ausbreitungen. Beugeseiten und dem Druck ausgesetzte Stellen sind bevorzugt. Die Blutungsbereitschaft läßt sich sehr gut durch Anlegen einer elastischen Binde nachweisen (RUMPEL-LEEDESsches Phänomen). Bei 5—10 Min. starker Stauung bildet sich unter der Binde und peripher davon ein Kranz von Hämorrhagien. Rumpf und obere Extremitäten werden viel seltener, der Kopf fast nie betroffen. Mit zunehmender Veränderung des Blutfarbstoffes geht das Rotblau der Blutungen in Grün und Gelb über. Rheumatische Schmerzen

sprechen meist für Blutungen in der Muskulatur, die nur bei großen Austritten zu Vorwölbungen oder Verfärbungen führen. Die Zahnfleischblutungen sind nur selten und vorübergehend flächenhaft oder punktförmig, meist gehen sie rasch in wulstige, leicht blutende und durch Sekundärinfektion oft zerfallende, eitrig-jauchige Gingivitis mit Schmerzen, Fäulnisgeruch und -geschmack sowie Speichelfluß über. Die ihres Haltes beraubten Zähne fallen leicht aus. In ausgeprägten Fällen besteht fast immer ein ausgesprochenes Krankheitsgefühl, oft mit Fieber infolge der Zerfallserscheinungen und Blutresorptionen. Die allgemeine Resistenz des Organismus ist herabgesetzt (Gefahr einer anschließenden Tuberkulose). Die in schweren Fällen nie ausbleibende Anämie ist eine typisch sekundäre, wenn auch nicht immer mit erniedrigtem Färbeindex. Wird nicht beizeiten die wirksame Therapie eingeleitet, so führen Zunahme von Anämie, Kachexie, interkurrente Infektionen, Herzschwäche schließlich zur tödlichen Erschöpfung.

Während der echte Skorbut selbst jetzt in den Nachkriegsjahren in Deutschland eine Rarität ist, sind hypovitaminotische Symptome nicht so selten und anscheinend in Großstädten in der Zunahme begriffen. Es handelt sich meist um Neigung zu Zahnfleischblutungen, große Mattigkeit, Atemnot, Herzklopfen, Anfälligkeit für Infekte der Atem- und Verdauungsorgane, meist uncharakteristische Beschwerden, deren wahre Natur durch schlagartige Erfolge der Vitamin-C-Zufuhr sich enthüllt. Diese Hypovitaminosen sind nicht nur primär durch C-Mangel in der Nahrung bedingt, sondern können auch sekundär durch erhöhten Bedarf oder mangelhafte Resorption bedingt sein. Ein eventuelles Vitamindefizit läßt sich meist durch Belastungsproben mit 300 mg Ascorbinsäure peroral und Bestimmung der Ausscheidung im Harn aufdecken.

Die *Diagnose* kann in sporadischen und abortiven Fällen Schwierigkeiten machen. Alle hämorrhagischen Diathesen kommen dann differentialdiagnostisch in Betracht. Entscheidend ist meist der Nachweis abnormer Ernährung (langes Fehlen von frischem Obst und Gemüsen). Bei Purpura rheumatica sind immer die Gelenke mitbeteiligt, Sepsis macht viel höheres Fieber, Leukämien Veränderungen im weißen Blutbild. Manchmal wird erst ex juvantibus (Erfolg der Vitamin-C-Zufuhr) der Charakter der Hypovitaminose klar.

Therapie. Frisches Obst, frische Gemüse (Spinat, Tomaten, Grünkohl, Salate) verhindern den Ausbruch der Krankheit und beseitigen ihre Erscheinungen. Am wirksamsten ist das seit einigen Jahren rein dargestellte Vitamin C (vgl. S. 106).

Bei Kindern und Jugendlichen kommt der Skorbut gewöhnlich in Form der MÜLLER-BARLOWschen Krankheit vor (vgl. das betreffende Kapitel in diesem Bande).

Rachitis. Die D-Avitaminose ist die Rachitis, eine Erkrankung des Kindesalters, die in diesem Band unter den Erkrankungen der Knochen dargestellt ist, zu denen sie nach der klinischen Erscheinungsform, nicht aber nach der Ätiologie gehört.

Sprue. Auch diese Krankheit wird vielfach unter die Avitaminosen gerechnet. Zweifellos zeigt sie vor allem in fortgeschrittenen Stadien hypovitaminotische Züge der verschiedensten Art. Der Hauptsache nach dürften diese aber sekundärer Natur sein, meist Folge von Resorptionsstörungen. Die primäre Ursache ist vorläufig noch umstritten. Die Krankheit ist daher zweckmäßig unter den Darmleiden geschildert (vgl. den entsprechenden Abschnitt dieses Lehrbuches).

II. Die Stoffwechselkrankheiten und ihre Behandlung.

Die Stoffwechselkrankheiten im engeren Sinne gruppieren sich um die drei Hauptnährstoffe. Die Krankheiten des Fettumsatzes sind Fettsucht, Magersucht und Lipoidosen, die des Kohlehydratstoffwechsels, der Diabetes mellitus, ferner

Hyperinsulinismus und Glykogenspeicherkrankheit. Krankheiten des Eiweißstoffwechsels im ganzen gibt es nicht, sondern nur Störungen einzelner Teilvorgänge. Beim Nucleinhaushalt ist es die Gicht. Ferner finden sich Abbauanomalien bei einzelnen Aminosäuren (Alkaptonurie, Cystinurie, Diaminurie) und beim Blutfarbstoff (Porphyrien).

1. Die Fettsucht.

Allgemeines und Theoretisches. Unter Fettsucht (Fettleibigkeit, Adipositas) versteht man eine, die Norm erheblich überschreitende Gewichtszunahme infolge abnormer Zunahme des Körperfetts. Zu einer eigentlichen Krankheit wird sie erst dann, wenn sich daraus Störungen für den Ablauf der Lebensfunktionen entwickeln, was meist erst nach Jahren geschieht. Das Normalgewicht läßt sich mit genügender Genauigkeit nach der bekannten Formel von BROCA berechnen:

$$\text{Sollgewicht} = \text{Körperlänge (in cm)} - 100.$$

Genauer ist die Formel von BORNHARDT:

$$\text{Sollgewicht} = \frac{\text{Körpergewicht} \times \text{mittlerer Brustumfang}}{240},$$

weil sie die individuell sehr verschiedene Breite mit in Rechnung setzt.

Abweichungen von $\pm$ 10% dürften noch als normal anzusehen sein, um so mehr als das Optimalgewicht nicht notwendig mit dem mittleren Sollgewicht zusammenfällt. Bei Übergewichten von 15—25% Gewicht spricht man von leichter, von 25—50% von mittlerer, darüber hinaus von schwerer Fettsucht.

Das Körperfett ist zum allergrößten Teil ein Triglycerid der drei Fettsäuren mit grader Anzahl der C-Atome, Palmitin-, Stearin- und Ölsäure, doch finden sich auch kleine Mengen mit anderen ungesättigten Fettsäuren, wie Linolsäure, Linolensäure usw., und es läßt sich auch anders geartetes Fett zum Ansatz bringen. Das Fett stammt der Hauptsache nach aus der Nahrung, doch kann auch aus den beiden anderen Nährstoffen, Kohlehydraten und Eiweiß, Fett entstehen, im ersteren Falle hauptsächlich in loco aus Glykogen, im letzteren Fall aus gewissen Aminosäureresten nach deren Desaminierung. Der Fettabbau geschieht vorwiegend in der Leber. Der normale Körper besteht zu etwa 18% aus Fett, von denen 70—80% in besonderen Depots (Unterhautzellgewebe, besonders am Stamm und in der Bauchhöhle) abgelagert werden.

Die *Entstehung der Fettsucht* ist ein weit komplizierteres Problem, als es auf den ersten Blick erscheint. In jedem Fall von echter Körpergewichtszunahme bei gleichem Wassergehalt liegt eine Überernährung zugrunde, d. h. die Einnahmen des Körpers sind größer wie die Ausgaben. In vielen Fällen, wie bei der exogenen oder Mastfettsucht, liegt dies Mißverhältnis klar zutage. Diese Leute essen ganz offensichtlich mehr wie andere gleicher Konstitution. In der Tatsache, daß sie das tun, liegt aber bereits etwas Krankhaftes, irgendeine Störung des Appetits (Hyperappetenz) oder des Sättigungsgefühls, das normalerweise so fein reguliert ist, daß der Normale automatisch zu essen aufhört, sobald sein Nahrungsbedarf gedeckt ist. Gewisse Anlagen (große Bäuche), schlechte Beispiele und Gewohnheiten, Verlockungen durch den Beruf (bei Fleischern und Gastwirten), abnorme Eßfreude, zu rasches Essen bei nachhinkendem Sättigungsgefühl, Ablenkung durch andere Dinge usw. leisten dem Vorschub. Auf der anderen Seite wird aber auch nicht jeder dick, der zuviel ißt, weil der normale Organismus Ausgleichsmöglichkeiten besitzt, die entweder durch Steigerung der Ausgaben im Sinne einer Luxuskonsumtion (GRAFE), wahrscheinlich infolge vermehrter Schilddrüsen- und Hypophysentätigkeit, oder durch instinktiv verminderte Nahrungsaufnahme bei anderen Mahlzeiten kompensatorisch eingreifen. Eine Überernährung muß aber auch da vorliegen, wo eine Fettsucht bei anscheinend normaler oder sogar herabgesetzter Nahrungsaufnahme sich entwickelt (sog. endogene Fettsucht).

Hier ist die Überernährung nur eine relative, indem anscheinend die Ausgaben sich gegenüber der Norm vermindert haben.

BANSI hat neuerdings besonders bei Ödemkranken eine sog. Mangelfettsucht (lipophile Form der Dystrophie) beschrieben, und es ist durchaus möglich, daß nach enormen Fettverlusten das Fettbildungsbedürfnis des Organismus so groß ist, daß schon bei einer nicht vollausreichenden anschließenden Ernährung aus Kohlehydraten Fett gebildet wird. Die „Arbeitsdienstfettsucht" junger Mädchen hat damit nichts zu tun und besitzt ganz andere meist hormonale Genese, hier liegt ein Mangel nicht vor.

Das energetische Bilanzproblem steht zweifellos an erster Stelle. Es ist der Rahmen, in den sich alles andere einfügen muß. Das zweite ist ein Regulationsproblem. Dazu kommen aber noch drei Einzelprobleme, das Intermediärstoffwechsel-, ein konstitutionell-endogenes Lokalisations- und ein Wasserhaushaltproblem.

Wie kommt es da, wo die Nahrungsaufnahme gegenüber früher beim gleichen Menschen oder gegenüber anderen normalen Menschen gleicher Art nicht zugenommen hat, zu Einsparungen? Nur in einem sehr kleinen Teil der Fälle (höchstens 3%) ist der sog. Grundumsatz erniedrigt. Sicher ist, daß im Durchschnitt, wenn auch keineswegs in jedem Falle, die Reaktion des Organismus auf Nahrungszufuhr, die sog. spezifisch-dynamische Wirkung (vgl. S. 95) herabgesetzt ist, vereinzelt sogar auf Null. Auch bei der Arbeit und der chemischen Wärmeregulation sind Einsparungen möglich. Am schwierigsten sind bei der Untersuchung die Verminderungen durch herabgesetzte Motilität und Affektverminderung zu fassen. Im ganzen läßt sich wohl nur sagen, daß im allgemeinen der Organismus des Fettsüchtigen sparsamer arbeitet als der normale.

Einzelberechnungen sind darum so ungeheuer schwer aufzustellen, weil es fast unmöglich erscheint, eine tägliche Einsparung von beispielsweise 15 g Fett (120 Calorien = 5% der Nahrungszufuhr) mit dem Effekt einer Gewichtszunahme von 22 kg in 3 Jahren im Stoffwechselversuch zu fassen.

Warum kommt es zu Einsparungen? G. v. BERGMANN hat dies mit einer abnormen Avidität bestimmter Gewebe für Fett, einer sog. lipophilen Tendenz zu erklären versucht, analog etwa wie bei Lipomen. Es könnte sich damit auch eine vermehrte Resistenz gegen Einschmelzungen verbinden, wie sie gleichfalls den Lipomen eigentümlich ist. Zweifellos ist die zentrale nervöse Regulation des Fettstoffwechsels vom Zwischenhirn gestört (GRAFE u. Mitarbeiter).

Diese Fragen lassen sich nur durch mühsame Untersuchungen des intermediären Stoffwechsels beantworten. Wenn auch gewisse Untersuchungen dafür sprechen, daß, beurteilt nach dem Respirationsversuch, die Fettbildung auf gleiche Kohlehydratzulagen stärker ist als in der Norm, und daß unter bestimmten Bedingungen bei Fettsüchtigen eine geringere Ketonämie besteht, als bei Gesunden, so sind doch diese Resultate teils bestritten, teils so vieldeutig, daß vorläufig ein Beweis für die Existenz einer lipomatösen Tendenz von der Seite des intermediären Stoffwechsels nicht erbracht ist; aber auch hier mag es sich um so geringfügige quantitative Abweichungen von der Norm handeln, daß sie sich erst über längere Zeit hin auswirken und in vergleichenden Versuchen gar nicht sicher gefaßt werden können[1].

Hinsichtlich der *Lokalisation der Fettbildung* und *Fettverbrennung* ist heute der Schwerpunkt von der Leber, die früher im Vordergrunde stand, nach der Peripherie verschoben, nachdem sowohl morphologisch wie physiologisch die

[1] Neueste amerikanische Untersuchungen bei fettsüchtigen Ratten zeigten, daß mit schwerem Wasser gekennzeichnete Kohlehydrate zwar in gleicher Menge als Fett zur Ablagerung kommen wie beim Normaltier, daß dieses Fett aber langsamer eingeschmolzen wird als im gesunden Organismus (SALCEDO und STETTIN).

Fettbildung aus Glykogen in den Fettzellen selbst bewiesen worden ist. Hinsichtlich der Ketonkörperbildung wird nach wie vor an der dominierenden Rolle der Leber festgehalten, wobei die Möglichkeit einer Mitbeteiligung der Fettzellen selbst an diesen Vorgängen wohl kaum bestritten werden kann. Der Ketonkörperabbau scheint wohl ganz in Niere und Muskeln zu erfolgen (SNAPPER). LICHTWITZ verlegte die Ursache der Fettsucht ganz in die Fettzellen, indem er eine verstärkte räumliche Trennung von Fett und fettspaltenden Fermenten annimmt.

In dritter Linie ist die *Fettsucht ein konstitutionell neuroendokrines Problem.* Der Erbfaktor ist nicht zu bestreiten. Je zuverlässiger in dieser Richtung die Nachforschungen, um so größer erscheint sein Einfluß, doch liegen wegen der Häufigkeit der Fettsucht die Dinge recht kompliziert. Die Angaben hinsichtlich der erblichen Belastung schwanken zwischen 40—90%. Nach LIEBENDÖRFER u. a. handelt es sich vielleicht um eine unvollkommene einfache Dominanz. Die Erbanlage können wir vorläufig nicht weiter analysieren. Auch die für manche Genesen der Fettsucht manchmal charakteristische Anordnung der Fettablagerung können wir nur statistisch erfassen. Sie ist nicht gesetzmäßig (LAUTER). Daß dabei ein autochthoner Gewebsfaktor eine entscheidende Rolle spielt, ergibt sich aus manchen Beobachtungen an Transplantaten.

So sieht man, daß bei normalem Ernährungszustand transplantierte Bauchhaut (z. B. am Arm) bei später auftretender Fettsucht ganz unverhältnismäßig mehr Fett speichert wie ihre Nachbarschaft. In solchen Fällen liegt wohl sicher eine lipomatöse Tendenz des betreffenden Hautstückes vor, da sie sich, bei wirklich guter Einheilung, im übrigen meist unter den gleichen Bedingungen wie ihre Umgebung befindet.

Daß Erkrankungen inkretorischer Drüsen in der Genese der Fettsucht eine entscheidende Rolle spielen, ist durch zahllose klinische und experimentelle Beobachtungen sichergestellt. In erster Linie gilt das für die *Schilddrüse.* Wenn die thyreogene Fettsucht genetisch auch früher überschätzt wurde und sicher nicht letzten Endes immer die Ursache jeder Form endokriner Fettsucht darstellt, so ist ihre Existenz doch nicht zu leugnen. Der Mechanismus ist hier vielleicht noch am durchsichtigsten, da die Schilddrüse der Hauptmotor im Stoffwechsel ist und eine Herabsetzung ihrer Tätigkeit immer eine Herabsetzung des Stoffwechsels im Gefolge hat, die einer Fettsucht Vorschub leistet. Diese Fettsucht kann mit Myxödem vergesellschaftet sein, braucht es aber nicht.

Neben der Thyreoidea spielt die *Hypophyse* eine große Rolle, deren Bedeutung immer mehr wächst. Klinisch war das Zusammentreffen von Hypophysenvorderlappenerkrankungen und Adipositas schon lange bekannt in Form der Dystrophia adiposogenitalis. Auf die Zusammenhänge im einzelnen werfen aber erst die Untersuchungen der letzten Jahre einiges Licht. Es ist experimentell sichergestellt, daß die Hypophysenentfernung Fettsucht bedingt, allerdings immer nur in einem Teil der Fälle. Unter den vielen Hormonen des Vorderlappens befindet sich auch ein thyreotropes (LOEB, ARON u. a.), das ein Schrittmacher der Schilddrüse ist und auf dem Umwege über diese in die Gesamtverbrennungen und damit auch in den Fetthaushalt eingreift.

Von einzelnen Autoren (ANSELMINO und HOFFMANN, RAAB u. a.) sind in den letzten Jahren auch zwei direkt auf den Fettumsatz einwirkende Hypophysenstoffe (Orophysin und Lipoitrin) beschrieben worden. Lipoitrin ist wahrscheinlich identisch mit dem corticotropen Hormon.

Die häufigste hormonale Fettsucht ist zweifellos die *genitale,* nach Entfernung der Keimdrüsen oder nach Erlöschen ihrer Funktion. Besonders bei der Frau spielt sie als klimakterische Fettsucht eine große Rolle. Ein gewisser Fettansatz in den Jahren abnehmender Geschlechtsfunktion ist bei beiden Geschlechtern sogar physiologisch. Eine ausgesprochene Fettsucht bekommt aber unter diesen Bedingungen immer nur ein kleiner Teil der Menschen, meist nur, soweit nicht ausgesprochene Überernährung vorliegt, die mit Fettsucht belasteten, so daß wir auch hier wieder auf die nicht weiter analysierte Konstitution zurückgreifen müssen.

Da im Experiment die Keimdrüsen und ihre Produkte nur einen geringen, mancherseits sogar umstrittenen Einfluß auf die Intensität der Verbrennungen im ganzen und des Fettstoffwechsels im besonderen haben, so sind wir vorläufig nicht in der Lage, die hier vorliegenden Zusammenhänge klarzulegen. Sicher bestehen auch Beziehungen zwischen Fettstoffwechsel und innerer Sekretion des *Pankreas.* Besonders FALTA ist auf Grund der glänzenden Mastresultate der von ihm auf diesem Gebiete eingeführten Insulintherapie, sowie von hypoglykämischen Blutzuckerkurven bei Adipösen für eine insuläre Genese gewisser Fälle von Fettsucht eingetreten. Das Zusammentreffen von Hyperinsulinismus, z. B. bei Inselcarcinom (WILDER) mit Fettsucht, stützt diese Annahme. Diese Genese gilt aber wahrscheinlich nur für einen sehr kleinen Bruchteil der Kranken. Experimentell ist die Rolle des Pankreas für die Fettbildung durch Überbelastung des Inselapparates bei Tieren mit kleinem Pankreasrest (ALLEN) sehr wahrscheinlich gemacht.

Auch die *Nebennieren* können in der Entwicklung der Fettsucht eine Rolle spielen, und zwar ganz vorwiegend die Rinde. Rindentumoren und Hyperplasien führen besonders bei Kindern zur Fettsucht. Auch der meist mit Fettsucht verbundene Morbus Cushing geht mit einer Überfunktion der Nebenniernrinde einher. Interrenalismus und Morbus Cushing sind oft schwer zu unterscheiden. Im letzteren Falle ist aber primär die Überproduktion des Hypophysenvorderlappensekretes. Auch Beziehungen zur Thymus sind vorhanden.

Wenn wir im Einzelfalle klinisch und experimentell eine besondere Inkretdrüse für die Entstehung einer Fettsucht verantwortlich machen, so müssen wir uns immer darüber klar sein, daß der Inkretapparat ein durch feinste Korrelationen und gegenseitige Einwirkungen seiner Glieder zusammengefügtes Ganze darstellt, so daß die anscheinend monoglandulären Störungen meist pluriglandulärer Natur sind. Gilt das schon für das exakte Tierexperiment, so erst recht für die viel komplizierteren Verhältnisse beim kranken Menschen.

Zweifellos ist auch das *Zentralnervensystem* in der Genese und Gestaltung der Fettsucht beteiligt. Es gibt auch eine *cerebrale* Fettsucht und das ist sehr verständlich, da auch der Fettstoffwechsel zentral-nervös reguliert wird und anscheinend jede einzelne Fettzelle ihre eigene Nervenfaser hat (STÖHR). Klinisch war diese Entstehung durch ihr Auftreten bei entzündlichen Erkrankungen, z. B. Encephalitis, wahrscheinlich gemacht. Heute ist sie als Folge isolierter Schädigungen des Zwischenhirns auch experimentell sichergestellt (GRÜNTHAL und STRIECK an meiner früheren Klinik). Der Mechanismus dieser Form, die im Experiment mit starken Stoffwechselsenkungen einhergeht, ist noch unbekannt. Insbesondere ist unklar, ob sie primär über das Nervensystem oder indirekt über das Inkretsystem oder durch Kombination beider zur Ausbildung kommt.

Wenn als viertes Partialproblem der Fettsucht auch die *Anomalien des Wasserhaushaltes* namhaft gemacht werden, so geschieht es nicht wegen etwaiger direkter Beziehungen zum Fettstoffwechsel, sondern wegen seiner Bedeutung für die Genese der hohen Gewichte. Es besteht keineswegs das Übergewicht der Fettsüchtigen lediglich aus Fett. Ein großer Teil, manchmal sogar der größte, ist immer Wasser. Wenn man bedenkt, daß der Wassergehalt des Fettgewebes zwischen 5 und 71 % schwanken kann, so ist es verständlich, daß außerordentliche Wassermengen mit entsprechender Gewichtserhöhung vom Fettgewebe aufgenommen werden können (hydrophile Tendenz). 10 kg wasserarmes Fett, entsprechend dem Fettgehalt eines normalen Menschen von 55 kg, können also maximal noch etwa 6,6 l Wasser aufnehmen, was zu einer Gewichtserhöhung des Gesamtorganismus in gleicher Höhe führen würde, ohne daß 1 g Fett mehr zum Ansatz gekommen zu sein braucht. Das Wasser wird zum Teil vom Fettgewebe selbst sehr stark festgehalten. Bei Entfettungskuren kommt es auf die Dauer fast immer zu erneuten Wassereinlagerungen, indem die ihres Fettes beraubten Fettzellen Wassertröpfchen aufnehmen. Diese Wasserretentionen können so groß sein, daß sie im Endeffekt auf das Körpergewicht die Fettverluste vollständig maskieren, die Verzweiflung so vieler, sich tatsächlich unterernährender Fettsüchtigen. Palpatorisch können wir diese Veränderungen im Fettgewebe oft nachweisen, indem das vorher pralle, derbe Fett schwammig und wabbelig geworden ist. Daß hier tatsächlich Fett oft in sehr erheblichen Beträgen eingeschmolzen und durch Wasser ersetzt wird, haben NEWBURGH und JOHNSTON in wochenlangen Bilanzversuchen einwandfrei nachweisen können.

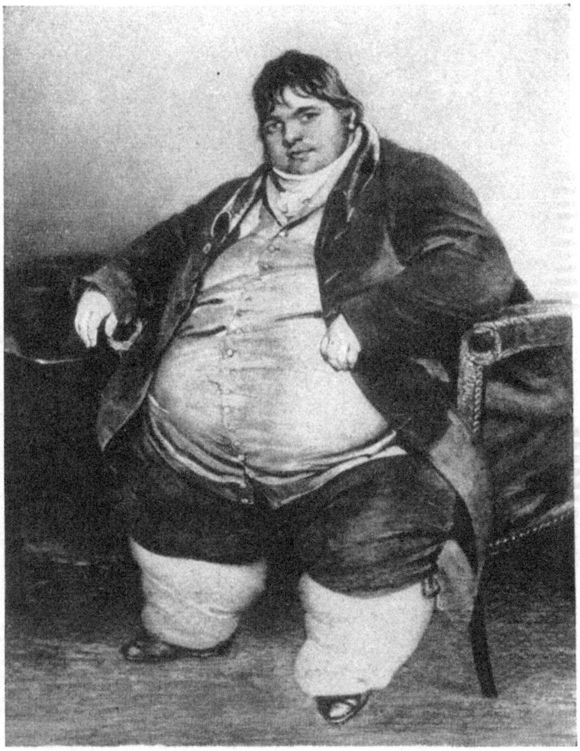

Abb. 1. Extrem starke Fettsucht. Gewicht 331 kg.

Wir sehen daraus, wie illusorisch Gewichte und Gewichtskurven für die Beurteilung des Fettbestandes sein können, auch dann, wenn manifeste oder latente Ödeme, die erst recht starke Einwirkungen haben, völlig fehlen.

Zusammenfassend läßt sich sagen, daß auch die Durchforschung der vier genannten Einzelprobleme bisher keine völlig befriedigende Erklärung für die Genese der Fettsucht im allgemeinen und, von der klar zutage liegenden Überernährungsform vielleicht abgesehen, auch im Einzelfall ergeben hat.

Die Erscheinungsformen der Fettsucht. Für die Stärke der Fettsucht gibt die Größe des Gewichts und der Umfang des Körpers, insbesondere des Abdomens, die entscheidenden Anhaltspunkte. Gewichte über 150 kg sind Ausnahmen, über 200 kg sehr große Raritäten, die fast nur noch in Schaubuden und Panoptiken zu sehen sind. Das in der Weltliteratur beschriebene Höchstgewicht ist 490 kg (DADD). Abb. 1 zeigt einen 331 kg schweren anderen Engländer.

Die Fettanhäufungen im Körper können fleckweise *(Lipomatosis)* und diffus *(Adipositas)* vorkommen, dazwischen gibt es manchmal Übergänge, etwas häufiger sind Kombinationen. Lipome sind scharf umschriebene tumorartige Fettknoten, meist im Unterhautzellgewebe. Sie können fast an allen Stellen des Körpers vorkommen mit Ausnahme von Händen, Füßen und Gesicht. Sie sind weitgehend unabhängig vom allgemeinen Ernährungszustande.

Wie Abb. 3 zeigt, kann sogar gleichzeitig hochgradige Abmagerung vorliegen. Man kann mit GÜNTER 4 Formen unterscheiden, Lipomatosis simplex, dolorosa (Sonderform der DERCUMschen Krankheit), atrophicans (Abb. 3) und gigantica (Abb. 2). Für den selbständigen und tumorartigen Charakter der Lipome spricht die Tatsache, daß ihr Fett, selbst in Zeiten höchsten Bedarfs, für den Stoffwechsel des Gesamtorganismus gar nicht oder höchstens in minimalem Umfange zur Verfügung steht. Die Ursache dieser lokalen Wucherungsprozesse ist noch völlig unbekannt. Therapeutisch helfen hin und wieder

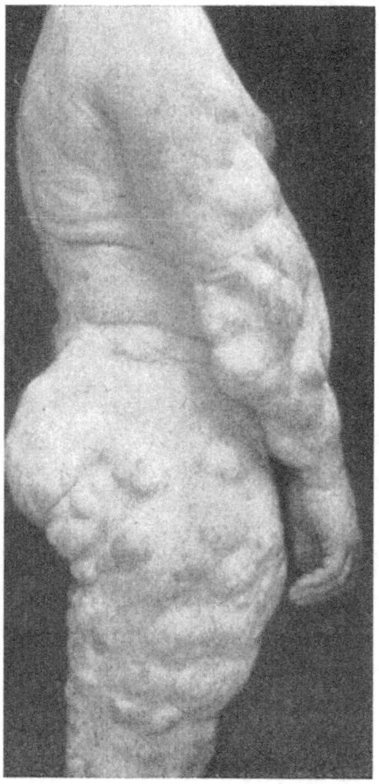

Abb. 2. Lipomatosis gigantica.

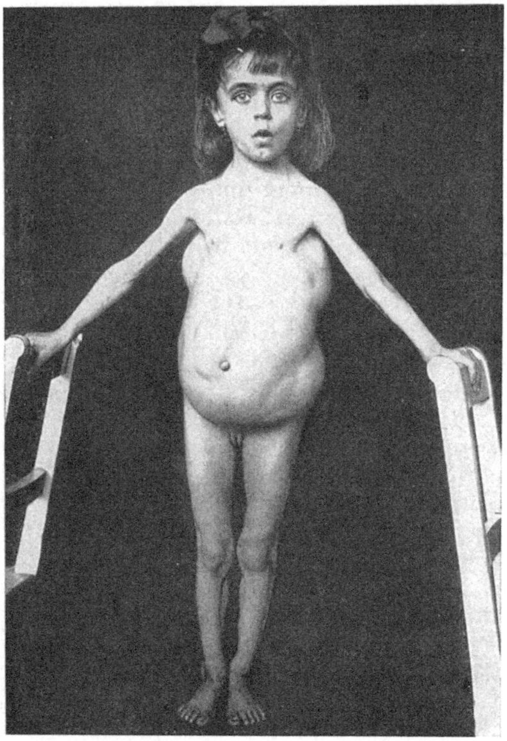

Abb. 3. Lipomatosis atrophicans. (Eigene Beobachtung.)

Hypophysenvorderlappenpräparate und Bestrahlung der Hypophyse. Bei großer Schmerzhaftigkeit (Adipositas oder richtiger Lipomatosis dolorosa) bleibt nur die Exstirpation besonders schmerzhafter Knoten übrig.

Eine gewisse Zwischenstellung zwischen Lipomatosis und Fettsucht nimmt die sog. *Lipodystrophie* ein, bei der die Fettanhäufungen auch regionär vorkommen, gewöhnlich aber die ganze untere Leibhälfte betreffen, während die obere Körperhälfte abnorm mager sein kann. (Näheres vgl. S. 153.)

Eine wirklich befriedigende, allgemein anerkannte *Einteilung der Fettsucht* gibt es bisher noch nicht, da die Übergänge und Kombinationen viel häufiger sind, wie gewisse schärfer charakterisierte Typen, die im folgenden kurz skizziert seien. Viele Fälle von Fettsucht sind weder charakteristisch noch genetisch klar.

Die einzelnen Formen der universellen Fettsucht werden am besten nach ihrer Genese unterschieden. Die Trennung zwischen exogener (Mast-, Faulheitsfettsucht) und endogener Form hat auch heute noch trotz vieler Bedenken ihre didaktische Berechtigung. Objektive Kriterien der Unterscheidung gibt es nur insofern, als alle Kranken mit Herabsetzung des Grundumsatzes oder der spezifisch-dynamischen Wirkung der zweiten Gruppe zuzurechnen sind. Im übrigen muß die leider gerade bei Fetten oft sehr unzuverlässige Anamnese herangezogen werden.

Abnorm große Nahrungs- und Flüssigkeitsaufnahme, vor allem in Form von Alkohol, spricht für die exogene Form. Erblichkeitsfaktoren, gewisse An-

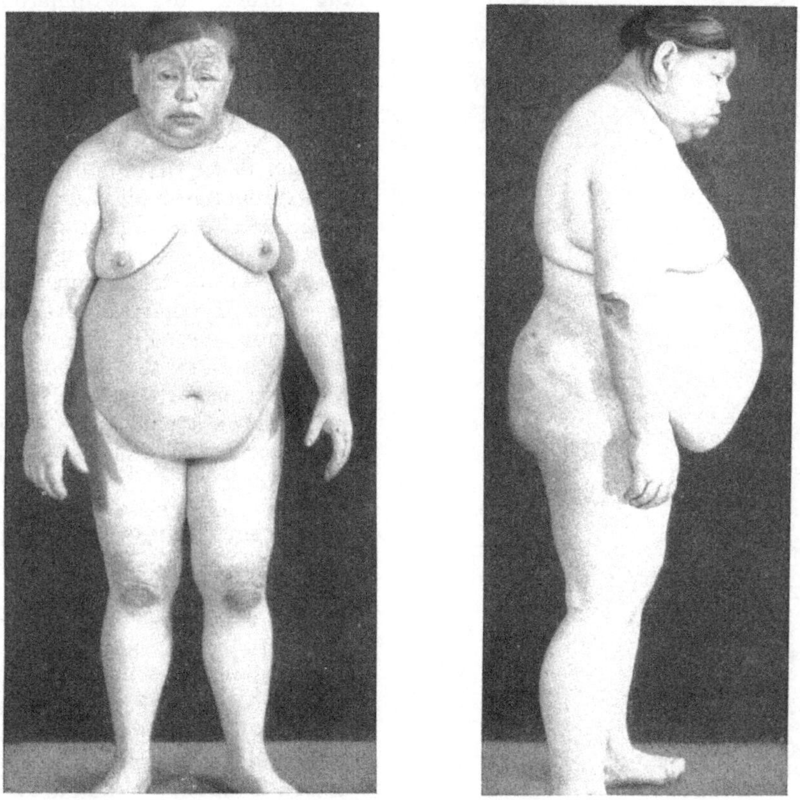

a b

Abb. 4a u. b. Typische thyreogene Fettsucht mit myxödematösem Einschlag. 53jährige Frau A. K. mit 114,2 kg Gewicht bei 1,57 m Länge. Grundumsatzsenkung: —32,5°. (Eigene Beobachtung.)

ordnungen des Fettes, besondere Begleiterscheinungen können manchmal weiterführen. Auch kann man sagen, daß fast jede besonders starke Fettsucht (über 100% Steigerung des Sollgewichts) der konstitutionellen Form angehört. Für die Mastfettsucht wird vielfach der sog. Falstafftypus als charakteristisch angesehen, Fettablagerungen an den Stellen, an denen schon normalerweise reichlich Fett vorhanden ist, Bauch, Hüftgegend, Brust und Genick, eventuell noch Schultern, während die Extremitäten, besonders gegen die Peripherie hin, nicht betroffen sind. Es bleibt ein großer Rest von Übergangsfällen, die nicht genau unterzubringen sind. In der zweiten Gruppe haben manche Formen endokriner und cerebraler Genese ein charakteristisches Gepräge, so die thyreogene Fettsucht mit Stoffwechselverlangsamung und myxödematösem Einschlage. Die Abb. 4a und b mit dem gedunsenen stupiden Gesicht bringen dafür ein sehr charakteristisches Beispiel. Die hypophysäre Form ist sehr vielgestaltig: Typus Fröhlich, Typus Cushing, Typus Morgagni. Nähere Beschreibung der Krankheitsbilder bei Jores in diesem Bande. Sie ist meist mit schweren, auch klinisch nachweisbaren Veränderungen im Sexualleben und Sexualhabitus verknüpft. Die wichtigste und häufigste Form ist die Dystrophia adiposogenitalis vom Typus Fröhlich. Charakteristisch ist hier der intersexuelle Habitus, der besonders im Wachstumsalter sehr deutlich hervortritt (vgl. Abb. 5). Die äußeren Genitalien bleiben in der Entwicklung zurück oder atrophieren, die Sexualfunktionen fehlen oder erlöschen. Die sekundären Geschlechtsmerkmale sind nicht ausgeprägt, Haare, Brüste fehlen oder sind verkümmert. Mädchen und Frauen bekommen dadurch oft einen maskulinen, Jungen und Männer, vor allem infolge der Fettablagerungen an der Brust, Hüfte, Gesäß und Oberschenkel einen femininen Habitus. Da der Hypophysenvorderlappen nicht nur der Schrittmacher für Stoffwechsel- und Genitalfunktionen, sondern auch für das Wachstum ist, finden sich oft auch auf diesem Gebiet Störungen. Da die Fröhlichsche Erkrankung meist durch Tumor oder Cyste der Hypophyse bedingt ist, so finden sich auch oft Druckerscheinungen auf Nachbarorgane mit entsprechenden Ausfallserscheinungen. Für die Cushingsche Form spricht der Büffeltypus mit stark vorspringendem gewölbtem Bauche, fetter Brust und Fettansatz in Gesicht und Nacken neben den übrigen Zeichen dieser Erkrankung. Der fast nur bei Frauen vorkommende Morgagni-Typus ist charakteristisch durch gewisse akromegale Züge, Hyperostose der Stirnbeine und Virilismus. Die klimakterische Fettsucht, die nur in etwa $^1/_3$ bei Frauen mit Menopause eintritt, gehört wohl zum größten Teil in die endokrine Gruppe, wobei die Frage offen bleiben muß, ob die zweifellos in diesem Falle primär ovarielle Fettsucht tatsächlich immer sekundär über den Hypophysenvorderlappen zur Auswirkung kommt. Die Vorfrage, ob Ausfall der Keimdrüsenfunktion immer mit einer anatomischen oder funktionellen Anomalie des Hypophysenvorderlappens einhergeht, ist noch nicht genügend geklärt. Für die dysgenitale Fettsucht ist der zeitliche und ursächliche Zusammenhang mit dem Ausfall oder Erlöschen der Keimdrüsenfunktion charakteristisch. Der äußere Habitus und die Anordnung der Fettablagerungen zeigen dabei nichts Typisches.

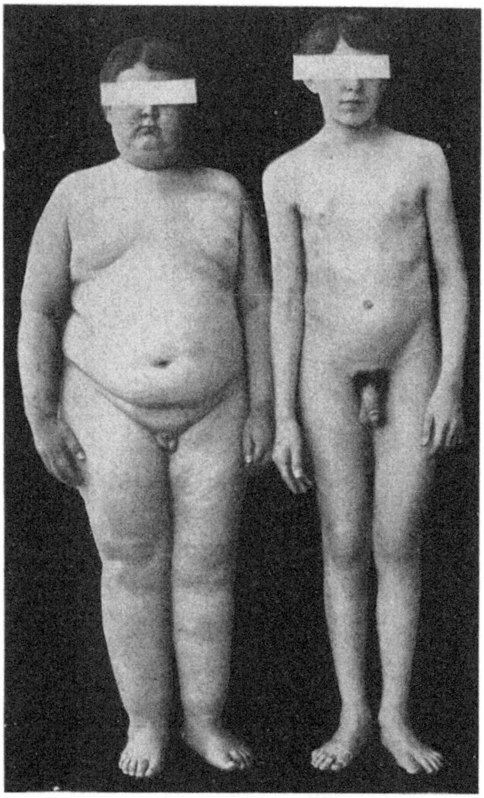

Abb. 5. Dystrophia adiposo-genitalis. 12jähriger Knabe von 156 cm Länge und 105 kg Gewicht, rechts daneben zum Vergleich der normale 4 Jahre altere Bruder. (Nach Umber.)

Zu den bisher schon bekannten Formen endogener Fettsucht ist in letzter Zeit auch die *cerebrale Form* hinzugetreten. Sie ist gewöhnlich universeller Natur und betrifft auch die Gliedmaßen besonders in ihren proximalen Abschnitten. Voraussetzung ist hier das Vorhandensein einer Gehirnerkrankung, welche das Zwischenhirn oder seine nächste Nachbarschaft betroffen hat. Encephalitis lethargica, progressive Paralyse, Lues, Tumoren, selbst multiple Sklerose können in sehr seltenen Fällen dazu führen.

Eine Sonderform der cerebralen Fettsucht, die aber auch gewisse *hypophysäre Züge enthält*, haben LAURENCE-MOON-BIEDL beschrieben mit dem Syndrom: Fettsucht, Retinitis pigmentosa, Macula- und Opticusatrophie, geistige Minderwertigkeit, Genitalatrophie, Poly- und Syndaktylie. In einzelnen Fällen kommen noch andere Mißbildungen, Deformitäten und nervöse Symptome hinzu. Abb. 6 bringt ein charakteristisches Beispiel.

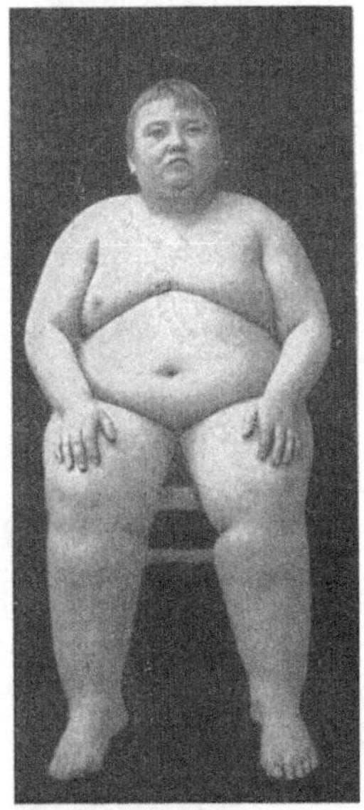

Abb. 6. Cerebrale Fettsucht. 14jähriger Knabe. Von frühester Kindheit an sehr korpulent. Geistig minderwertig. Geschlechtlich unterentwickelt. Starkes Schielen, gespaltene Uvula, angewachsene Ohren. Retinitis pigmentosa. Starker Appetit. (II. Med. Klinik München, nach THANNHAUSER.)

Schließlich sei noch auf 2 Abbildungen (Abb. 7a u. b auf S. 144) einer ungewöhnlich schweren (195 kg), nicht näher analysierbaren konstitutionellen Fettsucht bei einer 42jährigen Frau mit normaler Periode, später Schwangerschaft hingewiesen, bei der die völlige Unbeteiligtheit von Kopf, Gesicht und Händen auffällt.

Als *Adipositas dolorosa* hat DERCUM versucht, eine Sonderform noch abzutrennen. Führendes Symptom ist hier die Schmerz-, besonders Druckempfindlichkeit der Fettablagerungen, verbunden mit starker Adynamie und ausgesprochenen nervös-psychischen Störungen. Meist sind Frauen betroffen. Genetisch besteht die Sonderstellung wohl nicht zu Recht, da vielfach ein endokriner Ursprung nachgewiesen werden kann.

Die *Beschwerden* der Fettsüchtigen sind einmal von der Hochgradigkeit der Fettablagerungen, vor allem aber von der Einwirkung der Krankheit auf bestimmte Organsysteme abhängig. In unkomplizierten Fällen besteht völliges Wohlbefinden, dem auch das gesunde und frische Aussehen entspricht. Bei körperlichen Anstrengungen fehlt als Folge der ungünstigen Verhältnisse für die Wärmeabgabe das Schwitzen wohl nie, ebensowenig eine gewisse Atemnot und Neigung zu Herzklopfen. Dazu kommen in manchen Fällen, besonders bei älteren Individuen, gesteigerte Ermüdbarkeit, Kopfschmerzen, Schwindel, Verstopfung, rheumatische Beschwerden, Neigung zu Erkältungen usw.

Das Verhalten der einzelnen Organsysteme. Zirkulationsorgane. Bei der Fettsucht haben Herz und Gefäße die Hauptlast zu tragen, daher erkranken sie auch am ehesten und häufigsten. Feinere, zum Teil nur elektrokardiographisch feststellbare Schädigungen kommen bei etwa 50% aller Fettleibigen vor. Es ist dies verständlich, wenn man bedenkt, daß das normale Herz nicht nur einen viel größeren und schwereren Körper mit seiner stärker beanspruchten Muskulatur mit Blut zu versorgen hat, sondern auch ein größeres Gefäßsystem füllen muß, da entgegen älteren Vorstellungen das Fett durchaus nicht nur wie Ballast wirkt, sondern auch außerordentlich gefäßreich ist. Dazu kommt in vielen Fällen die rein mechanische Behinderung durch Fettauflagerungen und -ablagerungen in seiner Nachbarschaft (Perikard, Mediastinum, Abdomen usw.). Ein typisches Mastfettherz kann mit Perikard bis zu 62% der Trockensubstanz aus Fett bestehen. Herzverfettung im Sinne von Einlagerung zwischen die Muskelfasern, wie in Laienkreisen vielfach angenommen wird, gibt es nicht, wohl aber bei bereits ausgesprochener Herzmuskelerkrankung fettige Degeneration der Fasern.

Unter Fettherz (STOKES) versteht man, um Mißverständnisse zu vermeiden, mit v. LEYDEN zweckmäßig die Herzbeschwerden Fettsüchtiger. Sie können von geringfügigem Klopfen und leichtem Druckgefühl bis zu schwersten Insuffizienzerscheinungen mit hochgradiger Dyspnoe, Cyanose und allgemeinen Stauungen sich steigern. Differentialdiagnostisch können, zumal bei älteren Menschen, Schwierigkeiten der Abgrenzung gegen Angina pectoris und RÖMHELDS

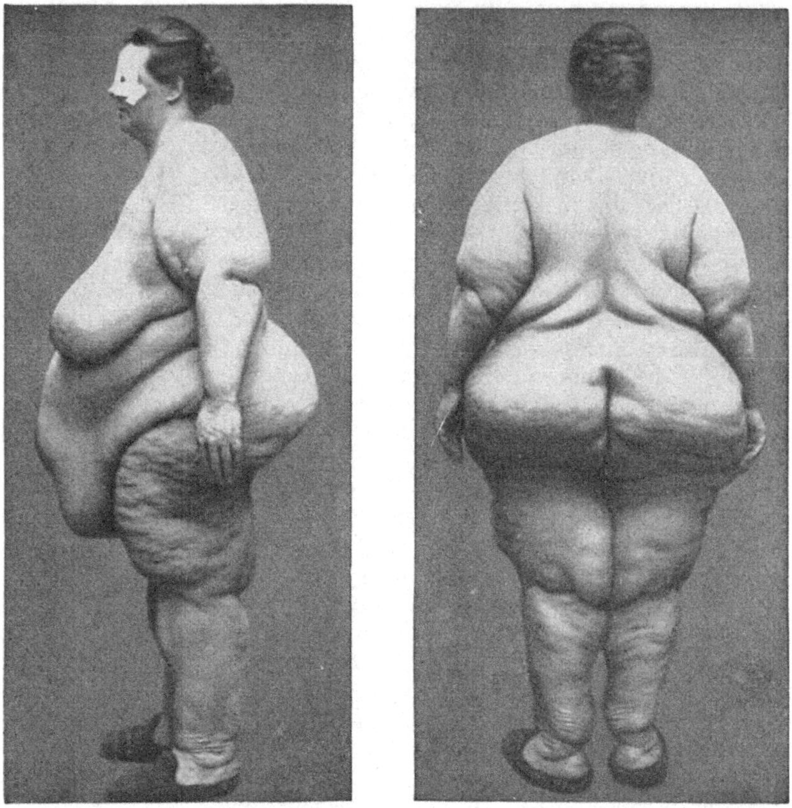

a b

Abb. 7a u. b. Hochgradige endogene Fettsucht (195 kg bei 1,61 m Größe). (Eigene Beobachtung.)

gastrokardialen Symptomenkomplex vorliegen, manchmal kommen auch Kombinationen mit diesen Erkrankungen vor.

Die Überbelastung des Herzens äußert sich objektiv in Dilatationen, Hypertrophien, Myokardschädigungen, Rhythmusstörungen und frühzeitiger Coronarsklerosen. Etwa $^2/_3$ aller Fettleibigen sind Hypertoniker. Auch sonst neigen die Fettsüchtigen zu Gefäßkrankheiten (allgemeiner Arteriosklerose, Thrombosen und Embolien).

Die Feststellung der Herzgrenzen durch Perkussion ist bei Fettsüchtigen bis zur Unmöglichkeit erschwert durch die Dicke der Thoraxwandung und häufige, nach oben sich fortsetzende Tympanie von Magen und Darm. Besonders nach links werden die Herzen oft zu groß gefunden. Darum ist in allen zweifelhaften Fällen eine Röntgendurchleuchtung, am besten in Verbindung mit Orthodiagraphie oder Fernaufnahme (2 m Abstand) erforderlich. Die genaue Überwachung der Kreislauforgane ist darum besonders wichtig, weil die meisten Fettsüchtigen Kreislaufschädigungen erliegen.

Atemorgane. Auch die Atmung wird durch starke Fetteinlagerung behindert, vor allem durch den fast stets vorhandenen Zwerchfellhochstand, den das abdominelle Fett bedingt. Diese Atemstörungen verstärken sich durch reichliche Nahrungsaufnahme sowie Verstopfung und machen dann, vor allem, wenn noch körperliche Bewegungen hinzukommen, auch ohne Herzerkrankung erhebliche subjektive Beschwerden (Atemnot und Cyanose). Gestört ist vor allem die Inspiration und damit die Ventilation der Lungen, was sich oft auch in herabgesetzten Werten der Vitalkapazität äußert. Die Folge davon ist die Neigung zu Bronchitiden und, besonders bei Bettlägerigen, zu Bronchopneumonien, gefürchteten Komplikationen zumal nach chirurgischen Eingriffen. Die katarrhalischen Erscheinungen werden wegen Erschwerung der Expektoration leicht chronisch und führen dann rasch zu Emphysem und manchmal auch zu Bronchiektasien.

Verdauungsorgane. Appetitstörungen sind bei Fettsüchtigen relativ selten. Gewöhnlich ist der Appetit sogar vermehrt, der Hunger wird schlechter vertragen, was vor allen Dingen bei Entfettungskuren in Gestalt von Heißhunger, Flauheit, Mattigkeit, Schwindel und Schwitzen, zum Teil wohl durch abnorm niedrigen Blutzucker bedingt, sehr störend sich geltend machen kann. Chronische Appetitlosigkeit findet man, sofern nicht besondere Komplikationen vorliegen, gewöhnlich nur bei Kranken mit sehr hochgradiger konstitutioneller Fettsucht. Plötzlicher Appetitverlust ist immer verdächtig auf einen malignen Prozeß, der durchaus mit starker Übergewichtigkeit Hand in Hand gehen kann, wenn auch Gewichtsverluste gegenüber den Höchstwerten so gut wie nie ausbleiben. Charakteristische Befunde am Magen fehlen bei Fettsüchtigen; da, wo sie vorhanden sind, etwa im Sinne einer Gastritis oder Hyperacidität, sind sie durch eine qualitativ unzweckmäßige Nahrungs- und Flüssigkeitsaufnahme (zu starker Salz- oder Gewürzzusatz, viel Alkohol, vor allem in konzentrierterer Form) bedingt.

Der Darm erkrankt bei etwa 15% der Fettsüchtigen in Form einer Obstipation, die zum größten Teil mechanische Ursachen hat (Erschwerung der Peristaltik durch Fettein- und -umlagerungen). Geringe körperliche Bewegung, Schwäche der Bauchpresse und geringe Zwerchfellbewegungen kommen vielfach dazu. Die Steigerung des intraabdominellen Druckes, die meist vorhandene Schlaffheit von Muskulatur und Fascien leistet der Entstehung von Bruchanlagen und Brüchen Vorschub, die manchmal erst nach der Entfettung in die Erscheinung treten.

Die Leber weist bei hochgradiger Fettsucht auf die Dauer fast immer Schädigungen auf, auch da, wo Alkoholismus und Lues fehlen. Klinisch äußert sich das in einer Vergößerung (Fettleber) und manchmal (bei Stauungserscheinungen) auch Verhärtung der Leber und im Auftreten von Urobilin und Urobilinogen im Harn.

Auch Kombinationen mit nichtalkoholischen Cirrhosen sind bei der exogenen Fettsucht nicht so selten, während sie bei den endogenen Formen fast ganz fehlen.

Bekannt ist das häufige Auftreten von Gallensteinen. Sicher spielen auch hier mechanische Momente (Fettablagerungen und abdominelle Drucksteigerungen), welche den Abfluß der Galle behindern, die Hauptrolle, möglicherweise auch ein abnormer Cholesterinstoffwechsel (UMBER). Mit den Gallensteinen können Gallenblasenentzündungen sich kombinieren. Besonders gefürchtet ist die Komplikation mit Pankreasfettgewebsnekrose, die zweifellos bei Adipösen häufiger ist als bei Mageren. Auch ohne Gallenwegserkrankungen scheint es dazu leichter zu kommen.

Der Inselapparat des Pankreas ist oft im Sinne eines Diabetes erkrankt (vgl. darüber S 157).

Urogenitalsystem. Wenn auch die Niere direkt an der Fettsucht kaum beteiligt ist, so bleibt doch auffallend, daß vor allem nach körperlichen Anstrengungen, selbst bei jüngeren Kranken, hin und wieder Spuren von Eiweiß und vereinzelte hyaline Zylinder gefunden werden, und zwar zu einer Zeit, in der noch keinerlei Anhalt für eine Gefäß- oder Nierenschädigung vorliegt. Ein gleiches kommt bei sehr intensiven Anstrengungen (Wettkämpfen, Bergbesteigungen usw.) auch beim Gesunden vor. Der Schwellenwert des Auftretens liegt aber beim Fettsüchtigen weit niedriger. Jahrelang können solche leichten Störungen, anfangs transitorischer, später dauernder Art bestehen, ehe Herz störungen, Hypertonie oder sonstige Nierenveränderungen nachweisbar werden.

Typische Nierenerkrankungen kommen zweifellos bei Adipösen häufiger vor wie bei Gesunden oder andern Krankheiten (mit Ausnahme von Arteriosklerose und Gicht). v. NOORDEN rechnet in seinem großen Material sogar mit 20% Schrumpfnieren, eine Zahl, die nach dem von mir überblickten Sektionsmaterial sicher zu hoch gegriffen erscheint. Ob Nierensteine mit ihren Folgeerscheinungen für Nierenbecken und Blase häufiger sind wie sonst, ist noch strittig.

Die Sexualfunktionen nehmen auch bei einer Mastfettsucht in der Regel allmählich ab.

Vielfach ist aus rein anatomischen Gründen (störende Fettwülste) die Kohabitation unmöglich geworden. Daß das nicht immer zutrifft, beweist die auf S. 144 abgebildete Kranke, die zur Zeit der photographischen Aufnahme im 4. Monat gravid war. Bei Frauen finden sich, abgesehen von einer Herabsetzung der Libido, oft Menstruationsstörungen, vor allem Hypo- und Amenorrhöe. Diese Störungen sind häufig reversibel und können durch wirksame Entfettung beseitigt werden.

Haut. Störungen der Hautfunktion finden sich fast bei jeder ausgesprochenen Fettsucht. Die Hauptaufgabe der Haut ist der Vollzug der physikalischen Wärmeregulation. Infolge der schlechten Wärmeleitung durch das Fett fühlt sich die Haut der Adipösen meist kalt an. Sie ist aus dem gleichen Grunde wenig geeignet, den Hauptteil der Wärme in Form von Leitung und Strahlung wie in der Norm nach außen abzuführen. Kompensatorisch ist nicht nur die Perspiratio insensibilis, sondern auch die Schweißbildung erheblich gesteigert. Aber auch das reicht oft nicht aus, um bei stärkeren Erhöhungen der Wärmebildung genügend Wärme abzugeben. So kommt es, besonders bei körperlichen Anstrengungen in der Hitze, zu Wärmestauungen mit starken Anstiegen der Körpertemperatur (bis 39° und darüber). Die häufigen Schweißbildungen und die Zersetzung der Sekrete schädigen leicht die Hautoberfläche und leisten Infektionen Vorschub. So sehen wir sehr häufig bei Fettsüchtigen, insbesondere in faltenreichen Gegenden (Brüste, Leisten, Genitalien) Pruritis, Ekzeme, Intertrigo, auch Schweißdrüsenabscesse, Furunkel und Karbunkel.

Nervensystem. Außer der schon erwähnten cerebralen und dolorösen Fettsucht ist das Nervensystem bei Adipösen häufig genug in Mitleidenschaft gezogen. Druckempfindlichkeiten der Fettpolster kommen auch außerhalb der DERCUMschen Krankheit vor, vor allem bei der *Neurolipomatose* (UMBER), einer Abart der RECKLINGHAUSENschen Krankheit. Neuralgien, Myalgien, Neuritiden, meist als Folge von Erkältungen nach starkem Schwitzen, sind sehr häufig.

Auch die *Psyche* zeigt oft Veränderungen. Fettleibige sind in der Regel schlapp, matt, stumpf, ohne Energie und Initiative, dabei gutmütig und wohlwollend. Weil sie in Ruhe gelassen werden wollen, behelligen sie auch andere Menschen nicht. Darum hatte auch der ängstliche Cäsar nach Shakespeare den Wunsch: „Laßt wohlbeleibte Männer um mich sein." Bei gewissen Formen konstitutioneller Fettsucht, zumal der thyreogenen und cerebralen, sind die psychischen Anomalien, Apathie und Intelligenzabnahme, besonders ausgesprochen. In manchen Fällen dominieren die Erscheinungen der oft frühzeitigen cerebralen Arteriosklerose in Gestalt von Kopfschmerzen, Schwindel, Blutandrang nach dem Kopf, Schlafstörungen, Nachlassen von Gedächtnis, Konzentration und Affekten, Neigung zu Depressionen usw.

Prognose. Wenn die Fettsucht jahrelang auch ohne Beschwerden verlaufen kann und die meist optimistischen Kranken es oft nicht glauben wollen, so kann doch kein Zweifel daran bestehen, daß Fettleibigkeit das Leben verkürzt, und zwar nach den Statistiken der großen amerikanischen Lebensversicherungsgesellschaften mit ihren vielen Millionen von Versicherten im Durchschnitt um etwa 7 Jahre gegenüber Normalgewichtigen. Im mittleren Lebensalter (40 bis 44 Jahre) mit einem Übergewicht von 28—41 kg kann die Mortalität bis 181 gegenüber einer Durchschnittssterblichkeit beim Normalgewichtigen von 100 betragen (NOLEN-HYMANS V. D. BERGH und Mitarbeiter). Mit zunehmendem Lebensalter wird sie bei Fettsüchtigen gegenüber ihren Altersgenossen mit normalem Gewicht auch relativ immer größer. Bei gleich großen Ausgangszahlen im 30. Lebensjahr erreichen 3mal mehr Normalgewichtige als Fette das 80. Lebensjahr. Hier gilt buchstäblich das Wort von Heinrich IV.:

Laß ab vom Schlemmen, wisse, daß das Grab
Dir dreimal weiter gähnt als andern Menschen. (Shakespeare.)

Ursache des frühzeitigen Todes sind vor allem die Überbelastungen und daher vorzeitigen Erkrankungen der lebenswichtigen Kreislauf- und Atemorgane, sowie die geringere Widerstandskraft gegenüber interkurrenten Erkrankungen, vor allem Infekten und besonderen Eingriffen, wie Operationen.

Therapie. Da die Fettsucht in den meisten Fällen ein zumindestens das Leben abkürzendes Leiden darstellt, und die Beseitigung im Anfang viel leichter zu erzielen ist wie auf der Höhe der Krankheit, so muß die Behandlung möglichst früh einsetzen.

Prophylaxe und Indikationen. Die wirksamste Abwehr ist hier, wie überall, das Verhindern der Entstehung des Leidens. Besonders gilt das für Abkömmlinge aus Familien mit erblicher Fettsucht oder in einem Milieu, in dem die Krankheit aus äußeren Gründen (Metzgereien, Wirtschaften, Bäckereien usw.) gehäuft auftritt. Hier ist schon auf die Kinder zu achten. Voraussetzung jeder Abwehrmaßnahme ist die Kenntnis des Gewichtes. Aus begreiflicher Scheu, unangenehme Wahrheiten zu erfahren, sträuben sich die meisten Fettsüchtigen auch schon im Anfang gegen die Waage. Alle zur Fettleibigkeit neigenden Menschen sollten es sich zur Pflicht machen, mindestens einmal wöchentlich, am besten sogar täglich, am zweckmäßigsten morgens nüchtern nach Stuhl- und Urinentleerung, sich zu wiegen, wozu schon eine gewöhnliche Trittwaage, die nur bis auf $1/_2$ kg genau anzeigt, genügt. Überschreitungen des gewünschten Gewichtes können dann sofort durch Einschränkung der Nahrungszufuhr oder vermehrte Körperbewegung beseitigt werden. Den Begriff des Normalgewichtes darf man dabei nicht eng fassen, da die S. 135 angegebenen Durchschnittswerte des Sollgewichtes keineswegs mit dem Optimalgewicht des einzelnen Menschen zusammenfallen. Wieviel Kilogramm dieses beträgt, muß der einzelne bei sich selbst feststellen. Beim Herzkranken liegt es oft erheblich unter dem Mittelwert der Norm, bei vielen Gesunden und Kranken deutlich darüber. Abweichungen von 10—15% machen, sofern keine Beschwerden eintreten, keine Entfettung nötig. Erst Übergewichte von 20%, ferner schon darunter Beschwerden, welche Wohlbefinden und Leistungsfähigkeit stören, sind Gegenstand der Behandlung, aber auch hier nicht ausnahmslos, da es Gruppen von Kranken, wie Tuberkulöse, Basedowkranke, Nervöse gibt, bei denen ein leichter Grad der Überernährung erwünscht ist. Auch bei alten Leuten ist Vorsicht am Platze, es sei denn, daß Kreislaufstörungen vorliegen oder drohen. In allen anderen Fällen muß vorbeugende Behandlung auch dann einsetzen, wenn noch keine Beschwerden da sind.

Da die Fettsucht stets durch eine, wenn auch oft relative Überernährung hervorgerufen wird, so ist das Leitmotiv für die Behandlung die Herbeiführung einer Unterernährung. Es geschieht das am wirksamsten auf beiden Seiten der Bilanz, durch Herabsetzung der Einnahmen und Steigerungen der Ausgaben des Körpers.

Die diätetische Therapie (Entfettungskuren). Eine wirksame Entfettung, vor allem über längere Zeiten hin, ist niemals ohne Einschränkung der Nahrungszufuhr möglich. Die ärztliche Aufgabe besteht darin, deren Stärke zu bestimmen und innerhalb dieses Rahmens die Auswahl der Speisen im einzelnen so zu gestalten, daß für die Kranken ein Minimum von Belästigung resultiert. Mit allgemeinen Angaben, wie etwa: wenig Butter und Süßigkeiten zu essen, ist hier gar nichts geholfen, sondern es sind ganz genaue, schriftliche, quantitative Vorschriften nötig. Der Rahmen ist gegeben durch die Stärke der notwendig gewordenen Unterernährung, ausgedrückt in dem Minus an Calorienzufuhr. Je stärker das Übergewicht, um so größer müssen hier die Abstriche sein. Im allgemeinen ist die Calorienmenge der Nahrung gegenüber dem leicht festzustellenden Bedarf um so viel Prozente herabzusetzen, wie der Gewichtsüberschuß beträgt, d. h. bei einem Übergewicht von 50% um etwa die Hälfte. Bei Werten über 75% hat diese Berechnungsart ihre Grenze, da man für lange Kuren, selbst in Krankenhäusern, im allgemeinen nicht unter ein Viertel des Bedarfs herabgehen sollte. Gegen wenige initiale Hungertage oder gegen Fastenkuren, wie sie heute steigender Beliebtheit sich erfreuen, besteht gewöhnlich da, wo sie vertragen werden, kein Bedenken. Fastenkuren dürfen dabei nur unter ärztlicher Aufsicht durchgeführt werden. Vor einem schematischen Vorgehen ist, besonders bei Fettsüchtigen mit labilem, vegetativem Nervensystem, dringend zu warnen.

Eine stärkere Drosselung der Nahrung unter 50% ist gewöhnlich, selbst bei einer Erleichterung durch gleichzeitige Bettruhe, nur für eine Reihe von Wochen erlaubt, dann kommen die erleichternden Bestimmungen für die Dauerernährung, die im allgemeinen ohne Bedenken für Monate auf $^3/_4$ des Bedarfes beschränkt werden kann. In allen Fällen erheblicher Fettsucht ist mit kurzen Kuren (etwa 4 Wochen Klinik- oder Sanatoriumsaufenthalt) nur ein erster, meist sehr erzieherisch wirkender Anfang gemacht. Eine radikale Änderung der Eß- und Lebensverhältnisse, oft für Jahre, nach genauen Vorschriften, muß sich anschließen. Wie die Fettsucht zu ihrer Entstehung meist länger Zeit nötig hat, so dauert ihre Beseitigung oder Beschränkung auf ein erträgliches Maß oft viele Monate und Jahre. Auf die Dauer darf man mit regelmäßigen Gewichtsabnahmen von etwa $^1/_2$ kg je Woche durchaus zufrieden sein.

Tabelle 7. Zusammensetzung der Nahrung in einzelnen Entfettungsregimen (Mindestwerte).

Diät nach	Eiweiß g	Kohlehydrate g	Fett g	Alkohol	Calorien
BANTING	172	81	8	(75)	1100
OERTEL	156	75	25	(60)	1600
EBSTEIN . . .	102	47	85	(20)	1300
KISCH	160	80	11	—	1086
v. NOORDEN und SALOMON . .	95	107	8	—	1008
MORITZ (Milchkur $1^1/_2$ Liter)	51	72	54	—	1010
UMBER	109	110	37	—	1250
BOUCHARD . .	83	55	71	—	1250
GRAFE	102	70	28	—	984

Die zweite Frage bei den Entfettungskuren betrifft die quantitative Zusammensetzung der Nahrung, die Verteilung der reduzierten Calorien auf die einzelnen Nahrungsmittel. Die grundsätzlichen Erwägungen liegen auch hier klar. Auf das stärkste einzuschränken sind die Fette. Sie kommen zu leicht „abgabefrei“ im Körper des Adipösen zum Ansatz. Ein gewisses Minimum von etwa 20—30 g täglich läßt sich allerdings nicht unterschreiten, da eine genießbare Nahrung sonst auf die Dauer nicht hergestellt werden kann.

Auch die Kohlehydrate sind gegenüber der Norm erheblich einzuschränken, da sie gute Fettbildner sind, vor allem gilt das für die an Kohlehydraten hochkonzentrierten Nahrungsmittel, wie Zucker, Brot, Cerealien, Kartoffeln,

Tabelle 8. Zulagen. (Nach F. UMBER.)

100 Calorien sind enthalten in:

a) eiweißreiche Nahrungsmittel:	b) kohlehydratreiche Nahrungsmittel:
100 g Kalbfleisch, gebraten, mager	25 g Zucker
80 g Roastbeef, mager	40 g Weißbrot, Grahambrot, Schwarzbrot
50 g Hammelkotelett, mager	50 g Pumpernickel
40 g Schweinskotelett, mager	30 g Zwieback
40 g Schinken, fettfrei	20 g Leibnitz-Keks, Kuchen
25 g geräucherte Ochsenzunge	300—400 g Gemüse
100 g Kalbsmilch, gekocht	500 g Salat
70 g Kalbshirn, gekocht	100 g Kartoffeln
50 g Leber	20 g Erbsen, Linsen, Bohnen, trocken
30 g Niere	30 g Mehl, Grieß, Reis, Maismehl, Hafermehl
100 g Hasenbraten	150—200 g Apfelsinen, Äpfel, Birnen, Aprikosen, Kirschen, Reineclauden, Mirabellen, Pflaumen, Erdbeeren, Heidelbeeren, Himbeeren, Preiselbeeren, Stachelbeeren, Ananas
90 g Hirschbraten	125 g Weintrauben
60 g Rehbraten	100 g Bananen
25 g Gans, gebraten	30 g trockene Feigen oder Datteln
60 g Huhn, gebraten	
90 g Backhuhn	
30 g Taube	
etwa 100 g Forelle, Hecht, Schellfisch, Kabeljau, Lachsforelle, Rotzunge, Seezunge, Schleie, Zander, gekocht	
40 g Ölsardinen	
40 g Kaviar	
125 g Austern	
130 g Hummer	
25 g Wurst	
150 g Kuhmilch, Dickmilch	
200 g Kefir, Joghurt	
225 g Magermilch	
12 g Butter	
25 g Schweizer, Holländer Käse, Chester	
30 g Camembert, Brie, Gorgonzola, Roquefort, Parmesankäse	
50 g Magerkäse	
200 g Quark	

während Obst und Gemüse mit ihrem niedrigen und andersartigen Kohlehydratgehalt reichlich gestattet sein können.

Die Tabelle 7 auf S. 148 gibt die Zusammensetzung der Nahrung für einzelne Entfettungsregime an.

Während der Caloriengehalt sich in engen Grenzen hält, schwanken die Zahlen für Fett recht erheblich. In Deutschland ist man heute von so hohen Fettwerten, wie EBSTEIN und BOUCHARD sie vorsehen, ganz abgekommen. In welcher Form nun die einzelnen Nährstoffe gegeben werden, hängt ganz von den individuellen Wünschen und Bedürfnissen der einzelnen Fettsüchtigen ab.

Für die Zusammensetzung an Nahrungsmitteln im einzelnen seien folgende 3 Beispiele einer normalen Friedensernährung für Fette aufgeführt:

1. *Diät nach* v. NOORDEN: I. Frühstück: Tee mit Citrone, 80 g mageres Fleisch, 40 g Schrotbrot, 5 g Butter. II. Frühstück: 1 Ei, 200 ccm abgefettete Brühe. Mittagessen: 200 ccm abgefettete Brühe mit grünem Gemüse, 120 g mageres Fleisch, 200 g Kartoffeln, reichlich Blatt- und Stengelgemüse (mit 10 g Butter zubereitet), 200 g frisches Obst, 1 Tasse schwarzen Kaffee. Nachmittags: 1 Tasse Tee mit Citrone. 20 g Semmel. Abendessen: 200 ccm Magermilch, 2 Eier, 20 g Schrotbrot, 200 g Obst. Gesamtgehalt: 118 g Eiweiß, 31 g Fett, 135 g Kohlehydrat, 1330 Calorien.

2. *Kur nach* UMBER: 210 ccm Kaffee oder Tee, 20 ccm Milch, 50 g Schrotbrot, 30 g Weißbrot. Vormittags: 100 g Apfel. Mittagessen: 200 g gebratenes Fleisch, 200 g Gemüse (in Salzwasser gekocht), 80 g Obst. Nachmittags: 150 ccm Kaffee, 20 ccm Milch. Abendessen: 100 g Fleisch, 100 g Gemüse, 20 g Schrotbrot, 200 g Tee. Vor dem Schlafen 100 g

Obst. Gesamtgehalt 94g Eiweiß, 8g Fett, 102g Kohlehydrate, 880 Calorien. Dazu Zulagen von etwa 300 Calorien in Form von Fleisch, Kartoffeln, Butter u. a.

3. *Diät nach* Grafe: (Medizinische Klinik, Würzburg): I. Frühstück: 250g Tee oder Kaffee, 20g Milch, 30g grobes Brot, 5 g Marmelade, 1 Ei. II. Frühstück: 100 g Obst. Mittagessen: 250g fettarmes Fleisch roh (= 160g gebraten), 200 g Gemüse (roh), 50 g Kartoffeln (roh), 10 g Fett, 100g Obst, 150g Wasser. Abendessen: 200 g Tee, 100g fettarmes Fleisch, 200 g Salat, 100 g Obst.

In dem Maße, wie das Gewicht sinkt, kann nach einigen Wochen langsam auch die Diät liberaler gestaltet werden, etwa durch Zulage von 100 Calorien je Monat täglich, aber auch hier sind genaue quantitative Angaben etwa nach Tabelle 8 auf S. 149 zu geben.

Von besonderen Entfettungskuren seien außer den schon genannten Fastenkuren noch die vegetarischen in ihren verschiedenen Varianten (einfache vegetarische Kost, Rohkost, Kartoffelkur, Reiskur usw.) erwähnt.

Vor allem die Rohkost ist in neuerer Zeit auf die Initiative von Bircher-Benner hin für die Fettsuchtsbehandlung warm empfohlen. Soweit es sich um ihre Zusammensetzung im einzelnen, vor allem ihre Eiweißarmut handelt, sei auf S. 96 verwiesen. Daß der rohe Zustand gegenüber dem gekochten prinzipielle Vorteile hat, ist zwar von den Anhängern der Rohkost immer wieder behauptet, aber nie bewiesen worden. Die physikalische Begründung der Bircher-Bennerschen Ernährungslehre wird von den Physikern als falsch abgelehnt (Jordan). Auch ist der Einwand, daß beim Kochen die Vitamine zugrunde gehen, zum großen Teil hinfällig geworden. Sofern die gewöhnlichen Kochzeiten eingehalten werden, gilt das für die Vitamine A, B und D überhaupt nicht, für C nur zum kleinen Teil (Scheunert). Während einzelne Rohkosttage, selbst Hungertage mit Obstsaft in die übrige Kost periodisch eingeschaltet, oft zweckmäßig sind, belastet die Rohkost auf die Dauer bei vielen Fettsüchtigen die Verdauungsorgane recht erheblich, so daß sie meist bald verweigert wird. Schematisch sollte sie nicht angewendet werden. Wegen des hohen Wassergehaltes soll das Gesamtgewicht der Rohkost 1500—1800 g nicht übersteigen.

In der Nahrungsmittelnot der jetzigen Nachkriegsjahre ist eine Entfettungskur kein Problem mehr. Mindestens 80% der Menschen in Deutschland werden zwangsweise entfettet, ob sie es nötig haben oder nicht. Es genügt, wenn die Fettsüchtigen sich ausschließlich auf die auf Lebensmittelkarten zu beziehenden Nahrungsmittel beschränken. Die nun schon seit über 3 Jahren bestehende hochgradige Unterernährung hat auch tatsächlich dazu geführt, daß die Mastfettsucht bei uns zum allergrößten Teil verschwunden ist und im wesentlichen nur noch sehr hartnäckige konstitutionell-endokrine Formen übriggeblieben sind. Etwas Ähnliches, wenn auch weit weniger ausgeprägt, sahen wir gegen Ende des ersten Weltkrieges und kurz hinterher.

Aus den S. 138 angeführten Gründen muß aber nicht nur die Nahrungs-, sondern auch die Flüssigkeitszufuhr sehr erheblich gedrosselt werden, das gleiche gilt für die Salze, für die gleichfalls eine Retentionsneigung besteht, denn 1 g Kochsalz hält meist 100 g an Wasser im Körper zurück.

Deshalb sind auch *Trinkkuren* nur mit Vorsicht zu verwenden, wenn auch gewisse Bäder, wie Kissingen, Mergentheim, Neuenahr, Marienbad und Karlsbad auf diesem Gebiet besondere Erfolge bei vielen Kranken aufzuweisen haben. Die Wirkung beruht hier zum Teil sicherlich auf den abführenden, glaubersalzhaltigen Mineralquellen, der Hauptsache nach aber den diätetischen Einschränkungen, denen sich die Kranken in der oft sehr erzieherischen Atmosphäre dieser Bäder unterwerfen. Vorteilhaft sind auch hydrotherapeutische Maßnahmen, vor allem die Kaltwasserbehandlung. Bei den vielfach beliebten, oft zu erheblichen Gewichtsstürzen führenden römisch-irischen Bädern ist, wegen der starken Beanspruchung des Kreislaufs, Vorsicht am Platze. Nur Fettleibige unter 60 Jahren mit nachweislich gesunden Zirkulationsorganen dürfen sich ihnen unterziehen.

Bewegungstherapie. Die wirksamste Form, den Stoffwechsel zu steigern und von dieser Seite her die Stoff- und Kraftbilanz nach der negativen Seite zu verschieben, ist eine Steigerung der Motilität, deren Ausbleiben oft so wesentlich zur Entstehung des Leidens beiträgt. Eine intensive körperliche Betätigung ist auch bei starker Nahrungsreduktion durchaus anzuraten, vorausgesetzt, daß die Kreislauforgane es gestatten.

Es ist dabei ziemlich gleichgültig, in welcher Weise der Muskelstoffwechsel und damit die Ausgaben des Körpers erhöht werden, ob durch Spaziergänge, Gymnastik oder Sport jeder Art. Die Dosierung im einzelnen richtet sich auch hier nach dem Zustand von Herz und Gefäßen. Auch durch Massage und Elektrisieren (BERGONIÉsche Methode) lassen sich gewisse, allerdings bescheidene und flüchtige Umsatzsteigerungen erzielen.

Medikamentöse Therapie. In vielen Fällen, und fast stets in den schweren, sind die in der bisher geschilderten Weise erreichten Erfolge unzureichend. Es muß dann die hormonale Therapie zu Hilfe geholt werden. Wir besitzen in der Schilddrüse, ihren Extrakten und ihrem wirksamen Hormon, dem Thyroxin, einen Stoff, der sowohl die Verbrennungen wie den Wasserumsatz sehr erheblich anfacht. Da dessen ungenügende Bildung im Körper manchmal Ursache der Fettsucht ist, so wird hier auch kausale Therapie getrieben. 1 mg Thyroxin steigert nach PLUMMER und BOOTHBY den Stoffwechsel um 20—30%, 3 mg sogar bis zu 50%, und zwar mit einer ziemlichen Regelmäßigkeit. Es liegt also hier eine sehr wirksame Unterstützung der übrigen therapeutischen Maßnahmen vor. Sie kommt im allgemeinen erst in Betracht, wenn die nichtmedikamentöse Therapie nicht genügend zum Ziele führt. Leider hat sie bei unrichtiger Dosierung auch Nachteile, es kommt dann zu thyreotoxischen Erscheinungen, wie Herzklopfen, Schweißausbrüchen, Zittern, allgemeiner Nervosität, Kopfschmerzen, Schwindel, Potenzstörungen, manchmal auch zu Glykosurien. Deshalb ist Vorsicht am Platze, vor allem da, wo Herzschädigungen vorliegen. Nur bei einer ausgesprochenen Herzinsuffizienz ohne myxödematösen Einschlag (EPPINGER) sowie bei Kombination mit Diabetes oder einer in dieser Verbindung äußerst seltenen Hyperthyreose scheint mit eine Kontraindikation gegeben. Im übrigen ist in allen Fällen mit ungenügendem Erfolg der sonstigen Therapie ein Versuch nicht nur angezeigt, sondern sogar notwendig. Wenn dies unter ärztlicher Überwachung und unter genauer Beobachtung der möglichen Nebenwirkungen auch seitens der Kranken geschieht, und die Darreichung bei Störungen rechtzeitig aufhört, wird man wohl niemals Schaden anrichten. Die übrige Therapie, insbesondere auch die Diät, muß in voller Stärke weitergehen, nur soll man mit der Nahrungszufuhr nicht unter 50% des Bedarfs herabgehen. Am wirksamsten sind immer noch die Schilddrüsenextrakte, wie z.B. Thyreoidin Merck (3—6mal 0,1, oder 3mal 0,3), am besten an- und absteigend, 4—6 Wochen hindurch, eventuell auch stoßweise große Dosen (1—2 g) in Pausen (ROMBERG). Andere empfehlenswerte Präparate sind Thyreoglandol, Thyreototal, Thyrowop, Degrasin, Elityran, Novothyral usw. Wegen der individuell sehr verschiedenen Empfindlichkeit ist die Dosierung in jedem Fall genau auszuprobieren, beginnend mit kleinen Dosen. Orale Darreichung von Thyroxin (4—8 mg) ist nach unseren Erfahrungen weniger wirksam, besonders auf den Wasserhaushalt, dagegen sind subcutane oder intravenöse Gaben von Schilddrüsensubstanz nur auf diesem Wege möglich. Bei hypophysärer Fettsucht kommen außer dem Thyreoidin oder Thyroxin, die für jede Form sich eignen, noch Hypophysenvorderlappenpräparate (Hypophysin, Pituitrin, Pituglandol, Präphyson, thyreotropes Hormon usw.) oder Kombinationen von Schilddrüse und Hypophyse, wie Lucretan und Lipolysin in Betracht, bei ovarieller Genese Keimdrüsenpräparate (Biovar, Oopherin, Luteoglandol, Ovowop, reines Follikel- oder Testikelhormon usw.) oder gonadotrope Hypophysenpräparate (Prolane, Progynon usw.). Bei Morbus Cushing ist Röntgenbestrahlung der Hypophyse angezeigt.

In der Beeinflussung des *Wasserhaushaltes* stehen das Salyrgan (1,0—2,0 ccm intramuskulär oder intravenös 1—2mal wöchentlich) oder Novuritzäpfchen an erster Stelle. Es ist bei jeder Form der Fettsucht indiziert, insbesondere auch bei der mit Herzinsuffizienz komplizierten. Die hierdurch erzielten Gewichtsstürze infolge gewaltiger Diuresen können vor allem zu Anfang der Behandlung viele Kilogramm betragen. Auf die Dauer kann sich mit Erschöpfung der Wasserretentionen die Wirkung manchmal abschwächen. Ansäuerung des Organismus durch 2mal 2—3 g Ammoniumchlorid, am besten in Form von Gelamon (SAXL) oder 4—6mal 20 Tropfen Acid. mur. dilut. an 2—3 Vortagen und am Tage der Darreichung, ferner Zusatz von Decholin verbessern sehr wesentlich die Wirkung. Eine weitere Verstärkung läßt sich noch durch Hypophysenvorderlappenpräparate erzielen.

Auch Jod- und Borpräparate sind zur Bekämpfung der Fettsucht herangezogen, leisten aber wenig. Gute Resultate werden neuerdings mit Benzedrin, einem Phenylalkylamin (10—30 mg) und Elastonon (β-Phenylisopropylamin) berichtet, doch können sie toxisch wirken und wegen ihrer zentralnervös anregenden Wirkung zur Sucht führen. Sie kommen daher nur für eine Klinikbehandlung in Betracht. Vor dem ebenfalls toxischen Dinitrophenol möchte ich direkt warnen.

In ganz hartnäckigen Fällen hat man sogar zur Fiebertherapie (Yatrenkasein, Hypertherman, Pyrifer) seine Zuflucht genommen. Gewichtsverluste treten dabei, ähnlich wie bei einer interkurrenten Angina, auch fast regelmäßig ein. Häufiger wiederholen läßt sich aber diese Behandlung nicht, außerdem bedeutet sie stets eine Belastung des Kreislaufs.

Die geschilderten therapeutischen Maßnahmen sind immer wirksam, sofern Geduld und Energie vorhanden sind, die Behandlung genügend lange durchzuführen. Es gibt bei genügender Energie der Kranken und richtiger Behandlung keine sog. hoffnungslosen Fälle von Fettsucht, wohl aber vorübergehende Gewichtsstillstände infolge kompensatorischer Wasserretentionen, die bei Weiterführung der Behandlung in jedem Falle wieder von selbst verschwinden und am besten durch Salyrgan oder Novurit wieder beseitigt werden können.

2. Die Magersucht.

Im Laufe der letzten Jahrzehnte hat man aus dem Heer der Unterernährungsformen eine besondere Gruppe unter dem Namen „Magersucht" (FALTA) abgetrennt, weil die Gewichtsabnahme hauptsächlich *aus endogenen Gründen* erfolgt.

Es besteht dabei eine Parallele mit negativem Vorzeichen zur sog. endogenen Fettsucht. Hier wie dort sind die Übergänge zur exogenen Form (vgl. das Kapitel Hunger und Unterernährung, exogene Magerkeit S. 121) fließend. Von Magersucht darf nur da gesprochen werden, wo keine der vielen primär zehrenden Krankheiten (Infektionen, bösartige Geschwülste, Verdauungsleiden, Blutkrankheiten usw.) vorliegt, sondern die Gewichtsabnahme aus Gründen der Konstitution oder des Neuroendocriniums sich vollzieht, während die nur selten fehlende Appetitstörung (Anorexie) im Krankheitsbilde in den Hintergrund tritt. Immer ist die Nahrungsaufnahme unter den Bedarf herabgesetzt, selbst da, wo sie wie bei Diabetes oder M. Basedowi gegenüber der Norm sogar erhöht ist.

Das Hauptkontingent stellen innersekretorische Krankheiten, wenn es auch verfrüht ist, stets eine solche Genese anzunehmen. Der Prototyp der endokrinen Magersucht ist die *Kachexia hypophysaria, die sog.* SIMMONDS*sche Krankheit* (Beschreibung der endokrinen Krankheiten bei JORES in diesem Bande), die schwerste Funktionsstörung des Hypophysenvorderlappens. Während ausgebildete Fälle dieser Krankheit relativ sehr selten sind, kommen abortive Formen, bei der die Magerkeit oft allein das Bild beherrscht, zumal bei Kindern und Frauen (postpartuale Magersucht) häufiger vor. Vielleicht gehören die meisten konstitutionell mageren Menschen in diese hypophysäre Gruppe.

Für die *hypophysäre Genese* der ausgeprägten Krankheit sprechen meist geringfügige Herabsetzung des Grundumsatzes mit oder ohne Anomalien der spezifisch-dynamischen Wirkung, sehr enge kleine Sellae turcicae und der Erfolg von wirksamen Hypophysenvorderlappenpräparaten. Die Abmagerung ist wie bei allen generalisierten Formen der Magersucht eine allgemeine und betrifft auch die inneren Organe (Splanchnomikrie). Es lassen sich daher die einzelnen Formen auch visuell nicht von einander unterscheiden, wie es manchmal bei den Typen der endogenen Fettsucht möglich ist.

Auch zahlreiche andere, häufigere, inkretorische Krankheiten führen zu einer Magersucht. Insbesondere gilt das für den *M. Basedowi*. Hier tritt sie oft sogar

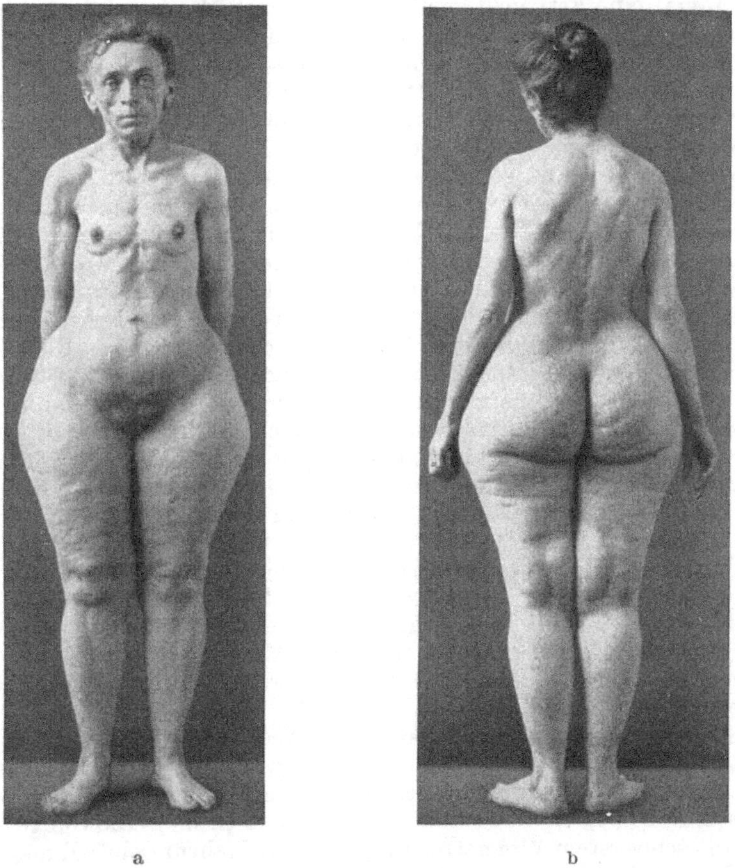

a b

Abb. 8a u. b. Lipodystrophia progressiva. (Beobachtung von O. B. MEYER.)

trotz gesteigerter Eßfreudigkeit und Nahrungsaufnahme auf. Ursache ist die gewaltige Stoffwechselsteigerung (bis zu 100% und mehr), mit der die genannten Faktoren nicht Schritt halten können.

Auch der schwere Diabetes kann mit einer hochgradigen Magersucht verknüpft sein (Diabète maigre), wenn dank dem Insulin diese Form auch sehr viel seltener geworden ist. Auch hier ist der Appetit oft gesteigert, aber die Calorienverluste im Harn durch große Zuckerausscheidungen sind so groß, daß eine erhöhte Nahrungsaufnahme nicht ausreicht, um den Körper vor Substanzverlusten zu bewahren. Bekannt ist auch die hochgradige Abmagerung beim M. Addisoni, besonders in seinem letzten Stadium. Hier wirken aber sicher verschiedene Faktoren mit, Adynamie in komplizierten Fällen, manchmal auch Fieber und Infekte, Durchfälle usw.

Die zweite Hauptgruppe bildet die *neurogene und muskuläre Magersucht.* Wir wissen heute mit Sicherheit, daß die Beziehungen des Nervensystems, insbesondere der zentralen Regulationsapparate im Zwischenhirn, zum Fettansatz und -abbau viel innigere und direktere sind, wie früher angenommen wurde. Wie es eine cerebrale Fettsucht gibt, so kann auch bei Gehirnerkrankungen (progressiver Paralyse, Encephalitis, Tumoren, Arteriosklerose oder sonstigen Prozessen mit Zwischenhirnveränderungen usw.) in seltenen Fällen eine Magersucht entstehen, wobei es vollkommen unklar ist, warum die anscheinend gleichen Prozesse einmal eine Fettsucht, ein andermal eine Magersucht oder in vielen Fällen überhaupt keine Veränderung des Ernährungszustandes im Gefolge haben.

Bei vielen Krankheiten des Rückenmarkes und des peripheren Nervensystems, insbesondere den Muskelatrophien als Systemerkrankung, findet sich nicht nur Muskelschwund, sondern in den gleichen Gebieten auch eine mehr oder weniger starke Abnahme des Fettgewebes.

Es gibt auch einen ganz isolierten, streng lokalisierten Fettschwund auf nervöser Basis wie die *Hemiatrophia faciei.* Oft ist allerdings auch das darunter gelegene Gewebe, Muskulatur und Knochen, mit am Schwunde beteiligt. Die Abmagerung kann bei der sog. *Lipodystrophia progressiva* von A. SIMONS auch eine ganze Körperhälfte betreffen. Da manchmal die andere Körperhälfte hochgradig fettleibig sein kann, können durch den Gegensatz zwischen dem hexenhaften Oberkörper und der „unteren Körperhälfte einer Venus im Ultra-Rubensstil" (P. WEBER) geradezu groteske Bilder entstehen, wie Abb. 8 auf S. 153 zeigt.

Wenn die Genese dieser merkwürdigen, vorwiegend beim weiblichen Geschlecht vorkommenden Zustände im einzelnen auch noch unklar ist, so kann doch an einer sehr wesentlichen, wenn nicht ausschlaggebenden Beteiligung des Nervensystems kaum gezweifelt werden. Auch eine eigentümliche Form von circumscriptem Fettschwund bei der sog. *Lipatrophia circumscripta* oder Cutis laxa gehört wahrscheinlich hierher. Der Fettschwund betrifft hier meist symmetrisch die dem Druck ausgesetzten Hautpartien (Ellbogen, Schultern, Gesäß, Hals usw.). Die meist gleichzeitig veränderte papierdünne Haut bildet große Falten, die sich wie Gummimembranen abheben lassen. In allen diesen Fällen liegt wahrscheinlich eine Erkrankung der tropischen Nerven vor.

Ob auch die merkwürdige lokale Lipodystrophie nach häufigen Insulininjektionen hierher gehört, ist noch unsicher.

Eine Sondergruppe der nervös bedingten Magersucht stellen die schweren Unterernährungszustände aus psychogenen Gründen, die anoréxie mentale der Franzosen dar. Hier finden sich die schwersten Fälle von Magerkeit, die es überhaupt gibt (z. B. 25—26 kg Gewicht bei 1,50—1,60 m Größe). Die völlige Appetitlosigkeit, mit schwerstem Widerstreben gegen jede Nahrungsaufnahme, liegt als Ursache klar zutage, aber sie ist endogen-konstitutionell bzw. wie bei schweren Neurosen und Psychosen psychisch bedingt.

Auch das *Greisenalter* führt oft zu einer Magersucht. Sehr oft entsteht dann der irrige Verdacht einer beginnenden Tuberkulose oder eines bösartigen Tumors. Ob der senilen Magersucht endokrine Störungen allein oder allgemeine bzw. cerebrale Gefäßschädigungen und dadurch bedingte Ernährungsstörungen, die zur Atrophie der gesamten Organe führen, zugrunde liegen, ist manchmal durch Sektion zu entscheiden, bleibt aber oft auch dann unklar.

Die dritte Hauptgruppe umfaßt gewisse *konstitutionelle Formen* mit unklarer oder umstrittener Genese. Hierher gehört vor allem die primäre Anorexie (FALTA), das konstitutionelle, manchmal sogar erbliche Fehlen oder Darniederliegen des Appetits, meist beim weiblichen Geschlecht. Es findet sich häufiger in gewissen Lebensperioden, besonders Kindheit und Pubertät, manchmal schon beim Säugling.

Vielfach besteht bei diesen Kranken der asthenische Habitus von STILLER, ein sehr langer flacher Thorax mit spitzem epigastrischem Winkel. Selten sind Wohlbefinden und Leistungsfähigkeit stärker gestört, fast immer regt sich der Verdacht einer latenten Tuberkulose oder sonst einer beginnenden schweren Krankheit, was oft genug zu übereilten Diagnosen und kostspieligen Therapien Veranlassung gibt, bis die weitere Entwicklung die Harmlosigkeit der Anomalie aufklärt.

In das Gebiet der konstitutionellen Magersucht ist endlich noch die abnorme Magerkeit bei normalem oder sogar gesteigertem Appetit einzureihen. Es gibt Menschen, die fast beliebig viel essen können, ohne daß sie nennenswert an Gewicht zunehmen. Den Tierzüchtern sind einzelne Tiere, die sich schwer oder gar nicht mästen lassen, schon lange bekannt. Man hat hier von Luxuskonsumtion (GRAFE) oder Verschwendertum (SCHLOSSMANN) gesprochen. Genese und Mechanismus dieser eigenartigen Verhaltungsweisen, die besonders im 2. bis 4. Lebensjahrzehnt, aber manchmal auch schon viel früher, sogar beim Säugling vorkommen, liegen noch nicht klar. In manchen Fällen, vor allem bei Kindern, wurden abnorme Stoffwechselsteigerungen, besonders nach Nahrungsaufnahme gefunden. Vielfach handelt es sich, wofür vor allem Tierexperimente sprechen, um eine gesteigerte Tätigkeit von Schilddrüse, eventuell auch Hypophyse. Daneben spielen aber höchstwahrscheinlich noch unbekannte konstitutionelle Faktoren eine Rolle, so daß es gerechtfertigt erscheint, dieser Form der Magersucht, wenigstens vorläufig noch, eine Sonderstellung einzuräumen.

Schließlich sei noch erwähnt, daß auch gewisse Vergiftungen (Arsen, Phosphor, chronischer Morphiumabusus usw.) zu einer Magersucht führen können.

Therapie. Soweit die Behandlung eine diätetische ist, gelten die gleichen Gesichtspunkte und Vorschriften wie für die gewöhnliche Magerkeit (vgl. S. 123). Da, wo es möglich ist, muß eine kausale Therapie enigeleitet werden. Es geht das aber nur bei gewissen Formen endokriner und neurogener Genese. Am einfachsten liegen die Verhältnisse bei Diabetes und M. Basedow, die sehr wirksam und günstig zu beeinflussen sind. Da, wo Unterfunktionen vorliegen, muß eine Substitution versucht werden, d. h. eine Zufuhr der wirksamen Stoffe von außen, die der Körper selbst nicht in der genügenden Menge zu bilden vermag.

Zur Bekämpfung der hypophysären Magersucht stehen mehrere wirksame Präparate zur Verfügung wie Anteron, Präloban, Präphyson, Prolan, Prähormon, eventuell in Verbindung mit Sexualhormonen. Injektionen sind im allgemeinen viel wirksamer wie orale Darreichung. Die Dosierung muß sehr hoch genommen werden. Überdosierung ist bei den bisherigen Präparaten nicht zu befürchten. Die Resultate bei der ausgebildeten hypophysären Kachexie sind immer noch unbefriedigend, bei den abortiven Formen aber schon oft recht gut. Auch bei der Behandlung der epirenalen Magersucht (bei Morbus Addison) leistet heute die Substitutionstherapie mit den heute reichlich zur Verfügung stehenden, zum Teil synthetischen Nebennierenpräparaten (Percorten, Corticosteron, Cortenyl, Cortin usw.) in hoher Dosierung Gutes. In einzelnen Fällen ist auch mit Erfolg der Weg der Transplantation beschritten, so bei der hypophysären Kachexie.

Bei der neurotischen und psychogenen Magersucht ist die Beseitigung des Grundleidens auch die wirksamste Bekämpfung der Folgezustände, die dann oft außerordentlich rasch sich beheben lassen. Bei unbeeinflußbaren schweren Neurosen (z. B. Hysterie) oder Psychosen (Schizophrenie) muß manchmal zur Sondenernährung durch die Nase gegriffen werden.

3. Die Lipoidosen.

Bei den beiden bisher besprochenen Krankheiten des Fettstoffwechsels handelt es sich um ein Zuviel oder Zuwenig von Neutralfettgehalt des Körpers, wenn auch Serumuntersuchungen manchmal Abweichungen im Lipoidstoffwechsel erkennen lassen. Untersuchungen vor allem der letzten Jahrzehnte haben aber gezeigt, daß es auch Krankheiten gibt, deren Wesen in Anomalien des Lipoidstoffwechsels mit Ablagerung bzw. Speicherung von Lipoiden in den inneren Organen, Haut und Knochensystem bestehen, sog. Lipoidosen. Bisher sind nur Lipoidspeicherungskrankheiten bekannt.

Man kann mit THANNHAUSER und BÜRGER 3 Hauptlipoidosen unterscheiden: die *essentielle Xanthomatose* mit ihrer Sonderform, der HAND-SCHÜLLER-CHRISTIANschen *Erkrankung*, den *M. Gaucher* und den *M. Niemann-Pick*, daneben gibt es noch einige Sonderformen (KERRL-URBACH) von vorwiegend dermatologischem Interesse.

Obwohl es heute feststeht, daß es sich dem Wesen nach um Stoffwechselerkrankungen handelt, werden diese Leiden vorläufig noch unter den Krankheiten des Blutes und der blutbildenden Organe abgehandelt. Bezüglich der Krankheitsbilder sein daher auf die betreffenden Darstellungen in diesem Bande verwiesen. Nur auf die Art der Stoffwechselschädigung sei hier kurz eingegangen.

Bei der *essentiellen Xanthomatose* handelt es sich um eine Störung des Cholesterinumsatzes. Daß der Organismus Cholesterin selbst herstellt und abbaut, kann heute nicht mehr bestritten werden, wenn auch die Wege noch ganz unbekannt sind. Sicher ist, daß die Ausscheidung durch Galle und Darm erfolgt.

Bei der essentiellen Xanthomatose, die von der sekundären Form bei Diabetes und anderen Krankheiten scharf abzutrennen ist, geschieht die Ablagerung, die hauptsächlich aus Cholesterinestern besteht (EPSTEIN), vorwiegend in den Organen mesodermaler Herkunft vor allem dem Knochensystem, doch können auch innere Organe, insbesondere Inkretdrüsen, betroffen sein. Bei der HAND-SCHÜLLER-CHRISTIANschen Erkrankung beherrschen hypophysäre Symptome sogar das Krankheitsbild. Charakteristisch sind hier ferner Knochenveränderungen, besonders am Schädel (Landkartenschädel).

Bei dem schon seit 1882 bekannten *M. Gaucher* liegt eine Retikulose mit Speicherung von Cerasin, einem Cerebrosid, das als Fettkomponente die Lignocerinsäure enthält, vor. Cerebroside sind Galaktose- und N-haltige, P-freie Lipoide, die schon normalerweise in retikulozellenreichen Organen (Leber, Milz, Lunge) vorkommen (THANNHAUSER). Die Hauptsymptome sind ein enormer Milztumor, eine mäßigere Leberschwellung, Lymphdrüsenvergrößerung in Bauch- und Brusthöhle, später allgemeine Hämochromatose, hypochrome Anämie, Leukopenie und schließlich hämorrhagische Diathese. Zelleinlagerungen kommen auch im Knochensystem und der Lunge vor. Die Beschwerden sind vor allem durch den großen Milztumor und seine Folgen bedingt. Therapeutisch kommt die Milzentfernung in Betracht. Die konstitutionelle Krankheit führt nach durchschnittlich 19, maximal 36 Jahren zum Tode.

Das ganz besonders seltene, fast nur bei ostjüdischen Kleinstkindern vorkommende NIEMANN-PICK*sche Leiden*, ist die Krankheit des Phosphatidstoffwechsels, der sowohl in seinem Aufbau, wie vor allem in seinem Abbau gestört ist, so daß es zu hochgradigen schädlich wirkenden Ablagerungen, vorwiegend von Sphingomyelin, eine Sphingosin-Lignocerinsäure-Cholin-Verbindung $C_{47}H_{99}O_7N_2P$ (KLENK), nicht nur im retikuloendothelialen System, insbesondere der enorm vergrößerten Milz, sondern auch in sämtlichen anderen Organen kommt. In die gleiche Gruppe gehört auch die äußerst seltene *familiäre amaurotische Idiotie* (TAY-SACHSsche Krankheit).

Die angegebenen Lipoidspeicherungen wirken wie Fremdkörper und rufen fast überall schwere Gewebsreaktionen teils cellulär-proliferativer, teils blastomatöser, teils granulomatöser Art hervor, die je nach Sitz und Auswirkung den einzelnen Krankheiten klinisch und pathologisch-anatomisch den Stempel aufdrücken. Lipoidspeicherungen mit ihrer destruktiven Wirkung kommen sehr selten auch bei anderen Krankheiten vor, so z. B. bei der Lymphogranulomatose des Knochens (LETTERER).

Die Cerebroside und Sphingomyeline stehen in engem Zusammenhange mit dem Fettstoffwechsel (KLENK) und ihre wahrscheinliche Bildung aus Hexosen steht in Parallele zur Bildung der Sterine aus Triosen (BUTENANDT).

4. Der Diabetes mellitus.

Das Wort Diabetes (von διαβαίνειν = hindurchlaufen) erinnert an das Altertum, die das Wesen der Krankheit in einer Kachexie durch gewaltige Urinmengen sah, das Wort mellitus (honigsüß) an das 17. Jahrhundert, wo die Differentialdiagnose gegenüber anderen Formen der Polyurie mit Hilfe der primitiven Geschmacksprobe entschieden wurde.

Allgemeine Physiologie und Pathologie des Kohlehydratstoffwechsels.

Kohlehydrate sind Verbindungen der Elemente C, H, O mit der allgemeinen Formel $(CH_2O)_n$, ihrem Wesen nach Aldehyde oder Ketone mehrwertiger Alkohole.

Je nach der Länge der C-Ketten werden Diosen (Glykolaldehyd, Glycerinaldehyd), Triosen, Tetrosen, Pentosen (Arabinose, Ribose, Xylose), Hexosen usw. unterschieden. Die für den Organismus wichtigsten Monosaccharide, Glucose, Lävulose, Galaktose sind Hexosen. Zwei Moleküle können sich unter Wasseraustritt zu Disacchariden vereinigen, wie Rohrzucker aus Glucose und Lävulose, oder Lactose aus Glucose und Galaktose. Größere Ketten von gekoppelten Monosacchariden heißen Polysaccharide, wie die pflanzliche Stärke und das Glykogen, die tierische Stärke, ferner Inulin und Cellulose. Kohlehydrate mit der Aldehydgruppe $-C\langle{}^{H}_{O}$, wie z. B. Glucose, heißen Aldosen, mit der Ketogruppe $-\overset{C}{\underset{O}{\|}}-$ wie die Lävulose Ketosen. Unterschiede sind auch gegeben durch die Verschiedenheit der optischen Aktivität. Glucose dreht die Ebene des polarisierten Lichtes nach rechts, Lävulose nach links. Die Dextrose kann in mehreren stereoisomeren Formen auftreten:

I. II. III.

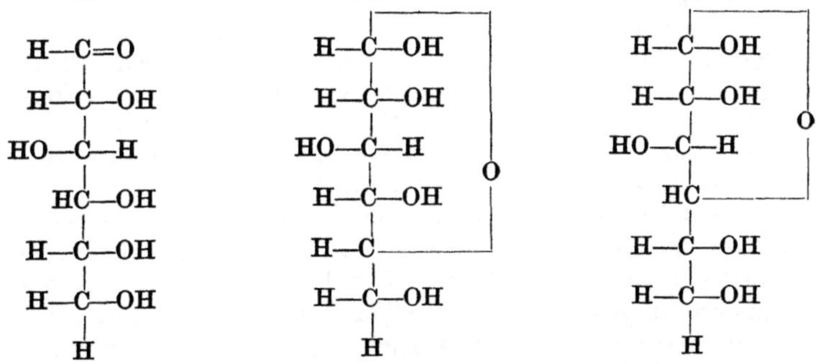

d-Glucose (alte Kettenformel) Glucopyranose Glucofuranose

Lactol oder Glucosidformen

Durch die Bezeichnung *d*- und *l*-Formen werden heute nur noch strukturell verwandte Formen gekennzeichnet, während für die Rechtsdrehung das Zeichen (+), für die Linksdrehung (—) zur Anwendung kommen. Glucose kommt in wäßrigen Lösungen nicht in der alten Kettenform (vgl. Formel 1), sondern in Lactol bzw. Glucosidform mit Sauerstoffbrücken vor. Spannt sich diese vom 1. zum 5. C-Atom, so liegt ein Pyranderivat vor (Glykopyranose, Formel 2), geht sie vom 1. zum 4., so handelt es sich um ein Furanderivat (Glucofuranose (Formel 3). Die erstere Form ist die häufigste, die 2. sehr labil. Von jeder Form gibt es verschiedene Isomeren (α-, β-Formen), die sich durch verschiedene Drehung der Ebene des polarisierten Lichtes unterscheiden.

Dextrose und Lävulose können über die sehr labile, ungesättigte Enolform ineinander übergehen.

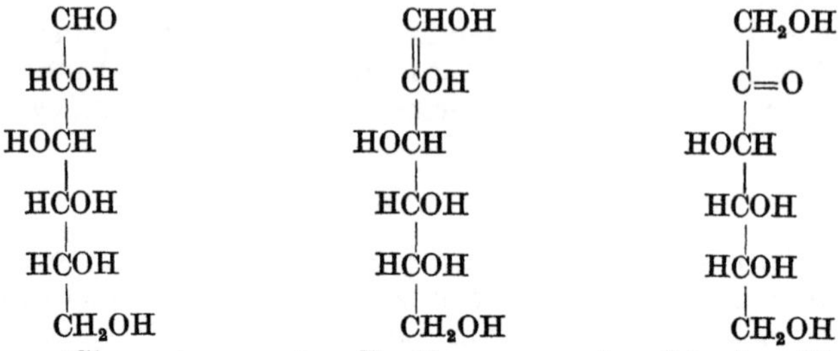

Dextrose (Glucose) ⇄ Enolform ⇄ Lävulose (Fructose)

Die Art der Verknüpfung der Hexosereste in den Polysacchariden ist noch nicht genügend geklärt.

Die *physiologisch wichtigsten Zuckerarten* unterscheiden sich durch die Verschiedenheit ihres Verhaltens bei Reduktion, Drehung des polarisierten Lichts, Gärung und Osazonbildung bei Hydrazineinwirkung in folgender, für die Diagnose wichtigen Art [Tabelle 9, der 2. Aufl. (LICHTWITZ) entnommen]:

Tabelle 9.

	Reduktion	Drehung	Gärung	Osazon Schmelzpunkt	Besondere Reaktion
Dextrose . . .	+	rechts	+	204—205°	—
Lävulose . . .	+	links	+	204—205°	SELIWANOFFS Reaktion
Galaktose . .	+	rechts	+	193°	—
Rohrzucker. .	∅	„	∅	kein Osazon	vergärbar nach Inversion
Lactose . . .	+	„	∅	200°	vergärbar nach Spaltung
Pentose . . .	+	„	∅	157°	Orcin- und Phloroglucinprobe
Glucuronsäure	+	freie rechts, gepaarte links	∅	kein Osazon	Naphthoresorcinprobe

Für die Polysaccharide setzt der *Verdauungsakt* schon im Munde ein, in Gestalt einer mechanischen Auflockerung und Durchtränkung mit dem dextrinisierenden Ptyalin des Speichels (Abbau über Amylodextrine-Erythrodextrine-Achroodextrine zum Teil bis Maltose). Der weitere Abbau erfolgt dann durch die Pankreasdiastase, wahrscheinlich in Form der Aufspaltung von Anhydridringen, Glucosidbindungen und Umlagerungen bis herunter zu den Monosacchariden, den Resorptionsformen der Stärke.

Diese Endprodukte werden von der Darmwand, in der sie zum Teil (Glucose und Galaktose) durch Phosphorylierungen (VERZÁR) vorübergehend höhere Komplexe bilden, durch vitale selektive Tätigkeit der Zellen, nicht durch einfache passive Diffusion aufgesogen und fließen durch die Pfortader der Leber zu. Ihre Weiterverwertung geht nach 4 Richtungen: 1. unverändertes Abströmen in die Lebervenen, 2. Aufbau zu Glykogen, 3. Abbau zu CO_2 und H_2O, 4. Umbau zu Fett oder Eiweißbausteinen.

Das *Glykogen* ist die Depotform der Kohlehydrate, sowohl in der Leber wie im Muskel. Der Polymerisierungsprozeß beim Aufbau des Glykogens aus Monosacchariden geht vermittels mehrerer spezifischer Fermente den Weg über Glucosidbildungen und Phosphorylierungen. Die Intaktheit der Struktur ist nicht notwendig, da bei Zusatz der nötigen Umwandlungs- und Aufbaufermente die Synthese heute auch im Reagensglas gelungen ist (CORI). Aus Glykose-1-Phosphat entsteht unter Zusatz gereinigter Phosphorylase echtes Glykogen mit seinen charakteristischen Eigenschaften (CORI). Es handelt sich entweder um Micellenstrukturen oder Makromoleküle. Der Glykogengehalt der Leber bei normaler Ernährung beträgt etwa 4—5%, zeigt rhythmische Schwankungen, kann aber bei Kohlehydratmast vorübergehend bis zu 20% hochgetrieben werden. Der Glykogengehalt des Muskels ist 0,5—1,0%, da die Muskulatur etwa 40% des Gesamtkörpergewichts ausmacht, befinden sich demnach weitaus die größten Glykogenvorräte in diesem System. Der Glykogenaufbau aus der Muskelmilchsäure erfolgt hauptsächlich durch die Leber.

Der Abbau des resorbierten Zuckers erfolgt merkwürdigerweise nicht direkt von der Glucose aus, sondern anscheinend nur auf dem Umwege über das Glykogen. Er verläuft in sehr komplizierter, zum Teil noch umstrittener bzw. unbekannter Weise in einigen Phasen anoxybiotisch, in anderen oxybiotisch. Zu den sicheren Zwischenprodukten gehören Hexosediphosphorsäure, Glycerinaldehyd, Methylglyoxal, Milchsäure, Brenztraubensäure, Acetaldehyd und Essigsäure u. a.

Schon bei kleinen Kh-Überschüssen kommt es im Fettgewebe zur Fettbildung aus Zucker. Auch hier vollzieht sich der Prozeß wahrscheinlich über das Glykogen. Aus Glycerinaldehyd wird Glycerin. Der Aufbau der höheren Fettsäuren geht wohl sicher über die Acetessigsäure, entweder ausgehend vom Acetaldehyd oder von der Essigsäure.

Schließlich können Abbauprodukte der Kohlehydrate hauptsächlich wohl Glycerinaldehyd, Brenztraubensäure und Methylglyoxal auch zu Bausteinen aliphatischer Aminosäuren werden, ebenso kann aus Eiweiß Zucker entstehen (Gluconeogenie), wie Erfahrungen beim schweren experimentellen und genuinen Diabetes zeigen. Es ist heute sicher, daß auch aus Fett Zucker werden kann. Schon lange galt das für das Glycerin, während für die anderen Komponenten der Neutralfette, die höheren körpereigenen Fettsäuren, der letzte zwingende Beweis erst kürzlich durch die Isotopenmethode von SCHÖNHEIMER und seinen Mitarbeitern erbracht ist. Mancherlei spricht dafür, daß der Weg hier über die Acetessigsäure geht.

Normalerweise ist der Kohlehydratstoffwechsel in allen seinen komplizierten Phasen so fein einreguliert, daß ein konstantes Zuckerniveau im Blute besteht mit Werten von 0,08—0,12 g je 100 ccm Serum. Es scheint das die für den ungestörten Ablauf der Lebensfunktionen optimalste Konzentration zu sein. Erhöhungen führen zu ungünstigen Hyperglykämien und Harnzuckerausscheidungen, Erniedrigungen zu ebenfalls schädlichen, eventuell sogar tödlich sich auswirkenden Hypoglykämien (glykoprive Intoxikation von FISCHLER).

Ein feines System von mehrfachen Sicherungen garantiert im Organismus die anscheinend so wichtige *Konstanz des Blutzuckers*. Ein Regulationsmechanismus greift unmittelbar nach Art eines Hormons am Inselapparat selbst an, indem eine höhere Zuckerkonzentration in der zuführenden Pankreasarterie automatisch mit einer vermehrten Insulinproduktion beantwortet wird und umgekehrt (GRAFE und MEYTHALER). Die feinere Einstellung erfolgt offenbar über das Zuckerzentrum im Mittelhirn, dem die Reize sowohl nervös wie durch den Blutzucker selbst zufließen (LA BARRE). Die efferenten Bahnen zu den Erfolgsorganen verlaufen im Vagus.

Dazu kommen eine Eigenregulation der Leber (homeostatischer Mechanismus von SOSKIN) und vor allem die Einwirkungen anderer Inkretdrüsen, insbesondere des Nebennierensystems mit seinen beiden Hormonen, von denen der Markstoff (Adrenalin) ausgesprochen antiinsulinär wirkt, und der hauptsächlich gleichgerichteten Hypophyse, deren Ausfall selbst einen maximalen Diabetes wesentlich herabsetzen oder sogar unterdrücken kann (HOUSSAY, LUCKE). Die Rolle der Hypophyse, einer übergeordneten Station auch für den Kohlehydratstoffwechsel, ist besonders vielseitig und eingreifend. Durch Injektion großer Hypophysenvorderlappenextraktmengen läßt sich sogar ein Dauerdiabetes erzeugen (YOUNG).

Die Konstanz des Blutzuckers ist nur nüchtern und bei Körperruhe vorhanden. Kohlehydrataufnahme und Muskeltätigkeit steigern ihn schon normalerweise.

Schon auf 20g Glucose reagiert der Blutzucker deutlich, während Harnzucker erst bei sehr viel größeren Mengen auftritt, die für die einzelnen Kohlehydrate bei oraler Zufuhr verschieden liegen:

für Traubenzucker	bei	etwa	150—180 g
„ Fruchtzucker	„	„	120—150 g
„ Rohrzucker	„	„	150—200 g
„ Milchzucker	„	„	120 g

Die Zuckerkonzentration im Blut muß also einen gewissen Schwellenwert erreichen, bis es zum Übertritt in den Harn kommt. Diese Pegelhöhe ist auch weitgehend abhängig von der Niere. Sie liegt meist bei etwa 0,18%, erhöht sich im Alter und bei Nieren- und Gefäßerkrankungen mit Hypertonie oft sehr beträchtlich (bis 0,3% und darüber).

Der Einfluß der Muskeltätigkeit ist sehr viel geringer und wechselnder. Im allgemeinen führen nur wirklich starke Anstrengungen zu Veränderungen, die in beiden Richtungen sich bewegen können.

Blutzuckererhöhung und Glucosurie lassen sich auf die verschiedenste Weise experimentell erzeugen. Am wichtigsten und eingreifendsten geschieht das durch vollständige Entfernung des Pankreas. J. v. MERING und O. MINKOWSKI haben 1889 auf diese Weise zuerst den maximalen Pankreasdiabetes erzeugt, der weitgehende aber keine vollständigen Analogien zum menschlichen Diabetes hat und für die Theorie und Therapie der menschlichen Zuckerkrankheit bahnbrechend geworden ist. Er lenkte die ganze Aufmerksamkeit auf die Bauchspeicheldrüse und deren innere Sekretion. Trotz zahlreicher, zum Teil hoffnungsvoller, aber nie zuverlässiger Anläufe gelang es erst 1922 den kanadischen Forschern BANTING und BEST den wirksamen Stoff, das Insulin, aus dem Pankreas in reiner Form zu gewinnen und damit die neue Aera der Therapie einzuleiten. Unvollständige Entfernung des Pankreas führt nur zu vorübergehenden Glykosurien (SANDMEYERscher Diabetes).

Hyperglykämien und Glykosurien flüchtiger Art lassen sich vor allem durch *Adrenalin* erzeugen (F. BLUM), oft auch durch Schilddrüsen- und Hypophysenpräparate, ferner durch die verschiedensten Pharmaca und Gifte (Morphium, Äther, Kohlenoxyd, Blausäure, Chloralhydrat, Urethan, Nicotin usw.), im allgemeinen nur bei überhöhten Dosen; nur bei der Narkose liegen wirksame und hyperglykämische Dosen etwa auf gleicher Höhe. Neuerdings ist es gelungen, bei Kaninchen und Hunden durch intravenöse Injektionen von *Alloxan*, einem Oxydationsprodukt der Harnsäure, einen echten schweren Diabetes mit spezifischer Schädigung der β-Zellen zu erzeugen (JACOBS, DUNN). Die Bedeutung für den Menschen ist noch ungeklärt.

Die älteste experimentelle Erzeugung von Glykosurie ist die neurogene. Schon 1851 entdeckte CLAUDE BERNARD am Boden des 4. Ventrikels eine Stelle, deren Stichreizung Zucker in den Harn übertreten ließ. Sie ist nicht ganz identisch mit dem übergeordneten Kohlehydratzentrum im Zwischenhirn, sondern liegt etwas tiefer. Daß auch beim Menschen solche zentralen Glykosurien vorkommen, zeigen die Beobachtungen bei Schädelschüssen, Entzündungen oder Tumoren, die diese Region oder ihre Nachbarschaft treffen.

Eine Sonderform ist die *Glykosurie bei Phlorrhizinvergiftung*, der sog. Phlorrhizindiabetes, den J. v. MERING 1886 entdeckte. Er nimmt insofern eine Zwischenstellung zwischen Glykosurie und Diabetes ein, als die Glykosurie nur so lange besteht, als noch Phlorrhizin im Körper vorhanden ist. Die Zuckerausscheidung auf täglich 2—3 g des in Öl injizierten Glykosides, des Phloretins, aus Wurzeln von Kernobstbäumen kann dabei so groß sein wie beim maximalen Pankreasdiabetes. Der entscheidende Unterschied liegt im Fehlen jeder Blutzuckersteigerung. Hauptangriffspunkte scheinen die Nieren zu sein — daher auch der

Name renaler Diabetes —, aber auch Leber und andere Organe und Fermentabläufer des intermediären Kohlehydratstoffwechsels werden geschädigt. Auch beim Menschen machen schon kleine Gaben Glykosurie, eine Eigenschaft, die für die Nierenfunktionsprüfung herangezogen wird.

Nicht jedes spontane Auftreten von Blutzuckererhöhung und Harnzuckerausscheidung ist als Diabetes zu bezeichnen. Bei Erkrankungen der Inkretdrüsen, die im Sinne einer Steigerung des Blutzuckers wirken, sehen wir solche Glykosurien. Es sind dies Überfunktionszustände von Schilddrüse (M. Basedowi), Hypophyse (Akromegalie) und Nebenniere.

Zentralnervös ausgelöst sind die spontanen, meist transitorischen Glykosurien im Fieber, bei Infektionen, Traumen, Tumoren und Entzündungen des Zuckerzentrums oder seiner Nachbarschaft und bei Neurosen und Psychosen.

Auch schwere Leberschädigungen können mit Glykosurie einhergehen, wenn sie auch viel seltener sind, als man bei der wichtigen Rolle dieses Organs im Kohlehydratstoffwechsel erwarten sollte.

Ein gewisses Analog zum Phlorrhizindiabetes bildet der sog. *renale Diabetes* oder Diabetes innocens des Menschen. Hier kommt es bei normalem oder sogar erniedrigtem Blutzucker zu dauernden, meist in mäßigen Grenzen sich haltenden Zuckerausscheidungen im Harn. Sie stören gewöhnlich nicht das Allgemeinbefinden und führen nur selten zur Ketonurie. Diät oder Insulin haben gar keinen oder nur einen minimalen Einfluß. Die Prognose ist sehr gut, Übergang in echten Diabetes ist eine große Rarität. Daß trotzdem Beziehungen zum echten Diabetes vorliegen können, zeigt das gehäufte Vorkommen dieser an sich seltenen Anomalie in Diabetikerfamilien, ferner das Auftreten gewisser Zwischen- und Mischformen mit echtem Diabetes (Zwischenstufe von UMBER, pankreorenaler Diabetes). In diese Gruppe gehört wahrscheinlich auch die renale Glykosurie der Schwangeren, fälschlich auch als Schwangerschaftsdiabetes bezeichnet, doch ist diese Genese noch umstritten.

Schließlich sei noch der sog. *Hunger- oder Vagantendiabetes* von HOFMEISTER erwähnt. Hier handelt es sich wahrscheinlich um eine hochgradige Herabsetzung der Leber- und Inselfunktion infolge Hunger oder chronischer Unterernährung, insbesondere um einen Mangel an Kohlehydraten. In den ersten Tagen reichlicher Ernährung kann er zunehmen oder sogar erst in Erscheinung treten, um dann aber bei normaler Nahrung sehr rasch zu verschwinden.

Der Diabetes mellitus des Menschen. Ein sicheres Unterschiedsmerkmal zwischen der echten Zuckerkrankheit und den vielfachen anderen spontanen Glykosurien gibt es wegen mancher Zwischenformen und Übergänge nicht. In der Regel macht die Abtrennung aber keine Schwierigkeiten, wenn man unter Diabetes mellitus eine lang dauernde, mit Hyperglykämie und Glykosurie einhergehende Störung des Kohlehydratstoffwechsels durch Insulinmangel oder Regulationsstörungen versteht.

Vorkommen und Ätiologie. Die Zuckerkrankheit ist eines der Leiden, die in den letzten Jahrzehnten stark im Ansteigen begriffen sind.

Sehr gute Statistiken von JOSLIN und den größten New Yorker Lebensversicherungen berechnen für die Vereinigten Staaten eine Morbidität von 675000—1000000 im Jahre 1946 = etwa 0,4% der Bevölkerung. Für Deutschland liegen die Schätzungen zwischen 200000—300000. Zuverlässiger sind die Angaben über die Sterblichkeit. In Berlin stieg die Anzahl der Todesfälle je 100000 Einwohner von 2,2 anfangs der Siebziger Jahre auf 20,7 zu Anfang des Jahrhunderts und auf 22 im Jahre 1938 für ganz Deutschland (LEMSER). Der erste Weltkrieg hat sie dann auf die Hälfte heruntergedrückt. Seitdem sind die Zahlen in allen Ländern, aus denen brauchbare Statistiken vorliegen, gewaltig im Ansteigen, in Amerika nach JOSLIN von 9,7 je 100000 Einwohner des Jahres 1900 auf 26,4 im Jahre 1944. Auch die Entdeckung des Insulins hat bei der Zunahme der Erkrankung anscheinend höchstens retardierend gewirkt.

Größere Statistiken über die Entwickung des Diabetes im zweiten Weltkriege fehlen bisher. Nach den für Groß-Hamburg (1 700 000 Einwohner 1939) vorliegenden Zahlen (RAUSCH) für die Mortalität fehlt wohl als Folge guter Insulinversorgung im Gegensatz zum ersten Weltkriege die Steigerung der Todesfälle an Zuckerkrankheit in den ersten Kriegsjahren. In den letzten erfolgt dann wie damals ein deutliches Absinken (von 357 Fällen 1939 auf 145 Fällen 1944). 1945 und 1946 setzt dann ein deutlicher Anstieg als Folge der Nahrungsmittelkatastrophe und des Insulinmangels ein. Nach den Erfahrungen des Eppendorfer Krankenhauses haben in diesem Zeitraum die Neuerkrankungen eher abgenommen; dagegen ist die Zahl der Acetonuriker und Kranken mit sonstigen Komplikationen gestiegen (RAUSCH).

Die Ursache für die gewaltige Zunahme im allgemeinen sind sehr verschiedenartig, ein viel breiteres Aufrücken in hohe Altersklassen, eine erhebliche Zunahme des Wohlstandes und damit eine bessere Ernährung, insbesondere eine Zunahme des Zuckerverbrauchs, die ungeheure Unruhe und Hetze des modernen Lebens mit den daraus folgenden gewaltigen Belastungen und oft Überanstrengungen von Körper und Seele. Sicher sind auch die Kranken infolge besserer und eingehenderer Diagnostik in vivo und post mortem in größerem Umfange erfaßt worden wie früher. Die Ursachen für das Absinken von Mortalität und Morbidität in den letzten Jahren des zweiten Weltkrieges lassen sich schwer angeben, da die Verhältnisse zu kompliziert liegen. Ein sehr wesentlicher Faktor ist meines Erachtens die zunehmende Unterernährung, weniger der Fettmangel. Der größere Kohlehydratverzehr (in Hamburg 240 g 1944 gegenüber 120 g 1939) hat zweifellos nicht geschadet.

Noch unbekannte endogene Faktoren mögen mitwirken. Der Diabetes ist eine ausgesprochen *heredo-familiäre Erkrankung*. Vererbt wird das Leiden nicht selbst, sondern nur die Veranlagung dazu, die erst unter ungünstigen exogenen Faktoren zur manifesten Krankheit wird. Der Erbgang ist dabei ganz überwiegend recessiv, viel weniger dominant. Nach den bisherigen primitiven statistischen Erhebungen läßt sich schon in 25—30% der Fälle eine erhebliche Belastung nachweisen; bezieht man die beiden anderen großen Stoffwechselkrankheiten, Gicht und Fettsucht, sowie andere Inkretkrankheiten mit ein, so steigen die Zahlen bereits auf 40—50%. Neue umfassende Zwillingsuntersuchungen (BERGH) ergaben sogar, daß der Diabetes eine reine Erbkrankheit ist. Der sichere Nachweis läßt sich aber erst nach dem 43. Lebensjahre führen. Auch Rasseneigentümlichkeiten bestehen. Bei der semitischen Rasse ist die Erkrankungsziffer ganz unverhältnismäßig hoch. So befanden sich unter den etwa 30000 Diabetikern von v. NOORDEN 40% Juden. Die wohlhabenden Klassen mit ihrer besseren und raffinierteren Ernährung erkranken nach LÉPINE 20mal mehr als die sozial und wirtschaftlich ganz schlecht gestellten.

Die Krankheit kann in jedem Lebensalter auftreten. Die Häufigkeitskurve beginnt in den ganz frühen Lebensjahren mit sehr niedrigen Werten, steigt im 3. und 4. Lebensjahrzehnt steil an, um im 5. und 6. ihr Maximum zu erreichen und dann wieder stark abzufallen. Im höchsten Lebensalter ist das Auftreten fast so selten wie in der frühesten Kindheit. Männer sind im allgemeinen etwas mehr betroffen wie Frauen, doch liegen in Amerika, das die größten Statistiken hat, die Dinge umgekehrt. In den Mortalitätsstatistiken überwiegen in den letzten Dezennien die Frauen.

Unter den auslösenden Ursachen für das Auftreten der ersten Erscheinungen bei den erblich Belasteten stehen wohl die Infektionen an erster Stelle, wobei den leichteren Infekten eine größere Bedeutung zukommt wie den schwereren, abgesehen von der Tuberkulose. Chronische Überernährung spielt, wie vor allem die Kriegs- und Nachkriegserfahrungen mit dem Rückgang des Diabetes mit zunehmender Unterernährung gezeigt haben, eine sehr große Rolle. Sicher bestehen auch nahe Beziehungen zu Gallensteinkrankheiten.

Relativ selten sind es merkwürdigerweise andersgeartete Krankheiten der am Kohlehydratstoffwechsel hauptbeteiligten Organe (Pankreas, Leber, Zentralnervensystem). Auch schwere psychische Belastungen können zur Auslösung führen.

Bis in die letzte Zeit umstritten ist die Frage einer *traumatischen Genese*. Daß es sich dabei höchstens um Raritäten handeln kann, haben die ungewöhnlich niedrigen Zahlen für die kämpfenden Heere in den beiden Weltkriegen gezeigt, die ein Maximum körperlicher und seelischer Belastung mit Traumen aller Art mit sich brachten.

Ein Diabetes darf nur da einem Trauma zur Last gelegt werden, wo die Krankheit bei einem vorher nachweisbar Gesunden im Anschluß an eine organische Schädigung von Pankreas oder Gehirn aufgetreten ist. Nur für ganz besonders schwere seelische Traumata können in einzelnen Fällen Ausnahmen zugelassen werden. Fast immer wird sich in allen diesen Fällen eine erbliche Belastung nachweisen lassen, so daß auch hier dem Trauma nur die Rolle als auslösender Faktor zukommt, der allerdings auch dann meist entschädigungspflichtig ist.

Pathologisch-anatomische Befunde. Obwohl schon 1778 das Pankreas als Sitz des Diabetes vermutet wurde (CAWLEY), hat die systematische Untersuchung des Pankreas erst mit der Entdeckung des experimentellen Pankreasdiabetes von v. MERING und MINKOWSKI eingesetzt.

Die makroskopisch festzustellenden Veränderungen sind meist außerordentlich dürftig, geringe Atrophie der Drüse mit Gewichtsverminderung, manchmal Entzündungsherde und Verhärtungen mit Schrumpfungsprozessen.

Aber auch die mikroskopischen Anomalien können sehr geringfügig sein und sind oft nur am frischen Material bei glänzender Untersuchungstechnik nachweisbar. Positive Befunde finden sich allerdings in der Hand der besten Kenner dieses Gebietes in über 90—95% der Fälle. Sie betreffen die LANGERHANSschen Inseln (OPIE 1901), und zwar vor allem die sog. β-Zellen. Ihre Zahl ist fast immer vermindert. Die Veränderungen bestehen in sklerosierenden und degenerativen Prozessen (trüber Schwellung, hyaliner Entartung und Vakuolenbildung bis zur Zellauflösung in Schollen). Von anderen Organen zeigen meist nur die Nieren Veränderungen, diese aber zum Teil mit großer Regelmäßigkeit, und zwar in Gestalt einer auffallend starken Glykogenspeicherung und Pigmentablagerung, besonders in den Epithelien der Übergangsstücke (Nephropathia diabetica von ASCHOFF) und in 40% in Form der intracapillären Glomerulosklerose (KIMMELSTIEHL und WILSON). Makroskopisch ist die Niere gewöhnlich etwas vergrößert und gelblich verfärbt. Die Leber weist gewöhnlich nur beim sog. Bronzediabetes Abweichungen auf (cirrhotische Prozesse und Hämatochromatose). Die Bronzierung betrifft dann gewöhnlich alle Abdominalorgane, oft auch die Haut.

Symptomatologie und Stoffwechselpathologie. Die subjektiven Zeichen der Krankheiten können in leichten Fällen völlig fehlen, meist sind es Störungen des Allgemeinbefindens (leichte Ermüdbarkeit, Schlaffheit, Neigung zu Depressionen, Abnahme der Libido und Potenz) und des Nahrungstriebes (abnorm großer Durst und Hunger bei abnehmendem Körpergewicht). Oft wird der Diabetes ganz zufällig bei Untersuchungen für Versicherungsgesellschaften, Militär usw. gefunden.

Der wichtigste objektive Befund ist das Auftreten von Glucose im Harn, der zweckmäßig Tag und Nacht oder in noch kleineren Portionen getrennt aufgefangen und untersucht werden muß. Die Stärke der Glykosurie schwankt zwischen Null, bzw. ganz geringen Spuren und 12 und mehr Prozent. Dabei sind die Gesamtmengen des Urins oft erheblich gesteigert, das spezifisehe Gewicht erhöht. Daß nicht jede geringfügige Reduktion, die stets mit mindestens 2 Proben zu prüfen ist, auf Glucose zurückzuführen ist, beweist die zur Klärung brauchbare Tabelle S. 158. Die qualitative Analyse allein genügt nicht; die Menge muß auch quantitativ bestimmt werden.

Die Glykosurie ist in erster Linie abhängig von der Nahrung, insbesondere deren Kohlehydratgehalt. Hinsichtlich der Stärke der Einwirkung ist die Art der zugeführten Kohlehydrate maßgebend. In absteigender Linie sind Zuckerbildner: Zucker (Glucose, Lactose, Saccharose, Lävulose), Cerealien (Mehl, Brot, Kartoffeln, Grieß, Reis, Maizena usw.), Obst und Gemüse. Stärkeaufnahme beim Gesunden macht eine geringfügige Hyperglykämie, aber selbst in massiven Mengen nie eine Glykosurie im Gegensatz zum Diabetiker, für den gerade die Glykosurie ex amylo (NAUNYN) charakteristisch ist. Manchmal besteht sogar beim Zuckerkranken keine sichere Differenz in der glykusorischen Wirkung von Glucose und Brot. Während Eiweiß beim Gesunden niemals Zuckerbildner ist, kann es beim schweren Diabetes dazu werden, beim experimentellen maximalen Pankreasdiabetes sogar als Regel in maximalem Maße. Eine Zuckerbildung aus Eiweiß kann beim praktisch glykogenfreien Tier ohne Kohlehydratzufuhr aus dem Quotienten $\frac{\text{D} = \text{Dextrose}}{\text{N} = \text{Stickstoff im Harn}}$ (MINKOWSKIscher Quotient) ersehen werden. Er liegt beim maximalen Diabetes zwischen 2,8—3,6. Seine theoretische Bedeutung wurde früher überschätzt. Er ist auch keine Konstante, sondern liegt anfangs hoch und fällt dann. Sichere, länger dauernde Erhöhungen beim Menschen, die eine Zuckerbildung aus Fett zwingend beweisen würden, wurden bisher nicht beobachtet. Auch der Gesamtcaloriengehalt der Kost ist von Bedeutung für das Ausmaß der Glykosurie. Überernährung steigert sie ganz unabhängig vom Kohlehydratgehalt, während Unterernährung sie senkt, eine Tatsache, die therapeutisch ausgenutzt wird. Es gibt Kranke, die jenseits einen gewissen Gewichtes Zucker ausscheiden, der sofort verschwindet, wenn das Gewicht unter diesen kritischen Punkt sinkt.

Der Einfluß der Muskeltätigkeit ist wechselnd. Im allgemeinen wirkt mäßige körperliche Anstrengung, die nicht zur Erschöpfung führt, günstig. Wird — vor allem beim schwer Erkrankten — die hier natürlich viel tiefere Leistungsgrenze überschritten, so tritt meist das Gegenteil ein.

Außer Glucose sind im Harn auch Lactose, Lävulose, Pentosen, Saccharosen (Rohrzucker) und einmal angeblich auch Heptose gefunden worden.

Lactose kommt nur bei Frauen in den letzten Monaten der Schwangerschaft und nachher, als Ausdruck der Lactation, vor. Spontane Lävulosurie ist sehr selten. Da die Ausscheider niemals Beschwerden haben, so kann hier nur von einer Anomalie, nicht aber einer Krankheit gesprochen werden. Dasselbe gilt für die spontane *Pentosurie*, die auch familiär vorkommt, manchmal in der gleichen Familie wie der echte Diabetes. Alimentäre Pentosurie nach Aufnahme von Pentosen ist ein physiologischer Vorgang, da 40—50% immer unverändert durch den Harn ausgeschieden werden. Daß wir sie im normalen Harn nicht finden, hängt damit zusammen, daß die Pentosen in den Nahrungsmitteln (vor allem Obst und Gemüse) in der polymerisierten Form der Pentosane vorhanden sind.

Einen feineren Einblick in den Kohlehydrathaushalt als die Glykosurie gibt das Verhalten des *Blutzuckers*, die Glykämie. Erstens geht beim Zuckerkranken in der Regel der Glykosurie eine Glykämie voraus, zweitens kann letztere in hohem Grade auch ohne Glykosurie bestehen, und drittens ist für die Beeinträchtigung der Lebensfunktionen nicht der ausgeschiedene, sondern der im Blute kreisende Zucker maßgebend.

Die Blutzuckerwerte können manchmal ein Vielfaches der Norm betragen (bis etwa 1,8%). Sie gestatten auch prognostische Schlüsse, da ein gewisser Parallelismus zwischen Höhe des Blutzuckers und Schwere der Erkrankung besteht. Man hat als kritischen Trennungswert zwischen leichten und schweren Fällen 0,25% (PETRÉN) angegeben, doch kommt dem wegen der vielen Ausnahmen keine Allgemeingültigkeit zu.

Gewöhnlich werden die Blutzuckerbestimmungen nüchtern vorgenommen. Noch wichtiger und feiner sind aber die Aufschlüsse, die man einer Blutzuckerkurve nach Kohlehydratbelastung entnehmen kann. Hier wird nach Gaben von 20 oder 50 g Glucose in viertelstündigen Abständen der Blutzucker bestimmt. Erhöhungen über 0,15% sprechen für Diabetes. Diese einfache Belastungsprobe läßt sich nach STAUB-TRAUGOTT noch verfeinern, indem nach $1^1/_2$ Stunden eine zweite Belastung mit einer erneuten Gabe von am besten 75 g Glucose durchgeführt wird. Normalerweise soll dabei der zweite Gipfel nicht mehr wie 50% des ersten betragen.

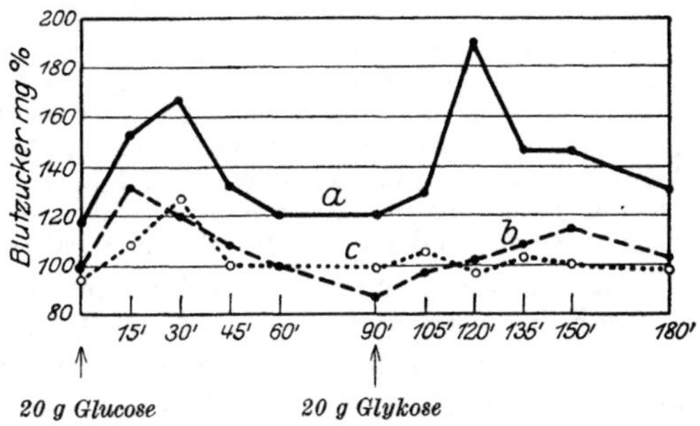

Abb. 9.
a Leichter Diabetes. *b* Schwangerschaftsglykosurie. *c* Gesunder.

Abb. 9 gibt ein charakteristisches Bild für den Kurvenverlauf beim Normalen, bei der Schwangerschaftsglykosurie und beim leichten Diabetiker. Manchmal verrät sich die beginnende Zuckerkrankheit lediglich durch einen positiven STAUB-Effekt, d. h. durch einen abnormen Anstieg der Kurve nach einer zweiten Zuckerbelastung. Während normalerweise die Anregung der Insulinproduktion durch die erste Zuckergabe so groß ist, daß die zweite sich in der Kurve nur wenig oder gar nicht mehr markiert, reicht sie beim Diabetiker für diesen Zweck nicht mehr aus, so daß ein neuer Anstieg erfolgt. Diagnostisch absolut zuverlässig ist dieser Test jedoch auch nicht.

Im schweren Diabetes treten neben Zucker noch die sog. *Ketonkörper* auf, β-Oxybuttersäure, Acetessigsäure und Aceton.

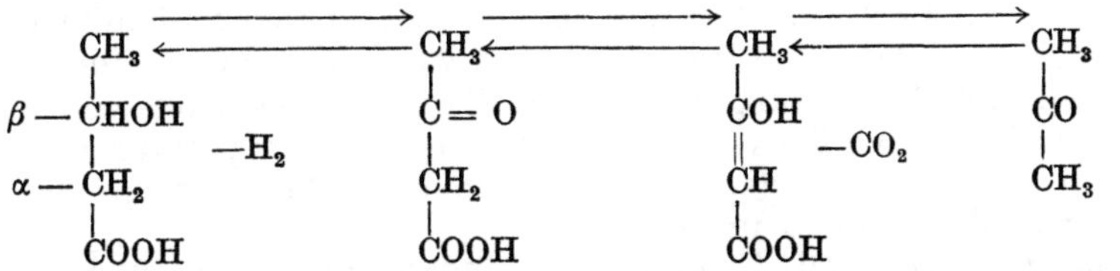

β-Oxybuttersäure | Ketoform der Acetessigsäure | Enolform (Diacetsäure) | Aceton

Die Pfeile bedeuten, daß die 3 Substanzen in beiden Richtungen ineinander übergehen können.

Diese Ketosubstanzen sind normale, intermediäre Abbauprodukte sowohl der Fette wie der Eiweißkörper und vielleicht auch für die Gluconeogenie aus Fetten. Aus 100 g Fett und 100 g Eiweiß können etwa 30 g β-Oxybuttersäure entstehen. Die Ketokörper werden in der Leber gebildet und vor allem in Muskulatur abgebaut. Kleine Mengen von 1,2—1,8 mg-% Gesamtaceton finden sich schon normalerweise im Blut, 0,01—0,03 g im Harn und 0,05—0,1 in der Atemluft. Wenn sie bei Kohlehydratmangel in größeren Mengen im Körper auftreten, so können sie auch beim Gesunden in größeren Mengen in den Harn übertreten. Der Grenzwert einer stärkeren Ketonurie liegt bei 10% Kohlehydratcalorien der Nahrung (ZELLER). Größere Mengen werden bei Hunger und bei ausschließlicher Eiweißfettkost ausgeschieden. Diese sog. physiologische Ketonurie wird beim Gesunden schon durch relativ kleine Mengen Kohlehydrate zum Verschwinden gebracht. Im Gegensatz dazu gelingt das beim Diabetiker oft selbst bei großen Gaben nicht, im Gegenteil, die Ketokörper nehmen dann oft infolge weiterer Verschlechterung der Stoffwechsellage sogar an Menge zu.

β-Oxybuttersäure und *Acetessigsäure* haben, wie ihre Namen sagen, Säurecharakter. Vermehrte Anhäufung dieser Substanzen in Blut und Geweben (mehrere 100 g hat man bei im Koma Gestorbenen extrahiert) führt zu einer sog. *Acidose*. Ihr Maß läßt sich im Harn durch Titration der Säure, im Körper durch Bestimmung der sog. Alkalireserve, d. h. der Menge Alkali, die dem Körper für Neutralisationszwecke zur Verfügung steht, feststellen.

Das Blutplasma enthält bei mittlerer CO_2-Spannung 3 Vol.-% freie CO_2 und 50—65 Vol.-% als Bicarbonat gebundene CO_2. Bei zunehmender Säuerung sinkt die gebundene Kohlensäure ab bis zu Werten von 10—15 Vol.-% im Koma. Die Bestimmung der Alkalireserven geschieht nach VAN SLYKE. Einfacher ist die Bestimmung der CO_2-Spannung in der Alveolarluft nach HALDANE und PRIESTLEY, da hier direkte Beziehungen zur Alkalireserve bestehen. Normalerweise beträgt die Spannung der alveolaren CO_2 in der Atemluft 35—45 mm Hg, im Koma können die Werte bis 10 mm herabgehen.

In besonders schweren Fällen von Acidose verschiebt sich die sonst so zäh festgehaltene aktuelle Reaktion des Blutes von 7,4—7,3% nach der sauren Seite bis 7,0 und darunter (dekompensierte Acidose oder Hypokapnie). Gleichzeitig kommt es zu schweren Vergiftungserscheinungen, bei deren Auftreten wohl nicht nur der Säurecharakter, sondern auch spezifische Giftwirkungen der beteiligten Säuren eine Rolle spielen.

Schon leichtere Grade bereiten vielen Kranken Mattigkeit, benommenen Kopf, Depressionen usw. In schweren Fällen kommt es zu Atemstörungen (große, tiefe Atmung von KUSSMAUL) und Dösigkeit (Präkoma) bis zu tiefer, reaktionsloser Bewußtlosigkeit, dem sog. *Coma diabeticum*. Dies gefährlichste Stadium der Krankheit, das früher rettungslos zum Tode führte, kann manchmal ziemlich plötzlich über den Kranken hereinbrechen, wie bei Infektionen, akuten Magen-Darm-Störungen, Alkoholexzessen, Narkose usw. Diagnostisch wichtig, wenn auch nicht absolut entscheidend, ist die Herabsetzung des Gewebsturgors, der sich an den Augen fast stets in einer hochgradigen Weichheit der Augäpfel äußert. Meist findet sich auch eine ausgesprochene Leukocytose. Der anfangs noch gute Puls wird frequenter und weicher und falls nicht sehr große Insulindosen noch die Rettung bringen, erfolgt gewöhnlich nach einigen Stunden der Tod im Kreislaufkollaps, oft unter Anstieg der Temperatur bis zu hyperpyretischen Werten. Vor der Entdeckung des Insulins starben weit über die Hälfte aller Zuckerkranken im Koma.

Gesamtstoffwechsel und *Eiweißumsatz* sind in der Regel nicht verändert. Steigerungen kommen nur in einzelnen Fällen besonders schwerer Acidose vor, Herabsetzungen nur bei gleichzeitig bestehender hochgradiger Unterernährung.

Der *Fettstoffwechsel* ist, abgesehen von dem Auftreten der Ketonkörper, durch das Auftreten größerer Fettmengen im Blut, einer sog. Lipämie, charakterisiert. Das Serum kann dadurch ein trübes, milchiges Aussehen gewinnen, bei hohen Graden kann sich das Fett an der Oberfläche aufrahmen. Das Gesamtfett, das normal etwa 1% beträgt, kann im Koma zu 15% im Serum, sogar bis 29% im Gesamtblute ansteigen. An der Vermehrung sind sowohl die Neutralfette wie die Lipoide beteiligt. Besonders die Cholesterinmenge ist ein Gradmesser für die Schwere der Erkrankung.

Häufig sind auch *Störungen des anorganischen Stoffwechsels*. Polydipsie und Polyurie fehlen selten beim Diabetiker, wenn es auch vereinzelte Fälle hoher Zuckerausscheidung ohne diese Symptome gibt (Diabetes decipiens).

Die Aufnahme und Ausscheidung großer *Wassermengen*, die viele Liter betragen kann, geht meist mit der Glykosurie Hand in Hand. Je mehr Zucker ausgeschieden wird, um so größere Flüssigkeitsmengen sind zu seiner Verdünnung erforderlich. Mit sinkender Glucosurie gehen Polydipsie und Polyurie rasch zurück. In manchen Fällen sind die Wasserverluste größer als die Wasseraufnahmen, so daß es zu Austrocknungserscheinungen mit Wadenkrämpfen kommt, wie beim sog. Diabéte maigre. Häufiger besteht eine Tendenz zu Wasserretention, die sich bis zum Auftreten von Ödemen steigern kann, manchmal schon spontan, öfters aber bei gewissen diätetischen Behandlungsmethoden (z. B. Hafer) und vor allem bei Injektionen von Insulin. Nierenveränderungen und Acidose spielen beim Zustandekommen eine Rolle, beim Insulin liegen die Dinge noch nicht klar. Die Ödembereitschaft der Diabetiker ist z. B. auch von der Kochsalzausscheidung abhängig. Diese wird durch die Glykosurie offenbar ungünstig beeinflußt (Meyer-Bisch). In Fällen hochgradiger Acidose werden große Mengen alkalischer Mineralien zur Absättigung der ausgeschiedenen Säuren im Harne benötigt. Es entsteht dann eine Demineralisation, die auch in der erniedrigten Alkalireserve zum Ausdruck kommt, und eine starke Kochsalzverarmung mit sehr niedrigen Blutkochsalzwerten und starker Bluteindickung sowie Verminderung der Blutmenge herbeiführt (Marx).

Insulinwirkung und Theorie des Diabetes. Seit der Entdeckung des Pankreasdiabetes war es klargeworden, daß in dieser Verdauungsdrüse der wichtigste Stoff für den Kohlehydratstoffwechsel gebildet wird und daß dessen Fehlen oder ungenügende Bildung die Hauptursache der menschlichen Zuckerkrankheit sein müsse. Die Entdeckung des Insulins durch Banting und Best 1922 brachte den Beweis für die Richtigkeit dieser Ansicht und gleichzeitig die Möglichkeit, die physiologischen und pathologischen Vorgänge aufzuklären. Insulin und Diabetes verhalten sich wie positiv und negativ des gleichen Vorgangs. Die Insulinwirkungen treten am deutlichsten im diabetischen Organismus in die Erscheinung. Sie bestehen, wie schon die kanadischen Forscher feststellten, beim maximal-diabetischen Hunde in einer Blutzuckersenkung, einer Glykogenanreicherung der Leber, in einer Erhöhung des respiratorischen Quotienten als Ausdruck einer gesteigerten Zuckerverbrennung und in einer Beseitigung von Acidose, Lipämie und vermehrter Eiweißzersetzung. Mit Ausnahme des letzteren Vorgangs, der beim Menschen nicht vorkommt, sind die Einwirkungen bei der menschlichen Zuckerkrankheit die gleichen. Die Insulinwirkung beim normalen Organismus ist viel schwerer festzustellen und auch heute noch nicht bis in alle Einzelheiten erforscht. Trotzdem dürften die Hauptwirkungen unbestritten sein: Beschleunigung der Zuckeroxydationen, Blutzuckersenkung, Glykogensynthese bzw. Verhinderung des Glykogenabbaues und Beförderung der Fettbildung aus Zucker. Während für die Muskulatur die Verhältnisse ziemlich klar liegen, ist der Angriff an der Leber, dem zweiten Hauptvollzugsorgan des Kohlehydratstoffwechsels, immer noch umstritten. Die beiden Haupttheorien, die um die Wende des Jahrhunderts das Wesen des Diabetikers aufzuklären suchten, die Theorie der verminderten Zuckerverbrennung von O. Minkowski und der vermehrten Zuckerbildung von C. v. Noorden, müssen also miteinander kombiniert werden, um eine richtige Vorstellung vom Wesen der Zuckerkrankheit zu ermöglichen. Hinsichtlich der Frage, wieweit die eine und wieweit die andere Theorie Gültigkeit haben, gehen die Meinungen noch auseinander. Die Nichtverwertungstheorie tritt aber zweifellos an Bedeutung zurück. Sicher spielen auch Regulationsstörungen in einem Teile der Fälle eine zunehmende Bedeutung. Über die Art, wie das Insulin an der Zelle selbst angreift, sind vorläufig nur Mutmaßungen möglich. Wahrscheinlich handelt es sich um ein sehr kompliziertes Permeabilitätsproblem, vermutlich unter Mitbeteiligung hormonaler (Nebennierenrinde) und vielleicht auch nervöser Faktoren. Die Wirkung auf den Fettstoffwechsel ist eine indirekte. Für einen normalen Abbau der Fette ist ein gewisser Gehalt an oxydationsfähigen Kohlehydraten, der vom Insulin beschafft wird, erforderlich; ist er nicht vorhanden, so bleibt der Abbau der Fettsäuren, auch derjenigen aus Aminosäuren, auf der Ketonkörperstufe stecken.

Die **Diagnose** des voll entwickelten Diabetes macht im allgemeinen keine Schwierigkeiten. Anamnese und Harnbefund an Zucker und eventuell an Ketonkörpern sind typisch. Die Identifizierung des Zuckers als Traubenzucker ist auf Grund der S. 158 aufgeführten Reaktionen in zweifelhaften Fällen erforderlich und leicht zu erbringen. Größere diagnostische Schwierigkeiten können ganz beginnende Fälle machen, vor allem hinsichtlich ihrer Abgrenzung gegenüber harmlosen Glykosurien. Diese sind im allgemeinen in ihrem Auftreten launisch und im Gegensatz zum Diabetes oft weitgehend unabhängig von dem Kohlehydratgehalt der Nahrung. Auch sind die Genesen gewöhnlich durch die Anamnese oder den sonstigen klinischen Befund zu klären. Niemals darf ein Diabetes auf Grund des negativen Ausfalls der Zuckerprobe in einer beliebigen Harnportion abgelehnt werden, am wenigsten beim Nacht- oder Nüchternurin, den die Kranken oft mitbringen. Ist auf Grund der Anamnese oder der Untersuchung Verdacht vorhanden, so ist eine starke Belastung des Kohlehydratstoffwechsels mit Zucker, Brot, Kartoffeln usw. durchzuführen und der Urin nach einer entsprechenden Mahlzeit erneut zu untersuchen. In manchen Fällen bringt erst die Untersuchung des Blutzuckers oder die Prüfung des STAUB-Effektes (vgl. S. 165) die Entscheidung. Es ist von größter Bedeutung, die Diagnose möglichst frühzeitig zu stellen, da dann die Schädigungen der Inselzellen bei richtiger Behandlung noch reversibel sind. Massenuntersuchungen in Amerika wie bei der Tuberkulose haben immer wieder gezeigt, welche große Zahl von Neuerkrankungen dabei entdeckt werden, manchmal fast so viel wie bereits bekannte Fälle.

Verlaufsarten des unkomplizierten Diabetes. Die Zuckerkrankheit verläuft meist chronisch, oft über viele Jahrzehnte. Doch gab es in der Vorinsulinära auch rasante Abläufe nach Art einer akuten Infektionskrankheit in wenigen Wochen. Im allgemeinen ist die Zuckerkrankheit, je länger sie besteht und je später sie auftritt, um so gutartiger. Ein Urteil über die Schwere der Erkrankung ist nur möglich, wenn eine genaue tägliche Kohlehydratbilanz aufgestellt wird. Dazu gehört die genaue Kenntnis der Kohlehydratzufuhr in der Nahrung und der Ausfuhr im Harn. Die der Einfuhr ist nur auf Grund von genauen Abwägungen der einzelnen Speisen und der Berechnung ihres Kohlehydratgehaltes auf Grund von Nahrungsmitteltabellen (SCHWENKENBECHER, SCHALL u. a., vgl. S. 121) zu ermitteln. Für die Bestimmung der Ausfuhr muß der gesamte 24stündige Harn gesammelt sein und quantitativ analysiert werden. Die Kohlehydratverluste im Stuhl sind außer bei Durchfällen so gering, daß sie vernachlässigt werden können. Die leichte Form der Erkrankung liegt dann vor, wenn die Bedürfnisse des Organismus an Kohlehydraten und Gesamtcalorien auch ohne Insulin gedeckt werden können. Diese sind individuell sehr verschieden nach Beruf, Lebens- und Eßgewohnheiten, Liebhabereien usw. Deshalb ist es unmöglich, einen allgemein gültigen Satz anzugeben. Im Durchschnitt dürfte der Bedarf bei 2—2,5 g Kohlehydrat und 1—1,5 g Eiweiß je Kilogramm und so viel Fett liegen, wie zur Deckung des Calorienbedarfes noch außerdem nötig ist. Ist mit einer solchen oder ähnlichen individuell angepaßten Standardkost als Test der Kohlehydratstoffwechsel nicht normal zu gestalten, so liegt Insulinbedürftigkeit vor, und die Zuckerkrankheit ist als mittelschwer bzw. bei großem Insulinbedarf (über 1 Einh. je Kilogramm) als schwer zu betrachten. Die Untersuchung muß sich dabei selbstverständlich auch auf Acetonurie und, wenn irgend möglich, auf den Blutzucker erstrecken. Es gibt auch andere Einteilungsgesichtspunkte, nach dem Vorhandensein einer Acidose, nach dem Blutzucker, der Zuckerbildung aus Eiweiß, nach konstitutionellen Gesichtspunkten usw., doch sind sie zu eng gefaßt und zu willkürlich.

Je nach der Schwere der Krankheit sind die subjektiven Störungen und die objektiven Auswirkungen der Krankheit in Körpergewicht, Urin, Blutzuckerbefund und Komplikationen verschieden stark ausgeprägt. Das Endstadium, das glücklicherweise heute immer seltener wird, ist das Coma diabeticum (vgl. S. 166). Heute sterben nach JOSLIN etwa $^2/_3$ der Diabetiker an Nieren- und Kreislauferkrankungen und Gangrän, etwa $^1/_{10}$ an akuten und chronischen Infekten und nur etwa 3% (1944—1946) gegenüber etwa 64% vor dem ersten Weltkriege (1898—1914) an Koma.

Begleitkrankheiten und Komplikationen. Außer den Infektionskrankheiten gibt es kaum ein Leiden mit einem solchen Gestaltenreichtum wie den Diabetes. Es ist das die Folge der herabgesetzten Vitalität des gesamten Organismus, die dem Entstehen vieler anderen Krankheiten Vorschub leistet, die nun ihrerseits wieder das Grundleiden verhängnisvoll verschlimmern können. Vor allem gilt das für die akuten Infektionskrankheiten, unter denen die septischen Erkrankungen und die Pneumonien an erster Stelle stehen, in weitem Abstand folgen andere Erkältungskrankheiten (Influenza, Tonsillitis), Gelenkrheumatismus, Erysipel usw. Häufig und gleichfalls verhängnisvoll ist das Zusammentreffen mit einer aktiven Tuberkulose, die meist als zweite Krankheit hinzutritt.

Sie findet sich nach neuesten autoptischen Statistiken (vgl. z.B JOSLIN) bei Diabetikern etwas häufiger (28,4%) als bei Nichtdiabetikern (22,9%). Während ein leichter Diabetes manchmal durch eine dazutretende Tuberkulose, ähnlich wie durch einen leichten akuten Infekt, gebessert werden kann, beeinflussen sich im allgemeinen beide Krankheiten gegenseitig sehr ungünstig. Für die Tuberkulose gilt das noch mehr wie für den Diabetes, so daß etwa 2,5—5% der Diabetiker an Tuberkulose sterben.

Besonders vielgestaltig kann beim Zuckerkranken die *Haut* erkranken. Vom leichtesten Pruritus an einander zugekehrten Haut- oder Schleimhautpartien bis zu den schwersten Pyodermien (Furunkel, Karbunkel, Absceßbildungen) finden sich fast alle Dermatosen und Dermatitiden. Interessanterweise gibt es auch einen isolierten Hautdiabetes mit erhöhtem Hautzuckergehalt, aber ohne Glykosurie und Hyperglykämie (URBACH). Solche Dermatosen und Dermatitiden reagieren sehr günstig auf Kohlehydratbeschränkung und Insulin. Manchmal beginnt der echte Diabetes mit einer solchen lokalen Form.

Charakteristisch für den Diabetes sind manchmal gewisse gelbliche Verfärbungen der Haut, Xanthose und Xanthom.

Bei der Xanthose oder Xanthochromie (C.v.NOORDEN) kommt es zu einer diffusen, kanariengelben Verfärbung der Haut, besonders an den Innenflächen von Händen und Füßen schwerer Diabetiker, bedingt durch Ablagerung eines lipochromen, dem Carotin nahestehenden Farbstoffes, der zum Teil aus der Nahrung stammt.

Sehr viel seltener ist das *Xanthom* oder Xanthelasma, das in Form gelber Knötchen mit rotem Hof an den Handflächen auftritt und aus Cholesterinablagerungen bei gleichzeitig vorhandener Hypercholesterinämie besteht.

Unter den *Lungenerkrankungen* ist neben der Tuberkulose vor allem die Lungengangrän zu erwähnen.

Beim *Verdauungstractus* ist vor allem die Mundhöhle oft in Leidenschaft gezogen in Gestalt von Zahncaries, Gingivitis, Alveolarpyorrhöe, Periostitis und Osteomyelitis mit Zahnlockerungen und -ausfällen, beim Magen sind Hypaciditäten bis zur Achylie, beim Darm ist die häufige Obstipation zu erwähnen.

Leberkomplikationen sind viel seltener, als man bei der Bedeutung dieses Organs für den Kohlehydratstoffwechsel erwarten sollte.

Eine Sonderform des Diabetes ist der sog. *Bronzediabetes*, in dem eine Pankreascirrhose sich mit einer Lebercirrhose kombiniert, was zu einer allgemeinen Hämochromatose führt, die der Leber zur Last zu legen ist, da sie auch ohne Mitbeteiligung des Inselapparates vorkommt. Häufiger (5%) sind Komplikationen mit *Cholecystopathien* (Cholecystitis und Cholelithiasis). Auch bei Sektionen werden sie bei Diabetikern annähernd doppelt so häufig gefunden wie bei Nichtdiabetikern. Meist ist das Gallenleiden das primäre und bedingt in vielen Fällen teils durch Stauung, teils durch Sekundärinfektion eine Mitbeteiligung des empfindlichen Nachbarorgans. Oft findet man, daß besonders bei Belasteten während und nach Gallensteinattacken hartnäckige Glykosurien auftreten, die zum Teil in echten Diabetes übergehen können.

Die Komplikationen von seiten der *Kreislauforgane* sind bei weitem die wichtigsten und im Endeffekt die gefährlichsten. Über die Hälfte der Zuckerkranken stirbt seit Entdeckung des Insulins daran, wobei der Kreislaufkollaps im tödlichen Koma nicht mit eingerechnet ist.

Elektrokardiographisch haben einzelne Autoren fast bei jedem zweiten Diabetiker am Herzen Veränderungen festgestellt, was wohl im wesentlichen mit dem höheren Alter der Diabetiker zusammenhängt. Im klinischen Bilde treten die Herzstörungen an Bedeutung erheblich zurück gegenüber den Gefäßveränderungen.

Die Arteriosklerose stellt sich beim Diabetiker früher und schwerer ein. Bei längerer Dauer des Diabetes fehlen Gefäßveränderungen fast nie. Viel häufiger als Angina pectoris, Coronarvenenthrombose und Hirnsklerose sind die Veränderungen an der Peripherie in Gestalt der Gangrän. 3—8% (Joslin, Grafe) der Zuckerkranken erliegt diesen schweren Ernährungsstörungen, bei denen es sich relativ selten um eine rein diabetische Angelegenheit, sondern ganz vorwiegend um eine Kombination mit schweren sklerosierenden Gefäßprozessen handelt. Meist im Anschluß an kleine Wunden, Hautabschürfungen, Druckstellen usw. kommt es an und zwischen den Zehen und an anderen vorspringenden Stellen der Füße erst zu bläulichen Verfärbungen, dann zu Absterbeerscheinungen mit Mumifizierung der betreffenden Gebiete (trockene Gangrän) oder erst oberflächlichen, dann tiefen Ulcerationen (feuchte Gangrän). Die lokalen, anfangs mit heftigen Schmerzen, später mit völliger Gefühllosigkeit einhergehenden Prozesse führen vor allem bei der feuchten Form durch Sekundärinfektion zu Allgemeinerscheinungen, Fieber, Leukocytose und, falls nicht beizeiten eine chirurgische Therapie einsetzt, sogar zur tödlichen Sepsis.

Während harmlose, oft transitorische *Albuminurien* sehr häufig (in 21,5% nach v. Noorden, in bis 70% nach anderen Autoren) bei Zuckerkranken anzutreffen sind, finden sich echte Nephritiden oder Sklerosen nur in etwa 10%, als Todesursache in 5—6%, wenn auch häufiger wie bei gleichalterigen Nichtdiabetikern, oft als Teilerscheinung einer allgemeinen Arteriosklerose. Eine fast nur bei Diabetikern vorkommende Form ist die Glomerulosklerose mit nephrotischem Einschlag und besonders ungünstiger Prognose. Eine Sonderstellung nimmt die Komaniere ein, bei der es wohl unter dem Einfluß der Ketonurie, ganz unabhängig von einer sonstigen Erkrankung der Niere, fast regelmäßig zum Auftreten von Eiweiß und Cylindern im Harne kommt (Komacylinder). Erhebliche Erhöhungen des Rest-N, die mit Beseitigung des Komas wieder zurückgehen, können die Folge sein. Die Neigung zu Infektionen wirkt sich auch an den ableitenden Harnwegen, besonders der Blase aus. Bakterielle Zersetzung des Harns in der Blase oder Anwesenheit von Hefe kann in seltenen Fällen zum Gasharn (Pneumaturie) führen.

Von *inkretorischen Drüsen* sind vor allem die Keimdrüsen in Mitleidenschaft gezogen. Impotentia coeundi oder generandi oder beides sind die Regel und manchmal sogar erstes Zeichen der Krankheit. Bei der Frau entsprechen dem Herabsetzung der Libido, frühe Menopause, stark herabgesetzte Konzeptionsfähigkeit und Neigung zu Aborten. Das Insulin hat glücklicherweise auch auf diesem Gebiet weitgehend Wandel geschaffen, so daß Sterilität der Ehe seltener zu fürchten ist. Kombinationen von Diabetes mit *Schilddrüsenerkrankungen* (M. Basedowie) sind auffallend selten, erheblich häufiger mit Überfunktionszuständen des Vorderlappens der Hypophyse, vor allem der Akromegalie und M. Cushing. Überhaupt spielen hypophysäre Einflüsse in der Gestaltung des Diabetes eine viel größere Rolle, als man früher annahm.

Unter den Folgeerkrankungen von seiten des *Nervensystems* stellen periphere Störungen das Hauptkontingent, von leichtesten rheumatisch-neuralgischen Beschwerden bis zu den schwersten hartnäckigsten Neuritiden, besonders im Ischiadicusgebiet, mit schweren Sensibilitäts-, Motilitäts- und Reflexstörungen. Sehr selten sind Augenmuskellähmungen (N. abducens), niemals sind Blasen- und Mastdarmstörungen beobachtet, obwohl tabesähnliche Bilder (Pseudotabes diabetica) mit Hinterstrangdegenerationen auftreten können. Unter den *Sinnesorganen* ist am häufigsten, und zwar in etwa 60%, das Auge betroffen. Nach großen amerikanischen Statistiken stehen Retinopathien mit 28% an erster Stelle, es folgen Corneaanomalien mit 26%, Akkommodationsstörungen mit 21% und Katarakt mit 6%.

Zu einer *Retinitis*, meist mit Hämorrhagien, kommt es nur bei gleichzeitig bestehender Hypertonie (Volhard). Retrobulbäre und Sehnervenatrophie auf rein diabetischer Grundlage sind große Raritäten, auch Iritis ist selten. Relativ häufig sind die meist vorübergehenden Hypermetropien und Corneaanomalien.

Schließlich seien noch *psychische Veränderungen* bei Diabetikern erwähnt. Durch die langdauernden Diäteinschränkungen, die täglichen Insulininjektionen und die Angst, trotzdem Zucker und Aceton zu bekommen, werden viele Diabetiker auf die Dauer zu Neurasthenikern. Manche neigen zu hypochondrischen Verstimmungen und Depressionen, die ungünstig auf die Stoffwechsellage einwirken. Schwere Neurosen und Psychosen sind dagegen sehr selten.

Die Behandlung. Der Zweck der Therapie ist Zucker- und Acidosefreiheit des Urins mit annähernd normalem Blutzucker bei ausreichender, nicht zu strenger Ernährung und dadurch Beseitigung der Beschwerden und Erzielung von Lebensfreude und Arbeitsfähigkeit. Dieses Ziel läßt sich bei sachgemäßer ärztlicher Versorgung, richtiger Ernährung und großer Gewissenhaftigkeit der Kranken bei fast jedem Diabetiker erreichen, sei es allein auf diätetischem Wege oder unter Zuhilfenahme des Insulins. Heute ist das allerdings wegen der Insulinknappheit schwieriger.

Sofern nicht besonders dringende Indikationen wie Koma, schwere Acidose oder gefahrdrohende Komplikationen bestehen, soll man im allgemeinen erst versuchen, durch Diät allein zum Ziele zu kommen, denn diese ist das Rückgrat der Therapie in jedem Falle.

Die *diätetische Behandlung* gliedert sich in vier Abschnitte: 1. Beseitigung von Zucker und Ketonurie im Harn sowie von Blutzuckererhöhung, 2. Aufbau einer ausreichenden Diät, 3. Feststellung der Dauerdiät und 4. deren Durchführung zu Hause.

Die allgemeinen Gesichtspunkte für das in der Kostgestaltung zu Erstrebende sind folgende: Der *Caloriengehalt* muß fast immer im 1., meist auch im 2. Abschnitt herabgesetzt werden. Für die Dauerkost ist aber, vorausgesetzt, daß nicht außer der Zuckerkrankheit eine Fettsucht mit besonderer Ernährungsindikation vorliegt, ausreichender Caloriengehalt zu verlangen, der je nach Beruf, Temperament und Lebensgewohnheiten sehr verschieden ist. Bei stark unterernährten Kranken muß auch für den notwendigen Gewichtsansatz Sorge getragen werden. Nicht berechtigte Überernährung muß unter allen Umständen vermieden werden.

Der *Kohlehydratgehalt* der Nahrung ist stets gegenüber der Normalernährung mit etwa 500 g pro die herabzusetzen, selbst in leichten Fällen sollten 250 g nicht überschritten werden. Gegenwärtig lassen sich bei dem Mangel an Eiweiß und Fetten und den für viele Kranke nicht ausreichenden Zulagen[1] auch höhere

[1] Im Juli 1948 betrugen diese für Bayern wöchentlich 500 g Fleisch, 250 g Fisch, 200 g Butter, 375 Käse mit 434 Calorien, in schweren Fällen (z. B. jugendlichen Diabetes) kommen 250 g Fisch oder 3 Eier hinzu. Die 6 kg je Periode übersteigende Brotmenge wird zur Hälfte gestrichen.

Zahlen nicht vermeiden. Bei entsprechendem Insulinschutz hat das auch keine Gefahren. Auf der anderen Seite besteht im Hinblick auf das Insulin auch in der Regel keine Notwendigkeit, unter 2,0—2,5 g Kohlehydrate je Kilogramm herabzugehen. Der Kohlehydratgehalt ist auch vom Fettgehalt der Nahrung abhängig. Zur Vermeidung einer Acidose soll die Nahrung mindestens halb soviel Kohlehydrate wie Fette enthalten, eine Forderung, welche die heutige Ernährung stets erfüllt. Die Kohlehydrate der Nahrung sind für den Zuckerkranken nicht gleichwertig. Sind sie das schon chemisch nicht, so erst recht nicht biologisch. Entscheidend für die Gruppierung ist der glykämische bzw. glykosurische Effekt, auf den auch die Spaltung und Resorption im Darm von Einfluß sind. Am ungünstigsten ist der Zucker selbst, in 2. Linie kommen die Stärke in konzentrierter Form enthaltenden Cerealien wie Brot, Mehle aller Art, Reis, Gerste, Grieß, Hafer, Kartoffeln usw., an 3. Stelle stehen die Obstarten, in denen die Kohlehydrate zum großen Teil als Lävulose vorkommen. Die letzte Gruppe bilden die Gemüse, die wegen ihres Cellulosereichtums, ihrer langsamen und unvollständigen Resorption am besten vertragen werden. Wie verschieden der Gehalt dieser Nahrungsmittel an Kohlehydraten ist, darüber gibt die untenstehende Äquivalenttabelle[1] (Tabelle 10) Aufschluß, in der der Kohlehydratgehalt auf 20 g Weißbrot bezogen ist. Aus ihr ist vor allem zu ersehen, daß die bei Laien und leider vielfach auch

Tabelle 10.

Austauschtabelle,

20 g Weißbrot (= 10 g Kohlehydrat) entsprechen:

1. Stoffe mit geringem Kohlehydratgehalt [2].

Weiße Bohnen, Erbsen, Linsen getrocknet (45—50)	22 g
Erbsen, frisch, grün (10—12)	80—100 g
Schnittbohnen (5—6)	160—200 g
Salatbohnen, Puffbohnen jung	65 g
Karotten (8)	125 g
Weiße Kohlrübe (7)	145 g
Große gelbe Rübe, Teltower Rübe (10)	100 g
Schwarzwurzel (12—15)	65—85 g
Kohlrabi, jung (4)	250 g
Topinambur (15 Inulin)	65 g
Sellerieknollen (10—12)	80—100 g
Äpfel, Birnen (8—12)	80—125 g
Pflaumen (10)	100 g
Kirschen, süß (12—14)	70—80 g
Kirschen, sauer (10—12)	80—100 g
Bananen (16—24)	40— 60 g
Apfelsinen (10—12)	80—100 g
Ananas (8—10)	100—125 g
Melone (8)	125 g
Walderdbeeren, Wilde Himbeeren, Brombeeren, Heidelbeeren (4—66)	170—250 g
Preißelbeeren (2—4)	250—500 g
Johannisbeeren (7—9)	110—140 g
Stachelbeeren, reif (6—8)	125—170 g
Stachelbeeren, unreif (2)	500 g
Gartenhimbeeren (6)	170 g
Vollmilch (4,5)	220 g
Süßer Rahm (2,5—3)	330—400 g
Saure Milch (4)	250 g
Bayerische Biere (4,5—5)	200—220 g
Naturreine Weine (0,1—0,2)	
Deutsch. u. französ. Sekt, trocken (0,5)	
Branntweine (0,0)	

2. Kohlehydratreiche Stoffe.

Kakao (30)	35,0 g
Mehl, von Weizen, Roggen, Gerste, Buchweizen, Mais, Grünkern (70)	14,0 g
Mehl von Hafer	15,0 g
Mehl von Erbsen, Linsen, Bohnen (55)	18,0 g
Stärkemehl (etwa 82)	12,5 g
Reis (80)	12,5 g
Gerste (70)	14,5 g
Hafer (65)	15,5 g
Kastanienmehl (72)	14,0 g
Bananenmehl (76)	13 g
Pumpernickel (48)	22 g
Kommisbrot (52)	19 g
Roggenbrot, Grahambrot, Simonsbrot (51)	20 g
Friedrichsdorfer Zwieback (70)	14 g
Luftbrötchen (Dr. Theinhardt) (25)	40 g
Kartoffeln, Sommer (16—18)	55—65 g
Kartoffeln, Winter (20)	50 g

[1] Für diese Tabelle gilt hinsichtlich ihrer Zuverlässigkeit und Brauchbarkeit das gleiche wie für die allgemeine Nahrungsmitteltabelle S. 118. Sie ist nur orientierend, aber für die gewöhnlichen Berechnungen ausreichend.

[2] Die eingeklammerten Zahlen geben den Prozentgehalt an Kohlehydraten wieder.

bei Ärzten verbreitete Annahme der Harmlosigkeit des Grahambrotes auf einem oft verhängnisvollen Irrtum beruht.

Die Kohlehydrate in der Diabetikerkost sollten sich etwa zu gleichen Teilen aus Vertretern der Gruppe 2 und der Gruppe 3—4 zusammensetzen. Zucker (Gruppe 1) außer in Milch ist in der Regel zu vermeiden.

Die Beurteilung der wünschenswerten *Eiweißmenge* hat außerordentlich großen Schwankungen unterlegen. Es hat sich jetzt ziemlich allgemein die Überzeugung durchgesetzt, daß dies wichtige Nahrungsmittel keineswegs der Schädling ist, für den es früher gehalten wurde. Es bestehen heute im allgemeinen keine Bedenken, dem Diabetiker 1—1,5 g je Kilogramm, eventuell auch noch mehr zu gestatten.

Sind somit die Mengen an Gesamtcalorien Kohlehydraten und Eiweiß festgelegt, so ergibt sich ohne weiteres, daß der noch fehlende Calorienbedarf mit *Fett* zu decken ist. Die heute modern gewordene Warnung vor viel Fett beim Zuckerkranken scheint mir erheblich übertrieben. Bei hohem Calorienbedarf des Schwerarbeiters haben wir unter normalen Verhältnissen auch gar keine andere Möglichkeit, als den restlichen Nahrungsbedarf mit großen Fettmengen zu decken. Bei der gegenwärtigen Fettknappheit ist allerdings dieser Weg nur zum Teil gangbar. Es bleibt daher manchmal nichts anderes übrig, als die Kohlehydratzufuhr über den wünschenswerten Bedarf zu erhöhen, wenn nötig natürlich nur unter entsprechendem Insulinschutz.

Mit der geschilderten Kost ist ein genügender Gehalt an Vitaminen, Wasser und Salzen von selbst gewährleistet. Die Wasserzufuhr braucht beim unkomplizierten Diabetiker im allgemeinen nicht geregelt zu werden. Die oft beobachtete Polydipsie schwindet von selbst mit dem Zucker im Harn. Insulinödeme, Begleitkrankheiten von Herz und Nieren erfordern natürlich besondere Vorschriften hinsichtlich Salz- und Wasserzufuhr.

Unter den *Genußmitteln* nimmt der Alkohol eine Sonderstellung ein. Er ist, von ganz großen, berauschenden Dosen abgesehen, kein Zuckerbildner, sofern er nicht in kohlehydrathaltigen Nahrungsmitteln genossen wird (wie z. B. Bier, Likör). Früher wurde er wegen seines hohen Caloriengehaltes (je 1 g 7 Calorien) in Form von Kognak beim schweren Diabetiker sogar als Nahrungsmittel verwandt. Heute wird man über kleinere Mengen nicht hinausgehen, während von jungen, naturreinen Weinen auch größere ($^1/_2$—$^3/_4$ Liter) gegebenenfalls gestattet werden können.

Da viele Diabetiker mit der ihnen gestatteten Brotmenge nur schwer auskommen, sind von den verschiedensten Firmen der Nahrungsmittelindustrie, wie RADEMANN-Frankfurt, THEINHARDT-Cannstatt u. a. brotähnliche Backwaren mit niedrigem Kohlehydrat- und meist hohem Eiweißgehalt in den Handel gebracht worden. So kann vom Sojamehlbrot sogar die siebenfache Menge genossen werden. Leider aber hat sich gezeigt, daß für die meisten Kranken solche Ersatzbrote auf die Dauer geschmacklich nicht genügen; sie sind auch heute kaum zu haben.

Wesentlich besser sind die Ersatzmittel für Zucker, wie Saccharin, Krystallsaccharin, Dulcin und Sucrinetten, aromatische Aminokörper von sehr großer Süßkraft (bei den Sucrinetten 450mal stärker als Zucker).

Für die *Durchführung der diätetischen Therapie* im einzelnen beim leichten Diabetiker gibt es eine Fülle von Regimen, von denen nur zwei hier angeführt seien: die komplizierte, rigorose Methode von v. NOORDEN, die im allgemeinen nur für eine klinische Behandlung im Krankenhause sich eignet, und ein vereinfachtes Verfahren, das bei gewissenhaften Patienten zur Not auch zu Hause durchgeführt werden kann. v. NOORDEN läßt zunächst seine Kranken 1 bis 2 Tage auf der gleichen Kost, die sie bisher gewohnt waren, dann wird die Entzuckerung mit einem vollkommenen Hungertag eingeleitet, vorausgesetzt, daß nicht starke Acidose oder gar Präkoma eine sofortige Insulinbehandlung oder einen stufenweisen Abbau der Kost erfordern. Am Hungertag werden nur 1,5—2 Liter Flüssigkeit gegeben, bestehend aus Wasser oder Tee, fettarmer Bouillon, Citronenlimonade, eventuell auch kleinen Mengen von Alkohol (Moselwein, Äpfelwein, Kognak). Die Kranken müssen zur Ausschaltung der Muskeltätigkeit und zur psychischen Beruhigung den Tag im Bett verbringen. Der Schlaf, eventuell auch die Ruhe über Tag werden, wenn nötig, durch kleine Mengen von Schlafmitteln (3—4mal 1 Tablette Somnacetin oder 0,2—0,3 g Adalin) erzwungen. An den Hungertag schließen sich mehrere reine Kohlehydrattage an mit 40—70 g in Form von Salat, Obst und gedämpftem Gemüse, sofern von seiten des Magen-Darm-Kanals keine Kontraindikationen bestehen. Diese Kost ist extrem arm an Fett, Eiweiß, Salzen und Calorien (600 Calorien). Tritt nach maximal 6 Tagen einer solchen Kost keine Zuckerfreiheit ein, so ist die Indikation für Injektionen von Insulin gegeben, der Diabetes ist mithin nicht mehr als leicht zu betrachten.

Nach erfolgter Entzuckerung werden für 2—3 Tage zur bisherigen Kost große Mengen animalisches Eiweiß zugelegt (100—200 g Fleisch und 2—3 Eier), dann die Obstkohlehydrate allmählich durch Brotkohlehydrate ersetzt, bis zu einem Gesamtkohlehydratgehalt der Kost von 80—100 g. Erst zuletzt wird das Caloriendefizit für die Dauerkost durch Fett ausgeglichen. In die Dauerdiät werden nach Art einer „Zickzackkost" Einzeltage mit ganz anderer Ernährung (Gemüse-Eier-Tage, Fleisch-Fisch-Tage, Eier-Salat-Tage usw.) eingeschaltet. Dies von v. NOORDEN und seiner Schule empfohlene Verfahren stellt an Patienten und Küche außerordentliche Ansprüche und ist heute nicht mehr durchführbar.

Vor allem für die *hausärztliche Tätigkeit* empfiehlt sich mehr folgendes, den Kranken und seine Umgebung viel weniger belastende und schonendere Vorgehen. An 1—2 vorbereitende Tage mit ungefähr gleicher Kost, wie der Kranke sie zuletzt innegehalten hatte, schließen sich 2 Gemüse-Fleisch-Tage mit 30 bis 40 g Kohlehydraten, 50 g Eiweiß und etwa 800 Calorien an. Dann wird für den ganzen weiteren Verlauf zu einer Standardkost mit etwa 2—3 g[1] Kohlehydrat und Eiweiß je Kilogramm Sollgewicht und Fett bis zur Höhe von etwa 20 Calorien je Kilogramm im ganzen übergegangen.

Sollte nach 3—5 Tagen der Kohlehydratstoffwechsel nicht wieder in Ordnung gebracht sein, so sind nochmals 2 Gemüse-Fleisch-Tage anzufügen. Ist auch dann nicht der gewünschte Effekt eingetreten, so muß Insulinbehandlung einsetzen. Im anderen Falle werden schrittweise (steigend um 20 g je Tag) Kohlehydrate bis zur Höhe der Toleranz, d. h. der Menge, bei der eben noch der Kohlehydratstoffwechsel normal funktioniert, zugelegt und dann durch Fettzulagen die Calorien auf die Höhe des Bedarfs am Normaltage des Kranken gebracht. Für die Dauerkost zu Hause empfiehlt es sich nicht, die Toleranz ganz auszunützen, sondern um 20 g Kohlehydrate dahinter zurückzubleiben. Dies Verfahren soll nur allgemeine Richtlinien angeben, ein starres Schema ist unzulässig. Die Dauereinstellung hat in jedem Falle durchaus den individuellen Bedürfnissen, Lebensumständen und Arbeitsansprüchen Rechnung zu tragen.

Sämtliche Diätvorschriften — besonders gilt das für die Dauerkost — müssen den Kranken schriftlich quantitativ genau mitgegeben werden. Allgemeine Angaben sind höchstens beim Gemüse zulässig, wo es meist genügt die Gruppen und Sorten anzugeben, eventuell noch zur Vereinfachung beim Fleisch, beim Käse und beim Fett. Für alle anderen Nahrungsmittel müssen die Grammwerte genau bezeichnet werden, sonst macht sich der Arzt einer groben Nachlässigkeit schuldig. Die Kranken müssen nachdrücklichst darauf hingewiesen werden, daß

[1] Gegenwärtig muß diese Zahl für die Kohlehydrate wegen knappen Mengen an Eiweiß und Fett häufig bei körperlich stark tätigen Kranken überschritten werden.

die Wägungen der gewichtsmäßig zu bestimmenden Nahrungsmittel jedesmal genau durchgeführt werden müssen, und daß Schätzungen, bei denen meist der Wunsch der Vater des Gedankens ist, dafür keinerlei Ersatz bieten. Über den Caloriengehalt Angaben zu machen, ist meist zwecklos, weil viel zu kompliziert. Wo nicht besondere Indikationen für Über- oder Unterernährung vorliegen, genügt meist der Appetit als Regulativ und die Waage in 8tägigen Abständen zur Kontrolle des Körpergewichts. Es ist zweckmäßig, jedem Kranken eine Äquivalenttabelle wie auf S. 172 mitzugeben, damit er innerhalb der ihm erlaubten Kohlehydrate Austausche vornehmen kann. Die Durchführung der Dauerdiät im Hause muß vom Hausarzt durch häufigere Urinkontrollen, die intelligente und nicht zu ängstliche Kranke nach genauer Anweisung auch selbst vornehmen können, durchgeführt werden. Wenn irgend möglich sollten in Abständen von einigen Wochen oder Monaten auch Blutzuckerbestimmungen gemacht werden. Der Ausdruck Dauerdiät soll nicht besagen, daß die verordnete Diät unabänderlich ist. Jeder Änderung im Kohlehydrathaushalt muß die Diät sich anpassen. Infektionskrankheiten, Aufregungen und Sorgen, Überanstrengungen usw. bedingen oft Verschlechterungen, wenn auch meist nur vorübergehender Art. Auch Besserungen der Toleranz als Zeichen der Erholung des Inselorgans unter zweckmäßiger Kost sind nicht so selten und können für die Diät durch Gestattung größerer Kohlehydratmengen, die selbstverständlich in jedem Falle vorsichtig und allmählich ausprobiert werden müssen, nutzbar gemacht werden.

Außer den geschilderten Verfahren, die beim leichten Diabetiker fast immer zum Ziele führen, seien noch ein paar *Sonderregime* kurz erwähnt, die zum Teil umstritten, im allgemeinen nur für Einzelfälle in Betracht kommen und heute meist kaum noch durchführbar sind.

Unter den *Kohlehydratkuren* sind es die Haferkur von v. NOORDEN, die Mehlfrüchtekur von FALTA und die kohlehydratreichen Regime von PORGES-ADLERSBERG sowie SANSUM-GEYELIN. Im ersteren Falle handelt es sich um die besonders günstige Wirkung des Hafers (150—180 g Hafermehl oder Grütze trocken mit etwa der gleichen Menge Butter) auf Ketonurie und Darm. Meist genügen eingeschobene Tage, eine eigentliche Kur ist nur selten notwendig.

Eine Fortsetzung der Hafertage in Form einer länger dauernden Kost, unter Ausdehnung auf die wichtigsten Cerealien, stellt die Mehlfrüchtekur FALTAS dar. Ein weiteres Merkmal ist ihr bewußt niedriger Gehalt an Eiweiß, vor allem in animalischer Form.

Am modernsten sind die kohlehydrat- und eiweißreichen und abnorm *fettarmen Regime*, die bei Kindern von STOLTE bis zur freien Diät ausgeweitet werden. Sie sind zum Teil noch sehr umstritten und noch nicht genügend erprobt. Sie kommen vorläufig nur für eine stationäre Behandlung in Betracht, der praktische Arzt sollte sich nicht mit ihnen abgeben.

Während heute von mancher Seite das Fett für besonders schädlich beim Diabetiker erklärt wird, gibt es auch andererseits Verfahren, in denen dieser Nährstoff ganz ins Zentrum der Diät gestellt wird und in Mengen bis zu 250 g pro die bei extrem eiweiß- und kohlehydratarmer Kost empfohlen wird (PETRÉN-Kur, NEWBURGH-MARSH-Verfahren). Wenn für manche Fälle ihre günstige Wirkung auch nicht zu bestreiten ist, so kommen sie doch für deutsche Verhältnisse nicht in Betracht. Erst recht gilt das für die jetzige Zeit.

Da für viele Kranke der Zucker schwer entbehrlich ist und die obengenannten Süßstoffe nicht ideal sind und vor allem calorisch überhaupt nicht in Betracht kommen, sind Ersatzzucker empfohlen worden, so die Salabrose, ein Anhydrozucker, wie er im Caramel (GRAFE) vorkommt, und vor allem das Sionon (THANNHAUSER), ein Zuckeralkohol und die Pentose „Xylose“[1]. Diese Präparate schmecken angenehm süß, haben ähnlichen Caloriengehalt wie der Zucker und machen in mittleren Dosen weder Harn- noch Blutzuckererhöhung. Zur Zeit werden sie meines Wissens nicht hergestellt.

[1] Xylose wird demnächst von den Carbonwerken Lübeck-Schlutup in den Handel gebracht.

Die Insulinbehandlung. Das Insulin (vgl. S. 160) wird durch geeignete Extraktions- und Fällungsverfahren aus tierischem Pankreasgewebe gewonnen, wobei durch besondere Methoden alle störenden Beimengungen, insbesondere auch die letzten Spuren von Fermenten und artfremdem Eiweiß beseitigt werden. Die meisten im Handel erhältlichen Präparate bestehen aus chemisch reinem Insulin, das nach dem Verfahren von Abel gewonnen ist. Die Dosierung geschieht in Einheiten, wobei eine klinische oder internationale Einheit 0,1 mg eines absolut reinen Standardpräparates entspricht. Die Eichung wird meist auch noch biologisch vorgenommen, durch Blutzuckerkontrolle beim Kaninchen. Eine Kanincheneinheit, das Dreifache der klinischen Einheit, ist die Menge Insulin, die den Blutzucker eines hungernden Kaninchens von 2000 g Gewicht auf die Hälfte (etwa 0,045%) herabsetzt.

Die richtige Dosierung wird in den einzelnen Ländern von besonderen Insulin-Komitees [1], welche die Prüfung am Menschen vornehmen, überwacht. Von den in Deutschland geprüften Altinsulin- und Depotpräparaten seien die Insuline der I. G. Farben, Standardinsulin, Depotinsulin, Depotinsulin klar und Nativinsulin, von der Firma Degewop (Schering), die Präparate Standardinsulin, Protaminzinkinsulin und Neoinsulin genannt. Auch gegen die Verwendung geprüfter ausländischer Präparate (Leo, Ely Lilly, Novo etc.) bestehen keine Bedenken. Wir können sie heute nicht entbehren. Insulin wird in drei Stärken (100, 200, 400 E in 5 ccm) in kleinen, mit Gummikappe versehenen Fläschchen in den Handel gebracht. Die Einverleibung kann vorläufig nur durch *Injektion* (meist subcutan, eventuell auch intravenös oder intramuskulär) erfolgen, da alle peroralen Versuche bisher an der Zerstörung des Insulins durch Trypsin und ähnlich wirksame Darmfermente gescheitert sind.

Die letzten 15 Jahre brachten einen großen Fortschritt durch die Schaffung wirksamer Depotpräparate. Angesichts der bisherigen Fehlschläge mit allen oralen Insulinpräparaten kam es darauf an, Insulinpräparate herzustellen, die langsam aufgesogen werden und so die natürliche Insulinwirkung im Körper nachahmen. Hagedorn gelang zuerst die Lösung dieser sehr wichtigen Aufgabe durch Schaffung des Protamin-Insulins, eines Insulins, das an Clupein, einen aus Fischsperma gewonnenen Eiweißkörper, gebunden ist. Statt des Protamins lassen sich auch andere resorptionsverzögernde Zusätze verwenden, z. B. Surfen (I. G.) Urotropin (Scherings Neoinsulin). Sehr brauchbar ist auch das Nativinsulin (I. G.).

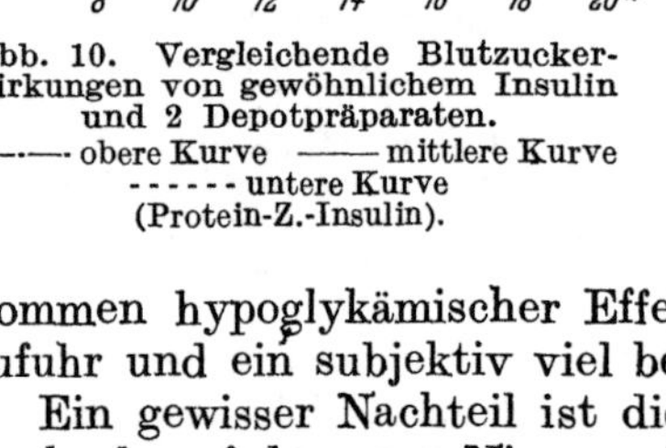

Abb. 10. Vergleichende Blutzuckerwirkungen von gewöhnlichem Insulin und 2 Depotpräparaten.
-·-·- obere Kurve —— mittlere Kurve
- - - - - - untere Kurve (Protein-Z.-Insulin).

Die glänzende Wirkung dieser modernen Depotpräparate, im Vergleich zu altem Standardinsulin, äußert sich in der allmählichen Senkung des Blutzuckers, der lang anhaltenden Erniedrigung und dem langsamen Wiederanstieg (vgl. Abb. 10).

Die Vorteile sind weiter das Fehlen von größeren Blutzuckerschwankungen, die Verminderung der Zahl der Injektionen und der Größe der Einzeldosen, das seltenere Vorkommen hypoglykämischer Effekte, die Ermöglichung größerer Kohlehydratzufuhr und ein subjektiv viel besseres Befinden.

Ein gewisser Nachteil ist die langsame Einstellung des Kohlehydratstoffwechsels auf das neue Niveau. Eintretende Hypoglykämien sind hartnäckiger und erfordern größere und längere Darreichung von Zucker.

Insulin wird heute im allgemeinen fast nur noch in Form der Depotpräparate gegeben, eventuell in Mischung mit kleinen Mengen Altinsulin.

[1] Leider liegt die heutige Insulinproduktion in Deutschland, besonders in der Ostzone, noch sehr im Argen und ist vorläufig unzureichend. Große amerikanische Spenden decken zum großen Teil das Defizit. Durch die Trennung in Ost und West und sonstige große Schwierigkeiten hat das deutsche Insulinkomitee seine systematische Prüfungsarbeit noch nicht wieder aufgenommen.

Ungeeignet ist nur das frische, schwere Koma, das der Zufuhr des sofort und stark wirkenden Altinsulins bedarf, doch kann nach Überwindung der akuten Gefahr auch hier bald zu Depotpräparaten übergegangen werden.

Indikationen für Insulin sind das Coma diabeticum (vgl. S. 166), Komplikationen des Diabetes jeglicher Art und die Unmöglichkeit, allein durch Diät bei ausreichender Nahrung eine Regularisierung des Kohlehydratstoffwechsels zu erreichen. Ziel ist in jedem Falle die Erreichung von Zucker- und Ketonkörperfreiheit im Harn und von annähernd normalem Blutzucker.

Im *Koma*, dem früher fast immer tödlichen Endzustande der Erkrankung, feiert das Insulin, sofern es noch rechtzeitig, d. h. in den ersten 10—20 Stunden gegeben wird, seine größten Triumphe. Die Dosen müssen manchmal sehr hoch bemessen werden (bis zu 2000—3000 E Altinsulin), am besten sofort 100 E, davon die Hälfte intravenös. Ist kein Erfolg da, so ist diese Dosis nach 2 Stunden zu verdoppeln, fehlt auch dann noch die Wirkung, so ist sie nach weiteren 3 Stunden zu vervierfachen. Mit diesen hohen Dosen ist in sehr schweren Fällen fortzufahren, bis das Koma beseitigt ist oder der Kranke stirbt, was gewöhnlich erst bei über 20 bis 24 Stunden dauernder Bewußtlosigkeit die Regel ist. Je länger das Koma besteht, um so größer müssen die Mengen sein, im Anfang meist 150 bis 200 E. Mit dem Verschwinden von Ketonkörper und Zucker aus dem Harn muß mit den Dosen rasch heruntergegangen werden, um Hypoglykämien zu vermeiden. Bei intravenöser Darreichung ist es zweckmäßig, 20—50 ccm 20—50%ige Zuckerlösung und zur Hebung der Herzkraft 0,3—0,5 mg Strophanthin beizufügen. Joslin empfiehlt in jedem Fall Magenspülungen. Das früher in großen Mengen gegebene Alkali kommt heute höchstens in kleinen Mengen in Betracht. Während des Komas hat jede Nahrungszufuhr, außer den kleinen Zuckermengen, zu unterbleiben.

Bei *Komplikationen* ist vor allem darauf zu achten, daß auch der Blutzucker normal wird. Voraussetzung für eine optimale Insulinwirkung ist in jedem Falle eine sachgemäße diätetische Behandlung in der vorher angegebenen Art. Bei fehlender oder unzweckmäßiger Diät sind unverhältnismäßig große Insulinmengen nötig und alle Gefahren, die auch dieses Mittel besitzt, werden akut.

In unkomplizierten Fällen dient das Insulin dazu, eine diätetisch allein nicht erzielbare ausreichende Ernährung mit entsprechendem Caloriengehalt und einer Menge von etwa 2—3 g Kohlehydrat und 1 g Eiweiß je Kilogramm (vgl. die Standardkost auf S. 174) zu gewährleisten. Standardinsulin wird im allgemeinen $^1/_2$—$^3/_4$ Stunde, Depotpräparate etwa 2 Stunden vor der Mahlzeit gegeben, wobei der Hauptteil der Kohlehydrate auf die unter Insulinwirkung stehenden Stunden massiert wird. Man soll möglichst versuchen, mit einer Injektion auszukommen, doch sind oft 2, seltener mehr Einspritzungen wegen der Schwere der Erkrankung nicht immer zu vermeiden. Die notwendige Menge Insulin läßt sich vorher nicht voraussagen, es bestehen auch keine festen Beziehungen zwischen Harnzuckermenge und Insulinbedarf. Sofern nicht Koma oder Komagefahr infolge starker Acidose bestehen und der Kranke nicht schon annähernd richtige Insulinmengen zuletzt bekommen hat, empfiehlt es sich, beginnend mit 10 E morgens, die Insulinzufuhr allmählich bis auf die Höhe des Bedarfs, d. h. der Normalisierung des Kohlehydratstoffwechsels zu steigern. Vor zu hohen Dosen ist zu warnen, da sie die Gefahr der Schädigungen heraufbeschwören.

Überdosierung führt zum Krankheitsbild der sog. *Hypoglykämie*, sehr vielgestaltigen Vergiftungserscheinungen, die als Begleiterscheinungen eines abnorm tiefen (unter 0,07%) Blutzuckers auftreten. Sie beginnen in leichtester Form mit Heißhunger, Schwitzen, Mattigkeit, geringer psychischer Beeinträchtigung und können sich über allgemeine Apathie und Abulie sowie manchmal psychotische Störungen steigern bis zur tiefen Bewußtlosigkeit mit organisch bedingten Lähmungen und Krämpfen. Kinder und labile Vasomotoriker, vor allem weiblichen Geschlechts, sind besonders gefährdet. Körperliche Anstrengungen, Verschiebungen der Mahlzeiten und Durchfälle begünstigen das Auftreten der Vergiftung. Das Coma hypoglycaemicum, das im klinischen Bilde größte Ähnlichkeit mit dem Coma diabeticum hat und leider oft genug mit diesem infolge Unterlassens der Urinuntersuchung verwechselt wird, kann in sehr seltenen Fällen tödlich enden, zumal wenn es verkannt wird. Mancher Kranke hat die Unwissenheit seines Arztes, der das Coma hypoglycaemicum nicht als solches erkannte und eine erneute große Insulinmenge injizierte, mit dem Tode bezahlen müssen. Glücklicherweise läßt sich bei richtiger Erkenntnis der Sachlage die Hypoglykämie bis auf das irreversible Endstadium des Komas immer rasch und vollständig durch sofortige Kohlehydratzufuhr beseitigen. Bei ganz beginnenden Symptomen genügen 1—2 Stück Zucker, die jeder insulinbedürftige Diabetiker bei sich tragen sollte, oder eine Citronenlimonade mit Zucker, in schweren Fällen sind größere Zuckermengen (30—50 g), bei Depotpräparaten sogar manchmal 100—150 g nötig, eventuell in Form subcutaner oder besser intravenöser Injektionen. In besonders schweren Fällen kann dazu noch der Antagonist des Insulins, Adrenalin (1 mg subcutan), oder bei Kollaps 0,25—0,4 mg Strophanthin oder Sympatol bzw. Veritol injiziert werden. Meist setzt schlagartig die günstige Wirkung ein.

Auch sonst gibt es vereinzelt Nebenwirkungen des Insulins. Vor allem sind es Wasserretentionen mit Ödemen und oft recht erheblichen Gewichtszunahmen, vereinzelt bei Herzkranken auch Verschlechterungen der Herzleistung, anaphylaktische Erscheinungen (Rötungen, Schwellungen und Urticaria der Haut), sowie Fettschwund an den häufig benutzten Injektionsstellen (Lipodystrophie).

Ein sehr kleiner Teil der Zuckerkranken spricht auf Insulin nicht in wünschenswerter Weise an. Bei manchen müssen zur Beseitigung der letzten Zuckermengen im Harn oder der Blutzuckererhöhung die Dosen stark gesteigert werden (relative Resistenz), oder — eine große Seltenheit — ein Effekt ist überhaupt nicht zu erzielen, wie z. B. bei Komplikationen mit schweren Infektionskrankheiten, besonders Sepsis und Pneumonie (absolute Resistenz) und Basedow.

Medikamentöse und physikalische Therapie. Unter den vielen Versuchen, die Zuckerkrankheit medikamentös zu beeinflussen, kommt nur der Hefe, einem sehr alten Mittel, in Mengen von 20—50 g täglich über lange Zeit oral gegeben oder dem darin vor allem wirksamen Vitamin B_1, eine gewisse Bedeutung zu. Erwähnt seien auch die Guanidinpräparate, die allerdings heute nur noch selten gegeben werden und schwer zu bekommen sind.

FRANK empfahl 1926 das *Synthalin* (Dekamethylendiguanidin). Tatsächlich läßt sich mit diesem Präparat und seinen Verbindungen ebenso wie beim Tier auch beim Menschen die Glucosurie und die Hyperglykämie herabdrücken. Der große Enthusiasmus, mit dem dies Mittel zuerst begrüßt wurde, hielt aber einer Kritik auf die Dauer nicht stand. Es wurden Giftwirkungen der üblichen therapeutischen Dosen auf Leber und Darm beschrieben, und die Leistungsfähigkeit, verglichen mit dem Insulin, erwies sich doch als außerordentlich gering. So bleibt nur ein kleiner Prozentsatz von Diabetikern (höchstens 5—10%) übrig, für die Synthalin manchmal in Betracht kommt, Fälle, die an der Grenze der Insulinbedürftigkeit stehen und sich gegen Insulin sträuben, besonders beim Altersdiabetes. Hier können manchmal 10—15 E Insulin durch periodische Gaben von 3mal täglich 5—10 mg Synthalin während 3—4 Tagen mit nachfolgender 1—2tägiger Pause ersetzt werden.

Vor allen anderen Medikamenten gegen die Zuckerkrankheit ist dringend zu warnen. Auch die physikalische Therapie ist wenig zuverlässig. Gute Erfolge hat hier nur die Bewegungstherapie aufzuweisen. Die Anregung des Muskelstoffwechsels in jeder Form, soweit sie nicht zur Erschöpfung führt, wirkt sich fast immer im Kohlehydrathaushalt günstig aus und muß deshalb gefördert werden. Nur beim insulinierten Diabetiker ist wegen der Gefahr einer Hypoglykämie eine gewisse Vorsicht am Platze. Günstig wirkt zweifellos auch in vielen

Fällen das Höhenklima, während die Erfolge der Strahlentherapie der verschiedensten Art (Röntgenbestrahlung, Diathermie Kurzwellen usw.) sehr umstritten sind.

Daß *Bade- und Trinkkuren* in Homburg, Karlsbad, Kissingen, Marienbad, Mergentheim Neuenahr usw. in vielen Fällen, besonders bei Leichtkranken, günstig wirken, unterliegt keinem Zweifel, sofern eine geeignete Diät eingehalten wird. Die Wirkung ist außerordentlich komplex und schwer analysierbar. Der Einfluß der einzelnen Quellen auf den Kohlehydratstoffwechsel, für sich allein betrachtet, ist nur gering oder unsicher. Somit können Bade- und Trinkkuren niemals als ein Ersatz, sondern nur als eine Unterstützung, höchstens als eine gewisse Entlastung der Diät und Insulintherapie betrachtet werden.

Diabetikerfürsorge. Die tatsächlichen Erfolge der Diabetestherapie im häuslichen Milieu gemessen an dem, was theoretisch erreichbar ist und zum Teil unter sachgemäßer klinischer Behandlung auch erreicht wird, sind immer noch unbefriedigend. Während nach JOSLIN im 1. Jahrzehnt dieses Jahrhunderts in der Klinik 18,1% starben, sind es heute nur noch 4%. Die durchschnittliche Lebensdauer seit Einsetzen der ersten Erscheinungen ist von 3,1 Jahre 1914 auf 14,1 Jahre 1946 (JOSLIN) verlängert. Ähnlich niedrig sind auch die günstigsten Mortalitätszahlen für die klinische Behandlung. Im häuslichen Milieu, wenn die Kranken nach erfolgreicher klinischer Behandlung sich selbst überlassen sind, ist aber leider die Sterblichkeit um ein Vielfaches höher. Zur weiteren Verbesserung des Schicksals der zu Hause lebenden Zuckerkranken dienen die Bestrebungen der jetzt in fast allen Großstädten und an vielen Kliniken eingerichteten Diabetikerfürsorgestellen. Sie übernehmen in Zusammenarbeit mit den behandelnden Ärzten die ambulante Überwachung, Beratung und Instruktion der Kranken, eventuell unter Abhaltung von aufklärenden Kursen und Einsatz von Schwestern, welche in den Häusern der Kranken selbst die Kontrolle vornehmen. Wenn irgend möglich, suchen sie auch die wirtschaftlichen Schwierigkeiten, die so oft die Ursache schlechter Dauererfolge sind, durch Verbilligung von Insulin und Lebensmitteln, sowie Einwirkung auf die Versicherungsträger zu verbessern. Jeder

Merkblatt und Paß für Zuckerkranke.

1. *Name:* Familienstand: Beruf und Arbeit: Geburtsjahr:

Länge	Körpergewicht	Calorien	Kohlehydrate	Insulin-E

2. *Dauerkost:*
3. *Verteilung der Nahrungsmittel auf die Mahlzeiten:*

	Insulinverteilung Stunde	Einheit
1. Frühstück:		
2. Frühstück:		
3. Mittagbrot:		
4. Nachmittag:		
5. Abendbrot:		

4. *Anweisung zur Insulineinspritzung:* Einspritzung Minuten vor der Mahlzeit.
5. *Verhalten bei zu starker Insulinwirkung:* Kenntlich durch Schweißausbruch, Zittern, Schwächegefühl, Augenflimmern: Stets Zuckerstückchen oder Brot in der Tasche tragen und gegebenenfalls sofort einnehmen.
6. *Verhalten bei Verschlechterung der Zuckerkrankheit oder andersartiger Neuerkrankung (Erkältung, Fieber, Halsschmerzen, Magen- und Darmstörungen, Furunkeln oder Eiterungen):* Plötzliche Verschlechterung der Zuckerkrankheit zeigt sich durch zunehmende Müdigkeit, unbegründete Erregungszustände, auch durch Schmerzen in der Oberbauchgegend an.
   a) Sofort den Arzt aufsuchen!
   b) Das vorgeschriebene Insulin niemals ohne ärztliche Verordnung absetzen oder ändern.
   c) Falls Brot oder Hafer nicht genommen werden können, sind die vorgeschriebenen Kohlehydrate in Form von Zucker zu nehmen.
   Es entsprechen: 10 g Brot = 5 g Zucker.
   30 g Hafer = 20 g Zucker.
7. *Verhütung von Hautinfektionen:* Injektionsspritze sorgfältig desinfizieren, Nadel kochen, Hautstelle mit Spiritus abreiben. Gute Körperpflege (häufige Waschungen).
8. *Brandverhütung (besonders bei älteren Patienten):* Ständige sorgfältige Fußpflege.

Diabetiker muß genaue quantitative schriftliche Angaben über seine Diät und seinen Insulinbedarf, sowie allgemeine Verhaltungsvorschriften bei sich führen. Als Beispiel eines solchen Merkblattes diene der für die Stadt Berlin früher ausgearbeitete, gekürzt wiedergegebene Diabetikerpaß, dessen Angaben sich auf die Dauerkost beziehen (s. S. 179).

Durch die Diabetikerfürsorgestellen ist es nicht nur gelungen, in gewissen Bezirken Zahl und Länge der klinischen Behandlung herabzusetzen, sondern vor allem die Komafälle in weitem Maße zu verhindern.

Prognose. Bei keiner chronischen Krankheit mit Ausnahme der perniziösen Anämie hat die moderne Therapie so große Erfolge aufzuweisen wie bei der Zuckerkrankheit. Nach den günstigsten Statistiken von JOSLIN ist die Mortalität an Koma, der Haupttodesursache der Krankheit, von 63,8% in den Jahren 1898—1914 auf 3,1% in den Jahren 1944—1946 abgesunken. In den gleichen Abschnitten ist die Dauer der Krankheit bis zum Tode von 4,9 auf 14,1 Jahre, das Durchschnittsalter der Kranken von 44,5 auf 64,5 Jahre, bei Ärzten sogar auf 66,3 Jahre angestiegen, letzteres ein Zeichen, wie wesentlich die Prognose von der Kenntnis und sorgfältigen Behandlung der Krankheit abhängt. Die besten deutschen Zahlen liegen allerdings auf der ganzen Linie tiefer. In der Würzburger Medizinischen Klinik starben von fast 2000 Diabetikern der Jahre 1924—1940 6%, das Durchschnittsalter stieg im letzten Jahrzehnt auf 59,5 Jahre. Diese, vor allem die JOSLINschen Zahlen reichen schon sehr nahe an die durchschnittliche Lebensdauer der Menschen überhaupt heran. JOSLIN hat schon recht, wenn er kürzlich schrieb: „Man kann im allgemeinen sagen, daß ein Tod an Diabetes nicht länger erlaubt ist.“

Zur Ausheilung der Krankheit oder einem Latentwerden bei voller Kost ohne Insulin kommt es nur sehr selten, doch kenne ich mehrere derartige Fälle aus dem ersten Weltkriege, vereinzelte auch aus dem zweiten.

Glänzend hat sich auch die Arbeitsfähigkeit gestaltet. Während um die Jahrhundertwende fast alle Arbeiter der Hand invalidisiert werden mußten, sind heute bei geeigneter Behandlung und richtiger Lebensweise Kranke ohne Komplikationen über 90% voll oder nahezu voll arbeitsfähig.

Anhang: Überfunktionskrankheiten des Kohlehydratstoffwechsels.

(Primärer Hyperinsulinismus [Inselzellentumor] und Glykogenose [Glykogenspeicherkrankheit von v. GIERCKE].)

Außer den Unterfunktionskrankheiten des Inselapparates sind theoretisch noch weitere Entgleisungen des Kohlehydratstoffwechsels denkbar. Nur zwei derartige sind als sehr seltene Leiden festgestellt, der primäre Hyperinsulinismus die Überfunktionskrankheit des Pankreas und die Glykogenose von v. GIERCKE, die Glykogenspeicher- und Abbaukrankheit.

Hyperinsulinismus. Hypoglykämien sind meist sekundärer und symptomatischer Natur. Physiologisch kommen sie bei intensiver Muskelarbeit und als Sekundärreaktion nach sehr reichlicher Nahrungsaufnahme und bei Laktation vor. Ferner können sie Begleiterscheinungen anderer Erkrankungen, besonders der Leber, anderer Inkretorgane und des Nervensystems sein. Schließlich finden sie sich exogen bei vielen Vergiftungen (Chlor, Phosphor, Strychnin, Morphium Atrophin, Ergotamin usw.) und nach Verwendung bestimmter Medikamente (Insulin, Synthalin usw.). Um einen primären essentiellen Hyperinsulinismus (HARRIS 1924) handelt es sich nur dann, wenn Veränderungen der LANGERHANSschen Inseln mit Hypoglykämie infolge vermehrter Insulinproduktion die Ursache sind. Zugrunde liegt in den einwandfreien Fällen ein Tumor des Inselapparates, meist von 1—2 cm im Durchmesser. In den bis 1944 von FRANTZ aus der Weltliteratur zusammengestellten operierten oder sezierten 149 Fällen handelte es sich 106mal um ein gutartiges Adenom, in dem Rest mit Wahrscheinlichkeit oder Sicherheit um ein Carcinom. Die Symptome sind die gleichen wie bei der durch zu große Insulindosen hervorgerufenen Hypoglykämie (vgl. S.177) Nur sind die Krankheitsbilder meist schwerer, besonders auf psychischem und neurologischem Gebiete (Epilepsie). Die Krankheit tritt in der Regel in Anfällen auf. Diese setzen zunächst vereinzelt besonders nach starken körperlichen oder seelischen Anstrengungen ein; mit zunehmendem Wachstum der Tumoren werden sie spontan häufiger und schwerer, besonders nüchtern und mehrere Stunden nach einer reichlichen Mahlzeit. Der Blutzucker kann dabei bis 9 mg-% herabgehen. Ohne Therapie führen sie über kurz oder lang schließlich im Coma hypoglycaemicum zum Tode.

Die *Therapie* im einzelnen Anfalle ist die gleiche wie bei der Insulinhypoglykämie. Die erforderlichen Kohlehydratmengen sind aber meist viel größer, am besten mit gleichzeitigen Adrenalin- und Hypophysininjektionen. Durch eine sehr kohlehydratarme, eiweiß- und fettreiche Kost hat man die Attacken mit wachsendem, aber meist nur geringem Erfolge zu unterdrücken oder zu mildern versucht. Besser, aber auch nur vorübergehend gelang dies in einzelnen Fällen mit Injektionen des stark toxisch wirkenden Alloxans (BRUNSWIG u. a., vgl. S. 160). Die einzig wirklich wirksame Therapie ist die Entfernung des Pankreastumors, die aber nur bei gutartigen Adenomen zu Dauerheilungen führt. Bei einzelnen Operationen anscheinend ganz typischer Fälle konnte kein Tumor gefunden werden, so daß die Möglichkeit besteht, daß es auch einen nicht durch Tumor, sondern durch sonstige genuine Insulinüberproduktion entstandenen primären Hyperinsulinismus gibt. Vorläufig ist diese Frage aber noch nicht spruchreif.

Die Glykogenose (Glykogenspeicherkrankheit von v. GIERCKE) ist eine sehr seltene Erkrankung des frühen Kindesalters, die mit enormer Vergrößerung von Leber und Nieren infolge gewaltiger Anhäufung von Glykogen einhergeht. Auch Herz und Gehirn können einen sehr stark erhöhten Glykogengehalt aufweisen. Fast stets besteht eine Hypoglykämie und Ketonurie, oft ein vermehrter Fettansatz. Zuckerzufuhr hilft auch hier, dagegen versagt Adrenalin. Die Prognose ist auch hier auf die Dauer meist schlecht, doch kommen auch spontane Heilungen vor (BEUMER). Das Wesen der Krankheit ist noch nicht aufgeklärt, ein einfacher Hyperinsulinismus scheint nicht vorzuliegen.

5. Die Gicht.

Unter Gicht (wahrscheinlich von gutta = Tropfen[1]) verstehen wir in Deutschland eine fast immer konstitutionelle teils in akuten Schüben, teils von vornherein chronisch verlaufende Erkrankung des Gesamtorganismus, gekennzeichnet durch Abscheidung harnsaurer Salze an den verschiedensten Körperstellen, besonders in den Gelenken und ihrer Umgebung, meist ausschließlich bei Männern.

Die schon von HIPPOKRATES beschriebene Krankheit verschwand im Heere der rheumatischen Leiden, bis sie SYDENHAM im 17. Jahrhundert als Sonderkrankheit abtrennte und in klassischer Weise auf Grund persönlichen Erlebens beschrieb. Trotzdem ist es auch heute noch nicht möglich, in allen Fällen eine scharfe Trennungslinie gegenüber den rheumatischen Erkrankungen zu ziehen, so daß die französische und zum Teil auch die englische Klinik sie immer noch als Untergruppe des sehr vagen und schwer definierbaren Arthritismus führt.

Vorkommen und Ätiologie. Im Gegensatz zu einer bei Laien und vielfach auch bei Ärzten weitverbreiteten Ansicht ist die Gicht in Deutschland eine ausgesprochen seltene Erkrankung. In Amerika scheint sie etwas häufiger vorzu-

[1] D. h. Absonderung von Tropfen in die Gelenke. Nach anderer Ansicht leitet sich der Name von Gegitscht = besprochen (LESSIAK) oder von dem altangelsächsischen guida = Schmerz (EBSTEIN) ab.

kommen (DUNCAN). Nur in einem sehr kleinen Teil der unter dieser Flagge segelnden Leiden handelt es sich tatsächlich um eine Gicht. Bei über 32000 Sektionen der Charité aus den Jahren 1901—1925 konnte nur 76mal, d. h. in 2,36‰ eine echte Gelenkgicht festgestellt werden (GUDZENT), unter 22588 Sektionen des Münchener Pathologischen Instituts von 1914—1934 nur 30mal und in allen diesen Fällen handelte es sich nur um Männer. In Deutschland und Amerika leiden nur 2—3‰ der Krankenhauspatienten an dieser Krankheit gegenüber weit höheren Zahlen in England (20—27‰). In Krieg- und Hungerzeiten nimmt sie sehr stark ab. In Amerika war das auch zur Zeit der „Prohibition“ (Alkoholverbot) der Fall. Neuerkrankungen sind heute in Deutschland nur sehr selten, auch in alten Fällen bleiben meist neue Anfälle aus oder verlaufen sehr viel milder. Nach großen amerikanischen Statistiken (WILLIAMSON) kommt auf 115 gichtkranke Männer nur 1 gichtkranke Frau. Unter meinen 20 Kranken, meist Privatpatienten, befand sich keine Frau. Die Gicht ist eine Krankheit des mittleren Lebensalters, die im 4. und 5. Lebensjahrzent das Maximum ihres Auftretens hat und in Kindheit und Greisenalter so gut wie überhaupt nicht vorkommt. Einmal ist sie aber auch bei einem Säugling beobachtet worden (UMBER). Die Gicht ist ausgesprochen erblich, nach VON VERSCHUER mit unregelmäßig dominantem Erbgange, die Angaben über Erblichkeit schwanken zwischen 10—100%. Bei sehr sorgfältig erhobenen Anamnesen zeigt sich, daß eine allgemeine Belastung mit einer der drei großen Stoffwechselkrankheiten (Fettsucht, Diabetes und Gicht) fast bei keinem Gichtiker fehlt. Die meisten Kranken sind überernährte Pykniker.

Oft besteht auch eine vererbte Disposition zu allergischen Reaktionen, die zusammen mit den drei großen Stoffwechselkrankheiten und dem Rheumatismus in Frankreich zur Prägung des Begriffs „Arthritisme“ geführt haben.

Wenn auch Beobachtungen bei doppelseitig schwer Belasteten darauf hindeuten, daß selbst rationellste Lebensweise von Kindesbeinen an den Ausbruch der Krankheit nicht immer verhindern kann, so scheint es mir doch keinem Zweifel zu unterliegen, daß im allgemeinen nur die Anlage vererbt wird und daß exogene Faktoren eine besonders wichtige Rolle spielen. Sonst wäre es ja nicht zu verstehen, daß echte Gicht bei Frauen, die den gleichen Vererbungsfaktor tragen, aber diesen exogenen Einflüssen wenig oder gar nicht unterliegen, eine so große Rarität ist.

Die Gicht ist ganz vorwiegend, wenn auch keinesfalls ausschließlich, eine Krankheit der Wohlhabenden, der Schlemmer. Betroffen sind vor allem Alkoholiker und Vertreter des Brauerei- und Gastgewerbes, dabei scheint der Alkohol selbst nicht die maßgebende Rolle zu spielen. Exzesse aller Art, besonders im Essen und oft noch mehr im Trinken, lösen oft den ersten Anfall aus. Besonders gefährlich ist großer Konsum von sehr purinhaltigen Nahrungsmitteln (Bries, Hirn, Leber, Niere usw.). Aber auch Belastungen des Organismus von ganz anderer Seite her, wie bei seelischen Erregungen und intensiver geistiger Anstrengung, können so wirken. So berichtete SYDENHAM, der erste große Kliniker der Gicht, von sich, daß er seine Anfälle besonders bei anstrengender Arbeit an seinem klassischen Werke über diese Krankheit bekam. Das Blei ist heute ätiologisch kaum noch von Bedeutung. Sicher spielen bei der Auslösung der Anfälle oft auch klimatische und jahreszeitliche Einflüsse (Übergangszeiten), besonders Kälte, eine Rolle. Das gleiche gilt für Traumen sowie Infektionen, besonders die Pneumonie mit ihrem starken Leukocytenzerfall. Auch Medikamente wie Leberpräparate, Salyrgan, Gynergen, Decholin, Insulin und Vitamin B_1 können auslösend wirken. Der Organismus des Gichtikers ist überhaupt labiler und anfälliger wie der des Gesunden.

Die Symptomatologie. *Der akute Gichtanfall (reguläre Gicht).* Der akute Anfall, von denen der erste gewöhnlich zwischen dem 35.—40. Lebensjahre einsetzt, betrifft ganz überwiegend (in etwa $^2/_3$ der Fälle) das Großzehengrund-

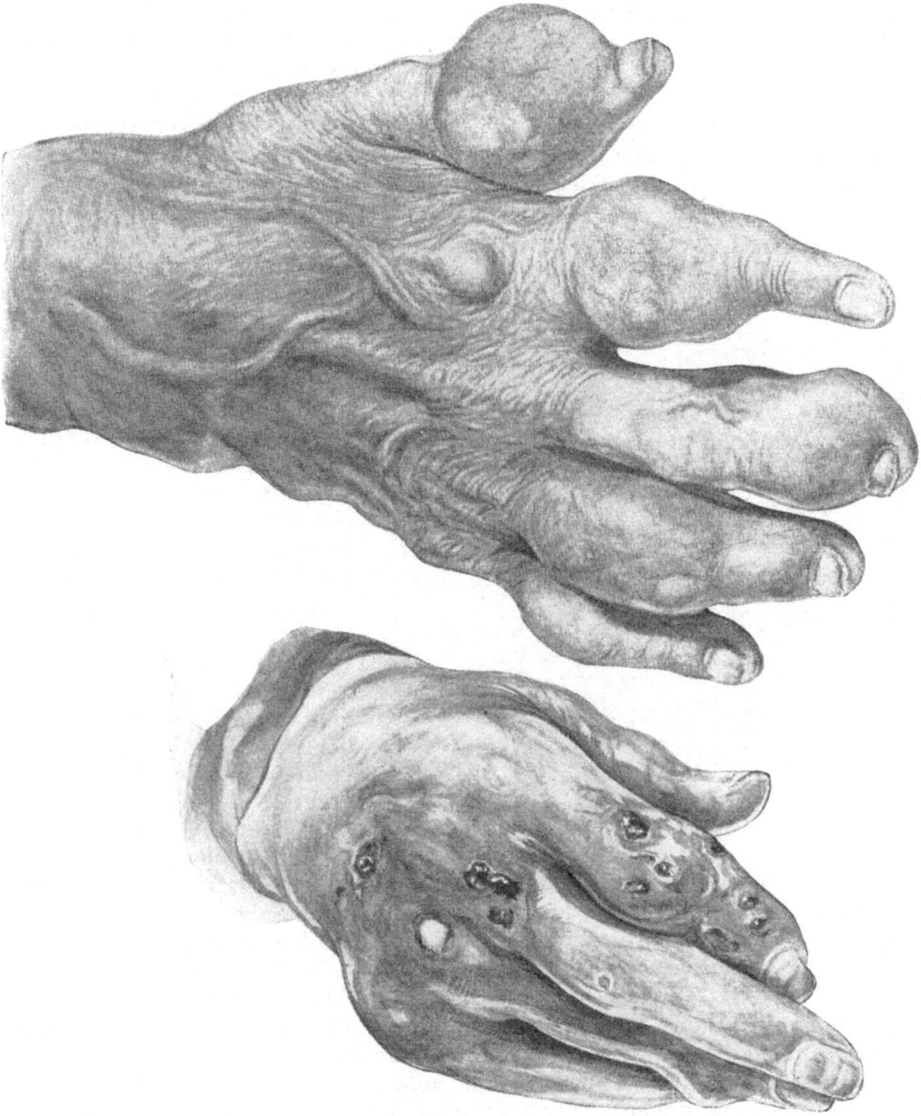

b

a

Abb. 11a u. b. Gichthände mit Tophi und Harnsäurefisteln. (Nach farbigen Abbildungen von F. Umber.)

gelenk (Podagra), dann in abnehmender Häufigkeit andere Fußgelenke (Sprunggelenk, Fußwurzelgelenke), Kniegelenke (Gonagra), Finger- und Handgelenke (Chiragra), Schulter- und Sternoclaviculargelenke, sehr selten Wirbelsäule und Hüftgelenke. Im allgemeinen wird auf einmal nur ein Gelenk erfaßt. Die meist nachts auftretenden Schmerzen, denen oft eine Art Inkubation mit gestörtem Allgemeinbefinden und dyspeptischen Beschwerden vorausgeht, sind von großer

Heftigkeit. Sie werden teils als bohrend, teils als brennend (wie bei Eingießen von siedendem Öl oder heißem Blei), teils als kneifend bezeichnet. Sie bleiben gewöhnlich nicht auf die Gelenke selbst beschränkt, sondern ergreifen auch die Nachbarschaft, Sehnen, Muskeln und Fascien. Gewöhnlich ist auch die Körpertemperatur erhöht, manchmal unter Schüttelfrost. Es kommt zu einer mäßigen Leukocytose mit Linksverschiebung. Die Blutkörperchensenkungsgeschwindigkeit ist meist stark erhöht, oft erst auf der Höhe oder im Abklingen des Anfalls. In der Regel ist das Allgemeinbefinden auch nach der psychischen Seite so schwer beeinträchtigt, daß vielfach das Gefühl einer schweren akuten Infektionskrankheit zustande kommt. Die betroffenen Gelenke und ihre Nachbarschaft zeigen alle Zeichen einer schweren akuten Entzündung: hochrote, oft teigige Schwellung, fühlen sich heiß an und sind äußerst druckempfindlich, so daß schon die Berührung und minimale Last des Bettuches als Qual empfunden wird. Manchmal entsteht, zumal bei stärkerer Beteiligung der weiteren Nachbarschaft und Gefäßerweiterungen, der Eindruck einer Phlegmone, was vorschnelle Ärzte schon zu Incisionen veranlaßt hat. Selten kommt es auch zu sekundären Infektionen. Nach wenigen Tagen, manchmal schon nach einigen Stunden, ist der qualvolle Zustand wieder vorüber, wenn auch eine gewisse Schwellung und Bewegungsempfindlichkeit noch länger anhalten können. Werden nacheinander mehrere Gelenke betroffen, so ähnelt das Bild sehr dem des akuten Gelenkrheumatismus. Leichte Anfälle können so geringe Erscheinungen machen, daß sie kaum beachtet und meist falsch gedeutet werden, es sei denn, daß charakteristische schon vorausgegangen sind. Die Zwischenräume zwischen den Einzelfällen betragen meist mehrere Monate bis einige Jahre, selten, daß einer isoliert bleibt.

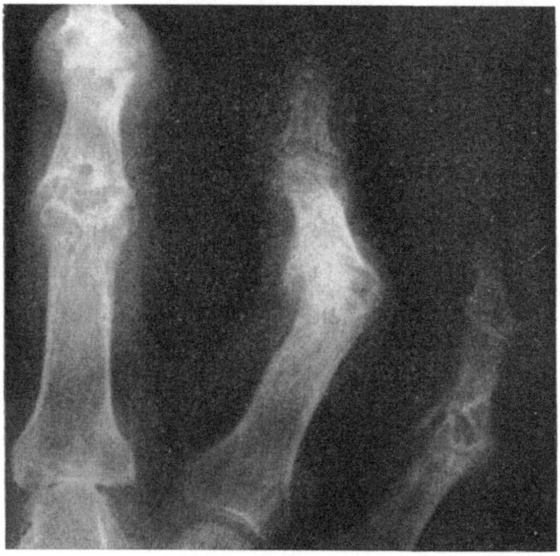

Abb. 12. Typisches Röntgenbild einer chronischen Gicht. (Eigene Beobachtung.)

Chronische Gicht. Während der erste Anfall gewöhnlich keine Spuren hinterläßt, führen gehäufte spätere Attacken am gleichen Gelenk zu deutlichen irreversiblen Veränderungen, die akute Gicht geht in die chronische Form über. Der Verlauf kann aber auch von vornherein schleichend sich gestalten. Welche schwere dauernde Deformierungen, Entzündungen und Ulcerationen dabei entstehen können, zeigen am besten die Abb. 11 a und b auf S. 183.

Aus den Fistelöffnungen entleeren sich Harnsäurekrystalle. Harnsäure wird nicht nur in den Gelenken und umgebenden Weichteilen abgelagert, sondern auch in den Knochen, deren Struktur dadurch in charakteristischer Weise zerstört wird. Auf diese Weise entstehen typische Röntgenbilder (vgl. Abb. 12) mit meist runden Löchern, den Ablagerungsstellen der Harnsäure, die die Röntgenstrahlen durchlassen und darum dunkler erscheinen wie der umgebende Knochen. Die Uratherde nekrotisieren das benachbarte Knochengewebe, so daß die Wände einbrechen und die Knochenreste sich ineinanderschieben. Die Röntgenbilder, wenn sie nicht sehr ausgesprochen sind, sprechen allerdings nicht eindeutig für Gicht, da Lochdefekte und mäßige Zerstörungen auch bei Arthrosis deformans und Gelenktuberkulose vorkommen. Auch Kombinationen sind möglich. Schließlich erfolgt eine so starke Zerstörung der Knochen, und die Ernährung der betreffenden Zehen oder Finger leidet, zumal bei gleichzeitiger Arteriosklerose, so schwer, daß ganze Zehen- oder Fingerglieder abfallen oder chirurgisch entfernt werden müssen.

Auch außerhalb der Gelenke kommt es in etwa 50% der Fälle zu Gichtknoten, sog. Tophi (= Tuffstein). Prädilektionsstellen sind Hände, Füße und die Ohrknorpel, gewöhnlich am Oberrand; manchmal werden auch Augenlider und Nasenflügel betroffen. Diese charakteristischen runden kleinen Knoten (vgl. Abb. 13a und b), meist einzeln, selten in Gruppen und Konglomeraten, gestatten oft schon auf den ersten Blick die Diagnose der Krankheit. Sticht man sie an, so entleert sich gewöhnlich eine weiße, breiige, krümelige Masse, die mikroskopisch aus Krystallen von Harnsäure und ihren Salzen sowie Cholesterin besteht.

Die sog. HEBERDENschen *Knoten*, die sich vor allem bei Frauen an den Mittel- und Endgelenken der Finger entwickeln und aus Verdickung der Gelenkkapsel und Knochenneubildung bestehen, haben im allgemeinen nichts mit Gicht zu tun, sondern sind Erscheinungsformen einer Arthrosis deformans. Auch hier können Kombinationen vorkommen.

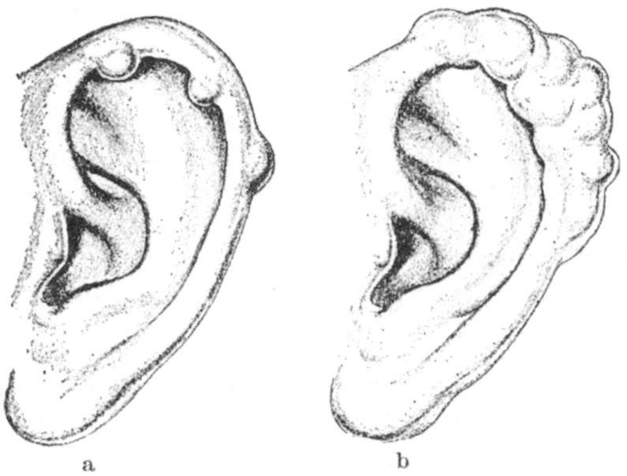
a b

Abb. 13a u. b. Gichttophi am Ohr. (Nach CH. ACHARD).

Extraartikuläre Erscheinungen bei der Gicht. Der CHARCOTsche Begriff der visceralen Gicht ist heute wohl nicht mehr aufrecht zu erhalten (LÖFFLER und KOLLER), da es sehr fraglich ist, wie weit die außerhalb der Gelenkerscheinungen auftretenden krankhaften Veränderungen im Körper wirklich gichtischer Natur sind. Dasselbe gilt für die sog. irreguläre Gicht von SYDENHAM und GARROD.

Am häufigsten werden Veränderungen außerhalb der Gelenke gefunden bei den Nieren, in denen oft auch anatomisch Uratablagerungen in Gestalt weißer Streifchen und Pünktchen gefunden werden. Bei etwa 30—50% der Gichtiker findet man bei häufigen genauen Untersuchungen hin und wieder oder dauernd kleine Mengen von Eiweiß und vereinzelte, meist hyaline Cylinder. EBSTEIN hat sogar eine primäre Nierengicht angenommen, doch ist diese Anschauung heute nicht mehr haltbar. Die häufig gefundenen Funktionsstörungen sowie Glomerulosklerosen und Schrumpfnieren haben höchstens sekundär etwas mit der Gicht zu tun, fast immer sind sie Teilerscheinungen einer allgemeinen Arteriosklerose.

Eine Störung der Partialfunktion der Niere hinsichtlich der Ausscheidung der Harnsäure und ihrer Salze fehlt, wenigstens zweitweise, in keinem Falle. Sie ist aber sicher nicht organisch bedingt. Perioden mit guter und schlechter Ausscheidung der Urate wechseln meist in Abhängigkeit von den Anfällen miteinander ab. Besonders bei starker Ausscheidung und in der Kälte kommt es oft zur Entleerung eines trüben Harns, dessen Sediment aus massenhaften Krystallen von Harnsäure, Uraten und Oxalaten besteht. Die diagnostische

Bedeutung dieses Befundes wird gewöhnlich erheblich überschätzt. Die Beziehungen zur Harnsteinbildung, die sich bei 10—20% der Gichtkranken findet, sind noch unklar. Dieser Prozentsatz ist immerhin so groß, daß hier wahrscheinlich doch kausale Zusammenhänge mit dem Grundleiden vorliegen. Es ist durchaus möglich, daß hier eine Art Nierentophus der Ausgangspunkt ist (Ebstein).

Erkrankungen der *Zirkulationsorgane* finden sich bei Gichtikern im Leben in fast der Hälfte der Fälle, bei der Sektion fast immer. Ganz überwiegend sind es Sklerosen und Atheromatosen der Gefäße mit Blutdrucksteigerungen. Wenn es sich dabei auch meist um von der Gicht unabhängige, auf die gleichen exogenen Schädigungen zurückzuführende Veränderungen handelt, so scheint es doch keinem Zweifel zu unterliegen, daß das Grundleiden oder dessen Ursachen das Auftreten der Gefäßleiden mit ihren typischen Folgeerscheinungen begünstigt.

Störungen von seiten der *Verdauungsorgane* (Dyspepsien, Durchfälle, Koliken usw.), vor allem vor und während typischer Gelenkanfälle, sind sehr häufig. Die Tatsache, daß sie manchmal stürmisch auch ohne Gelenkbeteiligung vorkommen, läßt an gastrointestinale Äquivalente denken. Daß Leberanschwellungen, vor allem Lebercirrhose und sonstige Störungen von seiten dieses Organs bei Gichtikern unverhältnismäßig häufig angetroffen werden, ist unbestritten. In vielen Fällen ist die Lebervergrößerung auf Fettleber und Stauung zurückzuführen, für die der Alkoholismus, die Überernährung und die Krankheiten der Zirkulationsorgane verantwortlich zu machen sind. Auch Leberlues kommt vereinzelt vor.

Gallensteine sind nicht häufiger als bei Menschen gleichen Alters und gleicher Konstitution.

Ob Krankheiten des *Respirationstractus* bei Gichtikern gehäuft vorkommen und ursächlich mit dem Stoffwechselleiden in Beziehung stehen, ist sehr unsicher. Vielleicht gilt es für die gesteigerte Neigung zu Infekten und asthmatischen Anfällen, auf die die französische Klinik im Sinne ihres Arthritismus besonderen Wert legt.

Beschwerden von seiten des *Nervensystems* in Gestalt einer gesteigerten allgemeinen Labilität des vegetativen Nervensystems, von Kopfschmerzen, Schwindelanfällen, Depressionen, Neurosen usw. werden bei Gichtikern oft angetroffen, aber auch hier dürften die fast nie fehlenden sklerotischen Prozesse manchmal die Hauptursache sein.

Von *Augenerkrankungen* seien Conjunctivitis, Skleritis, Episkleritis und Iritis erwähnt, doch ist es sehr fraglich, ob es sich dabei um gichtische Veränderungen handelt. Die *Haut* neigt zu Dermatitiden, Dermatosen aller Art, besonders zu Ekzemen.

Die sog. *atypische Gicht*. Es unterliegt keinem Zweifel, daß autoptisch Gicht gefunden werden kann, ohne daß im Leben typische Anfälle zu eruieren waren. Manche ältere Kliniker von Garrod bis Goldscheider haben sich bemüht, das Krankheitsbild einer atypischen Gicht zu konstruieren. Sofern sie sich auf den sicheren Nachweis von Tophi dabei stützen, hat es eine Berechtigung, dagegen ist dringend davor zu warnen, etwa auf ein so vieldeutiges Symptom wie Gelenkknirschen, noch dazu bei Frauen, bei denen es besonders oft auch ohne Gicht vorkommt, die Diagnose zu gründen. Es begünstigt das nur die Verwässerung der Diagnose und falsche Vorstellungen über die Häufigkeit dieser recht seltenen Erkrankung.

Stoffwechselpathologie und Theorie der Gicht. Im Mittelpunkt des Stoffwechselgeschehens bei der Gicht steht, wie Garrod schon erkannt hatte, die Harnsäure mit ihren Salzen und ihre Einwirkung auf den Körper, denn aus harnsauren Salzen, besonders Mononatriumurat, bestehen die gichtischen Ablagerungen. Ihre Muttersubstanz ist das im Körper selbst zerfallende oder von außen zugeführte Zellkerneiweiß (Nucleoproteid). Im ersteren Falle wird von endogener, im letzteren von exogener Harnsäure gesprochen. Die Nucleoproteide sind Verbindungen von Eiweiß mit Polynucleotiden. Das Eiweiß wird entweder im Gewebe oder im Magen-Darm-Kanal oder durch tryptische Fermente abgetrennt und in gewöhnlicher Weise zerlegt. Den Abbau der Polynucleotide besorgen spezifisch eingestellte Fermente, wie dies aus dem folgenden Schema hervorgeht.

Schema des Abbaues der Nucleinkörper. (Nach THANNHAUSER.)

Tierisches Polynucleotid (+ Thymonucleinase)
|
Mononucleotid
/ \
(+ Phosphatase) (+ Phosphatase + Desamidase)
| \
Aminopurin—Nucleosid (+ Desamidase) → Oxypuringlucosid (Oxypurinnucleosid)
|
Oxypuringlucosid (+ Nucleosidase)
|
Oxypurin (+ Xanthindehydrase)
|
Harnsäure.

(Die Fermente sind eingeklammert.)

Die Polynucleotide sind Gruppen von 3 Mononucleotiden der Nucleinsäuren, die ihrerseits aus einer Verbindung von Phosphorsäure-Zucker und einer Purinbase (Guanin, Adenin, Hypoxanthin, Xanthin) oder einer Pyrimidinbase (Uracil, Thymin, Cytosin) bestehen. Durch eine Phosphatase wird erst der Phosphor abgetrennt, die dann übrigbleibenden Nucleoside werden durch Nucleosidasen in ihre beiden Bestandteile Zucker und Purine zerlegt, die durch Desamidierungen und Dehydrierungen (oder Oxydationen) zur Harnsäure [Trioxypurin ($C_5H_4N_4O_4$)] werden. Die letztere entsteht beim Menschen anscheinend nur auf diesem Wege und ist von ihm nicht weiter aufspaltbar. Auch der Weg rückwärts ist versperrt, während aus Purinbasen Nucleinsäuren aufgebaut werden können. Die Harnsäure kommt in 2 tautomeren Formen vor:

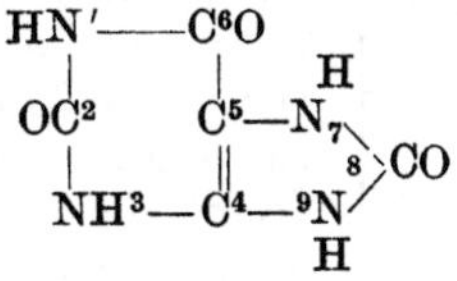

Ketoform (Lactamform)

und

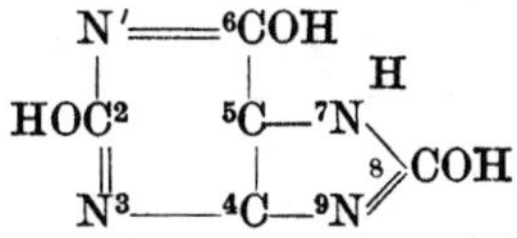

Enolform (Lactimform)

Die freie Säure, die nur 1% des Gesamtbetrages der Harnsäureverbindungen im Serum ausmacht, sowie ihre Salze sind außerordentlich schwer löslich, das hauptsächlich vorkommende Mononatriumurat mit 140,9 mg in 100 ccm destilliertem H_2O, im Serum nur zu 8,3 mg (GUDZENT). Der Nachweis geschieht qualitativ durch die Murexidprobe (Bildung von purpursaurem NH_4 nach Salpetersäureeinwirkung und Ammoniakzusatz), quantitativ-colorimetrisch mit Phosphorwolframsäure nach FOLIN und Mitarbeitern.

Die im Körper, vor allem im Knochenmark (50—60%), ferner im Muskel und in der Leber gebildete Harnsäure kreist im Blut als Biurat-Ion in einer Menge von normal 1,0—4,0 mg-%. Auch in höherer, übersättigter Lösung wird es durch Schutzkolloide vor dem Ausfall bewahrt. Die Ausscheidung erfolgt zum allergrößten Teil durch die Nieren, nur zu etwa 15—20% durch Speichel, Galle und vor allem den Darm. Bei 70—90% der Gichtiker ist die Bluthamsäure über 4,0 mg-% erhöht bis maximal 19 mg-%.

Die im Harn leicht faßbare Harnsäure als hauptsächlichste, wenn nicht einzigste Schlacke ist ein Maß für die Größe des Stoffwechsels der Purine und damit auch im gewissen Sinn des Kerneiweißes. Zur Beurteilung der Vorgänge im intermediären Stoffwechsel ist die Kenntnis der sog. endogenen Harnsäure (BURIAN und SCHUR) entscheidend. Ihr Minimalwert (0,3—0,6 g in der Norm) wird erst nach 2—3 Tagen Hungerns oder einer absolut purinfreien, d. h. keine Harnsäurebildner enthaltenden Kost erreicht. Die Harnsäureausscheidung bei gewöhnlicher Kost ist entscheidend bestimmt von der exogenen, in der Nahrung enthaltenden Quote. Bei eiweißarmer Kost liegen die Werte zwischen 0,5—1,0 g pro die, bei fleischreicher Kost zwischen 1,0—2,0 g, bei reichlicher Aufnahme nucleinreicher Organe (vgl. die Tabelle 11, S. 192) noch höher. Bei der Gicht ist die endogene Harnsäure in der Regel, wenn auch keineswegs immer vermindert. Das gleiche gilt für die exogene Menge in Belastungsversuchen, wobei der ganz überwiegende Teil in die interstitielle extracelluläre Flüssigkeit, die etwa 50% des Körpergewichts ausmacht, eintritt und höchstens nur kleine Mengen langsam in die Zellen. Bilanzversuche sind durch die Unvollständigkeit des Abbaues und der Resorption der Nucleine im Darm, sowie der Neigung zu Harnsäureretentionen schon normalerweise in ihrer Deutung erschwert. Verläuft beim Normalen die Ausscheidung der endogenen Harnsäure annähernd gleichförmig, so kommt es, wie Abb. 14 zeigt, beim Gichtiker zu erheblichen Schwankungen, vor allem in Beziehung zu typischen Anfällen. Zweifellos neigt der Gichtiker mindestens vor und zum Teil auch während der Anfälle zu Harnsäureretentionen. Das gleiche gilt für die Nucleotide, die anscheinend auch vermehrt gebildet werden (KÜHNAU). Auch nach Verfütterung oder Injektion von Harnsäurebildnern wie thymonucleinsaurem Natrium verläuft die Harnsäurekurve im Blut beim Gichtiker meist flacher als beim Gesunden. Für die nicht zu bestreitende Retentionsneigung des Gichtkranken für Harnsäure kann es zwei Gründe geben, eine besondere Avidität bestimmter Gewebe für diese Stoffwechselschlacke oder eine Ausscheidungsschwäche der Nieren. Während UMBER und GUDZENT den Gewebsfaktor ganz in den Vordergrund stellen (Urathistechie von GUDZENT), verlegt THANNHAUSER, wie ursprünglich schon GARROD, die primäre Ursache in die Nieren. Da eine organische Nierenkrankheit nicht vorliegt und die anderen harnfähigen Substanzen im allgemeinen sehr gut ausgeschieden werden, so könnte nur eine konstitutionell bedingte Partialfunktionsstörung für die Harnsäure und ihre Salze angenommen werden. Weder die eine noch die andere Hypothese ist bisher bewiesen oder auch nur wahrscheinlich gemacht. Viele Tatsachen sprechen sogar dagegen. Selbst miteinander verbunden wären sie nicht imstande, die Fülle der Erscheinungen bei der Gicht zu erklären. Auch die Retention allein kann nicht das Entscheidende sein, denn erstens enthält der gichtische Organismus im Durchschnitt anscheinend nicht mehr Harnsäure als der normale, und zweitens läßt sich der Harnsäuregehalt des Nichtgichtikers bis fast 10 g, also das etwa 6fache der Norm, in die Höhe treiben, ohne daß es zu Gichtanfällen kommt. Ferner finden sich Hyperurikämien stärkster Art, z. B. bei Leukämien, Schrumpfnieren, Pneumonien ohne Gichtanfälle sogar trotz Uratablagerungen in den Gelenken. Es müssen daher bei der Gicht noch andere Faktoren mitwirken. Für eine primäre Minderwertigkeit der harnsäureablagernden Gewebe spricht nichts, vielmehr deuten die pathologischen Befunde darauf hin,

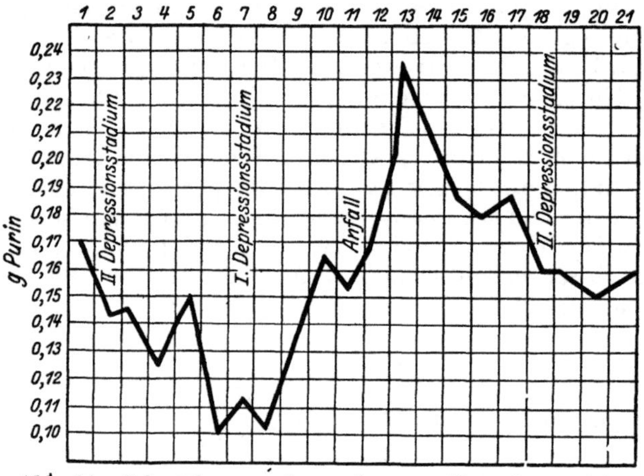

Abb. 14. Schwankungen der endogenen Harnsäureausfuhr vor, während und nach einem akuten Anfall. (Nach UMBER.)

daß die eingetretenen Gewebsnekrosen nicht die Ursache, sondern die Folge der Inkrustierungen sind. Das zellarme, schlecht durchblutete Gewebe am Gelenkknorpel und in seiner Nachbarschaft begünstigt dabei das Auskrystallisieren der Urate.

Das stürmische Auftreten der Erscheinungen des Anfalls sowie das unbefriedigende Ergebnis der Stoffwechseluntersuchungen haben die französische (WIDAL) und zum Teil auch die englische Klinik (JONES) veranlaßt, die Gicht als sog. allergische Erkrankung mit cellulärer Überempfindlichkeit gegen Eiweißkörper der verschiedensten Art, bakterielle und andere Gifte aufzufassen und zusammen mit Asthma bronchiale, Heuschnupfen, gewissen Dermatosen, Ödemen, eosinophilen Katarrhen usw. dem sog. *Arthritismus* zuzurechnen. In ähnlicher Weise hat in Deutschland GUDZENT den akuten Gichtanfall als eine hereditär-konstitutionell-allergische Reaktion auf unbekannte Stoffe in der Nahrung aufgefaßt. Der krankhafte Gewebszustand soll sich dabei nicht nur in Überempfindlichkeitsreaktionen, sondern auch in zeitweiser Haftung von Mononatriumurat äußern. Da die Harnsäure mit ihren Schicksalen nicht die causa peccans sein soll, sondern nur die Rolle eines fast zufälligen Begleitfaktors spielen würde, wäre nach dieser Auffassung die Gicht überhaupt keine Stoffwechselkrankheit. Wenn auch nicht bestritten werden kann, daß allergische Zustände Gichtanfälle auslösen können, so steht doch ebenso fest, daß das wahrscheinlich nur für einen, wie mir scheint, kleinen Teil der Anfälle gilt. Eine allgemein gültige Erklärung des Stoffwechselgeschehens bei der Gicht vermag meines Erachtens die Allergietheorie, so modern sie anmutet, nicht zu geben. SCHITTENHELM und BRUGSCH nehmen an, daß bei der Gicht eine Störung des intermediären Purinstoffwechsels infolge ungenügendem Abbau der Harnsäure vorliegt. Die allerdings umstrittene Vermehrung der Nucleotide im Blute könnte dafür sprechen. Dieser Fermenttheorie ist aber meines Erachtens dadurch der Boden entzogen, daß es bisher nie einwandfrei gelungen ist, im menschlichen Organismus überhaupt ein uricolytisches Ferment nachzuweisen. Die Beziehungen zwischen Kreatin- bzw. Kreatininstoffwechsel einerseits und Purinstoffwechsel andererseits (ABDERHALDEN), sind vorläufig noch zu vage und ungenügend erforscht, um einer Gichttheorie in dieser Richtung eine zuverlässige Stütze zu verleihen. Den Erbfaktor können wir nicht näher analysieren, er ist ja wie stets keine Erklärung, sondern nur die Konstatierung einer Tatsache.

Angesichts der Unzulänglichkeit aller bisherigen Theorien kommen wir hinsichtlich des Wesens der Gicht vorläufig zu einem Ignoramus, und es ist nur ein Notbehelf, wenn LICHTWITZ die wesentlichen Faktoren der meisten Hypothesen, Nierenfaktor, Gewebsfaktor, Allergene und besondere Erregbarkeitsverhältnisse des vegetativen Nervensystems, in einer Kombinationstheorie zu vereinigen sucht, bei der der Harnsäure auch nur die Rolle eines Testkörpers für abnorme Gewebsreaktionen zugeschrieben wird.

Pathologische Anatomie. Die erkrankten Gelenke und ihre Nachbarschaft (Schleimbeutel, Sehnen und Fascien) sind besonders in ihren knorpeligen Teilen von feinen, zum Teil einzelstehenden, zum Teil konfluierenden Herden von harnsauren Salzen mit Nekrosen in der Nachbarschaft bedeckt und durchsetzt. Die Tophi reichen zum Teil tief bis ins Knochengewebe hinein. Wahrscheinlich erfolgt die erste Uratablagerung in der oberen Knorpelschicht, eventuell auch in den Gelenkkapseln. Der akute Gichtanfall kommt vielleicht durch den Einbruch eines sich vorwölbenden Uratherdes ins Gelenkinnere zustande und setzt das empfindliche, blut- und nervenreiche Synovialgewebe in einen akuten entzündlichen Reizzustand. Bei der chronischen Gelenkgicht beherrschen degenerative und proliferate Vorgänge das Bild. Während erstere rasch einen nekrotischen Charakter annehmen, können letztere in seltenen Fällen einmal ähnliche, wenn auch nie identische Bilder wie bei der Arthropathia deformans, mit der auch echte Mischformen vereinzelt vorkommen, annehmen.

Diagnose. Da nach den Erfahrungen der Pathologen die Gicht, zumal beim weiblichen Geschlecht, eine sehr seltene Erkrankung ist, so sei man mit dieser Diagnose, im Gegensatz zu einer weit verbreiteten Ansicht, sehr zurückhaltend.

Beweisend sind Tophi oder Schleimbeutel mit Uratinhalt, typische Röntgenogramme (vgl. S. 184), charakteristische Anfälle im Großzehengrundgelenk und abnorm hohe Blutharnsäurewerte (Uricämie über 5 mg), wenn nicht gleichzeitig eine Niereninsuffizienz, Leukämie oder Pneumonie vorliegt. Da erhöhte Harnsäurewerte im Blute sich nur bei $^{2}/_{3}$ der Gichtiker finden, so schließen normale Werte diese Krankheit nicht aus. Das gilt auch besonders für die Kriegszeiten und die gegenwärtige Unterernährung, die harnsäuresenkend wirken. Alter (über 35 Jahre), Heredität, pyknisch-adipöse Konstitution gefährdende Berufe (vgl. S. 182), Auftreten der Anfälle im Frühjahr sowie Lokalisation im Großzehengrundgelenk geben manchmal wichtige Hinweise. In zweifelhaften Fällen kann auch der Nachweis abnorm niedriger endogener Harnsäurewerte im Urin nach 4 Tagen purinfreier Kost von entscheidender Bedeutung sein. Liegt keines der zuverlässigen Kriterien vor, so soll man als Regel keine Gicht diagnostizieren. Meist haben dann bei akuten Anfällen Infektarthritiden eitriger, rheumatischer, postdysenterischer oder gonorrhoischer Natur, bei chronischen Erscheinungen die chronische Polyarthritis oder Arthrosis deformans, manchmal auch eine Tuberkulose oder ankylosierende Arthritis die größere Wahrscheinlichkeit für sich. Meist ist die Diagnose ex juvantibus möglich: Das Verschwinden heftiger Gelenkschmerzen auf große Gaben von Colchicumpräparaten spricht mit hoher Wahrscheinlichkeit für Gicht.

Es bleibt ein kleiner Rest von Fällen, in denen eine Entscheidung nicht möglich ist. Gewöhnlich handelt es sich um keine Gicht, doch wird man, um nichts zu versäumen, gut tun, sie versuchsweise wie eine solche zu behandeln.

Prognose. Die Gicht ist kein eigentlich lebensgefährliches Leiden. Nach großen amerikanischen Statistiken verkürzt sie immerhin die Lebensdauer im Durchschnitt um 5 Jahre. Die Prognose im einzelnen hängt im wesentlichen vom Zustand von Zirkulationsorganen und Nieren ab. Ist eine rationelle Therapie durchführbar, ehe es zu einer Schädigung dieser Organe gekommen ist, so ist die Prognose meist günstig, vor allem dann, wenn die exogenen Faktoren ganz im Vordergrund gestanden haben. Daher nehmen die meisten großen Lebensversicherungsgesellschaften Gichtiker über 35 Jahre mit akuten Anfällen ohne sog. viscerale Form anstandslos auf.

Die Bleigicht ist oft ungünstiger zu beurteilen, besonders bei asthenischen Menschen. Die Prognose der extraarticulären Erscheinungen der Gicht ist in der Regel die gleiche, wie die betreffenden Organleiden sie ganz unabhängig von dem Grundleiden bieten. Selbst die rationellste Gichttherapie vermag den schicksalsmäßigen Lauf dann nicht mehr aufzuhalten oder zu verlangsamen. Die chronische Gicht ist im ganzen weniger gut zu beeinflussen wie die akute, vor allem gilt das für die Fälle, die von vornherein einen deformierenden Charakter annehmen.

Therapie. Wenn auch manche neuere Theorien die Harnsäure ganz an die Peripherie des Geschehens bei der Gicht verlegen wollen, so ist doch die Behandlung dieser Krankheit nach wie vor beherrscht von dem Bestreben, den Purinstoffwechsel möglichst einzuschränken und die Harnsäure unschädlich zu machen.

Prophylaktisch ist bei Belasteten eine vernünftige Lebensweise mit Mäßigkeit im Essen und Trinken und viel Muskeltätigkeit sowie möglichste Verminderung anderer exogener Faktoren (vgl. S. 182) dringend anzuraten.

Behandlung des akuten Anfalles. Die erste Aufgabe ist völlige Stillegung des erkrankten Gelenkes und Vermeidung jeglichen Drucks, was nur bei absoluter Bettruhe möglich ist. Ob Wattepackungen, Kälte- oder Wärmeapplikationen, Spiritus- oder Ölumschläge lindernd wirken, muß im Einzelfalle ausprobiert werden. Die Nahrungszufuhr ist einzustellen, eventuell der Darm zu entleeren. Spezifisch schmerzlindernd wirkt meist Colchicum, die wirksame Substanz der Herbstzeitlose, entweder als Tinktur (2—4mal täglich 10—20 Tropfen) oder besser noch das Alkaloid Colchicin selbst (3—4mal, wenn nötig und tragbar bis 6 mg stoßweise täglich für 1—3 Tage in 3stündlichen Portionen, dann bis zum Abklingen 1—2 mg). Die wirksamste Dose dieses Capillargiftes macht bei vielen Kranken Verdauungsstörungen bis zu Durchfällen. Im letzteren Falle muß Opium gegeben werden (3mal 20 Tropfen) oder, wenn das nicht hilft, die Medikamentation abgesetzt oder wenigstens sehr stark erniedrigt werden. Meist ist der Anfall dann auch vorüber. Die Wirkung des Colchicins bei der akuten Gicht ist meist glänzend. Versager sind in typischen Fällen sehr selten, in atypischen wird dann oft die Diagnose dubiös.

Der Wirkungsmechanismus ist noch nicht befriedigend aufgeklärt. Die Harnsäureausscheidung wird sicher nicht vermehrt, dagegen sprechen neuere Beobachtungen dafür, daß Colchicin hemmend auf den Ablauf der Kernmitosen und damit den Nucleinsäureabbau einwirkt (Löffler und Koller). Dadurch würde natürlich auch die Produktion der endogenen Harnsäure herabgesetzt. Dazu kommt, daß die Harnsäureausscheidung durch den Darm vermehrt wird, besonders wenn Durchfälle auftreten (Schröder).

Oft sind die Schmerzen und Allgemeinbeschwerden so stark, daß man mit Colchicin allein nicht auskommt und, wenn auch Natrium salicylicum und Aspirin (3—5 g) versagen, zu Citalgin (oral oder als Suppositorium), Novalgin, Dolantin (als Injektion) greifen muß. Pantopon (0,01—0,02 g als Injektion) ist möglichst zu vermeiden.

Das zweitwichtigste Gichtmittel ist das Atophan (2-Phenylchinolin-4-Carbonsäure, Nicolaier und Dohrn) und seine Derivate (Novatophan, Hexophan, Arcanol usw.) in Mengen von 2—3 g pro die. Es vermehrt in elektiver Weise die Harnsäureausscheidung, setzt die Hyperuricämie herab, läßt aber gewöhnlich in dieser Wirkung schon nach 2—3 Tagen nach, so daß sich Atophanstöße mit Pausen empfehlen. Zu der Wirkung auf die Nieren gesellt sich der sehr erwünschte antialgetische und antiphlogistische Faktor. Hohe Dosen und langer Gebrauch empfehlen sich nicht, weil sie nicht mehr leisten wie kleine Atophanstöße und bei empfindlichen Menschen die Gefahr von Leber- und Nierenschädigungen, ja von Agranulocytose, heraufbeschwören. Zweckmäßig sind reichliche Flüssigkeitszufuhr und Gaben von 20—30 g Natron bicarbonicum zur Verhinderung von Ausfällungen und Steinbildungen.

Schließlich sei noch erwähnt, daß manchmal auch intravenöse Injektionen großer B_1-Mengen günstig wirken, da Aneurin in den intermediären Kohlehydratstoffwechsel und die Phosphorylierungsprozesse fördernd eingreift.

Behandlung außerhalb der Anfälle und bei der chronischen Form. Außerhalb der akuten Anfälle ist die Therapie in erster Linie eine diätetische. Ihr Grundprinzip ist Mäßigkeit im allgemeinen und im besonderen Ausschluß aller Nahrungsmittel, die viel Nucleine oder Purinsubstanzen enthalten, um die Harnsäurebildung auf ein Minimum zu beschränken. Wie eine solche purinarme oder purinfreie Kost zusammengestellt wird, ergibt sich aus der Tabelle 11 (S. 192), in der der Puringehalt in Gramm Harnsäure umgerechnet ist.

Im wesentlichen handelt es sich also um eine lacto-vegetabilische Kost mit Brot, Eiern, unter strengem Ausschluß von Fischen und inneren Organen der Schlachttiere, besonders Thymus, Leber und Niere. Obst ist in jeder Form, Gemüse mit Ausnahme von Spinat und gewissen Pilzen (Steinpilzen und Pfifferlingen) gestattet. Eine derartig zusammengesetzte Kost ist für schwere und mittelschwere Fälle durchaus als Dauerdiät zu geben. Die purinfreie Kost ist arm an Eiweiß, Eisen und Vitamin B_1. Letzteres wird am besten zusätzlich in den üblichen Mengen gegeben. Durch Einschiebung von Obst- oder Rohkostkuren oder -tagen kann die Kost noch strenger gestaltet werden. In leichten Fällen können Zulagen von Fleisch (am besten in gekochter Form) und Wurst gestattet

Tabelle 11. Puringehalt der Nahrungsmittel von J. SCHMID u. G. BESSAU (stark gekürzt; Werte über 0,1 g in Fettdruck).

100 g	Harnsäure in g	100 g	Harnsäure in g
Fleischsorten:		Sprotten	**0,246**
Rindfleisch, Kalbfleisch	**0,112**	Ölsardinen	**0,354**
Hammelfleisch	0,078	Sardellen	**0,234**
Schweinefleisch	**0,123**	Anschovis	**0,465**
Schinken	0,073	Krebse, Hummer	0,063
Lachsschinken	0,051	Eier, Käse, Butter	0
Zunge (Kalb)	**0,165**		
Leberwurst	**0,114**	*Gemüse:*	
Braunschweiger Wurst	0,030	Gurken, Mohrrüben, Weißkraut,	
Salamiwurst	0,069	Zwiebeln	0
Blutwurst	0	Salat	0,009
Gehirn (Schwein)	0,084	Radieschen, Sellerie	0,015
Leber (Rind)	**0,279**	Blumenkohl, Spargel	0,024
Niere	**0,240**	Schnittlauch	Spuren
Thymus (Kalb)	**0,990**	Spinat	0,072
Lungen (Kalb)	**0,156**	Grünkohl, Braunkohl, Schnittbohnen, Kartoffeln	0,006
Huhn	0,087		
Taube	**0,174**	Rapunzel, Kohlrabi	0,033
Gans	0,099		
Reh	**0,117**	*Pilze:*	
Fasan	**0,102**	Steinpilze, Pfifferlinge	0,054
Brühe (100 g Rindfleisch 2 Stunden lang gekocht)	0,045	Champignons	0,015
		Morcheln	0,033
		Obst und Nüsse	0
Fische:			
		Hülsenfrüchte:	
Schellfische, Kabeljau	**0,115**	Frische Schoten	0,081
Lachs, frisch	0,072	Erbsen, Bohnen	0,054
Karpfen, Forelle	**0,165**	Linsen	**0,162**
Zander	**0,135**		
Hecht	**0,144**	*Cerealien:*	
Bückling, Aal, Schleie	0,084		
Hering	**0,207**	Grieß und Brot	0

werden. Bei sehr spärlichen Anfällen ohne Restzustände genügen wöchentlich meist 1—2 purinfreie Tage. Alkoholische Getränke soll der Gichtiker meiden, obwohl immer mehr dafür spricht, daß weniger der reine Alkohol als gewisse, in den Getränken enthaltene Allergene (WIDAL) schädlich wirken. Gegen Kaffee und Tee bestehen keine Bedenken, da sie methylierte Purine enthalten, die keine Harnsäure bilden. Empfehlenswert sind leicht alkalische Wässer, vor allem Fachinger und Wildunger, bei visceralen Erscheinungen Homburger Elisabethquelle, Karlsbader Mühlbrunnen, Kissinger Rakoczi, Mergentheimer Karlsquelle, Neuenahr, Vichy, Montecatini usw.

Von Medikamenten seien bei chronischer Form außer Atophan noch Salicylate, die manchmal Linderung der Beschwerden bringen, Salzsäuredarreichung (2—3mal täglich 20—40 Tropfen Acid. hydrochlor. dilut.) nach den Mahlzeiten, eine alte, von FALKENSTEIN angegebene, in ihrer Wirkung schwer verständliche, aber in der Verhinderung von Anfällen manchmal anscheinend erfolgreiche Therapie, und die Ameisensäurepräparate (E. KRULL sen.) Myrmekan, Fonabisit genannt. Letztere helfen, wie ich aus eigener Erfahrung weiß, *tatsächlich manchmal*, wenn auch der Wirkungsmechanismus völlig unklar ist.

Die lokale Behandlung der erkrankten Gelenke ist die gleiche wie bei anderen chronischen Arthritiden, Anwendung von Heißluft, Fangopackungen, Schlamm-, Schwefel- und Sandbädern usw.

Von physikalisch wirksamen Maßnahmen ist vor allem die Bewegungstherapie zu erwähnen in Gestalt von aktiver und passiver körperlicher Tätigkeit jeder Art in dem Umfange, wie es der Zustand der Gelenke zuläßt. Auch die Radiumtherapie (am besten in Form von Bade-, Trink- und Emanationskuren in Brambach und Oberschlemma) leistet in manchen Fällen Gutes, wenn auch der anfängliche Optimismus gegenüber diesem Verfahren etwas herabgestimmt werden mußte.

Chirurgische Maßnahmen kommen nur bei ganz schwer veränderten, unbrauchbar gewordenen Finger- und Zehengliedern mit fistelnden Tophi und schweren Ernährungsstörungen in Betracht. Tophi sollten nur operiert werden, wenn sie sehr groß sind und starke Beschwerden machen oder vereitert sind.

6. Seltenere Eiweiß-Stoffwechsel-Erkrankungen.

(Alkaptonurie, Cystinurie, Diaminurie und Aminosurie.)

Alkaptonurie. BOEDECKER beschrieb zuerst (1859) die auffallende Beobachtung, daß der Harn eines kachektischen Diabetikers nach Zusatz von Alkali von der Oberfläche her allmählich sich braun verfärbte. Er erkannte sofort richtig, daß hier eine besondere, neue Stoffwechselstörung vorliegen mußte, der er den neutralen Namen Alkaptonurie (von Alkali und κάπτειν = fassen) gab.

Das Nachdunkeln von Lösungen von Dioxyphenolen ist fast gesetzmäßig (z. B. auch beim Harn nach schwerer Carbolvergiftung). Im Harn des Alkaptonurikers ist, wie 1891 BAUMANN und WOLKOW nachwiesen, die Hydrochinonessigsäure die farbgebende Substanz, die nur in alkalischer Lösung und bei Berührung mit Luft entsteht. Als Homologe der Gentisinsäure wird sie meist Homogentisinsäure genannt mit der nebenstehenden Formel. Sie reduziert ammoniakalische Silberlösung in der Kälte, alkalische Kupferlösung in der Wärme, nicht aber NYLANDERS Reagens. Bei Zusatz von Ammoniak und langsamem Luftzutritt können auch rote bis rotviolette Farbtöne, bei Einträufeln von Eisenchlorid blaugrüne entstehen (Alkaptochromreaktion). Muttersubstanzen sind die aromatischen Aminosäuren Tyrosin und Phenylalanin, die normalerweise zum größten Teil über die Hydrochinonessigsäure abgebaut werden. Das Wesen der Alkaptonurie besteht darin, daß aus völlig unbekannten Gründen der Abbau auf dieser Stufe stehen bleibt, statt über p-Chinon, Fumarsäure usw. weiterzugehen. Der Abbau des Tyrosins und der Sitz der Störung bei der Alkaptonurie ist aus den folgenden Formelbildern klar ersichtlich.

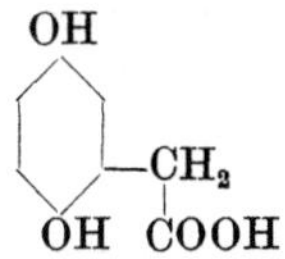

Abbau der phenylsubstituierten Aminosäuren und Sitz der Störung bei der Alkaptonurie nach FROMHERZ und HERMANNS.

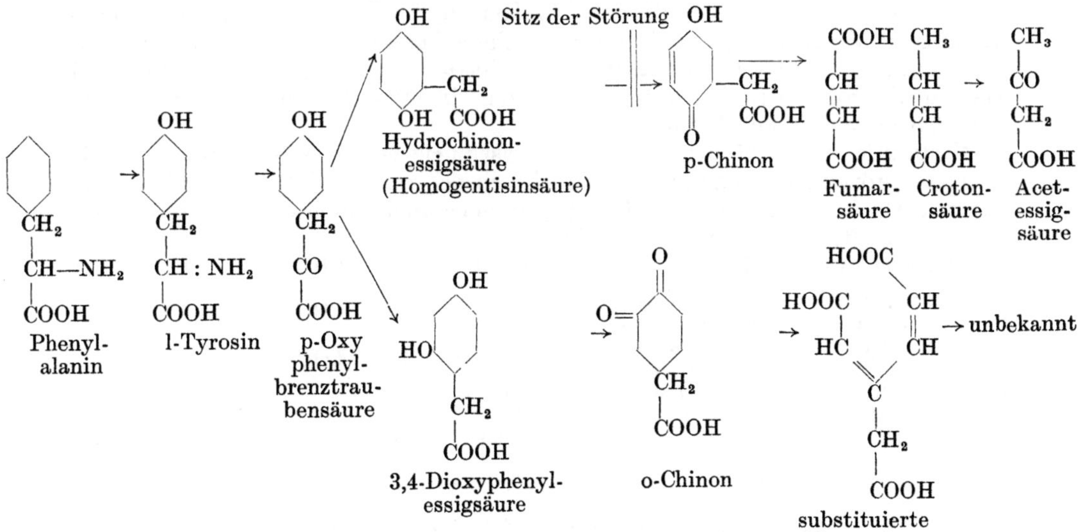

FELIX hat noch einen weiteren Weg des Abbaus über das Hydrochinonalanin angegeben:

Abbau über das Hydrochinonalanin (nach FELIX).

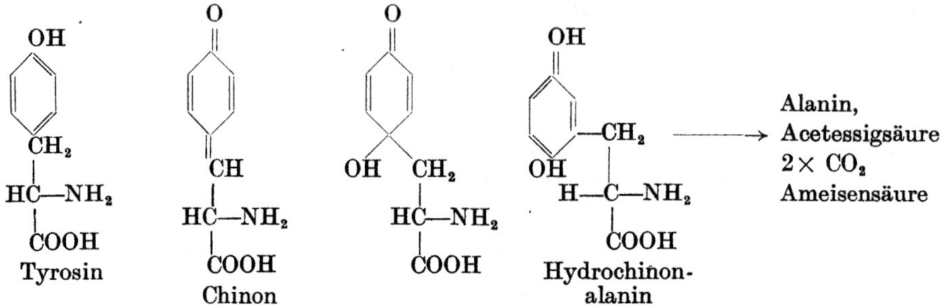

Die Bedeutung dieses Weges ist noch nicht völlig geklärt. Auch experimentell läßt sich bei Tieren durch lang dauernde Fütterung von l-Tyrosin bzw. l-Phenylalanin eine Alkaptonurie erzeugen, so bei Mäusen (LANYAN) und Ratten (PAPAGEORGE und LEVIS), anscheinend durch Fermenterschöpfung besonders in der Leber. Die im Harn auftretenden Werte bei gewöhnlicher Kost sind meist recht beträchtlich (3—7 g), bei reichlicher Fleischzufuhr sogar bis 20 g. Hunger und ausschließliche Fettkost mit der dadurch bedingten Ketonurie setzen die Ausscheidung sehr stark herab (KATSCH).

Die Krankheit ist sehr selten (gegen 130 Fälle in der Literatur bis 1929) und fast immer recessiv vererbt, meist in Familien mit anderen Stoffwechselkrankheiten. Die merkwürdige Harnverfärbung wird manchmal schon sehr früh (in den Windeln mit zersetztem Urin beim Säugling), meist erst in späteren Jahren bemerkt. Beschwerden sind, abgesehen von hin und wieder angegebenem Brennen, meist nicht vorhanden; doch kann die Krankheit nicht ohne weiteres als ein harmloses Leiden bezeichnet werden, da die Ablagerungen der Homogentisinsäure in Knorpel, Sehnen, Bändern und Gefäßintimae (Ochronose) nicht immer gleichgültig sind. An Ohr-, Nasenknorpel und Skleren sind sie manchmal in Gestalt bläulicher Verfärbungen sichtbar, ohne hier Schaden anzurichten. Sehr viel bedenklicher sind die Ablagerungen an den Gelenken, da sie zu schweren deformierenden Arthrosen und Bechterew mit entsprechenden Röntgenbildern führen können. Frakturen heilen schlecht.

Die Behandlung ist nach dem Wesen der Krankheit vorwiegend eine diätetische, Vermeidung von Eiweiß mit hohem Gehalt an aromatischen Aminosäuren und viel Kohlehydraten, d. h. eine Fettgemüsekost mit Eiern, eventuell kleinen Mengen Obst. Leberextrakte setzen die Ausscheidung der Homogentisinsäure oft erheblich herab.

Cystinurie und Aminurie. Die sog. Cystinurie ist die schwerste und vielseitigste Störung des Aminosäurenstoffwechsels, da sie sich meist nicht nur auf den Abbau des Cystins beschränkt, sondern auch andere Aminosäuren und Amine betrifft. Cystin wurde schon 1810 von WOLLASTON in einem Blasenstein entdeckt.

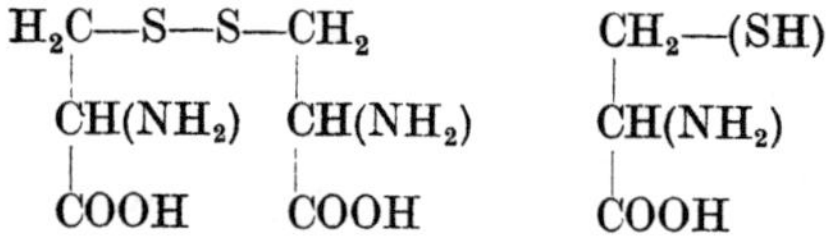

I. II.

Es handelt sich um eine S-haltige Aminosäure mit der Formel I. Normalerweise zerfällt sie durch Trennung der —S—S—-Brücke in 2 Moleküle Cystein mit der nebenstehenden Formel II. Diese Substanz spielt als Bestandteil des Glutathions und vielleicht auch des Insulins eine große Rolle im intermediären Stoffwechsel. Eine Vorstufe ist die unentbehrliche Aminosäure Methionin. Ein Teil wird durch Oxydation und CO_2-Abspaltung zu Taurin CH_2SO_3H | CH_2NH_2, das mit Cholalsäure sich zur Taurocholsäure der Galle verbindet. Der Rest wird nach Abspaltung des Schwefels, der als Sulfat in den Harn übertritt, oxydiert.

Das Wesen der Cystinurie besteht in der Unmöglichkeit oder herabgesetzten Fähigkeit des Organismus, die Disulfidbrücke durch Reduktion zu sprengen, d.h. die Cysteinbildung einzuleiten. Infolgedessen tritt das Cystin in Mengen von etwa 0,5 — 1 g in den Harn über, krystallisiert hier wegen seiner Schwerlöslichkeit in großen farblosen sechseckigen Tafeln oder seltener in Nadeln aus und kann zu Steinbildungen Veranlassung geben. Daneben besteht aber anscheinend auch eine Abbauhemmung des Cysteins, weil die Desaminierung nicht oder nur ungenügend gelingt.

Nur selten ist die Störung maximal, vielfach wird sogar zugeführtes Cystin in normaler Weise abgebaut. In manchen Fällen werden infolge einer allgemeinen Schwäche der desaminierenden Fermente außer Cystin auch andere Aminosäuren (Leucin, Tyrosin, Tryptophan, Lysin) und Diamine wie Putrescin (aus Arginin) und Kadaverin (aus Lysin) ausgeschieden, so daß auch deren Abbau zum Teil gestört ist. Unter den chemischen Reaktionen des Cystins sei die Kochprobe mit Kalilauge und Bleiacetat erwähnt, bei der es im Cystinurikerharn zur Schwarzfärbung durch Schwefelblei kommt.

Die sicher seltene, wenn auch gewiß oft übersehene Stoffwechselanomalie ist ausgesprochen familiär und wird nur da zu einer Krankheit, wo sie zu Steinbildungen mit ihren Folgeerscheinungen (Cystopyelitis, Nephritis usw.) führt.

Da ein Einfluß auf die endogene Cystinbildung und deren Abbau unmöglich ist, kann die Therapie nur darin bestehen, die Cystinzufuhr möglichst herabzusetzen, d. h. eine möglichst eiweißarme Diät zu verordnen. Die Löslichkeitsverhältnisse lassen sich oft durch größere Alkaligaben (Natr. bicarb. 6—10 g) oder alkalische Wässer verbessern. Manchmal geht dabei aus unbekannten Gründen auch die Cystinausscheidung erheblich zurück.

Empfohlen ist weiter die Darreichung von Cholsäure (1—2 g pro die) zur Ableitung des Cystins auf den oxydativen Weg der Taurocholsäurebildung (Oettel) und von Harnstoff und Padutin (evtl. Acetylcholin) zur Anregung der Diurese und besserer Leber- und Nierendurchblutung. Diese noch nicht genügend ausprobierten Mittel können natürlich immer nur vorübergehend gegeben werden.

7. Die Porphyrinopathien.

Das führende Symptom dieser seltenen Gruppe von Krankheiten ist die ständige oder anfallsweise Ausscheidung großer Mengen Porphyrin in Urin und Stuhl. Die Porphyrine bestehen aus 4 Pyrrolringen, die durch 4 Methingruppen verklammert sind. Ihre Konstitutionsformel hat nächste Verwandtschaft sowohl mit der des Hämins wie des Chlorophylls. Im ersteren Falle ist in der Mitte Eisen, im letzteren Magnesium eingelagert. Es gibt zahlreiche Porphyrine, aber nur das Proto-, Kopro-, Uro- und Deuteroporphyrin, die sich durch verschiedene Carboxylgruppen unterscheiden, kommen beim Menschen vor. Die Farbe dieser Körper ist rot, doch gibt es auch farblose Vorstufen (Porphyrinogene), die erst beim Kochen dunkelrot werden. Die verschiedenen Porphyrine unterscheiden sich physikalisch-chemisch durch verschiedene Spektrallinien und verschiedene Löslichkeit. Es kommen verschiedene Isomere vor, von denen nur die Gruppe I und III biologische Bedeutung haben. Aus dem Hämin entsteht durch Eisenentzug Porphyrin III. Schon normalerweise werden kleine Mengen teils im Urin (0,01—0,08 mg) teils vor allem im Stuhl (0,15—0,4 mg pro die) ausgeschieden. Sie gelangen in den Organismus teils durch die Nahrung, teils durch Darmbakterientätigkeit, die pyrrolhaltige Nahrungsstoffe wie Hämoglobin, Chlorophyll usw. in Porphyrin umwandelt. Der größte Teil erscheint im Stuhl wieder, hauptsächlich als Koproporphyrin. Ein Teil gelangt in die Leber, wo zum Teil eine Umwandlung in Bilirubin erfolgt, zum Teil auch eine direkte Ausscheidung in die Galle. Im Blut findet sich sowohl Kopro- wie

Protoporphyrin (KÄMMERER). Der nicht von der Leber verarbeitete oder zurückgehaltene Anteil gelangt in den großen Kreislauf, der ihn zum größten Teil durch die Nieren ausscheidet, während eine kleinere Menge in Haut und Knochen zur Ablagerung kommt. Normalerweise werden Koproporphyrin I und III ausgeschieden, wobei Nr. I wahrscheinlich synthetisch im Organismus gebildet wird, die 3. Form wohl sicher aus dem Hämoglobin kommt.

Die Porphyrinopathien zerfallen nach GÜNTHER und VANOTTI in zwei große Gruppen: die pathologischen Porphyrinurien und die essentiellen Porphyrien.

Pathologische Porphyrinurien. In diesen Fällen handelt es sich um eine vermehrte Porphyrinbildung und -ausscheidung lediglich durch eine Steigerung des an sich normalen Umsatzes dieser Körper. Schon im Darm kann durch abnorme Bakterientätigkeit bei Entzündungen und Fäulnisprozessen vermehrt Porphyrin gebildet werden. Vor allem aber gilt dies für die erkrankte Leber. Alle Leberschädigungen und -krankheiten führen zu einer vermehrten Produktion oder einem verminderten Abbau von Porphyrinen. Nach großen eigenen Erfahrungen der Würzburger Klinik ist die quantitative Porphyrinbestimmung im Harn eine sehr feine Funktionsprobe für die Leber. Weiter finden sich gesteigerte Porphyrinurien bei unbehandelter BIERMERscher Erkrankung, Intoxikationen (Blei, Quecksilber, Phosphor, Schlafmittel, Sulfonamide usw.), sowie Diabetes, Pellagra, Röntgenschäden und Infektionen aller Art, besonders Tuberkulose (GRAFE und TROPP).

Die vermehrten Bildungen und Ausscheidungen machen subjektiv meist keine Erscheinungen. Nur bei größeren Mengen oder sehr empfindlichen Kranken kommt es wie bei den echten Porphyrien zu Darmstörungen (Obstipation, Blähungen, Spasmen bis zu ileusartigen Bildern), Hautüberempfindlichkeiten (Rötungen und Pigmentierungen) vasomotorischen und hormonalen Störungen, Neuritiden usw.

Die **Porphyrien** sind dadurch charakterisiert, daß hier primär-essentiell aus unbekannten Gründen eine gewaltige Überproduktion an Porphyrinen mit sehr schweren, meist tödlichen Krankheitserscheinungen vorliegt.

Akute Porphyrie. Diese Krankheit tritt manchmal familiär, besonders bei neuropathischen oder psychopathischen brünetten Frauen auf. Hauptstörungen sind chronische Obstipation mit anfallsweise auftretenden heftigen Darmkoliken von manchmal ileusartigem Charakter. Sie dauern Stunden bis Tage und strahlen oft in den ganzen Bauch und den Rücken aus. Röntgenologisch findet sich eine gewaltige Dilatation des Colon bei spastisch kontrahierten Ileum. Da die Porphyrinausscheidung meist erst später einsetzt, wird die Natur des Leidens meist verkannt, zumal wenn die Anfälle rasch zum Tode führen. Häufiger ist allerdings ein protrahierter Verlauf mit langsamem Abklingen. Gewöhnlich finden sich gleichzeitig Erscheinungen von seiten des Nervensystems, teils im Sinne einer Polyneuritis, teils ähnlich einer Polymyelitis, Kopf- und Gelenkschmerzen, Neuralgien, Angstzustände, Schlafstörungen, Delirien, in schweren Fällen epileptiforme Anfälle, und Bilder wie bei der LANDRYschen Paralyse. Von sonstigen Folgeerscheinungen seien erwähnt Cyanose, diffuse Pigmentierungen, Polyglobulie, Schilddrüsenschwellungen mit thyreotoxischen Symptomen. Manchmal kann die Porphyrie auch chronisch mit einzelnen akuten Schüben verlaufen. Gastrointestinale Beschwerden stehen dann ganz im Vordergrund, während andere Erscheinungen meist fehlen.

Der meist rote Urin enthält häufig Eiweiß und Cylinder und gibt fast immer eine positive Urobilinogenreaktion, die jedoch nicht durch Urobilinogen, sondern wahrscheinlich durch ein noch unbekanntes Eiweißabbauprodukt hervorgerufen wird. Manchmal findet sich auch unter dem Einfluß der Kälte unverändertes Hämoglobin. Die Differentialdiagnose ist bei nachgewiesenem Pigment im Harn meist leicht. Die farblose Vorstufe tritt beim Kochen des Urins zutage. Am wichtigsten ist, an die Möglichkeit einer Porphyrie zu denken. Bei den heftigen abdominellen Symptomen ist die Abtrennung von echtem Ileus oder Nephrolithiasis, bei der neuritischen Form die Ausschließung einer Polyomyelitis und Encephalitis nötig.

Die Prognose ist recht schlecht. Die Mortalität ist 60% (WALDENSTRÖM). Die Krankheit führt meist innerhalb eines Jahres zum Tode. Die Therapie im Anfall selbst ist zunächst eine symptomatische, im übrigen eine prophylaktische im Sinne des Fernhaltens aller exogen wirksamen Faktoren. In vielen Fällen helfen Leberpräparate, besonders Campolon, wodurch nachweislich vermehrt Porphyrin ausgeschieden wird. Neuerdings werden auch Vitamine, besonders C in großen Dosen, die Nicotinsäure und die B_2-reiche Hefe mit Erfolg verwandt. Diätetisch kommt eine Milch-Amylaceenkost eventuell in Verbindung mit Traubenzuckerinsulininjektionen in Betracht. Erwähnt sei schließlich noch die Mineraltherapie mit Alkali (zur Hemmung der Uroporphyrinbildung) und Calcium (zur Ablagerung einer unlöslichen Porphyrincalciumverbindung im Knochen).

Kongenitale Porphyrie. Diese rein familiäre, 1911 von GÜNTHER beschriebene Form, besonders bei kleinen Kindern, ist sehr viel seltener und noch ungünstiger, da das Licht schon genügt, um Krankheitserscheinungen hervorzurufen. Diese spielen sich wahrscheinlich infolge von Capillarschädigungen durch Photosensibilisierung vorwiegend an der Haut, besonders an Kopf und Händen, ab in Gestalt von Pigmentierungen, Erythemen, Ödemen, Bläschenbildungen, ulcerativen Prozessen, die in die Tiefe, bis in Knorpel und Knochen eindringen und manchmal unter häßlichen Narben und Deformationen ausheilen. Die Krankheit verläuft ohne Anfälle chronisch meist in Schüben und führt gewöhnlich ziemlich bald durch Kachexie, Sepsis als Folge der Geschwüre oder durch interkurrente Krankheiten zum Tode. Die Kranken müssen sich ständig im Dunkeln aufhalten. Im übrigen ist die Therapie die gleiche wie bei der akuten Form und im Resultat noch unbefriedigender.

Hämatoporphyrin Nencki wird neuerdings zur Behandlung melancholischer und depressiver Zustände empfohlen (HÜHNERFELD).

8. Allgemeines über sediment- und steinbildende Diathesen[1].

(Oxalurie, Uraturie, Phosphaturie, Calcinose und Steinbildungen.)

In diesem Schlußkapitel seien einige Krankheitsbilder, Anomalien und Beschwerden zusammengefaßt, bei denen es sich nur zum Teil um Stoffwechselveränderungen im eigentlichen Sinne, vorwiegend aber um Störungen in der Art der Ausscheidung von normalen Stoffwechselprodukten handelt. Gemeinsam ist ihnen die Neigung des Organismus, diese Substanzen nicht in Lösungen, sondern in Form von Niederschlägen und Steinen nach außen auszuscheiden oder im Körper an bestimmten Stellen (vor allem in Gallen- und Harnwegen) abzulagern.

Die Übergänge zum normalen Verhalten sind zum Teil fließend, zum Teil sind schon normale Niederschlagsbildungen Ursache von Beschwerden. Alle Stoffe, um die es sich hier handelt, sind in Wasser schwer löslich und haben daher die Neigung auszufallen. Sie befinden sich schon normalerweise in Harn und Galle in übersättigten Lösungen. Die gleichzeitige Abscheidung von hochdispersen Schutzkolloiden bewahrt sie in einer noch nicht restlos geklärten Weise vor dem Ausfall. Konzentration der betreffenden Stoffe, Stärke der

[1] Vgl. auch das erste Kapitel dieses Bandes.

Übersättigung und Reaktion, besonders beim Harn, spielen oft eine wichtige, aber doch meist sekundäre Rolle. Im Gegensatz zu einfachen Systemen übersättigter Lösungen gelingt es nicht, durch Einbringung von Fremdkörpern (Bindfaden, Glasstab usw.) oder Krystallen der gleichen Art (sog. Impfung) die Abscheidung herbeizuführen.

Der Ausfall sonst gelöster Stoffe hat klinisch nur dann eine Bedeutung, wenn er bereits in den Ausscheidungswegen erfolgt. Nachträgliche Sedimentierung und Satzbildung kann zwar ängstliche Kranke sehr beunruhigen, ist aber völlig bedeutungslos, da es sich lediglich um eine Folge der Abkühlung handelt, welche den Ausfall schwerlöslicher Substanzen unter allen Umständen befördert.

Die Entleerung eines durch Krystallniederschläge getrübten Harns ist eine Ausscheidungsanomalie, deren Genese im einzelnen noch keineswegs klar liegt. Die Tatsache, daß ganz vorwiegend neurovegetativgestörte Menschen mit labilem Nervensystem davon betroffen werden, spricht sehr dafür, daß eine nervöse Komponente eine wichtige Rolle spielt. Zu den krystallinischen Sedimenten, um die es sich dabei gewöhnlich handelt (Phosphate, Carbonate, Oxalate und Harsnäure), kommen fast immer amorphe Niederschläge, vor allem von Uraten.

Oxalurie. Es kann heute wohl keinem Zweifel unterliegen, daß diese Diathese in den meisten Fällen auf einer echten Stoffwechselstörung beruht. Die Oxalsäure $\begin{array}{c}COOH\\|\\COOH\end{array}$ ist wahrscheinlich ein normales Abbauprodukt des Kohlehydratstoffwechsels, vielleicht auch des Glycins. Normalerweise finden sich Mengen von 3—4 mg-% im Serum. Beim nichtkompensierten Diabetiker sind diese Werte immer erhöht (Oxalämie). Für viele Oxaluriker gilt das gleiche, zum mindesten zeitweise: oxalämische und oxalurische Krisen. Bei gewöhnlicher Kost werden täglich etwa 15—20 mg Oxalsäure entleert. Ein kleiner Teil wird sicherlich als endogene Quote im intermediären Stoffwechsel gebildet, wie vor allem die auch im Hunger nie versiegende Ausscheidung zeigt. Die Hauptmenge stammt aus der Nahrung. Kakao, Tee, Sauerampfer, Tomaten, Spinat und Kartoffeln, ferner gewisse Obstarten, wie Rhabarber, Feigen, Pflaumen usw. zeichnen sich durch hohen Gehalt (0,1—0,45%) an Calcium- und Kaliumoxalat aus. Dazu kommt eine wechselnde Menge aus bakteriellen Zersetzungen im Darm; so bildet das Bact. oxalatigenum, das sich vor allem bei Darmkatarrhen, Typhus usw. in üppiger Flora entwickelt, aus Kohlehydraten gewisser Gemüse Oxalsäure. Auch Aspergillus niger, der sich bei entzündlichen und nekrotisierenden Prozessen (z. B. tuberkulösen Kavernen) in sehr seltenen Fällen ansiedeln kann, ist Oxalsäureproduzent (Oxalsäurekrystalle im Sputum). Wegen der schlechten Löslichkeit der Oxalate wird immer nur ein Teil resorbiert, der Hauptteil im Kot ungelöst ausgeschieden. Hauptausscheidungsorgane für die gelöste Menge sind die Nieren. Die Stärke der Krystallbildung, die vor allem in tetragonalen Oktaedern (Briefkuverts), seltener in Kugel-, Hantel-, Pyramiden- oder Sternform erfolgt, ist niemals ein Maß für die Höhe der Ausscheidung, die immer nur durch quantitative Analyse erfaßt werden kann, wobei zu bedenken ist, daß der größte Teil der Oxalate im Harn wohl immer gelöst ist. Außer dem Harn enthält auch die Galle Oxalate, so daß bei Galleabschluß die durch die Nieren entleerte Menge ansteigt.

Die Entleerung von Oxalatkrystallen in kleinen Mengen ist ein normaler Vorgang. Von Oxalurie wird erst dann gesprochen, wenn die ausgeschiedene Menge besonders groß ist (bis zu mehreren Gramm täglich) oder wenn unabhängig davon die Sedimentbildung stark ist oder zu Beschwerden von seiten der abführenden Harnwege, wie Harndrang, Harnröhrenschmerzen, selten auch

Hämaturie, führt. Wenn es auch möglich ist, daß bei empfindlichen Menschen die feinen, spitzigen Krystalle unangenehme Reizerscheinungen auslösen, so sind doch in vielen Fällen die Belästigungen rein funktioneller Natur. Ob wirklich neuralgische oder rheumatische Beschwerden durch Oxalatablagerungen bedingt sein können, wie die französische Klinik es neuerdings behauptet, ist vorläufig wohl noch unbewiesen. Auch Beziehungen zu Spasmen des Magen-Darm-Kanals, zu Obstipation, Migräne und anderen neurovegetativen Störungen sind angenommen worden.

Eine *Behandlung* kommt nur da in Betracht, wo die Sedimentbildung sehr hochgradig ist oder ausgesprochene Beschwerden bestehen. Der leitende Gesichtspunkt ist dann die Vermeidung der vorher genannten oxalatreichen oder oxalsäurebildenden Nahrungsmittel. Ferner ist die Resorption vom Darm aus möglichst ungünstig zu gestalten, was am besten durch reichliche Darmentleerung und Darreichung von Alkalien (Natrium bicarb., Magnesiumpräparate oder Calcium carb. in Mengen von 1—2 g zur Mahlzeit) oder alkalischen Wässern geschieht. Durch Gaben von Harnstoff (etwa 30 g pro die) läßt sich die Oxalsäure zum Teil in die besser lösliche Oxalursäure überführen. Durch Multiflor, Enterophagus oder diätetisch durch heute allerdings schwer erhältliche größere Mengen von Kephir und Yoghurt, eventuell Sulfonamide (Oettel) läßt sich oft das Wachstum des Bact. oxalatigenum hemmen. Mancherlei spricht dafür, daß endogen der Oxalsäureabbau durch Nicotinsäureamid (1—2 g) gesteigert werden kann.

Uraturie. Uraturie oder Uricurie bedeutet den Ausfall von Harnsäure oder ihren Salzen im Urin. Da die Säure 20mal schwerer löslich ist (1:25000) wie ihre Salze, fällt sie besonders leicht aus, und zwar mit einem sehr großen Formenreichtum (Wetzstein-, Tönnchen-, Rhomboeder- usw. Form). Die Uratkrystalle sind fast immer amorph. Purinreiche Nahrung, gewöhnlich schon reichlicher Fleischgenuß bei knapper Flüssigkeitszufuhr, begünstigen den Ausfall. Manchmal erfolgt dieser schon im Körper, vor allem in den kühleren vorderen Partien der Harnröhre, wie dann die ersten Kubikzentimeter entleerten Urins zeigen, meist aber erst außerhalb bei der Abkühlung des Urins, z. B. im kalten Schlafzimmer. Es entsteht der bekannte, fest haftende, braunrote Niederschlag, das sog. Ziegelmehlsediment, das so oft von ängstlichen Kranken irrtümlich für Blut gehalten wird. Von einer Uraturie als Krankheit kann auch hier nur gesprochen werden, wenn der Ausfall im Körper erfolgt und Beschwerden macht, meist dann von gleicher Art wie bei der Oxalurie und gewöhnlich auch nur bei Neuropathen. Eine ernstere Krankheit liegt natürlich dann vor, wenn es zu Steinbildungen kommt. Die leitenden Gesichtspunkte für die Behandlung decken sich mit denen bei der Gicht, wenn auch betont werden muß, daß die Uraturie mit der echten Gicht nichts zu tun hat, wohl aber mit ihr kombiniert sein kann.

Phosphaturie. Unter Phosphaturie wird die Abscheidung eines Urins mit Phosphatniederschlägen verstanden. Täglich werden vom normalen Menschen 1—3 g Phosphorsäure und Phosphate (95—99% der Gesamt-P-Menge) im Harn ausgeschieden.

Der frisch entleerte Urin sieht bei der Phosphaturie milchig aus. Erst beim Stehen kommt es zu einem dichten, weißlich-wolkigen Niederschlag teils amorpher Art (Calciumphosphat) teils in Rosetten, Nadeln, Prismen (einfach phosphorsaurer Kalk) und Sargdeckeln (Magnesiumammoniumphosphat). An der Oberfläche solcher Urine bildet sich oft ein feines irisierendes Häutchen aus geronnener kolloidaler Grundsubstanz mit großen eingelagerten Platten, eventuell auch feinen Körnchen aus Magnesiumphosphat. Der Hauptteil der Phosphate, besonders die Calcium-, Natrium- und zweifachsauren Erdkalisalze, bleiben stets in Lösung. Die Reaktion der Phosphatharne ist fast immer alkalisch, der Ausfall wird durch Abkühlung begünstigt. Am häufigsten tritt Phosphaturie bei eiweißarmer Pflanzenkost mit wenig Flüssigkeit, nach starken Säureverlusten nach außen (z. B. voluminösem Erbrechen starken sauren Mageninhalts bei stenosierendem Ulcus pylori), großen therapeutischen Alkaligaben, destruierenden Knochenerkrankungen und Hyperparathyreoidismus auf. Der Hauptteil der Phosphate entstammt der Nahrung, daneben gibt es aber auch eine endogene Quote aus Nucleoproteiden, Phosphatiden und anorganischer Knochensubstanz. Zumindest in einem Teil der Fälle liegt insofern eine Stoffwechselstörung vor, als bei den Phosphaturikern größere Mengen schwerlöslicher Calciumphosphate wie in der Norm den Harn verlassen, wobei die Entleerungen durch den Stuhl entsprechend geringer werden. Die Mehrausscheidung kann dabei auch nur anfallsweise erfolgen und wird dann durch Retentionsperioden kompensiert. Dazu kommt aber wahrscheinlich stets eine auf nervösem Wege entstehende Partialfunktionsstörung der Nieren (LICHTWITZ).

Eine Phosphaturie ist dann als krankhaft zu bezeichnen, wenn die Salzabscheidung unter Verhältnissen auftritt, in denen sie normalerweise ausbleibt. Bei einer gemischten, wasserarmen Kost reagiert der Harn des Normalen in der Regel sauer, der des Phosphaturikers immer alkalisch oder amphoter. Das Hauptkontigent stellen auch bei dieser Anomalie die Neuropathen und Psychopathen. Kopfschmerzen, vasomotorische, gastrointestinale und Potenzstörungen, Mattigkeit und Hypochondrien sind die Allgemeinklagen, dazu können die gleichen Lokalbeschwerden wie bei den andern Sedimentkrankheiten sich gesellen. Nur ein kleiner Teil der Phosphaturiker bekommt Steine. Gerade bei dieser Störung sind die Beziehungen zwischen Sediment- und Steinbildung sehr problematisch.

Die *Behandlung* der reinen Phosphaturie wird immer am Nervensystem ansetzen, bei der Bekämpfung der Neuropathie (vgl. das Kapitel über Neurosen in diesem Band). Bei Vagotonikern hilft manchmal Atropin (3mal täglich $^1/_2$ mg) periodisch gegeben. Mit der diätetischen Therapie ist leider meist wenig zu erreichen, so klar auch ihre Aufgabe liegt. Es ist eine möglichst saure Kost in konzentrierter Form, eventuell unter Zusatz von Säure in medikamentöser Form (Acid. mur. dilut. 3mal täglich 20 Tropfen oder Gelamon [Ammonchlorid] 6 Kapseln) zu verordnen. Besonders kalkreiche Nahrungsmittel, wie Eigelb, Milch, Schweizerkäse, Feigen, Linsen sind in besonders hartnäckigen Fällen zu vermeiden. Zweckmäßig ist auch eine Einschränkung des Konsums an animalischem Eiweiß, da die Phosphaturie in Zeiten von Hunger und starker Unterernährung abzunehmen pflegt, was natürlich nicht allein auf den Eiweißmangel zurückgeführt werden kann.

Calcinosis. Bei dieser sehr seltenen Anomalie handelt es sich um Kalkablagerungen außerhalb der Ausscheidungswege, besonders im Unterhautzellgewebe und in den Muskelansätzen, Fascien und Sehnen. Der Kalk ist dabei stets an Phosphor und Kohlensäure gebunden. Die Ablagerung ist meist beschränkt auf einen oder einige Knoten in einem kleinen Körperabschnitt, z. B. an den Fingern oder in der Nähe eines großen Gelenkes. Es können hier Bilder wie bei echten Tophi entstehen (Kalkgicht von M. B. SCHMIDT), doch liegen keinerlei Beziehungen zur Arthritis urica vor. Die Röntgenuntersuchung ergibt sehr charakteristische Bilder mit starken Schattenbildungen an den Ablagerungsstellen. Sehr viel seltener und schwerer ist die *Calcinosis universalis*, Ablagerung von Kalk im kollagenen Gewebe in großer Ausdehnung an zahlreichen Körperstellen, auch hier meist in der Haut- und um die Gelenke. In hochgradigen Fällen kann der ganze Körper zur unbeweglichen Steinsäule werden. Dies schwere Leiden tritt fast immer schon im kindlichen oder jugendlichen Alter auf. Geschwürbildungen mit Kalkentleerungen und schwere Organbeeinträchtigungen mit tödlichem Marasmus können die Folge sein. In einzelnen Fällen sind auch Rückbildungen einzelner Verkalkungen beschrieben. Das Wesen dieser merkwürdigen Ablagerungskrankheit ist noch völlig ungeklärt, wenn auch der Gedanke einer primären konstitutionellen Störung des Kalkstoffwechsels in Verbindung mit einem kongenital minderwertigen Mesenchymgewebe mancherlei für sich hat. Der Kalkgehalt des Blutes ist normal, vereinzelt minimal erhöht. Bei Bilanzuntersuchungen scheint eine vermehrte Neigung zur Retention von Ca und P zu bestehen. Eine kalkarme Diät ist auch hier anzuraten, kommt aber meist zu spät und vermag nicht einmal sicher das Fortschreiten des Leidens zu verhindern.

Allgemeines über Steinbildung. Unter Steinen werden feste, in Wasser und der Umgebungsflüssigkeit unlösliche Massen von wechselnder Konsistenz und Größe verstanden. Sie können in allen Ausscheidungswegen des Körpers entstehen, vor allem aber in Harn- und Gallenwegen. Ihr Bildungsmaterial ist außerordentlich verschieden, bei der Galle Cholesterin und Bilirubin, im Harn Urate, Oxalate, Phosphate, Cystin, Carbonate, Xanthin usw. Meist sind es Kalkverbindungen. Bei den unechten Steinen ohne Struktur finden sich nahe Beziehungen zu den Sedimentanomalien, sie bestehen aus Sedimenten, die durch Schleim zu einer Einheit verbunden sind. Die echten Steine haben immer eine Struktur mit konzentrischer Schichtung und radiärer Anordnung. Nach SCHADE ist erstere durch ausfallende Kolloide, besonders Eiweißkolloide bedingt, letztere durch die Krystalloide. Krystalloidübersättigung allein erzeugt nur Sedimente. Für die Konkrementbildung muß eine stärkere tropfige Entmischung oder ein Ausfallen irreversibler Kolloide bzw. beides zusammen dazu kommen. Der Kern der Steine besteht meist aus organischem Material (Eiweißgerinnsel, Bakterien, Blutelementen) oder Krystallsediment, seltener aus einem Fremdkörper. Nach LICHTWITZ basiert ,,die Eigenschaft, ein Steinkern zu werden, auf der Fähigkeit seiner Oberfläche, sich mit einer Schicht geronnenen Kolloids zu umgeben". In diesem Kolloid, dessen Genese vorläufig noch in Dunkel gehüllt ist, fallen schwerlösliche Stoffe aus ihren übersättigten Lösungen aus, aber nicht in Form ihrer charakteristischen Sedimente, sondern — aus undurchsichtigen Gründen — als radiär angeordnete Nadeln. Über die primäre Schicht lagern sich mit zunehmendem Alter der Steine weitere sekundäre Schalen nach gleichem Bildungsgesetz ab, nur die reinen Cholesterinsteine der Gallenblase machen in ihrer endgültigen Gestalt hier eine scheinbare Ausnahme. Hinsichtlich Gestaltung und Aussehen der Steine im einzelnen sei auf die einschlägigen Kapitel dieses Lehrbuches verwiesen. Die Steinbildung ist eine fast immer vererbte Diathese, deren Manifestation durch lokale Prozesse, wie Entzündungen, Stauungen, vielleicht auch vorübergehende Konzentrationsstörungen des steinbildenden Materials in den an und für sich schon übersättigten Lösungen begünstigt, aber niemals allein hervorgerufen wird. Um eine Stoffwechselerkrankung handelt es sich in keinem Falle, wenn auch Ernährungsfaktoren manchmal (Steinbildungen bei der A-Avitaminose der Ratte) im Tierexperiment eine Rolle zu spielen scheinen. Steinbildungen als solche stellen zunächst nur eine Ausscheidungsanomalie dar; das zeigen am besten die Gallensteine. Während der Pathologe bei etwa 10% seiner Leichen Gallensteine findet, sind Beschwerden nur bei einem kleinen Bruchteil dagewesen. Auch hier kann erst von einer Krankheit gesprochen werden, wenn die Anomalie zu Symptomen und Störungen führt (vgl. darüber die einschlägigen Kapitel dieses Buches).

Literatur.

Neuere zusammenfassende Darstellungen des gesamten Gebietes:

DUNCAN, G. G.: Diseases of metabolism, 2. ed. Philadelphia and London: Saunders & Co. 1947.

GRAFE, E.: Die Krankheiten des Stoffwechsels und ihre Behandlung. Berlin: Springer 1931. — Metabolic diseases and their treatment. Philadelphia: Lea and Febiger 1933.

LICHTWITZ, L.: Stoffwechselerkrankungen. Im Handbuch der inneren Medizin. Herausgeg. von G. v. BERGMANN und R. STAEHELIN, 2. Aufl. Bd. 4, Teil 1, S. 677. Berlin: Springer 1926. — Klinische Chemie, 2. Aufl. Berlin: Springer 1930.

THANNHAUSER, S.: Lehrbuch des Stoffwechsels und der Stoffwechselkrankheiten. München: J. F. Bergmann 1929.

UMBER, F.: Ernährung und Stoffwechselkrankheiten, 3. Aufl. Berlin: Urban & Schwarzenberg 1925. — Die Stoffwechselkrankheiten in der Praxis. 3. umbearbeitete Aufl. München-Berlin: J. F. Lehmann 1939.

Zu den Einzelgebieten:

Allgemeine Physiologie und Pathologie des organischen Stoffwechsels und der Ernährung.

BÖMER, A., A. JUKENACK u. J. TILLMANS: Handbuch der Lebensmittelchemie, Bd. 1, Allgemeine Bestandteile der Lebensmittel. (Ernährung und allgemeine Lebensmittelgesetzgebung.) Berlin: Springer 1933.

BÜRGER, M.: Ernährungsstörungen, Ernährung als Heilfaktor. Im Handbuch der inneren Medizin, 3. Aufl., Bd. VI, Teil 2, S. 655. 1944.

GRAFE, E.: Die pathologische Physiologie des Gesamtstoff- und Kraftwechsels bei der Ernährung des Menschen. München: J. F. Bergmann 1923.

JÜRGENSEN, CH.: Allgemeine diätetische Praxis. Kopenhagen-Berlin 1927.

MCLESTER, J.: Nutrition and diet in health and disease, 3th edit. Philadelphia and London: Saunders & Co. 1939.

NOORDEN, C. v. u. H. SALOMON: Handbuch der Ernährungslehre. Berlin: Springer 1920.

STEPP, W.: Ernährungslehre. Berlin: Springer 1939.

Wesen und Behandlung der Ernährungsschädigungen.

BICKNELL, F. and F. PRESCOTT: The vitamins in medicine. 2. Aufl. London: Heinemann 1947.

MCCOLLUM and U. SIMMONDS: The newer knowledge of nutrition. New York 1925. — MORGULIS, S.: Hunger und Unterernährung. Berlin: Springer 1923.

SEYDERHELM, R.: Die Hypovitaminosen. Leipzig: Johann Ambrosius Barth 1938.

STEPP, W. u. G. GYÖRGY: Avitaminosen und verwandte Krankheiten. Berlin: Springer 1927.

STEPP, KÜHNAU, SCHRÖDER: Die Vitamine und ihre klinische Anwendung, 6. Aufl. Stuttgart: Ferdinand Enke 1944.

Stoffwechselkrankheiten.

Fettsucht, Magersucht und Lipoidosen.

BÜRGER, M.: Die Klinik der Lipoidosen. Neue Deutsche Klinik, Bd. 12, S. 583. 1934. — Lipoidosen. Handbuch der inneren Medizin, 3. Aufl., Bd. VI/2, S. 807. 1944.

FELLINGER, K.: Die Fettleibigkeit. Berlin u. Wien: Urban & Schwarzenberg 1939.

FEUCHTINGER, O.: Fettsucht und Magersucht. Stuttgart: Ferdinand Enke 1946.

GLATZEL, H.: Fettsucht und Magersucht. Im Handbuch der inneren Medizin, 3. Aufl., Bd. 6, Teil 1, S. 477. 1941.

KLENK, E., E. LETTERER, H. EPPINGER: Referate über Lipoidosen auf der 14. Tagg der Ges. Verd. u. Stoffwechselkrkh., Verh. S. 6f. Leipzig: Georg Thieme 1939.

WAGNER: Die Speicherkrankheiten. Erg. inn. Med. **52**, 586 (1937).

Diabetes mellitus.

FALTA, W.: Die Zuckerkrankheit. Berlin u. Wien: Urban & Schwarzenberg 1936.

GRAFE, E. u. C. TROPP: Der Diabetes mellitus. Handbuch der inneren Medizin, 3. Aufl., Bd. 6, Teil 2, S. 406. Berlin: Springer 1944.

JOSLIN, E. P.: The treatment of diabetes mellitus, 8th ed. Philadelphia: Lea and Febiger 1946.

NOORDEN, C. v. u. S. ISAAC: Die Zuckerkrankheit und ihre Behandlung, 8. Aufl. Berlin: Springer 1927.

Porphyrinopathien.

VANOTTI, A.: Porphyrine und Porphyrinkrankheiten. Berlin: Springer 1937 und Porphyrinurie und Porphyrinkrankheiten. Handbuch der inneren Medizin, 3. Aufl., Bd. VI, Teil 2, S. 627. Berlin: Springer 1944.

Gicht.

GUDZENT, F.: Gicht und Rheumatismus. Berlin: Springer 1928.

MINKOWSKI, O.: Gicht. Neue Deutsche Klinik, herausgeg. von G. u. F. KLEMPERTR, Bd. 4, S. 183. Berlin: Urban & Schwarzenberg 1929.

LÖFFLER u. KOLLER: Die Gicht. Im Handbuch der inneren Medizin, 3. Aufl., Bd. 6, Teil 2, S. 855. Berlin: Springer 1944.

THANNHAUSER, S. J.: Die Nucleine und der Nucleinstoffwechsel. Handbuch der normalen und pathologischen Physiologie, Bd. 5, S. 1047. 1928.

Seltenere Eiweißstoffwechselerkrankungen.

MEYER, E.: Alkaptonurie. Neue Deutsche Klinik, herausgeg. von G. u. F. KLEMPERER, Bd. 1, S. 253. Berlin: Urban & Schwarzenberg 1929.

OETTEL: Cystinurie, Diaminurie, Aminosurie, Alkaptonurie. Im Handbuch der inneren Medizin, 3. Aufl., Bd. 6, Teil 2, S. 1030. 1944.

RICHTER, P. F.: Cystinurie. Neue Deutsche Klinik, herausgeg. von G. u. F. KLEMPERER, Bd. 2, S. 385. Berlin: Urban & Schwarzenberg 1928.

Allgemeines über sediment- und steinbildende Diathesen.

LICHTWITZ, L.: Prinzipien der Konkrementbildung. Im Handbuch der normalen und pathologischen Physiologie, herausgeg. von H. BETHE, G. v. BERGMANN, G. EMBDEN, A. ELLINGER, Bd. 4. Berlin: Springer 1930. — LICHTWITZ, L. u. K. G. STERN: Grundlagen der Konkrementbildung, Medizinische Kolloidlehre, herausgeg. von L. LICHTWITZ, R. E. LIESEGANG u. K. SPIRO. Dresden: Theodor Steinkopff 1939.

SCHADE, H.: Konkremente. Sonderabdruck aus den Kolloidbeiheften, Bd. 46, H. 9—12. 1937.

OETTEL: Phosphaturie und Oxalurie. Im Handbuch der inneren Medizin, 3. Aufl. Bd. 6, Teil 2, S. 1018. 1944.

Die Krankheiten der Drüsen mit innerer Sekretion.

Von

A. JORES.

Mit 27 Abbildungen.

A. Hormone und Hormonwirkungen.

Das Wort Hormon leitet sich aus dem Griechischen ab und bedeutet antreiben. Es wurde erstmals im Jahre 1905 von BAYLISS und STARLING gebraucht, als sie in der Darmschleimhaut einen Stoff entdeckten, der die Sekretion des Pankreas anregte und den sie als Sekretin bezeichneten. Es wird also ein bestimmter chemischer Körper gebildet, der an einem von seiner Bildung entfernten Ort eine Regulationsaufgabe erfüllt. Derartige chemische Regulationen sind im Organismus sehr weit verbreitet, und wir wären daher berechtigt, das Wort Hormon in weitestem Umfange anzuwenden. Wir beschränken aber diese Bezeichnung heute auf diejenigen Stoffe, die von bestimmten Drüsen gebildet werden. Diese Hormon- oder Inkretdrüsen sind eine Eigentümlichkeit der Wirbeltiere. Sie finden sich in analoger Weise bei sämtlichen Wirbeltieren und sind dadurch gekennzeichnet, daß ihre Produkte — eben die Hormone oder Inkrete — an das Blut abgegeben werden und an einem entfernten Ort zur Wirkung gelangen. Man spricht daher auch von innerer Sekretion.

Es gibt in unserem Organismus im wesentlichen zwei Regulationssysteme. Das eine ist das Nervensystem, insbesondere in den Abschnitten, die wir als das vegetative System bezeichnen, das andere ist das System der Inkretdrüsen. Wir können im allgemeinen sagen, daß, wenn eine relativ rasche Reizübermittlung erfolgt, der Organismus die nervöse Reizübertragung benutzt. Wenn es sich hingegen um langsame Dauerwirkungen handelt, so steht die hormonale Regulation im Vordergrund. So sehen wir, daß insbesondere die Vorgänge des Stoffwechsels, des Wachstums und der Fortpflanzung überwiegend hormonal reguliert werden.

Beide Systeme sind auf das engste miteinander verflochten, eine sehr wichtige Tatsache, die uns später noch weiter beschäftigen wird und die gerade auch für das Verständnis der innersekretorischen Erkrankungen größte Bedeutung hat.

Die Hormone sind nicht artspezifisch. Sie finden sich in chemisch völlig identischer Form bei allen Wirbeltieren. So können wir zu therapeutischen Zwecken die aus den innersekretorischen Organen der verschiedensten Tiere gewonnenen Produkte anwenden. Die Zuckerkrankheit spricht auf das in den Inselzellen des Rindes gewonnene Hormon ebenso an wie auf das aus Fischdrüsen extrahierte Produkt. Das einzige, was wir in den Tierreihen beobachten, ist ein gewisser Funktionswechsel der Hormone. So ist z. B. das Thyroxin beim Kaltblüter ein Hormon, das wesentlich die Vorgänge des Wachstums, insbesondere die Metamorphose steuert, beim Warmblüter steht es im Dienste der Wärmeregulation, hat darüber hinaus aber auch einen sehr nachhaltigen Einfluß auf die Vorgänge des Wachstums. Einem Wechsel ist in der Tierreihe die Empfindlichkeit des Erfolgsorganes unterworfen, so daß es immer sehr schwierig ist, Rückschlüsse bezüglich der erforderlichen Dosis vom Tier auf den Menschen zu ziehen. Über die chemische Natur der Hormone sind wir zum Teil bereits recht gut orientiert. Die Gruppe der Sexualhormone und des Nebennierenrindenhormons ist chemisch aufgeklärt. Es handelt sich um nahe verwandte Körper, die sich alle vom Cholesterin ableiten. Auch das Adrenalin und das Thyroxin sind chemisch identifiziert und lassen sich ebenso wie die vorgenannten Hormone synthetisch herstellen. Unbekannt ist nur noch die Gruppe der Proteo-Hormone, das sind Hormone eiweißartiger Natur, so sämtliche Hormone der Hypophyse und das Insulin.

Sehr interessant ist die Frage, in welcher Weise die Hormone ihre Wirkungen entfalten. Ganz allgemein dürfen wir sagen, daß Hormone nur auf die lebenden Zellen einwirken. Eine Reagensglaswirkung der Hormone, die mit ihren Wirkungen im lebendigen Organismus verglichen werden könnte, kennen wir nicht. Die Hormone gehören sicher in die Gruppe der Biokatalysatoren, worunter wir Stoffe verstehen, die bestimmte Reaktionen innerhalb der Zelle in der Art eines chemischen Katalysators ermöglichen. Früher glaubte man an eine unbedingte Spezifität dieser Katalysatoren, deren Wirkung in dieser Hinsicht verglichen wurde mit einem Schlüssel, der exakt in ein bestimmtes Schloß paßt. Die neuere Forschung hat uns gezeigt, daß es „Nachschlüssel" gibt, so auf dem Gebiet der weiblichen Sexualhormone, wo wir in den Stilbenen eine Körperklasse finden, die trotz eines chemisch völlig andersartigen Baues die Wirkung des weiblichen Follikelhormons ausübt.

Die Hormonbildung und Abgabe unterliegt einer sehr feinen Regulation, die dafür sorgt, daß die Hormone immer in der erforderlichen Menge und zur rechten Zeit gebildet bzw. abgegeben werden. Diese Regulation erfolgt teilweise auf nervösem Wege von übergeordneten Stammhirnzentren, teilweise liegt eine sehr sinnreiche Autoregulation im System der innersekretorischen Drüsen verankert, deren Einzelheiten uns später noch beschäftigen werden.

Die Erkrankungen der innersekretorischen Drüsen betreffen immer ein Zuviel oder ein Zuwenig an Hormonbildung. Sie setzen damit als wesentlich und wichtig voraus, daß dies eben gekennzeichnete System der Regulation an irgendeinem Punkte gestört oder unterbrochen sein muß. Wir können damit sagen, daß innersekretorische Erkrankungen immer Regulationsstörungen dieses Systems zur Voraussetzung haben, und so werden, wie wir es in der Klinik beobachten, auch andere als die jeweils erkrankte Drüse in Mitleidenschaft gezogen. Eine Dysfunktion einer Hormondrüse, die zur Bildung eines chemisch abwegigen Hormons führt, das nunmehr unrichtige Wirkungen im Organismus entfaltet, kennen wir nicht.

Pathologisch-anatomisch liegen den Überproduktionen der Hormondrüsen Adenome der spezifischen Drüsenzellen oder relativ reife Carcinome zugrunde, den Minderproduktionen eine Zerstörung des spezifischen Drüsenepithels, die durch akute bzw. chronische Entzündungen, durch Tumoren oder Metastasen, durch Parasiten oder durch thrombotisch bzw. embolische Prozesse hervorgerufen ist.

Es wurde eben schon betont, daß die Entwicklung einer innersekretorischen Erkrankung immer eine Störung der vegetativen und hormonalen Regulation des innersekretorischen Systems zur Voraussetzung haben muß. Innersekretorische Erkrankungen kennen wir fast nur beim Menschen. Je höher ein Lebewesen organisiert ist, desto größere Bedeutung gewinnen die Regulationen. Die innersekretorischen Erkrankungen spielen sich in dem ab, was E. I. Kraus die „vegetative Person" genannt hat. Das vegetative System, zusammen mit seinen im Hirnstamm liegenden Zentren ist dem Bewußtsein entzogen. Wir dürfen es als das Bindeglied zwischen Körper und Seele ansehen, als diejenige Stelle, an der die von außen kommenden Einflüsse auf die vegetative Person übertragen werden. Die vegetative Person und das damit zusammenhängende Regulationssystem macht aber zum Teil das aus, was wir als Konstitution bezeichnen. So machen wir die Feststellung, daß eine besondere Konstitution, die auch vielfach als Anlage mit vererbt wird, eine weitere Voraussetzung für die Entwicklung innersekretorischer Erkrankungen ist. Wenn wir weiter daran denken, daß die Hormone in erster Linie das Wachstum, die Körperform und Gestalt beherrschen, so ist dies ein weiterer Hinweis auf die engen Beziehungen der hormonalen Regulation zu dem, was wir Konstitution nennen.

B. Das Hypophysen-zwischenhirnsystem.

I. Anatomische Vorbemerkung.

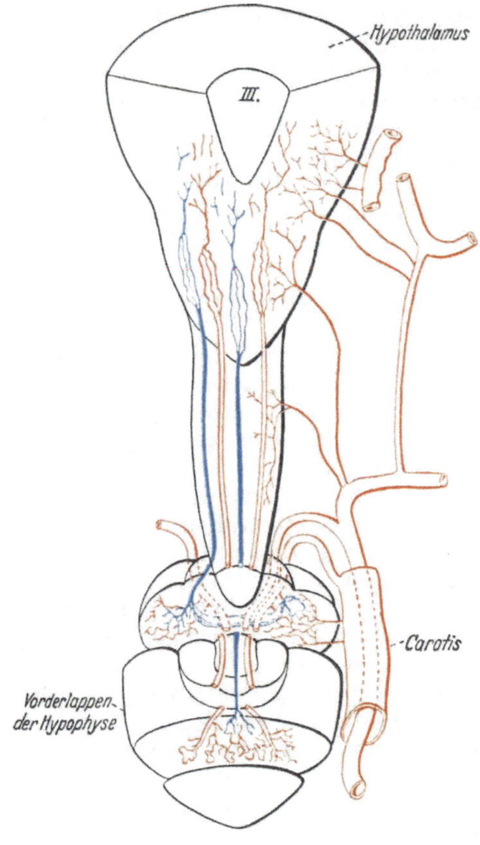

Abb. 1. Die Gefäßversorgung der Hypophyse. (Beachte besonders das Portalsystem.)

Die Hypophyse besteht aus zwei phylogenetisch verschiedenen Abschnitten, der Pars anterior oder dem Vorderlappen und der Pars posterior oder dem Hinterlappen bzw. der Neurohypophyse. Bei Tieren lagert sich zwischen Hinter- und Vorderlappen noch die Pars intermedia, der Zwischenlappen ein, der beim Menschen nur noch in Form von einigen Cysten vorhanden ist. Der Vorderlappen zeigt einen drüsigen Aufbau. Er entsteht entwicklungsgeschichtlich aus dem Mundhöhlendach, mit dem er noch eine Zeitlang in Verbindung steht. Im weiteren Verlauf der Entwicklung verödet der Kanal und wird zu einem soliden Zellstrang. Er kann der Ausgangspunkt für die Hypophyse zerstörende Tumoren werden. Auch die Existenz einer Rachendachhypophyse wird aus dieser Entwicklungsgeschichte verständlich. Der Vorderlappen besteht aus drei verschiedenen Zellarten, die wir entsprechend ihrem färberischen Verhalten als Chromophobe (Hauptzellen) und Chromophile unterscheiden. Letztere zerfallen wieder in eosinophile und basophile Zellen. Das Verhältnis Eosinophile zu Hauptzellen zu Basophile ist: 30,8:45,8:23,4. Die Eosinophilen finden sich meistens in den hinteren Seitenpartien, die Basophilen meist in den vorderen Randabschnitten, die Hauptzellen in den Abschnitten zum Zwischenlappen hin. Der Zwischenlappen entwickelt sich aus den hinteren Abschnitten der RATHKEschen Tasche. Er legt sich schon früh an den sich entwickelnden Neuralteil an, mit dem er auch später enge Beziehungen beibehält. Bei Fischen und Amphibien ist er gut ausgebildet, bei den höheren Affen und beim Menschen ist er nur noch als ein rudimentäres Gebilde vorhanden.

Die Neurohypophyse steht durch den Stiel in unmittelbarer Verbindung mit dem Zwischenhirn. Ihr Gewebe besteht aus Gliafasern, marklosen Nervenfasern und einer besonderen Zellart, die als Pituicyten bezeichnet wird. Diese sind große Zellen mit ein bis mehreren weit verzweigten Fortsätzen, die in ihrem Inneren alle Merkmale sekretorischer Tätigkeit aufweisen. Der Hinterlappen weist reichlich Nervenfasern ohne Markscheiden auf, die aus dem Zwischenhirn kommend durch den Hypophysenstiel in diesen Abschnitt eintreten und sich hier eng verflechten. Sie gehen Beziehungen zum Zwischenlappen ein, werden aber im Vorderlappen nicht mehr gefunden. Ganglienzellen sind im Hinterlappen nicht vorhanden. An der Randzone finden sich häufig eingewanderte basophile Zellen.

Die *Gefäße* der Hypophyse stammen aus zwei Arterien, die aus der Carotis interna entspringen (s. Abb. 1). Der Vorderlappen ist besonders gefäßreich und allenthalben finden sich engste Beziehungen zwischen den Zellen und den zum Teil sinusartig erweiterten Blutgefäßen. Zwischenlappen und Hinterlappen werden nur spärlich mit Blutgefäßen versorgt. Wir finden jedoch im Hinterlappen ein besonderes venöses Gefäßsystem, das durch den Hypophysenstiel einen Abflußweg zum Zwischenhirn ermöglicht, wo sich dieses Gefäßsystem noch einmal sinusartig erweitert. Man hat es als Hypophysenportalsystem bezeichnet.

Die *Nerven* der Hypophyse stammen aus dem Plexus caroticus und gelangen zusammen mit den Gefäßen zu den einzelnen Abschnitten. Insgesamt ist die nervöse Versorgung spärlich. Weite Teile des Vorderlappens und des Zwischenlappens sind völlig frei von Nerven. Nur im Hinterlappen finden sich — wie schon gesagt — reichlich Nervenfasern, die zum größten Teil aus dem Zwischenhirn stammen, zum kleinen sympathische Fasern darstellen, die mit den Gefäßen zum Hinterlappen gelangen.

Von besonderer Bedeutung ist die nervöse Verbindung, die zwischen Hypophyse und Zwischenhirn besteht. Die Fasern nehmen ihren Ursprung vom Ventrikelboden, dem Nucleus supraopticus und dem Nucleus paraventricularis. Nach Durchschneiden des Hypophysenstiels beobachtet man im Hinterlappen eine Atrophie der Nervenfasern, und die Zellen des Nucleus supraopticus zeigen schwere Degenerationserscheinungen und Kernschwund. Der Nucleus supraopticus hat seinerseits wieder — wie die Abbildung zeigt — eine Beziehung zum Opticus. Auch diese Fasern zeigen zentripetale Richtungen, wie Durchschneidungsversuche gezeigt haben. Wir wissen heute, daß der Tractus supraoptico-hypophyseus besondere Bedeutung in der Regulation des Wasserhaushaltes hat.

Die Hypophysenhormone haben sich nicht nur im Blut, sondern auch in den Nervensubstanzen des Zwischenhirns und in dem Liquor der Ventrikel nachweisen lassen. Wir müssen daraus schließen, daß sie zum Teil entlang dem Hypophysenstiel unmittelbar zum Gehirn gelangen. Es gibt außerdem Anhaltspunkte dafür, daß auch im Zwischenhirn sekretorisch tätige Zellen vorhanden sind, die wahrscheinlich Hinterlappenhormone bilden.

II. Physiologische Vorbemerkung.

1. Die Folgen der Hypophysenexstirpation.

Die ersten Exstirpationen der Hypophyse gelangen Aschner im Jahre 1909 und Biedel sowie Cushing im Jahre 1909—1912. Es ist einleuchtend, daß dieser Eingriff technisch schwierig ist, doch sind heute eine ganze Reihe von verhältnismäßig einfachen Operationsmethoden bekannt, die es insbesondere beim Hund und bei der Ratte gestatten, die Hypophyse zu entfernen. Wenn die Hypophysektomie beim jugendlichen Tier vorgenommen wird, so sistiert das Wachstum, die Epiphysenfugen bleiben offen, das Haarkleid wird rauh und struppig, es kommt zu keiner Sexualentwicklung und der Grundumsatz ist erniedrigt. Die Tiere sind träge und langsam, aber über Jahre hinaus durchaus lebensfähig. Sie weisen nur eine besondere Neigung zur Hypoglykämie auf. Beim erwachsenen Tier finden wir dieselben Veränderungen, nur daß selbstverständlich die Wachstumsstörungen fehlen. Besonders bemerkenswert ist noch beim hypophysektomierten Tier eine Atrophie sämtlicher innersekretorischer Organe. Diese Atrophie ist an der Schilddrüse, der Nebennierenrinde und den Keimdrüsen besonders ausgeprägt, an der Nebenschilddrüse und den Inselzellen des Pankreas nicht eindeutig vorhanden. Durch Implantation von Hypophysen lassen sich die Ausfallserscheinungen wieder beheben. Durch Injektion von Hypophysenextrakt ist dieses nur unvollkommen möglich.

2. Die Hypophysenhormone.

Die Zahl der in der Hypophyse gebildeten Hormone ist sehr groß. Im Vorderlappen wurden bis heute 19 verschiedene Stoffe als Hypophysenhormon beschrieben. Es muß aber als durchaus fraglich gelten, ob wir diese 19 Wirkstoffe tatsächlich als Hormone ansprechen dürfen. Es erhebt sich auch das Problem, wie die drei Zellarten des Hypophysenvorderlappens, von denen wir eigentlich nur die chromophilen Zellen als Hormonbildner ansehen dürfen, in der Lage sind, diese 19 verschiedenen Stoffe zu produzieren. Die gesamte Zahl dieser Stoffe soll hier nicht aufgeführt werden, wir beschränken uns nur auf diejenigen, deren Existenz als gesichert gelten kann.

a) Das Wachstumshormon.

Wie die Versuche der Hypophysenexstirpationen am jugendlichen Tier gezeigt haben, ist die eindruckvollste Ausfallerscheinung ein Sistieren des Wachstums. Diese Verhältnisse wurden besonders von dem Amerikaner Evans eingehend studiert, und es gelang ihm die weitgehende Isolierung eines Wachstumshormons, das wir heute als somatotropes Hormon bezeichnen. Dieses Hormon fördert das Körper- und Organwachstum. Es hat wenig Einfluß auf die mit dem Wachstum verbundene Differenzierung. Nach Fortfall des Hormons sistiert das Wachstum nicht vollständig, sondern ist nur weitgehend gehemmt. Der Angriffspunkt des Hormons ist die wachsende Knorpelzone des Knochens. Es wurde daher auch als chondotropes Hormon bezeichnet. Wenn sich einmal die Epiphysenfugen geschlossen haben, läßt sich durch noch so große Dosen kein Wachstum mehr erzielen. Es ist EVANS u. a. gelungen, in Analogie zu den entsprechenden Erkrankungen beim Menschen durch Zufuhr großer Mengen Wachstumshormon bei jugendlichen Tieren Riesenwuchs und bei erwachsenen Tieren der menschlichen Akromegalie ähnliche Bilder zu erzielen.

b) Die glandotropen Hormone.

Die Hypophyse bildet eine Reihe von Hormonen, welche die Eigenschaft haben, die peripheren, endokrinen Drüsen in ihrer Tätigkeit zu stimulieren. Diese Hormone bezeichnen wir heute als glandotrope oder adenotrope Hormone. Sie regen die Tätigkeit der entsprechenden Inkretdrüsen an. Diese Anregung läßt sich anatomisch und funktionell eindeutig nachweisen. Nach Exstirpation des Erfolgsorgans bleibt jede Wirkung dieser Hormone aus. Die Bildung dieser Hormone unterliegt einer sehr sinnreichen Selbstregulation, deren Mechanismus uns später noch beschäftigen wird.

Das thyreotrope Hormon. Durch die Zufuhr des thyreotropen Hormons wird die Schilddrüse stimuliert. Es treten all die Symptome auf, die wir als Zeichen einer Aktivitätssteigerung der Schilddrüse ansprechen. Es läßt sich eine Basedowsche Krankheit provozieren. Der Sauerstoffverbrauch solcher mit thyreotropem Hormon behandelter Tiere steigt an, der Jodgehalt des Blutes nimmt zu, die Leber verarmt an Glykogen. Die histologische Untersuchung läßt in der Schilddrüse alle Zeichen der Aktivierung wie Verbreiterung des Endothels und Kolloidschwund erkennen. Das thyreotrope Hormon ist auch im Zwischenhirn, Liquor, Blut und Harn nachgewiesen worden.

Das corticotrope Hormon. Die Injektion dieses Hormons bewirkt bei unseren Laboratoriumstieren eine deutliche Verbreiterung der Nebennierenrinde. Die Atrophie der Nebennierenrinde des hypophysektomierten Tieres läßt sich durch dieses Hormon wieder aufheben. Das Hormon wurde im Blut nachgewiesen. Ob es auch mit dem Harn ausgeschieden wird, ist noch nicht bekannt.

Die gonadotropen Hormone. Es ist wahrscheinlich, daß wir es mit zwei Hormonen zu tun haben, deren Aufgabe es ist, die Keimdrüsentätigkeit anzuregen, und zwar ein follikulotropes und ein luteotropes. Die Aufgabe des ersteren Hormons ist es, im Ovar die Entwicklung des Follikels auszulösen. Ist es zum Follikelsprung gekommen, von dem es möglich ist, daß er ebenfalls durch ein besonderes Hypophysenhormon bewirkt wird, so löst die Bildung des luteotropen Hormons nunmehr die Bildung des Gelbkörpers aus. Beim männlichen Tier wirkt das follikelstimulierende Hormon auf den generativen Apparat, das luteotrope Hormon auf die Zwischenzellen ein. Außerdem hat es einen Einfluß auf den Descensus des Hodens. Die gonadotropen Hormone lassen sich in Blut und Harn nachweisen. Die während der Schwangerschaft beim Menschen in erhöhtem Maße auftretenden gonadotropen Hormone sind mit denen des Hypophysenvorderlappens nicht identisch. Sie werden in der Placenta gebildet. Die Einzelheiten der hormonalen Vorgänge in der Schwangerschaft werden an anderer Stelle besprochen (s. S. 284). Wieweit es ein parathyreotropes, ein pankreatropes und ein adrenalotropes Hormon gibt, ist heute noch fraglich.

Das Prolactin. Ein weiteres Vorderlappenhormon darf noch als gesichert gelten, das ist das Prolactin, das in der aufgebauten und entwickelten Brustdrüse die Milchsekretion in Gang bringt und gleichzeitig wahrscheinlich einen Einfluß hat auf den gesamten Komplex der Mutterinstinkte. Der Aufbau der Milchdrüse erfolgt durch die weiblichen Sexualhormone. Die Milchsekretion kommt aber ohne Hypophyse nicht zustande. Das hier wirkende Hormon wurde von RIDDLE weitgehend isoliert und als Prolactin bezeichnet. Es wurde bereits erfolgreich therapeutisch angewandt.

c) Die Stoffwechselhormone.

Der Hypophysenvorderlappen hat noch weitgehenden Einfluß auf eine ganze Reihe von Stoffwechselvorgängen, insbesondere auf den Kohlehydratstoffwechsel. Wieweit hier einzelne spezifische Substanzen wirksam sind, die wir als Hormone ansprechen dürfen, ist noch fraglich. Bezüglich der Regulation des Kohlehydratstoffwechsels sei auf den entsprechenden Abschnitt (s. S. 268) verwiesen, in dem die Verhältnisse im Zusammenhang mit Insulin und Adrenalin besprochen werden. Es ist weiter eine Wirkung der Hypophyse auf den Fettstoffwechsel beschrieben und ein im Hinterlappen gebildetes Hormon, das den Blutfettspiegel senken soll, als Lipoitrin bezeichnet worden. Wir kennen weiter eine Substanz, die die Ketonkörperausscheidung fördert und ein sog. „Fettstoffwechselhormon", das eine beträchtliche Erhöhung der ungesättigten Fettsäuren im Blute bewirkt. Auch einen Einfluß auf den Eiweißstoffwechsel wurde behauptet, doch muß das noch als fraglich gelten.

d) Die Hormone des Zwischenlappens.

Der Zwischenlappen bildet beim Tier das sog. Melanophorenhormon. Dieses ist auch beim Menschen nachweisbar und wird beim Menschen im Vorderlappen gebildet. Bei den niederen Tieren, insbesondere beim Frosch, reguliert es, indem es die Ausbreitung der Melanin tragenden Zellen bewirkt, die Anpassung des Tieres an die Farbe des Untergrundes. Über seine Funktionen bei den höheren Tieren wie beim Menschen ist noch wenig bekannt. Eine Wirkung auf die Dunkeladaption des Auges wird vermutet.

e) Die Hormone des Hinterlappens.

Der Hinterlappen ist, obwohl er neurogenes Gewebe zeigt, wie sich aus Erfahrungen in Gewebskulturen ergeben hat, Hormonproduzent, und zwar kennen wir drei chemisch sehr nahe miteinander verwandte Hormone, die hier gebildet werden. Zunächst finden wir eine Substanz, deren Hauptangriffspunkt die glatte Muskulatur ist. Sie bewirkt eine Tonussteigerung des Uterus, des Darmes, der Gallenblase und der Ureteren. Es ist gelungen, diese Substanzen noch in zwei Fraktionen aufzuspalten, die als α- und β-Hypophamin oder als Oxytocin und Vasopressin bezeichnet werden. Das Oxytocin bringt den Uterus des nicht graviden Tieres und vor allem den Uterus unter der Geburt zur Kontraktion. Der Uterus des graviden Tieres wird wahrscheinlich durch die Anwesenheit des Gelbkörperhormons vor den Wirkungen des Oxytocins geschützt. Obwohl es noch nicht gelungen ist, das Oxytocin im Blute kreißender Frauen nachzuweisen, kann an seiner physiologischen Bedeutung für die Geburt kaum ein Zweifel sein. Amerikanische Autoren beobachteten, daß Katzen, bei denen der Hinterlappen atrophiert war, große Gebärschwierigkeiten hatten. Das Vasopressin wirkt in erster Linie kontrahierend auf die Capillaren ein und bewirkt dadurch eine Blutdrucksteigerung. Über seine physiologischen Funktionen ist noch nichts bekannt. In therapeutischer Hinsicht finden beide Komponente wirksame Anwendung. Das Oxytocin in der Austreibungsperiode in der Geburt, das Vasopressin zur Förderung des Abgangs von Steinen aus der Gallenblase und dem Ureter wie zur Förderung der Peristaltik, insbesondere des Dickdarmes in Fällen von paralytischem Ileus. Die dritte Komponente, die sich aus Hypophysenhinterlappenextrakten hat abspalten lassen, hat eine Wirkung auf den Wasserhaushalt und wird als Adiuretin bezeichnet. Beim normalen Tier und Menschen läßt sich kaum ein Einfluß dieses Hormons nachweisen. Führen wir jedoch einen Wasserstoß durch und injizieren gleichzeitig eine kleine Menge dieses Stoffes, so wird die Ausscheidung der Flüssigkeit je nach Größe der injizierten Hormondosis um mehrere Stunden verzögert. Außer der vorübergehenden Hemmung der Diurese bewirkt das Hormon eine starke Ausscheidung von Kochsalz. Der Angriffspunkt dieses Hormons liegt zunächst wahrscheinlich direkt an der Niere, denn seine Wirkungen sind auch bei dem sog. Starling-Präparat in einem Herz-, Lungen- und Nierenpräparat vom Hund eindeutig nachzuweisen. Aus den Versuchen ergibt sich, daß die Niere dauernd unter der Zügelung dieses Hormons steht und daß im Falle einer durch Wasserzufuhr bewirkten Diurese dieses Hormon offenbar weniger gebildet wird. In der Bildung dieses Hormons spielen jedoch die nervösen Zentren noch eine wichtige Rolle. Ranson und Mitarbeiter haben durch sehr subtile und fein ausgeführte Durchschneidungsversuche des Tractus supraoptico-hypophyseus gezeigt, daß eine völlige Durchschneidung dieses Tractus oder eine Zerstörung des Kerngebietes des Nucleus supraopticus zu dem Krankheitsbild des Diabetes insipidus führt und eine Atrophie des Kerngebietes wie des Hypophysenhinterlappens zur Folge hat. Das Krankheitsbild des Diabetes insipidus, das wir beim Menschen sehr gut kennen, das durch einen starken Durst mit starker Ausscheidung großer Flüssigkeitsmengen charakterisiert ist, ist die Folge einer ungenügenden Produktion des Adiuretins. Es ist weiter wahrscheinlich, daß im Vorderlappen eine Substanz gebildet wird, die dem Adiuretin entgegenwirkt. Dieses ergibt sich vor allem aus pathologisch-anatomischen Beobachtungen, die zeigen, daß ein Diabetes insipidus nur dann zur Ausbildung kommt, wenn Teile des Vorderlappens erhalten sind. Es ist jedoch noch nicht gelungen, dieses Hormon rein darzustellen.

3. Die neuroendokrinen Regulationen.

Die Hypophyse bildet mit den Kerngebieten des Zwischenhirns eine funktionelle Einheit. Der Hypothalamus ist der entwicklungsgeschichtlich älteste Hirnabschnitt, von dem wir heute aus zahlreichen Tierversuchen wie Klinikbeobachtungen wissen, daß er für die Regulation sämtlicher vegetativer Lebensvorgänge die allergrößte Bedeutung hat. Die unmittelbare nervöse Verbindung dieses Abschnittes mit einer Inkretdrüse deutet darauf hin, daß wir es hier mit einer Zentralstelle zu tun haben, an der nervöse und hormonale Regulationen auf das engste zusammenarbeiten. Die Richtigkeit dieser Auffassung bestätigen uns nicht nur die zahlreichen, zur Klärung dieser Verhältnisse durchgeführten Tierversuche, sondern auch die Beobachtungen beim Menschen, die zeigen, daß es viele Krankheitsbilder gibt, die wir gewöhnt sind, als hypophysär anzusprechen, deren pathologisch-anatomisches

Substrat aber nachher vorwiegend oder ausschließlich in Krankheitsprozessen im Zwischenhirn gelegen ist. Die große Bedeutung dieses Abschnittes wird noch weiter unterstrichen durch die Tatsache, daß wir heute wissen, daß eine der Hauptfunktionen des Hypophysenvorderlappens rein regulativer Natur ist. In dem Vorhergehenden wurden bereits die sog. glandotropen Hormone besprochen. Diese glandotropen Hormone fördern, wie wir lernten, die Bildung des Hormons der betreffenden Inkretdrüse, auf die sie eingestellt sind. Die Verhältnisse werden durch das nachstehende Schema dargestellt (s. Abb. 2). Es entwickelt sich also zwischen Hypophysenvorderlappen und Inkretdrüse eine Art Gleichgewichtszustand, den wir wohl am besten durch das Symbol zweier entgegengesetzter Pfeile darstellen, wie es in der Chemie üblich ist, wenn angedeutet werden soll, daß eine Reaktion in beiden Richtungen abläuft und stets um einen Gleichgewichtszustand pendelt. In analoger Weise dürfen wir uns wohl die Verhältnisse der endokrinen Regulationen vorstellen. Doch ist das vorliegende Schema noch unvollständig, denn es zeigt sich, daß wenn auch nicht für alle, so doch für einen Teil dieser Regulationen das Zwischenhirn noch mit eingeschaltet ist. Das ist vor allem für die Regulation der Tätigkeit der Keimdrüsen nachgewiesen worden. So fand man z. B., daß die Durchschneidung des Hypophysenstiels bei der Ratte eine Atrophie der Keimdrüse zur Folge hat. Der Reiz, der von der Hypophyse auf die periphere endokrine Drüse ausgeübt wird, wird von dieser auf das Zwischenhirn übertragen und vom Zwischenhirn auf die Hypophyse (s. Abb. 2).

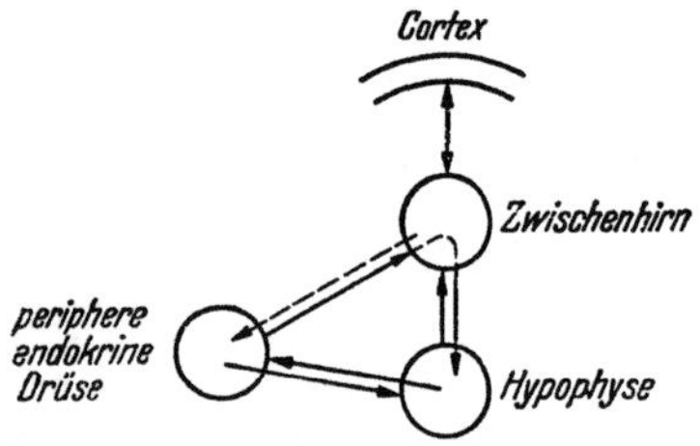

Abb. 2. Schema der neuro-hormonalen Regulation der peripheren Inkretdruse.

Das gegebene Schema läßt die vielfachen Sicherungen und Koppelungen, die getroffen sind, um die Tätigkeit der endokrinen Drüsen zu überwachen, im rechten Licht erscheinen. Keine Drüse steht in restloser Abhängigkeit, sondern nur in einem Gleichgewichtszustand mit den nervösen und hormonalen Faktoren, die vom Hypophysenzwischenhirn ausgehen. Aber auch dieses System wird wieder durch die peripheren Drüsen in seiner Tätigkeit reguliert. Bei Betrachtung dieser Verhältnisse muß man sich unwillkürlich die Frage vorlegen, durch welche Bedingungen es überhaupt zu einer Störung der inneren Sekretion kommen kann. Bei der Mehrzahl der endokrinen Störungen erkennen wir heute immer mehr die Bedeutung der Konstitution. Wir dürfen wohl jetzt sagen, daß die Schwäche einer Konstitution ihren Ausdruck findet in einer mangelhaften oder fehlerhaften Funktion gerade dieses Regulationssystems. Die zwischen dem Gesunden und Kranken bestehenden Zwischenstufen, wie sie als thyreotische Konstitution, als Addisonismus bezeichnet werden, würden unter diesem Gesichtspunkt so zu deuten sein, daß sich der Gleichgewichtszustand der Regulationen nicht in der Mitte, sondern zur Peripherie bzw. zu den Zentren hin verschoben eingespielt hat.

Auch die Stoffwechselhormone des Hypophysenvorderlappens zeigen eine enge Verbindung mit den Stoffwechselzentren des Zwischenhirns, doch sind diese Verhältnisse offensichtlich weit komplizierter und für uns heute noch nicht durchschaubar. Die engen Beziehungen der Hinterlappenhormone, insbesondere des Adiuretins zu den Stoffwechselzentren des Zwischenhirns, insbesondere zum Nucleus supraopticus wurden bereits in dem Vorstehenden besprochen. Auch hier lernten wir, daß wir von einem den Wasserhaushalt regulierenden neurohormonalen System sprechen müssen, das den Nucleus supraopticus den Tractus Nucleus supraoptico-hypophyseus und den Hypophysenhinterlappen mit der Bildung des Adiuretins umfaßt. Für die Entwicklung des Krankheitsbildes ist es gleichgültig, an welcher Stelle dieses einheitliche System einer Läsion gesetzt wird. Das Krankheitsbild sehen wir, wenn die Zusammenarbeit zwischen den nervösen Zentren und der Inkretdrüse unterbrochen wird.

Das Zwischenlappenhormon zeigt beim Tier eine äußerst interessante Beziehung zum Opticus. Hier besteht vom Opticus über den Nucleus supraopticus und weiter zum Hypophysenhinterlappen und Zwischenlappen ebenfalls eine unmittelbare Verbindung, deren Unterbrechung die Bildung des Melanophorenhormons stört. Wieweit diese interessante Beziehung, die einen unmittelbaren Einfluß des Lichtes auf die inneren Sekretionen erkennen läßt, auch beim Menschen eine Rolle spielt, ist noch ungeklärt. Sehr wichtig ist diese Verbindung für die Vögel, bei denen auf diesem Wege die jahreszeitlich festgelegten Vorgänge der Sexualität und des Zugtriebes gesteuert werden.

III. Die Krankheiten des Hypophysenzwischenhirnsystems.

1. Die Akromegalie.

Vorkommen. Die Akromegalie ist eine keineswegs seltene Erkrankung. Im 20.—30. Lebensjahr häuft sich der Krankheitsbeginn deutlich. Zwischen Männern und Frauen besteht kein Unterschied.

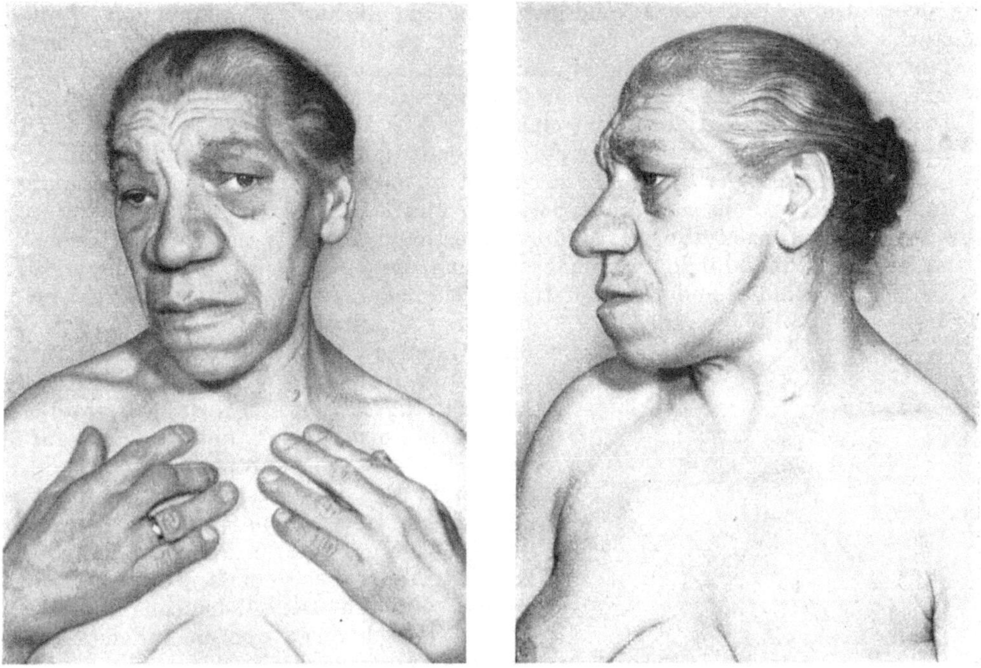

a b

Abb. 3a u. b. 60jährige Frau mit ausgeprägter Akromegalie.

Über Erbfaktoren ist sehr wenig bekannt. Man wird ihnen keine allzu große Bedeutung zumessen dürfen.

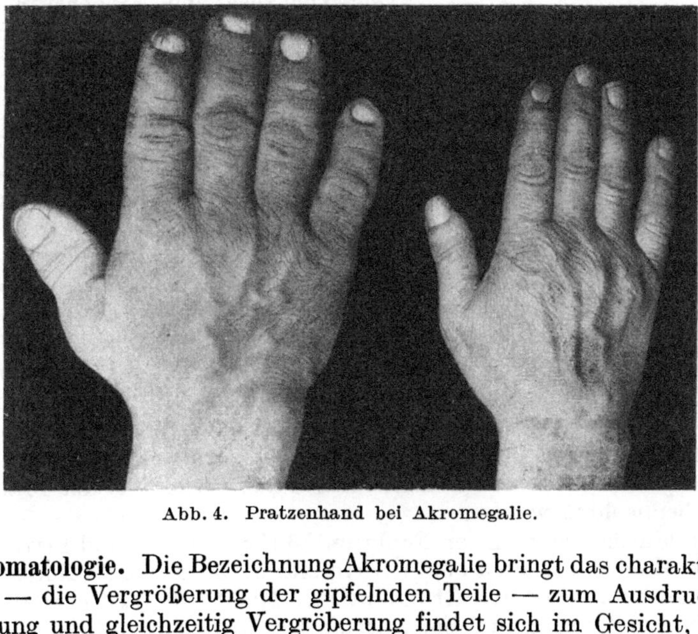

Abb. 4. Pratzenhand bei Akromegalie.

Symptomatologie. Die Bezeichnung Akromegalie bringt das charakteristische Symptom — die Vergrößerung der gipfelnden Teile — zum Ausdruck. Diese Vergrößerung und gleichzeitig Vergröberung findet sich im Gesicht, besonders an der Nase, der Lippe, der Unterlippe und den Ohren sowie an den Händen und

Füßen. Die Augenbrauengegend, die Jochbeine und der Unterkiefer zeigen eine starke Ausprägung. Diese Veränderungen verleihen dem Gesicht eine charakteristische ovale Form und ein Aussehen, das in ausgeprägten Fällen furchterregend wirkt, aber doch einen Zug von Gutmütigkeit verrät (s. Abb. 3). Dieser Eindruck wird durch die pratzenartigen Hände und Füße unterstrichen (s. Abb. 4). In der Mehrzahl der Fälle werden Hände und Füße breit, plump und groß, in einer Minderzahl, und zwar meistens dann, wenn mit der Erkrankung auch ein Hochwuchs verbunden ist, lang und schmal. Der akromegale Riese spielt auch in der Mythologie eine gewisse Rolle. *Schwind* hat ihn auf seinem berühmten Rübezahlbild festgehalten. Auch die Zunge wird groß und plump. Die Zungenpapillen sind verdickt. Infolge ähnlicher Veränderungen der Schleimhaut, der Mundhöhle und des Pharynx wird die Stimme rauh und tief. Die Haut wird derb und fest und zeigt eine vermehrte Hornbildung. In späteren Krankheitsstadien sieht man einen Fettschwund der Haut auftreten, so daß die akromegalen Veränderungen in der Gesichtsbildung noch deutlicher hervortreten. Die Haut wird trocken und läßt sich in Falten abheben. An der Kopfhaut führt dies zu der sog. Cutis verticis gyrata. Zunahme der Behaarung und bei Frauen Umschlag in den männlichen Behaarungstyp ist häufig.

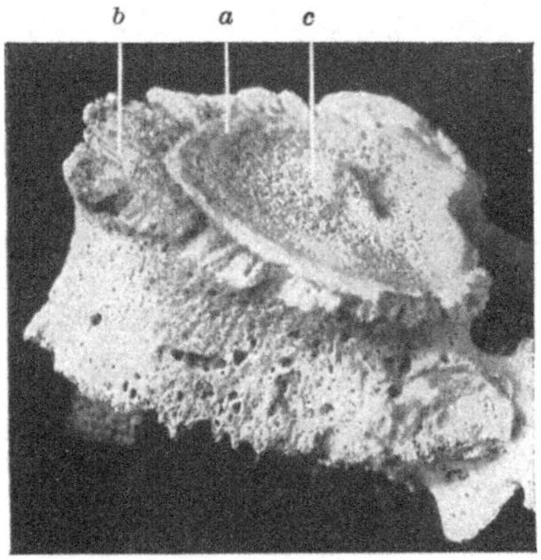

Abb. 5. Macerierter Wirbelkörper eines 30jährigen Akromegalen. *a* Randleiste, *b* der neue knöcherne Zuwachs, *c* der alte Wirbelkörper.

Besonders charakteristisch sind die Veränderungen am Skeletsystem. Die Rippen sind stark verbreitert und der Thorax wird faßförmig. Die als Rest der Epiphysenfugen anzusprechenden Knorpelleisten der Wirbel zeigen ein zusätzliches Wachstum (s. Abb. 5). Es kommt zur Anlagerung von Knochen an den Wirbelkörpern und zu einer Wucherung der knorpeligen Bandscheiben. Die Folge dieser Veränderung ist die für den Akromegalen so charakteristische Lordose der Brustwirbelsäule, die eine Kyphose der Lendenwirbelsäule bedingt. Die Jochbeine und der Unterkiefer werden größer, die Zahnlücken werden weiter. Die Zähne des Unterkiefers greifen über die des Oberkiefers. Das Weiterwerden der Zahnlücken ist häufig als Frühsymptom beobachtet worden. Bei der Röntgenuntersuchung des Skeletsystems findet man Exostosen, Verstärkung der Leisten, an denen die Muskeln ansetzen, und besonders starke Ausprägung der Nebenhöhlen, insbesondere der Stirnhöhle. Nicht selten sehen wir deformierende Arthritiden der Kniegelenke.

Fast immer ist eine Störung der Genitalfunktion vorhanden. Sie äußert sich in Oligo- oder Amenorrhöe bzw. fehlender Libido und Potenz. Dieser verminderten Sexualität geht insbesondere bei Männern häufig ein Stadium gesteigerter Sexualität voraus. Es gibt aber auch Fälle, in denen die Sexualfunktion voll erhalten bleibt und bei Frauen Gravidität, Geburt und Wochenbett normal ablaufen. Gynäkomastie beim Manne und Galaktorrhöe bei der Frau sind gelegentlich beobachtet worden.

Die Schilddrüse ist in ihrer Funktion häufig gestört, und zwar sehen wir sowohl eine Minder- als auch eine Überfunktion. Je nachdem finden wir einen erhöhten oder herabgesetzten Grundumsatz. Nicht selten ist es, daß diese Störungen in der Schilddrüsenfunktion periodisch auftreten und wieder verschwinden und daß der Über- in einen Unterfunktionszustand umschlägt bzw. umgekehrt.

In etwa 30—40% der Fälle von Akromegalie besteht ein Diabetes mellitus. In der Mehrzahl dieser Fälle handelt es sich um eine echte diabetische Stoffwechselstörung, die sich in nichts von dem Bild des gewöhnlichen Diabetes unterscheidet. In der Minderzahl zeigt dieser Diabetes Besonderheiten. Die Ansprechbarkeit auf Insulin ist herabgesetzt und der Grad der Glykosurie und Glykämie starken Schwankungen unterworfen. Schweres und durch Insulin nur schlecht zu beeinflussendes Koma ist nicht selten und kann plötzlich ohne ersichtlichen Grund wieder einem nahezu normalen Verhalten Platz machen. Diese Form des Diabetes wird als hypophysär bezeichnet.

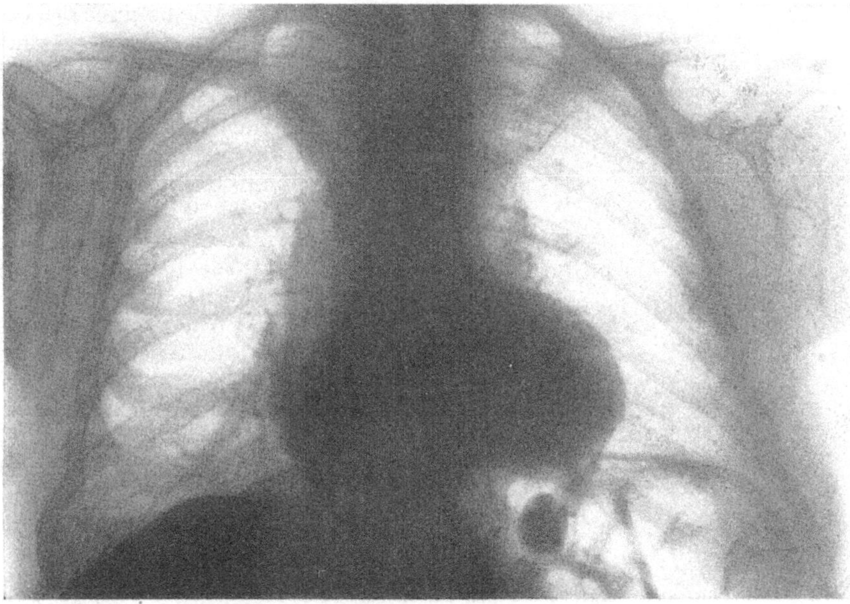

Abb. 6. Herzhypertrophie bei Akromegalie.

Auch die übrigen Stoffwechselvorgänge weisen mitunter Störungen auf. So sind einige Fälle von Polyurie und Oligurie mit Akromegalie beschrieben. Auch eine Fettsucht wurde gelegentlich beobachtet. Die sehr häufige Osteoporose läßt auf Störungen des Mineralstoffwechsels schließen.

Die inneren Organe weisen in der Mehrzahl der Fälle eine erhebliche Größenzunahme auf (Splanchnomegalie). Sie läßt sich in vivo insbesondere am Intestinaltrakt durch eine erhebliche Vergrößerung des Colon nachweisen. Auch eine Vergrößerung des Herzens können wir sehr oft beobachten (s. Abb. 6). Der Blutdruck ist in der Mehrzahl der Fälle normal. Das Blutbild bietet keine Besonderheiten. Charakteristisch ist nach einem Stadium guter körperlicher Leistungsfähigkeit ein solches größter Muskelschwäche und allgemeiner Hinfälligkeit, das mit dem Körperbau und dem Aussehen des Kranken stark kontrastiert. Die Ursache liegt wahrscheinlich in der Vermehrung des Bindegewebes der Muskulatur.

Störungen des Sehvermögens sind ein sehr wichtiger und bemerkenswerter Befund bei der Akromegalie. Sie treten auf in der Form der sog. bitemporalen Hemianopsie oder Scheuklappenblindheit. Sie beruhen, wie der Name sagt, auf einem Ausfall der temporalen Gesichtsfeldhälften. Die mit der Erkrankung verbundene Vergrößerung der Hypophyse drückt auf die Innenseiten der Sehnervenkreuzung. Die Schädigungen des Sehnervs können einen so hohen Grad *annehmen*, daß völlige oder nahezu völlige Erblindung die Folge ist.

In diagnostischer Hinsicht hat die Röntgenuntersuchung der Sella turcica besondere Bedeutung. Wir finden in allen Fällen eine mehr oder weniger stark ausgeprägte ballonartige Erweiterung der Sella (s. Abb. 7).

Pathologische Anatomie und Ätiologie. Die Ursache der Akromegalie liegt in einer Überproduktion des Wachstumshormons. Diese Überproduktion führt, wenn sie in der Wachstumsperiode stattfindet, zu Riesenwuchs und nach Abschluß der Wachstumsperiode zu Akromegalie. Es gibt jedoch auch zweifelsfreie Beobachtungen, in denen entgegen der Regel in der Kindheit eine Akromegalie zur Entwicklung kam. Man nimmt an, daß auch der Körperbautyp eine gewisse Rolle spielt. Der athletische bzw. pyknische Typ soll auf die Überproduktion des Wachstumshormons mit Akromegalie, der Astheniker mehr im Sinne des Riesenwuchses reagieren. Daß es mit Hilfe des Wachstumshormons möglich war, auch im Tierversuch beim Hund das Krankheitsbild der Akromegalie nachzuahmen, wurde bereits eingangs erwähnt. Der Angriffspunkt des Wachstumshormons liegt an den knorpeligen Teilen des Skeletsystems. Die Wachstumszone des Knorpels, die nahe der Knochengrenze gelegene sog. Säulenschicht zeigt bei vermehrter Bildung des Wachstumshormons eine verstärkte Ausbildung. Bei fehlender Hormonzufuhr verharrt diese Zone im Ruhezustand und der normale Verknöcherungsprozeß schreitet nicht fort. So erklärt sich die Tatsache, daß beim hypophysären Riesen wie beim hypophysären Zwerg noch offene Epiphysenfugen bestehen. Bei dem Erwachsenen kommt es nur so weit zur Veränderung am Skeletsystem, als noch wachstumsfähiger Knorpel vorhanden ist. So hat, um mit ERDHEIM zu reden, „der akromegale Erwachsene bloß die Rippen eines Riesen, er ist eben ein Riese nur soweit er kann". Außer den Veränderungen am Knorpel sehen wir aber noch eine Vermehrung und Verdickung des Bindegewebes der gipfelnden Teile, die darauf hindeuten, daß das Wachstumshormon auch hier einen Angriffspunkt hat.

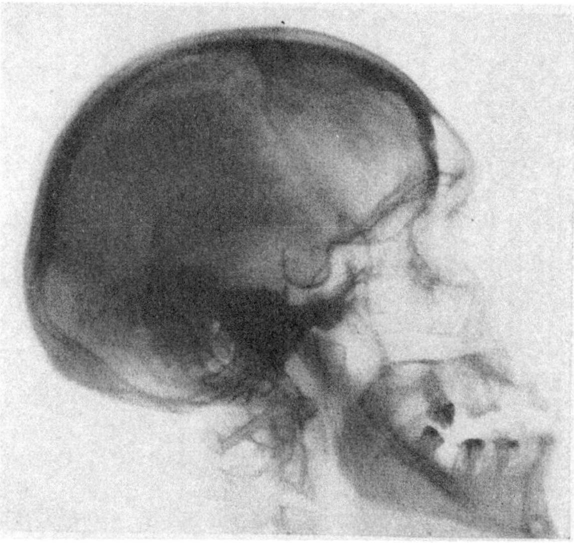

Abb. 7. Seitliche Schädelaufnahme bei Akromegalie. (Beachte die erweiterte Sella, den vergrößerten Unterkiefer und die vergroßerten Nebenhöhlen.)

Pathologisch-anatomisch findet sich in 40% ein gutartiges eosinophiles Adenom. In einem kleineren Prozentsatz liegen Adenoepitheliome und maligne Adenome vor, die insbesondere Zellen vom eosinophilen Typ zeigen. Gelegentlich wurde auch nur eine Vermehrung der eosinophilen Zellen gefunden. Einige Fälle sind in der Literatur beschrieben, in denen jeder Befund an der Hypophyse vermißt wurde. Man wird hier annehmen müssen, daß ein mit morphologischen Methoden nicht nachweisbarer Hyperfunktionszustand vorgelegen hat. Der eosinophile Tumor zerstört beim weiteren Wachstum die übrigen Abschnitte der Hypophyse, woraus sich die bei der Erkrankung auftretenden Ausfallserscheinungen, insbesondere der Funktion der Genitalorgane erklären. Diesem Ausfall geht zuweilen ein Hyperfunktionszustand, also eine vermehrte Hormonbildung voraus, die nicht nur das gonadotrope, sondern auch das thyreotrope Hormon betrifft. Je nach der Größe führt der Tumor zu einer starken Ausweitung der Sella, fast nie zu einer Destruktion und zu einer Druckschädigung des Chiasma optici. Die Todesursache ist fast immer in interkurrenten Erkrankungen gelegen.

Verlauf und Formen. Die Krankheit entwickelt sich im allgemeinen sehr langsam (s. Abb. 8). Das erste Zeichen, das bemerkt wird, ist die Beobachtung, daß Schuhe und Handschuhe zu eng werden. Auf die Veränderungen des Gesichts werden die Angehörigen aufmerksam. Auch das Weiterwerden der Zahnlücken im Unterkiefer kann als Frühsymptom auftreten. Häufig ist der Ablauf in einzelnen Schüben. Stillstand ist in jedem Stadium möglich. Während die begleitenden Stoffwechselstörungen wie die Störungen in der Tätigkeit der anderen endokrinen Drüsen einem raschen Wechsel unterliegen, ist die Wachstumsstörung einer Rückbildung nicht mehr fähig. Liegt ein malignes Adenom zugrunde, so führt dieses im Laufe von 3—4 Jahren zum Tode. Von diesen Fällen abgesehen, ist die Erkrankung als solche niemals Todesursache.

Von der gewöhnlichen Form der Akromegalie hat man den akromegaloiden Typ oder den *Akromegaloidismus* abgetrennt und versteht darunter Menschen, die ohne je manifest zu erkranken, doch gewisse akromegale Züge tragen, wie

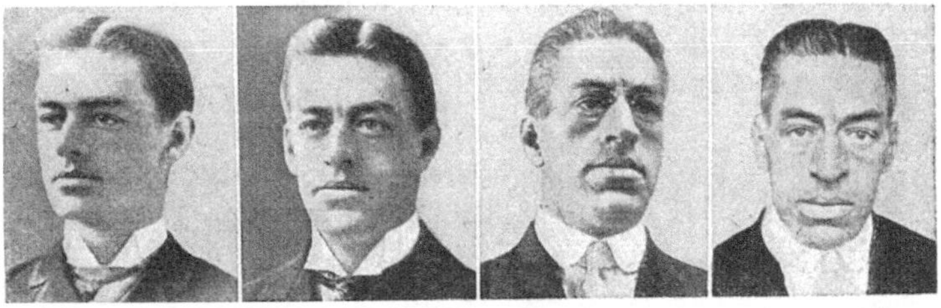

Abb. 8. Allmahliche Gesichtsveranderung bis zur typischen Akromegalie. (Nach CUSHING.

Größe, groben Knochenbau, große Hände und Füße und einen großen stark ausgebildeten Unterkiefer. Dieser akromegaloide Typ ist meist familiär. Praktische Bedeutung kommt ihm nicht zu.

Als Akromegaloidismus bezeichnet man jene Fälle, in denen es meist im Anschluß an eine Umstellung im endokrinen System (Gravidität) zu einem einmaligen akromegalen Schub kommt, der gewöhnlich einer Rückbildung nicht fähig ist.

Prognose. Es wurde schon betont, daß die Akromegalie, nur wenn ein malignes Adenom vorliegt, zum Tode führt. Akromegale sind in erhöhtem Maße anfällig gegenüber Infektionen. Bei Fortschreiten des Prozesses sieht man infolge der Zerstörung der ganzen Hypophyse gelegentlich, daß sich das Bild einer hypophysären unaufhaltsamen Kachexie entwickelt. Die Prognose quoad vitam ist also etwas getrübt, aber im allgemeinen gut. Die Prognose quoad sanationem ist von dem nicht sicher vorauszusehenden Erfolg der Therapie abhängig. Die Einschränkungen des Gesichtsfeldes, eventuell vorhandener Beschwerden, wie Kopfschmerzen sind einer weitgehenden Rückbildung fähig, wenn die Therapie rechtzeitig einsetzt. Nur die Veränderungen an Händen, Füßen und im Gesicht sind nicht mehr rückbildungsfähig.

Diagnose und Differentialdiagnose. Die Diagnose der Erkrankung stößt auf keinerlei Schwierigkeiten, da die Änderungen in dem Aussehen so charakteristisch sind, daß sie kaum verkannt werden können. Die Ostitis deformans Paget betrifft nur Veränderungen am Schädel und läßt Hände und Füße völlig unverändert. Dasselbe gilt für die Leontiasis ossea. Die Syringomyelie ruft zuweilen halbseitige Vergrößerungen der Hände hervor, die aber ganz auf die Hand beschränkt bleiben, während das Gesicht frei ist. Mitunter können die Störungen von seiten der anderen endokrinen Drüsen, insbesondere der Schilddrüse durch die Ausbildung eines Myxödems bzw. eines Basedow das Bild so beherrschen, daß die Grundkrankheit übersehen wird.

Therapie. Die Therapie der Wahl, die auch in der überwiegenden Mehrzahl der Fälle zu einem Erfolg führt, ist die Röntgenbestrahlung der Hypophyse. Zu einer Operation wird man sich nur dann entschließen, wenn der Tumor eine bedrohliche Größe annimmt, allgemeine Tumorsymptome und eine schwere Beeinträchtigung des Sehvermögens zur Folge hat und eine Röntgenbestrahlung nicht zu dem gewünschten Erfolg geführt hat. Auch die Operation hat nicht immer Erfolg gehabt und gelegentlich die Entwicklung einer Kachexie eingeleitet. In neuerer Zeit hat man empfohlen, ähnlich wie den Morbus *Cushing*, auch die Akromegalie mit Sexualhormonen zu behandeln wegen der depressorischen Wirkung der Sexualhormone auf die Hypophysentätigkeit. Es sind größere Dosen weiblicher Sexualhormone etwa 2mal wöchentlich 5 mg mit einer Gesamtmenge von 30 mg erforderlich. Nach einer Pause von 4 Wochen wird diese Kur noch 1—2mal wiederholt.

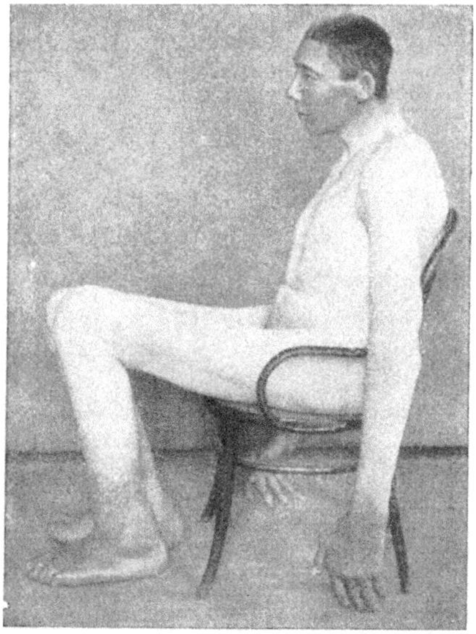

Abb. 9. Riesenwuchs. Körpergröße 209 cm. 25 Jahre alt.

2. Hypophysärer Riesenwuchs.

Als Riesenwuchs bezeichnen wir eine Größe, die 1,90 m überschreitet. Die Ursache des Riesenwuchses ist fast immer eine Erkrankung der Hypophyse. Dies ergibt sich u. a. daraus, daß etwa 40% aller Riesen akromegale Züge tragen. Die Mehrzahl der Riesen ist männlichen Geschlechts. Der größte, bisher beobachtete Riese maß 2,83 m.

Der Riesenwuchs entwickelt sich meist dicht vor Abschluß der Wachstumsperiode, doch ist gelegentlich kindlicher Riesenwuchs beobachtet; so wurde ein 13jähriger Knabe mit einer Größe von 2,18 m bekannt. Die Wachstumsstörung entwickelt sich gern in einzelnen Schüben. Die akromegalen Züge bilden sich dabei langsam aus und erst nach Abschluß der eigentlichen Wachstumsperiode. Die Proportionen der Riesen sind nicht völlig normal. Die Oberlängen überwiegen meistens die Unterlängen (s. Abb. 9). Die Knochen sind wohl sehr lang, aber nicht ensprechend dick. Die Biegung der Wirbelsäule vollzieht sich erst spät und dann kommt es wie bei einer Akromegalie meistens zu einer ausgesprochenen Kyphoskoliose. Die Epiphysenfugen bleiben sehr lange, auch noch jenseits der Wachstumsperiode offen. Das Röntgenbild der Sella zeigt fast immer eine Vergrößerung, doch sind stärkere Grade einer Aufweitung der Sella mit Störungen des Sehvermögens beim Riesenwuchs selten.

Sexuelle Störungen sind ähnlich wie bei der Akromegalie sehr häufig. Auch der Umschlag einer Phase gesteigerter Sexualität in eine solche verminderter, ist wiederholt beschrieben worden. Die Unterentwicklung der Keimdrüsen bewirkt in den Körperproportionen einen eunuchoiden Einschlag. Auch Stoffwechselstörungen, wie besonders ein Diabetes mellitus finden sich häufig in Kombination mit Riesenwuchs. Die inneren Organe nehmen an der allgemeinen Größenzunahme teil. Die Riesen werden meistens nicht alt. Auf kurze Perioden gesteigerter Körperkraft folgt eine solche des Verfalls.

Pathologische Anatomie. Pathologisch-anatomisch findet man in der Mehrzahl bei hypophysären Riesen ein eosinophiles Adenom, mitunter ließen sich nur Cysten nachweisen, wobei die Annahme nahelag, daß es sich um die cystische Degeneration eines derartigen Adenoms gehandelt hat. Die Ursache des Riesenwuchses ist in der Überproduktion an Wachstumshormonen während der Wachtumsjahre gelegen. Ein konstitutioneller Faktor spielt, wie bereits bei der Akromegalie ausgeführt, in der Genese noch eine wichtige Rolle.

Diagnose und Differentialdiagnose. Außer dem hypophysären Riesenwuchs, der durch die akromegalen Züge und eine eventuelle Vergrößerung der Sella charakterisiert ist, kennen wir noch einen primären Riesenwuchs, der auf einer primär verstärkten Wachstumstendenz beruht. Diese Formen des Riesenwuchses sind allerdings sehr selten und zeigen meist geringere Grade, die eine Größe von 2,00 m kaum überschreiten.

3. Hypophysärer Zwergwuchs.

Hypophysärer Zwergwuchs ist nicht selten. Er findet sich beim männlichen Geschlecht häufiger als beim weiblichen und wiederholt finden wir auch eine Häufung in bestimmten Familien, so daß ein Erbfaktor wahrscheinlich eine gewisse Rolle spielt.

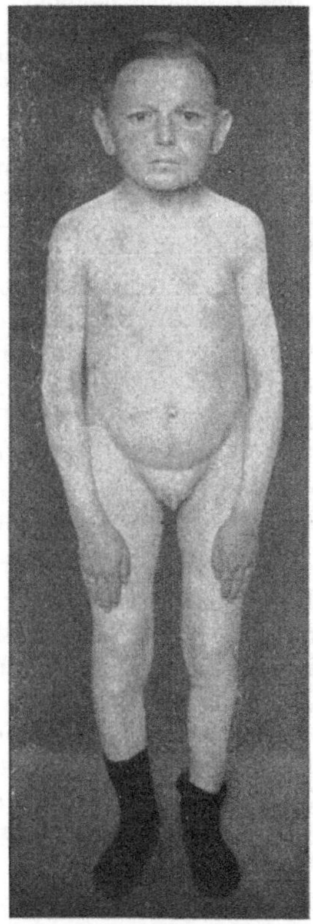

Abb. 10. Zwergwuchs, 119 cm groß, 27 kg, 22 Jahre alt. Normale Intelligenz.

Symptomatologie. Der hypophysäre Zwerg zeigt meist bis zu einem gewissen Lebensalter eine normale Entwicklung. Dann sistiert das Wachstum, so daß die später vorhandenen Körperproportionen dem Wachstumsalter, auf dem die Entwicklung stehenblieb, entsprechen. Es kommt meist nicht zu einem völligen Stillstand des Wachstums. Eine gewisse Wachstumstendenz um nur wenige Zentimeter je Jahr bleibt auch später noch erhalten. Im allgemeinen ist der hypophysäre Zwerg gut proportioniert (s. Abb. 10). Bei der Röntgenuntersuchung des Skelets stellen wir fest, daß die Epiphysenfugen auch im späteren Lebensalter nicht geschlossen sind. Es wurde ein 91jähriger hypophysärer Zwerg beschrieben, bei dem dieser Befund noch erhoben werden konnte. Infolgedessen ist auch im späteren Lebensalter immer noch ein Wachstum möglich, das gelegentlich auch beobachtet wurde. Sehr charakteristisch sind Störungen der Zahnbildung und Gebißentwicklung. Verspätete Dentition, verspäteter Zahnwechsel und Stellungsanomalien werden selten vermißt. Der Kiefer, insbesondere der Unterkiefer bleibt auf kindlicher Stufe stehen. Auch die übrigen gipfelnden Teile zeigen eine geringe Entwicklung. Das Skeletsystem zeigt nun nicht nur eine Wachstumshemmung, sondern es ist auch ausgesprochen hypoplastisch und kalkarm, so daß Verbiegungen sowie Spontanfrakturen recht häufig sind. Eine Hemmung in der Entwicklung der Sexualdrüsen ist fast immer vorhanden. Auch ein fehlender Descensus des Hodens findet sich sehr häufig. So sehen wir bei älteren hypophysären Zwergen gleichzeitig die Zeichen des Eunuchoidismus, eine fehlende Sekundärbehaarung, einen fehlenden Stimmbruch und eine Umwandlung der Körperproportionen zum eunuchoiden Typ. Nur wenige Fälle sind beobachtet worden, in denen die Sexualentwicklung normal abgelaufen ist. Der Grundumsatz ist gewöhnlich vermindert. Gelegentlich finden sich auch Kombinationen wie Fett- oder Magersucht mit Diabetes mellitus wie insipidus.

Für das Aussehen der Patienten ist ein vorzeitiges Altern sehr charakteristisch. Die Haut, insbesondere die des Gesichts zeigt eine eigenartige runzlige Beschaffenheit, die Behaarung bleibt zart und fein und das Lanugohaar ist oft erhalten.

Liegt der Erkrankung ein Tumor zugrunde, so sind Störungen des Sehvermögens, Gesichtsfeldeinschränkungen und Opticusatrophie nicht selten.

Besonders charakteristisch gerade im Gegensatz zu den myxödematösen Formen des Zwergwuchses ist die völlig normale Psyche wie die völlig normale geistige Entwicklung.

Pathologische Anatomie und Ätiologie. Pathologisch-anatomisch liegen dem Krankheitsbild die verschiedensten Prozesse zugrunde. Am häufigsten sind es Tumoren, die vom Hypophysengang ausgehen oder auch Tumoren, die in der Nachbarschaft der Hypophyse ihren Ursprung nehmen, die als Ursache gefunden wurden. Gelegentlich stellt man bei einem normalen Hypophysengewicht nur einen Mangel an chromophilen, insbesondere eosinophilen Zellen in der Hypophyse fest. Es liegen auch Beobachtungen vor, in denen die Hypophyse selbst intakt war, hingegen Tumoren in dem Zwischenhirn nachgewiesen werden konnten.

Die Ursache des Zwergwuchses liegt also in der fehlenden Bildung des Wachstumshormons. Diese ist dann meist kombiniert mit einem Ausfall in der Bildung auch anderer Hormone, insbesondere des gonadotropen Hormons, so daß die fehlende Keimdrüsenentwicklung wie auch die mitunter vorhandenen Stoffwechselstörungen hierin eine zwanglose Erklärung finden.

Verlauf und Prognose. Grad und Ausbildung der Wachstumsstörung sind von dem Zeitpunkt ihres Auftretens abhängig. Spontane Remissionen wie auch Verschlechterungen mit Umschlag in ein kachektisches Stadium kommen vor. Da die Epiphysenfugen offenbleiben, sind Wachstumsschübe noch im dritten Dezennium möglich. Die Prognose richtet sich nach dem zugrunde liegenden anatomischen Prozeß. Bei Tumoren ist sie ernst. Auch die hypophysären Zwerge werden meist nicht alt. Der 91jährige, der von PRIESEL beschrieben wurde, ist sicherlich eine Ausnahme.

Diagnose und Differentialdiagnose. Die Diagnose ist in den ausgesprochenen Fällen nicht schwierig, wenn die Kombination einer Wachstumsstörung mit normaler Psyche, kindlichen Körperproportionen und genitaler Unterentwicklung vorliegt. Gegenüber dem primordialen Zwergwuchs unterscheidet sich der hypophysäre Zwerg dadurch, daß ersterer bereits bei der Geburt vorhanden ist und daß das Individuum, abgesehen von seiner Körpergröße, eine normale Entwicklung durchmacht mit normaler Genitalentwicklung und rechtzeitiger Verknöcherung der Epiphysenfugen. Gegenüber dem myxödematösen Zwergwuchs ist die Abgrenzung durch das charakteristische Aussehen wie die geistige Störung leicht.

Therapie. Bei Hypophysentumoren kann die Röntgenbestrahlung eine Besserung auch der Wachstumsstörung bewirken, soweit der Tumor strahlensensibel ist und noch Teile der Hypophyse erhalten blieben — was für die Kraniopharyngiome nicht zutrifft. Die übrige Therapie ist auf die Behebung der Wachstumsstörung gerichtet, die unter Zufuhr von Wachstumshormonen möglich ist. In der amerikanischen Literatur finden sich einige sehr eindrucksvolle Fälle, in denen dies in vollem Umfange gelang. Doch handelt es sich hier um Sonderherstellungen des Wachstumshormons. Die uns besonders auch in Deutschland zur Verfügung stehenden Präparate sind in dieser Hinsicht noch nicht ausreichend. Gelegentliche Erfolge wurden beobachtet mit Präphyson und Preloban. Beide Präparate stellen einen Gesamtextrakt aus dem Hypophysenvorderlappen dar, dessen Gehalt an Wachstumshormonen aber verhältnismäßig gering ist. Wir geben die Präparate als Injektionen täglich 1—2 ccm und über langen Zeitraum, d. h. über mindestens $^1/_4$—$^1/_2$ Jahr unter gleichzeitiger Kontrolle des Wachstums. Eine Unterstützung dieser Behandlung durch Schilddrüsen- oder Nebennierenrindenpräparat ist dann zu empfehlen, wenn in dem klinischen Bild Zeichen vorhanden sind, die auf eine Unterfunktion dieser Drüsen hinweisen.

IV. Morbus Cushing. (Basophiler Pituitarismus.)

Vorkommen. Die Krankheit ist bei Frauen häufiger als bei Männern. Sie kann sich in jedem Lebensalter entwickeln, zeigt aber im 20. und 30. Lebensjahr eine Häufung. Über Erbfaktoren ist nichts bekannt.

Symptomatologie. Die Symptomatologie des Krankheitsbildes ist außerordentlich wechselnd und bei Durchsicht der einschlägigen Literatur scheint es kaum möglich, sie wirklich erschöpfend darzustellen. Es gibt nicht ein Symptom

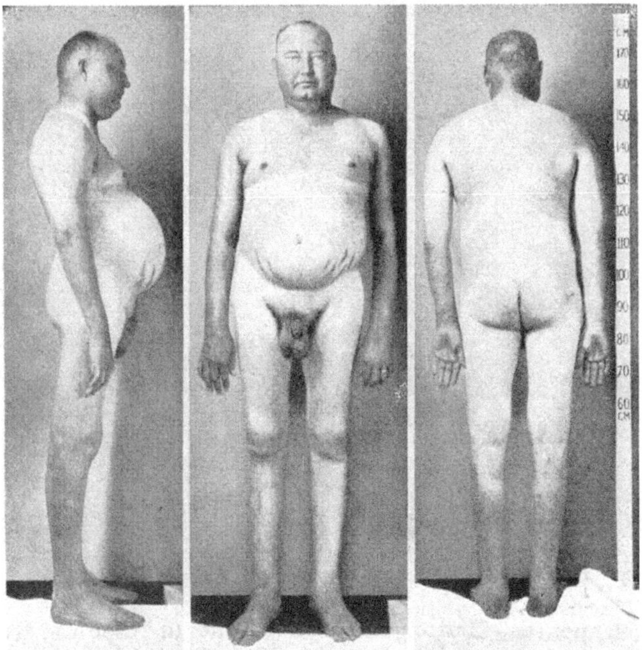

Abb. 11. Morbus Cushing. (Nach CUSHING.)

— und hierzu gehören auch die oben bereits erwähnten Kardinalsymptome — das gelegentlich nicht vermißt wurde.

In den typischen Fällen finden wir vor allem eine Fettsucht, die ausschließlich den Stamm, das Gesicht und den Hals betreffen und die Extremitäten völlig frei lassen (s. Abb. 11). Die Fettansammlung ist am Bauch besonders ausgeprägt, die Hüften bleiben frei. Der Bauch wölbt sich stark vor und ist gleichzeitig meteoristisch gebläht. Die Gestalt des Gesichts mit der Fettansammlung in den Wangenpartien wird durch Rötung und leicht cyanotische Färbung noch auffallender und gibt dem Kranken ein so charakteristisches Aussehen, daß, wenn man einmal dieses Vollmondgesicht gesehen hat, die Diagnose auf den ersten Blick möglich ist (s. Abb. 12).

Ein weiteres Kardinalsymptom sind die breiten, sehr ausgeprägten Striae, die in den typischen Fällen ein blaurotes Kolorit aufweisen. Sie finden sich vorzugsweise aber nicht ausschließlich am Bauch, sondern auch an den Schultern oder an den Hüften, also an Stellen, an denen die Fettansammlung als solche nicht übermäßig stark ist. Die Haut ist trocken und neigt zum Schuppen. Sie ist gut durchblutet, weist flächenhafte Marmorierung auf und eine gewisse Neigung zur Hyperpigmentation.

Die Behaarung nimmt bei den weiblichen Kranken zu, hingegen nicht bei den männlichen. Bei Frauen bildet sich ein männlicher Behaarungstyp aus, der aber nie derartig hohe Grade annimmt, wie beim Interrenalismus.

Eine Hypertonie mit Blutdruckwerten bis 200 mm Hg und darüber ist ein sehr konstanter Befund, der in fast 90% aller Fälle erhoben wurde. Der Hochdruck ist nicht rixiert. Die diastolischen Werte liegen um 100. Er führt bei längerer Krankheitsdauer immer zu einer Herzerweiterung und zu den Zeichen der kardialen Insuffizienz. Es kann sich auch eine Nephrosklerose entwickeln. Die Hautgefäße zeigen eine erhöhte Brüchigkeit, so daß es leicht zu Blutungen

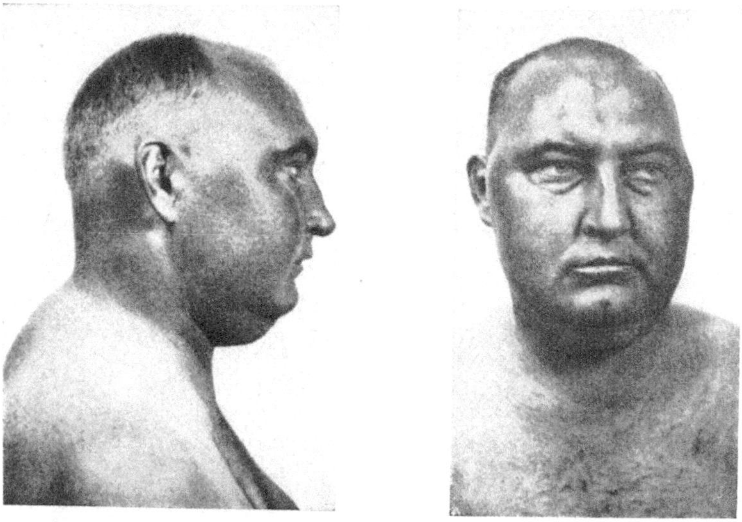

Abb. 12. Vollmondgesicht bei Morbus Cushing.

kommt. Auch spontane Blutungen aus den Schleimhäuten wie Retinablutungen sind beobachtet worden.

Sehr charakteristisch ist die Entwicklung einer Osteoporose, die sich ausschließlich auf die Wirbelsäule und die Rippen beschränkt und meist eine Kyphose der Brust- und Lordose der Lendenwirbelsäule zur Folge hat. Sie führt mitunter zu erheblichen Schmerzen und zur Bettlägerigkeit. Röntgenologisch sehen wir eine ausgesprochene Kalkarmut. Die Wirbelkörper sind verschmälert, die Deck- und Grundplatten der Wirbel zeichnen sich deutlich ab und sind etwas eingedellt (Fischwirbelbildung). Dabei erweisen sich die Kalk- und Phorphorwerte im Blut fast immer normal. Es liegen jedoch Beobachtungen dafür vor, die es wahrscheinlich machen, daß diese Osteoporose sich in einzelnen Schüben entwickelt.

Eine Röntgenaufnahme der Sella zeigt fast immer normale Verhältnisse. Nur selten werden die zugrunde liegenden Tumoren so groß, daß sie zu einer Erweiterung der Sella führen oder gar das Sehvermögen beeinträchtigen.

Der Stoffwechsel der Patienten zeigt sich häufig gestört, insbesondere sind Veränderungen des Kohlehydratstoffwechsels vielfach beschrieben. Es finden sich alle Übergänge von einer Neigung zur Glykosurie bis zum echten Diabetes. Nur in 10% der Fälle wurde ein völlig normales Verhalten des Kohlehydratstoffwechsels festgestellt.

Die Sexualfunktionen sind meist vermindert, Amenorrhöe ist bei Frauen außerordentlich häufig. Die Schilddrüsenfunktion zeigt gelegentlich ebenfalls

Abweichungen von der Norm, sowohl verminderte wie erhöhte Funktion ist beschrieben worden.

Sehr enge Beziehungen bestehen zur Nebennierenrinde. Das Krankheitsbild des Interrenalismus gleicht dem Morbus Cushing sehr weitgehend. Es wird später noch über die differentialdiagnostische Abgrenzung zu sprechen sein.

Im Blutbild finden wir häufig leicht erhöhte Erythrocytenwerte, doch ist eine echte Polyglobulie trotz des vollblütigen Aussehens der Patienten selten. Gelegentlich finden sich auch Angaben über psychische Störungen sowie über geistige Schwerfälligkeit, Intelligenzdefekte, depressive Stimmungen und Verwirrungszustände, doch ist in der Mehrzahl der Fälle das psychische Verhalten der Kranken normal.

In allen ausgeprägten Fällen besteht ein starkes subjektives Krankheitsgefühl. Die Patienten fühlen sich elend und hinfällig und wenig leistungsfähig. Diese Schwäche kann so ausgeprägt sein, daß sie zur Bettlägerigkeit führt. Klagen über Kopfschmerzen und psychische Beeinträchtigung durch die Veränderung des Aussehens sind sehr häufig.

Pathologische Anatomie und Ätiologie. Die pathologisch-anatomischen Befunde sind nicht einheitlich. In etwa 60% der Fälle hat sich ein basophiles Adenom nachweisen lassen. In den übrigen 40% liegen die verschiedensten Befunde vor, so Adenome der Hauptzellen, sogar einige eosinophile Adenome bzw. völlig normale Befunde an der Hypophyse. Sehr eigenartig sind drei Fälle, die das typische Bild des Morbus Cushing boten, bei denen ein Carcinom der Thymusdrüse bestand. Andererseits können basophile Adenome vorkommen, ohne daß sich das Krankheitsbild des Morbus Cushing entwickelt. Bei dieser Sachlage ist es verständlich, daß an der Bedeutung der Hypophyse, insbesondere der basophilen Adenome, für das Zustandekommen des Krankheitsbildes ernste Zweifel auftauchten. Es kommt hinzu, daß sich auch bei Nebennierenrindenadenomen derselbe Symptomenkomplex entwickeln kann. Aus diesem Grunde sind eine Reihe von Autoren der Meinung, daß das Wesentliche in dem Krankheitsbild von der Nebennierenrinde ausgeht und die Veränderungen in der Hypophyse nur sekundärer Natur seien. Die Situation ändert sich jedoch etwas, wenn wir die Befunde in Betracht ziehen, nach denen in den basophilen Zellen des Hypophysenvorderlappens eigenartig hyaline Veränderungen vorliegen, wie sie nur bei dem Morbus Cushing zur Beobachtung kommen und auch z. B. in einem Falle von Thymuscarcinom in der Hypophyse nachgewiesen werden konnten. Danach müßten wir also doch als Ursache der Krankheit eine Funktionsstörung in der Tätigkeit der basophilen Zellen annehmen.

Verlauf und Prognose. Die Krankheit entwickelt sich meist relativ rasch, bleibt dann, wenn sie einen gewissen Grad erreicht hat, stationär. Spontane Remissionen oder gar Heilungen gehören zu den größten Seltenheiten. Das Leben der Patienten ist zweifellos ernsthaft gefährdet. 60% der bisher beschriebenen Fälle endeten tödlich, wobei die Krankheitsdauer meist viele Jahre umfaßt. Am häufigsten tritt der Tod nach 5jähriger Krankheit ein. Die Todesursachen sind recht verschieden. Die Kranken zeigen eine besondere Anfälligkeit gegenüber akuten Infektionen wie Erysipel, Pneumonie usw., denen sie dann häufig erliegen. Weitere Todesursachen sind Herzinsuffizienz und Nephrosklerose mit Urämie. Die Prognose wird also immer als sehr zweifelhaft zu gelten haben. Sie ist abhängig von der Schwere des Zustandes, dem Grad der Herz- und Kreislaufstörungen und nicht zuletzt von dem Erfolg der therapeutischen Maßnahmen.

Diagnose und Differentialdiagnose. Die Diagnose der Krankheit ist bei dem völlig unverkennbaren Aussehen der Patienten nicht schwer. Die Abgrenzung gegenüber dem Interrenalismus kann jedoch auf große Schwierigkeiten stoßen. Bei dem Interrenalismus ist die abnorme Behaarung sehr viel stärker ausgeprägt und außerdem gehört zu diesem Krankheitsbild eine Vergrößerung der äußeren Genitalien, insbesondere der Klitoris bei der Frau. Für den Morbus Cushing ist die Osteoporose und sind vor allem die Striae charakteristisch. Sie kommen bei Nebennierentumoren seltener vor. In therapeutischer Hinsicht ist die Differentialdiagnose von größter Wichtigkeit, da wiederholt Nebennierenrindentumoren mit Erfolg operiert wurden. Aus diesem Grunde hat man schon den Vorschlag gemacht, in jedem Falle von Cushing-Syndrom die Nebennieren operativ freizulegen. Doch ist gegen diesen Vorschlag das schwere Bedenken zu erheben, daß die an sich so anfälligen Kranken durch die Vornahme der Operation ernsthaft gefährdet werden. Trotzdem ist nach sorgfältiger Prüfung aller Umstände die Probelaparotomie in vielen Fällen notwendig.

Therapie. Eine Röntgenbestrahlung der Hypophyse ist zunächst die Therapie der Wahl. Es gibt einige Fälle, so insbesondere eine erste Mitteilung von CUSHING, in denen diese Behandlung einen ganz ausgezeichneten Erfolg hatte. Doch haben die späteren Beobachtungen in dieser Hinsicht enttäuscht, und man darf heute sagen, daß die Mehrzahl der Fälle auf eine Röntgenbestrahlung nicht wesentlich anspricht.

Hingegen hat sich eine Behandlung mit großen Dosen von weiblichen Sexualhormonen außerordentlich bewährt. Es gelingt, wie wir von Tierversuchen wissen, mit Hilfe von Follikulin die Tätigkeit des Hypophysenvorderlappens zu unterdrücken. Dazu sind aber verhältnismäßig große Dosen erforderlich. Man gibt 1—5 mg, das entspricht 10000—50000 IE Progynon 2—3mal je Woche während 3—12 Monaten, eventuell werden einige Pausen eingeschaltet. Die genaue Dosierung richtet sich nach dem Ansprechen der Symptome. Unter der Behandlung sieht man dann, wie sich alle Krankheitszeichen, insbesondere das „Vollmondsgesicht" zurückbilden.

V. Dystrophia adiposogenitalis. Morbus Fröhlich.

Vorkommen. Die keineswegs seltene Erkrankung betrifft vorwiegend das jugendliche Alter. Sie findet sich beim männlichen wie weiblichen Geschlecht gleich häufig. Das gelegentlich familiäre Vorkommen deutet auf ein erblich dispositionelles Moment hin. Auch andere Stoffwechselstörungen finden sich oft in der Familie der Kranken.

Symptomatologie. Das Hauptsymptom ist die Fettsucht mit besonderer Ansammlung des Fettes am Bauch, den Hüften, Oberschenkeln, Nates, Mons veneris und Mammae (s. Abb. 13). Zuweilen findet sich auch eine kragenförmige Fettansammlung am Hals. Besonders fett sind meistens Oberschenkel und Oberarme. Bei männlichen Kranken bewirkt diese Fettanordnung einen femininen Habitus, der durch die Anordnung der Behaarung nach dem weiblichen Typ und eine besondere Zartheit und Weichheit der Haut noch unterstrichen wird. Die Fettsucht entwickelt sich meist langsam. Ein Umschlag in Magersucht ist öfter beobachtet worden. Das krankhaft abgelagerte Fettgewebe wird in solchen Fällen von dem Einschmelzungsprozeß nicht mitbetroffen.

Das zweite Hauptsymptom ist die fehlende Entwicklung der Sexualorgane. Bei männlichen Individuen sind die äußeren Genitalien sehr klein und bleiben auf infantiler Stufe stehen. Sehr oft ist ein Kryptorchismus vorhanden. Bei weiblichen Individuen finden sich die äußeren wie inneren Genitalien klein und hypoplastisch. Die Menarche tritt nicht ein. Die Pubertätsumwandlung wie der Stimmwechsel und Auftreten der Sekundärbehaarung bleiben aus bzw. entwickeln sich nur verzögert und unvollständig. Betrifft die Krankheit ein Individuum jenseits der Pubertät, so ist die Sexualfunktion ungestört. Tritt die Erkrankung im jugendlichen Alter auf, so kann sie mit einer Wachstumsstörnng verbunden sein. Die Proportionen bieten häufig einen eunuchoiden Einschlag. Die Knochenkerne zeigen eine verzögerte Verknöcherung und die Epiphysenfugen bleiben offen. Diese Wachstumsstörung ist aber nicht in allen Fällen vorhanden. Meistens sind die Kranken von normaler Größe, mitunter sogar besonders groß.

Eine Reihe von Stoffwechselstörungen können mit der Krankheit verbunden sein. Kombinationen mit Diabetes kommen vor. Abnorme Blutzuckerkurven nach Belastungen sind wiederholt beschrieben. Verhältnismäßig häufig sind Störungen des Wasserhaushaltes wie Polyurie oder auch ein echter Diabetes insipidus. Auch das Gegenteil, nämlich eine Oligurie, ist gar nicht so selten zu beobachten.

Der Grundumsatz ist in der Mehrzahl der Fälle normal. Erniedrigungen sind ebenfalls mit myxödematösem Einschlag festgestellt worden. Die spezifisch-dynamische Wirkung ist sehr häufig erniedrigt. Das Blutbild zeigt meist eine geringe sekundäre Anämie, eine Leukopenie mit Lymphocytose und Eosinophilie.

Eine Röntgenaufnahme der Sella turcica kann sehr weitgehende Destruktionen und Veränderungen aufweisen, kann aber auch völlig normal sein. Eine kleine Sella von an sich normaler Gestalt kann entgegen manchen früheren Vorstellungen nicht als krankhaft bewertet werden. Bei Destruktion der Sella kommen auch Störungen des Gesichtsfeldes vor.

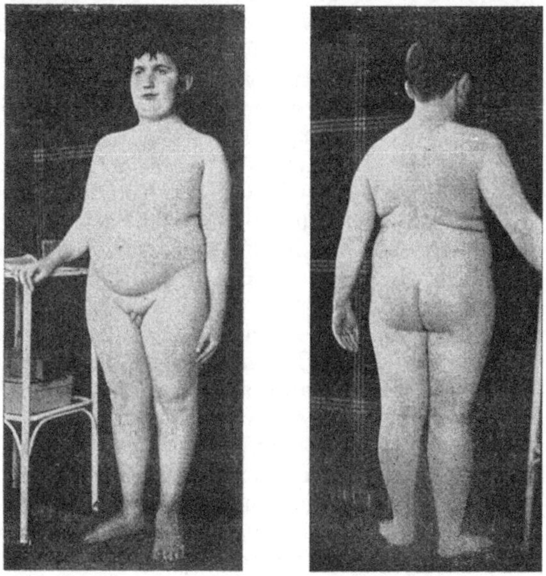

a b

Abb. 13a u. b. Dystrophia adiposogenitalis.

In psychischer Hinsicht machen die Kranken meist einen etwas stumpfen und gleichgültigen Eindruck, verbunden mit einer heiteren Grundstimmung, die oft mit den subjektiven Beschwerden wie der Schwere des Zustandes kontrastiert. Die Intelligenz ist meist nicht gestört, sie leidet nur in den Fällen, in denen die cerebralen destruktiven Prozesse sehr ausgeprägt vorhanden sind.

Die subjektiven Beschwerden dieser Kranken sind meist sehr gering. Sie suchen den Arzt auf wegen der Fettsucht und der Verunstaltung ihres Äußeren. Liegen Hypophysentumoren zugrunde, so führen diese zu Kopfschmerzen, wie zu den Symptomen des Hirntumors überhaupt.

Pathologische Anatomie und Ätiologie. Pathologisch-anatomisch können die verschiedensten Krankheitsprozesse, die sich entweder nur in der Hypophyse oder an der Schädelbasis unter Beteiligung von Hypophyse und Zwischenhirn oder nur im Zwischenhirn lokalisieren, der Krankheit zugrunde liegen. Am häufigsten finden wir Tumoren. Diese können von der Hypophyse selbst ausgehen (Hauptzellenadenome) oder von ihrer Nachbarschaft und erst sekundär die Hypophyse schädigen. Hier spielen wieder die Kraniopharyngeome die Hauptrolle. Des weiteren sind als Ursache beschrieben: Cysten, Schußverletzungen, Schädelbasisfrakturen, Encephalitis, basophile Meningitis und Lues. Gar nicht so selten sieht man, daß sich das Krankheitsbild nach einer Infektionskrankheit entwickelt, wobei wir annehmen müssen, daß diese Infektionskrankheit unerkannt zu einer Encephalitis geführt hat. Die pathologisch-anatomischen Befunde können auch völlig negativ sein.

Die pathologisch-anatomischen Befunde weisen darauf hin, daß die Erkrankung nicht rein endokriner Natur ist, sondern die Folge von Krankheitsprozessen, die sich in dem eng zusammengehörigen Hypophysenzwischenhirnsystem abspielen. Eine Trennung von überwiegend nervöser oder überwiegend endokriner Form, die man immer wieder versucht hat, ist vom klinischen Gesichtspunkt aus kaum möglich. Wir können nur sagen, daß die genitale Dystrophie und — soweit vorhanden —, eine Wachstumsstörung überwiegend hormonal, die Störung des Stoffwechsels überwiegend zentral nervös bedingt sein muß.

Verlauf und Prognose. Die Symptome können in ihrer Intensität wechseln. *Spontane* Rückbildungen sind möglich. Es gibt Formen, in denen die Fettsucht, und andere, in denen die genitale Dystrophie ausbleibt. Neben Fällen, die relativ rasch infolge eines malignen Tumors zum Tode führen, kennen wir solche, die sich über Jahre hin erstrecken und wieder andere, die als einziges Krankheitssymptom eine Fettverteilung nach dem FRÖHLICHschen Typ aufweisen. Man kann bösartige und gutartige Formen unterscheiden. Die bösartigen Formen sind verhältnismäßig selten und bei Erwachsenen häufiger als im Wachstumsalter. Die gutartigen Formen sind im Pubertätsalter verhältnismäßig häufig und neigen sehr zur spontanen Rückbildung.

Diagnose und Differentialdiagnose. Die Diagnose ist in den Fällen, in denen die Fettsucht in typischer Anordnung vorhanden ist, in Verbindung mit einer genitalen Dystrophie und unter Umständen nachweisbaren Veränderungen an der Sella turcica nicht schwer zu stellen. Sie ist schwer, wenn eines dieser Kardinalsymptome fehlt. Differentialdiagnostisch ist eine Abgrenzung in erster Linie gegenüber dem Eunuchoidismus erforderlich. Dieser bedingt keine Wachstumshemmung, sondern einen Hochwuchs. Auch die Verwechslung mit einer mehr konstitutionell bedingten Fettsucht, die im Pubertätsalter wie so häufig manifest wird, ist durchaus möglich. Die Abgrenzung gegenüber solchen Fettsuchtformen stützt sich auf das Verhalten der Genitalorgane. Die Abgrenzung gegenüber dem Morbus Cushing ist nicht schwierig, da bei dieser Erkrankung gerade die Hüften frei von der Fettansammlung bleiben.

Therapie. Liegt der Erkrankung ein Tumor zugrunde, so müssen Röntgenbestrahlung oder Operation in Erwägung gezogen werden. Doch ist dazu zu bemerken, daß die zugrunde liegenden Tumoren meist strahlenresistent sind. Bei den bösartigen Formen ist die Therapie leider fast immer machtlos. Eine Hormontherapie kann gelegentlich zu schönen Erfolgen führen. In erster Linie kommen die aus dem gesamten Hypophysenvorderlappen hergestellten Präparate Präphyson und Preloban in Frage, doch ist diese Therapie, die mit ausreichenden Dosen über lange Zeit hin durchgeführt werden muß, recht häufig ohne Erfolg. Wir können dann, wenn die Zeichen der genitalen Dystrophie sehr ausgeprägt sind, versuchen, mit Sexualhormonen einzugreifen, und wenn myxödematöse Krankheitszeichen vorherrschen, eine Schilddrüsenmedikation durchzuführen. Selbstverständlich müssen auch diätetische Maßnahmen, wie sie bei der Fettsucht besprochen sind, Anwendung finden. Die Krankheit erweist sich leider sehr häufig als recht therapieresistent. Die Erfolgsbeurteilung einer Behandlung ist deswegen schwierig und nur mit Vorsicht durchzuführen, weil spontane Remissionen und spontane Ausheilung nicht selten sind.

VI. Laurence-Moon-Biedlsche Krankheit.

Von der Dystrophia adiposogenitalis hat BIEDL eine besondere „cerebrale" Form abgegrenzt, die sich durch ein familiäres Vorkommen, geistige Defekte, Retinitis pigmentosa und Entwicklungsstörungen und andere wie besonders eine Polydaktylie von der „genitalen" Form unterscheidet. Diese Symptomkomplexe wurden bereits 1866 von LAURENCE und MOON beschrieben. Die Erkrankung ist nicht sehr häufig und ausgesprochen familiär. Die einzelnen, eben charakterisierten Symptome finden sich in den daraufhin untersuchten Familien zerstreut bei verschiedenen Familienangehörigen. Die Eltern sind häufig miteinander verwandt. Die Krankheitszeichen sind schon bei der Geburt vorhanden, werden aber erst im Laufe der späteren Entwicklung so deutlich, daß sie erkannt werden.

In ihrem äußeren Aussehen gleichen die Kranken durchaus dem FRÖHLICHschen Typ. In geistiger Hinsicht sind sie fast immer unterentwickelt. Sie lernen sehr spät sprechen, genügen nicht den Schulanforderungen, sind langsam und träge. Dieser Körperbautyp mit dem eigenartigen geistigen Verhalten kombiniert sich mit einer Atresia ani und einer Polydaktylie. Das Sehvermögen der Kranken ist durch die ausgedehnte Retinitis pigmentosa erheblich eingeschränkt und Nachtblindheit fast immer vorhanden.

Pathologisch-anatomische Befunde liegen bisher erst von einem Falle vor, bei dem am Hypophysenzwischenhirn keine besonderen Befunde erhoben werden konnten. Es muß also als durchaus fraglich gelten, ob wir die Krankheit mit Recht in die Gruppe der endokrinen Störungen einordnen. Es ist wahrscheinlicher, daß angeborene cerebrale Bildungsdefekte zugrunde liegen. Eine Therapie des Krankheitsbildes, die Erfolg verspricht, kennen wir nicht.

VII. Die Hypophysenvorderlappeninsuffizienz (SIMMONDSsche Krankheit).

Vorkommen. Die Krankheit ist in ihrer schweren Form nicht sehr häufig, in leichterer jedoch keineswegs selten. Sie ist bei Frauen häufiger als bei Männern. So fanden sich z. B. von 144 Fällen 104 Frauen und 40 Männer. Über Erbfaktoren ist wenig bekannt. Doch ist wiederholt über andere endokrine Störungen in der Verwandtschaft der Kranken berichtet worden. Die Erkrankung kann in jedem Alter beginnen. Im Kindesalter ist sie relativ selten, häufig um die Pubertätszeit, besonders bei jungen Mädchen, und im Anschluß an schwere Geburten.

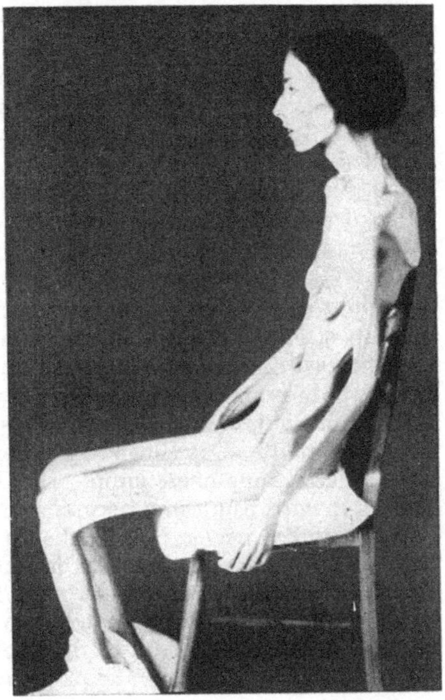

Abb. 14. Hochgradige Abmagerung bei SIMMONDSscher Kachexie. (Nach KYLIN.)

Symptomatologie. Das markanteste Symptom der SIMMONDSschen Krankheit ist eine starke Abmagerung, die alle Fettdepots des Körpers in gleichem Maße betrifft und schwere Grade erreichen kann. Die Haut wird dünn und trocken und ist sehr schlecht durchblutet. Auch das Fettgewebe der inneren Organe ist von dem Schwund betroffen (s. Abb. 14). Die Gewichtsabnahme vollzieht sich meist rasch innerhalb einiger Monate und kann 30—40 kg betragen. Mit dem starken Gewichtsverlust gehen ein vollständiger Mangel an Appetit (Anorexie) und eine entsprechende Verminderung der Nahrungsaufnahme Hand in Hand. Der Widerwille gegenüber jeglicher Nahrung ist das gemeinsame Symptom vieler Formen der Hypophysenvorderlappeninsuffizienz. Die Ablehnung der Speisen ist bei allen Kranken so stark, daß Zwangsmaßnahmen in dieser Hinsicht nie zum Erfolg führen. Nach neueren amerikanischen Mitteilungen kann diese Abmagerung auch fehlen in den Fällen hypophysärer Kachexie, denen eine schwere Geburt voraufgeht. Es soll später noch hierauf eingegangen werden.

Die Entwicklung der Krankheit im Kindesalter ist immer mit einer Wachstumsstörung verbunden. Auch im erwachsenen Alter ist eine Akromikrie angedeutet vorhanden. Wir finden einen kleinen und schlecht entwickelten Unterkiefer und kleine sehr zarte Hände und Füße.

Minderfunktion der Genitalorgane fehlt fast nie. Die Menses sistieren, nachdem eine Periode geringerer und zeitlich unrichtiger Blutungen voraufgegangen ist. Libido und Sexualempfinden fehlen. So sind bei Männern Potenzstörungen, bei Frauen Frigidität immer vorhanden. Die Sexualorgane zeigen eine Verkleinerung. Die Sekundärbehaarung ist spärlich und kann völlig schwinden. Das klinische Bild erinnert in mancher Hinsicht an die ADDISONsche Krankheit. Wie bei dieser klagen die Patienten über eine große Hinfälligkeit und Mattigkeit, über einen Mangel an Initiative. Sie sind stumpf und interesselos. Der

Blutdruck ist ebenfalls erniedrigt. Die Hautpigmentationen fehlen. Wir sehen höchstens ein fleckiges gelbbraunes Kolorit, aber niemals die ausgeprägte Pigmentation der Haut und Schleimhäute, wie sie für die ADDISONsche Krankheit charakteristisch ist. Der Blutdruck ist bei der SIMMONDSschen Krankheit fast immer erniedrigt. Werte von 70—80 mm Hg sind nicht selten. Die Pulsfrequenz ist verlangsamt. Nach körperlichen Anstrengungen, wie Aufsitzen oder Aufstellen, finden wir ein Absinken des Blutdruckes (SCHELLONGsches Symptom).

Auch der Stoffwechsel weist eine Reihe von Abweichungen auf. So ist der Grundumsatz immer erniedrigt. Es liegt ein minimaler Stoffwechsel vor, wie er uns von Zuständen extremer Abmagerung auch anderer Ätiologie bekannt ist. Die spezifisch-dynamische Wirkung ist häufig erniedrigt. Auch die Körpertemperatur zeigt geringe Werte und die täglichen Schwankungen sind abgeschwächt. Der nüchterne Blutzucker ist normal bis erniedrigt, doch erweist sich die Toleranz gegenüber Kohlehydrat und die Empfindlichkeit gegen Adrenalin und Insulin als erhöht. Spontane Hypoglykämien sind die Ursache für die gelegentlich vorkommenden Krampf- und epileptiformen Anfälle. Das Flüssigkeitsbedürfnis ist herabgesetzt und die Harnmenge entsprechend klein.

Das Herz ist röntgenologisch und autoptisch klein, im Ekg finden sich keine Veränderungen. Der Magen- und Darmtractus zeigt eine verminderte Peristaltik und weist eine ausgesprochene Atonie auf. Der Magensaft ist anacid, und es besteht fast immer eine Obstipation. Sehr häufig sind schwere abdominelle Beschwerden in Form von Leibschmerzen und Koliken, durch die das Bild einer Gallenkolik vorgetäuscht wird. Diese Koliken haben sehr häufig eine Laparotomie veranlaßt. Das Blutbild zeigt eine sekundäre Anämie, die verhältnismäßig hohe Grade annehmen kann. Die Blutsenkung ist meistens extrem niedrig. Die Haut wird dünn und atrophisch. Sie ist im Beginn etwas gedunsen, später trocken und runzelig. Die Farbe ist blaß und weist gelbbraune Pigmentation von fleckiger Anordnung auf. Die Extremitäten sind kühl und leicht cyanotisch. Die Zähne werden in verstärktem Maße cariös und fallen aus. Die Nägel werden brüchig und rissig. Die Haare gehen in Büscheln aus, auch bei Frauen ist eine Glatzenbildung nicht selten. Die Sekundärbehaarung kann völlig fehlen. Die Kranken sehen um viele Jahre älter aus als ihrem tatsächlichen Alter entspricht.

Die subjektiven Beschwerden bestehen in erster Linie in der allgemeinen Hinfälligkeit, Mattigkeit und Müdigkeit. Der Schlaf ist gestört. Es sind aber auch Fälle von erhöhtem Schlafbedürfnis bis zur Schlafsucht beschrieben worden. Die Abmagerung fällt mehr der Umgebung auf, als daß sie die Kranken selbst beunruhigt.

Der Widerwille gegen jede Nahrungsaufnahme ist besonders ausgeprägt. Eine erzwungene Ernährung führt häufig zu Erbrechen. Die Kranken sind stumpf und interesselos oder auch hypersensibel. Selbstmord und gelegentliche depressive Psychosen sind beobachtet worden. Auch in psychischer Hinsicht steht im Vordergrund eine allgemeine Atonie und ein Darniederliegen der gesamten Vitalität. Die Charakteränderungen können sehr markant sein und dem Kranken selbst bewußt werden. Hysterische Züge können das Krankheitsbild derart beherrschen, daß auch der Arzt eine reine Hysterie diagnostiziert. Auch hysterische und epileptische Anfälle kommen vor und können durch eine Hypoglykämie verursacht sein.

Die Sella turcica, die uns bei allen hypophysären Erkrankungen interessiert, weist gewöhnlich keine Veränderungen auf, es sei denn, daß die Krankheit durch einen Tumor verursacht ist, was jedoch verhältnismäßig selten vorkommt.

Pathologische Anatomie und Ätiologie. Die Zerstörung des Hypophysenvorderlappens, die den Fällen der echten SIMMONDSschen Krankheit zugrunde liegt, kann verursacht sein durch Blutungen, Thrombosen, spezifische und unspezifische Tumoren und Metastasen. Als Ursache der Blutungen spielen Traumen eine sehr große Rolle. Sie können der Krankheitsentwicklung lange voraufgehen. Eine Embolie lag in der ersten Beschreibung des Hamburger Arztes SIMMONDS (1911) vor und wurde auch später sehr häufig als Ursache der Erkrankung gefunden, obwohl die Herkunft meist nicht festgestellt werden kann. Auch thrombotische Prozesse spielen eine Rolle besonders im Anschluß an Graviditäten. Die besondere Beanspruchung der Hypophyse in der Gravidität kann auch eine Involution zur Folge haben. Tumoren führen zur SIMMONDSschen Krankheit, wenn sie einen Druck auf die Hypophyse ausüben. In all diesen Fällen hat der zugrunde liegende Krankheitsprozeß eine mehr oder minder vollständige Zerstörung des Vorderlappens zur Folge. Man hat aber auch Fälle beobachtet, bei denen der Hypophysenvorderlappen bei der Autopsie völlig intakt war, in denen wir also eine Minderfunktion der Drüse annehmen müssen ohne anatomisches Substrat.

Die Ursache der Krankheit ist also eine Minderfunktion des Hypophysenvorderlappens. Eine Unterfunktion des gesamten endokrinen Systems ist die Folge. Es ergibt sich das Bild der pluriglandulären Insuffizienz. Die Ursache der Kachexie ist umstritten. Im Tierversuch wird sie nach völliger Entfernung der Hypophyse meist vermißt und nur bei ungenügender Technik und Verletzung des Zwischenhirns beobachtet. Diese Tatsache wie die weitere Feststellung, daß es auch bei rein cerebralen Prozessen zu hochgradiger Kachexie kommen kann, sprechen dafür, daß für die Entwicklung dieses Symptoms das Zwischenhirn von ausschlaggebender Bedeutung sein muß.

Formen. Eingangs wurde bereits erwähnt, daß wir heute den Begriff der Hypophysenvorderlappeninsuffizienz sehr viel weiter fassen und eine ganze Reihe von Zuständen, wie die Magersucht, in diese Krankheitsgruppe mit einreihen. Die pathologisch-anatomischen Befunde bei Fällen von Magersucht sind allerdings äußerst dürftig, doch wird man heute auf Grund von Erfahrungen mit anderen larvierten Formen endokriner Störungen nicht daran zweifeln, daß es Dysfunktionen endokriner Drüsen gibt, für die ein mit unseren heutigen Methoden nachweisbares anatomisches Substrat fehlt. Das führende Symptom, das allen Fällen von Vorherlappeninsuffizienz gemeinsam ist, sind der völlige Mangel an Appetit und die Abmagerung. Bei den engen Beziehungen der Vitalität zu psychischen Vorgängen ist die Frage aufgetaucht, ob nicht eine primäre Konfliktsituation den Minderfunktionszustand des Hypophysenvorderlappens bedingen kann. Ich glaube, daß man diese Frage durchaus bejahen darf. Ebenso wie heute niemand an der Auslösung eines Basedows durch psychische Traumen zweifelt, darf wohl auch eine Beeinflussung der Tätigkeit des Hypophysenvorderlappens durch besondere seelische Konfliktsituationen möglich sein.

Wir können also mindestens zwei Formen von Vorderlappeninsuffizienz unterscheiden, 1. die SIMMONDSsche Kachexie, der immer ein anatomisches Substrat in Form einer Embolie oder eines anderen destruktiven Prozesses des Hypophysenvorderlappens zugrunde liegt, und 2. solche Formen, bei denen die Insuffizienz durch Rückwirkungen von seiten des endokrinen Systems bzw. durch neurotische Prozesse ausgelöst wird.

Die SIMMONDSsche Kachexie entwickelt sich im Anschluß an schwere Geburten, die meist mit starkem Blutverlust und Kollapszuständen einhergehen. Zwischen der Schwere des Kollapses und der Ausdehnung der anatomischen Veränderungen der Hypophyse besteht eine direkte Beziehung. Das erste Symptom ist das Ausbleiben der Lactation. Der Uterus zeigt eine auffallend rasche Rückbildung bis zur Atrophie, die sich auch auf die äußeren Genitalien erstrecken kann. Die Menstruation kehrt nicht zurück, die Libido verschwindet und die Genital- wie Axillarbehaarung fällt aus. Die Kranken fühlen sich hinfällig und schwach und sind besonders empfindlich gegenüber Kälte. Die Magerkeit steht in diesen Formen nicht so sehr im Vordergrund. Eine Erniedrigung des Grundumsatzes mit Neigung zu hypoglykämischen Zuständen ist immer vorhanden. In therapeutischer Hinsicht wird bei dieser Form der Vorderlappeninsuffizienz mit der Hormonbehandlung nur wenig erreicht. Eine auffallende Besserung wurde in den wenigen Fällen beobachtet, in denen trotz unregelmäßiger Menstruation eine erneute Gravidität eintrat.

Die Magersucht oder Anorexia nervosa tritt vorzugsweise im Pubertätsalter auf. Das führende Symptom ist hier die Nahrungsverweigerung, durch die sich eine hochgradige Magerkeit entwickelt. Die Ursache sind neurotisch-hysterische Reaktionen. Wenn auch die Ursache dieser Formen der Hypophysenvorderlappeninsuffizienz von denen der Simmondsschen Kachexie sehr verschieden ist, so gleichen sich die Krankheitsbilder im Endausgang doch sehr. Es ist auch im Tierversuch gelungen, zu zeigen, daß bei chronischer Unterernährung sich am endokrinen System ein Zustandsbild entwickelt, das demjenigen nach Entfernung der Hypophyse völlig gleicht. Auch bei der Anorexia nervosa ist der Grundumsatz erniedrigt. Es bestehen eine Neigung zu hypoglykämischen Zuständen und ein Sistieren der Genitalfunktion. Die heftigen Oberbauchbeschwerden, die gelegentlich zu Operationen geführt haben, finden sich vorwiegend bei diesen Formen.

Verlauf und Prognose. Der Verlauf der Simmondsschen Krankheit ist sehr wechselnd. Neben Fällen, die innerhalb weniger Monate unaufhaltsam zum Tode führen, gibt es Beobachtungen, in denen sich die Krankheitsdauer über 10—20 Jahre erstreckte. In jedem Stadium ist ein Stillstand und eine spontane Besserung möglich. Die Prognose der als Magersucht bezeichneten Formen ist im allgemeinen besser, aber auch nicht restlos gut. Auch hier sind jederzeit spontane Besserungen möglich. Die Prognose aller Fälle ist weitgehend davon abhängig, ob zur richtigen Zeit die richtige Therapie durchgeführt wird.

Diagnose und Differentialdiagnose. Die kardinalen Symptome fortschreitender Abmagerung kombiniert mit genitalen Störungen, erniedrigtem Grundumsatz, körperlicher Hinfälligkeit, psychischen Störungen, Appetitlosigkeit und eventuell abdominellen Beschwerden gestatten in ausgeprägten Fällen die Diagnose ohne Schwierigkeiten. Es ist möglich, daß dieses oder jenes Symptom so im Vordergrund steht, daß die richtige Diagnose verkannt wird. So sind Verwechslungen mit Myxödem, hysterischen Zuständen oder Psychosen durchaus möglich. Hat sich bereits ein Zustand der Kachexie entwickelt, so ist die differentialdiagnostische Abgrenzung gegenüber anderen Zuständen infolge chronischer Krankheit oder Tumoren usw. notwendig. Schwierig kann auch die Abgrenzung gegenüber der Addisonschen Krankheit sein. Adynamie, erniedrigter Blutdruck und allgemeine Hinfälligkeit sind beiden Erkrankungen eigen. Bei der Addisonschen Krankheit kann die Pigmentierung gelegentlich fehlen.

Therapie. Die spezifische Therapie der Vorderlappeninsuffizienz ist die Hormonbehandlung bzw. die in neuerer Zeit vielfach empfohlene Drüsenimplantation. Die im Handel befindlichen Hypophysenvorderlappenpräparate wie Präphyson und Präloban stellen Gesamtextrakte aus dem Vorderlappen dar, die meist nach ihrem Gehalt an gonadotropem Hormon ausgewertet sind. Der Gesamthormongehalt dieser Präparate ist nicht sehr hoch und daher ist es wohl zu erklären, daß sie nicht immer zum Erfolg führen. Es kommt nur die Anwendung als Injektion in Frage, da bei oraler Verabreichung die Mehrzahl, wenn nicht alle Hormone zerstört werden. Diese Organtherapie kann je nach Lage des Falles durch Hormone anderer endokriner Drüsen wirksam unterstützt werden. In erster Linie kommen Nebennierenrindenextrakte in Frage, die in der letzten Zeit vielfach mit bestem Erfolg Anwendung fanden. Auch Schilddrüsenpräparate und Keimdrüsenhormone können, je nachdem wieweit eine Unterfunktion dieser

Drüsen das klinische Bild beherrscht, zur Anwendung kommen. Bei der Anorexia nervosa wurde von den verschiedensten Autoren sehr dringend die Implantation einer Hypophyse empfohlen. Zu diesem Zwecke wird eine frisch gewonnene Kalbshypophyse in feine Scheiben geschnitten und unter die Bauchhaut oder in das Peritoneum implantiert. Man kann die Hypophyse auch zerreiben und dann mittels einer starken Kanüle injizieren. Der Umschlag in dem Krankheitsbild setzt in den Fällen, die positiv reagieren, verhältnismäßig rasch nach der Implantation ein und ist sehr eindrucksvoll. Der Erfolg ist nicht immer von Dauer. Die Wirkung dieser Implantation ist schwer zu erklären, denn einmal ist der Hormongehalt einer Drüse verhältnismäßig gering, zum anderen ist es nicht vorstellbar, daß die Drüse, wenn auch nur vorübergehend, wirklich einheilt und eine Eigenproduktion an Hormonen einsetzt. Am wahrscheinlichsten erscheint es, daß durch diese Implantation ein kräftiger Reiz auf die eigene Hypophyse des Patienten ausgeübt wird.

Die größte Bedeutung kommt der Ernährung zu. Bei dem starken Widerwillen gegen jede Nahrungsaufnahme muß die Ernährungstherapie mit einer entsprechenden psychischen Beeinflussung kombiniert werden. Gaben von kleinen Insulindosen sind vielfach empfohlen worden, doch ist die Verträglichkeit meist schlecht und der erwünschte Erfolg einer Steigerung des Appetits und einer Besserung des Ansatzes wird vermißt. Die psychische Behandlung der Fälle von Anorexia nervosa ist sehr wichtig und sollte nie unterlassen werden. Es empfiehlt sich, diese Behandlung mit einer Organtherapie zu kombinieren.

Die pluriglanduläre Insuffizienz. Infolge zentraler Stellung der Hypophyse ist jeder Unterfunktionszustand dieses Organs mit einer klinischen wie pathologisch-anatomisch nachweisbaren Unterfunktion aller übrigen Inkretdrüsen verbunden, so daß also eine Hypophysenvorderlappeninsuffizienz gleichzeitig immer eine pluriglanduläre Insuffizienz darstellt. Trotzdem hat FALTA im Jahre 1912 ein besonderes Krankheitsbild aufgestellt, das er als pluriglanduläre Insuffizienz oder auf Grund der pathologisch-anatomischen Unterlagen als multiple Blutdrüsensklerose bezeichnete. Es wurde im Laufe der folgenden Jahrzehnte eine ganze Reihe hierher gehöriger Fälle beschrieben und verschiedene Formen unterschieden, je nachdem, welcher Funktionsausfall im Vordergrunde des klinischen Bildes stand. Pathologisch-anatomisch findet man eine hochgradige Atrophie, Verkleinerung und Bindegewebsveränderung aller innersekretorischen Drüsen. Über die Ursachen der Erkrankung sind die verschiedensten Theorien geäußert worden. Klinisch ist, wie sich aus dem Gesagten ergibt, die Diagnose äußerst schwierig. Es ist mehr ein pathologisch-anatomischer als ein klinischer Krankheitsbegriff.

VIII. Der Diabetes insipidus (s. a. Bd. II, S. 82).

Vorkommen. Wir können zwei Formen der Erkrankung unterscheiden, die idiopathische und die symptomatische. Erstere entwickelt sich meist auf angeborener Basis, das Leiden tritt dann schon in frühester Kindheit auf, letztere kann durch mannigfache Störungen, wie Traumen, Tumoren, Cysten, basale Meningitiden, luische oder tuberkulöse Prozesse wie durch Metastasierungen in den Hypophysenvorderlappen ausgelöst werden. Die genuine Form ist seltener, sie ist ausgesprochen familiär. In der Literatur wurde besonders bekannt ein Stammbaum, der durch 6 Generationen verfolgt werden konnte. Es ergab sich ein Verhältnis von Kranken zu Gesunden wie 35:33. Wir müssen annehmen, daß dieser Form eine konstitutionelle erbliche Regulationsstörung zugrunde liegt. Die Verteilung auf die beiden Geschlechter ist ziemlich gleichmäßig, nur bei der genuinen Form überwiegen die Männer.

Symptomatologie. Die Kardinalsymptome der Erkrankung sind Polydipsie und Polyurie. Von einer Polyurie sprechen wir, wenn die Harnmenge 2 Liter täglich überschreitet. Der Grad der Störung ist sehr verschieden. Extreme Fälle wiesen bis zu 40 Liter täglicher Flüssigkeitsaufnahme und -abgabe auf. Gewöhnlich liegen die Harn- wie Trinkmengen zwischen 4—10 Liter je Tag. Der ausgeschiedene Harn zeigt immer ein niedriges spezifisches Gewicht, und im Durstversuch erweist es sich, daß die Niere nicht in der Lage ist, den Harn zu konzentrieren. Diese Konzentrationsschwäche betrifft in erster Linie die Chlorionen. Bei den genuinen Formen sind Polydipsie und Polyurie über Jahre konstant, bei den symptomatischen in bezug auf Ausmaß und Dauer einem Wechsel unterworfen. Bei den fieberhaften Erkrankungen kommt die Störung meist zum Verschwinden, um allerdings nach Abklingen des Fiebers wieder aufzutreten. Die Gravidität kann bessernd oder auch verschlechternd wirken. Die Chlorwerte des Serums sind starken Schwankungen unterworfen und können bei ein und demselben Falle sehr stark wechseln. Störung des Stoffwechsels und der übrigen endokrinen Organe sind bei dem Diabetes insipidus nicht so häufig wie bei den anderen hypophysären Erkrankungen. Immerhin wurden sie gelegentlich beobachtet und Kombinationen mit Dystrophia adiposogenitalis, mit Magersucht und mit einem Diabetes mellitus sind beschrieben. Die Keimdrüsenfunktion bleibt ebenso wie die Tätigkeit der Schilddrüse gewöhnlich ungestört. Auch an den inneren Organen finden sich keine Änderungen trotz der Belastung für Herz, Gefäße und Niere durch die großen Flüssigkeitsmengen.

Der starke nahezu unstillbare Durst steht im Vordergrund der subjektiven Beschwerden. Wird er hinreichend befriedigt, so liegen keine subjektiven Beschwerden vor. Durst und Polyurie können durch Störung der Nachtruhe lästig werden, insbesondere dann, wenn gleichzeitig eine Nykturie besteht, was nicht selten ist. Bei den angeborenen Formen tritt eine absolute Gewöhnung an den Zustand ein.

In psychischer Hinsicht sind die Kranken der angeborenen Form häufig labile Psychopathen.

Pathologische Anatomie und Ätiologie. Den Fällen mit symptomatischem Diabetes insipidus liegt eine außerordentliche Mannigfaltigkeit der Befunde zugrunde. Wir können sagen, ein Diabetes insipidus entwickelt sich durch Zerstörung des Hypophysenhinterlappens, durch basale Krankheitsprozesse und bei jeder Unterbrechung der Verbindung zwischen Hypophyse und den Kerngebieten des Zwischenhirns. Zerstörungen des Hinterlappens sind häufig die Folge von Metastasierungen. Auch Gummenbildungen bei Lues, Meningitiden auf luischer und tuberkulöser Basis, Geschwülste oder Cysten, Schädigungen der Zwischenhirnzentren, Gefäßerkrankungen oder ein Hydrocephalus können zu einem Diabetes insipidus führen. Eine praktisch recht wichtige Rolle spielen Traumen. Auch eine einfache Commotio cerebri kann, wenn auch meist nur vorübergehend, die Erkrankung auslösen. Die pathologischen Befunde bei der genuinen Form sind sehr gering.

Aus den bereits oben zitierten Tierversuchen wissen wir, daß ein Diabetes insipidus immer dann zur Entwicklung kommt, wenn der Hypophysenhinterlappen bei erhaltenem Vorderlappen zerstört oder wenn die Verbindung zwischen Hinterlappen und Nucleus supraopticus unterbrochen wird. Diese Unterbrechung muß vollständig sein. Sehr wesentlich ist noch die Feststellung, die auch von *pathologisch-anatomischer* Seite getroffen wurde, daß Teile des Vorderlappens erhalten bleiben müssen.

Es ist naheliegend zu versuchen, die drei Kardinalstörungen, die Polydipsie und Polyurie und das mangelnde Konzentrationsvermögen für Kochsalz in eine kausale Verknüpfung miteinander zu bringen. Einer dieser drei Faktoren ist der primäre, die anderen folgen daraus. Aber alle diese Versuche dürfen wir als gescheitert ansehen und müssen heute sagen, daß diese drei Symptomgruppen koordiniert und nicht unmittelbar voneinander abhängig sind.

Diese theoretisch so naheliegende kausale Verknüpfung der drei Symptome braucht nicht notwendig vorhanden zu sein. Auch der Einteilungsversuch von VEIL, der eine hyper- und hypochlorämische bzw. hydrolabile und hydrostabile Form unterscheidet, hat sich nicht bewährt.

Verlauf und Prognose. Die Prognose ist von dem Grundleiden abhängig. Die idiopathischen Formen bleiben meist ohne wesentliche Beeinträchtigung des Trägers das ganze Leben hindurch bestehen. Die symptomatischen sind in ihrer Intensität einem Wechsel unterworfen und können spontan schwinden.

Diagnose und Differentialdiagnose. Der Durstversuch ist zur Unterscheidung, ob ein echter Diabetes insipidus oder eine neurotische Störung vorliegt, entscheidend. Auch die gewohnheitsmäßige Aufnahme großer Flüssigkeitsmengen führt, wie in einer Reihe von Selbstversuchen festgestellt wurde, zu den Bildern eines echten Diabetes insipidus mit einem kaum zu überwindenden Zwang zur Wasseraufnahme. Im Durstversuch führt die Flüssigkeitseinschränkung der nervösen Polydipsie zu kleinen Harnmengen und zu hohen spezifischen Gewichten. Beim echten Diabetes insipidus hat der Durstversuch schwerste subjektive Störungen zur Folge, die häufig einen psychotischen Charakter annehmen. Die Harnmengen bleiben verhältnismäßig groß und die spezifischen Gewichte niedrig. Der Zwang zur Flüssigkeitsaufnahme ist so stark, daß Patienten mit echtem Diabetes insipidus beim Durstversuch in der Klausur wiederholt ihren eigenen Harn getrunken haben. Man kann nach dem Vorschlag von LICHTWITZ den Wasserversuch auch ersetzen durch eine Kochsalzzulage. Tritt nunmehr ein Anstieg der Chlorkonzentration des Harnes über die des Blutes ein, so spricht das gegen einen echten Diabetes insipidus. Die Unterscheidung zwischen der idiopathischen und symptomatischen Form ergibt sich daraus, daß die idiopathische bereits in früher Jugend einsetzt. Andere Formen der Polyurie, so in der Rekonvaleszenz, bei Schrumpfniere und Prostatahypertrophie lassen sich unschwer abgrenzen. Die Polyurie bei Migräne, Epilepsie sind kurzdauernde Ereignisse, die kaum zu Verwechslungen Anlaß geben dürften.

Therapie. Die Behandlung des Diabetes insipidus besteht in der Zufuhr des Hypophysenhinterlappenhormons, des Adiuretin. Man kann hierzu entweder die üblichen Gesamtextrakte verwenden oder die fraktionierten Extrakte, wobei es wichtig ist zu wissen, daß die adiuretische Komponente mit der Vasopressinfraktion geht. Die Injektionsbehandlung darf heute als überholt gelten. Es ist schwer möglich, die erforderlichen Mengen durch Injektionen zuzuführen, ohne gleichzeitig durch die Vasopressinkomponente unangenehme Nebenerscheinungen auszulösen. Die Dauerbehandlung wird heute durch Gabe eines Schnupfpulvers durchgeführt. Adiuretin wird durch die Schleimhäute resorbiert. Die erforderliche Dosis wird in 2—3 einzelne Portionen über den Tag verteilt und von dem Patienten erprobt. In den letzten Jahren vor dem Kriege wurde das Adiuretin auch in Form der sog. Durante hergestellt. Es handelt sich hierbei um Hormonlösungen, in denen die Resorption durch Zusatz gewisser Mittel verzögert wurde. Die erforderlichen Dosen schwanken in den einzelnen Fällen sehr. Etwa 5% der Fälle sprechen auf die Therapie überhaupt nicht an. Außer der Hormonbehandlung kommt ein Versuch in Frage, die Flüssigkeitsmenge zu beschränken, da echte und nervöse Polydipsie sich häufig kombiniert finden. Durch salzarme Kost wird diese Maßnahme unterstützt. Eine unspezifische Fiebertherapie ist auf Grund der günstigen Wirkung des Fiebers wiederholt mit Erfolg durchgeführt worden, doch bleibt dieser Erfolg meist nur vorübergehend. An weiteren Hormonen wurden Insulin und die Sexualhormone angewandt, insbesondere dann, wenn Sexualstörungen vorlagen. Bei luischer Genese ist eine spezifische Therapie gewöhnlich von Erfolg begleitet.

IX. Die habituelle Oligurie (s. a. Bd. II, S. 84).

Eine Oligurie ist ein nicht seltenes Begleitsymptom hypophysärer Erkrankungen, insbesondere findet man sie bei Hypophysenvorderlappeninsuffizienz verhältnismäßig häufig. Die kleinen Harnmengen gehen mit hohen spezifischen Gewichten und geringer Flüssigkeitsaufnahme einher. Als Erkrankung sui generis kommt Oligurie sehr selten zur Beobachtung.

X. Die Zirbeldrüse.

1. Anatomische Vorbemerkung.

Die Zirbeldrüse ist ein sehr eigenartiges Organ, das sich bereits bei Wirbellosen findet und bei Reptilien einen Bau aufweist, der an ein Sinnesorgan denken läßt. Sie macht im Laufe der Entwicklung in der Tierreihe die mannigfachsten Umwandlungen durch. Eine Umdifferenzierung in eine Drüse findet sich in der Tierreihe erst verhältnismäßig spät. Bei einigen Spezies fast jeder Tierklasse fehlt das Organ völlig. Beim Menschen weist sie eine meist zapfenförmige Gestalt auf und eine Variation in ihrer Größe wie in ihrem Gewicht. Diese Variation im Gewicht hängt mit den häufig vorhandenen Cysten und Kalkeinlagerungen zusammen.

Die Zirbeldrüse liegt an der hinteren Fläche der Sehhügelgegend. Ihre Spitze ist nach hinten, die Basis nach vorn gerichtet. Sie läuft in einen zweifachen Stiel aus, in die Commissura habenularum und die Commissura caudalis. Histologisch finden sich drei Zellarten, die Pinealzellen, Gliazellen und Bindegewebszellen. Außerdem sind eine Reihe markloser Nervenfasern vorhanden, die aus den beiden Commissuren und dem Plexus chorioideus stammen. Die spezifischen Pinealzellen besitzen einen großen Kern, der eigenartige Einschlüsse von kugelartiger Gestalt aufweist. Die Kugeln werden in das Protoplasma entleert, ein Vorgang, den man als Kernexkretion bezeichnet und der eine Besonderheit der Pinealzellen darstellt. Die Frage, ob die Pinealzellen sekretorisch tätig sind, läßt sich vom anatomischen Gesichtspunkt aus nicht entscheiden.

2. Physiologische Vorbemerkung.

Die experimentelle Forschung hat sich, nachdem zuerst Marburg einen Zusammenhang zwischen der Pubertas praecox und den Teratomen der Zirbeldrüse ausgesprochen hat, eifrig bemüht, diese Beziehungen experimentell zu klären. Wir können die große Zahl von Versuchen über die Exstirpation des Organs, die technisch wegen der besonderen Lage der Zirbel sehr schwierig ist, wie Versuche mit Extrakten aus der Zirbeldrüse dahin zusammenfassen, daß gewisse Befunde für eine hemmende Wirkung der Zirbel auf das Wachstum und auf die Sexualentwicklung sprechen, daß es aber als durchaus fraglich gelten muß, ob wir die Zirbel wirklich als ein innersekretorisches Organ ansprechen dürfen. Eine Reihe von Autoren glauben, daß die Zirbel etwas mit der Liquorsekretion zu tun hat.

3. Pubertas praecox bei Zirbeltumoren.

Obwohl wir pathologisch-anatomisch die verschiedensten Prozesse in der Zirbel, wie Gummenbildungen, Blutungen, Cysten und Entzündungen kennen, beobachteten wir besondere klinische Erscheinungen doch nur bei den Tumoren. Diese finden sich in 90% der Fälle bei Männern und können neben den allgemeinen Tumorsymptomen trophische Störungen sowie im Kindesalter eine Pubertas praecox auslösen. Es muß allerdings betont werden, daß dies keineswegs immer der Fall ist. Englische Autoren fanden z. B. unter 113 Fällen von Tumoren der Zirbel nur 16mal derartige Störungen.

Symptomatologie. Die Tumorsymptome gleichen denen der Tumoren der Hügelregion. Durch relativ frühzeitige Kompression entwickelt sich rasch ein hochgradiger Hydrocephalus, Hirndrucksymptome und eine Stauungspapille. Durch Druck auf die Corpora quadrigemina treten Störungen der Augenbewegungen und der Pupillen auf. Auch Störungen des Hörvermögens und cerebellare Symptome sind durch Druckwirkung auf die entsprechenden Hirnabschnitte möglich.

Die trophischen Störungen, die ganz überwiegend bei jungen männlichen Individuen bis zum 12. Lebensjahr zur Beobachtung kommen, sind vorzeitiges Wachstum, vorzeitige sexuelle Entwicklung und Fettsucht. Die gesamte Pubertätsentwicklung, d. h. also Wachstum der äußeren Genitalien, Entwicklung der Sekundärbehaarung, Stimmwechsel, Reifung des Hodens bis zur Bildung von Spermien und eine psychische Umstellung, wird vorweggenommen. Die Reifung des Hodens bleibt jedoch unvollkommen. Es tritt wohl eine Größenzunahme auf, die aber nur auf einer Vermehrung des interstitiellen Gewebes beruht. Sowohl die Genitalentwicklung als auch das allgemeine Körperwachstum überschreiten das Maß der voraussichtlich normalen Entwicklung des betreffenden Individuums nicht. Wir bezeichnen den Zustand auch als Macrogenitosomia praecox. Besonders charakteristisch ist die vorzeitige geistige Entwicklung, die ein altkluges Wesen zur Folge hat. Häufige Erektionen, Pollutionen und Masturbationen sind vorhanden. Es bestehen auch sexuelle Interessen, doch keine eigentliche sexuelle Reife mit eindeutiger Triebrichtung. Die Erkrankung ist bereits im Alter von 4—5 Jahren beobachtet worden. Sichere weibliche Fälle sind noch nicht beschrieben. Das fast ausschließliche Befallensein des männlichen Geschlechts erklärt sich aus der Tatsache, daß merkwürdigerweise überhaupt Zirbeltumoren nur bei Männern vorkommen.

Bei Erwachsenen verläuft die Mehrzahl der Zirbeltumoren in bezug auf trophische Störungen völlig symptomlos. Gelegentlich wurden nur Hypertrophie der Hoden, eine Fettsucht oder auch eine starke Abmagerung beobachtet.

Pathologische Anatomie. Die Pubertas praecox ist meist, aber nicht ausschließlich an die Entwicklung eines Teratoms der Zirbel gebunden. Die spezifische Rolle des Teratoms wird durch die Beobachtung einer Pubertas praecox bei Hydrocephalus internus, bei Encephalitis und anderen cerebralen Prozessen, die sich in derselben Region abspielen, erschüttert. Sogenannte Pinealome, deren Zellen alle Charakteristika der Pinealzellen aufweisen, führen zu keinen merkbaren trophischen Störungen.

So ergibt sich auch aus den pathologisch-anatomischen Beobachtungen kein sicherer Anhaltspunkt dafür, daß die Pubertas praecox bei Zirbeltumoren mit einer Inkretion dieser Tumoren im Zusammenhang steht. Wir reihen sie besser ein unter die sonstigen Beobachtungen einer Störung der Sexualentwicklung bei cerebralen Prozessen.

Verlauf und Prognose. Die Pubertas praecox entwickelt sich langsam, da die zugrunde liegenden Tumoren auch langsam und nicht infiltrierend wachsen. Die Prognose ist schlecht, der Tod erfolgt unter dem Zeichen des Hirntumors.

Die Diagnose stößt infolge der charakteristischen Änderungen auf keine Schwierigkeiten. Die differentialdiagnostische Abgrenzung gegenüber der Pubertas praecox auf hormonaler Grundlage kann sehr schwer sein, solange die Hirntumorensymptome fehlen. Näheres hierüber s. S. 290.

Therapie. Eine kausale Therapie gibt es nicht, da eine operative Beseitigung der Tumoren infolge ihrer schwierigen anatomischen Lage nicht möglich ist. Die Tumoren sind auch nicht strahlensensibel, infolgedessen hat eine Röntgenbestrahlung kein Ergebnis.

C. Die Schilddrüse.

I. Anatomische Vorbemerkung.

Die Schilddrüse umgreift beim Menschen halbmondförmig den Kehlkopf und die oberen Abschnitte der Trachea. Es bestehen also zwei Seitenlappen, die durch einen Isthmus miteinander verbunden sind. Inkonstant findet sich der Lobus pyramidalis, ein Rest des Ductus thyreoglossus, er liegt den vorderen Abschnitten der Trachea unmittelbar auf und steht mit dem Isthmus oder einem Seitenlappen in Verbindung.

Die Schilddrüse wird außerordentlich reich mit Blut versorgt, das durch 4—5 starke Arterien, je zwei Arteriae thyreoideae cranialis und caudalis zugeführt wird. Als fünfte Arterie tritt in etwa 10% der Fälle noch die Arteria thyreoidea ima hinzu. Die Arterien entspringen aus der Carotis externa bzw. aus der Subclavia. Es bestehen weitgehende Beziehungen zu den Arterien, die Larynx, Pharynx und Oesophagus versorgen, so daß alle vier Arterien unterbunden werden können, ohne daß eine ernsthafte Störung in der Blutversorgung eintritt. In der Schilddrüse selbst teilen sich die Gefäße sehr fein auf und umflechten die Follikel. Die Schilddrüsenarterien zeigen besondere elastische Polster, die offenbar im Dienst der Blutregulation stehen. Die Venen bilden ein dichtes Netz auf dem Organ und folgen dem Verlauf der Arterien. Dasselbe gilt für die Lymphgefäße. Die starke Blutversorgung der Schilddrüse hängt nicht nur mit der Funktion dieses Organs zusammen, sondern hat — wie REIN gezeigt hat — besondere Bedeutung für die Regulation des Blutdruckes und der Blutversorgung des Gehirns. Zwischen Hirndurchblutung und Schilddrüsendurchblutung besteht ein Antagonismus. Die Steuerung dieser Regulation erfolgt durch direkt nervöse Verbindungen zwischen dem Carotissinus und der Schilddrüse sowie über den Halssympathicus.

Die Nerven gelangen mit den Gefäßen in die Schilddrüse. Im Inneren der Schilddrüse finden wir ein dichtes Netz markloser Nervenfasern, das als Terminalreticulum bezeichnet wird. Dieses Fasernetz zeigt keinen eigentlichen Endapparat, sondern durchflicht das gesamte Zellensystem. Ganglienzellen sind nicht vorhanden. Das Nervensystem entstammt dem Vagus und Sympathicus.

Die Größenverhältnisse und das Gewicht der Schilddrüse schwanken außerordentlich. Im Kindesalter ist die Schilddrüse relativ schwer, beim Erwachsenen, besonders beim alten Menschen, relativ leicht. Den größten Einfluß haben Ernährung und geographische Verhältnisse. In der Tiefebene fanden sich Durchschnittsgewichte Neugeborener mit 1,55 g, in Gebirgsgegenden mit 4,1—6 g. Eine Reihe von Varietäten hat praktische Bedeutung. Der Isthmus ist inkonstant. Nebenschilddrüsen sind recht häufig. Sie liegen meist im Verlauf des Ductus thyreoglossus. Eine häufige Fehlbildung als Rest dieses Ductus ist die Zungenschilddrüse. Bei Aplasie der Schilddrüse finden wir nicht selten diese Nebenschilddrüse als das eigentlich funktionierende Organ.

Eine völlige Aplasie der Schilddrüse ist verhältnismäßig selten und mit dem Leben nicht vereinbar.

Die Schilddrüse ist von einer Kapsel eingescheidet, die mit der Halsfascie feste Beziehungen eingeht und so die Drüse an die Umgebung fixiert. Von der Kapsel gehen Bindegewebesepten aus, die das Organ in einzelne Lappen aufteilen. Die Follikel bestehen aus einem weitverzweigten, zusammenhängenden Kanälchensystem. Sie weisen ein plattes Epithel auf. Die Kerne der Zellen liegen basal und haben ein feines, chromatinartiges Gerüst. Im Protoplasma finden sich fadenartige Bildungen und eine körnchenartige mitochondrale Struktur, die als Vorstufe der Kolloidbildung angesprochen wird. Im Innern der Follikel befindet sich das Kolloid. Dieses ist in vivo flüssig. Färberisch lassen sich zwei Arten: ein fuchsinophiles und ein gerbsäurefestes Kolloid unterscheiden. SUNDER-PLASSMANN hat noch eine besondere Zellart, die neurohormonalen Zellen beschrieben, die besondere Beziehungen zu dem Terminalreticulum aufweisen.

Im vorgerückten Alter wird die Schilddrüse kleiner. In der Gravidität nimmt sie an Umfang und Gewicht zu.

II. Physiologische Vorbemerkung.

Das Hormon der Schilddrüse, das *Thyroxin*, ist seiner chemischen Konstitution nach bekannt. Es wurde von KENDALL im Jahre 1915 entdeckt und von HARINGTON im Jahre 1927 synthetisiert. Es ist ein Tetrahydroindol-proprionsäure-Oxydijodphenyläther des Dijodtyrosins von der nachstehenden Formel. Das chemisch reine Thyroxin ist ein weißes

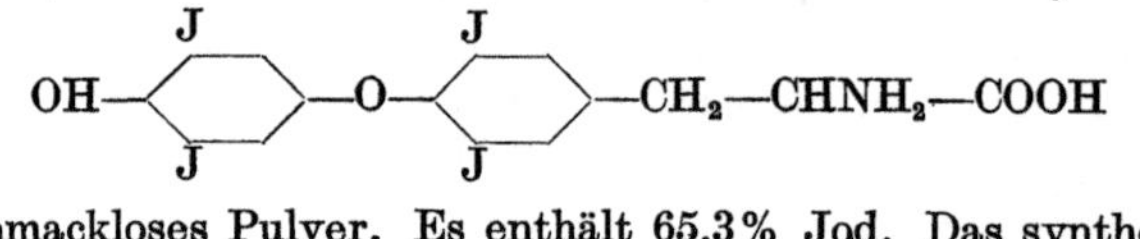

geruch- und geschmackloses Pulver. Es enthält 65,3% Jod. Das synthetische Thyroxin ist racemisch. Die l-Form ist die wirksamste Form, so daß wir annehmen müssen, daß das natürlich vorkommende linksdrehend ist. Nach Entfernung des Jods verliert das Thyroxin seine Wirksamkeit. In der Schilddrüse wie im Organismus kommt es nicht in isolierter Form vor, sondern nur gebunden an einen Eiweißkörper. Etwa 50% des Trockengewichts der Schilddrüse bestehen aus Thyreoglobulin. Neben Thyreoglobulin findet sich in der Schilddrüse auch immer Dijodthyrosin. Es ist wahrscheinlich, daß dieser Körper nicht nur die Ausgangssubstanz zur Thyroxinbildung ist, sondern auch gewisse antagonistische Funktionen gegenüber dem Thyroxin hat.

Die biologisch wichtigste Komponente des Thyroxins ist das *Jod*. Die Schilddrüse enthält als einziges Organ einige Milligramm Jod, insgesamt 1000mal mehr als das übrige Gewebe. Jod kommt in der Drüse und im Organismus in drei verschiedenen Verbindungen vor: als ein organisches Jod in einer wasserlöslichen Form, als Thyreoglobulin, das ebenfalls wasserlöslich, aber in Alkohol und Aceton unlöslich ist und in einer unlöslichen Form, wahrscheinlich an die Zellen fixiert. Im Kolloid finden sich 95% des Jods, 10mal mehr als im Epithel. Zwischen dem Jodgehalt des Epithels und dem des Kolloids besteht ein konstantes Verhältnis. Bei einer Aktivierung der Schilddrüse nimmt der Jodgehalt des Kolloids ab. Das Schilddrüsenkolloid hat offenbar die Funktion, das Hormon zu speichern. Da das Jod der wichtigste Baustein des Thyroxins ist und durch chemische Methoden nachgewiesen werden kann, stellt der Jodgehalt der Organ- und Körpersäfte einen gewissen Maßstab für den Thyroxingehalt dar. Das Jod entstammt der Nahrung. Jodzufuhr führt zu einer Speicherung in der Schilddrüse. Nach 16—30 Stunden ist zugeführtes Jod in Jodthyreoglobulin übergeführt. Der Jodgehalt des Blutes beträgt unter normalen Bedingungen etwa 10—15 γ, 25—30% dieses Jods sind in Alkohol unlöslich, an Eiweiß gebunden und entsprechen wahrscheinlich dem Hormongehalt. Der Jodgehalt des Körpers ist in hohem Maße von dem Jodgehalt der Umgebung und der Ernährung abhängig. Daraus erklären sich die großen Schwankungen des Jodgehaltes der Schilddrüse je nach der geographischen Lage und der Ernährung. Der Jodgehalt läßt Rückschlüsse auf den Funktionszustand der Schilddrüse zu. Bei Basedow ist er erniedrigt, während der Jodgehalt des Blutes bei dieser Krankheit erhöht ist.

Chemisch reines Thyroxin übt alle Wirkungen des Thyreoglobulins aus, doch bestehen gewisse Unterschiede, die zeigen, daß im Organismus das Thyroxin nur, gebunden an Eiweiß, als Thyreoglobulin vorkommt. Die Stoffwechselwirkung der Schilddrüsensubstanz ist größer als die des reinen Thyroxins. Dieses gilt besonders bei oraler Verabfolgung. Das Thyroxin wirkt toxischer und stärker auf das Nervensystem. Im übrigen gleichen sich aber Thyroxin und Schilddrüsensubstanz in ihrer Wirkung weitgehend. Sie zeigen als Pharmakon die Besonderheiten, daß Stunden bis Tage vergehen, bevor die Wirkung deutlich wird. Sie steigt dann zu einem Maximum an und bleibt, wenn keine neue Substanz gegeben wird, über Tage bis Wochen bestehen. Diese Besonderheiten des Wirkungsmechanismus sind nicht die Folge einer verzögerten Resorption, sie finden sich in derselben Form, wenn wir Thyroxin intravenös spritzen.

Unsere Kenntnisse der normalen und pathologischen Physiologie der Schilddrüse stützen sich auf die klassischen physiologischen Experimente der *Schilddrüsenentfernung beim Tier* und auf die klinischen Beobachtungen bei Basedow, bei Myxödem und Kretinismus. Ohne alle Befunde, die die verschiedenste Forschung erbracht hat, im einzelnen aufzuführen, soll versucht werden, die Funktion der Schilddrüse, wie sie aus dem Gesamtergebnis dieser Beobachtungen hervorgeht, darzustellen.

Das Schilddrüsenhormon steigert die *oxydativen Verbrennungsvorgänge* im Organismus. Bei Schilddrüsenmangel ist der Sauerstoffverbrauch erniedrigt, bei Hyperfunktion bzw. bei Schilddrüsenzufuhr ist er erhöht. Der respiratorische Quotient bleibt meist unverändert. Der Calorienbedarf ist entsprechend dem Verhalten des Grundumsatzes erniedrigt bzw. erhöht. Der Schilddrüsenmangel führt zu einer verminderten Nahrungsaufnahme, nicht zur Fettsucht, die Schilddrüsenüberfunktion zur vermehrten Nahrungsaufnahme, die aber meist nicht in der Lage ist, den enorm gesteigerten Calorienbedarf voll zu decken. Infolgedessen kommt es zur Abmagerung, die hohe Grade erreichen kann. Der Umsatz bei Hyperthyreose gleicht dem Arbeitsstoffwechsel des Normalen. Die Reserven des Organismus sind bereits in der Ruhe beansprucht, d. h. die Leistungsfähigkeit ist herabgesetzt, die Ermüdbarkeit erhöht.

Wir betrachten heute die Oxydation nicht lediglich als Ausdruck der energieliefernden Verbrennungsprozesse, sondern als ein Zwischenglied in dem Abbau- und Aufbauprozeß. In diesem Gleichgewichtszustand, wie er in der Norm besteht, verursacht das Schilddrüsenhormon eine Verschiebung zur Seite der oxydativen Abbauvorgänge. Bei der Hyperfunktion der Drüse besteht also eine abnorm hohe calorische und eine mangelhafte stoffliche Ausnutzung.

Durch seinen Angriffspunkt an den Oxydationsprozessen greift das Schilddrüsenhormon fördernd in die chemische Wärmeregulation ein, so liegt die Temperatur basedowkranker Menschen um $^1/_2$—1^0 höher und die myxödematöser um $^1/_2{}^0$ niedriger als in der Norm.

Bei Hyperfunktion der Schilddrüse ist der Eiweißumsatz, gemessen an der Ausscheidung von Urea, Kreatin und Kreatinin mit dem Harn stark erhöht, bei Hypofunktion stark vermindert. Der Anteil des Eiweißes an den Verbrennungsvorgängen liegt höher als in der Norm. Besonders zu Beginn einer Hyperthyreose ist der vermehrte Eiweißumsatz sehr deutlich, später stellt sich ein neuer Gleichgewichtszustand ein.

Die *spezifisch-dynamische Wirkung des Eiweißes* zeigt kein einheitliches Verhalten. Es sind Erhöhungen wie auch Erniedrigungen beobachtet worden. Meist steigt die Kurve der spezifisch-dynamischen Wirkung steil an, doch liegt das gesamte Niveau tiefer. Die gesamte Fläche ist kleiner. Durch Kohlehydrate kann man den Eiweißumsatz etwas einschränken. Auch der *Kohlehydratumsatz* ist bei Hyperfunktion der Schilddrüse gesteigert. Besonders charakteristisch ist die Verarmung der Leber an Glykogen. Im Gegensatz zu sonstigen Befunden wird in der glykogenverarmten Leber Fett nicht vermehrt abgelagert, daher ist auch die Acetonkörperbildung sehr gering bzw. fehlt völlig. Die Toleranz gegenüber Kohlehydrat ist bei Hyperthyreose erhöht und beim Myxödem vermindert.

Bei Mangel an Thyroxin findet sich der Fettgehalt des Blutes, ebenfalls der Cholesteringehalt erhöht. Bei Thyroxinzufuhr wird *Fett* in gesteigertem Maße verbrannt. Die Abnahme des Fettgehaltes einzelner Organe erfolgt sehr rasch. Je fettarmer ein Organismus, desto stärkere Wirkungen entfaltet Thyroxin, doch beruht der starke Gewichtsverlust bei Thyroxin nicht nur auf dem Fettschwund, sondern auch auf dem starken *Wasserverlust*. Schilddrüsenzufuhr wirkt entwässernd besonders auf das Gewebe. Gerade beim Myxödem ist die entwässernde Eigenschaft des Schilddrüsenhormons die eindruckvollste Beobachtung im Beginn einer Behandlung. Thyroxin wirkt entquellend.

Besonders eindrucksvoll sind die Beziehungen der Schilddrüse zum *Kreislauf*. Die nachfolgende Tabelle zeigt die Verhältnisse:

Tabelle 1. Der Kreislauf bei Störungen der Schilddrüsenfunktion.

	Hypothyreose	Normal	Hyperthyreose
Minutenvolumen . . .	Abfall bis auf etwa 1,5 Liter	etwa 4,5 Liter	Anstieg bis auf 30 Liter
Herzfrequenz	Abfall bis auf 50	„ 72	Anstieg 90—160 und mehr
Schlagvolumen. . . .	Abfall bis auf 30 ccm	„ 70 ccm	Anstieg 100 ccm
Zirkulierende Blutmenge.	Abfall bis auf 1,5 Liter	„ 4,5 Liter	Anstieg 7 Liter
Blutströmungsgeschwindigkeit . .	Verlangsamt etwa 40 Sek.	„ 24 Sek.	Beschleunigt bis auf 8 Sek.
Blutdruckamplitude .	klein, Minimaldruck nicht erniedrigt	„ 40 mm Hg	vergrößert, Minimaldruck erniedrigt
Hauttemperatur (Fuß)	Erniedrigt etwa 32°	„ 34,5°	erhöht etwa 35,9°

Wir sehen, daß bei Hyperthyreose die Pulsfrequenz herabgesetzt ist. Schlagvolumen, Minutenvolumen, zirkulierende Blutmenge und die Umlaufgeschwindigkeit des Blutes sind erhöht. Bei Hypothyreose bestehen die genau entgegengesetzten Verhältnisse. Mit den Kreislaufänderungen ist eine Störung der inneren Atmung eng verbunden. Die Sauerstoffausnutzung ist herabgesetzt, der Sauerstoffgehalt des Venenblutes erhöht. Infolge der schlechten Ausnutzung des Sauerstoffes in der Peripherie wird nur ein Teil der Milchsäure zu Glykogen resynthetisiert und ein erhöhter Anteil verbrannt. Die Kreislaufänderungen bei Hyperthyreose entsprechen in jeder Hinsicht denjenigen, die wir beim Gesunden bei erhöhter Körpertätigkeit beobachten. Die ständige Überbelastung kann auf die Dauer nicht vertragen werden und führt zu einer Herzdilatation und schließlich zum Versagen des Kreislaufes. Der Blutdruck ist meist normal, die Blutdruckamplitude jedoch erhöht.

Die *Tätigkeit des Magens und des Darmes* wird durch Thyroxin beschleunigt. Durchfälle sind bei Basedowkranken ein ebenso häufiges Symptom wie die Obstipation beim Myxödem.

Ähnlich wie bei dem Myxödem des Menschen wurde auch häufig bei schilddrüsenlosen Tieren eine erhebliche Verdickung der Haut festgestellt. Die *Haut* ist in diesem Zustande rauh, stark schuppend und wasserreich. Das *Haarkleid* schilddrüsenloser Tiere verliert seinen Glanz und wird struppig. Die Haare sind brüchig, spärlich und können leicht ausgezogen werden. Die Wundheilung der Haut ist verzögert, es besteht eine vermehrte Neigung zu Hautinfektionen. Bei Hyperthyreose ist die Haut besonders gut durchblutet, elastisch weich und neigt stark zu Schweißabsonderungen, bei Hypothyreose ist das Gegenteil der Fall. In schweren Fällen von Basedow besteht auch eine Neigung zum Haarausfall.

Auch ein Einfluß des Thyroxins auf die *Blutbildung* ist im Tierversuch wie bei den Beobachtungen beim Menschen offensichtlich. Sehr häufig finden wir das Myxödem kombiniert mit einer sekundären Anämie. Im Knochenmark findet sich vermehrte Fettablagerung und Reduktion der blutbildenden Anteile. Blutverluste werden langsamer ersetzt. Auch die Regulation der zirkulierenden Blutmenge aus den Blutdepots erfolgt bei Schilddrüsenmangel in abgeschwächter Form. Bei Hyperthyreose ist die Zahl der roten Blutkörperchen erhöht, die Knochenmarkstätigkeit vermehrt. Es kommt zu keiner Hyperglobulie, da auch der Untergang der Zellen ansteigt. Das weiße Blutbild zeigt keine Besonderheiten.

Die Schilddrüse hat auch etwas mit den *Entgiftungsvorgängen* zu tun. So steigt z. B. durch Thyroxin die Widerstandsfähigkeit gegenüber Acetonitril, ein Verhalten, das zur quantitativen Auswertung des Thyroxins benutzt wird. Auch die Empfindlichkeit gegenüber Digitalis nimmt zu. Das ist in therapeutischer Hinsicht nicht ohne Bedeutung. Gegenüber Infektionen erweist sich der hyperthyreose Organismus als resistenter und auch der anaphylaktische Shock wird abgeschwächt.

Schilddrüsenmangel führt zu einer deutlichen *Wachstums*hemmung, deren Grad von dem Zeitpunkt abhängt, an dem der Schilddrüsenmangel auftritt bzw. experimentell gesetzt wird. Das gesamte Körperwachstum ist gehemmt, die Eingeweide bleiben klein, die Bildung der Knochenkerne bleibt aus, ebenso die Verknöcherung der Knorpelzone. Das Milchgebiß bleibt sehr viel länger bestehen als in der Norm. Die Milchzähne fallen nicht aus, so daß häufig doppelte Zahnreihen resultieren. Die Beeinflussung des Wachstums durch die Schilddrüse erfolgt aber nur bei Gegenwart der Hypophyse. Bei Hyperthyreoidismus im jugendlichen Alter beobachtete man verstärktes Längenwachstum und verzögerten Epiphysenschluß. Bei den Amphibien bewirkt Zufuhr von Schilddrüsenhormon eine vorzeitige Metamorphose. Schilddrüsenlose Tiere zeigen überhaupt keine Metamorphose. Thyroxin wirkt also auf die Differenzierung, nicht so sehr auf das Längenwachstum. Bei erwachsenen Amphibien hat es einen Einfluß auf die Häutungsvorgänge. Die Thyroxinwirkung auf die Amphibienmetamorphose wird auch zu Testierungszwecken benutzt.

Die Wachstumswirkung der Schilddrüse beruht auf einer noch nicht näher geklärten Beziehung zum Hypophysenvorderlappen. Athyreotische Tiere wachsen auch nach Zufuhr von Wachstumshormon. Bei hypophysektomierten Tieren ist das Thyroxin ohne Einfluß, hingegen das Wachstumshormon der Hypophyse.

Die Frage nach dem *Angriffsort* und der *Wirkungsweise* des Thyroxins ist noch sehr umstritten. Im wesentlichen finden sich drei Auffassungen: 1. das Thyroxin hat einen zentralen Angriffspunkt an den Stoffwechselzentren des Zwischenhirns, speziell dem Wärmezentrum und wirkt über das vegetative Nervensystem, insbesondere den Sympathicus. 2. Der Angriffspunkt des Thyroxins liegt in der Peripherie im Gewebe. 3. Der Angriffspunkt ist peripher, doch erfolgt die Wanderung des Thyroxins entlang den Nerven.

Zur Stützung der ersten Ansicht liegen eine Reihe von Tierversuchen vor, die zeigen, daß die Stoffwechselwirkung des Thyroxins in der Tierreihe erst dann vorhanden ist, wenn ein Wärmezentrum auftritt, d. h. also beim Warmblüter. Die stoffwechselsteigernde Wirkung des Thyroxins soll beim Warmblüter nach Rückenmarksdurchschneidung verlorengehen.

Das isolierte Gewebe von Tieren, die mit Thyroxin vorbehandelt wurden, zeigt einen erhöhten Sauerstoffverbrauch. Dieser erhöhte Sauerstoffverbrauch läßt sich jedoch bei Zusatz von Thyroxin am überlebenden Gewebe nicht nachweisen. MANSFELD konnte jedoch zeigen, daß der Sauerstoffverbrauch isolierter Gewebe bei Thyroxinzusatz ansteigt, wenn eine anaerobe Vorphase eingeschaltet wird. Er schließt daraus, daß die Stoffwechselstörung erst die Folge des Auftretens von Eiweißspaltprodukten ist und daß die Wirkung des Thyroxins darauf beruht, daß das Auftreten dieser Eiweißspaltprodukte gefördert wird. Des weiteren konnte MANSFELD zeigen, daß das Thyroxin wahrscheinlich nicht auf dem Blutwege zum peripheren Gewebe gelangt, sondern entlang den Nervenbahnen wandert.

Die Schilddrüsentätigkeit wird auf nervösem und hormonalem Wege gesteuert. Die nervöse Steuerung erfolgt von den Zwischenhirnzentren aus über den Sympathicus; die hormonale von der Hypophyse über das thyreotrope Hormon. Zwischen dem Hypophysenhormon und dem Thyroxin besteht ein antagonistisches Verhältnis. Die Sekretabgabe an das Blut unterliegt dem Einfluß des Dijodtyrosins. Außerdem ist der Organismus vor eventueller Überproduktion noch weiter geschützt durch die Möglichkeit, Antikörper zu bilden, die sowohl gegen das Thyroxin als auch gegen das thyreotrope Hormon gerichtet sind.

Das Hormon der Schilddrüse ist das Thyroxin, das als Kolloid gespeichert wird und in Bindung mit Globulin in den Blutkreislauf gelangt. Neben einer peripheren stoffwechselsteigernden Wirkung liegt der Hauptangriffspunkt an den vegetativen Zwischenhirnzentren, insbesondere den Zentren, welche die chemische Wärmeregulation steuern. Auf diesem zentralen wie peripheren Wege wirkt Thyroxin beschleunigend auf die oxydativen Abbauprozesse von Eiweiß, Kohlehydrat und Fett. Es besteht kein Anhaltspunkt dafür, daß diese Stoffumsätze in falsche Bahnen gedrängt werden. Die weiteren Wirkungen auf die Tätigkeit der inneren Organe müssen zum Teil als Folge der eben genannten Stoffwechselstörungen, zum Teil als solche des vermehrten Sympathicustonus gewertet werden. Die Beeinflussung der Wachstumsvorgänge erfolgt in einer noch nicht näher geklärten Zusammenarbeit mit dem Wachstumshormon des Hypophysenvorderlappens. Das Thyroxin scheint mehr in den Vorgang der Reifung als in den des reinen Wachstums durch Zellvermehrung einzugreifen.

III. Krankheiten der Schilddrüse.

1. Hyperthyreose. Morbus Basedow.

Unter Hyperthyreose verstehen wir die gesamte Krankheitsgruppe, bei der eine Überfunktion der Schilddrüse vorliegt. Die Frage, ob es sich um eine einheitliche Krankheitsgruppe mit nur graduellen Unterschieden handelt oder ob zwischen Hyperthyreodismus, Morbus Basedow und toxischem Adenom ein prinzipieller Unterschied besteht, findet eine wechselnde Beantwortung und ist zur Zeit noch nicht geklärt. Vom klinischen Gesichtspunkt aus kann man von der Annahme ausgehen, daß ein einheitlicher Krankheitszustand vorliegt, der nur graduelle Unterschiede aufweist. Der Darstellung wird zunächst das Bild des Morbus Basedow zugrunde gelegt.

a) Vorkommen.

Der Morbus Basedow ist eine verhältnismäßig häufige Erkrankung, die sich überwiegend bei Frauen findet und das 20.—30. Lebensjahr bevorzugt. Eine weitere Krankheitshäufung findet sich zur Zeit des Klimakteriums. Auch bei Kindern kommt die Krankheit vor, ist hier aber selten.

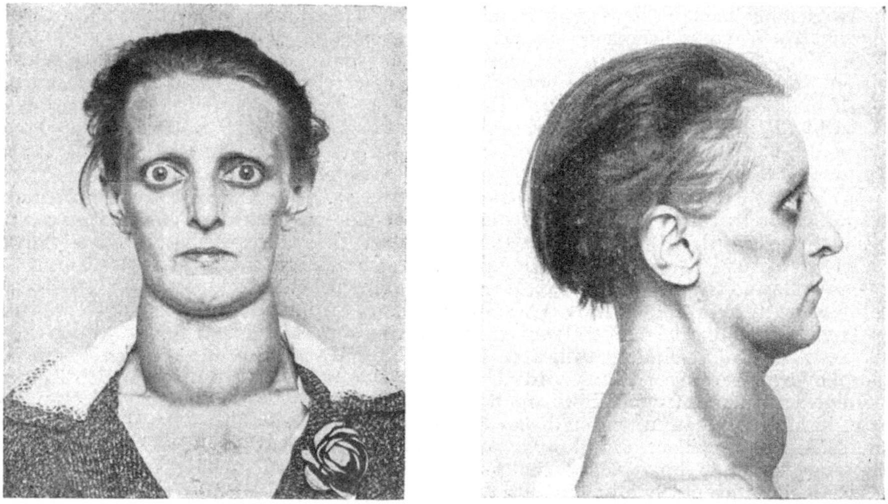

Abb. 15. Morbus Basedow. (Nach CURSCHMANN.)

Es gibt auffallend regionäre Verschiedenheiten. In Kropfgegenden ist die Krankheit verhältnismäßig selten, in den Niederungen, in denen der Kropf fehlt, also besonders in den Küstengebieten, sehr häufig. Die Kropfnoxe schafft demnach für das Auftreten einer Hyperthyreose ungünstige Bedingungen. Worin diese gelegen sind, entzieht sich unserer Kenntnis.

Symptomatologie. Der Basedowkranke bietet in den typischen Fällen durch den Exophthalmus, die Schwellung der Schilddrüse, die Beschaffenheit der Haut und sein psychisches wie motorisches Verhalten ein so eindrucksvolles Bild, daß die Diagnose auf den ersten Blick gestellt werden kann (s. Abb. 15). Der Merseburger Arzt BASEDOW beschrieb die zusammengehörige Symptomentrias, Schilddrüsenschwellung, Exophthalmus und Tachykardie, die wir daher auch als Merseburger Trias bezeichnen.

Eine Vergrößerung der Schilddrüse ist in fast allen Fällen vorhanden. Ihr Ausmaß variiert, wird aber nie derart wie bei dem gewöhnlichen Kropf, so daß keine Gefahr einer Kompression der Trachea besteht. Eine Beziehung zwischen Größe des Basedowkropfes und der Schwere der Krankheit besteht nicht. Der Basedowkropf entwickelt sich gewöhnlich langsam, die Schwellung ist *diffus und symmetrisch*. Mitunter wird ein Lappen bevorzugt. Die Drüse fühlt sich weich an und nur, wenn der Basedowkropf sich auf dem Boden einer älteren Struma entwickelt, bleibt die Konsistenz derb und fest. Die Drüse ist außerordentlich gut durchblutet, sie zeigt sichtbare Pulsationen. Die

Venenzeichnung ist vermehrt, und man fühlt und hört mit dem Stethoskop ein deutliches Schwirren. Die Größe der Struma ist wesentlich mitbedingt durch die starke Blutfülle und daher einem Wechsel auch mit der Körperhaltung unterworfen.

Der Exophthalmus verleiht dem Kranken den charakteristischen Gesichtsausdruck. Der Augapfel weist einen besonderen Glanz auf. Diese Augensymptome finden sich in 80% der Fälle. In der Krankheitsentwicklung tritt der Exophthalmus verhältnismäßig spät auf, bei der Besserung bildet er sich nur langsam, häufig nie vollständig zurück. Zwischen der Schwere der Erkrankung und der Intensität des Exophthalmus bestehen keine Beziehungen. Der Exophthalmus kann im Laufe der Erkrankung stark wechseln und so erheblich werden, daß der Lidschluß unvollständig wird. Gewöhnlich ist der Exophthalmus doppelseitig und symmetrisch, er kann aber auch einseitig auftreten. Mit dem Exophthalmus ist häufig aber nicht immer eine Erweiterung der Lidspalten verbunden, die manchmal durch Retraktion des oberen Lides so hochgradig ist, daß die Skleren als schmale Streifen über der Cornea sichtbar werden.

In enger, aber nicht fester Beziehung zu diesem Krankheitszeichen, das als DALRYMPLEsches Zeichen bezeichnet wird, stehen eine Reihe von weiteren Augensymptomen, die als Zeichen von GRAEFE, SETLLWAG und MOEBIUS bekannt sind. Bei langsamem Senken des Blickes nach unten folgt das obere Lid nicht völlig und nur ruckweise mit, so daß die Skleren in einem schmalen Streifen am oberen Rand der Cornea deutlich sichtbar werden (Symptom nach GRAEFE). Dieses Zeichen ist verhältnismäßig häufig vorhanden, aber nur bis zur horizontalen Blickrichtung. Der seltene Lidschlag (in der Norm 3—10 Lidschläge je Minute) wird als STELLWAGsches Zeichen bezeichnet, und die Unfähigkeit, längere Zeit ohne Beschwerden einen Punkt zu fixieren, als Zeichen nach MOEBIUS. Alle drei Symptome sind für die Basedowerkrankung nicht unbedingt charakteristisch. Sie finden sich nicht in allen Fällen und werden auch gelegentlich bei anderen Krankheiten beobachtet. Am inkonstantesten und wenig zuverlässigsten ist das MOEBIUSsche Zeichen. Der Exophthalmus kann sehr hohe Grade erreichen und in Verbindung mit einem unvollkommenen Lidschluß zur Panophthalmie führen. Von dieser sehr schweren, aber seltenen Komplikation, die mit dem Verlust des ganzen Auges enden kann, werden Männer im vorgeschrittenen Lebensalter am häufigsten betroffen (maligner Exophthalmus).

Als drittes Symptom der Merseburger Trias kennen wir die *Tachykardie*. Sie ist ein sehr konstantes und meist auch sehr früh auftretendes Symptom. Die Pulsfrequenz liegt auch bei Körperruhe fast immer über 100. Charakteristisch ist auch die Labiltität des Pulses, der nach körperlicher Anstrengung wie seelischer Erregung eine sehr viel stärkere und länger andauernde Frequenzsteigerung aufweist als in der Norm. Die Tachykardie zeigt innerhalb gewisser Grenzen Beziehungen zur Höhe des Grundumsatzes und zur Schwere der Erkrankung. Sie wird subjektiv unangenehm empfunden und macht sich als sehr lästiges Herzklopfen bemerkbar. Der Spitzenstoß ist verbreitert und die lebhaften Pulsationen des Herzens sind deutlich fühlbar. In ausgeprägten Fällen kann das Bild wie bei einer Aorteninsuffizienz hervorgerufen werden. Der Puls ist klein und weich. Trotzdem sieht man häufig die Pulsationen der großen Arterien am Hals. Der Blutdruck ist normal bis leicht erhöht, die Amplitude auf Werte von 50—100 mm Hg gesteigert. Diese große Amplitude ist ein sehr häufiges und sehr charakteristisches Symptom. Zwischen Herzfrequenz und Amplitudengröße und der Höhe des Grundumsatzes besteht eine gewisse gesetzmäßige Beziehung, auf der sich die sog. READsche Formel aufbaut, die zur annähernden Bestimmung des Grundumsatzes sich vielfach bewährt hat. Die READsche Formel lautet wie folgt:

$$\text{G. U.} = 0{,}75\,(p + 0{,}74\,a) - 72$$

wobei G. U. die Grundumsatzsteigerung in Prozent der Norm, *p* die Pulsfrequenz und *a* die Blutdruckamplitude (Differenz zwischen maximalem und minimalem Druck) bedeutet.

Bei einer Untersuchung des Herzens finden wir, wenn die Erkrankung noch nicht zu lange gedauert hat, weder perkutorisch noch röntgenologisch Veränderungen der Herzgröße. Erst bei längerer Krankheitsdauer kommt eine Dilatation zur Ausbildung. Doch fallen bei der Untersuchung des Herzens die raschen springenden Pulsationen auf, die sich im Kymogramm feststellen lassen. Über der Herzspitze hört man häufig ein systolisches Geräusch, die Töne sind laut und paukend. Sehr häufig sind Veränderungen im Ekg vorhanden. Als solche wurden beschrieben eine hohe P-Zacke in der zweiten und eine niedrige in der dritten Ableitung. Auch die T-Welle kann besonders ausgeprägt sein. In dem Maße, in dem das Herz dilatiert, wird eine Verlegung der elektrischen Achse und ein Typenwandel des Ekg als nahezu spezifisch beschrieben. Für den Basedow gilt eine Senkung des Zwischenstückes mit einer negativen T-Zacke, die häufig einem coronaren T entspricht, als charakteristisch (s. Abb. 16). Auriculäre und ventrikuläre Extrasystolen sind nicht selten. Bei länger bestehender Erkrankung ist eine absolute Arrhythmie fast die Regel. Auch plötzlich auftretende Anfälle von Herzjagen kommen nicht selten zur Beobachtung.

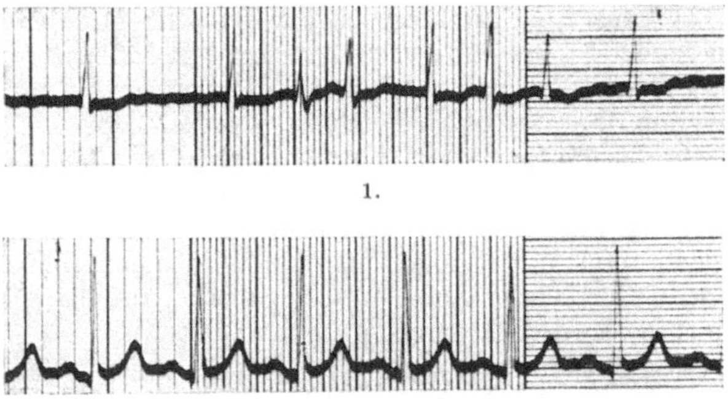

1.

2.

Abb. 16. Elektrokardiogramm bei Morbus Basedow. 1. Vor Operation: Absolute Arrhythmie. 2. Nach Operation: Vollige Normalisierung. (Nach Parade.)

Es ist für die Veränderungen am Kreislauf charakteristisch, daß sie sich bei einer Besserung der Krankheit restlos zurückbilden. So kann man gerade am Ekg Verschlechterungen und Besserungen des Zustandes sehr gut ablesen.

Untersuchen wir die Kreislaufverhältnisse mit eingehenden klinischen Methoden, so finden wir eine Vermehrung des Schlag- und Minutenvolumens, eine erhöhte zirkulierende Blutmenge und eine Verminderung der Sauerstoffausnutzung. Die Kreislaufverhältnisse gleichen denen, die wir bei schwerer körperlicher Arbeit bei einem Untrainierten feststellen. Das Herz des Basedowkranken befindet sich also dauernd in einem Zustand stärkster Belastung und verfügt nur noch über geringe Reserven. Kommt noch eine Arrhythmie hinzu, so muß es zur deutlichen Dekompensation führen. Diese Dekompensation unterscheidet sich in nichts von der Dekompensation aus anderen Ursachen. Die Verhältnisse des Kreislaufes stehen im Mittelpunkt des Krankheitsgeschehens und verdienen in diagnostischer, therapeutischer und prognostischer Hinsicht die größte Beachtung. Das Leben der Kranken hängt von dem Zustand des Herzens ab. Der Tod ist in der überwiegenden Mehrzahl der Fälle ein Kreislauftod.

Die *Atmung* ist häufig beschleunigt und relativ flach. Das Zwerchfell steht hoch und die respiratorische Erweiterung des Brustkorbes ist gering. Anfälle schwerster Atemnot werden als respiratorische Krisen beschrieben. Bronchopneumonien sind eine sehr häufige Komplikation.

Die *Steigerung des Sauerstoffverbrauches* ist ein weiteres Kardinalsymptom der Krankheit. Wir finden Erhöhungen des Grundumsatzes meist bis zu 100%

und darüber. Die Diagnose eines Basedow kann nur gestellt werden, wenn der Grundumsatz über 25% erhöht ist. Es sind nur ganz wenige Fälle beschrieben, in denen diese Grundumsatzerhöhung vermißt wurde. Die Höhe der Grundumsatzsteigerung geht bis zu einem gewissen Grad der Schwere der Krankheit parallel, doch muß auch auf die große Schwierigkeit hingewiesen werden, bei den schwer erregten Kranken zu einwandfreien Werten zu gelangen. Aus diesem Grunde ist davor zu warnen, den Grundumsatzwert seiner absoluten Höhe nach zu überschätzen und therapeutische Erfolge ausschließlich nach dem Verhalten des Grundumsatzes zu beurteilen. Die Erhöhung des Sauerstoffverbrauchs bei körperlicher Arbeit regelt sich in leichteren bis mittelschweren Fällen wie in der Norm. In schweren Fällen ist auch er wesentlich gesteigert. Die Steigerung der Verbrennungsprozesse findet ihren klinischen Ausdruck in der *Gewichtsabnahme*, diese kann extreme Grade annehmen, obwohl die meisten Kranken große Nahrungsmengen zu sich nehmen. Die hochgradige Abmagerung führt zu einem starken Kräfteverfall. Das erste Zeichen einer Besserung ist häufig ein Gewichtsanstieg. Daher ist die Verfolgung des Körpergewichts bei der Behandlung unserer Patienten von besonderer Wichtigkeit. Ein noch ungelöstes Problem ist der *fettsüchtige Basedow,* der selten beobachtet wird.

Der Appetit unserer Patienten ist meistens ausgezeichnet, doch kann auch völlige Appetitlosigkeit bestehen, dann ist es schwierig, unseren Patienten die nötigen Calorienmengen zuzuführen. Es gibt Fälle, in denen heftiges *Erbrechen* unvermittelt und ohne Zusammenhang mit der Nahrungsaufnahme auftritt, auch ein über Tage bestehender Singultus kann sehr lästig werden. Anomalien der *Säureproduktion des Magens* sind in verschiedener Form, aber ohne Unregelmäßigkeit beobachtet worden. Ebenso unvermittelt wie das Erbrechen können *Durchfälle* auftreten, die sich sehr schwer bekämpfen lassen. Appetit und Nahrungsaufnahme werden durch die bestehenden Durchfälle kaum beeinflußt. Es ist aber klar, daß die Nahrungsausnutzung dadurch weiter beeinträchtigt wird, so daß die Durchfälle eine sehr ernste Komplikation darstellen. Sie beruhen auf einer vermehrten Peristaltik.

Von den Verdauungsorganen sei noch auf die *Leber* hingewiesen, die in schweren Fällen, die meist tödlich enden, Veränderungen aufweisen, die an eine akute gelbe Leberatrophie erinnern. So ist das Auftreten eines Ikterus beim Basedow immer ein alarmierendes Symptom, das die Prognose verschlechtert.

Die *Haut* der Basedowkranken ist dünn, feucht, weich und sehr gut durchblutet. Die Schweißsekretion ist stark vermehrt. Vermehrte Pigmentation wurde gelegentlich beobachtet. *Der Dermographismus* ist sehr ausgesprochen. Ausfall des Kopfhaares ist im Beginn fast immer vorhanden, er kann bis zur völligen Kahlheit führen. Die Nägel werden brüchig und rissig, die Zähne zeigen erhöhte Caries. Auch urticaria-ähnliche Erscheinungen, Schwellungen im Sinne des QUINCKEschen Ödems sind wiederholt beobachtet worden.

Das *Blutbild* zeigt keine oder nur geringe Veränderungen. Die Zahl der Erythrocyten und deren Hämoglobingehalt ist normal bis leicht erhöht. Die Lebensdauer des einzelnen Erythrocyten ist verkürzt, der Blutumsatz also gesteigert. Im weißen Blutbild finden sich eine Leukopenie und eine relative Lymphocytose, die Blutsenkung ist normal.

Die allgemeine *nervöse Erregbarkeit* ist erheblich gesteigert und findet in einem feinschlägigen Tremor der ausgestreckten Hand ihren beredten Ausdruck. Dieser feinschlägige Tremor wird sehr selten vermißt und ist ein Frühsymptom der Erkrankung. Er ist nicht nur an der ausgestreckten Hand sichtbar, sondern auch an den Augenlidern, der vorgestreckten Zunge und den Gesichtsmuskeln. Von dem Tremor des Vegetativ-Labilen unterscheidet er sich durch seine Feinschlägigkeit. Die Sehnenreflexe sind gesteigert. Relativ häufig finden wir eine hochgradige Schwäche der Muskulatur und Klagen über mangelnde Körperleistungsfähigkeit wie sehr starke Ermüdbarkeit. Der Zustand erinnert an die Myasthenia gravis. Es sind auch Kombinationen beider Erkrankungen beschrieben. Auch Störungen von seiten des zentralen *Nervensystems* wurden beobachtet, so apoplektiforme Anfälle mit vorübergehender Hemiplegie und aphasischen Störungen, parkinson-ähnliche Bilder und epileptiformer Anfälle. Besonders hervorgehoben werden muß noch das psychische Verhalten. Mit der Erkrankung geht eine Veränderung des Charakters einher, die von dem Patienten selbst intensiv und als unangenehm empfunden wird. Die psychische Erregbarkeit ist in jeder Hinsicht gesteigert, die Kranken sind reizbar, ängstlich und in einem erhöhten Maße Stimmungen unterworfen. Euphorische und depressive Phasen wechseln miteinander ab. Meist werden die Patienten von einem Bewegungs- und Tätigkeitsdrang geplagt, der schwer zu unterdrücken ist. Jedes kleinste Ereignis löst lang dauernde Erregungen aus. In der Mehrzahl der Fälle herrscht die euphorische Stimmung vor. Das Glotz- und Glanzauge, die klaffende Lidspalte, der ängstliche Blick, der fliegende Puls, die gut durchblutete feuchte Haut und der Tremor sind die körperlichen Manifestationen für diese seelische Grundhaltung. Die seelischen Störungen können durch hysterische Züge überlagert oder durch echte Psychosen kompliziert werden.

Das Coma basedowicum bedarf in diesem Zusammenhang noch einer Erwähnung. Wir verstehen hierunter die Entwicklung eines Zustandes der Bewußtlosigkeit, der sich meist durch ein Stadium schwerster psychischer Alteration und Verwirrung ankündigt. Im Coma basedowicum sind nervöse Ausfallserscheinungen, insbesondere bulbäre Symptome, besonders häufig. Inappetenz und Durchfälle, schwere allgemeine Hinfälligkeit und Schlaflosigkeit pflegen das Bild einzuleiten. Die Sprache wird verwaschen, die Haut fühlt sich trocken und heiß an, die Körpertemperatur steigt. Dieser Zustand einer schweren Hyperkinese geht plötzlich in eine Hypokinese über. Die Bewegungen werden langsam und apathisch, das Gesicht nimmt einen maskenartigen Ausdruck an und es stellen sich Sprach- und Schluckstörungen ein. Schließlich erfolgt im Zustande völliger Bewußtlosigkeit der Tod. Die Prognose dieses Zustandes ist sehr ernst, aber nicht völlig infaust.

Ergänzend zu dem bisher geschilderten klinischen Bild müssen noch einige Besonderheiten des Stoffwechsels Erwähnung finden. Der *Eiweißumsatz*, gemessen an der Stickstoffausscheidung im Harn, ist erhöht, doch gelingt es bei zureichender Ernährung, insbesondere hinreichender Zufuhr von Kohlehydraten und Fetten, Stickstoffgleichgewicht zu erreichen. Die *spezifisch-dynamische Wirkung* des Eiweißes ist meistens normal. Die *Kreatininausscheidung* mit dem Harn ist erhöht. Auch die Kohlehydrate werden in die gesteigerten Verbrennungsprozesse mit einbezogen. So verarmt die Leber an Glykogen. Der *Blutzucker* ist normal, die Empfindlichkeit gegenüber Insulin ist erhöht. *Kombinationen der Basedowkrankheit mit Diabetes mellitus* sind beobachtet worden. Der Diabetes zeigt in solchen Fällen keine Besonderheiten, doch ist es verständlich, daß er eine wirklich ernsthafte Komplikation des Basedow bedeutet. Eine direkte Kausalverknüpfung zwischen beiden Krankheiten ist jedoch unwahrscheinlich, beides sind Stoffwechselkrankheiten, die sich häufig in denselben Familien finden und wohl aus diesem Grunde bei demselben Individuum entsprechend seiner Konstitution und erblichen Belastung gemeinsam auftreten können. Das Fett wird bei der Abmagerung der Basedowkranken völlig eingeschmolzen. Der *Cholesteringehalt* des Blutes ist vermindert. Eine *Acidose* wird selten beobachtet. Die Wasserausscheidung ist gewöhnlich vermehrt. Die starke Abmagerung der Kranken beruht zum Teil auf dem Wasser- und Mineralverlust. Der *Mineralstoffwechsel* zeigt keine sehr wesentlichen Störungen, nur abgesehen von einer häufig beobachteten Osteoporose, die mit einer vermehrten Calciumausscheidung im Harn und dem Stuhl einhergeht.

Bei der zentralen Stellung, welche die Schilddrüse im *Jodstoffwechsel* einnimmt, ist es verständlich, daß dieser Abweichungen aufweist. Der Jodgehalt des Blutes ist in allen Fällen vom echten Basedow erhöht. Die Bestimmung des Blutjodspiegels wäre daher ein wichtiges diagnostisches Kriterium, wenn sie nicht auf größte Schwierigkeiten stieße. Die Angaben und Befunde der verschiedenen Autoren differieren je nach der Methode nicht unerheblich. Man kann sagen, daß der Jodgehalt beim gesunden Manne 9—16 γ-% und bei der Frau 11—20 γ-% beträgt. Er findet sich bis zu 90γ-% beim Basedow gesteigert. Zwischen der Höhe des Blutjodspiegels und der Schwere der Erkrankung bestehen keine direkten Beziehungen.

Die *Körpertemperatur* ist entsprechend den gesteigerten Verbrennungsprozessen leicht erhöht. Auf Infekte, auch geringfügiger Art, reagieren die Kranken in stärkerem Ausmaße als in der Norm mit Temperaturen. Auch im Anschluß an eine Operation ist Fieber sehr häufig. Im Endstadium der Erkrankung sind hyperpyretische Temperaturen beobachtet worden.

Auch die *übrigen Inkretdrüsen* bleiben bei dem Krankheitsgeschehen nicht unbeteiligt. Wie für viele endokrine Erkrankungen, sind auch beim Basedow Pubertät und Klimakterium Ereignisse, die für die Krankheitsentstehung Bedeutung haben. Die Keimdrüsenfunktion ist sehr häufig gestört und äußert sich in dem Ausbleiben bzw. Unregelmäßigwerden der Menstruation bei der Frau und in herabgesetzter Libido und Potenz beim Manne. Völlige Amenorrhöe bzw. unregelmäßige Blutungen sind nicht selten Frühsymptome. Tritt eine Gravidität ein, so kann sie eine erhebliche Mehrbelastung des Organismus bedeuten und stellt eine gewisse Indikation zur Unterbrechung dar. Dieses ist aber keineswegs immer der Fall, es gibt auch Fälle, in denen eine Gravidität im bessernden Sinne wirkt.

Störungen der Hypophysentätigkeit sind klinisch nicht festzustellen. Das thyreotrope Hormon wird im Harn in verminderter Menge ausgeschieden. Pathologisch-anatomisch weisen Degenerationszeichen in den chromophilen Zellen auf eine gestörte Funktion hin. Das Verhalten der Thymusdrüse hat seit langem die Aufmerksamkeit auf sich gezogen, da in einem großen Prozentsatz der Fälle die Thymusdrüse vergrößert ist. Diese Beobachtung hat auch dazu geführt, daß es manche Chirurgen gibt, die außer der Schilddrüse auch noch die Thymusdrüse operativ entfernen. Welche Rolle sie in dem Gesamtgeschehen spielt, ist jedoch noch völlig unklar.

Pathologische Anatomie. Die Schilddrüse ist beim klassischen Basedow um das 2—3fache ihres Gewichtes vergrößert. Makroskopisch fällt die hellere blaßgraue Farbe der Schnittfläche, die dünnflüssigere Beschaffenheit des abstreichbaren Saftes und eine größere Kompaktheit des Gewebes auf. Histologisch finden sich alle die Zeichen, die wir heute als Ausdruck einer gesteigerten Funktion kennen. Das Follikelepithel ist zylindrisch, eventuell auch mehrschichtig, der Kolloidgehalt ist stark reduziert bis aufgehoben und in dem Zwischengewebe, das bei längerer Krankheit vermehrt ist, liegen Anhäufungen von Lymphocyteninfiltraten. Die Blutgefäße sind vermehrt. Das Kolloid ist schlecht färbbar und kann völlig fehlen. Wir unterscheiden die Struma basedowiana und die Struma basedowificata. Bei letzterer handelt es sich um einen echten Kropf, in dem sich Teile des restierenden Gewebes der Schilddrüse im Sinne einer Hyperaktivität entwickelt haben. Als dritte Form kennen wir noch das toxische Adenom, bei dem in normalen Schilddrüsengeweben ein bis mehrere Adenomknoten mit den Zeichen der Hyperaktivität vorhanden sind. Die pathologisch-anatomischen Befunde an den übrigen Organen sind relativ dürftig. Thymusdrüse und lymphatische Gewebe sind, wie bereits erwähnt, vermehrt. Die Befunde am Herzen lassen keine Parallelität zu der Schwere der klinischen Erscheinungen erkennen.

Nur in etwa der Hälfte der Fälle ist das Herz vergrößert, es zeigt sogar Gewichte, die unter der Norm liegen. Die Leber ist relativ klein, glykogenarm und weist in den tödlich endenden Fällen relativ häufig Veränderungen im Sinne einer akuten Leberatrophie auf. Das zentrale Nervensystem ist meist ohne jeden Befund. Auf die Veränderungen in der Hypophyse und den Nebennieren wurde bereits hingewiesen.

Pathogenese. Im Mittelpunkt des Krankheitsgeschehens steht die Schilddrüse, die vermehrt Thyroxin bildet und ausschüttet. Ohne anatomische und funktionelle Änderungen der Schilddrüse keine BASEDOWsche Krankheit! Aus technischen Gründen ist es noch nicht gelungen, den erhöhten Thyroxingehalt des Blutes nachzuweisen, doch sprechen der erhöhte Jodgehalt sowie die biologischen Wirkungen des Basedowblutes, die denen des Thyroxins gleichen, eindeutig für den vermehrten Gehalt des Blutes an diesem Hormon. Auch histologisch zeigt die Schilddrüse alle Zeichen, die für eine Funktionssteigerung charakteristisch und erwiesen sind. So steht die Rolle der Schilddrüse und des Thyroxins eindeutig fest, es ist nur die Frage, ob damit tatsächlich das gesamte klinische Bild seine Erklärung findet. Es gibt eine Reihe von Symptomen, wie den Exophthalmus, die psychischen Veränderungen, die nervösen Erscheinungen und den Ausgang in ein Koma, die sich experimentell durch Thyroxinzufuhr nicht erzeugen lassen. Schon seit langem wurde daher die Anschauung vertreten, daß die nervösen Vorgänge im Sinne einer Erregbarkeitssteigerung, insbesondere des Sympathicus, eine maßgebende Rolle spielen. Die alte französische Schule bezeichnete den Basedow als „Sympathicusneurose". Es gibt eine Fülle von Beobachtungen, die auf die Bedeutung des Sympathicus und der vegetativen Zentren hinweisen, so die Entwicklung der Erkrankung im Anschluß an eine Encephalitis oder Kohlenoxydvergiftung, ein erhöhter Jodgehalt des Zwischenhirns sowie die degenerativen Erscheinungen, die in dem Terminalreticulum, das sind die feinsten Ausläufer des vegetativen Systems in der Basedowschilddrüse gefunden wurden. Auch die Möglichkeit, daß die Hypophyse eine wesentliche Rolle spielt, muß in Betracht gezogen werden, doch erscheint dieses für die Mehrzahl der Fälle unwahrscheinlich, nachdem sich herausgestellt hat, daß der Gehalt des Harnes an thyreotropem Hormon vermindert ist.

So kommen wir zu der Feststellung, daß Schilddrüse, die vegetativen Zentren und die Hypophyse an dem Krankheitsgeschehen beteiligt sind bzw. sein können. Zwischen diesen drei Organen bestehen aber die mannigfachsten Verflechtungen und Verbindungen. Wenn wir sie, wie es der heutigen Auffassung entspricht, als einheitliches System betrachten, so muß es für das resultierende Krankheitsbild mehr oder weniger gleichgültig sein, an welcher Stelle die Schädigung primär eingreift. Die neueren Befunde über eine direkte Beziehung zwischen Thyroxin und dem Nervensystem (s. S. 237) lassen die Kombinationen zwischen rein hormonal bedingten Störungen und solchen nervöser Art, wie sie uns die Erkrankung bietet, verständlich erscheinen. Sehr schwer zu erklären ist das so auffallende Symptom des Exophthalmus. Bei gewissen Hunderassen gelang seine experimentelle Erzeugung nur mit Hilfe von thyreotropem Hypophysenvorderlappenhormon. Sie gelingt auch durch elektrische Reizung gewisser Punkte im Zwischenhirn. Auch die unmittelbar anatomische Ursache des Hervortretens der Augen ist problematisch. Veränderungen des retrobulbären Gewebes, Gefäßerweiterungen, ödematöse Zustände und ein erhöhter Tonus der Muskulatur, insbesondere des sog. MÜLLERschen Muskels, sind dafür verantwortlich gemacht worden.

Einer weiteren Besprechung bedürfen die Veränderungen des Kreislaufes. Zwischen der Steigerung der Verbrennungsvorgänge und dem Kreislauf besteht auch in der Norm eine feste Beziehung, die auf die zentral nervöse Verknüpfung beider Vorgänge hinweist. Bei der Basedowkrankheit finden wir keine anderen Veränderungen im Kreislauf, als wir sie auch bei jeder stärkeren Belastung durch Arbeit beim Gesunden beobachten. Wahrscheinlich werden beim Basedow infolge des erhöhten Sauerstoffverbrauchs nur dieselben Regulationen in Tätigkeit treten, wie wir sie beim Gesunden beobachteten, wenn der erhöhte Sauerstoffverbrauch Folge vermehrter Arbeitsleistung ist.

Ätiologie. Wie bei jeder endokrinen Erkrankung müssen zwei Momente zusammentreffen, eine entsprechende Disposition und äußere Ursachen. Letztere wirkt bei entsprechender Disposition krankheitsauslösend. Auf die Disposition weisen die eindeutigen familiären Belastungen hin. Die Disposition findet wahrscheinlich in einer unzureichenden Funktion der in der Einleitung zu diesem Abschnitt gekennzeichneten nervösen und hormonalen Regulationen ihren Ausdruck. Man spricht von einer thyreotoxischen Konstitution. Diese Menschen gehören mehr dem pastösen Habitus bzw. pyknischen Formenkreis an. Sie haben auch in der Norm eine zarte, gut durchblutete Haut, neigen zum Schwitzen, zeigen deutlichen Dermographismus und eine starke Labilität ihrer Psyche. Es besteht eine besondere Empfindlichkeit gegenüber Jod bzw. Schilddrüsensubstanz. Zu dieser Konstitution müssen äußere Schädigungen hinzutreten, psychische Erregungen spielen hier eine sehr große Rolle. Schreck, Angst, Sorgen, Ehe- und Lebenskonflikte, berufliche Mißerfolge, alles was insbesondere akut weniger chronisch das Affektleben in Mitleidenschaft zieht, kann einen Basedow zur Folge haben. Nicht die absolute Schwere des psychischen Traumas ist ausschlaggebend, sondern die Intensität, mit der es erlebt wird. Es gibt ganz einwandfreie Beobachtungen eines sog. *Schreck-Basedow*. Unter Schädigungen mechanischer Art, die die Schilddrüse unmittelbar treffen, spielen Massage und Röntgenbestrahlungen, insbesondere gutartiger Kröpfe, gelegentlich eine Rolle. Es gibt auch im Verlaufe von Infektionskrankheiten eine Entzündung der Schilddrüse, die zu dem klinischen Bild eines Basedow, auch wenn die Entzündung als solche wieder abgeklungen ist, führen kann.

Eine weitere nicht gerade geringe Rolle spielt der sog. *Jodbasedow*, darunter verstehen wir die Tatsache, daß durch eine Jodmedikation ein Basedow ausgelöst werden kann. Die Jodempfindlichkeit der Menschen ist außerordentlich verschieden und scheint neben dem Lebensalter auch landschaftlich gebunden zu sein. Bei entsprechender Disposition hat sich schon die Dosis von $^1/_2$ mg Jod je Tag als krankheitsauslösend erwiesen. Die ersten Symptome stellen sich etwa 2 bis 3 Wochen nach der Medikation ein. Es kann sich das vollständige Bild des Basedow ausbilden. Der Exophthalmus ist jedoch selten. Die Art der Jodzufuhr, ob parenteral durch Pinselungen, Spritzen oder in einer anderen Form (Tamponaden von Wunden), ist gleichgültig. Wenn man entsprechende Nachforschungen angestellt hat, so ist es erstaunlich zu sehen, wie häufig, insbesondere im Alter, als Ursache eines Basedow eine Jodmedikation festgestellt werden kann. Man sollte daher mit jeder Jodmedikation sehr vorsichtig sein. Jodsalz ist nur in Kropfgegenden wirklich angezeigt, in anderen aber ein Unfug. Auch durch Thyroxinmedikation bzw. durch Gabe von Schilddrüsensubstanz läßt sich ein Basedow auslösen. In prognostischer Hinsicht ist der Jodbasedow, ganz besonders der durch Schilddrüsen- oder Thyroxinzufuhr ausgelöste Basedow, günstig. Nach Fortlassen der Medikation schwinden die Symptome meist rasch.

Auch das *Carcinom der Schilddrüse* kann zum Basedow führen. Es entwickelt sich vorwiegend in Schilddrüsen, in denen vorher bereits degenerative Prozesse abgelaufen sind, d. h. also in erster Linie bei Kropfträgern. Die Häufigkeit wird bei diesen auf 3% beziffert. Basedowsymptome sind aber relativ selten.

Formen der Thyreotoxikosen. Als Morbus Basedow bzw. Morbus Grave bezeichnen wir diejenigen Fälle, die die klassiche Merseburger Trias aufweisen. Von diesen können wir unterscheiden die Struma basedowificata, d. h. also die Entwicklung von Basedowerscheinungen bei Kropfträgern, als dritte Gruppe das toxische Adenom. Letzteres ist besonders gekennzeichnet durch schwere Erscheinungen von seiten des Kreislaufes, bei geringen Symptomen von seiten der Augen. Schließlich gibt es noch eine als *Hyperthyreose* bezeichnete Krankheitsgruppe, die bei verhältnismäßig geringen Steigerungen des Grundumsatzes die

Basedowsymptome nur unvollständig bietet. Eine große Zahl von Autoren ist dafür eingetreten, daß der Basedow eine Sonderform darstellt, die von den übrigen Formen, insbesondere der sog. Hyperthyreose, zu trennen sei. Ob hier wirklich ein prinzipieller Unterschied vorliegt, der die Aufstellung getrennter Krankheitsbilder nötig macht, erscheint durchaus fraglich, wenn auch zugegeben werden muß, daß die sog. Hyperthyreose selten in das Bild des klassischen Basedow übergeht. In ganz seltenen Fällen, häufig im Anschluß an Infektionskrankheiten, kommt die Basedowerkrankung auch beim Kinde zur Beobachtung. Struma und Exophthalmus sind deutlich, auch eine Tachykardie ist vorhanden, doch fehlen die schweren Erscheinungen von seiten des Kreislaufes. Tritt die Erkrankung in der Pubertätszeit auf, so beobachtet man ein gesteigertes Wachstum. Verlauf und Prognose des kindlichen Basedows sind gut.

Eine weitere Sonderstellung nimmt der *klimakterische Basedow* ein, bei dem die Vergrößerung der Schilddrüse nicht sehr auffallend ist und der Exophthalmus meistens fehlt. Die vasomotorischen Erscheinungen stehen im Vordergrund des klinischen Bildes. Da sich ein Teil der Symptome, zu denen auch die psychischen Störungen gehören, mit den sonstigen Erscheinungen des Klimakteriums decken, wird die Krankheit häufig verkannt.

Schließlich seien noch die sog. „*formes frustes*" erwähnt, die nur einige wenige Symptome des echten Basedow aufweisen. Hierher gehört z. B. das Kropfherz. Wir verstehen darunter das Auftreten von Herzbeschwerden wie bei einem Basedow bei Kropfträgern. Auch das Auftreten von Durchfall, das dem Manifestwerden der Erkrankung lange voraufgeht, wurde z. B. von CURSCHMANN beschrieben. Der Grundumsatz ist bei diesen monosymptomatischen Formen meist normal, doch hat man gefunden, daß sie gelegentlich in einen Basedow übergehen können und daher doch wohl der BASEDOWschen Krankheit zugeordnet werden müssen.

Verlauf und Prognose. Die Basedowerkrankung verläuft auch unbehandelt in einzelnen Schüben. Spontane Remissionen, auch plötzlich auftretende Verschlechterungen und spontane Heilungen kommen vor. Neben einer ganz akuten Entwicklung der klassischen Symptome mit schweren, unter Umständen rasch zum Tode führenden Krankheitsbild kennen wir das andere Extrem einer sich langsam und schleichend entwickelnden Störung mit jahrelangem, letzten Endes gutartigem Verlauf. Die in der Literatur niedergelegten Mortalitätsziffern schwanken zwischen 11 und 25%. Rechnet man den sog. Vollbasedow, so ergibt sich eine Mortalität von 30—40%. Für die Prognose ist der Zustand des Kreislaufes von ausschlaggebender Bedeutung. Bei jeder Irregularität mit dem Zeichen der Herzinsuffizienz ist die Prognose ernst. „Die Basedowkranken leiden und sterben durch das Herz" (MÖBIUS). Eine besonders schlechte Prognose hat das Coma Basedowicum, wie die hiermit in engen Beziehungen stehende akute Basedowpsychose. Interkurrente Infektionen, Komplikationen durch einen Diabetes oder durch eine Gravidität bedeuten ernsthafte Belastungen, die die Prognose verschlechtern.

Diagnose und Differentialdiagnose. In den ausgeprägten Fällen stößt die Diagnose auf keinerlei Schwierigkeiten. Schwierig wird die Sachlage bei den monosymptomatischen oder symptomarmen Fällen insbesondere dann, wenn das charakteristische Aussehen und die Augensymptome fehlen. Kardiovasculäre Erscheinungen und nervöse Symptome ergeben Schwierigkeiten in der diagnostischen Abgrenzung. Für eine Neurose spricht die Abhängigkeit einer Tachykardie von Affekten. Bei Hyperthyreose bleibt die Tachykardie auch bei völliger körperlicher wie seelischer Entspannung bestehen. Von den klinischen Untersuchungsmethoden hat die Bestimmung des Grundumsatzes große differentialdiagnostische Bedeutung. Eine einwandfreie Bestimmung vorausgesetzt, spricht eine Erhöhung des Grundumsatzes über 25% für eine Schilddrüsenerkrankung. Erhöhungen des Umsatzes aus anderen Gründen kommen bei Herzinsuffizienz, Hypertonie und Fieber vor.

Therapie. Der häufige Wechsel in den Behandlungsmethoden und therapeutischen Maßnahmen der Basedowkranken zeigt an, daß es eine wirklich befriedigende Therapie noch nicht gibt. Die Thyreotoxikose gehört zu den Krankheiten, die keinen typischen Verlauf aufweisen, bei denen zu jeder Zeit auch eine spontane Besserung möglich ist. Daher rühren die Schwierigkeiten in der Erfolgsbeurteilung. Die Grundlage einer jeden Therapie ist eine Reihe allgemeiner Maßnahmen. In erster Linie muß man bei jedem mittelschweren bis schweren Fall die Unterbringung des Patienten in einem Krankenhause durchführen. Nur dadurch kann erreicht werden, daß der Patient von den täglichen kleinen Sorgen und Ärgernissen, die für ihn eine unerhörte Belastung bedeuten, frei wird. Auch im Krankenhaus muß darauf geachtet werden daß der Basedowpatient in ein kleines Zimmer kommt und auch die Wahl der Mitpatienten will beachtet werden. Alle Schwerkranken dürfen nicht zusammen mit einem Basedowpatienten dasselbe Zimmer teilen.

In der ersten Zeit führen wir Bettruhe durch. Ohne Sedativa bzw. Schlafmittel ist nicht auszukommen. Liegen der Erkrankung seelische Konflikte zugrunde, was meistens der Fall ist, so benutze man die erste Zeit des Krankenhausaufenthaltes zur Rück- und Aussprache mit dem Patienten. Eine eigentliche Analyse ist immer zu widerraten. Die notwendigen diagnostischen Untersuchungen beschränke man auf ein Mindestmaß. Man muß sich immer darüber klar sein, daß jeder kleine Eingriff, jede Blutentnahme der Anlaß zu heftiger Erregung werden kann und daß es immer ratsam ist, alle diese Dinge dem Patienten vorher mitzuteilen. Sehr wichtig ist noch die Ernährung. Der hohe Calorienverbrauch erfordert eine entsprechende Zufuhr. Es ist eine alte Erfahrungstatsache, daß Basedowiker Eiweiß, insbesondere Fleisch, schlecht vertragen. Wir müssen also das Eiweiß stark reduzieren, nur Milcheiweiß, insbesondere in Form von Quark, wird besser vertragen. Als Hauptcalorienträger kommen Fette und Kohlehydrate in Frage. Durch Gemüse, Obst und Fruchtsäfte wird die Kost wirksam ergänzt und für die erforderliche Vitaminzufuhr Sorge getragen. In der näheren Ausgestaltung der Kost kann man den persönlichen Wünschen der Kranken weitgehend Rechnung tragen. Dieses ist insbesondere dann erforderlich, wenn kein Heißhunger vorliegt, sondern ein Appetitmangel. Bei Heißhunger besteht häufig Veranlassung, ein Zuviel zu bremsen. Erbrechen oder Durchfälle sind kein Grund, die Ernährung irgendwie umzustellen. Die Durchfälle erweisen sich meistens als von der Kostzusammensetzung völlig unabhängig. Milieuwirkung und Ernährung sind die Grundlagen, auf die sich jede weitere Therapie aufbaut. Sehr wichtig ist die Durchführung von Maßnahmen, die die allgemeine Erregbarkeit herabsetzen. Eiskrawatte und Eisbeutel auf dem Herzen, Wadenwickel, Bäder bei 37° beginnend und auf 34—33° abfallend, sind dringend zu empfehlen und leisten häufig mehr als Medikamente. Von den Sedativa seien genannt: die Mixtura nervina, Adalin, Baldriandispert, Hovaletten, Abasin u. a. Besonders bewährt hat sich das Prominal, das einen spezifischen Angriffspunkt im Zwischenhirn hat und in einer Dosis bis zu 4mal 0,2 gegeben werden soll. Weiter empfiehlt sich das Bellergal oder Neurobellal als Medikament, das speziell die Erregbarkeit des vegetativen Nervensystems dämpft. Auch hier muß man hoch dosieren, also 6—8 Tabletten je Tag.

Die Veränderungen am Kreislauf sind einer Therapie nur unvollkommen zugängig, insbesondere gilt das schon für das Herzklopfen, das am wirksamsten durch eine Eisblase bekämpft wird. Auch eine eventuell bestehende Herzinsuffizienz spricht nur unvollkommen auf Digitalis und Strophanthin an.

Es ist notwendig, die Digitaliskörper nicht zu niedrig zu dosieren. Man muß sich darüber klar sein, daß kein Mittel den Kreislauf so rasch und nachhaltig bessert wie die Beeinflussung der Grundkrankheit, insbesondere durch die Operation.

Unter den spezifischen medikamentösen Maßnahmen unterscheiden wir antithyreoidale und antithyreotrope Stoffe. Erstere greifen an der Schilddrüse unmittelbar an, letztere bremsen die Wirkung des Thyroxins. Zu der ersten Gruppe gehören das Jod, das Dijodthyrosin und das neuerdings eingeführte Thiouracil. Die *Jodtherapie*, die bereits in den Zeiten, als der Basedow noch mit zu der Gruppe des Kropfes gezählt wurde, durchgeführt wurde, geriet durch die Schäden, die sie hervorrief, in Verruf, bis sie durch Neisser in Deutschland und durch Plummer in Amerika wieder erneut auflebte. Diese Autoren zeigten, daß sehr kleine Joddosen eine zweifelsfreie Besserung aller Basedowsymptome herbeiführen. Neisser gibt 2—3mal täglich 2—5 Tropfen einer 5%igen Jod-Kali-Lösung und steigerte diese Dosis langsam bis auf 3mal 10—30 Tropfen. Plummer empfiehlt von der Lugolschen Lösung 3mal täglich 3 Tropfen und täglich um 1 Tropfen zu steigern bis auf 15 Tropfen. Die Wirkung der Jodbehandlung tritt rasch ein, doch ist die sehr eindrucksvolle Besserung, die sich in einer Abnahme der nervösen Symptome, der Tachykardie, des Grundumsatzes und einer Zunahme des Körpergewichtes äußert, fast immer nur vorübergehend, und auf diese Besserung kann eine akute und bedrohliche Verschlechterung folgen. Welche Fälle günstig, welche ungünstig auf Jod ansprechen, ist leider vorher nicht zu entscheiden. Aus diesem Grunde wird die Jodbehandlung von allen Autoren widerraten und nur noch zur Operationsvorbereitung angewandt, um auf der Höhe der Jodwirkung die Operation durchzuführen. Worauf die Jodwirkung beruht, ist noch nicht ganz klar. Es scheint den Thyroxingehalt in der Schilddrüse zu erhöhen und das Thyroxin in der Schilddrüse zu fixieren. Die Wirkung des *Dijodthyrosins* kann mit derjenigen des Jodes nicht völlig identifiziert werden, da sich gezeigt hat, daß nach einer Dijodthyrosintherapie der Umschlag in eine Verschlechterung äußerst selten ist und weiter auch insofern, als die Patienten nach einer einmaligen Medikation nicht refraktär werden, wie dieses beim Jod der Fall ist. Bei der Dijodthyrosintherapie beginnt man mit etwa 100 mg und steigert die Gesamtdosis bis auf 500 mg. Tritt die Wirkung ein, so empfiehlt sich eine Pause von einigen Wochen, nach der man die Therapie erneut beginnen kann.

Dijodthyrosin ist auch zu intravenösen Injektionen in den Handel gekommen. Vor der Einführung der Uracilpräparate stellte es das wirksamste Medikament in der Therapie des Basedow dar.

Einseitige Kohlfütterung führt beim Kaninchen zur Kropfbildung. Als wirksames Agens wurde der Thioharnstoff erkannt, von dem man dann sehr bald feststellte, daß er eine ausgesprochene antithyreoidale Wirkung hat. Von dem Thioharnstoff ausgehend, wurde als das wirksamste Präparat das Thiouracil entwickelt. Nach den bis heute vorliegenden Erfahrungen beginnt man mit nicht zu kleiner Dosis bis etwa zu 0,6—0,8 g je Tag und geht in dem Maße, wie eine Wirkung eintritt, langsam in der Dosis zurück. Auch nach erfolgtem Wirkungseintritt ist es notwendig, kleine Dosen noch über längere Zeit hin zu verabfolgen. Die Erfahrungen sind zur Zeit noch zu gering, um bereits Endgültiges über die wirksamsten Dosen auszusagen. Es kann aber schon heute keinem Zweifel unterliegen, daß die Einführung dieser Präparate einen ganz wesentlichen Fortschritt in der Therapie des Basedow bedeutet.

Röntgenbestrahlung der Schilddrüse führt in vielen Fällen zur Hemmung und Depression der Schilddrüsenfunktion. Die Bestrahlung gehört in die Hand des Fachmannes. Aus diesem Grunde soll hier über die Dosierung nichts weiter ausgesagt werden. Die Langzeitbestrahlung hat sich mehr bewährt als die Verabfolgung einmalig großer Dosen. Gelegentlich wurden nach einer Bestrahlung akute Verschlechterungen beobachtet, weswegen empfohlen wird, eine Dijodthyrosinbehandlung voraufgehen zu lassen. Eine völlige Heilung kann man etwa in der Hälfte der Fälle erwarten, völlige Versager in 15—20%. Die Röntgenbestrahlung hat allerdings den Nachteil, daß sie sich über lange Zeiträume bis zu einem Jahr hin erstrecken kann und damit die Patienten unter Umständen für den genannten Zeitraum völlig arbeitsunfähig sind.

Die Bedeutung der *chirurgischen Therapie* des Basedow hat zugenommen, seitdem die Operationsmortalität durch die Jodprophylaxe erheblich zurückgegangen ist. Die Erfolge der Behandlung sind insbesondere in schweren Fällen den internistischen Maßnahmen durchaus überlegen. Nicht nur die Sicherheit des Erfolges ist größer, sondern auch die Schnelligkeit, mit der dieser Erfolg erreicht wird. Es ist ratsam, einen jeden unbehandelten Fall von Basedow, bevor man ihn einer Operation zuführt, einmal einer internistischen Behandlung zu unterziehen, da im einzelnen nicht vorauszusehen ist, wie der Patient auf die Behandlung ansprechen wird. Die internistischen Maßnahmen, dieses gilt auch für die Röntgenbestrahlung, verschlechtern die Möglichkeiten zu einer Operation nicht. Ist in diesen 3 Monaten keine wesentliche Besserung des Zustandes eingetreten, so ist die operative Behandlung angezeigt. Die Operation besteht heute darin, daß nach Vorbereitung mit Jod zu dem Zeitpunkt des Optimums der Wirkung, der meist in 8—10 Tagen erreicht wird, die subtotale Entfernung der Schilddrüse vorgenommen wird. Eine postoperative Tetanie wie ein postoperatives Myxödem sind verhältnismäßig selten, aber auch in der Hand des erfahrenen Chirurgen nicht völlig vermeidbar.

Die Behandlung des Basedowkranken ist eine Kunst, die sehr viel ärztliches Einfühlungsvermögen und Erfahrung erfordert und unter keinen Umständen irgendwie schematisiert werden kann. An der Behandlung des Basedow bewährt sich der gute Arzt.

2. Die Hypothyreosen (Myxödem).

Unter Myxödem verstehen wir ein Krankheitsbild, dessen Ursache in einem Minderfunktionszustand der Schilddrüse gelegen ist. Wir unterscheiden zwei Formen, je nachdem ob sich dieser Zustand im Kindesalter oder erst im Erwachsenenalter entwickelt.

a) Das Myxödem des Erwachsenen.

Die Erkrankung ist nicht sehr häufig, sie wird bei Frauen wesentlich häufiger angetroffen als bei Männern. Sie entwickelt sich meistens jenseits des 55ten Lebensjahres und überwiegend bei verheirateten Frauen, die mehrfach geboren haben. Dieser Umstand legt die Vermutung nahe, daß das Klimakterium und die voraufgegangenen Geburten mit eine Ursache für das Versagen der Schilddrüse sind.

Symptomatologie. Das Krankheitsbild entwickelt sich ausgesprochen langsam und schleichend. Die Haut ist gedunsen und pastös, obwohl sehr wasserreich, ist sie doch derb und fest, so daß Dellen nicht eindrückbar sind. Die Veränderungen finden sich am ausgesprochensten in Gesicht, Nacken, Hand- und Fußrücken. Die Augenlider wölben sich sackartig vor, dadurch wird die Lidspalte verengt und verleiht dem Auge ein mongoloides Aussehen. Die Nase wird plump, Wangen und Lippen sind gedunsen. Die Gesichtsfarbe zeigt ein leicht gelbliches Kolorit, auf den Wangen sind bläulich schimmernde Venen sichtbar, auch die *Lippen zeigen eine leichte Cyanose.* Durch diese Veränderungen erhält das

Gesicht einen ungemein charakteristischen Ausdruck, der durch den stumpfen und interesselosen Blick und das fehlende Mienenspiel noch verstärkt wird (s. Abb. 17), Nacken und Hals sind plump, dick und kurz. Die *Haut* ist trocken und rissig und neigt zu Schuppenbildung. Sie fühlt sich kühl und rauh an, die Schweißbildung fehlt völlig. Die Schleimhäute, besonders in der Mundhöhle, zeigen eine ähnliche Verdickung wie die äußere Haut. Die Zunge ist vergröbert, trocken und schwer beweglich. Die Taschenbänder des Kehlkopfes werden derber und fest. Diese Veränderungen haben einen charakteristischen Klang der Stimme zur Folge, den man am besten mit einer Kindertrompete vergleichen kann.

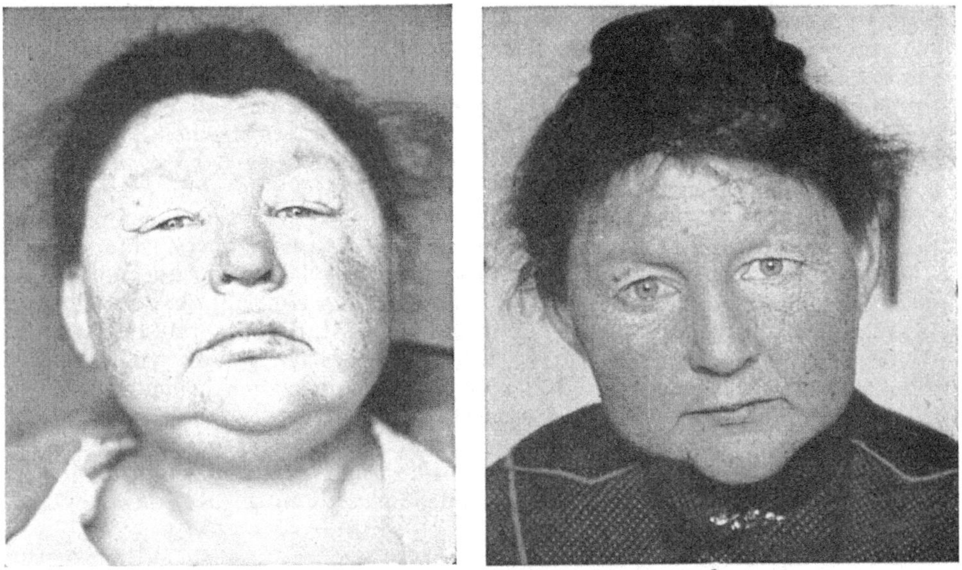

a b

Abb. 17. Myxödem. a vor und b nach Behandlung. (Nach CURSCHMANN.)

Diese eigenartigen Hautveränderungen beruhen nicht nur auf einer Wasserablagerung, sondern auf der Ablagerung einer mucinähnlichen Substanz, die sich auch in anderen Geweben wie in den Muskeln, Nieren und Gehirn gefunden und der Erkrankung den Namen Myxödem eingetragen hat.

Die *Haare* werden dünn und spärlich und verlieren ihren Glanz, auch bei Frauen kann es zur völligen Kahlheit kommen. Die Nägel werden rissig, die Zähne cariös.

Die *Puls*frequenz ist deutlich erniedrigt, der Blutdruck meist normal. Die Herztöne sind leise, der Spitzenstoß kaum feststellbar. Das Herz zeigt sich bei der Röntgenuntersuchung als verbreitert und schlaff, die Kontraktion des Herzens ist langsam und wurmförmig. Im Ekg fehlen häufig Vorhofzacke und Terminalschwankung. Die Umlaufgeschwindigkeit des Blutes und die zirkulierende Blutmenge sind herabgesetzt. Die Capillaren zeigen stark verschlungene und gedrungene Bilder, sog. Archicapillaren. Trotz dieser Veränderungen des Kreislaufes kommt es selten zu einer Herzinsuffizienz.

Die *Atmung* ist verlangsamt und oberflächlich, die Körpertemperatur erniedrigt und zeigt verminderte Tagesschwankungen. Im *Blutbild* finden wir eine sekundäre Anämie, die manchmal höhere Grade erreichen kann und an eine Perniciosa denken läßt. Auch infolge des eigenartigen gelblichen Hautkolorits sind Verwechslungen mit Perniciosa möglich. Eine hochgradige *Obstipation* ist sehr regelmäßig vorhanden. Röntgenologisch finden wir eine Atonie des ganzen Darmes. Der Leib ist meistens aufgebläht, auch die Säurebildung im Magen ist herabgesetzt. Der Appetit ist geringfügig, trotzdem besteht Neigung zur Gewichtszunahme, die aber im wesentlichen durch die Wasseransammlungen bedingt ist.

Die *Schilddrüse* ist fast immer atrophisch. Meist läßt sich überhaupt kein Drüsengewebe tasten, nur wenn vorher ein Kropf bestanden hat, zeigt dieser in seinen äußeren Ausmaßen keine Veränderung. Besonders wichtig ist das Verhalten des *Stoffwechsels*. Der Sauerstoffverbrauch ist erniedrigt. Es finden sich Herabsetzungen bis zu 30, ja 50%. Der Arbeitsmehrverbrauch ist herabgesetzt und die Erholungsphase verkürzt. Auch die übrigen innersekretorischen Drüsen sind beteiligt. Die *Hypophyse* ist pathologisch-anatomisch häufig vergrößert. Klinisch läßt sich diese Vergrößerung nicht feststellen. Histologisch kommt es zur Ausbildung der sog. Thyreoidektomiezellen, die eine große Ähnlichkeit mit den Kastrationszellen aufweisen. Gelegentlich ist der primäre Krankheitssitz in der Hypophyse gelegen. Wir finden dann destruierende Prozesse in diesem Organ, die mit einem Myxödem einhergehen. Es wurde bereits erwähnt, daß die Erkrankung sich häufig im Klimakterium entwickelt. Das Ausbleiben der Menstruation sowie Nachlassen von Libido und Potenz ist ein sehr häufiges Ereignis. Auch die Konzeptionsfähigkeit läßt nach, doch wurden auch Graviditäten beobachtet, die die Erkrankung im günstigen wie im ungünstigen Sinne beeinflussen können.

Besonders charakteristisch ist das *psychische Verhalten*. Die Kranken sind in allen ihren Funktionen geistiger wie körperlicher Art verlangsamt und träge. Es besteht in jeder Hinsicht eine Antriebsschwäche, verbunden mit allgemeiner Lustlosigkeit und Interesselosigkeit, Stumpfheit und Schlafsucht. Das Gedächtnis läßt nach, die Stimmungslage ist depressiv. Fast immer empfinden die Patienten diese Veränderungen sehr stark. Allen Ereignissen des persönlichen Lebens stehen sie kühl und teilnahmslos gegenüber. Sie sind energielos und unfähig, Entschlüsse zu fassen. Es kann auch zu echten Psychosen kommen mit Wahnideen. Wir finden die Sehnenreflexe normal bis herabgesetzt, ebenso die elektrische Erregbarkeit. Die Reizschwelle für Geruch, Geschmack und Gehör sowie das Sehvermögen sind ebenfalls herabgesetzt. Besonders charakteristisch ist eine Schwerhörigkeit.

Die *Stoffwechseländerungen* betreffen eine verminderte Ausscheidung von Stickstoff, ebenso eine erhöhte Toleranz gegenüber Kohlehydraten. Der Blutzucker ist meist normal. Die Harnmengen sind klein. Im Wasserversuch findet sich eine deutliche Retention. Ebenso wie die Nahrungsaufnahme ist auch die Flüssigkeitsaufnahme herabgesetzt.

Der *Blutjodgehalt* ist vermindert, er beträgt etwa 2—7 γ-%.

Pathologische Anatomie: Das Gewicht der Schilddrüse ist vermindert und histologisch findet sich eine Verödung und ein teilweiser bis vollständiger Ersatz des spezifischen Gewebes durch Bindegewebe und Fett. Alle Organe sind von dem mucinähnlichen Körper durchsetzt.

Pathogenese und Ätiologie. Die Ursache der Erkankung liegt in einer Minderfunktion der Schilddrüse. Der sichere Beweis hierfür ergibt sich einmal aus den Tierversuchen und zum anderen aus der prompten und völligen Heilbarkeit der Erkrankung durch Zufuhr von Schilddrüsensubstanz bzw. Thyroxin. Ein konstitutionelles Moment ist in der Krankheitsentstehung wichtig. Die Kranken gehören zu dem pyknischen Typ und sind meist schon vorher phlegmatisch und weisen eine affektive Mindererregbarkeit auf. Als Ursache der Erkrankungen wurden Infektionen beobachtet, wie Gelenkrheumatismus, Ruhr, Erysipel und

Scharlach. Als weitere Ursache müssen auch operative Entfernung und Bestrahlung der Schilddrüse genannt werden, und dann scheint der Eintritt der Menopause ein sehr wichtiges Moment in der Krankheitsentwicklung zu sein. In der Zeit nach dem ersten, wie jetzt nach dem zweiten Weltkriege nehmen die Myxödemfälle zu. Dieses deutet auf einen besonderen Faktor in der Ernährung hin, der wahrscheinlich in der zu geringen Eiweißzufuhr, besonders im Tyrosinmangel gesucht werden muß.

Verlauf und Erkrankungsformen. Die Krankheitsentwicklung ist immer langsam und der Verlauf ausgesprochen chronisch. Unbehandelte Fälle siechen, wie die ältere Literatur lehrt, dahin, werden anämisch und kachektisch und erliegen einer sekundären Infektion. Es kommen aber spontane Heilungen vor. Nach operativer Entfernung der Schilddrüse entwickeln sich die ersten Symptome innerhalb von 1—2 Monaten. Sehr selten wurden komatöse Zustände beobachtet, die durch Thyroxinzufuhr rasch zu beheben waren. Vielfach beschrieben wurden inkomplette Formen, bei denen nur wenige oder auch nur eines der charakteristischen Symptome vorhanden ist. Die Kombinationsmöglichkeiten der Symptome sind sehr mannigfaltig. So wurden Obstipationen mit Adipositas und Neigung zu chronischen Ekzemen oder Müdigkeit und Schlafsucht mit Menstruationsstörungen und Haarausfall oder auch nur eine hartnäckige Obstipation beschrieben.

Prognose. Die Prognose der Erkrankung ist abhängig von der Therapie. Bei ausreichender Therapie läßt sich das Leiden völlig beheben.

Diagnose und Differentialdiagnose. Die Diagnose ausgesprochener Fälle von Myxödem ist nicht schwer. Das Aussehen der Kranken, die Beschaffenheit der Haut, der Klang der Stimme und schließlich der erniedrigte Grundumsatz sichern die Diagnose. Das Ödem unterscheidet sich von dem Ödem von Herz- und Nierenkranken durch die ganze universelle Lokalisation und die Tatsache, daß Dellen auf Druck nicht bestehen bleiben. Schwierig ist manchmal die Abgrenzung gegenüber der perniziösen Anämie. Die Sternalpunktion und die fehlende Ansprechbarkeit auf Thyroxin müssen die Diagnose klären. Die inkomplette Form des Myxödems ist ebenfalls schwer zu diagnostizieren. Es ist wichtig, bei diesen monosymptomatischen Formen an die Möglichkeit des Myxödems zu denken.

b) Das Myxödem des Kindes.

Bei dem kindlichen Myxödem unterscheiden wir zwei Formen, je nachdem ob der Schilddrüsenmangel angeboren ist oder sich erst im späteren Leben entwickelt hat. Zu den bei dem Erwachsenen bereits geschilderten Symptomen, die wir in derselben Form auch beim Kinde wieder finden, treten nun noch Hemmung der Entwicklung und des Wachstums und ein cerebraler Defekt hinzu.

Symptomatologie. Das Wachstum der Kinder ist stark verzögert. Sie bleiben Zwerge, die jedes Jahr nur wenige Zentimeter wachsen. Die Knochenkerne treten verzögert auf und die Epiphysen schließen sich nicht. Am Schädelknochen ist der Fontanellenschluß verzögert. Im 20. Lebensjahre wurde noch eine offene Fontanelle gefunden. Infolge mangelhafter Entwicklung des Keilbeins ist die Nasenwurzel stark eingezogen. Die häutig angelegten Knochen entwickeln sich normal, so daß der Schädel im Verhältnis zum kleinen Rumpf zu groß erscheint. Die Milchzähne kommen verspätet zum Durchbruch und sind schlecht entwickelt, der Zahnwechsel tritt verspätet und unvollkommen auf. Die Zähne stehen weit auseinander, sind geriffelt und ausgezackt und neigen zu Caries. Doppelte Zahnreihen sind häufig. Die Zunge ist stark vergrößert und ragt etwas aus dem meist geöffnet gehaltenen Mund heraus (s. Abb. 18). Die Störungen der Haare und Nägel sind ähnlich wie beim Erwachsenen. Die Haargrenze ist tief in die Stirn gezogen. Adenoide Wucherungen in Nase und Rachen sind immer vorhanden. Die geschlechtliche Entwicklung bleibt stark hinter der Norm zurück. Auch die sekundären Geschlechtsmerkmale entwickeln sich nur unvollkommen. Stimmwechsel wie Sekundärbehaarung können völlig ausbleiben.

Am auffallendsten sind die motorischen und geistigen Defekte. Die Kinder lernen erst spät ihren Kopf halten, sitzen, stehen und laufen. Der Gang ist watschelig und unbeholfen. Sie sind apathisch und unbeweglich. Die Intelligenz kann bis zur völligen Verblödung herabgesetzt sein. Bei schwersten Graden lernen sie nicht richtig sprechen und bringen nur mit rauher Stimme einige unartikulierte Laute hervor. Sie sind affektiv stumpf und zeigen keine seelischen Regungen. Es besteht Interesselosigkeit, Aufmerksamkeits- und Phantasiemangel. In manueller Hinsicht sind die Kinder ungeschickt. Einfache mechanische Beschäftigung ist erlernbar, Rechenleistungen sind kaum zu erzielen. In ihrem Charakter sind die Kinder meist gutmütig und friedfertig.

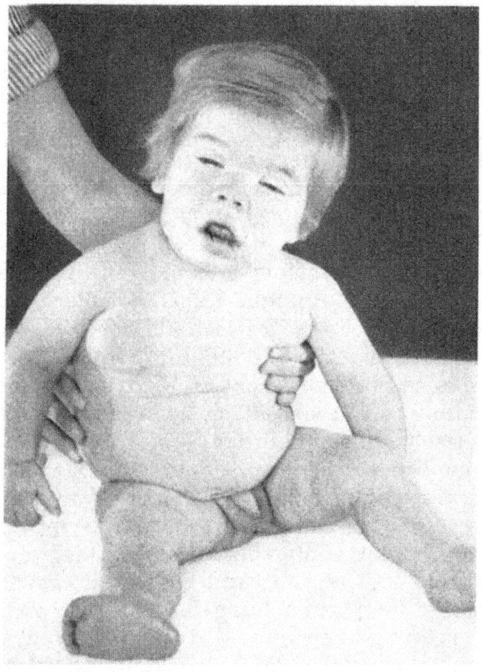

Abb. 18. Kongenitales Myxödem.

Von den Sinnesorganen ist das Gehör am häufigsten gestört, infolge einer myxödematösen Weichteilschwellung im inneren Ohr.

Die übrigen Symptome gleichen denen des Erwachsenen. Hervorgehoben sei nur noch die gelblich gefärbte fleckige Haut und der aufgetriebene Bauch, der sich stark vorwölbt, mit dem tiefstehenden Nabel.

Pathologische Anatomie. Ein völliger Mangel der Schilddrüse ist ein sehr seltenes Ereignis, das meistens mit dem Leben nicht vereinbar ist. Am häufigsten finden sich bei angeborenen Formen des Myxödems Schilddrüsenreste am Zungengrund. An der Stelle der Schilddrüse bestehen dann bronchogene Cysten. Auch eine angeborene Unterentwicklung der an normaler Stelle liegenden Schilddrüse kann die Ursache der Erkrankung sein.

Pathogenese und Ätiologie. Die Erkrankung ist ebenso wie die des Erwachsenen Folge einer verminderten Schilddrüsenfunktion. Bei den kongenitalen Fällen liegt eine primäre Bildungsanomalie zugrunde. Als Ursache der im Kindesalter erworbenen Erkrankung kommen meist Infektionen in Frage.

Verlauf und Erkrankungsformen. Die Schwere des Zustandes ist abhängig von dem Zeitpunkt, zu dem der Schilddrüsenausfall eingetreten ist. Bei kongenitalem Mangel entwickeln sich die Zeichen des Myxödems im Laufe des 1. Lebensjahres. Erworbene Fälle kommen meistens um das 5. Lebensjahr zur Beobachtung. Manchmal ist die Entscheidung, ob es sich um eine erworbene oder angeborene Erkrankung handelt, sehr schwierig. Bis zum 5.—6. Monat ist die Entwicklung der Kinder mit angeborenem Schilddrüsenmangel meist normal.

Dann fallen zunächst die Bewegungsarmut, die Apathie und Stumpfheit, die verminderte Nahrungsaufnahme, der seltene Stuhlgang und die kleinen Harnmengen auf. Ohne Behandlung bleibt die Sprache völlig aus, und die motorischen wie geistigen Defekte sind hochgradig. Je später die Erkrankung auftritt, desto geringer sind die geistigen Störungen und desto mehr gleicht das Bild dem des Erwachsenen. Spontane Remissionen sind auch beim angeborenen Myxödem möglich.

Prognose. Unbehandelte Kinder mit kongenitalem Myxödem leben meist nicht lange. Im übrigen ist die Prognose völlig abhängig von der Therapie.

Therapie. Es gibt keine medikamentöse Therapie, bei der Arzt und Patient gleichermaßen so schöne und gute Erfolge erleben wie bei der Schilddrüsenbehandlung des Myxödems. Eine andere Behandlungsmethode erübrigt sich daher. Bei ausbleibendem Erfolg kann man mit Sicherheit sagen, daß keine Schilddrüsenminderfunktion vorgelegen hat. Die Schilddrüsentherapie ist durchführbar entweder mit Präparaten, die aus der Gesamtschilddrüse hergestellt werden oder mit reinem Thyroxin. Letzteres ist oral weniger wirksam, läßt sich intravenös gegeben sehr exakt und sorgfältig dosieren, kommt aber als Dauertherapie nicht so sehr in Frage. Die Präparate, die Schilddrüsensubstanz enthalten, kommen in Tabletten in den Handel und sind entweder nach ihrem Jodgehalt eingestellt oder biologisch ausgewertet. Die Dosierung entspricht meistens 0,1—0,5 g frischer Drüse je Tablette. Von den wichtigsten Präparaten seien genannt: Thyreoidin-Merck, Elityran, Novothyral, Thyreoidin-Vinces. Man beginnt mit nicht zu niedriger Dosierung, mindestens mit 3mal 0,1 g. Der Erfolg macht sich rasch bemerkbar, am frühesten in der Zunahme der Wasserausscheidung und in der Gewichtsabnahme. Nach 3—4 Wochen ist im allgemeinen eine Normalisierung zu erzielen. Das Gesicht erhält wieder seinen früheren Ausdruck, die Augen werden lebhaft und reger, die Haut wird wieder warm und besser durchblutet. Es gibt kein Symptom des Erwachsenen, das unter der Therapie nicht völlig rückbildungsfähig wäre. Die weitere Dosis muß nun im einzelnen Fall erprobt und eingestellt werden. Die Verfolgung des Grundumsatzes ist für die Überwachung der Therapie wichtig. Der Grundumsatz soll bei richtiger Dosierung langsam und stetig ansteigen. In welcher Höhe wir den Grundumsatz einstellen, dafür läßt sich keine Regel aufstellen, da sich immer wieder zeigt, daß das Maximum des subjektiven Befindens sehr verschieden ist. Im allgemeinen ist es nicht bei normalen Grundumsatzwerten, sondern bei leicht erniedrigten gelegen. Für die Dauerbehandlung sind naturgemäß kleinere Dosen erforderlich als für die Restitution. Da die Schilddrüsenmedikation über lange Zeit protrahiert wirkt, empfiehlt es sich, bei der Dauertherapie immer einige Tage Pausen einzuschalten. Ich empfehle, im allgemeinen je Woche 1—2 Tage ohne Therapie zu lassen.

Die intravenöse Thyroxintherapie läßt sich sehr exakt durchführen. 1 mg Thyroxin soll den Grundumsatz um 2,5%, 2 mg um 5% und 10 mg um 25% erhöhen. Das Kind verträgt relativ größere Dosen als der Erwachsene. Beim Säugling werden 0,1—0,2 g Thyreoidin und Thyroxin in Dosen von 0,2—0,4 mg empfohlen. Die Erfolge der Therapie hängen beim Kinde, wie bereits betont, von der möglichst frühzeitigen und konsequenten Behandlung ab. Bei rechtzeitig einsetzender konsequenter Behandlung ist es möglich, die Wachstumsstörung und geistigen Defekte völlig zu beheben. Setzt die Therapie jedoch zu spät ein, so lassen sich die geistigen Defekte nicht mehr rückgängig machen. Hier müssen dann heilpädagogische Maßnahmen durchgeführt werden. Es gelingt meist bei den Kindern, Berufs- und damit Existenzfähigkeit zu erreichen.

3. Der endemische Kretinismus.

Der endemische Kretinismus ist eine an bestimmte Gegenden gebundene Erkrankung, die sich in einer Kombination von Entwicklungshemmungen und regressiven Veränderungen äußert, deren Ursachen zum größten Teil in einer sehr früh einsetzenden Schilddrüseninsuffizienz gelegen sind. Der Kretinismus kommt nur in den Gegenden vor, in denen auch der Kropf endemisch ist. In Europa sind dies die Nord- und Südabhänge der Alpen. Besonders befallen ist die Gegend der Steiermark und die Täler Savoyens. Die deutschen Alpen sind fast frei von der Erkrankung.

Symptomatologie. Der Kretin ist charakterisiert durch ein eigenartiges stumpfes, mitunter etwas verschmitztes Gesicht, kleine Statur, leicht vornüber gebeugte Haltung, watschelnden Gang, rauh und unschön klingende Sprache, Schwerhörigkeit und mehr oder weniger ausgeprägte geistige Defekte (s. Abb. 19). Man unterscheidet drei Grade: den Vollkretin, den Halbkretin und den Kretinösen. Ein Teil der Kretins hat einen Kropf. Das

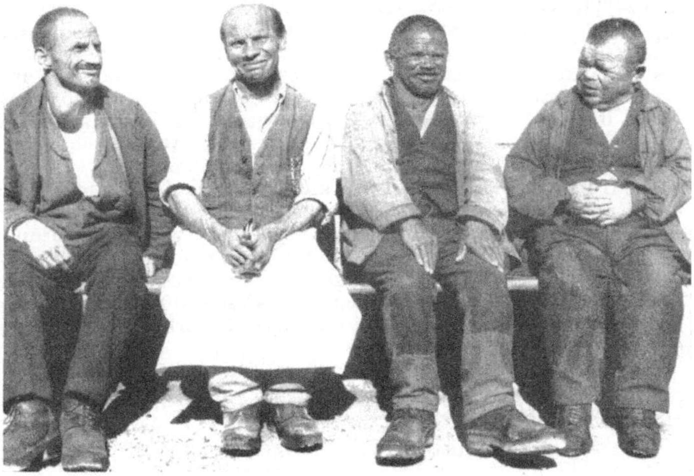

a *b* *c* *d*

Abb. 19. Gruppe von Kretinen. *a, b, c* mit Kropf, *d* ohne Kropf. (Nach QUERVAIN und WEGELIN.)

Symptombild ist äußerst vielgestaltig. Schon das Größenwachstum variiert sehr vom Zwerg bis zu einem normalen Wuchs. Beim kropflosen Kretin sind die Wachstumsstörungen immer stärker als beim Kropfträger. In seinen Körperproportionen entspricht der Kretin keiner Stufe der normalen Entwicklung. Das Skelet zeigt die Charakteristika der thyreogenen Wachstumshemmungen. Die Epiphysen bleiben lange offen, die Knochenkernbildung ist stark verzögert. Degenerative Veränderungen an den Gelenken kommen häufig vor. Besonders charakteristisch sind die schweren Deformierungen in den Hüftgelenken, die mit einer verzögerten Bildung der Femurkopfepiphyse zusammenhängen. Man spricht von einer „kretinen Hüfte".

Die eigenartige und charakteristische Gesichtsbildung beruht auf Besonderheiten der Wachstumsstörungen des Schädels in Verbindung mit gewissen Weichteiländerungen. Die Verknöcherung der Schädelbasis ist verzögert, Länge und Höhe sind vermindert. Der Gesichtsschädel ist relativ klein, die Nasenwurzel tief eingezogen. Die Jochbeine springen ebenso wie der massige Unterkiefer weit vor. Die Stirn ist runzelig und faltig, der Haaransatz tief herabgezogen. Die Augen stehen weit auseinander und sind schlitzförmig. Die Nase sitzt mit breitem Rücken flach auf. Auch hier sehen wir die kropflosen Kretins mit schwereren Veränderungen als die Kropfträger. Die Anomalien an der Zahnbildung entsprechen denen beim kongenitalen Myxödem. Unter den Störungen der Sinnesorgane sind die Herabsetzung des Gehörs und die Sprachstörung, die bis zur völligen Taubstummheit gehen kann, besonders charakteristisch. Bei 80% aller Taubstummen der Schweiz ist der Kretinismus die Ursache. Der Grundzug der Psyche des Kretins ist der Mangel an Aktions- und Reaktionsbereitschaft in intellektueller wie seelischer Hinsicht. Der Kretin ist ausgesprochen beharrend und hält einmal an dem Erlernten fest. Bei komplizierten Leistungen versagt er. Rechnleistungen stoßen immer auf Schwierigkeiten. Das Gedächtnis, insbesondere das Ohr- und Personengedächtnis ist gut. Im Gegensatz zu der sonstigen Trägheit zeigen die Kretins gelegentlich Schlagfertigkeit und Mutterwitz. Die sexuelle Erregbarkeit ist entsprechend der meist vorhandenen Unterentwicklung sehr gering. Graviditäten kommen vor, doch fehlt meistens der Mutterinstinkt, so daß etwa vorhandene Kinder in jeder Hinsicht vernachlässigt werden. Das Leben des Kretins geht sehr gleichmäßig dahin ohne das Auf und Ab der Lebensphase des Gesunden.

Pathologische Anatomie. Bei kropflosen Kretinen findet sich die Schilddrüse stark untergewichtig und zeigt ausgesprochene Degenerationszeichen. Der Kretinenkropf ist fast immer knotig und nur selten diffus. Die übrigen Befunde entsprechen denen beim Myxödem.

Ätiologie und Pathogenese. Zwischen Kretinismus und Kropf bestehen enge Beziehungen. Damit ist die Frage nach der Ätiologie eng verbunden mit der der Ätiologie des Kropfes.

Da der Kretinismus eine Reihe von Störungen aufweist, die ihren Beginn in der Fetalzeit haben, müssen wir schließen, daß die Kropfnoxe im intrauterinen Leben schädigend einwirkt. Im klinischen Bild prägt sich die Unterfunktion der Schilddrüse sehr deutlich aus. Dies steht auch in Übereinstimmung mit den histologischen Befunden. Wir kommen damit zu dem Schluß, daß der Kretinismus in einer angeborenen Störung der Schilddrüsenentwicklung seine Ursache hat.

Verlauf und Prognose. Die Erkennung des Kretinismus im frühen Lebensalter ist manchmal schwierig. Als Kriterien werden angeführt: Sattelnase, Makroglossie, Hautschwellungen und Kropfbildung. Der Ablauf der Erkrankung ist sehr gleichförmig. Spontane Besserungen sind nicht zu erwarten. Die Lebenserwartung ist kaum kleiner als die des Gesunden. Die in den Anstalten untergebrachten Kranken können ein hohes Alter erreichen.

Diagnose und Differentialdiagnose. Im Endemiegebiet ist die Diagnose nicht schwierig. Die Abtrennung von anderen Wachstumsstörungen ist meistens leicht möglich, da keine andere Wachstumsstörung mit geistigen Defekten verbunden ist.

Therapie. Mit Hilfe von Schilddrüsensubstanz lassen sich die Symptome des Kretinismus nur teilweise, mitunter überhaupt nicht beeinflussen. Dieses hängt damit zusammen, daß die infolge des Schilddrüsenmangels einmal vorhandene Entwicklungsstörung vor allem des Gehirns nicht mehr reparabel ist. Die wirksamste Therapie ist die Jodprophylaxe. Die erforderliche Joddosis wird bis 1—2 γ je Kilogramm Körpergewicht angegeben. Die Mutter muß während der Zeit der Gravidität ständig diese kleinen Joddosen einnehmen. So ist es wiederholt beobachtet worden, daß Mütter, nachdem sie vorher Kretine zur Welt gebracht haben, nunmehr normale Kinder bekommen.

D. Die Epithelkörperchen und ihre Krankheiten.

I. Anatomische Vorbemerkung.

Die Epithelkörperchen sind von leicht gelblicher Farbe und von einer flachen, ovalen, etwa einer Linse ähnlichen Form. Lage, Größe und Form wechseln stark. Bei Menschen finden sich in der Mehrzahl 4 Epithelkörperchen, von denen 2 am oberen Teil der Schilddrüse, von dieser durch die Kapsel getrennt, gelegen sind. Die beiden unteren Epithelkörperchen finden sich am unteren Rande der Schilddrüsenseitenlappen. Die Epithelkörperchen können auch versprengt gelagert sein, im perikardialen Fett und Mediastinum wurden sie schon gefunden. Auch in die Schilddrüse und in die Thymusdrüse eingebettet kommen sie vor. Das Gewicht der 4 Epithelkörperchen liegt zwischen 20 und 40 mg. Sie sind damit die kleinsten Organe unseres Körpers. Ihre Gefäßversorgung erfolgt durch die Arteria thyreoidea caudalis. Der Gefäßreichtum ist wie bei allen innersekretorischen Organen groß. Zusammen mit den Gefäßen treten Nerven in das Drüseninnere ein, sie entsprechen dem Plexus pharyngeus (Vagusfasern) und dem Plexus thyreoideus.

Histologisch erweisen sich die Epithelkörperchen als vascularisierte epitheliale Organe einfachster Bauart. Wir unterscheiden zwei Zellarten, die Hauptzellen und die oxyphilen Zellen. Erstere sind Zellen mit kleinem Kern und kaum gefärbtem Protoplasma. Sie sind in großer Zahl vorhanden. Letztere haben einen kleinen zentralen Kern und ein grobkörniges, sich mit Eosin färbendes Protoplasma. Welcher der beiden Zellarten der Hormonproduzent ist, läßt sich noch nicht mit Sicherheit sagen.

II. Physiologische Vorbemerkung.

Das Nebenschilddrüsenhormon ist seinem chemischen Bau nach noch nicht bekannt, doch wurde es von COLLIP soweit gereinigt, daß wir über seine physiologischen Funktionen und pharmakologischen Eigenschaften recht gut orientiert sind. Es wird als Parathormon *bezeichnet und gehört* in die Gruppe der Proteohormone. Die Injektionen des Hormons führen bei Versuchstieren wie beim Menschen zu einem langsam einsetzenden Anstieg des Kalkgehaltes des Blutes, der nach 6—20 Stunden sein Maximum erreicht, und nach etwa 24 Stunden wieder zur Norm zurückkehrt. Gleichzeitig steigt die Ausscheidung von Kalk und Phosphor im Harn an und der Phosphorgehalt des Blutes sinkt ab. Auf die Kalkerhöhung folgt meistens eine kurze Senkung, die so stark werden kann, daß Tetaniesymptome auftreten. Bei Fleischfressern läßt sich durch akute Zufuhr großer Hormondosen ein schweres Vergiftungsbild erzeugen, das unter den Erscheinungen von Hinfälligkeit, Erbrechen und Atemnot akut zum Tode führt. Beim Menschen werden anscheinend sehr große Dosen ohne wesentliche Störungen vertragen. Im chronischen Versuch entwickelt sich beim Tier ein Krankheitsbild, das der RECKLINGHAUSENschen Krankheit des Menschen weitgehend gleicht. Bei ständiger Erhöhung des Blutkalkspiegels mit starker Kalkausscheidung finden sich im Skeletsystem cystische Tumoren. In Lunge und Niere kommt es zu Kalkablagerungen, die eine Urämie zur Folge haben können. Die nervöse Erregbarkeit ist stark herabgesetzt. Es entwickelt sich eine Muskelschwäche und eine schwere allgemeine Hinfälligkeit.

Die vollständige Entfernung der Nebenschilddrüse führt bei einer Reihe von Versuchstieren, wie Hund und Katze, zu einer sich rasch entwickelnden Tetanie. Bei anderen Versuchstieren, wie z. B. bei Ratten, entwickelt sich mehr ein chronisches Krankheitsbild. Der Blutkalkspiegel sinkt auf Werte unter 8 mg-% ab. Die elektrische Erregbarkeit der Nerven ist stark gesteigert. Es kommt zu fibrillären Zuckungen, die schließlich in allgemeine Krämpfe übergehen. In den anfallsfreien Phasen sind die Tiere apathisch und hinfällig, bis schließlich in einem Anfall der Tod erfolgt. Die chronischen Formen des Krankheitsbildes, wie sie bei der Ratte zur Beobachtung kommen, hängen meistens mit der Existenz akzessorischer Drüsen zusammen. Es entwickelt sich ein Zustand der Kachexie. Das Fell der Tiere wird schlecht. Es finden sich Skeletveränderungen, die an Rachitis erinnern. Fibrilläre Zuckungen, Abmagerung und Muskelkrämpfe beherrschen das Bild.

Das Parathormon steht also, wie diese Versuche zeigen, im Dienste der Regulation des Blutkalkspiegels. Von der Höhe des Kalkgehaltes des Blutes ist die Erregbarkeit wesentlich abhängig. Sinkt der Blutkalkwert unter 7 mg-%, so kommt es zur Übererregbarkeit, die sich in Form der tetanischen Anfälle entlädt. Früher hat man vielfach an die Existenz eines Giftes in dem Tetanieblut gedacht und in erster Linie das Guanidin dafür verantwortlich gemacht, da es gelingt, mit Guanidin Krämpfe zu erzeugen, die den tetanischen gleichen. Doch läßt sich die Guanidintetanie durch Parathormon nicht beeinflussen, und aus diesem Grunde wird sie heute von den meisten Autoren abgelehnt. Der Angriffspunkt des Parathormons ist wahrscheinlich in dem Kalkspeicher unseres Körpers, dem Skeletsystem, gelegen. Die Osteoclasten nehmen nach Hormonbehandlung sehr rasch an Zahl zu. Sehr wahrscheinlich hat das Hormon noch einen weiteren Angriffspunkt in den Nieren, da sehr rasch eine vermehrte Phosphorausscheidung einsetzt, zusammen mit einer vermehrten Diurese.

III. Die Krankheiten der Epithelkörperchen.

1. Der Hyperparathyreodismus, Ostitis fibrosa generalisata (RECKLINGHAUSENsche Krankheit).

Die Erkrankung ist nicht sehr häufig. Frauen werden bevorzugt, im jugendlichen Alter ist sie selten. Im Vordergrunde der klinischen Symptome stehen rheumatische Schmerzen im Kreuz und in den Beinen. Der Schmerz wird als stechend oder bohrend angegeben. Es ist ein Frühsymptom, das sich bereits im Anfang der Erkrankung einstellt. Zunächst findet er sich nach körperlichen Anstrengungen vorwiegend in den Abendstunden, um langsam an Intensität zuzunehmen und schließlich dauernd zu bestehen. Es besteht eine deutliche Beziehung zwischen dem Auftreten der Schmerzen und der Belastung des Skeletsystems. Die Schmerzen finden sich überwiegend an den erkrankten Skeletpartien. Sie werden schließlich so heftig, daß die Kranken jede Bewegung vermeiden und bettlägerig werden. Langsam entwickelt sich ein allgemeines schweres Krankheitsgefühl mit Abmagerung und schließlich Kachexie. Eine Röntgenuntersuchung deckt cystische große Tumoren im Skeletsystem auf (s. Abb. 20). Bei weitgehender Ausbildung dieser Tumoren sind Spontanfrakturen nicht selten. Gelegentlich lassen sich die cystischen Auftreibungen des Knochens palpieren. Die Wirbelsäule kann auch befallen sein. Meistens läßt sie jedoch nur eine weitgehende Entkalkung erkennen. Die Cysten zeigen im Röntgenbild eine wabige Struktur mit starker Verdünnung der Corticalis. Sie finden sich überwiegend in den Epiphysen der langen Röhrenknochen, in den Phalangen von Händen und Füßen, im Becken und im Schädel. Bei bestehenden Frakturen ist die geringe bzw. fehlende Callusbildung besonders auffallend.

Bei Analyse des Kalkgehaltes des Blutes finden wir erhöhte Werte, die bis zu 30 mg-% betragen können. Der Phosphorgehalt des Serums ist vermindert. Der Harn ist sehr reich an Kalksalzen, die sich beim Stehen spontan absetzen. Die Calciumbilanz ist negativ. Wahrscheinlich erfolgt die Kalkausscheidung nicht kontinuierlich, sondern in einzelnen Schüben. Aus diesem Grunde kann man gelegentlich auch einen normalen Blutkalkwert finden. In den Geweben finden sich abnorme Verkalkungen, besonders in den Nieren und ableitenden Harnwegen. Sie können ganz extensive Ausmaße annehmen. Es ist ein Fall

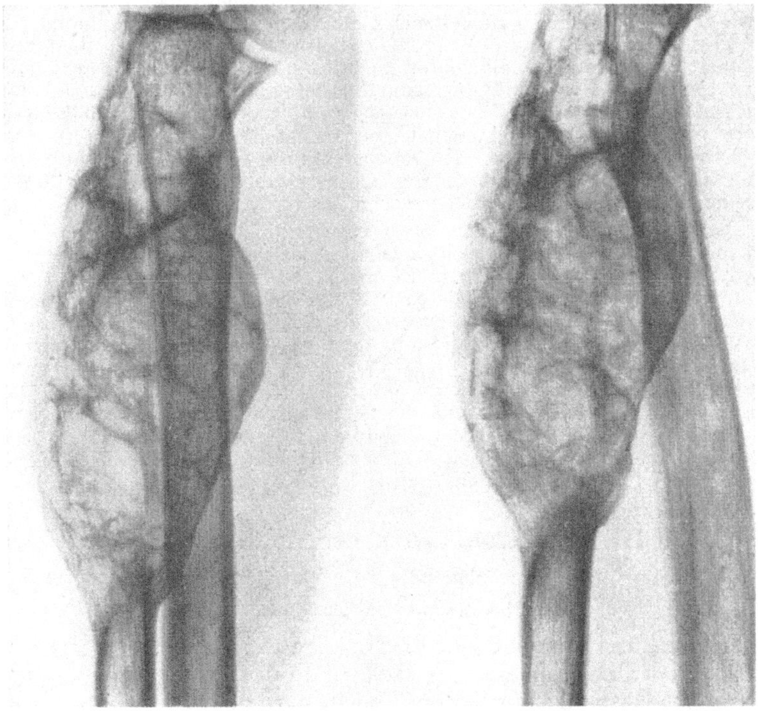

Abb. 20. Ausgedehnte Cystenbildungen bei Ostitis fibrosa generalisata im linken Unterarm. (Nach MANDL.)

beschrieben, bei dem besonders starke Kalkablagerungen in der Haut vorhanden waren. Große praktische Bedeutung kommt den Kalkablagerungen in der Niere zu und in den ableitenden Harnwegen. Nierensteine sind ein ganz gewöhnlicher Befund. Diese führen zusammen mit den Kalkablagerungen im Parenchym zu schweren Nierenschädigungen, zu septischen von den Harnwegen ausgehenden Erkrankungen und zur Urämie.

Am Kreislaufsystem ist eine besondere Neigung zur Arteriosklerose nur gelegentlich beobachtet worden. In vorgeschrittenen Fällen kommt es häufig zur Herzinsuffizienz. Im Ekg findet sich als besonders charakteristisch eine Verkürzung des QT-Intervalles. Der Erkrankung liegen Adenome der Epithelkörperchen zugrunde. Nur sehr selten sind diese Epithelkörperchen durch Palpation nachweisbar.

Pathologische Anatomie. An den Epithelkörperchen finden sich Tumoren bis zur Walnußgröße. Histologisch erweisen sie sich als einfache Hyperplasien, die in der Mehrzahl aus den Hauptzellen bestehen. Am Skeletsystem findet sich eine Osteoporose aller Skeletabschnitte mit Verschmälerung der Corticalis und Auflockerung der Spongiosa. Im Bereich des Knochenmarks entstehen an einzelnen Stellen, besonders solchen, die einer Belastung ausgesetzt sind, Cysten als Folge von Erweichungsprozessen. An den Stellen stärksten Umbaues entwickeln sich Granulationstumoren, die wegen ihres reichen Gehaltes an Blutfarbstoff als braune Tumoren bezeichnet werden. Hierbei handelt es sich nicht um Geschwülste, sondern um chronisch entzündliche Prozesse. In den spongiösen Knochen findet sich eine starke Vermehrung der Knochenbälkchen und Septen. Charakteristisch ist eine Verdoppelung der Knochenbälkchen, so daß ein schwammartiges Septensystem mit verdoppelten Wänden entsteht. Dieser Vorgang wurde als disseziierende Resorption bezeichnet.

Ätiologie und Pathogenese. Über die Ursachen der Krankheit ist noch nichts bekannt. Der Zusammenhang der Erkrankung mit den Epithelkörperchentumoren ist heute allgemein anerkannt. Er wird vor allen Dingen durch die guten Heilerfolge nach Operationen der Tumoren bewiesen, wie durch die Tierversuche, in denen es durch ständige Zufuhr des Parathormons gelang, ein dem menschlichen Krankheitsbild durchaus vergleichbares Bild auszulösen.

Diagnose und Differentialdiagnose. Wenn das Leiden bereits voll entwickelt ist, ist die Diagnose nicht so schwierig, da die röntgenologisch nachweisbaren Cysten, die Entkalkung des Skeletsystems, das Auftreten von spontanen Frakturen wohl kaum mit einem anderen Krankheitsbild verwechselt werden können. Die Erhöhung des Kalkgehaltes des Blutes braucht nicht immer vorhanden zu sein, da diese mitunter nur periodisch auftritt. Im Beginn, wenn nur rheumatische Beschwerden bestehen, ist die Diagnose schwieriger und das Krankheitsbild wird häufig in der ersten Zeit völlig verkannt. Eine differentialdiagnostische Abgrenzung gegen Osteoporosen, Osteomalacie, Morbus Paget und der lokalisierten Form der Ostitis fibrosa ist am sichersten möglich durch die Feststellung des Blutkalkwertes. Die eben aufgezählten Erkrankungen haben immer einen normalen Blutkalkgehalt.

Verlauf und Prognose. Die Ostitis fibrosa cystica generalisata ist ein ausgesprochen chronisches Leiden, das sich über 3—6 Jahre erstreckt und unbehandelt eine schlechte Prognose gibt. Die Krankheit verläuft in der Regel in Schüben, die von Perioden unterbrochen werden, in denen das Leiden stationär bleibt oder auch Remissionen aufweist. Die Regel ist eine langsame Progredienz, die schließlich mit dem Tode endet. Es gibt auch sehr schwere und akute Fälle, die in 1 bis 2 Jahren zum Tode führen. So ist die Prognose der Erkrankung ohne Operation infaust.

Therapie. Die Therapie der Wahl ist die operative Entfernung der Epithelkörperchen. Nach der Operation tritt sehr rasch ein Absinken der Blutkalkwerte ein und ein Anstieg des Blutphosphorwertes zur Norm. Die Knochen werden röntgenologisch dichter, die Cysten heilen aus. Dieser Prozeß erfordert mehrere Monate, kann aber schließlich zu einer vollständigen Wiederherstellung der Gesundheit und Arbeitsfähigkeit führen. Die Schwierigkeiten der Operation liegen in dem Auffinden der Adenome. Am häufigsten sind die unteren Epithelkörperchen Adenomträger. Die linken sind häufiger erkrankt als die rechten. Gelegentlich sind 2 Epithelkörperchen erkrankt. In einer kleinen Zahl von Fällen konnte kein Adenom gefunden werden. Einige Operateure haben dann normal aussehende Epithelkörperchen entfernt und damit auch Erfolge erzielt.

Bei geglückter Operation liegt die Hauptgefahr in der Entwicklung einer Tetanie, die sehr plötzlich und bedrohlich auftritt und trotz energischer Behandlung zum Tode führen kann. Um dieser Gefahr zu begegnen, soll man sofort nach der Operation Calcium geben und Epithelkörperchenhormon zur Therapie bereithalten. Eine andere Behandlung als die Operation gibt es nicht. Eine Röntgenbestrahlung ist versucht worden, hat aber ungenügende Erfolge aufzuweisen.

2. Hypoparathyreoidismus. Die Tetanie.

Unter Tetanie verstehen wir einen bestimmten, durch nervöse Übererregbarkeit mit Anfällen gekennzeichneten Symptomenkomplex, der durch die verschiedensten Ursachen ausgelöst werden kann. Der Besprechung dieser Ursachen soll die Schilderung des tetanischen Anfalles vorausgeschickt werden.

a) Der tetanische Anfall.

Dem Auftreten der Tetaniekrämpfe gehen gewisse Vorboten, wie Hitzegefühl, Schwindel und gestörtes Allgemeinbefinden voraus. Die Krämpfe selbst sind

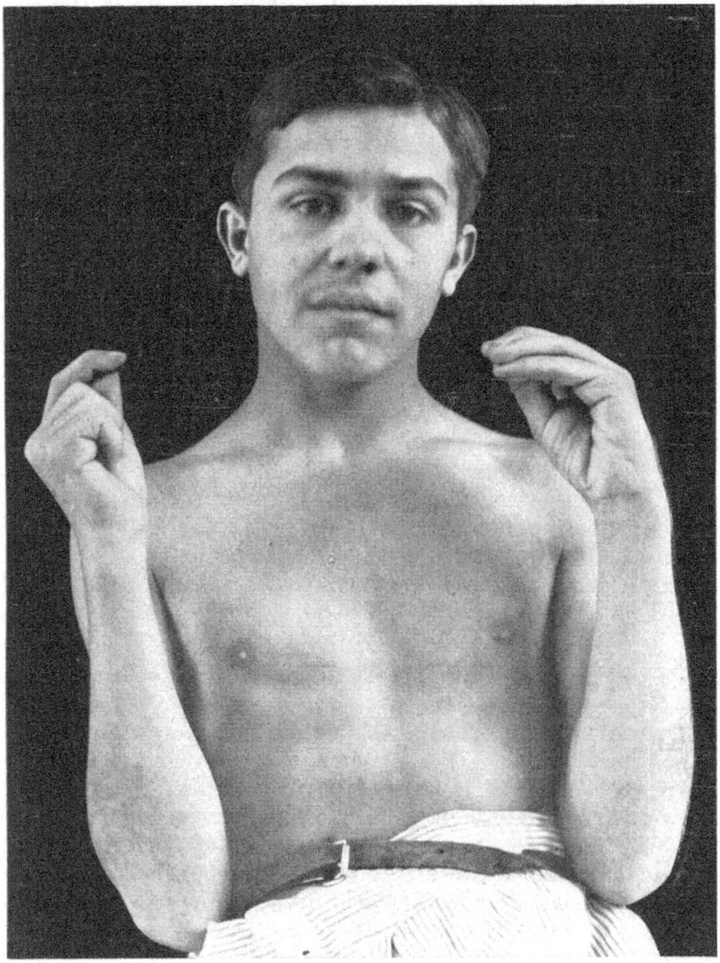

Abb. 21. Tetanischer Anfall. Pfotchenstellung. Tetaniegesicht. (Nach FALTA.)

rein tonischer Natur und meistens sehr schmerzhaft. Sie beginnen fast ohne Ausnahme an den Händen und greifen von hier aus auf die oberen Extremitäten und das Gesicht über. Die unteren Extremitäten werden bei Kindern mitbefallen (s. Abb. 21), bei Erwachsenen so gut wie nie. Der tonische Krampf der verschiedensten Muskelabschnitte ist verschieden stark und führt daher an vereinzelten Gliedern zu ganz bestimmten Stellungen. Die Hände zeigen die bekannte, von TROUSSEAU als Geburtshelferhand bezeichnete Position. Die Finger sind gestreckt und in den Metacarpophalangealgelenken leicht gebeugt. Der Daumen wird opponiert und fest gegen die übrigen Finger gepreßt. Das Handgelenk ist leicht dorsal flektiert. Greift der Krampf auf den Arm über, so wird dieser leicht gebeugt. Man spricht von Pfötchenstellung. An den unteren Extremitäten bezeichnen wir den Zustand als Carpopedalspasmen. Sehr häufig greift der Krampf auch auf die Gesichtsmuskulatur über. Durch den vermehrten Muskeltonus wird das Gesicht starr, der Mund spitzt sich leicht zu. Der Gesichtsausdruck erinnert an den Risor sardonicus (s. Abb. 22). Auch Störungen in der Zungenbeweglichkeit und Sprachstörungen kommen vor. Sehr unangenehm ist es, wenn die Kehlkopf- und Atemmuskulatur befallen wird; der dann auftretende Stimmritzenkrampf oder Laryngospasmus führt zu einer stark erschwerten bzw. völlig unmöglichen Inspiration. Er ist ein sehr bedrohliches Symptom, das unter raschem Auftreten einer starken Cyanose zum Tode führen kann. Der Laryngospasmus kommt fast nur bei Kindern vor. Beim Erwachsenen wird er sehr selten beobachtet.

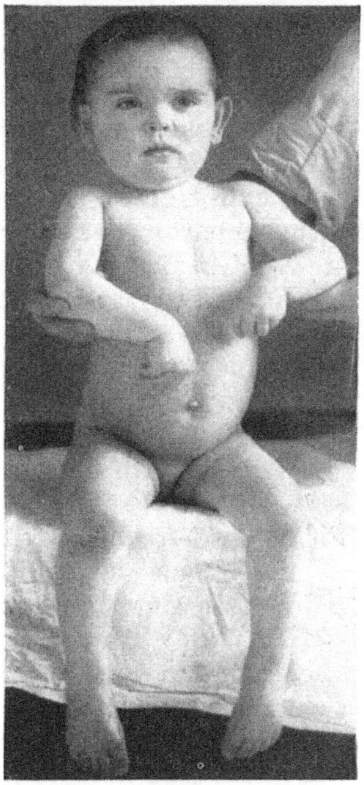

Abb. 22.
Carpopedalspasmen bei Tetanie.
(Nach NEBEL-KERNFELD.)

In einer Reihe von Fällen treten zu dem tonischen Krampf noch klonische Zuckungen hinzu, so daß der ganze Zustand einem epileptischen Anfall ähnlich ist, nur daß das Bewußtsein erhalten bleibt. Es bestehen überhaupt gewisse Beziehungen zur Epilepsie. Epileptische und tetanische Symptome können nebeneinander vorkommen, beide Anfälle ineinander übergehen.

Eine Tachykardie ist im Anfall sehr häufig. Im Ekg finden wir eine niedrige R-Zacke und eine abnorm hohe Nachschwankung. Den plötzlichen Tod bei der Spasmophilie der Kinder auch ohne Laryngospasmus führt man auf einen Krampf der Herzmuskulatur zurück. Die Körpertemperatur ist im Anfall gesteigert. Eine Harnverhaltung kommt vor.

Die Dauer der Anfälle wechselt von 5—15 Min. bis zu mehreren Stunden, sogar Tagen. In letzterem Falle spricht man von einem Status tetanicus, der sich nicht so sehr in ständigen Krämpfen als vielmehr in einem erhöhten Muskeltonus äußert. Das Abklingen der Anfälle erfolgt meist langsam. Sie werden gewöhnlich durch geringfügige äußere Anlässe bei entsprechender Bereitschaft ausgelöst. Als solche Anlässe seien genannt Schreck, Erregungen, körperliche Traumen, Anstrengungen leichtester Art (kleiner ärztlicher Eingriff und körperliche Anstrengungen) wie die Ausführung feiner Arbeiten, die eine gewisse Geschicklichkeit und Konzentrierung der Aufmerksamkeit verlangen.

b) Die Symptome außerhalb des Anfalles.

Auch in den anfallsfreien Zeiten finden sich eine Reihe von Symptomen, die für die Erkrankung charakteristisch sind. Das wichtigste ist die Steigerung der nervösen Erregbarkeit. Sie äußert sich unter dem als TROUSSEAUsches, CHVOSTEKsches und ERBsches Phänomen bekannten Zeichen. Unter dem TROUSSEAUschen Zeichen versteht man das Auftreten der Geburtshelferstellung der Hand, wenn der Oberarm für eine gewisse Zeit durch die Blutdruckmanschette gestaut oder wenn ein kräftiger Druck auf den Sulcus bicipitalis ausgeübt wird. Bei Anfallsbereitschaft ist dieses Symptom immer positiv, in den anfallsfreien Zeiten kann es negativ sein. Es ist für eine Tetanie beweisend und wird bei anderen Erkrankungen nicht beobachtet.

Unter dem Chvostekschen Zeichen versteht man das Auftreten von Zuckungen im Bereich des Facialis nach Beklopfen des Facialisstammes vor dem Gehörgang. Man unterscheidet, je nachdem ob das Beklopfen des Facialis Zuckungen in allen 3 Facialisästen oder in 2 und 3 oder nur in 3 bewirkt, einen Chvostek 1, 2 bzw. 3. Das Chvosteksche Zeichen fehlt bei Tetanie nie, doch kommt es in seiner schwächsten Ausprägung, also Chvostek 3, mit Zuckungen am Mundwinkel auch bei nervöser Übererregbarkeit vor und ist daher für Tetanie nicht beweisend. Diese mechanisch auslösbare Übererregbarkeit läßt sich auch durch das Beklopfen anderer motorischer Nerven nachweisen. So bewirkt das Beklopfen des Nervus ulnaris neben dem Olecranon oder des N. fibularis an der Außenseite des Unterschenkels dicht unter dem Fibulaköpfchen eine Dorsalflexion der Hand bzw. eine Hebung des lateralen Fußrandes. Auch beim Beklopfen der Muskulatur sehen wir Muskelwülste und fibrilläre Zuckungen. Das konstante und sicherste Zeichen für eine Tetanie außerhalb der Anfälle ist die Veränderung der elektrischen Erregbarkeit, die auch als Erbsches Zeichen bezeichnet wird. Die Erregbarkeit der peripheren Nerven durch den elektrischen Strom ist erniedrigt und außerdem besteht eine anodische Übererregbarkeit. Die KSZ, die in der Norm an dem Ulnaris bei 0,6—1,8 mA auslösbar ist, erhält man schon bei 0,1—0,3 mA.

Die AÖZ erfolgt früher als die ASZ und auch die KÖZ, die in der Norm nur schwer auslösbar ist, ist ohne Mühe unter 5 mA zu erhalten. Dies gilt sowohl für den faradischen wie für den galvanischen Strom.

Bei länger dauernder Tetanie beobachten wir eine Reihe von *trophischen Störungen*, wie Linsentrübung, Zahnschmelzdefekte, Hautveränderungen, Haarausfall und Veränderung der Nägel. Es kommt bei der Tetanie infolge Kalkablagerung in der Linse zu einem Star, der als Tetaniestar bezeichnet wird. Der Tetaniestar beginnt mit subkapsulär gelegenen Pünktchen, Fäserchen und einzelnen Trübungen. Er läßt sich in diesem Stadium nur mittels der Spaltlampe erkennen. Schreitet das Leiden fort, so finden sich Trübungen in allen Abschnitten der Linse. Es kommt zum Schichtstar. Der Tetaniestar kommt bei allen Formen der Tetanie vor, ist bei der parathyreopriven Form aber besonders häufig.

An den Zähnen tetaniekranker Kinder kommt es zu charakteristischen Schmelzdefekten, die sich an den vorderen Schneide- und Eckzähnen in Form von Furchen oder Ringen bemerkbar machen. Jeder neue Krankheitsschub führt zu einem erneuten Dentindefekt und bildet einen neuen Ring. Die Änderungen finden sich nur an den Zähnen, die sich zur Zeit der Erkrankung in der Entwicklung befinden.

Die Nägel werden rissig und brüchig, sie zeigen Querfurchen und Wälle. Nagelbetteiterungen sind nicht selten. Die Haare neigen zum Ausfall, werden brüchig und verlieren ihren Glanz. An der Haut kommen die verschiedensten Dermatosen zur Beobachtung.

Auch am Gefäßsystem macht sich eine allgemeine Neigung zu Spasmen bemerkbar. Die Haut der Kranken ist gewöhnlich auffallend blaß, anginöse Beschwerden, Migräne und periphere Durchblutungsstörungen sind nicht selten. Im Ekg wird eine Verlängerung des QT-Intervalles und ein Abflachen der T-Zacke gefunden. Auch am Magen- und Darmtrakt werden Spasmen, Erbrechen und Diarrhöen beobachtet. Eine leichte körperliche Ermüdbarkeit, herabgesetzte Muskelkraft und ein Gefühl der Schwäche und Hinfälligkeit ist bei der Tetanie sehr häufig vorhanden. In psychischer Hinsicht sind die Kranken reizbar und labil. Zustände von Bewußtlosigkeit und schweren Psychosen sind beobachtet worden. Komplikationen von Tetanie mit Myxödem sind beschrieben worden.

Von besonderer Bedeutung, auch in diagnostischer Hinsicht, ist das Verhalten des *Blutkalkes* und *Blutphosphors*. Der Kalkgehalt des Blutes ist auf Werte unter 8 mg-% herabgesetzt. Einen Wert von 7 mg-% darf man als kritisch betrachten, bei der jederzeit mit dem Auftreten von Anfällen gerechnet werden muß. Innerhalb der Anfälle sind Werte von 4—5 mg-% beobachtet worden. Der Phosphorgehalt des Serums ist erhöht, ebenso der Kaliumgehalt. Im Harn sinken die Calcium- und Phosphorausscheidung stark ab.

c) Die verschiedenen Formen der Tetanie.

Die Tetanie ist nur ein Symptomenkomplex, der die verschiedenste Ursache haben kann. Entsprechend den verschiedenen Ursachen unterscheiden wir eine Reihe von verschiedenen Formen:

1. Primäre Tetanie: Hierzu gehört die idiopathische Tetanie. Die Tetanie bei akuten Infektionen und Intoxikationen, die Maternitätstetanie, die parathyreoprive Tetanie.
2. Sekundäre Tetanie: Die Hyperventilationstetanie, die Tetanie bei Magen- und Darmkrankheiten, die Tetanie der Kinder (Spasmophilie).

1. Primäre Tetanieformen.

Die *idiopathische Tetanieform* des Erwachsenen ist eine relativ seltene Erkrankung, die sporadisch überall vorkommt, aber in gewissen Gegenden, wie Wien und Heidelberg, gehäuft beobachtet wird. Der Zusammenhang der Anfallsperioden mit den Jahreszeiten ist bei dieser Tetanieform besonders deutlich, und es findet sich eine auffallende Häufung im Frühjahr. Die idiopathische Tetanie zeigt die weitere Eigentümlichkeit, daß sie bei gewissen Berufen, wie bei Schustern, Schneidern, Schlossern, Tischlern und Drechslern besonders häufig ist. Sie zeigt auch eine gewisse Häufung bei einzelnen Familien, wobei männliche Mitglieder mehr betroffen sind als weibliche. Die Anfälle sind verhältnismäßig leicht. Die Krankheitsdauer ist meist sehr lange und erstreckt sich über viele Jahre. *Im Verlauf von Infektionskrankheiten*, z. B. bei Typhus, Scharlach und Anginen, finden sich nicht selten tetanische Anfälle. Man hat vermutet, daß Entzündungsprozesse der Epithelkörperchen die Ursache für diese Anfälle darstellen. Die Tetanie verläuft meist leicht und verschwindet nach Abklingen der Grundkrankheit. Während der *Gravidität* und besonders der *Stillperiode* können tetanische Anfälle auch bei solchen Frauen auftreten, die früher keine Zeichen einer Tetanie geboten haben. Die ersten Symptome treten am Ende der Gravidität auf und wiederholen sich bei späteren Graviditäten. Der Verlauf ist im allgemeinen leicht, manche Kranke zeigen nur ERBsche und CHVOSTEKsche Phänomene und klagen über Parästhesien. Es gibt auch sehr schwere Formen, die sogar tödlich enden können. Auch auf das Kind bleibt die mütterliche Tetanie nicht ohne Einfluß. Es kann zur Frühgeburt und zum Fruchttod kommen. Auch das Kind zeigt gelegentlich nach der Geburt Tetaniesymptome oft schwerer Art, die zum Tode führen können.

In einem gewissen Zusammenhang mit der Maternitätstetanie steht die *Menstruationstetanie*, bei der die Krampfanfälle zur Zeit der Menstruation auftreten. Die Maternitätstetanie wird mit den besonderen Belastungen des Kalkstoffwechsels durch das Wachsen des Skelets des Fetus in Zusammenhang gebracht. Es handelt sich um Frauen, bei denen eine gewisse Neigung zur Tetanie besteht, die durch die besondere Belastung des Kalkstoffwechsels in der Gravidität manifest wird.

Auch bei bester Technik der Kropfoperation läßt sich bei der inkonstanten Lage der Epithelkörperchen eine Schädigung bzw. eine Entfernung dieser Organe nicht immer vermeiden. Dieses trifft besonders für Kropfrezidivoperationen zu. Man rechnet im allgemeinen mit 1% *parathyreopriver Tetanie* bei Kropfoperationen. Die Schwere der Erkrankung wechselt stark und hängt von dem Grad der Schädigung der Epithelkörperchen ab. Die ersten Krankheitszeichen können bereits wenige Stunden nach der Operation einsetzen. Ihr weiterer Verlauf ist in den einzelnen Fällen schwer vorauszusagen, auch schwerste Fälle können in spontane Heilung übergehen. In die Gruppe der parathyreopriven Tetanie können wir auch diejenigen Fälle rechnen, bei denen die Ursache der Krankheitsentstehung eine Zerstörung der Epithelkörperchen ist. Wenn auch selten, so sind doch Fälle beobachtet worden, bei denen Blutungen in die Epithelkörperchen die Ursache für das Auftreten einer Tetanie waren. Auch angeborener Mangel der Epithelkörperchen ist beschrieben worden. Zu der primären Tetanie müssen auch die Fälle von sog. *relativer Epithelkörpercheninsuffizienz* gerechnet werden. Die typischen tetanischen Anfälle kommen bei diesen Kranken nie oder fast nie vor. Die Erkrankung verläuft unter den verschiedensten Bildern, wie Magen- und Darmspasmen, Angina-pectoris-Anfällen, asthmatischen Zuständen, Migräne usw., deren Zusammenhang mit der Tetanie häufig lange verkannt wird. Die Magen- und Darmerscheinungen können so heftig sein, daß sie zur Operation Anlaß geben. Auch schwerste Angina-pectoris-Anfälle können das Bild beherrschen. Die von der Tetanie her bekannten trophischen Störungen an Nägeln, Haaren und Zähnen sind auch bei dieser Form häufig. Die Periodizität der Beschwerden mit einem Frühjahrsgipfel oder bei Frauen Beziehungen zur Menstruation sind weitere Hinweise auf den Zusammenhang mit der echten Tetanie. Die klinische Untersuchung deckt dann 1—2 der Kardinalsymptome der Tetanie auf und die Behandlung mit AT 10 führt zu einem prompten und dauernden Erfolg. Die Schwierigkeit dieser Fälle liegt auf diagnostischem Gebiet.

2. Sekundäre Tetanieformen.

Durch forcierte, etwa 10 Min. dauernde Atmung lassen sich auch bei jedem Gesunden Parästhesien und ein positives Facialisphänomen auslösen. Wenn die forcierte Atmung weiter fortgesetzt wird, kommt es schließlich zu tetanischen Krämpfen. Bei Hysterie, Encephalitis lethargica und bei schwer Herzkranken kann man spontane Hyperventilation beobachten. Durch die Überventilation wird sehr viel Kohlensäure abgegeben, so kommt es zu einer Alkalose und Verminderung der Calciumionen des Blutes mit den Symptomen der nervösen Übererregbarkeit. Die *Hyperventilationstetanie* hat damit mit den Epithelkörperchen sehr wenig zu tun.

Typische tetanische Anfälle können im Verlaufe von Magen- und Darmerkrankungen auftreten. Besonders häufig sind sie bei länger dauerndem Erbrechen, wie bei der Pylorusstenose. Die *Magentetanie* bei Pylorusstenose zeigt alle Übergänge von leichten Formen bis zu den schwersten tetanischen Anfällen. Die schweren Formen der Magentetanie sind prognostisch ernst und stellen eine unbedingte Indikation zur Operation dar. Infolge des Erbrechens kommt es zu erheblichen Chlorverlusten und damit zu Verlust saurer Valenzen. Die Folge ist ein Anstieg der Alkalireserve, mitunter sogar eine Verschiebung der Ionenkonzentration zur alkalischen Seite. Diese Alkalose führt zur Verminderung der Calciumionen im Blut, der starke Wasserverlust durch das Erbrechen zu einer Bluteindickung. Es kommt also zu schweren Störungen im Mineralhaushalt, die die Tetanie zur Folge haben. In therapeutischer Hinsicht ist bei dieser Form der Tetanie in erster Linie die intravenöse Gabe von Kochsalz angezeigt.

Die in den ersten Lebensjahren bei Kindern vorkommende, als *Spasmophilie* bezeichnete Erkrankung findet sich immer kombiniert mit Rachitis. Nur ausnahmsweise kommt eine Tetanie in diesem Lebensalter auch ohne Rachitis vor. Die Besonderheiten der Säuglingstetanie bestehen in dem Auftreten von Laryngospasmus und tonisch-klonischen Krämpfen mit Bewußtseinsverlust. Das Verhalten der elektrischen Erregbarkeit sowie der Kalkgehalt des Blutes entspricht den Befunden bei der Tetanie des Erwachsenen. Die Spasmophilie entwickelt sich besonders gern dann, wenn die Rachitis anfängt zu heilen. Durch eine intensive Höhensonnenbestrahlung läßt sich eine Spasmophilie auslösen. Die Rachitis führt im Blut zu einem verminderten Kalk- und Phosphorgehalt. Letzterer steigt aber mit der Heilung an und führt aus Gründen des Mineralgleichgewichtes im Blut zunächst zu einem weiteren Absinken des Kalkgehaltes. Damit sind aber die für die Tetanie charakteristischen Verhältnisse im Blut geschaffen. Die Spasmophilie wird daher durch eine antirachitische Behandlung geheilt.

Pathologische Anatomie. Die pathologisch-anatomischen Befunde an den Epithelkörperchen sind verhältnismäßig geringfügig und die Zahl der Fälle, die überhaupt zur Obduktion kommen, sehr gering. Häufig hat man Blutungen in den Epithelkörperchen gefunden. Außerdem wurden Narben, Cysten und Atrophien beschrieben. Auch die Befunde an den übrigen Organen sind sehr gering.

Ätiologie und Pathogenese. Sehr wesentlich für die Krankheitsentstehung ist eine bestimmte Konstitution. Man spricht direkt von einer spasmophilen Konstitution und versteht darunter Menschen von asthenischem Habitus, blasser Hautfarbe, kühlen Extremitäten, Neigung zu Gefäßspasmen und Migräne. Dieser Typ wurde von JAENSCH als Tetanietyp bezeichnet. In psychischer Hinsicht sind die Menschen leicht erregbar und leicht reizbar und werden mit dem Leben schwer fertig.

Der herabgesetzte Kalkgehalt des Blutes, von dem wir auf eine entsprechende Verminderung in dem Gewebe und auch in den Nervenzellen schließen können, schafft einen Zustand der Übererregbarkeit, der sich in den Anfällen charakteristischer Art entlädt. Die Ursache liegt in einer ungenügenden Abgabe des Parathormons. Die Menge der im Blut vorhandenen Ca-Ionen ist außer von den Epithelkörperchen auch noch von anderen Faktoren abhängig. Die Beziehungen ergeben sich aus der Formel:

$$Ca^{\cdot\cdot} = k \frac{H^{\cdot}}{HCO_3{}' \cdot HPO_4{}''} \quad \text{oder} \quad \frac{Ca^{\cdot\cdot} \cdot HCO'_3 \cdot HPO''_4}{H^{\cdot}} = k.$$

Aus ihr können wir ablesen, daß eine Erhöhung der Bicarbonat- und Phosphationen oder eine Verminderung der H-Ionen eine Verminderung der Ca-Ionen zur Folge haben muß. Die neuromuskuläre Erregbarkeit ist aber nicht allein von der Höhe der Ca-Ionen, sondern auch von dem Verhältnis K : Ca-Ionen abhängig. Bei Vermehrung der K-Ionen steigt die nervöse Erregbarkeit an. Aus diesen vielfältigen Beziehungen wird es verständlich, daß die Tetanie sehr verschiedene Ursachen haben kann, die mit dem Parathormon nicht immer in einem Zusammenhang stehen. Bei der Hyperventilationstetanie wie bei der Magentetanie liegt die Ursache z. B. in der Verschiebung der H-Ionen zu der alkalischen Seite infolge der starken CO_2-Abgabe bzw. des Chlorverlustes. Eine Erhöhung der Phosphationen finden wir bei schweren Nierenerkrankungen, woraus wir wohl tetanische Symptome bei manchen Nierenkranken erklären können und der Spasmophilie in der Heilphase der Rachitis.

Das wesentliche Moment zur Tetanieentstehung ist demnach das Verhalten des Calciums und es ist feststellbar, daß gut funktionierende Epithelkörperchen in der Lage sind, Ca-Verschiebungen als Folge von Störungen des Elektrolytgleichgewichtes oder als Folge von besonderen Belastungen, wie z. B. der

Gravidität, auszugleichen. Damit käme auch den Epithelkörperchen in der Genese dieser anderen Formen der Tetanie eine gewisse Bedeutung zu.

Verlauf und Prognose. Die Tetanie ist eine ausgesprochen chronische Erkrankung. Jahrelange Intervalle, in denen höchstens eine erhöhte Nervenerregbarkeit nachzuweisen ist, wechseln mit Anfallsperioden ab. Die Erkrankung kommt jedoch in den anfallsfreien Zeiten nicht völlig zum Stillstand, wie das Fortschreiten der trophischen Störungen, die Bildung des Kataraktes oder die Entwicklung einer schweren Asthenie anzeigen. Die Anfallsperioden bevorzugen das Frühjahr oder sie werden durch andere Ursachen, wie Infekte, Graviditäten usw. ausgelöst. Es handelt sich bei der Tetanie um einen Zustand, der, wenn auch häufig in latenter Form, jedoch lebenslänglich bestehen bleibt. Das Leben selbst ist nur selten gefährdet. Die Prognose hat sich heute durch die Einführung der Hormon- und AT 10-Therapie wesentlich gebessert. Nur die Prognose quoad sanationem bleibt durch die Behandlung unbeeinflußt, doch läßt sich die Entwicklung der Komplikationen verhindern.

Diagnose und Differentialdiagnose. Der tetanische Anfall zeigt eine Reihe von Charakteristika, die eine Abgrenzung gegenüber Anfällen anderer Art leicht ermöglicht. Als solche seien genannt: Die typische Stellung der Hände und eventuell der Füße, der typische Gesichtsausdruck, Schmerzhaftigkeit und der Beginn mit Parästhesien. Differentialdiagnostisch kommen Hysterie und epileptische Anfälle in Frage. Der hysterische Anfall kann eine große Zahl der typischen Symptome des tetanischen nachahmen, insbesondere dann, wenn er, wie so häufig, mit einer Überventilation verbunden ist. Die Entscheidung läßt sich erst dann durch die Feststellung der typischen Tetaniesymptome nach den Anfällen durchführen. Auch bei der Epithelkörperchenepilepsie, worunter wir die Entwicklung epileptischer Anfälle bei Tetanie verstehen, läßt sich die Diagnose erst aus den charakteristischen Tetaniesymptomen in der anfallsfreien Periode stellen.

Diese für die Tetanie charakteristischen Symptome seien noch einmal genannt. Es ist in erster Linie das ERBsche Phänomen, das CHVOSTEKsche Zeichen, soweit es nicht nur den 3. Facialisast betrifft, und das TROUSSEAUsche Zeichen. Der erniedrigte Blutkalk bei erhöhten Phosphorwerten ist weiter eine sehr wichtige Feststellung und schließlich das Auftreten der beschriebenen trophischen Störungen.

Schwierig ist die Diagnose in den Fällen, in denen der klassische Anfall fehlt und das führende Symptom in dem klinischen Bild eine ganz andere Krankheit vortäuscht. Gewisse Zeichen, wie der Konstitutionstyp des Kranken, die Periodizität und der Anfallscharakter der Beschwerden müssen hier auf den richtigen Weg führen. Lassen sich zwei für die Tetanie charakteristische Symptome nachweisen, so gilt die Diagnose als gesichert. Eine feste tageszeitliche wie überhaupt periodische Bindung der Anfälle spricht immer für Tetanie.

Therapie.

a) Die Therapie außerhalb der tetanischen Anfälle.

Die Ernährung der Kranken soll reich an Kalk und arm an Eiweiß sein. Fleisch und Brot begünstigen den Ausbruch einer Tetanie. Als besonders günstig hat sich die calciumreiche Milch erwiesen. Eine Kalkzufuhr hat nur dann einen Sinn, wenn sie in sehr großen Mengen erfolgt, da immer nur ein verhältnismäßig *geringer Bruchteil zur Resorption kommt*. Am meisten empfohlen wird Calciumchlorid in Dosen von 3mal 5 g täglich. Calcium lact. oder acet. sind im Geschmack besser und werden daher vielfach bevorzugt. Von diesen Salzen müssen 20 bis 25 g täglich gegeben werden. Da eine Alkalose die Krampfbereitschaft begünstigt und eine Acidose verhindert, kann man auch Ammoniumchlorid mit 5 g täglich hinzufügen. Das Parathormon ist in einer Reihe von Präparaten heute im Handel erhältlich. Es wird nach COLLIP-Einheiten am Hund eingestellt. Die übliche Dosis liegt bei 70—100 E je Tag. Das Hormon liegt in wäßriger Lösung vor und kann subcutan oder intravenös, aber nicht peroral gegeben werden. Die Wirkung tritt in etwa 2 Stunden ein und hält etwa 20 Stunden an. Bei länger dauernder Verabfolgung macht sich ein Wirkungsverlust bemerkbar, der zu einer ständigen Erhöhung der Dosen zwingt.

Die Parathormontherapie hat keine große Verbreitung gefunden, da in dem AT 10 (Antitetanischer Faktor Nr. 10) ein Präparat zur Verfügung steht, das dem Parathormon in mancher Hinsicht überlegen ist. AT 10 wird aus bestrahltem Ergosterin gewonnen und ist chemisch Dihydrotachysterin. Es kommt in öliger Lösung in den Handel und wird tropfenweise per os gegeben. Die Wirkung setzt sehr langsam und protahiert ein. Der erste Effekt ist erst nach 2—3 Tagen zu beobachten. Es wird im Organismus gespeichert, so daß man bei einer einmaligen Dosis mit einer mehrtägigen Wirkung rechnen kann. Dadurch besteht die Gefahr der Kumulation. Es wirkt erhöhend auf den Blutkalkspiegel. Die Einstellung des Patienten mit Parathormon kann daher nur bei gleichzeitig ständiger Kontrolle des Blutkalkes vorgenommen werden. Ist die für den Fall erforderliche Dosis ermittelt, so kann diese über Jahre hinaus gegeben werden. Es ist dann meistens nur nötig, diese Menge alle 8 Tage einmal einzunehmen. Zu Beginn einer Behandlung fängt man mit relativ großen Dosen, d. h. mit etwa 20—40 ccm je Tag an und geht dann langsam in der Menge zurück. Bei der Dauerbehandlung kommt man gewöhnlich mit 1 ccm (30 Tropfen) bis 5 ccm je Woche aus. Der Blutkalkspiegel muß anfangs jeden 2. Tag verfolgt werden, später genügen 4wöchentliche und in gut eingestellten etwa $^1/_4$jährliche Kontrollen. Bei starken körperlichen Anstrengungen vor der Menstruation und während einer Gravidität sind erhöhte Gaben notwendig. Bei der Einstellung muß beachtet werden, daß der Blutkalkspiegel Werte von 11 mg-% nicht übersteigt. Es ist mit AT 10 möglich, durch Überdosierung schwere Vergiftungsbilder mit stark erhöhtem Blutkalkspiegel zu erzeugen.

b) Die Therapie des tetanischen Anfalls.

Zur Behebung des akuten Anfalles kann man zunächst intravenöse Calciuminjektionen verabfolgen. Meistens erlebt man, daß die Symptome schlagartig schwinden, doch ist diese zunächst befriedigende Wirkung in schweren Fällen nur vorübergehend. Da AT 10 erst in einigen Tagen wirkt, ist Parathormon in der Therapie des schweren und bedrohlichen Anfalls zu geben. Es kommt die intravenöse Verabfolgung von 50—100 E Parathormon in Frage. Mit dem Wirkungseintritt kann man in 15—20 Min. rechnen. Steht kein Parathormon zur Verfügung, so kann man auch zu der früher viel geübten Behandlung mit Narkotica greifen. Chloralhydrat, Urethan oder Luminal sind die Mittel der Wahl.

Die Spasmophilie der Kinder spricht auf die spezifischen antitetanischen Maßnahmen nicht an, sondern bedarf in erster Linie einer antirachitischen Therapie. Da diese aber häufig eine latente Tetanie manifest werden läßt, empfiehlt es sich, die Behandlung mit Ammoniumchlorid in 10%iger Lösung 0,10 g pro die oder das leichter einzunehmende monophosphorsaure Ammonium *(18:100) 100*—150 ccm pro die zu geben.

E. Die Thymusdrüse.

Es gilt heute als sehr fraglich, ob die Thymusdrüse überhaupt eine innersekretorische Funktion hat. Sie gleicht in ihrem anatomischen Bau nicht den übrigen innersekretorischen Drüsen. Die Tatsache, daß die Thymus in der Jugend stark entwickelt ist und mit der Pubertät die Altersinvolution einsetzt, war Veranlassung, sie als Wachstumsdrüse anzusprechen.

Weitere Anhaltspunkte bestehen für diese Annahme nicht. Außer der Pubertät zeigt die Thymusdrüse noch eine Involution bei allen Infektionen, weswegen es nach HAMMAR, einer der besten Kenner dieses Organs, sehr viel wahrscheinlicher ist, daß die Drüse etwas mit der Infektionsabwehr zu tun hat. Auch die experimentelle Forschung hat wenig oder keine Beiträge zu der These der innersekretorischen Funktion des Organs geleistet. Die Exstirpation kann ohne erkennbare Ausfallserscheinungen ertragen werden, und auch die Versuche mit Extrakten, die aus der Drüse hergestellt wurden, zeigen keine eindeutigen Erfolge.

In klinischer Hinsicht wurde das Organ mit den plötzlichen Todesfällen bei Kindern und jugendlichen Individuen in Zusammenhang gebracht. Systematische Wägungen haben jedoch gezeigt, daß das Organ in solchen Fällen keineswegs größer ist als der Norm entspricht.

F. Das Inselorgan.

I. Anatomische Vorbemerkung.

Das Inselorgan nimmt in seinem anatomischen Bau eine Sonderstellung ein. Es besteht aus einzelnen verstreuten, im Pankreas liegenden Zellhaufen, die nach ihrem Entdecker als LANGERHANSsche Inseln bezeichnet werden. Die Inseln, die sich im Schwanzteil etwas häufiger finden als in den übrigen Abschnitten der Drüse, im übrigen aber unregelmäßig über das Organ verteilt sind, bestehen aus zwei Zellarten, den α- und β-Zellen. Die ersteren enthalten acidophile Granula und sind argentophil, wahrscheinlich infolge ihres Gehaltes, an einer stark reduzierenden Substanz. Die β-Zellen bilden sich aus den α-Zellen. Sie sind die eigentlichen Hormonbildner.

II. Physiologische Vorbemerkung.

Die wirksamste Substanz, die in den Inselzellen gebildet wird, ist das Insulin. MINKOWSKI und MEHRING gebührt das Verdienst, im Jahre 1889 die Funktion der Inselzellen und die Beziehungen zu der Zuckerkrankheit entdeckt zu haben. BANTING und BEST gelang 1920 die Isolierung des Insulins. Das Insulin gehört zu den Proteohormonen. Seine Krystallisation ist gelungen, sein Molekulargewicht ist sehr hoch. Zu 30% besteht es aus Leucin, zu 20% aus Glutamin, zu 12% aus Tyrosin und zu 8—12% aus Cystin. Der Schwefelgehalt beträgt 3,2%. Er ist für die Insulinwirkung von besonderer Bedeutung. Die Wirksamkeit ist an das Eiweißmolekül gebunden, da alle proteolytischen Fermente, die echte Peptidbindungen lösen, das Insulin unwirksam machen. Die Aktivität ist an den Cystin- und Glutaminbestandteil gebunden. Das Insulin kommt in Einheiten deklariert in den Handel. Die Einheit wird an seiner Wirkung am Blutzucker des Kaninchens nach einer internationalen Vorschrift eingestellt und auf ein internationales Standardpräparat bezogen. Es wird in Gummikappenampullen abgefüllt, die übliche Stärke beträgt 400 E in 5 ccm. Nach der biologischen Einstellung erfolgt eine klinische Einstellung und laufende Überwachung.

Beim pankreaslosen Tier entwickelt sich ein Diabetes, der mit der menschlichen Erkrankung wesentliche Züge — Polyphagie, Polydipsie, Glykosurie, Hyperglykämie, Acidose, Abmagerung und Ausgang in ein Koma — gemeinsam hat. Der Verlust der äußeren Sekretion des Pankreas ließ sich als Ursache für diese Symptome mit Sicherheit ausschalten. Zufuhr von Insulin oder auch die Transplantation von Pankreasgewebe wirken heilend. Daraus ergibt sich eindeutig, daß der gesamte schwere Symptomenkomplex durch den Fortfall des Insulins ausgelöst wird. Im Mittelpunkt stehen die Änderungen im Kohlehydratstoffwechsel. Der Blutzucker ist erhöht, im Harn erscheinen große Zuckermengen. Die Leber verarmt an Glykogen und Zuckergaben führen zu keiner Glykogenablagerung. Nur bei Gegenwart von Insulin ist das möglich. Insulin fördert also die Glykogenbildung aus Dextrose. Es hemmt die Glykogenolyse, d. h. Wiederabbau des Glykogens zu Zucker. Auch die Muskulatur verarmt bei fehlendem Insulin, wenn auch nicht in dem Maße wie die Leber an ihren Hauptenergielieferanten, dem Glykogen. Nur der Herzmuskel macht hier eine Ausnahme. Gleichzeitig mit der Störung in der Ausnutzung der Kohlehydrate beobachten wir beim pankreaslosen Tier eine Störung des Eiweiß- und Fettstoffwechsels. Die N-Ausscheidung steigt steil an, die Eiweißkörper werden zur Hauptquelle des intermediär entstehenden Zuckers. Insulin hemmt also die Bildung von Zucker aus Eiweiß. Die Fette werden unvollständig verbrannt und es kommt zum Auftreten der Ketonkörper in Blut und Harn, welche die Acidose zur Folge haben. Auch hier nimmt man neuerdings an, daß die Acetonkörper auf dem Wege der Glykoneogenie, d. h. der Neubildung von Glykogen aus Fetten entstehen. Dieser Vorgang wird durch Insulin gehemmt.

Wird das Insulin einem gesunden Tier injiziert, so sinkt der Blutzucker ab, und es kann sich bei hinreichender Dosis ein Zustand schwerer Bewußtlosigkeit, der schließlich in den Tod übergeht, entwickeln. Wir bezeichnen den Zustand als hypoglykämischen Shock.

Beim Menschen führt er zu Schweißausbruch, zu Verwirrungszuständen und zu zentralnervösen Störungen der verschiedensten Art. Die Ursache liegt nicht nur in dem verminderten Zuckergehalt des Blutes, sondern wahrscheinlich auch in der gegenregulatorischen Ausscheidung von Adrenalin.

Die Glykogenbildung in der Leber und Muskulatur und der Abbau des Glykogens zu Zucker unterliegen einem sehr komplizierten, hormonal und nervös gesteuerten Regulationsmechanismus, in dem das Insulin eine wichtige, aber nicht die ausschließliche Rolle spielt. Glykogenauf- und -abbau vollziehen sich in der Leber rein fermentativ, die beschriebenen Hormone greifen in diesen Mechanismus nur im Sinne der Förderung und der Beschleunigung ein. Das Insulin hat die Aufgabe der Förderung der Glykogenbildung, der Hemmung des Glykogenabbaues und der Hemmung der Glykogeneogenie, die sofort einsetzt, sobald aus der Nahrung nicht die hinreichenden Kohlehydratmengen zur Verfügung stehen. Das Adrenalin greift in vielfacher Hinsicht in antagonistischem Sinne ein, doch ist es etwas fraglich, ob es nicht nur ausgeschüttet wird, wenn ein bedrohlicher Mangel an Zucker vorhanden ist (sog. Notstandsfunktion s. S. 272). Der Hypophysenvorderlappen wirkt in Zusammenarbeit mit der Nebennierenrinde im Sinne der Förderung der Glykogeneogenie für den Fall, daß nicht genügend Glykogen zur Verfügung steht. Die Ausschüttung und Bildung des Insulins wird gesteuert durch den Zuckergehalt der Pankreasarterie. Die Ausschüttung erfolgt dann meist etwas überschießend, wie sich aus den Belastungskurven ergibt. Eine Zuckerbelastung läßt nämlich zunächst einen Anstieg des Blutzuckers auch beim Gesunden erkennen, der dann auslösend auf die Insulinbildung wirkt, dann wird überschießend Insulin gebildet, so daß der Blutzucker vorübergehend unter den Ausgangswert wieder absinkt, um sich dann wieder in der alten Höhe einzuspielen. Eine Entfernung des Pankreas oder die Implantation einer Drüse an einem anderen Ort ändert an der Blutzuckerregulation nichts. Trotzdem gibt es eine Reihe von Beobachtungen, die eindeutig auch für die Bedeutung zentralnervöser Einflüsse, vom Zwischenhirn ausgehend und über den Vagus laufend, sprechen.

III. Die Krankheiten des Inselorgans.

1. Diabetes mellitus.

Von den klinischen Bildern, die mit einer Funktionsstörung des Inselorgans in Zusammenhang stehen, soll der Diabetes mellitus hier nicht besprochen werden. Er findet eine Darstellung unter den Erkrankungen des Stoffwechsels. Wenn auch sicher eine endokrine Störung die letzte Ursache des Diabetes mellitus ist, so stehen doch die Stoffwechselanomalien so im Vordergrunde, daß seine Abhandlung bei den Stoffwechselerkrankungen gerechtfertigt ist. Die Ursache der Zuckerkrankheit liegt sicher in einer Minderbildung von Insulin. Es wird nicht zur rechten Zeit und nicht in der notwendigen Menge vom Pankreas abgegeben. Bei den mannigfaltigen Regulationen der Zuckerbildung kann die primäre Ursache auch in anderen Organen, so in der Hypophyse gelegen sein.

2. Die Zuckermangelkrankheit (s. a. Bd. II. S. 180).

Bei der spontanen Hypoglykämie handelt es sich um einen Symptomenkomplex, der entweder als Folge einer relativen oder absoluten Mehrproduktion von Insulin auftreten kann. Eine relative Mehrproduktion von Insulin liegt dann vor, wenn der Organismus durch Glykogenverarmung der Leber, durch Erkrankungen des Hypophysenvorderlappens oder der Nebennierenrinde insulin*empfindlicher* geworden ist als in der Norm. Eine absolute Mehrproduktion an Insulin besteht, wenn die Inselzellen infolge Adenombildung Insulin im Überfluß bilden.

Symptomatologie. Das Charakteristikum des Krankheitsbildes sind hypoglykämische Anfälle, die von völlig beschwerdefreien Intervallen unterbrochen werden. Der hypoglykämische Anfall zeigt ein außerordentlich variables und mannigfaltiges Bild, so daß es unmöglich ist, ihn wirklich erschöpfend zu schildern. Die leichteste Form besteht in einem Hunger- und Schwächegefühl, in Schweißausbruch und Schwindelanfällen. Das Bewußtsein kann mehr oder weniger stark getrübt sein, von leichten Ohnmachten beginnend bis zu tiefen komatösen Zuständen. In dem Zustand leicht herabgesetzten Bewußtseins werden häufig unüberlegte und unsinnige Handlungen vollzogen, für die später eine retrograde Amnesie besteht. Es kann zu dem Bild einer schweren Psychose kommen. Krämpfe epileptiformer Art, zentralnervöse Störungen, Fehlen der Sehnenreflexe, halbseitige Lähmungen sind möglich. Der schwerste Zustand führt im Koma zum Tode. Die Vielseitigkeit des Bildes läßt es häufig nicht recht erkennen und Fehldiagnosen sind keineswegs selten. Länger dauernder Hunger, schwere körperliche Arbeit und starke sportliche Leistungen wirken auf die Auslösung des Zustandes begünstigend. Sehr häufig hören wir auch, daß die Anfälle 2 bis 3 Stunden nach kohlehydratreichen Mahlzeiten, also zur Zeit der hypoglykämischen Nachphase auftreten. Nächtliche Anfälle während des Schlafes oder auch in den frühen Morgenstunden sind nicht selten. In der Regel tritt nach kurzer Zeit wieder eine spontane Erholung ein. Der Blutdruck ist im Anfall erhöht, der Puls beschleunigt, das Gesicht gerötet. Der Blutzucker sinkt bis zu Werten von 20 mg-%. Außerhalb der Anfälle kann er völlig normal sein. Bei Belastungen läßt sich der Zustand mitunter durch einen ziemlich steilen Anstieg des Blutzuckers erkennen, dem dann ein sehr rascher und tiefer Abfall unter den Ausgangswert folgt. Der übrige Befund ist bei den Patienten normal, abgesehen davon, daß sie häufig fettsüchtig sind.

Pathologisch-anatomisch liegen der Krankheit Adenome oder auch Hypertrophien der Inselzellen zugrunde. Sehr selten sind auch reife Carcinome der LANGERHANSschen Inseln beobachtet worden. Auch bei der ADDISONschen Krankheit und bei der Hypophysenvorderlappeninsuffizienz besteht eine gewisse Neigung zu hypoglykämischen Anfällen.

Verlauf und Prognose. Bei der Zuckermangelkrankheit ist der Verlauf immer progredient. Die Schwere und die Zahl der Anfälle nehmen zu und schließlich führt die Krankheit zum Tode. Spontane Heilungen sind bis jetzt nicht beobachtet worden.

Diagnose und Differentialdiagnose. Die Diagnose der Erkrankung ist schwierig. Infolge Unkenntnis des Krankheitsbildes und der großen Mannigfaltigkeit im Anfall wird sie sehr häufig verkannt. Charakteristisch ist das anfallsweise Auftreten unter Bevorzugung bestimmter Tageszeiten, die retrograde Amnesie für die während des Anfalles begangenen Handlungen und die langsame Progredienz des Leidens. Die Diagnose wird durch Bestimmung des Blutzuckers im Anfall oder auch nach Belastung gesichert. Steht die Diagnose fest, so muß weiter festgestellt werden, ob ein Inseladenom oder Störungen anderer endokriner Drüsen als Ursachen vorliegen.

Therapie. Als Therapie der Anfalls kommt nur die Injektion von Traubenzucker in Frage. Meist merken die Kranken, wann der Anfall zu erwarten ist und können durch Einnehmen von Zucker oder Schokolade der Entwicklung vorbeugen. Auch die Angehörigen müssen über die Art der Anfälle informiert werden, um richtig vorbeugen zu können. Es empfiehlt sich auch, dem Patienten zu raten, sich einen Zettel einzustecken mit den notwendigen Angaben über die Art seines Leidens, damit der Arzt, falls der Kranke auf der Straße einen Anfall erleidet und in ein Ambulatorium gebracht wird, sofort orientiert ist. Als Diät muß die Menge der Kohlehydratzufuhr etwas reduziert werden, um hypoglykämische Nachschwankungen zu vermeiden und über den Tag gleichmäßig verteilt werden. Die Therapie der Wahl ist die Operation. Durch den operativen Eingriff sind bereits eine große Zahl von Fällen geheilt worden. Wenn bei der Operation das Adenom selbst nicht gefunden wird, wurde bereits erfolgreich nur der Pankreasschwanz exstirpiert.

G. Die Nebennieren.

I. Anatomische Vorbemerkung.

Die Nebennieren bestehen aus zwei entwicklungsgeschichtlich und anatomisch verschiedenen Teilen, die wir als Mark- und Rindenteile bezeichnen. Nur bei den Knorpelfischen finden sich beide Anteile noch völlig getrennt. Bei allen höheren Wirbeltieren besteht eine enge Verflechtung zwischen beiden Teilen in der Art, wie wir sie beim Menschen finden. Infolge ihres Lipoidgehaltes ist die Rinde gelblich, das Mark mehr weißlich gefärbt. Die Nebennieren liegen in Höhe des 11. und 12. Brustwirbels im Nierenfett, den Nieren aufliegend. Nach der Geburt unterliegen sie einer Involution und einem Umbau, der sich bis zur Pubertät hinzieht. Das Geburtsgewicht beträgt etwa 7 g. Dieses sinkt im Laufe des 1. Lebensjahres auf 3 g ab. Beim Erwachsenen gelten 11—12 g als Durchschnittsgewicht. Die Blutversorgung des Rinden- und Markteiles erfolgt getrennt durch zwei Arterien, die direkt aus der Aorta, zuweilen aus der Nierenarterie entspringen. In dem Organ teilen sich die Gefäße zu einem feinen Netzwerk auf und sammeln sich dann wieder in der Vena centralis. Das Blut gelangt von der Vena centralis auf der rechten Seite in die Vena cava, links in die Vena renalis. Durch Anastomosen zu den Milz-, Pankreas- und Leberkapselvenen besteht für einen kleineren Teil des Blutes eine Verbindung zur Pfortader. Die Nebennieren sind das am besten mit Blut versorgte Organ des menschlichen Körpers. Die nervöse Versorgung erfolgt durch den Sympathicus. Ob auch Vagusfasern das Organ erreichen, ist fraglich. Die nervösen Fasern sind im Organ marklos und zeigen im Mark eine starke Aufsplitterung, es finden sich auch einzelne Ganglienzellen.

An der Rinde unterscheiden wir histologisch die Zona glomerulosa, fasciculata und reticularis. Die Zona glomerulosa besteht aus einer 2—3reihigen Schicht kleiner rundlicher Zellen. Die Fasciculata, die den Hauptanteil der Rinde ausmacht, setzt sich aus Strängen großer Zellen mit einem hellwabigen Protoplasma zusammen. Die Zona reticularis ist wieder schmäler und zeigt kleine Zellen in regelloser netzförmiger Anordnung. Besonders auffallend ist der Gehalt der Rinde an fettfärbbaren Substanzen. Über die Bedeutung dieser Lipoide ist nichts Sicheres bekannt. Sie bestehen zum größten Teil aus Cholesterin und Cholesterinestern.

Die Marksubstanz besteht aus großen, unregelmäßig angeordneten Zellen mit grobem bläschenförmigem Kern. Sie zeigt einen starken Gehalt an chromfärbbaren Substanzen. Chromfärbbarkeit wie Vakuolengehalt sind einem nicht unerheblichen Wechsel unterworfen und werden als der morphologische Ausdruck für die Zellaktivität angesehen, in dem Sinne, daß geringe Färbbarkeit und starker Vakuolengehalt für eine erhöhte Tätigkeit sprechen soll.

II. Physiologische Vorbemerkung.

1. Die Nebennierenrinde.

Über die Bedeutung der Nebennieren bestand viele Jahre hindurch völlige Unklarheit. Es ist BROWN-SÉQUARD gewesen, der 1856 die erste Nebennierenexstirpation ausführte, nachdem ADDISON 1855 das auch heute noch nach ihm benannte Krankheitsbild beschrieben hatte. Die klinischen Beobachtungen wie die Befunde nach Nebennierenexstirpationen lehrten, daß die Nebennieren ein lebenswichtiges Organ sind. Die weitere Forschung führte im Jahre 1901 durch ALDRICH-TAKAMINE zu der Entdeckung des Epinephrins und sehr bald zu der Aufklärung der Konstitution dieses Körpers. Damit war das erste Hormon chemisch identifiziert. 1904 führte SCHOLZ die erste Adrenalinsynthese durch. Nach vielen vergeblichen Versuchen gelang es erst im Jahre 1931 SWINGLE und PFIFFNER, Rindenextrakte herzustellen, mit deren Hilfe es gelang, nebennierenlose Tiere am Leben zu erhalten. Im Jahre 1937 wurde dann durch REICHSTEIN die wirksame Substanz aus Nebennierenextrakten isoliert und chemisch als Corticosteron identifiziert.

Nach den Befunden von REICHENSTEIN u. a. Forschern enthält die Nebennierenrinde eine große Zahl von Sterinen, deren wirksamster Körper als Corticosteron bezeichnet wird, wie die nebenstehende Formel aufweist. Von den übrigen Sterinen der Nebennierenrinde verdient das Adrenosteron noch eine Erwähnung, da es Eigenschaften im Sinne des männlichen Sexualhormons aufweist. Die Nebennierenrinde ist ein lebenswichtiges Organ. Nebennierenlose Tiere sterben innerhalb kurzer Zeit unter dem Zeichen stärkster Muskelschwäche und Hinfälligkeit mit Erbrechen und Abgang blutig gefärbter Stühle. Der Blutdruck sinkt ab, die Atemfrequenz ist vermindert, die Körpertemperatur erniedrigt. In einem komatösen Zustande endet das Leben. Die ganzen Erscheinungen können sich sehr dramatisch innerhalb von 4—12 Stunden abspielen.

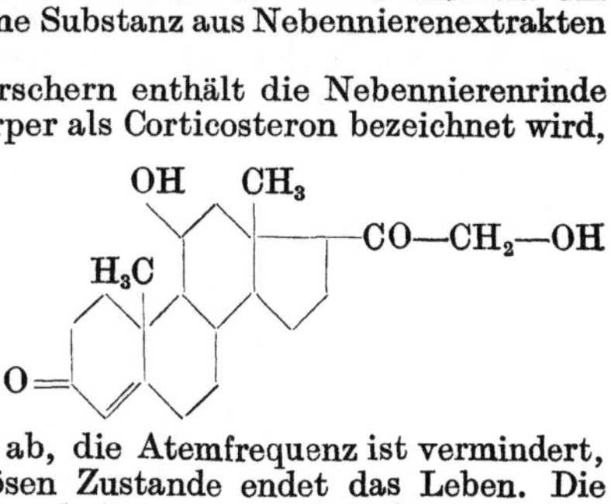

Ein wichtiges Symptom, das wir auch von der menschlichen Erkrankung her kennen, ist die allgemeine Hinfälligkeit und Muskelschwäche. Auch der isolierte Muskel nebennierenloser Tiere zeigt eine erhöhte Ermüdbarkeit. Ein weiteres wichtiges Symptom ist der erniedrigte Blutdruck, der nicht, wie anfangs vermutet wurde, mit einer verminderten Adrenalinproduktion in Zusammenhang steht. Das Adrenalin ist auf den ganzen Zustand bemerkenswerterweise ohne Einfluß. Des weiteren finden wir eine Reihe schwerer Stoffwechselstörungen. Der Gehalt des Blutes an Kalium und Magnesium steigt an, derjenige an Natrium und Chlor sinkt stark ab. Es entwickelt sich eine Acidose. Der Rest-N steigt an. Es findet eine starke Wasserverarmung und Bluteindickung statt. Der Blutzucker ist normal, es besteht eine erhöhte Neigung zu hypoglykämischen Zuständen. Die Ansprechbarkeit auf Insulin ist erhöht. Der Glykogengehalt des Muskels bleibt zunächst normal, ist aber nach Arbeitsleistung deutlich vermindert und wird nur verzögert ersetzt.

Wird die Nebennierenexstirpation bei jungen Tieren unter Belassung eines kleines Restes ausgeführt, so entwickelt sich eine Wachstumsstörung, die in ihrer Form durchaus der Wachstumsstörung nach Hypophysenentfernung gleicht. Die gesamten, eben geschilderten schweren Störungen nach Nebennierenentfernung lassen sich durch die Injektion von Rindenextrakten oder von chemisch reinem Corticosteron völlig beheben. Es ist noch nicht ganz geklärt, ob die Wirkung der Nebennierenrinde tatsächlich nur mit dem Corticosteron in Zusammenhang steht oder ob andere Sterine, die reichlich in der Nebennierenrinde vorhanden sind, auch noch gewisse Funktionen haben. VERZÁR hat versucht, die mannigfaltigen Störungen nach Nebennierenentfernung unter einem gemeinsamen Gesichtspunkt zu betrachten und die Anschauung entwickelt, daß die wesentlichste Funktion des Corticosterons die Ermöglichung der Phosphorylierung ist. Diese spielt bei der Resorption des Zuckers und der Fette aus dem Darm in das Blut und umgekehrt wieder bei der Resorption vom Blut in das Gewebe eine sehr wesentliche Rolle. Auf diese Weise lassen sich die Störungen des Kohlehydratstoffwechsels und die Adynamie gut erklären. Die schweren Störungen im Mineralhaushalt betrachtet VERZÁR als eine Folge der Störungen des Muskelstoffwechsels.

2. Das Nebennierenmark.

Das im Nebennierenmark gebildete Adrenalin hat die untenstehende chemische Struktur. Es läßt sich chemisch durch Farbreaktionen Grünfärbung mit Eisenchlorid, Braunfärbung mit Kaliumbichromat nachweisen. Der Gehalt der Nebennieren an Adrenalin ist etwa 8 mg. Adrenalin ist sehr leicht oxydierbar und wird auch im Blut rasch zerstört. Es entfaltet beim Versuchstier und auch beim Menschen intravenös verabfolgt in erster Linie eine sehr kräftige, rasch einsetzende, aber ebenso rasch wieder abklingende Blutdrucksteigerung. Durch einen Angriffspunkt in der Leber hat es einen Abbau des Glykogens und einen Anstieg des Blutzuckers zur Folge. In etwas erhöhter Dosis gegeben führt es zu Schweißausbruch und zu Kollapszuständen.

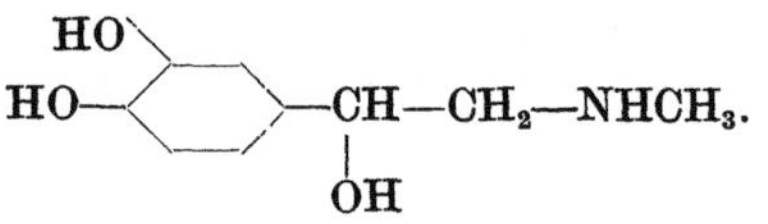

So intensiv die Wirkung des Adrenalins als Pharmakon ist, so wenig wissen wir einstweilen noch über seine physiologischen Aufgaben. Es ist sehr unwahrscheinlich, daß es etwas mit der Aufrechterhaltung des normalen Blutdruckes zu tun hat, da nach Nebennierenentfernung der Blutdruck durch Behandlung mit Corticosteron und nicht mit Adrenalin wieder normalisiert wird. Die im Blut vorhandenen Mengen sind in der Norm zu gering, als daß ihnen ein Einfluß auf den Kohlehydratstoffwechsel und auf den Blutdruck zugeschrieben werden könnte. Der Amerikaner CANNON hat die Anschauung entwickelt, daß Adrenalin im Falle eines besonderen Notstandes erhöht ausgeschüttet wird. Das ist in der Tat sehr wahrscheinlich. Im Tierversuch erwies sich der Gehalt des Nebennierenvenenblutes in solchen Fällen stärkster emotioneller Erregung als erhöht. Schweißausbruch, Anstieg des Blutzuckers, Tachykardie und beim Tier das Sträuben der Haare des Felles sind wohl alles Reaktionen, die auf eine erhöhte Adrenalinausschüttung zurückgeführt werden können. Es ist weiter wahrscheinlich, daß kleinen, im Blut vorhandenen Adrenalinmengen eine Aufgabe in der Steuerung der Durchblutung zukommt. Der arbeitende Muskel wird besser mit Blut versorgt als der ruhende. REIN hat gefunden, daß die kleinen im Blut vorhandenen Adrenalinmengen im ruhenden Muskel die Capillaren zur Kontraktion bringen, während die Gefäße des arbeitenden Muskels gegenüber Adrenalin weniger empfindlich sind.

Die Ausschüttung des Adrenalins wird von Zentren des Zwischenhirns gesteuert. Der berühmte Zuckerstich, d. h. die Tatsache, daß durch eine Stichverletzung im Zwischenhirn eine Glykosurie zustande kommt, beruht auf einer Adrenalinausschüttung, die vom Zwischenhirn auf dem Nervenwege zum Nebennierenmark übertragen wird.

III. Die Krankheiten der Nebennieren.

1. Die ADDISONsche Krankheit.

Im Jahre 1855 beschrieb ADDISON das nach ihm auch heute noch benannte Krankheitsbild und erkannte bereits den Zusammenhang des eigenartigen Symptomenkomplexes mit der Zerstörung der Nebennierenrinde. Die Erkrankung ist nicht häufig. Sie bevorzugt das mittlere Lebensalter und findet sich häufiger bei Männern als bei Frauen. Die Kardinalsymptome sind abnorme Pigmentation, Asthenie und gastrointestinale Störungen.

Die verstärkten Pigmentationen sind für die Erkrankung sehr charakteristisch und haben ihr im deutschen Sprachgebrauch den Namen der Bronzekrankheit eingetragen (Abb. 23). Die Pigmentation entwickelt sich langsam und beginnt mit einer Verstärkung der Pigmentierung der Haut an den Stellen, an denen die Haut besonders dem Licht ausgesetzt ist. Eine abnorme starke Reaktion als Folge der Sonnenbestrahlung ist auch auf dem Höhepunkt der Erkrankung immer noch ausgesprochen vorhanden. Weitere Prädilektionsstellen sind die Stellen normaler Pigmentation am Körper und an den Stellen, an denen die Kleidung drückt. So findet man fast immer eine verstärkte Pigmentation als Schnürfurche um den Leib. Verschont von der Bräunung werden nur die Innenflächen der Hände und Füße, die Hautfalten und das Weiß unter dem Nagel. In vorgeschrittenen Stadien werden Pigmentierungen der Schleimhaut

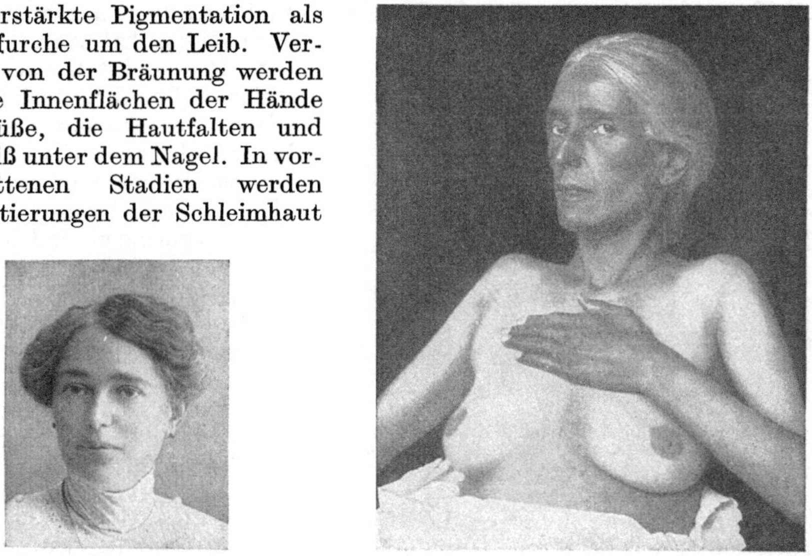

a b

Abb. 23. ADDISONsche Krankheit. 44jährige Frau. a Vor der Erkrankung, b ausgeprägtes Bild. (Nach J. BAUER.)

an der Lippe (s. Abb. 24), der Wange, den Zungenrändern, Anal- und Vaginalschleimhaut selten vermißt. Diese Schleimhautpigmentationen sind besonders wichtig, da sie nur beim *Addison* zur Beobachtung kommen. Übermäßig starke Hautpigmentationen finden wir gelegentlich auch bei anderen Erkrankungen, wie beim Bronzediabetes und bei chronischen Magen- und Darmerkrankungen. Es gibt auch Fälle von ADDISONscher Krankheit, die ohne alle Pigmentationen verlaufen.

Ein weiteres führendes Symptom ist die allgemeine Hinfälligkeit, Schwäche und Leistungsunfähigkeit, die sehr bald so hohe Grade erreicht, daß sie zur Bettlägerigkeit führt. Die Kranken meiden schließlich jede Bewegung, sie sind nicht mehr in der Lage, sich im Bett aufzurichten und haben selbst das Gefühl äußerster Hinfälligkeit. Der Puls ist schlecht gefüllt und leicht unterdrückbar. Der Blutdruck ist immer erniedrigt. Er kann normal sein, wenn vor der Erkrankung ein Hypertonus bestanden hat. Für die Beurteilung der Blutdruckhöhe ist das Verhalten vor Einsetzen der Erkrankung von Wichtigkeit. Wird der Blutdruck laufend kontrolliert, so findet man, daß er mit der Progredienz der Krankheit absinkt. Die periphere Durchblutung ist vermindert. Cyanotische und kühle Extremitäten sind die Folge.

Gastrointestinale Symptome sind in fast allen Fällen vorhanden. Es besteht Appetitmangel, Übelkeit, Neigung zu Erbrechen. Im Magensaft finden wir eine Achylie. Obstipationen wechseln mit häufigen krisenartigen und unter Schmerzen auftretenden Durchfällen. Die abdominellen Symptome können so im Vordergrund stehen, daß Verwechslungen mit akuten Erkrankungen des Bauches leicht möglich sind.

Das Blutbild ist normal, gelegentlich sind die Leukocytenwerte erhöht. Eine relative Lymphocytose ist sehr häufig. In der später noch zu besprechenden *Addison*-Krise kommt es infolge Bluteindickung zur scheinbaren Polyglobulie. Der Grundumsatz ist normal bis erniedrigt. Die Körpertemperatur sinkt auf subnormale Werte ab. Nur bei noch aktiven tuberkulösen Prozessen sehen wir auch Fieber.

Auf der Höhe der Erkrankung ist die Veränderung des Mineralgehaltes des Blutes besonders charakteristisch. Der Chlor- und Natriumgehalt ist erniedrigt, der Kaliumgehalt vermehrt. Auch der Reststickstoff des Blutes steigt an. Der Cholesteringehalt ist erhöht, der Blutzucker ist normal bis erniedrigt. Die Ansprechbarkeit auf Adrenalin ist vermindert, diejenige auf Insulin vermehrt. Die Harnmengen sind klein, die Zusammensetzung des Harnes unverändert. Die Verhältnisse werden durch die Tabelle 2 gekennzeichnet.

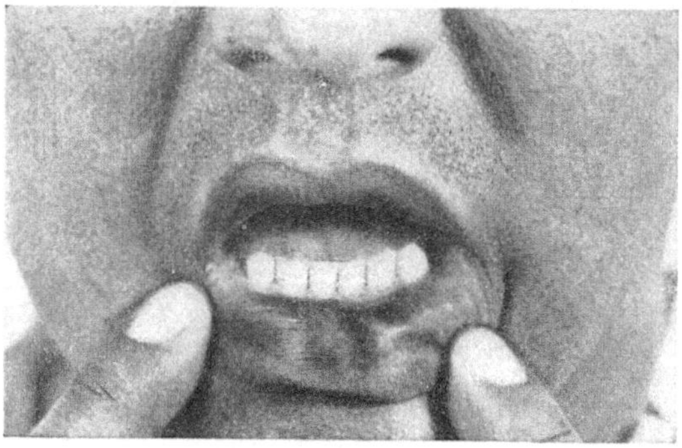

Abb. 24. Schleimhautpigmentation bei Morbus Addison. Auch an der Zunge ist ein Pigmentfleck sichtbar. (Nach JAGIC.)

Die Kranken leiden unter ihrem Zustande subjektiv sehr. Es ist nicht nur das Gefühl der Hinfälligkeit und Vernichtung, sondern auch das Auftreten von mitunter erheblichen Schmerzen, die vorwiegend in der Lumbalgegend empfunden werden und die zur Schulter oder zum Abdomen hin ausstrahlen. Die allgemeine Hinfälligkeit und Antriebsschwäche erstreckt sich auch auf das psychische Verhalten. Depressive Stimmungen sind daher nicht selten.

Eine verminderte Tätigkeit der Keimdrüsen ist die Regel. Bei Frauen wird die Menstruation unregelmäßig und bleibt schließlich aus. Bei Gravidität kommt es nicht selten zum Abort, nur sehr selten wird eine Schwangerschaft normal ausgetragen. Als *Addison*-Krise bezeichnen wir einen Zustand meist plötzlich einsetzender akuter Verschlechterung. Oft sind es nur sehr geringfügige Anlässe, wie körperliche Anstrengung, leichte Infekte und Diätfehler, die einen derartigen Zustand auslösen. Die Kranken sind äußerst hinfällig. Der Blutdruck ist stark erniedrigt, die periphere Durchblutung gestört. Veränderungen im Ekg im Sinne eines Myokardschadens werden beobachtet. Die Körpertemperatur ist erniedrigt. Eine Nahrungsaufnahme ist nicht mehr möglich. Eine Analyse des Blutes zeigt eindeutig die Veränderungen, wie sie die Tabelle 2 aufführt. Der Ausgang ist immer tödlich, wenn nicht sofort eine energische Therapie einsetzt.

Pathologische Anatomie und Ätiologie. Die häufigste Ursache der *Addison*-Krankheit ist eine Tuberkulose der Nebennierenrinde. In der Regel sind Rinde und Mark gleich erkrankt. Im übrigen Körper finden sich noch andere Lokalisationen der Tuberkulose, doch können die Nebennieren den einzigen aktiven Prozeß enthalten. Außer der Tuberkulose kommen noch Hypoplasien, Syphilis, Amyloidose und Carcinom als Ursache in Frage.

Die Atrophie oder Sklerose der Nebenniere beansprucht ein erhöhtes Interesse, da sie in den letzten Jahren als Ursache der ADDISONschen Krankheit deutlich zugenommen hat. Als Ursache für die Atrophie hat man an toxische Einflüsse gedacht, doch sind wenig Anhaltspunkte vorhanden. Es ist heute wahrscheinlicher, daß der Schwund der basophilen

Zellen des Hypophysenvorderlappens, der ziemlich regelmäßig bei dieser Form der ADDISONschen Erkrankung beobachtet wurde, die Ursache darstellt. Es wäre also der Fortfall des corticotropen Hormons, der zur Atrophie der Nebenniere führt und diese Form der ADDISONschen Erkrankung würde damit das Gegenstück zum Morbus Cushing darstellen. Der Symptomenkomplex der Nebenniereninsuffizienz entwickelt sich beim Menschen erst dann, wenn annähernd 90% der Rinde zugrunde gegangen ist. In der Regel ist das Nebennierenmark mit zerstört, doch gibt es einige Fälle, bei denen das Mark völlig intakt bleibt, aus denen geschlossen werden kann, daß die Zerstörung des Markes auf die Entwicklung des Krankheitsbildes keinen Einfluß hat.

Tabelle 2. Blutchemische Veränderungen, die bei ADDISON-Kranken beobachtet wurden[1]. (Nach RYNEARSON, SNELL und HAUSNER.)

	Normalwert (Grenzbereich)	Während des chronischen Stadiums	In akuter Nebenniereninsuffizienz (ADDISONsche Krise)
Serum Na . . . . mg für je 100 ccm	308—334		238—302
Serum K. . . . . mg für je 100 ccm	15,9—26,3[2]		15,2—32,9
Serumchloride . . . . als NaCl mg für je 100 ccm	544—627	Werte an der unteren Grenze der Norm	472—627
Alkalireserve . . . . ccm in je 100 ccm Plasma	50,0—72,0		31,0—61,7
Blutzucker mg-%	70—115		40—86
Urea mg-%	12—45		12—110

[1] Der in der Tabelle angeführte Grenzbereich zeigt, daß in einigen Fällen akuter Nebenniereninsuffizienz nur geringe blutchemische Veränderungen auftreten, wenngleich in der Regel — entsprechend der Schwere des Krankheitsbildes —charakteristische Verschiebungen vorhanden sind.

[2] Normalwerte höher als 21 mg werden selten gefunden.

Da durch Zufuhr des Nebennierenrindenhormons die Erkrankung geheilt werden kann, dürften wir mit Sicherheit schließen, daß die Ursache der Ausfall der Nebennierenrindenfunktion ist. Es gibt nur ein Symptom, das sich im Tierversuch nicht reproduzieren läßt, das ist die starke Pigmentation. Man versuchte, diese mit dem Adrenalin in Zusammenhang zu bringen, da die für das Adrenalin in Frage kommende Muttersubstanz (Dopa) auch die Ausgangssubstanz des Melanins ist. Doch läßt sich diese Auffassung kaum aufrechterhalten, da es sich gezeigt hat, daß unter der Rindenhormontherapie, besonders in Kombination mit Vitamin C, auch eine Zurückbildung der Pigmentation stattfindet.

Verlauf. Die klassische *Addison*-Erkrankung entwickelt sich langsam und erstreckt sich im Durchschnitt über einen Zeitraum von 1—3 Jahren. Die am längsten beobachteten Fälle dauerten 10—12 Jahre. Bei tuberkulöser Ätiologie liegt die Krankheitsdauer gewöhnlich unter 1 Janr. Seit Einführung der Hormonbehandlung haben sich diese Verhältnisse grundlegend geändert. Mit Hilfe dieser Therapie ist es möglich, die Patienten sehr lange am Leben zu erhalten. Die Krankheit neigt zu einem Verlauf in einzelnen Schüben. Nach jedem Schub liegt allerdings meistens das in der Remission erreichte Niveau tiefer als vorher. Das Finalstadium in der *Addison*-Krise entwickelt sich sehr plötzlich. Von den im vorhergehenden aufgezählten Symptomen können einzelne derart im Vordergrunde stehen, daß sie das ganze Krankheitsbild beherrschen und diagnostische Schwierigkeiten machen.

Krankheitsformen. Es gibt Fälle, in denen eine latente Nebenniereninsuffizienz, ohne wesentliche Symptome auszulösen, besteht, die bei geringgradigen äußeren

Anlässen, bei chirurgischen Eingriffen ganz akut manifest werden und dann innerhalb weniger Stunden bis Tage zum Tode führt. In derartigen Fällen wird das Bild einer akuten abdominalen Erkrankung mit schwerster Kreislaufinsuffizienz, erniedrigtem Blutdruck, Cyanose, kühlen Extremitäten und schlecht gefülltem Puls beobachtet. Auch meningitische Formen mit Erbrechen, Kopf- und Leibschmerzen, aber meistens ohne Nackensteifigkeit und mit erhaltenem Bewußtsein wurden beschrieben. Eine große Zahl der Todesfälle nach geringfügigen chirurgischen Eingriffen beruht auf einer derartigen Nebenniereninsuffizienz. Die große Schwierigkeit liegt darin, derartige Zustände bereits vor dem operativen Eingriff zu erkennen und auszusondern. Als weitere Form ist noch der *Addisonismus* zu erwähnen, der nicht selten familiär auftritt. Das Vorhandensein von 2—3 für die ausgeprägte Erkrankung charakteristischen Symptomen wird zur Diagnose derartiger Zustände gefordert.

Diagnose. Von den Kardinalsymptomen der Erkrankung ist keines an sich so charakteristisch, daß es die Diagnose ohne weiteres gestattet. Dieses gilt höchstens von den Schleimhautpigmentationen. Auch die Hinfälligkeit und starke Ermüdbarkeit in Zusammenhang mit gastroitestinalen Störungen sind zur differentialdiagnostischen Abgrenzung gegenüber kachektischen Zuständen bei Tumoren schwer verwertbar. In zweifelhaften Fällen empfiehlt sich eine Röntgenaufnahme. Von Funktionsproben kommt das Verhalten gegenüber Adrenalin in Frage und die Durchführung einer Belastung mit einer salzarmen Kost und hohen Kaliumgaben, ein Vorgehen, das jedoch nicht ohne Gefahren ist. Man hat nach dieser Kostform schon den Ausbruch schwerer Krisen beobachtet.

Die *Prognose* der *Addison*-Krankheit richtet sich nach dem Grundleiden. Die Prognose der tuberkulösen Fälle ist schlechter als die anderer Ätiologie. Die Prognose der übrigen Fälle hat sich durch die Einführung der Hormontherapie wesentlich gebessert, doch bleibt sie immer ernst.

Therapie. Die Einführung wirksamer Nebennierenrindenextrakte durch SWINGLE und PFEIFFNER im Jahre 1931 war der erste grundlegende Schritt zu einer wirksamen Therapie der ADDISONschen Krankheit, der wir bis dahin völlig machtlos gegenüberstanden. Es stehen heute zu therapeutischen Zwecken einmal Präparate zur Verfügung aus der Nebennierenrinde, wie z. B. das Cortidyn und andererseits solche, wie Percorten, Cortenil, Cortiron, die das synthetisch hergestellte Corticosteron in öliger Lösung enthalten. Durch die Einführung einer Glykonatverbindung erzielte man ein wasserlösliches Produkt, das in akuten bedrohlichen Fällen intravenös angewandt werden kann und sofort zur Wirkung gelangt. Für die Dauerbehandlung hat sich die Implantationsmethode besonders bewährt. Es werden für diesen Zweck kleine Tabletten mit 100—500 mg Corticosteron hergestellt, die am besten durch einen kleinen Hautschnitt in den unteren Bauchabschnitten in eine subcutan gelegene Tasche mittels einer sterilen Pinzette eingeführt werden. Auch auf oralem Wege sind die Präparate nicht unwirksam, so daß es möglich ist, die Präparate auch in Tablettenform zu geben, am besten allerdings in Form der Sublingualtabletten, die von der Mundschleimhaut völlig resorbiert werden. Die Dosis richtet sich nach der Schwere des jeweiligen Falles und muß individuell erprobt werden. In der *Addison*-Krise ist die Behandlung mit wasserlöslichen Produkten, auf intravenösem Wege verabfolgt, unbedingt notwendig. Gleichzeitig werden die Präparate in öliger Lösung 5—10 mg je Tag verabfolgt, so lange, bis der Blutdruck ansteigt und subjektive Besserung einsetzt. Dann geht man in der Dosis langsam zurück und geht dann möglichst bald zur Krystallimplantation über. Diese muß je nach der Implantationsmenge etwa alle $^1/_4$—$^1/_2$ Jahr wiederholt werden.

Für die Aufrechterhaltung von Leben und Gesundheit der *Addison*-Kranken ist die Durchführung einer Kost, die reich an Natrium und Chlor und arm an

Kalium ist, besonders wichtig. Rohkost ist wegen ihres Kaliumreichtums völlig kontraindiziert. Die Speisen sind also reichlich zu salzen, eventuell gibt man etwas Kochsalz (10—15 g Kochsalz) noch hinzu. Da Tee und Kaffee besonders kaliumreich sind, werden diese ganz untersagt bzw. auf eine Tasse je Tag beschränkt. Von den Brotsorten ist Weißbrot erlaubt, Schwarzbrot verboten. Kalium ist im übrigen in erster Linie im Gemüse enthalten, weswegen es notwendig ist, das Gemüse mit 8facher Menge Salzwasser anzusetzen und nach dem Kochen das Wasser abzugießen. Die Durchführung dieser Kost ist besonders wichtig, sie wirkt sparend in bezug auf die Hormonbehandlung, und in leichten Fällen ist es möglich, Gesundheit und Arbeitsfähigkeit nur mit dieser Kost aufrechtzuerhalten. In der *Addison*-Krise, in der die Nahrungsaufnahme gewöhnlich völlig sistiert, müssen wir außer der oben beschriebenen Hormonbehandlung auch große Mengen Natriumchlorid intravenös verabfolgen. Es ist möglich gewesen, im Tierversuch nebennierenlose Tiere nur durch Kochsalzgaben über längere Zeit am Leben zu erhalten. Außerdem empfiehlt sich die Durchführung von Infusionen eventuell mit Hormonzusatz und Glucose.

Man kann die Hormone überdosieren. Das hat einen gesteigerten Blutdruck und die Entwicklung von Ödemen zur Folge.

Die Lebensaussichten des Kranken hängen heute weitgehend von seiner Lebensführung und der Durchführung der eben geschilderten Maßnahmen ab. Ähnlich wie beim Diabetiker ist eine aktive Mitarbeit des Patienten notwendig und eine ständige Überwachung durch den behandelnden Arzt, dem hier eine besondere Aufgabe erwächst.

2. Das genito-adrenale Syndrom (Interrenalismus).

Das genitoadrenale Syndrom ist nicht sehr häufig und tritt fast ausschließlich bei Frauen auf. Es ist nicht selten familiär gehäuft. Die Kardinalsymptome der Erkrankung sind Hirsutismus und bei Frauen Umschlag des Körperbaues und der primären wie sekundären Geschlechtsmerkmale zum männlichen Typ (s. Abb. 25). Der Hirsutismus entwickelt sich wie der ganze Symptomenkomplex langsam. Zunächst tritt eine Behaarung am Kinn auf, die die Frauen dazu zwingt, sich zu rasieren. Gleichzeitig nimmt die Körperbehaarung langsam zu, und zwar nicht nur an den Stellen normaler Behaarung, sondern auch an Brust, Nabelgegend, Brustwarzen und Extremitäten. Entwickelt sich das Krankheitsbild vor der Pubertät, so kann ein völlig männlicher Körperbau resultieren mit breiter kräftiger Brust, schmalem Becken, breitem Schultergürtel, mit Ausbildung des Kehlkopfes nach männlichem Typ und Stimmwechsel. Bei einer Entwicklung nach der Pubertät finden wir einen angedeuteten männlichen Körperbau mit guter Entwicklung der Muskulatur, Rückbildung der Mammae, mit trockener Haut, die zu Acne und Ekzem neigt. Die weiblichen Genitalien zeigen eine mangelnde Entwicklung. Die äußeren Labien sind klein, die Klitoris wächst in starkem Maße, es kann zur Bildung eines Praeputiums kommen. Uterus und Cervix sowie Vagina bleiben infantil. Bei Operationen wurden in den Ovarien cystische Degenerationen gefunden. Eine Menstruation tritt nicht auf oder sie wird sehr spärlich. Wir bezeichnen den Zustand als Pseudohermaphroditismus femininus.

Die Patienten fühlen sich krank und klagen über mancherlei Beschwerden wie Kopfschmerzen und allgemeines Schwächegefühl. Sie leiden psychisch sehr unter der abnormen Entwicklung. Es kann zu einem Umschlag der Sexualität und des Sexualempfindens kommen. Je nachdem, zu welchem Zeitpunkt sich die Erkrankung entwickelt, können wir verschiedene Formen unterscheiden. In der Vorpubertät ist ein weitgehender Umschlag des Körperbaues wie des Seelischen zum männlichen Typ die Regel. Am häufigsten finden wir eine Entwicklung zur Zeit der Pubertät. Der Umschlag zum männlichen Geschlecht ist dann, wie oben beschrieben, in den einzelnen Fällen verschieden ausgeprägt. Das Krankheitsbild gleicht sehr der CUSHINGschen Krankheit, insbesondere dann, wenn Störungen anderer endokriner Drüsen hinzutreten. Gelegentlich wurden Kombinationen mit Diabetes beschrieben. Die Übereinstimmung mit der CUSHINGschen Krankheit kann so weitgehend sein, daß die Differentialdiagnose nur durch eine Probelaparotomie zu entscheiden ist. Im allgemeinen zeichnen sich die Fälle, denen eine Erkrankung der Nebenniere zugrunde liegt, durch stärkere Betonung

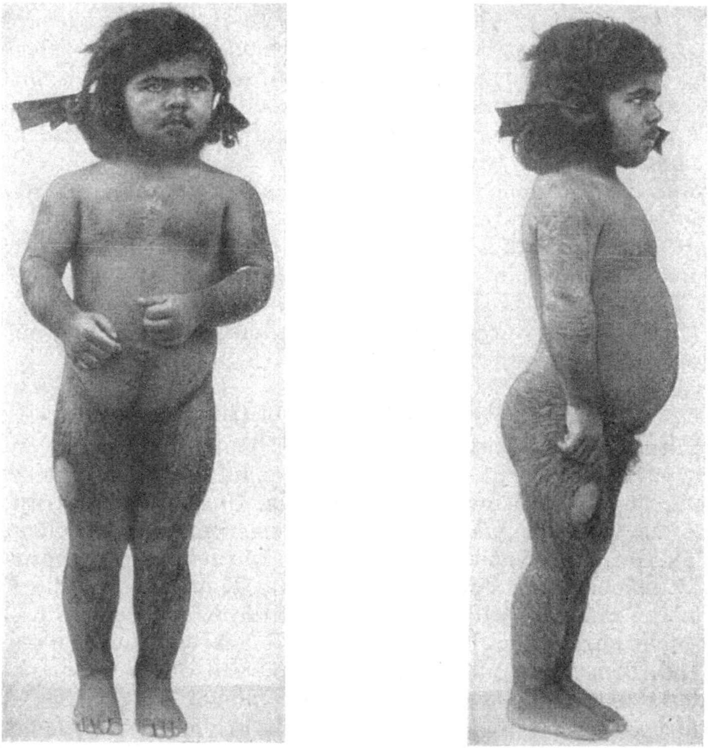

Abb. 25. Interrenalismus bei 5jährigem Mädchen. Hypertrichose, Geschlechtsumschlag, Pubertas praecox.

des genitoadrenalen Syndroms aus. Schließlich kennen wir noch eine dritte Form, die sich im Klimakterium entwickelt. Wir müssen dabei nur davon absehen, daß im Klimakterium Zeichen einer Vermännlichung geringeren Grades nicht selten sind.

Ein analoges Syndrom beim Manne mit Umschlag des männlichen Sexualcharakters zum weiblichen Typ wurde sehr selten beobachtet. Es entwickelt sich zunächst eine Schwellung der Brust. Es kommt zur Ausbildung einer Brustdrüse. Die Genitalorgane werden kleiner, das Körpergewicht nimmt zu, die Haut wird glatt und weich und der Bartwuchs spärlich. Es gibt aber auch Fälle, in denen kein Geschlechtsumschlag stattfindet, sondern es nur zu einer Pubertas praecox kommt. Bei diesen Kindern ist die Ausbildung der Muskeln besonders kräftig (kindlicher Herkules). Die Stimme wird tief und voll, der Haarwuchs intensiv. Es kommt zu einer mehr oder weniger vollständigen Reife.

Pathologische Anatomie und Ätiologie. Bei allen eben erwähnten Krankheitsbildern finden sich pathologisch-anatomische Änderungen in der Nebennierenrinde. Meistens handelt es sich um Adenome. Bei der Pubertas praecox wie bei den seltenen Fällen von Feminisierung bei Männern lagen bisher immer Carcinome zugrunde. Wir finden aber häufig Hypertrophien oder Adenome, ohne daß sich das beschriebene Krankheitsbild entwickelt hätte. Wahrscheinlich ist der Befund von VINES dazu angetan, hier eine Klärung zu bringen. VINES stellte fest, daß in den einschlägigen Fällen in den Zellen der Nebennierenrinde sich mit Ponceaufuchsin rotfärbende Granula nachweisbar sind. Der Sitz der Tumoren ist nicht immer die Nebennierenrinde selbst. Gelegentlich wurden auch versprengte Nebennierenkeime gefunden.

Bei zwei Fällen mit feminisierend wirkenden Nebennierenrindentumoren beim Manne konnte östrogene Substanz im Harn nachgewiesen werden. Damit hat das klinische Bild des eigenartigen Zustandes eine befriedigende Klärung gefunden.

Beziehungen zwischen Nebennierenrinde und Sexualdrüsen ergeben sich zunächst aus der Entwicklungsgeschichte. Beide Organe haben einen gemeinsamen, anatomisch eng benachbarten Ursprung aus mesodermalem Gewebe. Es wurde schon darauf hingewiesen, daß sich bei dem zu Rede stehenden Krankheitsbild in den Zellen ein besonderes färberisches Verhalten, die sog. „Fuchsinophile Reaktion" hat nachweisen lassen. Gleichzeitig wurde festgestellt, daß in dem Harn ein Sterin ausgeschieden wird, dessen Struktur aufgeklärt ist, das ausgesprochen männliche Eigenschaften entwickelt. Es gibt z. B. die für männliche Sexualhormone typische Reaktion im Kapaunenkamm. In dem Harn Gesunder ist diese Substanz nicht nachweisbar. Wir kommen also zu dem Schluß, daß das genitoadrenale Syndrom die Folge der Bildung einer besonderen androgenen Substanz ist und daß sich diese Substanz histologisch durch die Ponceaufuchsinreaktion nachweisen läßt.

Diagnose und Differentialdiagnose. Die Diagnose einschlägiger Fälle ist auf Grund der eindrucksvollen Symptome nicht schwierig. Die differentialdiagnostische Abgrenzung gegenüber dem Hermaphroditismus, dem Morbus Cushing und der Pubertas praecox bei Zirbeltumoren kann jedoch äußerst schwierig sein. Ein Hermaphroditismus kommt nur in Frage, wenn das Syndrom bereits seit frühester Kindheit bestanden hat. Über die Abgrenzung gegenüber dem Morbus Cushing s. S. 219. Bei den Zirbeltumoren mit Pubertas praecox ist im allgemeinen der Grad der Reifung, insbesondere auch in psychischer Hinsicht, weitgehender als bei den hier in Rede stehenden Fällen.

Die Prognose hängt von der Art der zugrunde liegenden Erkrankung ab. Bei Carcinomen ist sie sehr schlecht, da diese sehr zu Metastasen neigen. Bei den Adenomen ist das Leben als solches nicht bedroht, doch ist mit einer spontanen Besserung kaum zu rechnen.

Therapie. Als einzige Behandlung kommt die Operation in Frage. Wenn die Diagnose nicht eindeutig geklärt werden kann, ist eine Probelaparotomie gerechtfertigt. Die erfolgreich durchgeführte Operation führt innerhalb weniger Wochen zu einer völligen Restitutio ad integrum.

3. Die Paragangliome des Nebennierenmarkes.

Tumoren des Nebennierenmarkes sind verhältnismäßig selten, lösen aber ein sehr charakteristisches Krankheitsbild aus.

Symptomatologie. Kennzeichnend für die Erkrankung sind die plötzlich auftretenden Anfälle, die wie folgt beschrieben werden:

Heftiges Angst- und Engigkeitsgefühl auf der Brust mit Schmerzen hinter dem Brustbein, die an Angina pectoris erinnern. Die Kranken werden blaß, haben kühle Extremitäten und eine Marmorierung der Haut. Sie klagen über Herzklopfen, Ohrensausen, Übelkeit, leichte Benommenheit, eventuell auch heftige Leibschmerzen. Es ist ein höchst beängstigender und quälender Zustand. Der

Blutdruck steigt in den Anfällen auf sehr hohe Werte über 300 mm Hg an. Auch die Pulsfrequenz ist erhöht. Am Ende des Anfalls tritt Schweißausbruch und nicht selten Polyurie ein. Die Zuckerprobe im Harn ist oft positiv. Die Anfälle dauern von wenigen Minuten bis zu Stunden. Sie können durch geringfügige äußere Anlässe wie leichte körperliche Anstrengungen oder Druck auf die Nebennierengegend ausgelöst werden. In den anfallsfreien Zeiten bestehen viele Jahre hindurch keine Symptome. Blutdruck, Herztätigkeit und Harnbefund sind völlig normal. Schließlich entwickelt sich aber doch das Bild einer schweren Nierensklerose. Es kommt zur Dauerhypertonie. Das Herz wird hypertrophisch. Im Harn finden sich Eiweiß und Erythrocyten. Gefäßspasmen am Augenhintergrund führen zu Blutungen. Der Blutzucker bleibt bemerkenswerterweise normal. Ein Diabetes entwickelt sich nicht. Unter den Erscheinungen der Schrumpfniere erfolgt dann der Tod. Die Krankheitsdauer erstreckt sich über 5—10 Jahre. Auch eine Apoplexie kann dem Leben ein Ende setzen.

Pathologisch-anatomisch liegen diesen Fällen reife, nichtmaligne Tumoren des Nebennierenmarkes zugrunde, die als Paragangliome oder Phäeochromocytome bezeichnet werden. Sie können sich nicht nur im Nebennierenmark, sondern überhaupt von jedem chromaffinem Gewebe aus entwickeln. Die Tumoren bewirken die oben geschilderten Symptome durch eine vermehrte Adrenalinproduktion. Mehrfach gelang der Nachweis des erhöhten Adrenalingehaltes im Blut und auch in den Tumoren selbst.

Diagnose und Differentialdiagnose. Die Diagnose stützt sich auf die charakteristischen Anfälle mit Blutdruckkrisen. Zuweilen sind die Tumoren so groß, daß sie palpiert werden können bzw. eine Röntgenaufnahme eine Verdrängung einer Niere aufweist. Die Diagnose ist dann schwierig, wenn die Kranken erst im vorgeschrittenen Stadium mit dem klinischen Bild der Nephrosklerose in die Behandlung kommen. Die Prognose der unbehandelten Fälle ist schlecht. Die einzige in Frage kommende Therapie ist die Operation. Die Gefahren der Operation liegen darin, daß es nach der Entfernung des Tumors zu einem starken Abfall des Blutdruckes auf subnormale Werte und unter den Zeichen des Versagens des Kreislaufes zum Tode kommen kann.

In der Mehrzahl der mitgeteilten Fälle wurde aber die Operation erfolgreich durchgeführt und hatte nach Entfernung des Tumors eine völlige Heilung zur Folge. Die Seitendiagnose ist häufig schwierig und zwingt unter Umständen dazu, beide Nebennieren operativ freizulegen.

H. Die Keimdrüsen.

I. Anatomische Vorbemerkung.

Die Keimdrüsen sind Organe mit äußerer und innerer Sekretion. Sie bilden die für die Fortpflanzung wichtigen Zellen und die **Sexualhormone.**

1. Der Hoden.

Der Hoden des erwachsenen Mannes wiegt etwa 60—80 g und ist von weicher Konsistenz, auf dem Schnitt von bräunlicher Farbe. Er ist von der Tunica vaginalis, dem Rest des Peritonealüberzuges und der Tunica albuginea umschlossen. Die stark gewundenen Hodenkanälchen münden als Tubuli recti in das Rete testis und von diesem durch eine größere Zahl von Kanälchen in den Nebenhoden.

Der Hoden besteht aus dem generativen Apparat, den Zwischenzellen und aus Bindegeweben und Gefäßen. Der generative Apparat wird durch die Hodenkanälchen dargestellt, die durch ein mehrschichtiges Epithel, das der Samenbildung dient, aufgebaut sind. An der Basis der Kanälchen, der Membrana propria unmittelbar aufliegend, finden sich die langen zylindrischen Sertolizellen, die mit den Spermiogonien eine alternierende Reihe bilden. Letztere sind die Stammzellen der Spermien. Das extratubuläre Gewebe besteht aus Bindegewebe und den LEYDIGschen Zellen.

Die Frage, in welchen Zellen das Hormon gebildet wird, ist auch heute noch nicht geklärt. In erster Linie sind es die LEYDIGschen Zwischenzellen und die Sertolischen Zellen, die in Frage kommen.

Gegen die Bedeutung der LEYDIGschen Zwischenzellen spricht die Tatsache, daß diese bei Atrophien des samenbildenden Epithels stark hypertrophieren. Auch bei fehlendem Descencus des Hodens findet sich dieser reichlich mit Zwischenzellen durchsetzt. Aber gerade unter diesen Bedingungen stellen wir ein Versagen der inneren Sekretion des Organs fest. Auf der anderen Seite ist es auffallend, daß sich nach Hodenimplantation beim Tier das Samenepithel fast völlig zurückbildet und daß das innersekretorisch völlig funktionstüchtige Implantat dann nur aus Zwischenzellen besteht. Die Zwischenzellen treten erst mit der Pubertät sehr reichlich auf. Die Frage ist noch nicht sicher zu entscheiden.

2. Das Ovar.

Die Ovarien haben ein Gewicht von etwa 6 g. Sie sind von derber Konsistenz und grobhöckriger Oberfläche und weißlicher Farbe. In der Rinde finden sich in großer Zahl die Primordialfollikel, die aus der von Granulosazellen umgebenen Eizelle bestehen. Alle Primordialfollikel sind bereits bei der Geburt angelegt. Einzelne von ihnen reifen während des Lebens. Das Epithel wird mehrschichtig, es bildet sich eine doppelte Bindegewebsschicht um den Follikel, das Ei liegt in einer Zellanhäufung, dem Cunnulus oophorus. Während des Wachsens und Reifens kommt es zur Bildung der Follikelhöhle, die den Follikelsaft enthält. Der Follikel wächst beträchtlich und wölbt sich über die Oberfläche des Ovars vor. Schließlich platzt er, das Ei wird ausgeworfen und von den Fimbrien aufgenommen, die sich vorher wahrscheinlich unter hormonalen Einflüssen auf die Stelle des reifenden Follikels gelegt haben. Der Follikel bildet sich jetzt zum Gelbkörper um, der, wenn eine Befruchtung eintritt, zum Corpus luteum graviditatis wird. Am Ende der Menstruation bzw. der Schwangerschaft zeigen sich regressive Veränderungen im Gelbkörper, der schließlich zu einer bindegewebigen Narbe wird. Die Hormonbildung findet im Follikel selbst statt. Das Zwischengewebe des Ovars ist ebenso wie der Primordialfollikel, wie im Implantationsversuch festgestellt wurde, unwirksam. Der Follikelsaft ist hormonhaltig. Es ist noch strittig, ob die Granulosazellen oder die Tecazellen das Follikulin bilden. Da der Gelbkörper nur aus einer Zellart besteht, ist kein Zweifel daran, daß diese Zellen die Bildungsstätte des Gelbkörperhormons sind.

II. Physiologische Vorbemerkung.

1. Die Kastration und ihre Folgen.

Kastrate und ihre charakteristischen Störungen waren bereits im Mittelalter bekannt. An der Entfernung der Hoden beim Hahn und ihrer Implantation hat BERTHOLD in Göttingen im Jahre 1849 bereits die innere Sekretion erwiesen. Die Entfernung der Keimdrüsen führt beim männlichen wie weiblichen Tier zum Verlust der sekundären Geschlechtsmerkmale und je nach Tierart zu einem verschieden starken Durchbruch von Zeichen des anderen Geschlechtes. Die Versuchsergebnisse differieren, je nachdem, ob die Keimdrüsen bei einem noch nicht geschlechtsreifen oder einem schon geschlechtsreifen Tier entfernt werden. Geschieht die Entfernung vor der Geschlechtsreife, so bleibt letztere völlig aus. Die Genitalorgane zeigen kein Wachstum mehr und bleiben auf infantiler Stufe stehen und auch die sekundären Geschlechtsmerkmale kommen nicht zur Ausbildung. Auch das Wachstum wird bei Kastration vor der Pubertät beeinflußt. Es kommt zu einem verspäteten Epiphysenschluß und dadurch zu verlängertem Wachstum der langen Röhrenknochen.

Werden einem Kastraten die gegengeschlechtlichen Drüsen eingepflanzt, so ist der somatische wie der psychische Geschlechtsumschlag, der jetzt eintritt, sehr vollständig. Dieser Versuch gelingt jedoch nur beim Kastraten. Sind die eigenen Keimdrüsen noch vorhanden, so ist es auf diesem Wege kaum möglich, eine Geschlechtsumstimmung zu erzielen.

2. Die Sexualhormone.

Die chemische Forschung der letzten Jahre hat die Konstitution der Keimdrüsenhormone aufgeklärt und sogar deren Synthese ermöglicht. Es hat sich gezeigt, daß es eine ganze Reihe von Stoffen gibt, die chemisch sehr nahe miteinander verwandt sind, denen die Eigenschaften der Sexualhormone zukommen. Wir sprechen daher heute von männlichen und weiblichen Prägungsstoffen. Diese Prägungsstoffe gehören chemisch gesehen alle in die Gruppe der Sterine und leiten sich vom Cholesterin ab. Geringfügige Änderungen in den Seitenketten haben weitgehende biologische Änderungen zur Folge. Auch hier ist es noch nicht möglich, chemisch Konstitution und physiologische Wirkung miteinander in Einklang zu bringen. Wir können nur konstatieren, daß die männlichen Sexualhormone gesättigte, die weiblichen ungesättigte Verbindungen sind. Ja, es gibt sogar sog. Zwitterstoffe, zu denen z. B. Androstendion gehört, denen sowohl männliche als weibliche Eigenschaften zukommen.

a) Die männlichen Prägungsstoffe.

Zum biologischen Nachweis der männlichen Prägungsstoffe sind zwei Methoden üblich, der Hahnenkammtest und der Vesiculardrüsentest. Beim Hahnenkammtest dient die Wachstumszunahme des Kapaunenkammes nach intramuskulärer Injektion oder nach unmittelbarem Aufpinseln der zu prüfenden Lösung als Maß für die Wirkung. Bei dem Vesiculärdrüsentest dient die Größenzunahme der Vesiculärdrüse kastrierter Ratten oder Mäuse als Maßstab. Die sich von diesen Testen ableitenden biologischen Einheiten sind heute, nachdem die Sexualhormone in chemisch reiner krystallisierter Form vorliegen, von untergeordneter Bedeutung. Die Deklarationen erfolgen heute nicht mehr in Hahnenkammeinheiten, sondern gewichtsmäßig.

Wir kennen zwei männliche Prägungsstoffe, die im Organismus vorkommen, das Androsteron und das Testosteron. Das Androsteron wurde zunächst aus Männerharn isoliert.

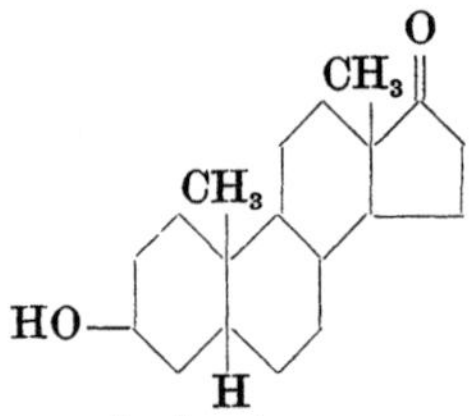

Androsteron

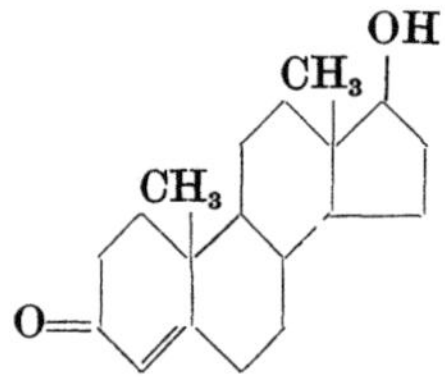

Testosteron

Ursprünglich galt es als das männliche Sexualhormon, bis man fand, daß im Hoden eine sehr viel wirksamere Substanz, das Testosteron, vorkommt. Es unterscheidet sich chemisch von dem Androsteron durch Vertauschung der Ketogruppe durch eine Hydroxylgruppe. Wir sind heute der Meinung, daß das Testosteron das eigentliche männliche Sexualhormon ist, das im Hoden gebildet wird und das im Laufe des Stoffwechsels im Organismus und seiner Ausscheidung durch die Nieren zu Androsteron bzw. Dehydroandrosteron abgebaut wird. Testosteron bewirkt eine Wachstumsförderung der männlichen Sexualorgane. Diese Förderung des Wachstums geht mit einer starken Hyperämisierung einher. Auch die Bildung eines lebensfähigen Samens und eines koagulierenden Ejaculates ist nur bei Anwesenheit dieses Hormons möglich, ebenso wie die Ausbildung der sekundären Geschlechtsmerkmale, kurz all der Eigenschaften, die den Mann bedingen.

b) Die weiblichen Prägungsstoffe.

Wir kennen zwei weibliche Prägungsstoffe, diejenigen des Follikels und des Gelbkörpers. Die Auswertung des Follikelhormons, das heute den Namen Oestron führt, geschieht an der kastrierten weiblichen Maus. Als Test dient das Auftreten der Brunst, das bei diesen Tieren durch die Entwicklung des sog. Schollenstadiums des Vaginalabstriches gekennzeichnet ist. Der Test ist außerordentlich empfindlich. Auch heute wird das Oestron nicht mehr in biologischen Einheiten, sondern gewichtsgemäß bestimmt. Wir kennen insgesamt drei im Organismus der Frau vorkommende weibliche Prägungsstoffe. Das Oestron oder das Follikelhormon wird im Ovar gebildet und ist im Follikelsaft vorhanden.

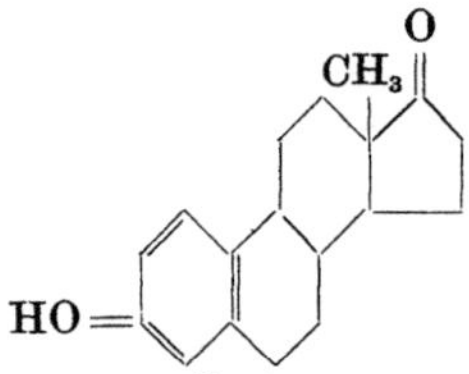

Oestron

Das Oestriol oder Theelin, das an Stelle der CO-Gruppe zwei benachbarte sekundäre Alkoholgruppen enthält, kommt im Harn vor und ist nach saurer Hydrolyse des Harns nachweisbar. Das Oestradiol, das sich von dem Oestron durch einen Mehrgehalt von zwei Wasserstoffatomen unterscheidet, ist im Schwangerenharn gefunden worden. Es hat deswegen interessiert, weil das Monobenzoat therapeutisch besonders wirksam ist. 0,1 γ Oestradiol-Monobenzoat sind die internationale Benzoateinheit.

Das Brunsthormon bewirkt beim infantilen wie kastrierten Tier das Auftreten einer Brunst mit den charakteristischen Änderungen des Scheidenabstriches und des Uterus. Auch die Brustdrüsen werden unter der Hormonwirkung aufgebaut. Es ist der eigentliche weibliche Prägungsstoff, von dessen Anwesenheit im Organismus alle die Eigenschaften abhängen, die die Frau in somatischer wie auch in seelischer Beziehung ausmachen. Das Progesteron oder Gelbkörperhormon wird an der Uterusschleimhaut des Kaninchens ausgewertet. Als Maß gilt die Umwandlung der Uterusschleimhaut in das sog. Stadium 2, d. h. die Vorbereitung zur Eieinnistung. Der Gelbkörper ist für die Aufrechterhaltung der Schwangerschaft erforderlich. Das Progesteron oder Gelbkörperhormon wird im Gelbkörper gebildet. Andere Stoffe mit der gleichen Wirkung sind noch nicht bekannt. Im Harn wird es als Prägnandiol ausgeschieden. Es hat die Funktion, den Umbau der Uterusschleimhaut zur prägraviden Phase zu bewirken und nach der Einbettung des Eies die Schwangerschaft aufrechtzuerhalten. Es hemmt die Ovulation und fördert das Wachstum der Milchdrüse.

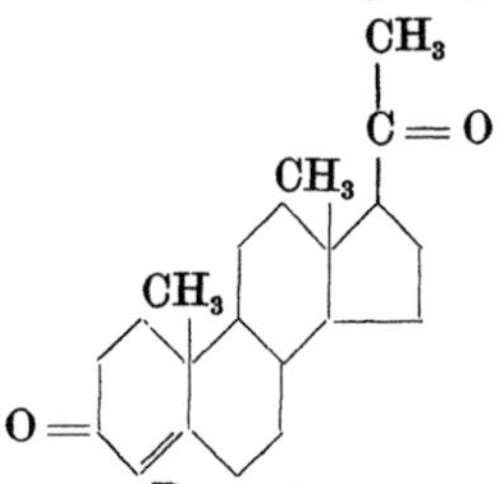

Progesteron

Es ist nun eine bemerkenswerte Tatsache, daß die männlichen Sexualhormone bei der Frau und die weiblichen Sexualhormone beim Manne gefunden werden. Wir müssen annehmen, daß auch sie in den Keimdrüsen gebildet werden. Das ergibt sich u. a. daraus, daß z. B. der Hoden des Hengstes das oestronreichste Organ ist, das wir bis jezt überhaupt kennen. Welche Bedeutung den entgegengesetzt geschlechtlichen Hormonen im Organismus zukommt, ist noch unklar. Im Tierversuch ist es nur mit außerordentlich hohen Dosen möglich, durch die Gabe der entgegengesetzten geschlechtlichen Hormone eine Geschlechtsumstimmung zu bewirken. Dieser Versuch gelingt aber verhältnismäßig leicht, wenn die Keimdrüsen des betreffenden Tieres entfernt sind, sog. „Entriegelungsversuch".

Über die Wirkungsweise der Sexualhormone ist noch relativ wenig bekannt. Wir wissen nur, daß sie eine starke Hyperämisierung auslösen, die sich nicht nur auf die Sexualorgane selbst beschränkt, sondern auch die Durchblutung des Gehirns und der Haut betreffen. Sie haben überdies auf die Sexualorgane einen spezifischen Wachstumseffekt, der ja sicher mit einer Hyperämisierung einhergeht, aber nicht einzig und allein daraus erklärt werden kann. Sehr bemerkenswert ist die Feststellung von Robinson und Dodds gewesen, daß es eine ganz andere Körperklasse gibt, die sog. Stilbene, die genau dieselben Wirkungen entfalten wie das Oestron. Es sind zahllose Versuche durchgeführt worden, die alle übereinstimmend ergeben haben, daß zwischen dem Wirkungsbild der Stilbene und dem des Oestrons keinerlei Unterschied vorhanden ist. Vom praktischen Gesichtspunkt aus war diese Feststellung sehr wichtig, da die Stilbenen billiger sind und oral gegeben ihre Wirksamkeit behalten.

3. Die Geschlechtlichkeit.

Die Geschlechtlichkeit baut sich auf zwei Faktoren auf, einmal auf die sog. Zellgeschlechtlichkeit und erst in zweiter Linie auf die Hormone. Jede Zelle enthält einen väterlichen und einen mütterlichen Chromosomensatz. Für den Sexualcharakter sind bestimmte Geschlechtschromosome maßgebend. In den Chromosomen muß ein stoffliches Agens vorhanden sein. In der männlichen Zelle haben wir zwei Männlichkeitsfaktoren M und einen Weiblichkeitsfaktor F. In der weiblichen Zelle hingegen zwei Weiblichkeitsfaktoren F und zwei männliche Faktoren M. Damit wird die männliche Zelle gekennzeichnet durch das Symbol MMF, die weibliche durch MMFF. Bei der Reifeteilung entstehen zwei Zellen mit nur $^1/_2$ Chromosomensatz, das würde also bedeuten, daß wir zwei Arten von männlichen Zellen erhalten, solche mit M und solche mit MF. Die weiblichen Geschlechtszellen würden durch MF gekennzeichnet sein. Nach der Vereinigung solcher Zellen erhalten wir dann wieder MMF oder MMFF, d. h. männliche oder weibliche Zellen. Da diese Geschlechtschromosomen und die in ihnen wirksamen Faktoren bei jeder Zellteilung weitergegeben werden, ist also jede einzelne Zelle unseres Organismus in bezug auf ihre Geschlechtlichkeit festgelegt. Es wurde nun von Goldschmidt die experimentell begründete Vorstellung entwickelt, daß diesen Faktoren gewisse Stärken oder Valenzen innewohnen. Setzen wir z. B. F = 40 und M = 30, so würde die männliche Zelle 60 MM gegen 40 F und die weibliche 60 MM gegen 80 FF haben, d. h. in dem einen Falle würde der Männlichkeitsfaktor, in dem anderen der Weiblichkeitsfaktor überwiegen. Dieses Überwiegen bezeichnet man als Epistase. Durch eine normale Epistase ist die normale Geschlechtsentwicklung garantiert. Nun gibt es viele Anhaltspunkte dafür, daß die Epistase nicht das ganze Leben hindurch anhält. Bei den Wirbellosen, die über keine Sexualhormone verfügen, werden die Vorgänge der Sexualität nur durch diese Zellgeschlechtlichkeit gesteuert. Bei den Wirbeltieren treten die Sexualhormone hinzu, die die Aufgabe haben, die Geschlechtlichkeit in dem durch die Erbmasse determinierten Sinne aufrecht zu erhalten. Wir haben keinen Anhaltspunkt dafür, daß während der Embryonalzeit bereits eine nennenswerte Produktion von Sexualhormonen einsetzt. Es ist nur wahrscheinlich, daß in der Nebenniere männliche bzw. auch weibliche Prägungsstoffe gebildet werden. Erst mit der Geburt setzt eine geringe Bildung von Sexualhormonen ein, die dann mit der Pubertät ihren Höhepunkt erreicht, um im Lauf des Lebens wieder langsam abzusinken.

Auf die Vorgänge der Sexualität haben außerdem zentralnervöse Einflüsse eine großen Wirkung. Diese kommen sowohl vom Großhirn als vor allem von den vegetativen Zentren. Der Einfluß des Großhirns äußert sich in den mannigfachen psychischen Rückwirkungen auf die Vorgänge der Sexualität. Die Abhängigkeit der Menstruation von seelischen Faktoren ist bei der Frau besonders deutlich. In dem Zwischenhirn muß es eine Zone geben, die den Ablauf der Sexualität steuert. Diese Zone steht in engster Beziehung zu der Hypophyse. Es hat sich in vielen Tierversuchen erwiesen, daß ein normaler Ablauf der Sexualvorgänge nur garantiert ist, wenn das Hypophysenzwischenhirnsystem intakt ist. Wir sind berechtigt, von einem sog. Sexualzentrum zu sprechen, das wir in das Tuber cinereum lokalisieren müssen.

4. Entwicklung und Ablauf der Geschlechtlichkeit beim Manne.

Die Pubertät beim Manne liegt in unseren Breiten um das 13.—14. Lebensjahr. Mit der Pubertät setzt die innere wie äußere Sekretion des Hodens ein und mit diesem vollzieht sich die Ausprägung der sekundären Geschlechtsmerkmale. Diese Umbildung ist ganz von der

Produktion des Testosteron abhängig. Sie bleibt beim Kastraten aus und vollzieht sich nur unvollkommen bei herabgesetzter Keimdrüsenfunktion. Mit der körperlichen Wandlung ist die psychische Umstimmung, die den Knaben zum Manne werden läßt, aufs engste verbunden. Der Mann bleibt während seines ganzen Lebens zeugungsfähig, wenn auch Libido und Potenz mit dem Alter nachlassen. Biologisch gesehen gibt es ein männliches Klimakterium nicht. Auch über eine Periodizität der männlichen Sexualität, wie häufig behauptet wurde, ist nichts bekannt.

5. Entwicklung und Ablauf der Geschlechtlichkeit bei der Frau.

Bei der Frau tritt die Pubertät meistens etwas früher ein als beim Manne, etwa mit dem 12. Lebensjahre. Der Eintritt der Pubertät selbst ist gekennzeichnet durch die vermehrte Bildung von gonadotropem Hormon von seiten des Hypophysenvorderlappens. Gleichzeitig steigt aber auch die Empfindlichkeit der Ovarien gegenüber diesem Hormon. Der Impuls selbst muß von dem Sexualzentrum im Zwischenhirn ausgehen. Die Bildung des Follikulins bewirkt dann die Umstimmung des Kindes zum Weibe in somatischer wie psychischer Beziehung. Das Progesteron hat auf diese Vorgänge keinen wesentlichen Einfluß.

Der cyclische Ablauf der Menstruation wird durch ein enges Ineinandergreifen von Keimdrüsen und Hypophyse gesteuert. Eine geordnete Keimdrüsentätigkeit ist für die Funktion der Hypophyse ebenso notwendig wie umgekehrt. Die Hypophyse bildet das Follikelhormon. Dieses gelangt in die Blutbahn und bewirkt die Reifung des Follikels. In dem Follikel wird in steigendem Maße Oestron gebildet, das den Aufbau der Uterusschleimhaut auslöst. In der Mitte des Zyklus kommt es zum Follikelsprung. Durch welche Faktoren der Follikelsprung ausgelöst wird, ist noch fraglich, auch hier hat man ein Hormon vermutet. Die in den ersten 14 Tagen des Zyklus langsam steigende Oestronmenge führt zu einer stetigen Zurückdrängung in der Bildung des follikulotropen Hormons. Gleichzeitig wird die Bildung des Luteinisierungshormons in der Hypophyse gefördert. Mit dem Follikelsprung sinkt die Oestronbildung ab und jetzt bewirkt das luteotrope Hormon des Vorderlappens die Bildung des Gelbkörpers und damit die Bildung des Progesterons, das die Umbildung der Uterusschleimhaut zur prägraviden Phase bewirkt. Das Progesteron wirkt nun wieder hemmend auf die Bildung des Luteinisierungsfaktors und auf das Follikulin. Kommt es nicht zur Befruchtung, so degeneriert der Gelbkörper und es folgt die Menstruation. Die nun erneut einsetzende Bildung des follikulotropen Hormons führt zur Reifung des nächsten Follikels.

In der Gravidität werden die Verhältnisse noch weit komplizierter. Es tritt die Placenta als neues Hormonorgan hinzu. In der Placenta wird zunächst ein dem Hypophysenvorderlappen ähnliches gonadotropes Hormon gebildet, das wir als Prolan oder auch als choriongenes Gonadotropin bezeichnen. Es ist in seinen Wirkungen mit dem Gonadotropin des Hypophysenvorderlappens nicht völlig identisch. Die luteotrope Wirkung überwiegt bei weitem. Es wird bereits in den ersten Tagen der Gravidität gebildet, und seine Anwesenheit im Harn dient zum Nachweis der Schwangerschaft. Die Bildung des Prolans ist eine Besonderheit der Primaten, die wir in der übrigen Tierreihe sonst nicht finden. Man nimmt an, daß sie in erster Linie zur Aufrechterhaltung des Corpus luteum dient, das für die Erhaltung der jungen Gravidität von so großer Bedeutung ist. Die starke Follikulinproduktion hemmt die Tätigkeit des Hypophysenvorderlappens. Zur Entwicklung und Aufrechterhaltung des Corpus luteum tritt daher als Ersatz die Prolanproduktion ein. Die starke Follikelhormonbildung ist notwendig zur Förderung des Wachstums des Uterus. Diese Wachstumswirkung ist bei der lokalen Applikation, wie sie durch die Placenta ausgeübt wird, besonders intensiv. Mit weiter fortschreitender Schwangerschaft fängt das Corpus luteum an, in seiner Funktion nachzulassen und wird jetzt auch durch die Placenta ersetzt. Außerdem haben Follikulin und Progesteron einen Einfluß auf die Brustdrüse, deren Milchgangsystem unter ihrer Wirkung aufgebaut wird. Welche Faktoren die Geburt auslösen, ist unbekannt, doch ist es wahrscheinlich, daß auch hier die Hormone eine Rolle spielen. Bei der Geburt tritt der Hypophysenhinterlappen in Funktion durch die Bildung und Ausschüttung des oxytocischen Hormons. Wenn auch der Nachweis eines erhöhten Gehaltes des Blutes an oxytocischem Hormon unter der Geburt wegen methodischer Schwierigkeiten noch nicht erbracht ist, so ist doch kein Zweifel daran, daß dieses Hormon, von dem wir in therapeutischer Hinsicht so ausgiebig Gebrauch machen, auch für den normalen Geburtsvorgang von Bedeutung ist. Es ist möglich, daß mit der vermehrten Bildung dieses Hormons auch eine vermehrte Bildung von Vasopressin verbunden ist; man hat die vermehrte Bildung dieser Hormone mit der Eklampsie in einen ursächlichen Zusammenhang gebracht. Mit der Ausstoßung der Placenta hört die Bildung des Prolans, des Oestrons und des Progesterons schlagartig auf. Das bedeutet eine ganz erhebliche hormonale Umstellung. Sie wirkt zunächst entriegelnd auf die Bildung und Ausschüttung des Prolaktins, das nunmehr an der durch Oestron und Progesteron aufgebauten Milchdrüse die Milchsekretion in Gang bringt. Prolactin seinerseits hemmt wiederum die Bildung der gonadotropen Hormone des Hypophysenvorderlappens, woraus sich die Tatsache ergibt, daß eine erneute Follikelreifung erst gegen Ende der Stillperiode einsetzt. Gleichzeitig fördert das Prolactin den ganzen Komplex der für die Aufzucht notwendigen Handlungen, die wir als Mutterinstinkt bezeichnen.

Mit dem 45. Lebensjahre beginnt die Keimdrüsentätigkeit langsam zu erlöschen. Die Ursache hierfür muß unmittelbar im Ovar gelegen sein, denn der Hypophysenvorderlappen bildet während der nun folgenden Lebensperiode sogar verstärkt gonadotropes Hormon, das durch den Fortfall des Follikulins und Progesterons enthemmt ist. Im Harn älterer Frauen sind nicht unerhebliche Mengen gonadotropen Hormons nachweisbar.

III. Die Krankheiten der Keimdrüsen.

1. Der Hypogenitalismus.

a) Die Kastration.

Eine vollständige Kastration wird beim Manne aus medizinischer Indikation, bei Tumoren und bei Tuberkulose ausgeführt und kann weiter die Folge sein von Traumen wie Schußverletzungen während des Krieges. Aus religiösen und anderen Gründen wird die Kastration schon seit Jahrhunderten ausgeführt. Sie ist bei Haustieren zur Erzielung eines weichen und wohlschmeckenden Fleisches schon von jeher üblich. In sehr seltenen Fällen kann auch eine angeborene Aplasie des Hodens vorkommen.

Vor der Pubertät bedingt die Kastration keine auffallenden Symptome. Die Pubertätsentwicklung bleibt aus. Der Genitalapparat bleibt auf infantiler Stufe stehen, die Bart-, Achsel- und Körperhaare kommen nicht zur Ausbildung, die Stimme bleibt hoch, die Haut weich und zart. Das Wachstum gelangt verspätet zum Abschluß. Die Epiphysenfugen bleiben offen und es kommt zu einem Hochwuchs, der durch seine besonderen Proportionen charakterisiert ist. Die Unterlängen überwiegen die Oberlängen stark, Kopf und Rumpf bleiben relativ klein (s. Abb. 26 auf S. 286). Die Arme werden relativ lang, die Hände sind lang und schmal. Das Becken zeigt eine Mittelform zwischen dem weiblichen und männlichen Typ. Der jugendliche Kastrierte ist meist schlank und hochwüchsig, erst im späteren Lebensalter nimmt das Fettpolster zu. Dies zeigt eine Verteilung, wie wir sie von der Dystrophia adiposogenitalis her kennen. Libido und Potenz bleiben völlig aus. Die Körperkräfte sind gering. Die geistige Entwicklung leidet nicht. In charakterlicher Hinsicht werden Kastrate als mißtrauisch und rachsüchtig geschildert, doch dürfte dieses mehr mit dem Minderwertigkeitskomplex derartiger Menschen zusammenhängen. Kastrierte sind apathisch, feige und kindisch, doch nicht eigentlich infantil, sondern nur indifferent. Die Altersinvolution vollzieht sich bei Kastraten rascher und früher als bei Gesunden. Ihre Lebenserwartung ist geringer.

Erfolgt die Ausschaltung der Keimdrüsen erst nach der Pubertät, so sprechen wir von Spätkastraten. Die Folgeerscheinungen entwickeln sich innerhalb von 4 Monaten. Die äußeren Genitalien erfahren keine Änderungen mehr. Die Sekundärbehaarung fällt mehr oder weniger vollständig aus. Die Haut wird weich und glatt und es kommt zur Ausbildung des Fettpolsters mit der charakteristischen Anordnung. Es vollzieht sich eine Charakterumwandlung, indem auch solchen Menschen Mut, Leidenschaft und Unternehmungslust verlorengehen und sich eine mürrische depressive Stimmungslage ausbildet. Libido und Potenz erlöschen langsam, ein Vorgang, der sich über viele Jahre hin erstrecken kann.

Beim weiblichen Geschlecht sind Frühkastrate nur ganz selten beobachtet worden. Spätkastration, wie sie durch operative Eingriffe und Röntgenbestrahlung nicht selten ist, führt zu dem Bilde des Klimakteriums. Es besteht nur der Unterschied, daß im normalen Klimakterium die Keimdrüsentätigkeit langsam nachläßt, während sie durch den operativen Eingriff abrupt wegfällt, so daß wir dann auch die bekannten Erscheinungen des Klimakteriums rasch und akut zu sehen bekommen.

b) Der Eunuchoidismus.

Von Eunuchoidismus sprechen wir, wenn eine angeborene mangelhafte Entwicklung und Funktion der Keimdrüsen vorliegt. Der Eunuchoidismus unterscheidet sich also von der Kastration nur in gradueller Hinsicht. Das Krankheitsbild gleicht daher in seinen charakteristischen Zügen — genitale Unter-

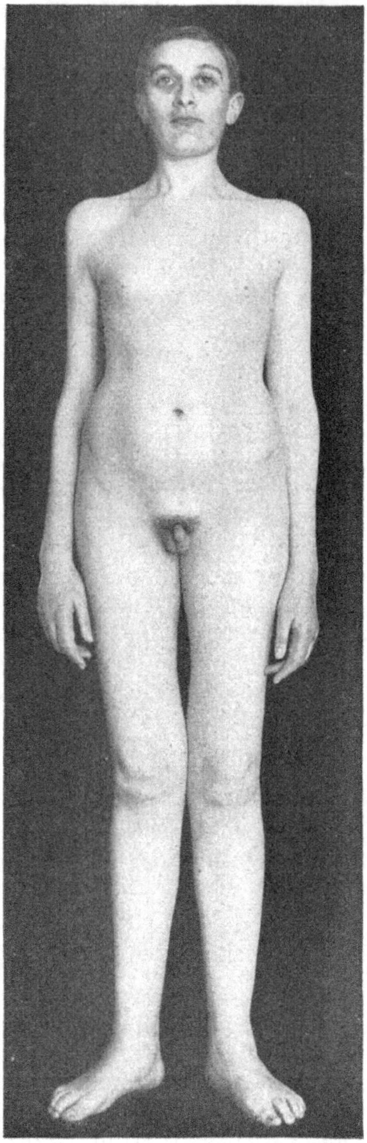

a

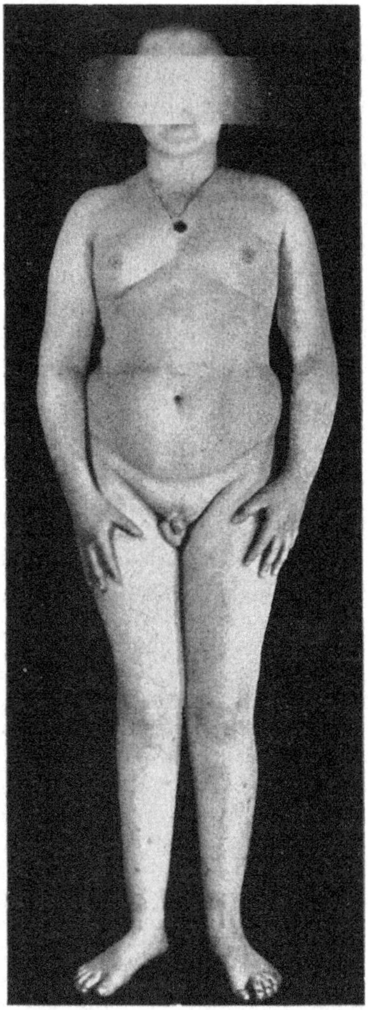

b

Abb. 26a u. b. Hochwüchsiger (a) und fetter (b) Typ des Eunuchoidismus. (Nach FALTA.)

entwicklung, Hochwuchs, Fettsucht und fehlende Pubertätsentwicklung — völlig dem Bilde des Kastraten. Libido und Potenz können in abgeschwächter Form vorhanden sein. Sterilität ist die Regel. Die Frage, ob sich eine Adipositas oder ein Hochwuchs entwickelt, hängt von der jeweiligen Konstitution ab. In fettleibigen Familien neigt der Eunuche zur Fettsucht, in mageren dagegen zum Hochwuchs.

Bei Frauen wird das Krankheitsbild sehr viel seltener beobachtet. Die Wachstumsstörung gleicht der beim männlichen Individuum. Bei weiblichen Kranken ist jedoch häufig derber Knochenbau, unweibliches Becken, mangelhafte Entwicklung der Mammae und männlicher Behaarungstyp beobachtet worden.

Die Psyche der Eunuchen ist ebenso wie die der Kastrate nicht infantil, nur indifferent. Es fehlt ihnen ein ausgesprochener Sexualcharakter und ein stärkeres Triebleben in des Wortes weitester Bedeutung. Sie sind still, scheu, wenig mitteilsam, mit Hemmungen und Minderwertigkeitsgefühlen.

Pathologische Anatomie und Ätiologie. In Fällen von Eunuchoidismus sind die Hoden stark untergewichtig und zeigen eine Atrophie des regenerativen Apparates. Die Zwischenzellen sind häufig sehr weitgehend entwickelt. Die Spermatogenese kann in spärlichem Umfange vorhanden sein. Diese Störung ist die Folge von Erkrankungen, welche die Keimdrüsen unmittelbar oder mittelbar schädigen. Die häufigste Ursache ist die Ectopia testis. Es kommen auch angeborene Minderentwicklungen der Keimdrüsen vor.

Es ist schwer zu entscheiden, wieweit alle Symptome des Eunuchoidismus bzw. der Kastration mit dem Keimdrüsenausfall in Zusammenhang stehen, insbesondere gilt dieses für Fettsucht und Hochwuchs. In der Hypophyse entwickelt sich ein besonderer Zelltyp, die sog. Kastrationszellen, die die übrigen Zellelemente, insbesondere die Basophilen zurückdrängen. Die Hypophyse ist auch schwerer als in der Norm. Das gonadotrope Hormon wird in vermehrter Menge im Harn ausgeschieden. Alle diese Befunde sprechen dafür, daß die Hypophyse sich im Zustande einer geänderten und gestörten Funktion befindet. Es ist daher wahrscheinlich, daß sie gerade bei der Wachstumsstörung auch eine Rolle spielt. Zwischen den Keimdrüsenhormonen und dem Wachstumshormon der Hypophyse besteht ein gewisser Antagonismus.

Diagnose und Differentialdiagnose. Die Diagnose des Eunuchen ist in ausgeprägten Fällen nicht schwierig. Notwendig ist es nur zu entscheiden, ob die Störung ihre primäre Ursache in den Keimdrüsen hat oder ob andere Erkrankungen zugrunde liegen. Insbesondere alle Krankheiten der Hypophyse führen fast immer zu einer Minderfunktion der Keimdrüsen. Die Dystrophia adiposogenitalis kann manchmal schwer von dem Eunuchoidismus abgegrenzt werden. Die eigentümliche Wachstumsstörung des Eunuchoidismus wird bei dieser Krankheit vermißt.

Therapie. Die Behandlung mit männlichen Sexualhormonen ist die Therapie der Wahl. Es kommen nur solche Präparate in Frage, die Testosteron enthalten. Von den Gesamtextrakten aus dem Hoden kann man sich in Fällen von Kastratentum und Eunuchoidismus kaum etwas versprechen. Die in Frage kommenden Präparate, wie z. B. Anertan, Perandren, Testoviron werden entweder intramuskulär oder oral als Perlingualtabletten gegeben oder in Form von Krystalltabletten implantiert. Letzteres Vorgehen empfiehlt sich in allen eindeutigen Fällen am meisten, da ja nach Wiederherstellung normaler Verhältnisse eine Dauertherapie über viele Jahre hinaus erforderlich ist. Nach den Unterlagen der Literatur muß man bei völligen Kastraten 30—40 mg Testosteron je Woche injizieren. Die erforderliche Dosis muß von Fall zu Fall erprobt werden. Bei der Implantation implantiert man 100—400 mg Testosteron in eine Tasche, die man am besten am Bauch bildet und in die man mittels einer anatomischen Pinzette die Tablette einschiebt. Etwa alle $^1/_4$ Jahr ist eine erneute Implantation erforderlich. Die Implantate werden ganz langsam und allmählich abgebaut, und der Organismus erhält so einen ständigen Zustrom des Hormons. Bei Eunuchoidismus und Potenzschwäche ist die erforderliche Dosis im allgemeinen geringer. Man beginnt mit kleinen Mengen und steigert diese, wenn sie sich als unzureichend erweisen.

In Fällen von reinem Eunuchoidismus und Kastratentum wird man mit dieser Behandlung immer einen Erfolg erzielen. Die Dinge liegen wesentlich anders, wenn nur eine Potenzschwäche oder ein Mangel an Libido vorliegt, weil diese durchaus nicht immer in einer Unterfunktion der Keimdrüsen ihre Ursache haben, sondern sehr häufig in psychischen Dingen. In solchen Fällen erlebt man mit den Sexualhormonen therapeutische Mißerfolge. Hier sind neben einer psychischen Behandlung auch die Gesamtextrakte aus der Drüse, wie sie z. B. im Testifortan vorliegen, am Platze.

c) Das Klimakterium.

Ob es für den Mann ein Klimakterium gibt, ist noch sehr umstritten. Zweifellos lassen auch beim Manne mit dem 50. Lebensjahre Libido und Potenz nach. Völlig erlischt auch die Zeugungsfähigkeit nicht. In diesen sog. Involutionsjahren, insbesondere, wenn vorzeitige Ermüdungs- und Alterserscheinungen auftreten, lassen sich mit kleinen Dosen Testosteron (5—20 mg je Woche) therapeutisch sehr schöne Erfolge erzielen.

Bei der Frau erlischt die Tätigkeit der Ovarien mit dem 45.—50. Lebensjahre langsam. Der Ausfall der Keimdrüsenhormone hat eine vermehrte Tätigkeit des Hypophysenvorderlappens zur Folge, der sich in einer Ausscheidung des gonadotropen Hormons im Harn äußert. Daraus ergibt sich, daß die Umstellung des Klimakteriums nicht nur im Ovar lokalisiert wird, sondern daß das ganze endokrine System in Mitleidenschaft gezogen ist. Der Beginn innersekretorischer Störungen (Diabetes, Fettsucht) wie auch andere Erkrankungen (Hypertonie) zur Zeit des Klimakteriums dürfte wahrscheinlich mit diesen Verhältnissen in Zusammenhang stehen. Nicht selten beginnt um diese Zeit die Ausbildung gewisser männlicher Zeichen, wie Behaarung an Kinn und Oberlippe, Tieferwerden der Stimme und kräftiger Körperbau. Fast nie vermißt man Störungen des vegetativen Nervensystems. Hierher gehört das häufigste Symptom, die Hitze-

Tabelle 3. Die verschiedenen Formen

Gruppe	Geschlecht	Grad der Reife Geschlechtsmerkmale	
		Primär	Sekundär
I. Primär konstitutionell	♂ und ♀ gleichhäufig	Volle Reife Sexuell funktionstüchtig	
II. Hormonal a) durch Keimdrüsenhormon	♂	unvollkommen	weitgehend
	♀	Volle Reife	
b) durch Nebennierenrindenhormon	♂	unvollkommen	volle Reife Kindlicher Herkules
	♀	Umschlag zu dem männlichen Geschlecht	
c) durch choriogenes Hormon	♀	volle Reife	unvollkommen
III. Zentral-nervös a) durch Epiphysentumoren	nur ♂	fast volle Reife	
b) durch Hirntumoren		unvollkommen	weitgehend

wallung, die auf einer Labilität der Gefäße beruht. Stimmungslage und Psyche sind überwiegend depressorisch, auch echte Psychosen können zum Ausbruch kommen. Die gesamten Störungen des Klimakteriums lassen sich durch weibliche Keimdrüsenhormone, in erster Linie Cyren, völlig beheben.

2. Der Hypergenitalismus.

a) Hypergenitalismus beim Manne.

Die Schwankungen in der Intensität des Geschlechtstriebes sind erheblich, doch ist es schwierig, diese Schwankungen mit einem vermehrten oder verminderten Tätigkeitsgrad der Keimdrüsen in Beziehung zu bringen, da hierfür auch wesentliche psychische Momente maßgebend sind. Sexualempfindung und Sexualtrieb sind sehr komplexe Vorgänge, in denen die Hormonproduktion der Keimdrüsen nur einen Faktor darstellt. Ob es beim Manne einen Hypergenitalismus gibt, ist noch sehr fraglich. Es wurde gelegentlich über solche Fälle berichtet, die mit sehr großen Hoden einhergingen und in denen die Entfernung eines Hodens Erfolg hatte.

b) Hypergenitalismus bei der Frau.

Es gibt gewisse, vom Ovarialgewebe ausgehende Tumoren, die bei der Frau zu einer Hyperfeminisierung führen. Das wichtigste Symptom sind gehäuft auftretende Blutungen, die Brüste zeigen eine besonders starke Entwicklung. Es kann leicht zu einer Milchsekretion kommen. Der Uterus ist vergrößert. Schließlich machen sich die Symptome eines Bauchtumors bemerkbar, der zu Ascites führen kann. In seltenen Fällen folgt auf eine Periode unregelmäßiger Blutungen eine Amenorrhöe. Im Harn werden sehr große Mengen Follikelhormon aus-

der Pubertas praecox.

Psyche	Hormonausscheidung im Harn	Ursache	Therapie	Prognose quoad vitam
Weitgehend entwickelt	Sexualhormone in einer Menge wie bei Erwachsenen	Konstitutionell	Ø	Gut
Kindlich	Große Mengen Prolan A und B. Follikulin	Hodensarkome oder Teratome.	Operat.	Schlecht
Unvollständig		Tumoren der LEYDIGschen Zellen.	Operat.	Gut
		Granulosazelltumoren	Operat.	Gut
Kindlich	Androgene Substanz	Carcinome der Nebennierenrinde	Operat.	Schlecht
	Androgene Substanz	Adenome der Nebennierenrinde	Operat.	Gut
Kindlich	Große Mengen gonadotropes Hormon	Chorionepitheliom	Operat.	Schlecht
Altklug	Ø	Zirbeltumor	Ø	Schlecht
Kindlich	Ø	Tumoren und Endzündungsprozesse im Zwischenhirn	Ø	Schlecht

geschieden. Die der Erkrankung zugrunde liegenden Granulosazelltumoren entwickeln sich aus nicht ausdifferenzierten und nicht zur Follikelbildung verwendeten Granulosazellhaufen. Histologisch zeigen die Tumoren ein sehr wechselndes Bild, das zur Ausbildung verschiedener Formen geführt hat. Daß diese Tumoren wirklich Oestronbildner sind, ist auch durch Implantation nachgewiesen worden.

Die Diagnose ist nach dem vorher Gesagten nicht sehr schwierig, wenn die Zeichen eines Bauchtumors mit einer Hyperfeminisierung bestehen. Der Nachweis größerer Follikulinmengen im Harn ist differentialdiagnostisch besonders wichtig. Als Therapie kommt nur die Operation in Frage.

Das Chorionepitheliom. Das Chorionepitheliom führt zu der Ausscheidung größerer Mengen gonadotropen Hormons mit dem Harn. Entwickelt sich das Krankheitsbild bei Kindern vor der Pubertät, so ist eine Frühreife die Folge.

3. Pubertas praecox.

Vorzeitige Geschlechtsreife ist ein Symptomenkomplex, der durch die verschiedensten Ursachen ausgelöst werden kann. Nur sehr selten wird die vorzeitige Entwicklung völlig bis zu Ende durchgeführt, meist bleibt sie unvollkommen. Die Tabelle 3 (S. 288/289) zeigt die Ursachen, die dem Krankheitsbild zugrunde liegen können.

Primär konstitutionell bedingte Pubertas praecox führt in verhältnismäßig jungen Jahren zu einer völligen Reifung. Hier wird der ganze normale Prozeß der Pubertätsentwicklung zeitlich vorweggenommen. Dies drückt sich u. a. auch in den normalen, die Pubertät charakterisierenden hormonalen Verhältnissen aus. Im Harn findet sich gonadotropes Hormon sowie die Sexualhormone in der Menge, wie sie die Geschlechtsreife charakterisieren. Sie ist häufig familiär bedingt.

Eine hormonal bedingte Pubertas praecox beobachteten wir entweder bei Tumoren der Keimdrüsen oder bei solchen der Nebennierenrinde. Letztere bewirken, wie bereits besprochen, wenn sie beim weiblichen Geschlecht auftreten, was die Regel ist, gleichzeitig einen Geschlechtsumschlag. Unter den Keimdrüsentumoren spielen die Granulosazelltumoren, die, wenn sie sich vor der Pubertät entwickeln, zu einer vollwertigen Entwicklung der primären und sekundären Geschlechtsmerkmale führen, die Hauptrolle. Doch hält die geistige Entwicklung meistens nicht Schritt. Analoge Fälle bei Knaben als Folge von Testistumoren — meistens Sarkome bzw. Teratome — sind relativ selten. Die Reife bleibt in diesen Fällen in somatischer wie psychischer Beziehung unvollkommen.

Eine weitere Ursache der Pubertas praecox ist in zentralnervösen Erkrankungen gelegen. Am bekanntesten sind die von der Zirbeldrüse ausgehenden Tumoren, aber auch bei Hirntumoren oder bei entzündlichen Prozessen im Zwischenhirn ist Pubertas praecox beschrieben worden. Besonders eindrucksvoll ist eine Beobachtung, bei der sich bei einem 3jährigen Knaben eine weitgehende Pubertas praecox fand, als deren Ursache ein kirschgroßer Tumor in der Gegend der Corpora mammillaria aufgefunden wurde. Diese Beobachtung ist deswegen von so großer Bedeutung, weil hier im Gegensatz zu allen übrigen bisherigen Fällen Hirndrucksymptome völlig fehlten. Es ist wahrscheinlich, daß bei den Zirbeltumoren wie auch Tumoren der Nachbarschaft der Zirbeldrüse das Krankheitsbild der Pubertas praecox nur sekundär durch Druckwirkung auf die entsprechenden Zentren ausgelöst wird. Es ist sehr unwahrscheinlich, daß die Zirbeltumoren inkretorisch tätig sind.

4. Die Intersexualität.

Von Intersexualität sprechen wir, wenn eine mehr oder minder starkeMischung männlicher wie weiblicher Zeichen bei dem Individuum bestehen. Diese seltene Störung der Sexualität wird beim Menschen wie bei Tieren gelegentlich beobachtet. Gemäß der eingangs gegebenen Darstellung, daß zwei Faktoren die Geschlechtlichkeit bedingen, ist man heute der Meinung, daß die Ursachen der Zwitterbildung nicht in hormonalen Abwegigkeiten ihren Grund haben, sondern in Störungen dieser Zellgeschlechtlichkeit. Es wurde in dem bestehenden einleitenden Abschnitt über den Begriff der Epistase gesprochen. Nach heutiger

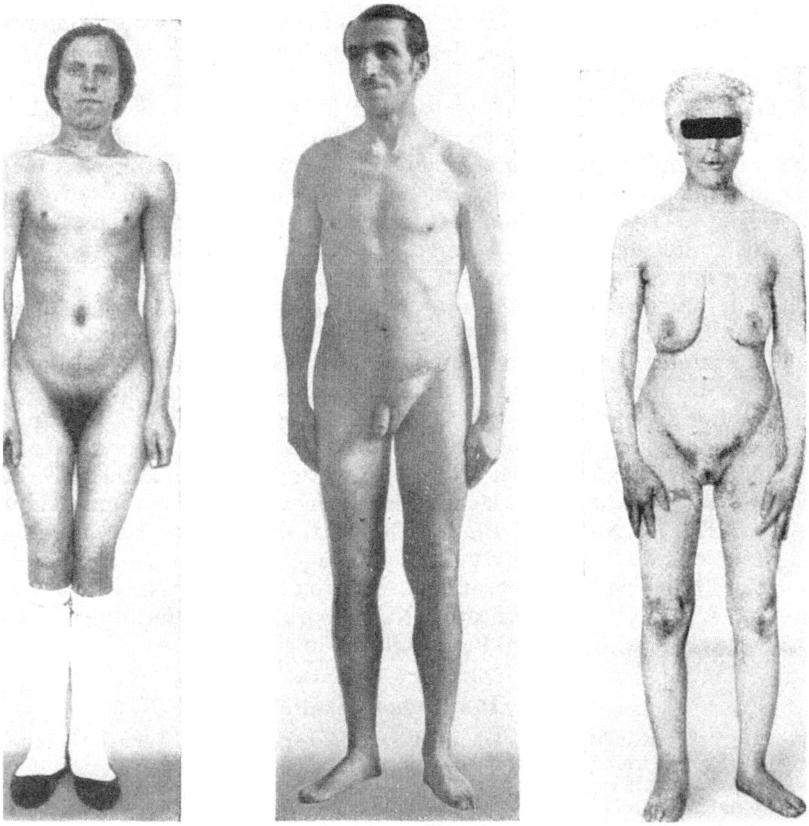

a b c

Abb. 27a—c. 3 Fälle von Pseudohermaphroditismus masculinus (Hodenzwitter). (Nach MOSZKOWITZ.) a 21jährig, äußere Geschlechtsteile weiblich, Klitorishypertrophie. Vagina fehlt. Hoden im Bruchsack. b 44jährig. Äußere Geschlechtsteile männlich. Uterus, Tuben, Disgerminom. Testis im Abdomen. c 63jährige Witwe. Äußere Geschlechtsteile weiblich, Klitorishypertrophie. Vagina 3 cm. In beiden Leisten Hoden.

Anschauung kommt es dann zur Zwitterbildung, wenn die Epistase nicht ausreichend ist und wenn bereits im Embryonalleben ein Umschlag der Zellgeschlechtlichkeit eintritt. Es würde dann ein Individuum resultieren, das sich zunächst im Sinne des einen Geschlechtes, dann im Sinne des anderen entwickelt hat, eine Mischung männlicher und weiblicher Zeichen muß die Folge sein. Grad und Ausdehnung dieser Umstimmung hängt von dem sog. „Drehpunkt" ab. Die klinischen Beobachtungen stehen mit dieser Auffassung in bester Übereinstimmung. Zwitter zeigen auch beim Menschen in ihrer somatischen Erscheinung ein völlig wechselndes Bild, für das sich eine Regel nicht aufstellen läßt (s. Abb. 27). Auch die Psyche und das Gefühl der Geschlechtszugehörigkeit erscheinen an keine Regel gebunden und stehen mit dem somatischen Befund in keinem Zusammenhang.

Wir sprechen von Hermaphroditismus verus, wenn beide Keimdrüsen vorhanden sind. Dieses echte Zwittertum ist verhältnismäßig selten. Es sind aber einige besonders interessante Beobachtungen beschrieben worden, aus denen hervorgeht, daß beide Keimdrüsen mitunter in einem eigenartigen Wechsel während des ganzen Lebens in Funktion sind.

Von Pseudohermaphroditismus masculinus testicularis sprechen wir dann, wenn die Keimdrüsen männlich sind und die übrigen primären und sekundären Geschlechtsmerkmale weibliche Zeichen aufweisen, und von Pseudophermaphroditismus ovarialis femininus, der viel seltener ist, wenn das Umgekehrte der Fall ist.

In diagnostischer Hinsicht bieten die Zwitter keine Schwierigkeiten, in therapeutischer Hinsicht dagegen sehr. Es ist nicht möglich, durch Exstirpation der Keimdrüsen und nachfolgende Hormonbehandlung eine eindeutige Festlegung auf ein bestimmtes Geschlecht zu erzielen. Die Wahl der Geschlechtszugehörigkeit überläßt man am besten dem subjektiven Empfinden. Es ist selbstverständlich, daß diese unglücklichen Wesen unter ihrem Zustand leiden und nicht selten mit Selbstmord enden.

Außer der zygotisch bedingten Intersexualität gibt es auch noch eine hormonal bedingte Intersexualität. Es wurde ja schon auf das Krankheitsbild der Nebennierentumoren mit Geschlechtsumschlag hingewiesen. Es gibt auch Ovarialtumoren, die infolge Bildung männlicher Prägungsstoffe zu einem Geschlechtsumschlag führen. Sie werden als *Arrhenoblastome* bezeichnet. Sie finden sich bei Frauen im fortgeschrittenen Lebensalter. Es stellen sich zunächst Regelanomalien ein, bis die Regel sistiert. Gleichzeitig beginnt ein starkes Wachstum der Körperhaare, es entwickelt sich ein Bartwuchs. Die Haut nimmt ein dunkles Kolorit an. Die Stimme wird allmählich tiefer, der Kehlkopf erfährt eine Umbildung und das Gesicht zeigt männliche Züge. Die Brüste atrophieren, die äußeren Genitalien bleiben unverändert. Nur findet sich bei längerer Krankheitsdauer eine Vergrößerung der Klitoris. Nach operativer Entfernung der Tumoren kommt es zur völligen Rückbildung und Heilung.

5. Die Homosexualität.

Die echte Homosexualität läßt sich nicht hormonal erklären und auch in therapeutischer Hinsicht macht man immer wieder die Erfahrung, daß es nicht gelingt, durch die Gabe der entsprechenden Keimdrüsenhormone den Zustand zu beeinflussen. Das Gegenteil ist häufig der Fall, so daß von einer hormonalen Therapie der Homosexualität nur abgeraten werden kann.

Literatur.

Zusammenfassende Darstellungen des ganzen Gebietes.

Handbuch der inneren Medizin, 2. Aufl., Bd. 4, Teil 2. Berlin: Springer 1927.

CURSCHMANN, HANS: Endokrine Krankheiten, 2. Aufl. Dresden u. Leipzig: Theodor Steinkopff 1936.

HANKE, H.: Innere Sekretion und Chirurgie. Berlin: Springer 1937.

JORES, A.: Klinische Endokrinologie. Berlin: Springer 1942.

SELYE, H.: Textbook of Endocrinology. Montreal, Canada 1947.

Das Hypophysenzwischenhirnsystem.

ANSELMINO, K. J. u. F. HOFFMANN: Die Wirkstoffe des Hypophysenvorderlappens. In Neue Deutsche Klinik, Erg.-Bd. 5 und Handbuch der experimentellen Pharmakologie. Erg.-Werk Bd. 9. Berlin: Springer 1941.

EVANS, H. M.: Recent advances in our knowledge of the anterior hormones. Science in Progress. New Haven: Yale University Press 1947.

FALTA, W.: Hypophysäre Krankheitsbilder. Berlin u. Wien: Urban & Schwarzenberg 1941. — FISHER, CH., W. R. INGRAM and S. W. RANSON: Diabetes insipidus and the neurohormonal control of water balance. Michigan: Edward Brothers 1938.

KEHRER, E.: Das Syndrom von CUSHING, seine Analyse und Synthese. Erg. inn. Med. **55**, 178 (1938).

McLEAN, A. J.: Pituitary tumors. In Handbuch der Neurologie, Bd. 14, S. 242. 1936.

VERNEY, E. B.: Absorption and excretion of water. The antidiuretic hormone. Lancet **1946**, 151, 781.

Die Zirbeldrüse.

BERBLINGER, W.: Physiologie und Pathologie der Zirbel. Erg. inn. Med. **14**, 245 (1930). Schweiz. Z. Path. **7**, 107 (1944).

Die Schilddrüse.

ABELIN, J.: Ergebnisse und Probleme der neueren Schilddrüsenforschung. Wien. klin. Wschr. **1936 II**, 1185.

DE QUERVAIN, F. u. C. WEGELIN: Der endemische Kretinismus. Berlin: Springer 1936.

VEIL, W. H.: Die BASEDOWsche Krankheit. Jena: Gustav Fischer 1946.

Die Epithelkörperchen.

FÜNFGELD, E.: Die tetanischen Erkrankungen der Erwachsenen. Leipzig: Georg Thieme 1943.

HOLTZ, F.: Wirkstoffe der Nebenschilddrüsen. In HEFFTERs Handbuch der experimentellen Pharmakologie, Erg.-Werk Bd. 3, S. 151. Berlin: Springer 1937.

MANDL, F.: Die Funktionserkrankungen der Epithelkörper. Wien. Arch. klin. Med. **1938 I**, 67, 106. — Hyperparathyreoidism. Surg. etc. **21**, 394 (1947).

Das Inselorgan.
(Siehe die eingangs erwähnten zusammenfassenden Darstellungen und Handbücher.)

Die Nebennieren.

BAYER, G. u. TH. WENSE: Physiologie des Nebennierenmarkes. Leipzig: Johann Ambrosius Barth 1938. — BROSTER, L. R., CL. ALLEN, H. W. C. VINES, J. PATTERSON. A. W. GREENWOOD, C. F. MARRIAN and G. C. BUTLER: The adrenal Cortex and Intersexuality. London: Chapman & Hall 1938.

THADDEA, S.: Die Nebennierenrinde. Leipzig: Georg Thieme 1936. Erg. inn. Med. **54**, 753 (1938).

VERZAR, F.: Die Funktion der Nebennierenrinde. Basel: Benno Schwabe 1939.

Die Keimdrüsen.

CLAUBERG, C.: Innere Sekretion der Ovarien und der Placenta. Leipzig: Johann Ambrosius Barth 1937.

KEHRER, F.: Endokrinologie für den Frauenarzt in ihrer Beziehung zur Ovarialfunktion und insbesondere zur Amenorrhöe. Stuttgart 1937.

ZONDEK, B.: Hormone des Ovariums und des Hypophysenvorderlappens. Wien: Springer 1935.

Blut und Blutkrankheiten.

Von

LUDWIG HEILMEYER.

Mit 40 Abbildungen.

A. Normale und pathologische Physiologie des Blutes.

I. Funktionen des Blutes.

Das Blut ist ein flüssiges Gewebe, das mit Hilfe der feinsten Haargefäße, der bereits von HARVEY theoretisch geforderten „Porositates carnis", alle Organe und Gewebe des Körpers durchsetzt und dabei in ständiger Bewegung ist. Seine Funktion ist in erster Linie die eines Zu- und Abtransportes lebenswichtiger Stoffe zu und von den Gewebszellen. Es führt den Sauerstoff und die Nahrungsstoffe zu, die Kohlensäure und Schlackenstoffe ab. Die lebenswichtige Bedeutung dieser Aufgabe geht daraus hervor, daß die Unterbrechung des Bluttransportstroms in wenigen Sekunden zu schweren Funktionsstörungen der lebenswichtigsten Organe und in kurzer Zeit zum Tode führt. Die *Transportfunktion* des Blutes erstreckt sich außerdem auf Stoffe, welche in die Funktion der Organe regulierend eingreifen. Neben den eigentlichen Hormonen, den Sekreten der inneren Drüsen, sind es noch viele andere organische und anorganische Blutsubstanzen, welche als Wirkstoffe bei der Regulierung der Organe Bedeutung besitzen. Jede Änderung der chemischen Zusammensetzung des Blutes führt zu einer Umstellung von Organfunktionen und umgekehrt. So spielt das Blut neben dem Nervensystem eine wichtige Rolle für das Zusammenspiel der verschiedenen Organe und Gewebe, wodurch erst die Erhaltung des Gesamtorganismus ermöglicht wird. Aus dieser *Regulierungsfunktion* des Blutes heraus erklärt sich erst die weitgehende konstante Zusammensetzung der Blutflüssigkeit, zu deren Erhaltung viele Organe und Zellsysteme tätig sind (Konstanz der Blutzusammensetzung). Endlich ist das Blut Bildner und Träger lebenswichtiger Abwehrstoffe gegen Bakterien und Giftstoffe, die in den Organismus eindringen. Das Blut tritt dabei in innigste Verbindung mit dem Abwehrapparat des retikuloendothelialen Systems, dessen Zellen zugleich Mutterzellen der Blutzellen sind, so daß hier eine besondere morphologische und funktionelle Verbundenheit sichtbar wird *(Abwehrfunktion)*. Außerdem besitzt das Blut einen besonderen Schutzapparat für sich selbst, der es vor Verlusten nach außen bewahrt. Wird die Blutbahn irgendwie aufgerissen, so wird das flüssige Blutgewebe in kurzer Zeit fest und verschließt dadurch die Lücken der Strombahn *(Blutgerinnung)*.

Alle diese vielseitigen Aufgaben können nur dadurch gelöst werden, daß das Blut aus verschiedenen Gewebselementen aufgebaut ist, deren jedes eine besondere Spezialfunktion übernimmt. Während das Blutplasma in erster Linie Träger der chemischen Stoffe ist und deren Transport bewerkstelligt, um sie mit Hilfe besonderer Einrichtungen gerade dahin zu bringen, wo diese Stoffe benötigt werden (gezielte Transporte), sind die roten Blutkörperchen in erster Linie die Träger des Sauerstoffs, die weißen Blutkörperchen die

Träger der Abwehrfunktion und die Blutplättchen zusammen mit plasmatischen Bestandteilen Träger der Blutgerinnung. Da die genannten Blutzellen ständig verbraucht und je nach ihrer Beanspruchung in größerer oder geringerer Menge benötigt werden, ist das Blut ohne die Tätigkeit seiner *Bildungsorgane* nicht denkbar. Für jede Zellgruppe haben wir ein eigenes Bildungsgewebe, das mit den betreffenden zirkulierenden Blutzellen zusammen sozusagen ein selbständiges Organ darstellt. So hat man von einem *erythrocytären, leukocytären* und *thrombocytären Blutbildungsorgan* gesprochen, das die entsprechenden obengenannten Funktionen übernimmt und sicherstellt. Wird eine dieser Funktionen unter pathologischen Bedingungen besonders stark beansprucht, so kommt es zur reaktiv gesteigerten Zellbildung in dem jeweils beanspruchten Blutorgan, was sich in einer veränderten Zusammensetzung der Blutflüssigkeit äußert. So kommt es bei Sauerstoffmangel zu einer Proliferation des erythrocytären, bei erhöhter Beanspruchung der Abwehrfunktion zur Wucherung des leukocytären und bei Blutverlusten zur gesteigerten Zellbildung des thrombocytären Organs. Die entsprechenden Zellen oder Zellteile treten dann im zirkulierenden Blut vermehrt auf. Neben diesen *reaktiven*, im Rahmen physiologischer Zellbildung sich abspielenden Wucherungen, die sinngemäß mit den Gewebsvorgängen bei der Entzündung zu vergleichen sind, kennen wir am Blutorgan auch *nicht* reaktiv bedingte Wucherungen, die gesetzlos außerhalb der Korrelationen des Gesamtorganismus stehen und sinngemäß den Tumorbildungen entsprechen (Hämoblastosen). Diese scharfe Trennung der sinnvollen, dem Ganzen dienenden *reaktiven Vorgänge* und eigengesetzlicher, *tumorhafter Wucherung* der Blutzellen ist besonders für die klinische Betrachtung von allergrößter Bedeutung. Neben der Organwucherung sehen wir unter dem Einfluß aller möglicher Schäden, unter denen Mangelzustände eine besonders große Bedeutung haben, eine Verminderung der Zellproduktion bei den einzelnen Blutorganen. Die Folge ist meist eine Abnahme der entsprechenden Zellen im strömenden Blut, die wir als Anämie, Leukopenie und Thrombopenie bezeichnen. Dabei kann es sich um eine Erschöpfung der Blutbildungsorgane oder um eine unvollständige Ausreifung schon gebildeter Zellen infolge Fehlens eines wichtigen Katalysators handeln. Daneben kann aber auch ein abnorm großer Verbrauch von Zellen in der Peripherie, z. B. der Leukocyten im Entzündungsgebiet, vorliegen, dem die Bildungsorgane nicht voll gewachsen sind. Endlich kann auch eine gesteigerte *Funktion der Organe des Blutuntergangs* (Milz, RES) für das Zustandekommen dieser Erscheinung verantwortlich sein. Alle diese Überlegungen sind notwendig, wenn wir zu einer richtigen Deutung eines pathologischen Blutbefundes kommen wollen. Erst aus der richtigen Erkenntnis der *Pathogenese* des vorliegenden Blutbefundes heraus, kann eine sinnvolle Hilfeleistung für den kranken Organismus gegeben werden. Gerade auf dem Gebiete der Blutkrankheiten hat deshalb die rationale auf naturwissenschaftlicher Erkenntnis der Krankheitsvorgänge sich aufbauende Heilkunde besondere Erfolge erzielt. Mit Recht stellen wir deshalb eine solche pathogenetische Betrachtung in den Vordergrund der Schilderung der Blutkrankheiten, ihrer Einteilung und Behandlung.

II. Zusammensetzung des Blutes.

Zentrifugiert man das ungerinnbar gemachte Blut eines gesunden Mannes, so scheidet sich dieses in die Blutflüssigkeit (Plasma = 54%) und in die Blutkörperchen (46%). Die genaue Messung des Volumanteils von Körperchen und Plasma geschieht in der Praxis mit Hilfe einer in 100 Teile geteilten Capillare, dem Hämatokrit. Der Blutkörperchenanteil (Blutkörperchenvolumen) beträgt beim Mann 46, bei der Frau 42%. Teilt man dieses Volumen durch die Zahl der im Kubikmillimeter enthaltenen Blutkörperchen, so erhält man das *Erythrocyteneinzelvolumen*, das normalerweise 70—80 μ^3 beträgt. Unter pathologischen Verhältnissen ist sowohl das Plasmablutkörperchenverhältnis wie auch das Einzelerythrocytenvolumen starken Veränderungen unterworfen, die klinisch und diagnostisch bedeutungsvoll sind.

1. Das Blutplasma.

Das Blutplasma, das sich aus ungeronnenem, und das Blutserum, das sich aus geronnenem Blut abscheidet, stellt eine schwach gelblich gefärbte klare Flüssigkeit dar. Ihr Aussehen, besonders ihre Farbe, ist bei vielen Blutkrankheiten verändert (Abb. 1). Vor allem scheiden sich nach dem Aussehen

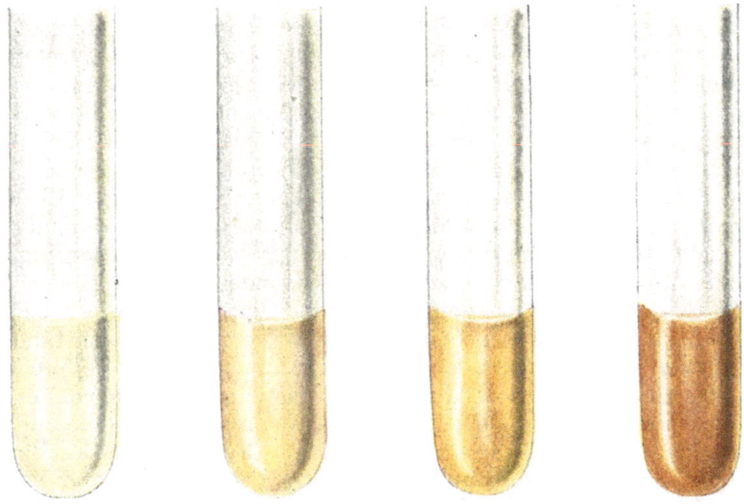

Abb. 1. Serumfarben: 1 bei Eisenmangelanämien ($E_b = 0,3$); 2 Normal ($E_b = 0,8$); 3 Perniciöse Anämie ($E_b = 2,2$); 4 Ikterus bei Hepatitis ($E_b = 16,0$).

des Blutwassers zwei Formen von Blutarmut: Solche mit vermindertem und solche mit gesteigertem Blutzerfall, was daher rührt, daß die Farbe des Blutserums im wesentlichen durch Bilirubin, dem Endprodukt des Hämoglinabbaus hervorgerufen wird. Das Serum der Chlorose und anderer Eisenmangelanämien ist infolge der verminderten Hb-Produktion abnorm farbstoffarm, während das Serum der hämolytischen Anämien tiefgoldgelb gefärbt ist. Man kann die Intensität der Gelbfärbung durch Bestimmung der Lichtabsorption im blauen Anteil des Spektrums (430 $\mu\mu$) mit dem ZEISSchen Stufenphotometer sehr einfach bestimmen und hat damit ein sehr genaues Maß des Farbstoffgehaltes, das man durch den Lichtauslöschungskoeffizienten E (1 cm Schicht) ausdrückt. Normalerweise beträgt dieser 0,6—1,0. Er ist bei hämolytischen Anämien bis auf 3,0 und mehr erhöht, bei Eisenmangelanämien bis auf die Hälfte erniedrigt. Er geht etwa parallel mit der Konzentration des Bilirubins, die normal bei 0,5—1 mg-% liegt.

Die Blutflüssigkeit und ihr Filtrat, die Gewebsflüssigkeit umspielt alle Zellen des menschlichen Körpers. Sie bildet das Milieu, in dem die Zellen eingebettet liegen. Ein komplizierter Apparat, an dem die meisten Organe mehr oder weniger beteiligt sind, sorgt dafür, daß diese Milieuflüssigkeit das ganze Leben hindurch in ihrer Zusammensetzung konstant gehalten wird. Man hat diese Konstanz der Blutplasmazusammensetzung zuerst in bezug auf ihren osmotischen Druck erkannt. Der stets gleichbleibende Gefrierpunkt von —0,56° ist Ausdruck dieser Isotonie des Blutplasmas. Man hat später gesehen, daß auch die Salze, bzw. ihre Ionen auf einen weitgehend gleichbleibenden Spiegel eingestellt sind *(Isoionie)*. Besonders die H-Ionenkonzentration des Serums ist mit $10^{-7,33}$ eine überaus fein einregulierte Blutkonstante *(Isohydrie)*. Letzten Endes sind aber alle Stoffe des Plasmas auf eine bestimmte Konzentration eingestellt, so daß man von einer *Isostruktur* des Blutplasmas sprechen kann. Diese gleichmäßige Zusammensetzung ist um so erstaunlicher, als diese ständig durch die Lebensprozesse gestört wird; ständig werden aus dem Darmlumen Mineralien und organische Stoffe aufgenommen. Fortwährend gelangen Stoffwechselschlacken aus den Stoffwechselabbauprozessen der Zellen ins Blut und durch die Tätigkeit der verschiedensten Drüsen werden ständig die verschiedensten Stoffe in stets wechselnder Menge dem Blute entzogen. Wenn trotzdem die Konstanz der Blutzusammensetzung gewahrt bleibt, so ist das die Folge eines übergeordneten *Regulationssystems*, das von den vegetativen Zentren des 3. und 4. Ventrikels aus beherrscht wird, wobei natürlich auch periphere Regulationseinrichtungen mit hineinspielen. Das gesamte vegetativ-nervös-hormonale System mit seinen zugehörigen Erfolgsorganen ist in dieses Regulationssystem mit eingeschaltet. Aus jeder stärkeren Abweichung der Konzentration eines Stoffs vom Normalen können wir auf eine Störung der nervösen Regulation oder auf eine gestörte Organfunktion schließen. Es wird bei Änderungen des Blutzuckergehalts an eine Funktionsstörung des Pankreas oder der Hypophyse oder der vegetativen Gehirnzentren, bei Änderung des Gallenfarbstoffgehalts an eine Störung der Leberfunktion, bei Änderung der Harnsäure an eine solche der Nieren, bei Abweichung des Calciumspiegels an eine Störung der Nebenschilddrüsen, bei Veränderung des Kaliumgehalts an eine Störung der Nebennierenrinde gedacht werden müssen. Immer aber kann dabei der Sitz der Störung auch in dem übergeordneten nervösen Zentralorgan zu suchen sein. Manchmal ist es auch ein extremer Mangel an einem Stoff, der zu einer Abnahme der Plasmakonzentration führt. So wissen wir heute, daß eine Verminderung des Plasmaeisens sehr häufig auf Eisenmangel, eine Verminderung des Plasmaeiweißes auf einem extremen Eiweißmangel beruhen kann. Über Einzelheiten der Plasmazusammensetzung orientiert die folgende Tabelle (S. 298—303).

Die Plasmaeiweißkörper.

Bei den Erkrankungen des Blutes spielen vor allem Veränderungen der Plasmaeiweißkörper eine wesentliche Rolle. Ihre Bedeutung liegt zunächst in der Aufrechterhaltung des kolloidosmotischen Drucks (Quellungsdruck oder onkotischer Druck), dieser für den Wasserstoffwechsel so wichtigen Größe, welche als rückresorbierende Kraft das Wasser aus dem Gewebe ins Blut zieht. Eine weitere Bedeutung haben die Plasmakolloide für die Transportfunktion dadurch, daß die großen Eiweißmoleküle als Vehikel für zahlreiche chemische Stoffe dienen, welche locker an sie gebunden werden und erst an den Orten der Ausscheidung oder des Gebrauchs abgehängt werden (Vehikelfunktion der Serumeiweißkörper nach Bennhold).

Die Kenntnis der einzelnen Unterfraktionen des Plasmaeiweißes ist durch die Methode des Elektrophoresediagramms und der Cohnschen Äthanolfraktionierung wesentlich gefördert worden.

Chemische Zusammensetzung des Blutplasmas.

Stoff	Bedeutung	Normale Konzentration	Pathologische Abweichung
I. *Wasser*	Wasserhaushalt	90% (Blutkörperchen 65%)	*Vermehrung* = *Hydrämie* bei Wassersucht, großen Blutverlusten, Kachexien, Nephrosen, Hungerödem *Verminderung* = *Anhydrämie* bei Exsikkosen (Durchfälle, Erbrechen, Stenosen des Verdauungskanals), bei Wasserentzug, besonders bei Diabetes insipidus und mellitus
II. *Mineralstoffe:*			
1. Natrium	Osmoregulation, Wasserhaushalt, Säurebasengleichgewicht	330 mg-% (300—350 mg-%)	Siehe Chlor!
2. Calcium	Knochenauf- und -abbau, Erregbarkeitsherabsetzung des vegetativen und neuromuskulären Systems, entquellende und membrandichtende Wirkung, Bedeutung für Blutgerinnung, Beziehung zur Nebenschilddrüse und Sympathicus	11 mg-% (10—12 mg-%)	*Vermehrung* = *Hyperkalzämie* bei Hyperfunktion der Epithelkörperchen = Ostitis fibrosa generalisata, nach Parathormoninjektion, nach Vitamin D und nach AT 10, bei überstürztem Knochenabbau, nach starker Muskelarbeit, nach Sympathicusreizung *Verminderung* = *Hypocalcämie* bei Hypofunktion der Epithelkörperchen = Tetanie, bei Rachitis, Osteomalacie, Nierenerkrankungen, raschem Knochenaufbau, nach Parasympathicuserregung
3. Kalium	Nervenerregbarkeitssteigerung, vegetativer Antagonist zum Ca, radioaktiv!	20 mg-% (18—23 mg-%)	*Vermehrt* bei: Nephritis, anaphylaktischem Shock, schwerer Herzinsuffizienz, Parasympathicuserregung, Nebenniereninsuffizienz Nach vegetativen Giften teils Vermehrung, teils Verminderung
4. Magnesium	Zum Teil Ca-Wirkung unterstützend (Nervenerregbarkeit herabsetzend), zum Teil Ca-antagonistisch (Mg-Narkose wird durch Ca aufgehoben)	2 mg-% (1,5—3,5 mg-%)	Vermehrung kurz nach Parathormoninjektion, dann abfallend
5. Eisen	Material zum Erythrocytenaufbau, Katalysator im Zellstoffwechsel	♂ 120 γ-% ♀ 80 γ-%	*Vermehrt* bei der Hämochromatose, Blut- und Gewebszerfall *Vermindert* bei Eisenmangelzuständen (achylische Chlorämie, *Blutungsanämien*, Tumor- und Infektanämien)

6. Kupfer	Katalysator im Zellstoffwechsel, besonders bei reaktiven Abwehrvorgängen	120 γ-% (80—140 γ-%)	*Vermehrt* bei allen Infekten, bei malignen Tumoren und bei Toxinabwehr. Verminderungen nicht bekannt
7. Chlor	Zusammen mit Na: Osmoregulation, Wasserhaushalt, Säurebasengleichgewicht, Notwendig für Nierensekretions- und Magensekretionsarbeit	360—380 mg-% (= 580—610 mg-% NaCl)	*Vermehrung* = *Hyperchlorämie* bei Nephritiden, Kochsalzüberernährung, Störungen der Osmoregulation (Diabetes insipidus) *Verminderung* = *Hypochlorämie* bei kochsalzarmer Kost, schwere Acidosen, Urämie, Pneumonie, Erbrechen (= Coma hypochloraemicum), Nebenniereninsuffizienz
8. Kohlensäure HCO'_3	Saurebasengleichgewicht (= Alkalireserve)	150—170 mg-% (= 50—67 Vol.-% gebundener CO_2)	*Vermehrung* = *Hyperkapnie* bei Alkalosen, Erbrechen, nach Alkaligaben *Verminderung* = *Hypokapnie* bei Acidosen (Diabetes, Urämie, Hungeracidosen, Cholamie, nach Saureabgaben usw.)
9. Phosphorsäure (säurelöslicher Phosphor) HPO''_4	Muskelstoffwechsel, Zuckerstoffwechsel, Kalkstoffwechsel, Nervenerregbarkeit steigernd, Knochenauf- und -abbau, Beziehungen zu Epithelkörperchen und Vitamin D	10 mg-% (3—15 mg-%)	*Vermehrung* = *Hyperphosphatämie* bei Muskelarbeit (Phosphagenzerfall), Epithelkörperchenhypofunktion = Tetanie, Nephritis, Urämie, toxischem Eiweißzerfall, nach Vitamin D, nach Bestrahlungen, Heilkrise der Rachitis, bei vielen Acidosen *Verminderung* = *Hypophosphatämie* bei Epithelkörperchenhyperfunktion = Ostitis fibrosa generalisata, bei Rachitis, Osteomalacie, nach Blutzuckersteigerung durch Zuckerzufuhr
10. Schwefelsäure SO''_4	Diuretische Wirkung, Beziehungen zu Nebenniere und Milz?	3—5 mg-%	Vermehrt bei Niereninsuffizienz, schwerer Herzinsuffizienz, Lebererkrankungen, nach Milzexstirpation
11. Brom	Erregbarkeitsherabsetzung des ZNS, Verdrängung von Chlor	0,8—1,0 mg	Veränderungen des Bromspiegels bei Psychosen?
12. Jod	Schilddrüsenfunktion, Anreicherung im entzündeten Gewebe	13 γ-% im Sommer, 8—10 γ-% im Winter	*Vermehrung* = *Hyperjodämie*, Morbus Basedow, Thyreotoxikosen, Sympathicusreizmittel *Verminderung* = *Hypojodämie* bei Myxödem, Vagusreizmittel
13. Fluor	Beziehungen zur Schilddrüsenfunktion?	110 γ-%	*Verminderung* bei Basedow (50 γ-%)

In kleinen Mengen sind im Serum noch folgende Mineralstoffe gefunden worden: Kieselsäure, Arsen, Kobalt, Mangan, Lithium, Zink, Blei, Silber, Rhodanwasserstoff u. a.

Chemische Zusammensetzung des Blutplasmas (Fortsetzung).

Stoff	Bedeutung	Normale Konzentration	Pathologische Abweichung
III. *Eiweißkörper*	Vehikelfunktion, onkotischer Druck, Pufferwirkung, Antikörper	7—8 g-%	Abhängig vom Wassergehalt des Serums (s. Wasser). Außerdem kommen echte *Hyperproteinämien* bei Myelom, *Hypoproteinämien* bei Kachexien und Nephrosen vor
Eiweißfraktionen 1. Fibrinogen	Gerinnung	0,1—0,4 g-%	*Vermehrt* bei Infektionskrankheiten, malignen Tumoren und anderen Zuständen, die mit Leukocytose einhergehen *Vermindert* bei schweren Lebererkrankungen, Phosphorvergiftung
2. Globuline	Lipoidbindung, Immunkörperbildung, Komplementfunktion	2,7 g-% = etwa 35% des Gesamteiweiß (1,5 bis 4,0%)	*Vermehrt* bei Infektionskrankheiten, malignen Tumoren, Nephritiden, Gravidität, Bestrahlungen *Vermindert* bei Ikterus, schweren Lebererkrankungen
3. Albumine	Farbstoffbindung, Vehikelfunktion	4,9 g-% = 62% des Gesamteiweiß (4,2 bis 5,8%) Albumin-globulinquotient 1,5—2,5	Vermehrung und Verminderung umgekehrt wie Globuline Vermehrt ferner bei hämorrhagischen Diathesen (Thrombopenien)
IV. *Eiweißabkömmlinge* 1. Rest-N	Schlackenstoffe des Eiweißstoffwechsels	25 mg-% (20 bis 35 mg-%) ebensoviel im Gesamtblut	*Vermehrung* = *Urämie* bei Niereninsuffizienz, gesteigertem Gewebszerfall (Pneumonie, Scharlach, Masern, Diphtherie u. ä.), bei Chlorverarmung infolge Stenosen des Verdauungskanals (Coma hypochloraemicum), bei Nebennierenrindeninsuffizienz
Die einzelnen Rest-N-Fraktionen: 2. Harnstoff	Endprodukt des Eiweißstoffwechsels	20—40 mg-% = 10 bis 20mg-% Harnstoff-N (ebensoviel im Gesamtblut)	Siehe Rest-N! Geringe Vermehrung nach Muskelarbeit, im Hunger, nach Sympathicusreizung!

3. Aminosäurestickstoff	Zum größeren Teil aus der Nahrung, zum Teil aus intermediärem Stoffwechsel	1,5—3 mg-% N (im Gesamtblut 5 bis 8 mg-% N)	*Vermehrt* bei starkem Zellzerfall, Leukämie, schweren Lebererkrankungen, Phosphorvergiftung
4. Harnsäure	Endprodukt des Zellkern-(Nucleoproteid-)stoffwechsels	3—5 mg-%	*Vermehrt* = *Uricämie* bei Gicht, Zellkernzerfall (Leukämie, Pneumonie, Sepsis), durch Retention als frühestes Zeichen einer Nierenausscheidungsstörung
5. Kreatin und Kreatinin, bd. zus. als Ges.-Kreatinin bestimmt	Herkunft aus Muskelstoffwechsel und Zellkernstoffwechsel	Kreatinin 1 bis 2 mg-%, Ges.-Kreatinin 3 bis 8 mg-%	*Vermehrt* bei Niereninsuffizienz, Anstieg später als Harnstoff, daher prognostisch besonders ungünstig
6. Indican	Darmfäulnisprodukt	0,025—0,08 mg-%	*Vermehrt* bei gesteigerter Darmfäulnis, ferner bei Niereninsuffizienz
7. Aromatische Oxysäuren, Phenole, Kresole (Xanthoproteinreaktion	Größtenteils Darmfäulnisprodukte	colorimetrisch, Xanthoproteinwert 15 bis 25 (nach BECHER)	*Vermehrt* bei Niereninsuffizienz, geringe Vermehrung bei Infektionskrankheiten, Lebererkrankungen, Herzinsuffizienz
V. *Fette und Lipoide* 1. Gesamtfett (Bestimmung mit Totalextraktion oder mit Lipokrit)	Kolloidstruktur, Zellgrenzflächenwirkung, Erythrocytenresistenz, Hämolyse, Blutkörperchensenkungsgeschwindigkeit, Gerinnungsvorgang	500—600 mg-%	*Vermehrung* = *Lipämie:* Verdauungslipämie 4—5 Std. nach fetthaltiger Nahrung (bleibt bei Lebercirrhosen aus!), Gravidität, Hunger, Aderlässen, Diabetes mellitus, Nephrosen, Lebererkrankungen (cholämische Lipämie), Pankreaserkrankungen (pankreatogene Lipamie), Narkosen, Infekten *Vermindert* bei langen Hungerzuständen, besonders beim Hungerödem
2. Cholesterin	Beeinflussung des kolloidalen Lösungszustandes sowie der Permeabilität der Zellgrenzflächen, Beziehung zu Immunreaktionen, Hemmung der hämolytischen Wirkung des Lecithins, Beziehung zur Nebennierenrinde	100—200 mg-%, davon 60—80% als Ester	*Vermehrt* = *Hypercholesterinämie* bei Nephrosen, Urämie, Diabetes, Lebererkrankungen, bes. Ikterus, Gravidität, manche Fälle von Arteriosklerose und Hypertonie, Infekten. Cholesterinablagerungsstörung = Xanthomatosen, SCHÜLLER-CHRISTIANsche Krankheit *Hypocholesterinämie* bei fettarmer Ernährung, Anämien, Kachexie, nach schweren Infekten (nach anfänglicher Vermehrung), im anaphylaktischen Shock Cholesterinverminderung bei manchen Lebererkrankungen

Chemische Zusammensetzung des Blutplasmas (Fortsetzung).

Stoff	Bedeutung	Normale Konzentration	Pathologische Abweichung
3. Phosphatide (Lecithin u. Cephalin)	Wie Cholesterin, aber zum Teil antagonistisch, z. B. hämolysefördernd	160—260 mg-%	*Vermehrt* bei Schwangerschaft, Lues Infekten Cephalinvermehrung bei blassem Hochdruck
VI. *Kohlehydrate*			
1. Blutzucker	Kohlehydratstoffwechsel	70—110 mg-%	*Vermehrt* = *Hyperglykämie* bei Diabetes mellitus, Basedow, Akromegalie, zentralnervösen Störungen (Hirntumor, Meningitis, Kopftrauma u. a.), nach vegetativen Giften, Kohlenoxydvergiftung *Vermindert* = *Hypoglykämie* nach Insulin, bei Pankreashyperfunktion (Adenome oder zentralnervöse Erregung), Morbus Addison
2. Glykogen	Ähnlich dem Blutzucker gesteuert durch Pankreas, Leber und Nebenniere	35 mg-% (20—77)	*Vermehrt* bei Diabetes und Lebererkrankungen, sowie nach Adrenalininjektion *Vermindert* nach *Insulininjektionen*
3. Milchsäure	Muskelstoffwechsel, Carcinomstoffwechsel, Kohlehydratstoffwechsel	12—20 mg-%	*Vermehrt* bei kräftiger Muskelarbeit, Anoxämie, Herzinsuffizienz, Lebererkrankungen
4. Citronensäure	Intermediärprodukt, Regulation durch Leber	1,7—2,7 mg-%	*Vermehrt* bei Lebererkrankungen *Vermindert* postoperativ, sowie bei manchen endokrinen Störungen
5. Oxalsäure	Intermediärprodukt, Beziehungen zur Leberfunktion	etwa 1—5 mg-%	*Vermehrt* bei Diabetes, Leberstörungen, Urämie
6. Restkohlenstoff	Kohlenstoffgehalt des eiweißfreien Blutplasmas	160—200 mg-%	*Vermehrt* bei Diabetes, Niereninsuffizienz, Gewebszerfall
7. Äthylalkohol	Intermediärprodukt und exogen	3—4 mg-%	*Vemehrt* nach Alkoholgenuß 7—10 Stunden; ein Wert von über 1,5⁰/⁰⁰ (= 150 mg-%) gilt als objektives Zeichen berauschender Alkoholwirkung

VII. *Serumfarbstoffe*			
1. Bilirubin	Endprodukt des Hb-Stoffwechsels	0,4—1,0 mg-%	*Vermehrt* mit direkter Diazo-R. bei hepatischem Ikterus, mit indirekter Diazo-R. bei hämatogenem Ikterus (Perniciosa, hämolytische Anämien). *Vermindert* bei Nephrosen, Amyloidosen, Chlorose, achylischer Anämie, Blutungsanämien
2. Lipochrome (Carotin, Lutein u. a.)	Carotin = Vorstufe des Vitamin A		*Stark vermehrt* bei übermäßiger Gemüsenahrung, vor allem bei Diabetes (diabetische Xanthose)
VIII. *Fermente*			
1. Diastase (Amylase)	Stärkespaltend, aus Pankreas und anderen Zellen stammend	32 Wohlgemuth-Einheiten	*Vermehrt* bei Pankreaserkrankungen, besonders in den ersten Stadien (Fermententgleisung!)
2. Lipasen	Fettspaltung		
a) Normale Serumlipase	Aus untergegangenen Leukocyten	Atoxyl- und chininempfindlich	
b) Pankreaslipase	Aus Pankreas	atoxylresistent	*Vermehrt* bei Pankreaserkrankungen (Fermententgleisung)
3. Proteinasen	Eiweißabbau, Herkunft aus zerfallenden Leukocyten, Blutplättchen, Erythrocyten, Organzellen		*Vermehrt* bei allen Zellzerfallsvorgängen sowie nach Einverleibung artfremder Eiweißkörper (Abwehrfermente!)

Außerdem wurden im Blute Nucleasen und Phosphatasen nachgewiesen. Die saure Phosphatose ist vor allem bei Prostatacarcinom stark vermehrt.

IX. *Hormone*	Die sämtlichen Hormone der inneren Drüsen sind im Blute teils mit Sicherheit, teils mit großer Wahrscheinlichkeit nachgewiesen. Die Einstellung auf einen bestimmten Hormonspiegel ist für manche Hormone (Thyroxin, Insulin) nachgewiesen.
X. *Immunkörper*	

Das Elektrophoresediagramm von Tiselius wird dadurch erhalten, daß man das mit Pufferlösung verdünnte Blutplasma in ein U-Rohr zwischen 2 Elektroden gibt, wobei es infolge der verschiedenen Wanderungsgeschwindigkeit der einzelnen Fraktionen im elektrischen Feld zur schichtweisen Trennung derselben kommt. Eine sinnreiche optische Einrichtung ermöglicht infolge der verschiedenen Brechungsgradienten der einzelnen Schichten eine direkte Diagrammaufzeichnung, aus welcher die Konzentration der einzelnen Eiweißfraktionen quantitativ abgelesen werden kann (Abb. 2 u. 3).

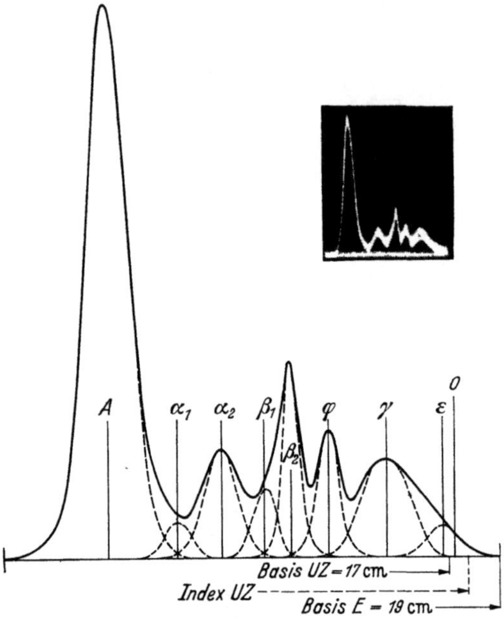

Abb. 2a. Normales Elektrophoresediagramm (rechts oben) und seine Analyse (darunter). (Aus Wuhrmann-Wunderly, Die Bluteiweißkörper des Menschen. Basel: Benno Schwabe 1947.)

Einen Überblick über die Zusammensetzung der Plasmaeiweißkörper und ihre Funktion sowie über ihre Beziehungen zu einzelnen Erkrankungen gibt die schematische Darstellung nach E. J. Cohn (Abb. 4).

Dabei ist zu bemerken, daß die Albumine unter normalen Verhältnissen stets ihre höchste Konzentration besitzen. Eine pathologische Erhöhung der Albumine kommt nicht vor. Dagegen sind die Globuline als Träger der Abwehrstoffe stark vermehrungsfähig, wobei meist die Albumine abnehmen. Ganz besonders sind γ-Globuline Träger der spezifischen Antikörper, während die α- und β-Globuline gleichzeitig sich an verschiedenen Funktionen der Immunität und der Blutgerinnung beteiligen, wobei auch ihre Bindung mit Lipoiden eine große Rolle spielt (Lipoproteide). Die Bildung der einzelnen Eiweißkörper erfolgt teils in der Leber, teils im Knochenmark (in den plasmacellulären Reticulumzellen) und im lymphatischen System. Neue Untersuchungen von McMaster und seinen Mitarbeitern haben auf die große Bedeutung des lymphatischen Systems bei der Produktion von Immunglobulinen hingewiesen, wobei die Lymphocyten ihr Eiweiß direkt an das Plasma abgeben.

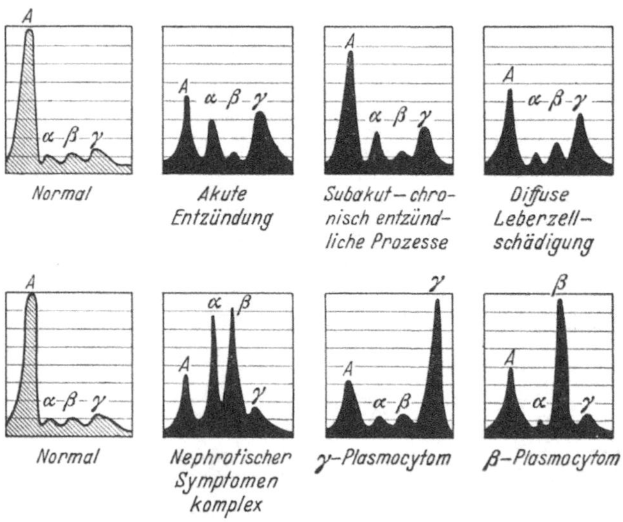

Abb. 2b. Normale und pathologische Elektrophoresediagramme.

Die Bestimmung der Gesamtkonzentration der Bluteiweißkörper erfolgt entweder durch Feststellung des Brechungsindex mit dem Pulfrichschen

Eintauchrefraktometer oder durch Bestimmung des spezifischen Gewichts im fallenden Tropfen nach HAMILTON oder chemisch durch die KJELDAHL-Methode.

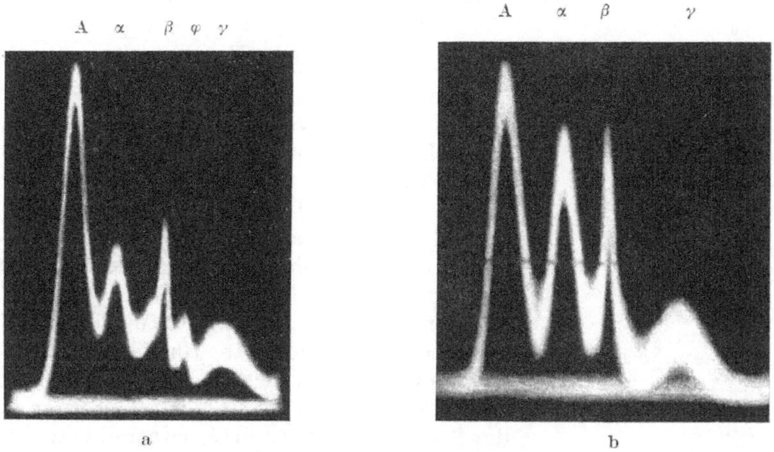

Abb. 3a u. b. a Elektrophoresediagramm einer Pneumonie (4. Tag). Starke Zunahme der α- und β-Globuline. (A = 44%, α = 18,5%, β_1 = 8,3%, β_2 = 9,2%, φ = 6,6%, γ = 13,3%). Gesamtplasmaeiweiß = 7,14 g. b Elektrophoresediagramm bei Lipoidnephrose. Starke Zunahme der α- und β-Globuline (A = 38%, α = 26%, β_1 = 14%, β_2 = 3%, γ = 19%). Gesamtserumeiweiß 3,2% g. (Aus WUHRMANN-WUNDERLY: Die Bluteiweißkorper des Menschen: Benno Schwabe, Basel 1947.)

Ihre normale Konzentration von 7—8% wird vermindert entweder durch abnormen Wasserreichtum des Plasmas (Hydrämie), wie nach schweren Blutverlusten, bei denen Gewebswasser zur Auffüllung des Gefäßsystems in die Blutbahn einströmt, oder durch Eiweißmangel, wie er nach chronischen Eiweißverlusten, durch Eiterungen, entzündlichen Ergußbildungen, durch hochgradige Albuminurien wie bei Nephritiden besonders Nephrosen und durch eiweißarme Ernährung sich einstellt. Hochgradige Plasmaeiweißverminderung bewirkt eine starke Herabsetzung des kolloidosmotischen Drucks und damit eine Verminderung der rückresorbierenden Kräfte, die zur Ödemneigung führt (Eiweißmangelödem). Vermehrungen des Eiweißgehalts sind Folge von Bluteindickung durch Wasserverluste oder gestörter Wasseraufnahme (Durchfälle, Erbrechen, Stenosen im Verdauungstrakt) oder durch echte Eiweißvermehrung (Hyperproteinämie) bedingt, wie wir sie vor allem bei Geschwülsten der eiweißproduzierenden Plasmazellen im Knochenmark (multiple Myelome) beobachten.

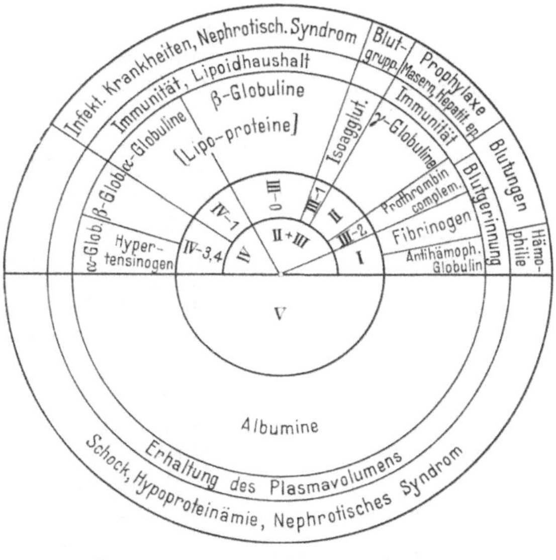

Abb. 4. Äthanolfraktionierung der Plasmaeiweißkörper nach COHN.

2. Das erythrocytäre System.

umfaßt die Organe der Erythropoese, die Erythrocyten des strömenden Blutes und die Organe des Erythrocytenabbaues.

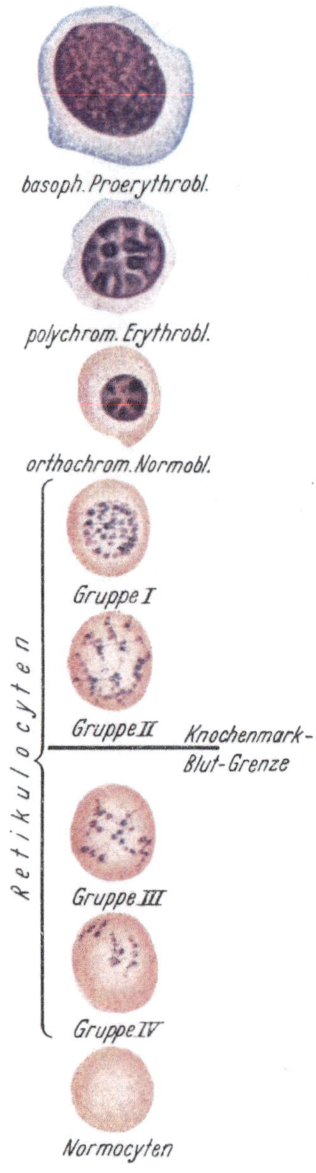

Abb. 5. Erythrocytenreifungsreihe von der Stammform (Proerythroblast) bis zum reifen Erythrocyten.

a) Die Erythropoese.

Die Erythropoese vollzieht sich im postfetalen Leben unter physiologischen Bedingungen beim Menschen nurmehr im Knochenmark, besonders in den kurzen und platten Knochen. Im fetalen Leben findet sich die Blutbildung anfangs universell im Gefäßsystem, aus dessen Wandzellen sich die Erythroblasten entwickeln. Später ist sie auf Leber und Milz lokalisiert. Vom 3. Embryonalmonat an übernimmt dann allmählich das Knochenmark die rote Blutbildung. Während die Erythrocyten der 1. Embryonalperiode dem megaloblastischen Typ angehören, werden die Zellen der 2. normoblastischen Generation von Leber, Milz und Knochenmark gebildet, welches dann schließlich allein die Blutbildung übernimmt, während die Blutbildungsherde in Leber und Milz erlöschen.

Unter pathologischen Bedingungen kann die Blutbildung auch im postfetalen Leben außerhalb des Knochenmarks wieder in Gang kommen. Wir sehen das besonders bei dem noch sehr reaktionsfähigen Organismus des Neugeborenen und Säuglings, bei dem die Zelldeterminierung noch nicht so starr festliegt wie beim Erwachsenen. Doch hat man auch bei diesem unter extremen Bedingungen extramedulläre Blutbildungsherde beobachtet. Aber es liegt bei ausgedehnten extramedullären Blutbildungen des Erwachsenen stets die Vermutung nahe, daß es sich dabei nicht mehr um rein reaktive Vorgänge, sondern um ein tumorhaftes Wachstum handelt, das sich metastasenähnlich besonders auf dem adäquaten Mutterboden von Milz und Leber breit macht, wie wir das bei den Leukosen und Erythroblastosen sehen.

Die Stammzelle der roten Reihe im postfetalen Leben ist der Proerythroblast, eine dem Myeloblasten ähnliche Zelle mit tiefblauem Protoplasma und lockerer Struktur. Daraus entsteht durch Reifung des Kerns, der allmählich eine radspeichenähnliche Struktur annimmt, der zunächst basophile und später polychromatische Erythroblast (Makroblast). Durch Verdichtung des Kernchromatins und durch weitere Einlagerung von Hb. in das Protoplasma entsteht der Normoblast, dessen Kern sich allmählich auflöst und so den reifen Erythrocyten (Normocyten) entstehen läßt. Bei Anwendung der Vitalfärbung mit Kresylviolett sehen wir eine noch besonders wichtige Zwischenstufe der Reifung, die zwischen dem Normoblasten und dem reifen Erythrocyten gelegen ist. Sie ist durch das Auftreten einer vital färbbaren fädigkörnigen basophilen Substanz (Substantia granulofilamentosa) gekennzeichnet, die sich zuerst um den Kern herum bildet und später nach der Kernauflösung noch als Knäuel- oder Netzwerk vorhanden ist, das sich allmählich in 1—2 Tagen auflöst und schließlich ganz verschwindet. Man nennt die Erythrocyten, die dieses unreife Merkmal zeigen, *vitalgranulierte Erythrocyten* oder wegen der netzartigen Struktur auch *Retikulocyten*. Für die Beurteilung der Blutregeneration ist gerade dieses Retikulocytenstadium von besonderer Wichtigkeit, weil in diesem Reifestadium der in Auflösung begriffenen Netzform oder Körnchenform (Retikulocytengruppe 3 und 4) der Erythrocyt aus dem Knochenmark entlassen wird. Wir finden im strömenden Blut des Erwachsenen etwa 1% Retikulocyten dieser Stadien, die täglich das Knochenmark verlassen und in etwa 24 Stunden ausreifen. Man kann daraus schließen, daß in etwa 100 Tagen der gesamte Erythrocytenbestand des strömenden Blutes neu ersetzt wird, was sehr gut mit den direkten Beobachtungen bei Transfusionsversuchen und mit den Ergebnissen der Bestimmung der Abbauprodukte des Hämoglobins in den Ausscheidungen übereinstimmt. Bei starker Beanspruchung der Erythropoese treten auch schon unreifere Retikulocytenformen der Gruppen 1 und 2 (Knäuel- und Netzformen) ins strömende Blut über. Mitunter kommt es dabei auch zum Auftreten kernhaltiger Vorstufen, was jedoch bereits auf eine Insuffizienz des Marks hinweist, da das gesunde Mark auch enorme Mehrleistungen ohne Ausstoßung von Kernhaltigen bewältigen kann.

Bei gewöhnlicher Färbung des Trockenpräparats ist die retikuläre Substanz nicht sichtbar. Retikulocyten der Gruppen 1 und 2, die noch viele retikuläre Substanz enthalten, zeigen bei gewöhnlicher Färbung im Trockenpräparat einen etwas bläulicheren Farbton (Polychromasie) oder eine basophile Tüpfelung (basophile Punktierung). Doch ist daraus nur eine sehr grobe Beurteilung der Regenerationsleistung des Marks möglich.

Einen weiteren Einblick in die Regenerationsleistung des Marks verschafft die Sternalpunktion. Wir finden bei starker Beanspruchung der Erythropoese im Sternalpunktat eine erhebliche Vermehrung der kernhaltigen Vorstufen, die unter physiologischen Verhältnissen nur etwa 20—30% der Granulocyten ausmachen. Bei starker Beanspruchung der Erythropoese kann die Zahl der kernhaltigen Roten die Zahl der Granulocyten und ihrer Vorstufen weit übertreffen (Normoblastenmark), wobei die reifste Form der Kernhaltigen, die Normoblasten, vorherrschen. Bei Erkrankungen des Marks sehen wir häufig Störungen des Reifungsprozesses, wobei dann unreife junge Vorstufen (Proerythroblasten und basophile Erythroblasten) stark vermehrt im Mark vorhanden sind (Erythroblastenmark). Eine solche Reifungshemmung findet sich oft bei hochgradigem Eisenmangel, aber auch bei anderen Störungen der Erythropoese. Am stärksten ist die Reifungshemmung bei der perniziösen Anämie, wobei es auch zu qualitativen Änderungen der Zellstruktur im Sinn der megaloblastischen Umwandlung kommt (Megaloblastenmark).

b) Der reife Erythrocyt.

Morphologie. Der reife Erythrocyt ist ein Scheibchen von 6—8 μ Durchmesser (Mittelwert 7,5 μ), das bei gewöhnlicher PAPPENHEIMscher Färbung gleichmäßig rot tingiert erscheint. Da der Erythrocytendurchmesser große diagnostische Bedeutung erlangt hat, sind verschiedene Methoden seiner Bestimmung ausgearbeitet worden. Die auf Lichtbeugung beruhenden optischen Verfahren sind jedoch unsicher und geben auch keinen Einblick in die Verteilung der einzelnen Erythrocytengrößen. Das beste Verfahren ist deshalb die direkte Messung der Erythrocytendurchmesser mit dem Okularmikrometer und Aufstellung einer statistischen Verteilungskurve (PRICE-JONES-Kurve). Dabei ergibt sich beim Gesunden eine symmetrische GAUSSsche Glockenkurve, während unter pathologischen Bedingungen starke Abweichungen sichtbar werden, wie Abbildung 6 zeigt. Die Verteilungskurve kann bereits Störungen der Knochenmarksfunktion anzeigen, wenn das übrige Blutbild noch völlig normal ist. So sieht man namentlich bei manchen Avitaminosen und anderen Ernährungsschäden oft deutliche Abweichungen der Kurvenform trotz normaler Blutwerte, was diagnostisch für die Erkennung dieser Zustände außerordentlich wichtig ist. Die bei Blutkrankheiten vorkommenden Abweichungen liegen entweder nach der Seite

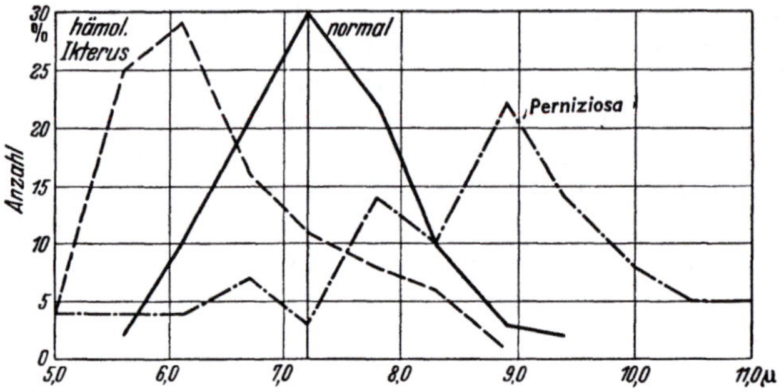

Abb. 6. PRICE-JONES-Kurven eines hämolytischen Ikterus (mikrocytäre Anämie), eines Gesunden und einer perniziösen Anämie (megalocytäre Anämie).

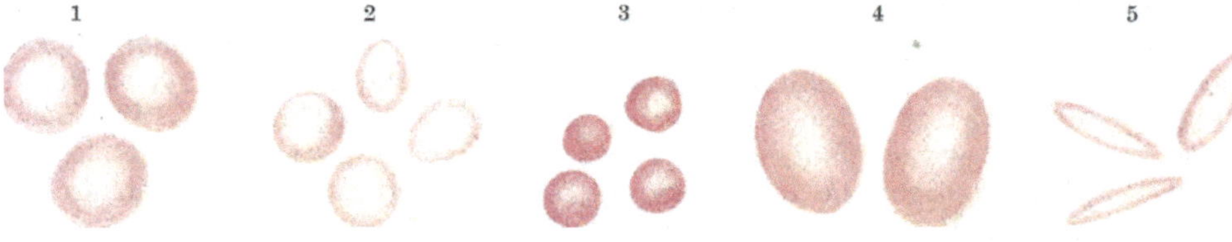

Abb. 7. Normale und pathologische Erythrocytenformen. 1 Normocyten. 2 Mikrocyten (hypochrom). 3 Mikrosphärocyten (Kugelzellen). 4 Megalocyten. 5 Elliptocyten.

kleinerer Durchmessergrößen (Mikrocytose) oder nach der Seite großer Zellen (Makrocytose, Megalocytose). Die Verbreiterung der Kurvenbasis nach beiden Seiten ist ein Maß der vorhandenen Ungleichheit der Zellgrößen (Anisocytose).

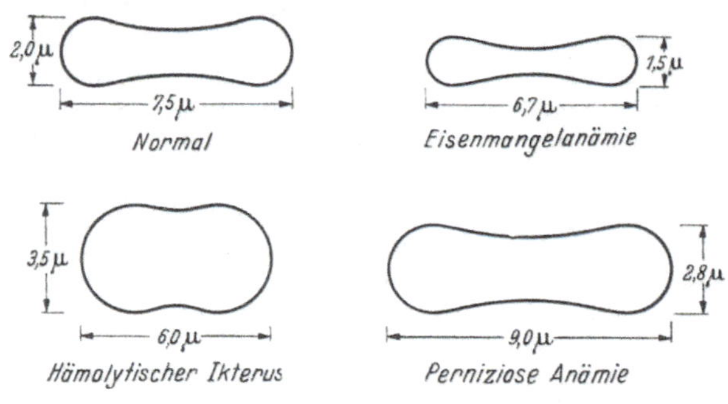

Abb. 8. Verschiedene Erythrocytendicken.

Weitere *pathologische Veränderungen der Erythrocyten* beziehen sich auf Abweichungen ihrer Form. So kommen elliptische Formen bei der konstitutionellen Elliptocytose oder Ovalocytose vor, ferner sichelförmige Zellen bei der sog. Sichelzellenanämie. Auch die großen hämoglobinreichen Erythrocyten der perniziösen Anämie (Megalocyten) sind oft leicht oval gestaltet. Völlig mißgestaltet sind die Zellen bei schwerer Knochenmarksschädigung. Dann erscheinen die Erythrocyten im Ausstrichpräparat oft in bizarren Formen (Poikilocytose). Andere pathologische Abweichungen beziehen sich auf das färberische Verhalten. Die Zellen sind abnorm farbstoffarm und zeigen in der Mitte eine große Delle, so daß sie oft nur noch als roter Ring erscheinen (Pessarformen oder Anulocyten). Bei gesteigerter überstürzter

Neubildung sind manche Erythrocyten noch stark basophil tingiert (Polychromasie) oder zeigen eine basophile Tüpfelung, die wir am häufigsten bei der Bleivergiftung beobachten. Ferner kommen bei Störungen des Entkernungsvorganges Kernreste in Form von Kernbröckelchen, JOLLY-Körper und CABOTschen Ringen vor. JOLLY-Körper sehen wir besonders bei Ausfall der Milzfunktion, so regelmäßig nach Milzexstirpation.

Das Einzelerythrocytenvolumen und Erythrocytendicke. Bei manchen Blutkrankheiten haben wir ein besonderes Interesse außer dem Zelldurchmesser noch andere Erythrocytenmasse kennenzulernen. So ergibt das Gesamterythrocytenvolumen dividiert durch die Erythrocytenzahl das Einzelvolumen, das normalerweise 80—90 μ^3 beträgt. Da man aus dem Erythrocytendurchmesser ohne weiteres die Kreisfläche berechnen kann, so kann man aus dieser und dem Einzelvolumen die durchschnittliche Dicke berechnen. Diese liegt bei Gesunden zwischen 2 μ und 2,5 μ. Unter pathologischen Verhältnissen kommen hier starke Abweichungen vor, die folgende Abbildung wiedergibt. Das Verhältnis des Kreisdurchmessers zur Erythrocytendicke wird als *sphärischer Index* bezeichnet, der normalerweise bei 0,3 liegt. Beim hämolytischen Ikterus ist er stark erhöht.

c) Erythrocytenzahl, Hämoglobingehalt und Färbeindex.

Die normale Zahl der Erythrocyten beim erwachsenen Mann beträgt unter normalen Ernährungsbedingungen 5 Mill., bei der Frau 4,5 Mill. im Kubikmillimeter. Dieser Zahl entspricht ein Hb.-Gehalt von 16 g = 100% bzw. 14,5 g = 90%. Der Bruch $\frac{\text{Hb. \%}}{2 \times \text{Ery.}}$ (in zehntel Millionen) ergibt den Färbeindex, der normalerweise 1,0 beträgt und die Hb.-Beladung der einzelnen Erythrocyten anzeigt. Ist diese geringer als normal, so liegt der Färbeindex unter 1, ist diese größer als normal, so liegt der Färbeindex über 1, wobei nur Abweichungen unter 0,9 und über 1,1 Bedeutung haben. Bei den mikrocytären Anämien, besonders bei den Eisenmangelanämien ist der Färbeindex im allgemeinen vermindert, bei der perniziösen Anämie erhöht.

d) Erythrocytenresistenz.

Man versteht darunter die Widerstandsfähigkeit der Erythrocyten gegenüber hämolytischen Einflüssen. Am meisten studiert ist die sog. osmotische Resistenz. Bringt man die roten Blutkörperchen in Kochsalzlösung verschiedener Konzentration, angefangen bei 0,2% NaCl und endigend bei 0,9%, so sieht man, daß von einer bestimmten Konzentration an, sich die überstehende Lösung rot färbt, das Hb. also aus den Erythrocyten ausgetreten ist (Hämolyse). Diese beginnt normalerweise bei 0,44% NaCl und wird vollständig bei 0,34% NaCl (totale Hämolyse). Die Erythrocyten des hämolytischen Ikterus sind abnorm fragil, ihre osmotische Resistenz ist stark herabgesetzt, so daß schon bei 0,6% und noch höher Hämolyse eintritt, während bei hepatischem Ikterus oft eine gesteigerte Resistenz zu beobachten ist (Pachydermie der Erythrocyten). Auch die Resistenz der Retikulocyten ist meist erhöht.

e) Blutkörperchensenkung.

Eine große klinische Bedeutung hat die Beobachtung der Blutkörperchensenkungsgeschwindigkeit mit ungerinnbar gemachtem Blut erlangt. Man zieht das Blut in einer Glaspipette 200 mm hoch auf und beobachtet darin bei senkrechter Stellung den Senkungsvorgang der Erythrocyten, in dem man nach 1 und 2, evtl. nochmals nach 24 Stunden abliest (Methode nach WESTERGREN). Es hat sich gezeigt, daß die Blutkörperchensenkung in hohem Maße von dem Gehalt an grobdispersen Eiweißkörpern, also vor allem von Globulin und Fibrinogen abhängig ist, indem die Senkungsgeschwindigkeit mit zunehmendem Gehalt an diesen Eiweißstoffen ansteigt. Da die Globuline die Träger der Abwehrstoffe sind, so deutet eine gesteigerte Senkung auf eine Steigerung der Abwehrfunktion hin. Daneben ist die Senkung auch noch von der Erythrocytenzahl abhängig. Bei erhöhter Erythrocytenzahl ist die Senkung verlangsamt, bei verminderter beschleunigt. Unter physiologischen Verhältnissen findet man eine Senkungsbeschleunigung in der Schwangerschaft, während Verdauung und Menstruation nur einen sehr geringen und umstrittenen Einfluß haben. Außer bei Infekten findet sich eine Senkungsbeschleunigung bei malignen Tumoren, bei allergischen Vorgängen und nach chirurgischen Eingriffen, ferner bei den meisten Bluterkrankungen. Beim Infekt folgt die Senkungserhöhung der Temperatursteigerung gewöhnlich einige Tage nach. Die Senkung kann also in den ersten Tagen einer Infektionskrankheit noch normal sein, während sie oft lange nach Fieberabfall noch erhöht ist. Die Senkungsreaktion ist eine zwar unspezifische, aber in der Hand des erfahrenen Arztes außerordentlich wichtige biologische Reaktion, die den ärztlichen Blick weitet und neben Fiebermessung, Harnuntersuchung und Blutdruckmessung zu jeder eingehenden Krankenuntersuchung gehört. Oft ist eine Senkungsbeschleunigung das einzige Zeichen, das auf eine organische Erkrankung aufmerksam macht. Schnell senkendes Blut führt bei der Gerinnung zur Speckhautbildung (Crusta phlogistica), was bereits im Altertum und im Mittelalter beobachtet und diagnostisch verwertet wurde. Diese alten Beobachtungen wurden in der Neuzeit vergessen und erst durch die Wiederentdeckung der Blutkörperchensenkung durch HERMANN NASSE und FÅHRAEUS wieder in ihrer diagnostischen Bedeutung erkannt.

f) Blutbildung und Blutzerstörung.

Das Knochenmark ist auch beim erwachsenen Menschen außerordentlich anpassungsfähig. Bei starker erythropoetischer Reizbildung tritt nicht nur eine Vermehrung der roten Blutbildung im Verhältnis zur weißen Blutbildung ein, sondern die gesamten Blutbildungsherde des Knochenmarks werden weiter ausgedehnt. An Stelle von gelbem Fettmark tritt rotes Mark, das schließlich die ganzen Röhrenknochen erfüllt. Als Reiz wirkt in erster Linie Sauerstoffmangel, sei er äußerlich oder innerlich bedingt. So entsteht die Zunahme der Erythrocyten bei den Hochgebirgsbewohnern wie bei den angeborenen Herzfehlern und Lungenkranken mit Sauerstoffaustauschstörung. Als weiterer Reiz wirken Blutverluste, wobei die erythropoetische Tätigkeit bereits in Gang kommt, wenn die Gefäßbahn irgendwo eröffnet wird. Wie wir heute wissen, gibt es bestimmte Zwischenhirnregionen, deren Reizung zu einer Ausschüttung vitalgranulierter Erythrocyten aus dem Knochenmark führt, wobei humorale Stoffe mitwirken. Auch Wärme- und Bestrahlungseinflüsse sind auf die Erythropoese wirksam. Unter den Hormonen hat vor allem die Schilddrüse Einfluß auf die Knochenmarkstätigkeit im Sinne einer Steigerung, wobei allerdings gleichzeitig auch der Zerfall angeregt wird. Ähnlich wirken die verschiedenen Vitamine, die man als Knochenmarksstimulantien bezeichnen kann. Unter den Nahrungsstoffen hat das tierische Eiweiß, besonders Fleisch und Leber, den stärksten knochenmarksaktivierenden Effekt. Als für die Blutbildung unentbehrlich ist ferner das Eisen und der Antiperniciosastoff zu erwähnen, doch gelingt es mit all diesen Stoffen beim gesunden Menschen nicht den Erythrocytenspiegel wesentlich zu erhöhen, da jede Steigerung der Knochenmarksfunktion von einer entsprechenden Zunahme der Blutzerfallsvorgänge begleitet wird. Über die Vorgänge des Blutzerfalls sind wir heute sehr gut orientiert. Die Farbstoffgruppe des Hämoglobins, die sich aus einem Tetrapyrrolringsystem mit Eisen aufbaut, zerfällt unter Eisenabspaltung und Ringöffnung in Biliverdin, wie folgende Formeln zeigen:

1.)

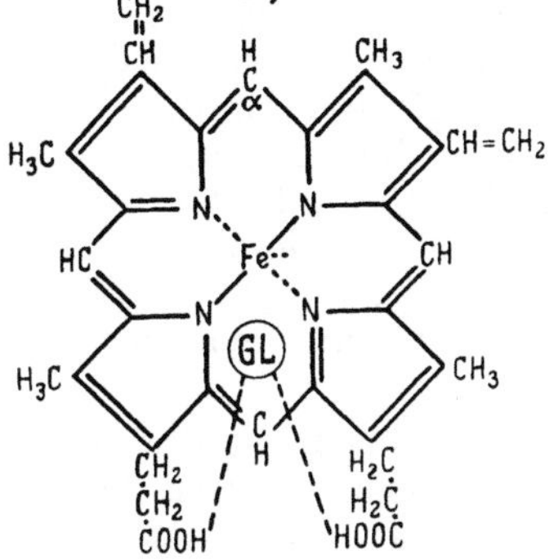

Hämoglobin

2)

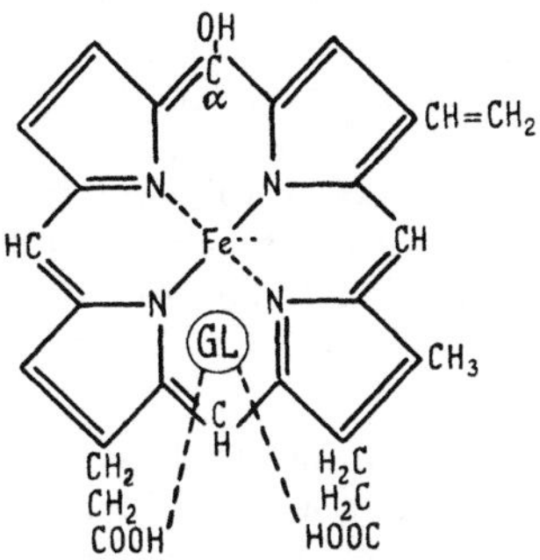

Oxyhämochromogenglobin

3)

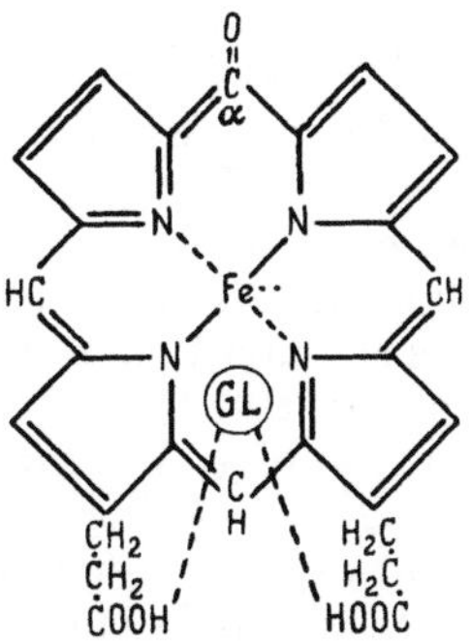

Ketohämochromogenglobin
(Ketohämoglobin)

4.)

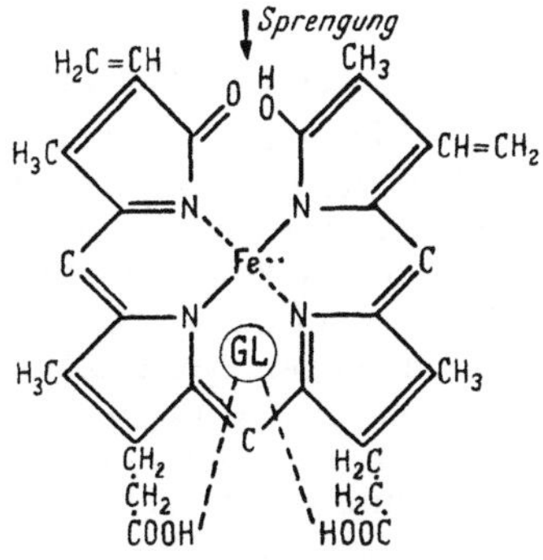

Verdoglobin
(Verdohämochromogen)

5.)

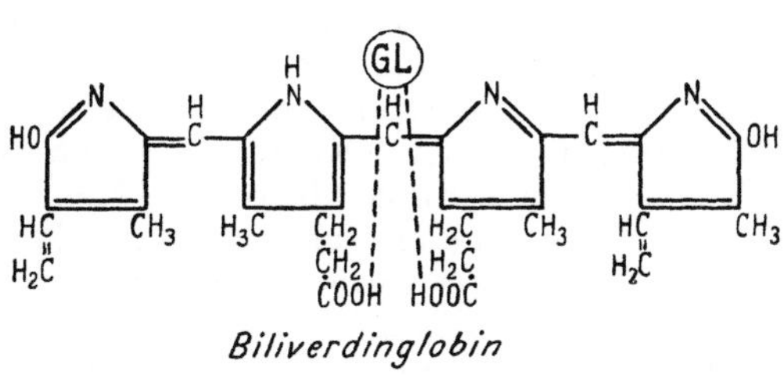

Biliverdinglobin

Das zunächst entstehende Biliverdin wird dann zu Bilirubin reduziert. Im Gegensatz zum Bilirubin der Galle zeigt dieses anhepatisch entstandene Bilirubin nur eine indirekte Diazoreaktion. Das Bilirubin wird von der Leber in den Darm hinein ausgeschieden und dabei teils durch Fermente, teils durch die reduzierende Tätigkeit der Darmbakterien in Urobilinkörper, von denen wir heute chemisch zwei sicher kennen, nämlich das optisch inaktive *Urobilin IXa* und das optisch aktive *Stercobilin*, umgewandelt. Diese werden zum größten Teil mit dem Stuhl ausgeschieden, ein kleiner Teil gelangt mit der Pfortader zur Leber und wird von dieser wieder in den Darm hinein abgegeben (enterohepatischer Kreislauf des Urobilins). Bei gut erhaltener Leberfunktion gelangt nur ein geringer Bruchteil, etwa 1%, in den großen Kreislauf und kommt dann durch die Niere zur Ausscheidung (Harnurobilin). Neben diesem Hauptweg des Hämoglobinabbaues gibt es noch Nebenwege, die zu anderen Abbauprodukten führen, die einen Teil der Stuhl- und Harnfarbstoffe ausmachen. Als solche sind das Pentdyopent, ferner das Mesobilifuscin, Uroerythrin und das Urochrom B anzusehen. Als wichtigstes praktisches Ergebnis dieser Studien über den Hämoglobinabbau im Organismus ist folgendes zu verzeichnen:

Jeder gesteigerte Blutzerfall führt zu einer Vermehrung des Bilirubins im Blutplasma, also zu einer Zunahme der Serumfarbe. Ferner kommt es zu einer Vermehrung der Harnfarbe, wobei die Proben auf Urobilin und deren Vorstufen (Urobilinogen) positiv werden. Auch die Galle wird farbstoffreicher und ebenso der Stuhl. Bei den hämolytischen Anämien sehen wir alle diese Farbstoffe enorm vermehrt auftreten. Sie geben diesen Kranken das charakteristische klinische Gepräge.

g) Der Eisenstoffwechsel. Das Plasmakupfer.

Das erythrocytäre Organ steht im Mittelpunkt des Eisenstoffwechsels, weil es den größten Eisenbedarf des Organismus hat. Der gesamte Hämoglobinbestand des Körpers benötigt etwa 3—4000 mg Eisen zu seinem Aufbau. Demgegenüber stehen etwa 1500—2000 mg für das gesamte Zell- und Muskeleisen. Geht Blut nach außen verloren, so verliert damit der Organismus große Eisenmengen, bei großen Blutverlusten fast die Hälfte seines gesamten Eisenbestandes. Da aus den Nahrungsstoffen nur wenige Milligramm Eisen täglich zur Resorption kommen, so würde es viele Monate dauern, bis das verlorene Bluteisen wieder ersetzt werden kann und das verlorene Blut wieder aufgebaut wäre. Der Organismus hat deshalb in Milz und Leber Eisendepots angelegt, die für einen Neuaufbau des Blutes sofort zur Verfügung stehen. Auch ist der Eisenstoffwechsel des Menschen so eingerichtet, daß Eisen nur in Spuren ausgeschieden wird. Vielmehr wird der Eisenhaushalt im wesentlichen durch die Variationsfähigkeit der Resorption reguliert. Eisen, das bei hämolytischen Vorgängen frei wird, erscheint nicht oder nur in Spuren in den Exkreten. Es wird von Milz und Leber eingesammelt und für den Neuaufbau bereitgestellt. Nur bei Blutverlusten nach außen kommt es auch zu Eisenverlusten. Aus diesem Grunde sehen wir Eisenmangelzustände beim Manne nur nach Blutungen auftreten, während bei der Frau auch ohne pathologische Blutungen allein durch die physiologischen Blutverluste bei Menstruation, Schwangerschaft und Wochenbett, Eisenmangelzustände entstehen, vor allem dann, wenn durch eisenarme Ernährung sowie durch Störung der Eisenresorption die Eisendepots mangelhaft gefüllt sind. Da das Nahrungseisen vor allem durch die Salzsäure des Magens herausgelöst wird, so sind Störungen der Salzsäuresekretion des Magens von größter Bedeutung für die Entstehung von

Eisenmangelzuständen. Neben dem echten Eisenmangel gibt es noch einen relativen Eisenmangel für die Blutbildung dann, wenn durch die Tätigkeit des Abwehrsystems das Eisen in den Zellen des RES fixiert wird und dann nicht mehr für die Blutbildung zur Verfügung stehen kann. Auf diese Weise erklärt sich das Zustandekommen der hypochromen Infektanämie (HEILMEYER). Zur Erkennung von Eisenstoffwechselstörungen hat sich die Bestimmung des zirkulierenden Plasmaeisens sehr bewährt. Der Plasmaeisenspiegel beträgt beim Manne etwa 125 γ-%, bei der Frau 90 γ-%. Bei Eisenmangelzuständen ist der Plasmaeisenspiegel oft bis auf $^1/_{10}$ des Normalen erniedrigt. Während das Plasmaeisen beim Infekt stark erniedrigt ist, ist das Plasmakupfer (normal 100—140 γ-%) dabei erhöht. Infektanämien können dadurch von echten Eisenmangelanämien unterschieden werden (Abb. 8).

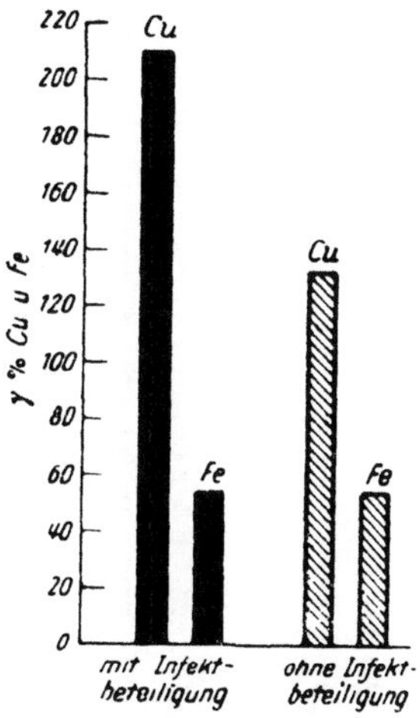

Abb. 9. Plasmakupfer und Plasmaeisen bei hypochromen Anämien mit und ohne Infektbeteiligung.

3. Das leukocytäre System.

Die weißen Blutkörperchen zerfallen in verschiedene Stämme, die jeweils ihre besondere Aufgabe innerhalb der Abwehrfunktion des Blutes besitzen. Die Hauptmasse der weißen Zellen entstammt dem Knochenmark. Die Knochenmarksleukocyten sind dadurch charakterisiert, daß sie sämtliche eine deutliche Granulation besitzen, weshalb man sie auch als Granulocyten bezeichnet. Sie haben also zusammen mit den Erythrocyten ein gemeinsames Bildungsgewebe. Das erklärt ihre oft gemeinsame Reaktion bei vielen pathologischen Prozessen. Eine 2. Gruppe von Leukocyten entstammt dem lymphatischen Gewebe, das sich überall im Körper zerstreut, in Lymphdrüsen, Milz, Thymus, Tonsillen und den Lymphfollikeln der Schleimhäute vorfindet. Eine 3. Gruppe bilden die Monocyten, deren Herkunft umstritten ist. Wahrscheinlich entstammen die normalen Blutmonocyten dem Knochenmark, während unter pathologischen Bedingungen auch Monocyten aus dem lymphatischen Gewebe und aus dem übrigen RES hervorgehen können. Einen Überblick über die Entstehung der einzelnen Leukocytenformen gibt die folgende Leukocytentafel auf S. 314.

a) Morphologie und Physiologie der Leukocyten.

Die Granulocyten haben als Stammzelle im Knochenmark den Myeloblasten, eine große, noc hgranulafreie Zelle mit rundem lockerem Kern und mehreren Nucleolen sowie tiefblauem Protoplasma. Die Myeloblasten finden sich stets nur in geringer Zahl im Knochenmark. Durch Einlagerung der ersten noch unspezifischen Granula entsteht der Promyelocyt, der im Gegensatz zum Myeloblasten bereits eine positive Oxydasereaktion gibt, aber noch einen runden lockeren Kern besitzt. Im nächsten Stadium tritt die Ausdifferenzierung der Granula in eosinophile, basophile und neutrophile Myelocyten ein. Nach UNDRITZ haben diese Granulocyten aber ihre spezifischen Stammformen, von denen sie abstammen (Polyphyletismus). Diese Zellen sind kleiner, der Kern verdichtet sich, und das Protoplasma verliert seine dunkelblaue Farbe und nimmt einen mehr violettroten Ton an, in dem die Granula eingelagert sind. Bei der Reifung zum neutrophilen Myelocyten wird das Protoplasma

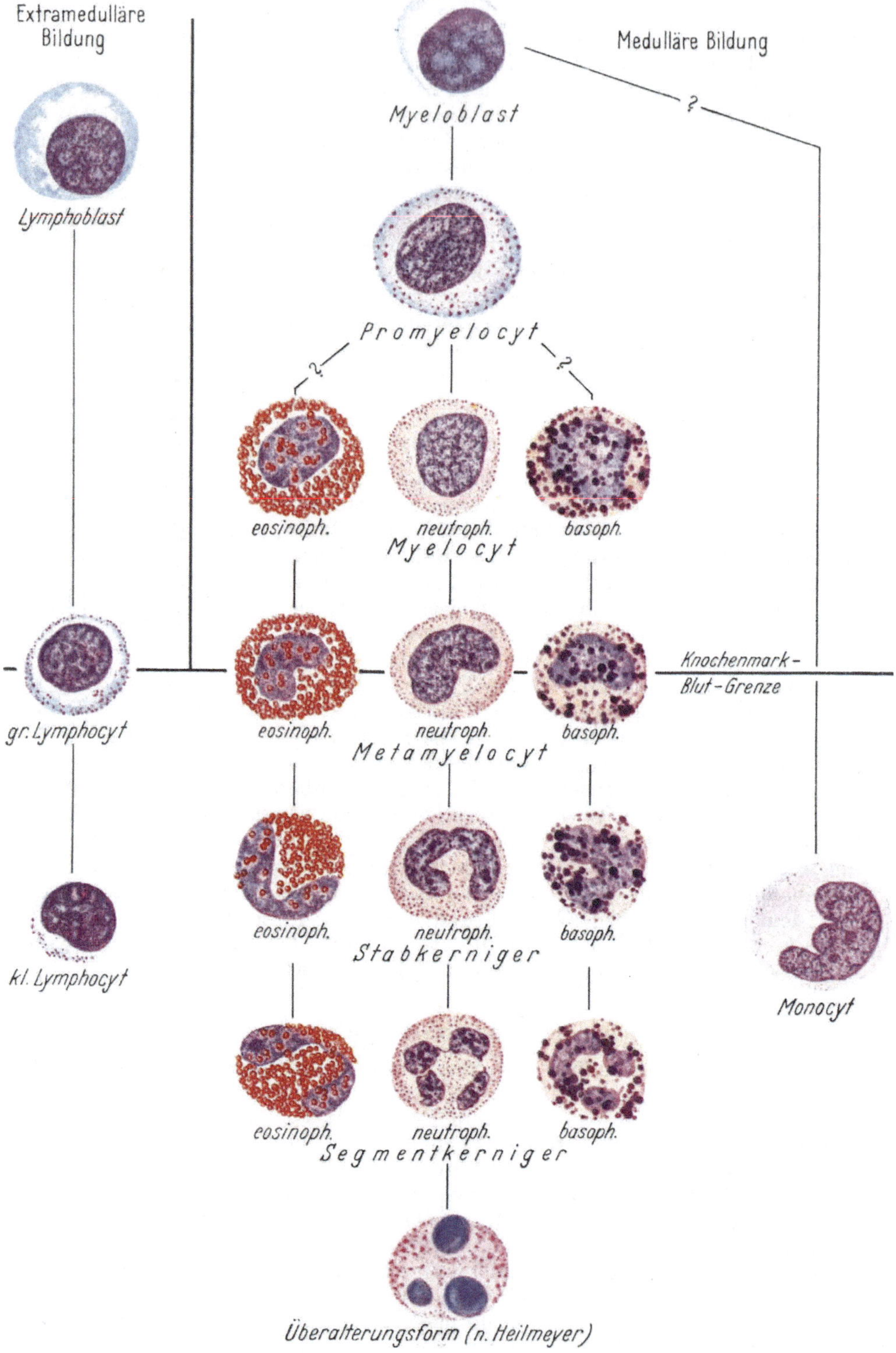

Abb. 10. Abstammung und Reifestadien der einzelnen Leukocytenformen.

zuerst in der Umgebung des Kerns acidophiler. Gleichzeitig tritt die grobe Körnelung der Promyelocyten zurück und die feinere neutrophile Granulation tritt auf. Bei weiterer Reifung wird der Kern noch dichter und zeigt eine beginnende Einbuchtung. Die überreifen Myelocyten mit schon eingebuchtetem Kern werden auch als Metamyelocyten oder nach SCHILLING auch als Jugendformen bezeichnet. Sie kommen bereits vereinzelt im peripheren Blut des Gesunden vor. Bei weiterer Reifung entsteht daraus der stabkernige Neutrophile. Der Kern ist jetzt grobbalkig, mehr pyknotisch, zeigt da und dort schon beginnende Einschnürungen, läßt aber immer noch eine breite Brücke zwischen den einzelnen Kernteilen bestehen. Erst wenn diese Brücke sehr dünn wird, sprechen wir von *Segmentkernigen*, den fertigen reifen neutrophilen Leukocyten des peripheren Blutes, dessen Kern gewöhnlich 2—6 Segmente besitzt. Normalerweise beträgt das Verhältnis der Stabkernigen zu den Segmentkernigen 4:64. Bei starker Markbeanspruchung nimmt die Zahl der Stabkernigen und Jugendformen zu, was man als Linksverschiebung des neutrophilen Blutbildes (nach ARNETH und SCHILLING) bezeichnet, während umgekehrt eine Zunahme der Segment kernigen, wie wir sie bei der perniziösen Anämie sehen als Rechtsverschiebung bezeichnet wird. Unter besonderen Umständen treten im peripheren Blut auch *Abbauformen* der Leukocyten auf, deren Kern schon ganz pyknotisch und in mehrere Markteile zerfallen ist (HEILMEYER und v. MUTIUS).

Außer den neutrophilen Myelocyten entstehen im Knochenmark auch die *eosinophilen Myelocyten*, die durch ihre großen leuchtend rot sich färbenden eosinophilen Granula gekennzeichnet sind. Bei den jungen eosinophilen Myelocyten sieht man manchmal noch einzelne Körner mit dunkelblauer Färbung, die ganz der Promyelocytengranulation ähnlich sind, aus denen sich die eosinophilen Granula entwickeln. Bei weiterer Reifung der eosinophilen Myelocyten werden die Zellen kleiner, der Kern wird stabförmig und schnürt sich schließlich in 2 Segmente durch, so daß eine Brillenform des Kerns entsteht, welche für die Eosinophilen charakteristisch ist, wenn gelegentlich auch einmal andere Kernformen vorkommen. Die eosinophilen Granula bestehen aus einem komplizierten Eiweiß-Lipoidgemisch; bei Entmischung entstehen daraus die bekannten rhombischen CHARKOT-LEYDENschen Krystalle.

Die dritte Sorte der Granulocyten stellen die *Basophilen* oder *Mastzellen* dar, die in ihrer klumpigen tiefblauen Granulation leicht zu erkennen sind. Der basophile Myelocyt zeigt einen noch runden oder wenig eingebuchteten Kern, während die reife Mastzelle viel kleiner ist und einen mehrfach eingebuchteten Kern aufweist, der aber keine richtige Segmentierung zeigt.

Funktion der Granulocyten. Die Granulocyten sind die aktive Kampftruppe des Organismus, die Zellen der Kampfphase, die bei den meisten akuten Infektionen als erste vermehrt auf den Plan treten. Sie sind dazu durch ihre hohe Eigenbeweglichkeit (3 mm je Stunde) und ihren hohen Fermentgehalt sowie durch ihre Fähigkeit zur Phagocytose ganz besonders geeignet. Sie verlassen bekenntlich die Blutbahn, um sich am Orte der Entzündung anzusammeln, wobei taktile und chemische Reize (Tigmotaxis und Chemotaxis) eine besondere Rolle spielen. So wirkt besonders die stärkere Säurereaktion des Entzündungsherdes anlockend auf die Leukocyten. An Fermenten ist neben der Oxydase, Diastase, Katalase, Lipase, besonders der hohe Gehalt an Proteasen hervorzuheben, wodurch sie befähigt werden, Gewebe einzuschmelzen und zu verflüssigen. Außer bei Infektionen sind die Leukocyten in den Schleimhäuten ständig als Schutz- und Polizeitruppe wirksam, und ihr Wegfall führt zu schweren Gewebsschäden. Die genannten Funktionen kommen in erster Linie den neutrophilen Granulocyten zu.

Die Eosinophilen sind die Zellen der allergischen und anaphylaktischen Reaktion. Sie besitzen einen hohen Gehalt an Histamin, das am Ort der Überempfindlichkeit frei gemacht wird. Wir sehen sie deshalb bei allen allergischen Krankheiten vermehrt, wenn nicht immer im Blut, so doch immer im Knochenmark und am Ort der allergischen Reaktion. Eine besonders hohe Bluteosinophilie haben wir bei manchen Wurmerkrankungen, besonders bei der Trichinose, ferner beim Scharlach, beim eosinophilen Lungeninfiltrat und bei der konstitutionellen Eosinophilie. Das noch nicht ganz geklärte Krankheitsbild der *persistierenden Eosinophilie mit Splenomegalie* ist wahrscheinlich eine besonders hochgradiger Allergiezustand.

Das Fehlen der Eosinophilen im Blut *(Aneosinophilie)* ist Ausdruck einer überwertigen allergischen Reaktion, so im anaphylaktischen Shock, aber auch auf dem Höhepunkt von schwerenInfekten. Im Verlauf einer Infektionskrankheit sind die Eosinophilen auf dem Höhepunkt meist vermindert und treten im Überwindungsstadium als „Morgenröte der kommenden Genesung“ vermehrt auf (postinfektiöse Eosinophilie).

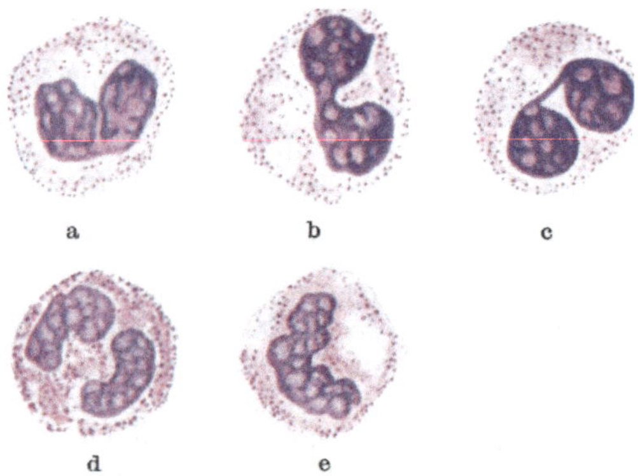

Abb. 11. Pathologische Granulocytenformen. a—c PELGERsche Kernanomalie. d Toxische Granulierung. e DOEHLE-Körperchen.

Die *Mastzellen* sind nach neueren Untersuchungen an der Bildung und Speicherung des *Heparins* beteiligt, welches als Antagonist des Thrombins die Blutgerinnung verhindert und auch fibrinolytisch wirksam ist.

Pathologische Granulocytenformen. Bei schweren Infekten sehen wir häufig eine starke Vergröberung und stärkere basophile Färbung der Granula, was manals toxische Granulation bezeichnet, was aber mehr als Ausdruck einer gesteigerten Funktion anzusehen ist. Als weitere pathologische Erscheinung wird das Auftreten umschriebener Protoplasmabezirke mit starker Basophilie beobachtet, die man früher als basophile Zelleinschlüsse (DOEHLEsche Körperchen) gedeutet hat, aber wahrscheinlich auf einer partiellen Protoplasmareifungsstörung beruhen. Ferner kann man bei sehr schweren Infekten größere Vacuolenbildungen in den Zellen sehen. Eine besonders vererbbare Anomalie der Granulocyten stellt die sog. PELGER-HUETsche *Kernanomalie* dar. Sie besteht darin, daß ein sehr hoher Prozentsatz der Neutrophilen stabförmige Kerne besitzt. Die Nichtstabförmigen besitzen dabei meist einen zweigeteilten brillenförmigen Kern. Mehrfach segmentierte kommen kaum vor. Es handelt sich dabei aber nicht um unreife Zellen, sondern um eine besondere Anomalie der Kernausbildung, die dominant vererbbar ist. Auch andere vererbbare Leukocytenanomalien, wie z. B. die ALDERsche Granulationsanomalie, sind beobachtet worden.

Die **Lymphocyten** entstehen aus ihren determinierten Vorstufen im lymphatischen Gewebe, den Lymphoblasten. Das sind große Zellen mit lockerem großem Kern, die oft von Myeloblasten schwer unterscheidbar sind. Der Lymphoblast geht bei der Reifung in den großen jugendlichen Lymphocyten über, dessen Kern etwas dichter ist. Der reife kleine Lymphocyt hat nurmehr die Größe eines Erythrocyten oder etwas darüber und zeigt einen geringen Protoplasmasaum, mit einem sehr dichten, oft dunkelblau sich färbenden

Kern von charakteristischer Struktur. Im Protoplasma vieler Lymphocyten sind einige wenige leuchtend rot sich färbende Granula eingelagert (Azurgranula), welche für die lymphatischen Zellen spezifisch sind.

Die **Funktion der Lymphocyten** ist durch die neueren Arbeiten von Mc-Master und seiner Schüler weitgehend geklärt worden. Sie sind die Produzenten von Antikörpern, indem sie die spezifischen Globuline erzeugen und ins Blutplasma gehen. Als Globulinlieferanten spielen sie eine wichtige Rolle im gesamten Eiweißstoffwechsel. Die Anhäufung der Lymphocyten im chronisch entzündeten Gewebe ist als Abwehrfunktion zu deuten. Diese Rolle spielen sie auch auf den Schleimhäuten, vor allem des Verdauungskanals. Bei steril aufgezogenen Tieren fehlen die Payerschen Lymphocytenhaufen im Dünndarm. Im Blute sehen wir die Lymphocyten bei chronischen Infektionen oder in der Heilphase nach akuten Infekten vermehrt. Bei manchen Infektionen, besonders bei manchen Viruserkrankungen (Pfeifferschen Drüsenfieber, Röteln, Varicellen u. a.) treten von vornherein hauptsächlich Lymphocyten auch in der Kampfphase stark vermehrt auf (lymphotrope Viruskrankheiten).

Pathologische Lymphocytenformen. Bei starker Reizung des lymphatischen Apparats, besonders bei den lymphotropen Viruserkrankungen sieht man eine Fülle pathologischer Lymphocytenformen. Ein Teil der Zellen zeigt die sog. Plasmazellstruktur: Tiefblaues Protoplasma, perinucleäre Aufhellung, radspeichenartiger Kern, manchmal Vacuolenbildung; der Kern liegt oft etwas exzentrisch. Ferner sieht man Einbuchtungen oder Ausziehungen des Kerns (Riederformen). Mitunter zeigt der Kern Einbuchtungen und Lappungen, so daß die Zelle ein monocytenähnliches Aussehen erhält (Lymphomonocyten).

Die Monocyten. Über die Herkunft der Monocyten herrscht noch keine einheitliche Anschauung. Nach Naegelli entstammen sie dem Knochenmark und leiten sich wie die Granulocyten vom Myeloblasten ab. Nach Ansicht der Trialisten sind die Monocyten direkte Abkömmlinge des RES und nach Ansicht von Maximow entstammen sie dem lymphatischen System. In Wahrheit gibt es monocytenähnliche Zellen von allen drei Blutbildungsgeweben. Die Monocyten des normalen Blutes kommen wahrscheinlich aus dem Knochenmark. Die bei pathologischen Reizzuständen des lymphatischen Systems auftretenden Lymphomonocyten entstammen den Lymphdrüsen und außerdem gibt es sicher bei manchen Retotheliosen Monocytenformen, die direkt dem RES entstammen.

Die normalen Blutmonocyten sind scharf charakterisierte Zellen mit einem großen lockeren, meist etwas eingebuchteten Kern, mit graublau sich färbendem Protoplasma, das feinste Granulierung zeigt (Azurstäubchen). Die Oxydasereaktion fällt bei den reifen Blutmonocyten stets schwach positiv aus.

Die Funktion der Monocyten liegt in ihrer Fähigkeit zur Phagocytose auch grober Partikel (Makrophagen), einer Eigenschaft, die sie mit den seßhaften retikuloendothelialen Zellen teilen. Es sind bewegliche retikuloendotheliale Zellen, die jeder Zeit die Fähigkeit haben, sich am Ort der Entzündung wieder in seßhafte Histiocyten umzuwandeln. Die Monocyten sind also als Nachschub für die am Ort der Entzündung ansässigen Histiocyten anzusehen. Sie besitzen dieselben Fähigkeiten wie diese. Im Blute treten die Monocyten in der Überwindungsphase einer Infektion, auch bei manchen chronischen Infekten, vermehrt auf.

b) Das normale Blutbild und seine reaktiven Verschiebungen.

Die Grundlage jeder klinischen Untersuchung des Blutes ist die Aufstellung eines sog. Blutbildes. Dieses besteht aus: 1. Hämoglobinbestimmung.

2. Erythrocytenzählung, 3. Leukocytenzählung, 4. Differenzierung des gefärbten Blutausstrichs.

Normale Zahlen		*Schwankungsbreite*
Hämoglobin	100% = 16 g	(90—110)
Erythrocyten . . .	5 Mill. (Männer)	(4,5—5,5)
	4,5 Mill. (Frauen)	(4,0—5,0)
Färbeindex = $\frac{\text{Hb. }\%}{2 \times \text{Ery}}$	(in zehntel Mill.) 1,0	(0,9—1,1)
Leukocyten	7000	(4000—10 000)

Neutrophile	55% (25—85%)	Basophile	0—1
Jugendliche	0—1%	Lymphocyten . .	36 (13—65)
Stabkernige	2—3% (1—10)	Monocyten . . .	4 (1—10)
Segmentkernige . .	52% (23—82)		
Eosinophile	2—3% (1—10)		

Im Differentialblutbild hat sich in den letzten Jahren eine Zunahme der Lymphocyten bei allen Völkern der Erde bemerkbar gemacht, deren Ursache noch nicht bekannt ist. Sie ist zuerst in den Großstädten am deutlichsten hervorgetreten. Sie findet sich aber auch bei nicht zivilisierten Völkern. Auch hat das normale Blutbild unter dem Einfluß der allgemeinen Unterernährung, besonders unter dem Einfluß des Mangels an tierischen Eiweiß erhebliche Veränderungen erfahren. So lagen die Hb.- und Erg.-werte durchschnittlich 10—15% tiefer als angegeben.

Die Gesamtleukocytenzahl ist innerhalb der angegebenen Grenzen beim Gesunden unter Ruhe-Nüchternbedingungen konstant. Stärkere physiologische Abweichungen kommen unter dem Einfluß der Verdauung (Verdauungsleukocytose) und körperlicher Anstrengungen (Marschleukocytose) zustande. Auch in der Schwangerschaft findet sich eine oft erhebliche Leukocytenvermehrung bis zu 14000 im letzten Schwangerschaftsdrittel. Auch die verschiedenen Strahlenarten wie U.V.-Licht, Röntgen-, Radiumstrahlen können eine Leukocytose auslösen.

An der Regulierung der normalen Leukocytenzahl ist das vegetative Nervensystem wesentlich beteiligt. Durch Einstich in die Hirnzentren der subthalamischen Region können beträchtliche Leukocytosen erzeugt werden (Hirnstichleukocytose). Der adäquate Reiz für die Leukocytenvermehrung liegt aber in dem Eindringen von Bakterien und Bakterienabbauprodukten in die Blutbahn, ebenso von artfremdem Eiweiß. Oft geht dabei ein primärer Leukocytensturz voraus. Je nach Dosierung mancher Stoffe kann eine starke Leukocytose bis zu leukämoiden Reaktionen oder auch eine Leukocytenverminderung bis zur Agranulocytose entstehen. Ein weiterer adäquater Reiz für die Leukocytenproduktion ist durch die Kernsubstanzen (Nucleoproteide) gegeben. So werden bei starkem Zellzerfall Stoffe frei, welche die Leukopoese anregen. Auch in der Leber sind Stoffe, welche leukopoetisch wirksam sind. Sie scheinen bei der Hirnstichleukocytose freizuwerden und den Reiz auf das Knochenmark zu übertragen. Umgekehrt finden sich in der Milz Hemmungsstoffe für die Leukocytenbildung im Knochenmark. HOFF hat gezeigt, daß einer bestimmten Einstellung des vegetativen Nervensystems auch eine bestimmte Zusammensetzung des Blutbildes entspricht. Das vagotonische Blutbild besteht aus Lymphocytose und Eosinophilie, das sympathikotonische aus neutrophiler Leukocytose.

Die reaktiven Leukocytenverschiebungen beim akuten Infekt. Die besprochenen Verschiebungen entsprechend der vegetativ nervösen Reaktionslage finden sich gesetzmäßig auch im Ablauf einer akuten Infektionskrankheit

(Abb. 12). Sie sind aus dem Beispiel der Abbildung ersichtlich. Während des fieberhaften Stadiums liegt die neutrophile Leukocytose mit Linksverschiebung (Vermehrung der Stabkernigen) vor. In der Überwindungsphase haben wir eine leichte Vermehrung der Monocyten und in der Heilphase kommt es zur Lymphocytose und zur Vermehrung der Eosinophilen (postinfektiöse Lymphocytose und Eosinophilie).

Diese 3 Abschnitte des Blutbildverlaufs hat SCHILLING als *neutrophile Kampfphase, monocytäre Abwehr-* und Überwindungsphase und als *lymphocytär-eosinophile Heilphase* bezeichnet. Diese 3 Phasen bezeichnen verschiedene Lagen der Infektionsabwehr und können im Einzelfall ganz verschiedene Zeiträume einnehmen. So kann die Kampfphase dauernd bis zum Exitus bestehen bleiben, wenn der Organismus mit dem Infekt nicht fertig wird. Die

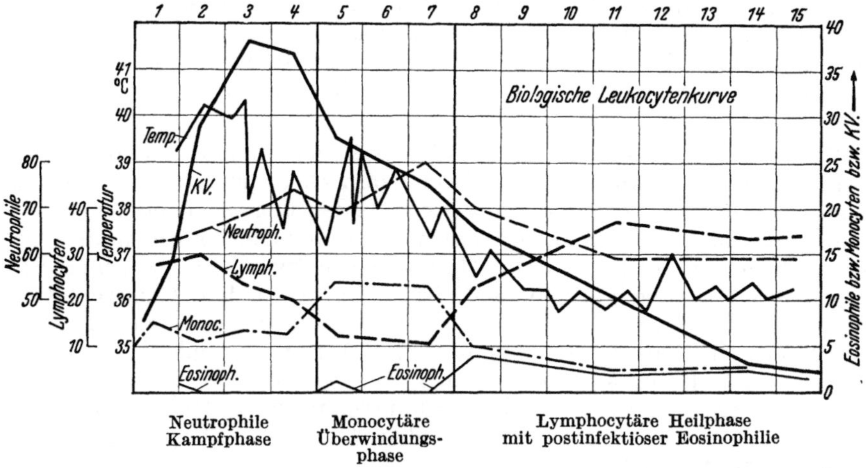

Abb. 12. Verschiebungen des weißen Blutbildes beim akuten Infekt. (Nach V. SCHILLING.)

monocytäre Abwehrphase bezeichnet den noch labilen Zustand der immer wieder zu Rückfällen neigenden Infektion, deren Überwindung noch nicht abgeschlossen ist. Die lymphocytäre Heilphase kann bei chronischen Infektionen ständig bestehen bleiben als Ausdruck einer chronischen Abwehrlage eines nicht nur zur völligen Ausheilung gekommenen Infektes. Sie ist der mildeste Ausdruck der infektiösen Alteration, aber immer das Zeichen eines nicht völligen Fertigwerdens, des Versagens auf einem an sich gutartigen Boden, der jedoch keineswegs Gesundheit bedeutet. Die chronische Tuberkulose oder Lues, aber auch die chronischen Streptokokkeninfektionen sind dafür Beispiele. Die Eosinophilie ist das Zeichen der Allergisierung nach Ablauf der Kampfphase, die ebenfalls manchmal chronisch bestehen bleiben kann und mit allergischen Erscheinungen wie rheumatischen Beschwerden oder einer allergischen Bronchitis oder ähnlichem einhergeht.

Die einzelnen typischen Reaktionsbilder. Die *neutrophile Leukocytose* ist, wie eben gezeigt, der Ausdruck der Kampfphase der meisten akuten Infektionen. Am stärksten ist sie bei den durch Kokken hervorgerufenen Erkrankungen ausgeprägt, also besonders bei Eiterungen, Abscedierungen, Phlegmonen, Erysipel, aber auch bei Pyelitis, Meningitis, Pneumonie, ferner bei progredienter schwerer Tuberkulose, bei Lymphogranulomatose sowie als Ausdruck der Knochenmarksreizung nach akuten Blutverlusten (posthämorrhagische Leukocytose).

Ferner findet sich eine Leukocytose bei allen mit Blutzerfall und Gewebseinschmelzung einhergehenden Prozessen, wie z. B. beim Myokardinfarkt, aber auch nach allen blutzerstörenden Giften. Mitunter ist die neutrophile Zellreaktion so enorm, daß leukämieähnliche Bilder entstehen. Doch handelt es sich dabei immer um normale, wenn auch zum Teil unreife Zellformen, während bei akuter *Leukämie* stets entartete Zellen auftreten (Paramyeloblasten). Auch fehlt der „Hiatus leucaemicus". Die absolute Zellzahl im Blut spielt für die Unterscheidung von reaktiver Leukocytose und Leukämie keine Rolle. Es gibt Leukocytosen mit über 100000 Leukocyten und andererseits Leukämien mit normaler oder sogar verminderter Leukocytenzahl. Nicht die Quantität, sondern die Qualität der Zellen ist entscheidend. Am häufigsten sehen wir diese Hyperleukocytosen (leukämoide Reaktionen) bei Knochenmarksmetastasen maligner Tumoren, ferner bei Miliartuberkulose, bei hepatolienalen Erkrankungen, ferner im frühen Kindes- und Säuglingsalter, auch bei schweren inneren und äußeren Vergiftungen, sowie bei den sog. Blutkrisen (besonders beim hämolytischen Ikterus), bei der Heilkrise der Agranulocytose und der perniziösen Anämie, ferner bei manchen Fällen von echter Polycythämie.

Die neutrophile Leukopenie ist oft Ausdruck einer besonders schweren Infektwirkung oder Ausdruck der besonderen Eigenart des Erregers und hat als solche große differentialdiagnostische Bedeutung, so beim Typhus abdominalis, bei der Bangschen Krankheit, bei manchen Formen der Grippe, aber auch manchmal bei Röteln, Mumps, sowie manchen tropischen Erkrankungen, wie Kala Azar, Pappatacifieber. Eine besondere Gruppe bilden die splenogenen Leukopenien, die ihre Ursache in einer hormonalen Hemmungswirkung der Milz haben, wie beim Morbus Banti und bei splenomegalen Lebercirrhosen. Die hochgradigsten Formen der neutrophilen Leukopenie finden sich bei der Agranulocytose und der Panmyelophthise. Hierher gehören auch die schweren Leukopenien nach Benzol und anderen Blutgiften, sowie nach Röntgen- und Radiumbestrahlungen.

Die Eosinophilie ist, wie schon betont, Ausdruck der Allergisierung des Organismus und deshalb das Kennzeichen aller allergischen Erkrankungen, das sich nicht immer im Blute, wohl aber immer im Knochenmark selbst zu erkennen gibt. Wir finden sie deshalb bei der Serumkrankheit, bei den Arzneimittelexanthemen, bei der Leberbehandlung der perniziösen Anämie, bei der Urticaria, beim Ekzem und anderen allergischen Hautkrankheiten, beim Quincke-Ödem, beim Asthma bronchiale, bei der Colitis membranacea, ferner bei den Wurmerkrankungen, besonders bei der Trichinose, bei der Ankylostomiasis, aber auch bei den Ascariden, Oxyuren und anderen Würmern. Die Eosinophilie kann auch Ausdruck der Allergisierung gegenüber arteigenem Eiweiß sein, so beim Zerfall von Tumoren, ferner bei der Lymphogranulomatose. Mitunter findet sich eine Eosinophilie bei manchen Menschen das ganze Leben hindurch (konstitutionelle Eosinophilie), wahrscheinlich als Ausdruck einer besonderen Überempfindlichkeitsneigung. Als *Eosinophilia persistens* mit Splenomegalie wurde ein besonderes Krankheitsbild beschrieben, das mit hochgradiger Vermehrung der Eosinophilen in Blut und Knochenmark, sowie mit Milztumor einhergeht und von manchen als eosinophile Leukämie gedeutet wurde, aber wahrscheinlich nur einen enorm gesteigerten Allergiezustand darstellt.

Das Fehlen der Eosinophilen *(Aneosinophilie)* ist entweder Ausdruck eines übersteigerten allergisierenden Reizes wie beim anaphylaktischen Shock oder sie findet sich in der akuten Phase eines schweren Infekts, wie beim

Typhus, bei schwerer Diphtherie, bei Peritonitis u. a. Mit der Überwindung des Infekts kommen die Eosinophilen als „Morgenröte der kommenden Genesung“ wieder (Eosinophile Heilphase).

Die Lymphocytose kann entweder nur eine relative sein bei Verminderung der Neutrophilen und hat dann keine besondere Bedeutung. Eine echte, absolute Lymphocytose finden wir in der Heilphase der Infekte, oder bei chronischen Infekten (s. oben), oder konstitutionell bei Asthenikern, vegetativ Labilen, wobei wir heute nur Werte über 40% als erhöht betrachten dürfen. Bei manchen Infektionen ist die Lymphocytose Ausdruck einer besonderen lymphotropen Eigenschaft des Erregers. Solche lymphotropen Infekte sind: Röteln, Keuchhusten, PFEIFFERsches Drüsenfieber (Lymphoidzellangina, infektiöse Mononucleose), ferner manche atypische Pneumonien (Viruspneumonien) sowie unbekannte Infekte mit ausgesprochener Lymphocytose, die man als Lymphocytosis infectiosa bezeichnet hat.

Eine absolute Lymphopenie findet sich vor allem bei der Lymphogranulomatose, ferner bei schweren septischen Prozessen, auch bei der Lymphosarkomatose und ausgedehnter Lymphdrüsentuberkulose.

Die Monocytose wurde als Überwindungsphase im Ablauf einer Infektionserkrankung schon erwähnt. Ferner finden wir sie bei manchen prognostisch vielleicht günstigen Formen der Agranulocytose. Nicht selten findet man eine Monocytose auch bei der Endocarditis lenta, bei Lymphogranulomatose, bei Lungentuberkulose, bei chronischer Malaria, bei der Kala Azar und manchen lymphotropen Erkrankungen, wobei die Monocyten häufig aus dem Reticulum des lymphatischen Gewebes stammen („Lymphomonocyten“).

Leukocytenverschiebungen bei cerebralen Erkrankungen. Da die Leukocytenregulation unter der Herrschaft des Zentralnervensystems steht, ist es nicht verwunderlich, daß bei Erkrankungen des nervösen Zentralorgans vielseitige Störungen des peripheren Blutbildes in Erscheinung treten können. So sieht man bei Ventrikelblutungen, aber auch bei anderen Gehirnblutungen, sowie bei Schädelbrüchen, ferner bei Hirntumoren und Hirnabscessen nicht selten starke Leukosytosen. Auch bei den epileptischen Anfällen, beim Delirium tremens, bei schweren schizophrenen Schüben kommen zentral bedingte Veränderungen des Blutbildes vor. Merkwürdig ist das von SATO beobachtete Negativwerden der Oxydase- und Peroxydasereaktion bei manchen schweren Zwischenhirnerkrankungen (striäres Blutbild).

4. Die Blutgerinnung, Blutstillung und das Thrombocytensystem.

a) Die Blutgerinnung.

Das Blut als flüssiges Gewebe ist dadurch besonders gefährdet, daß kleinste Einrisse oder andere Schädigungen der Strombahn zu Verlusten nach außen führen können. Es muß deshalb eine Schutzeinrichtung besonderer Art besitzen, welche diese Verluste verhindert und Strombahndefekte zuschließt. Auch bei diesem Vorgang sind humorale und celluläre Kräfte untrennbar vereinigt, wobei auch noch eine enge Verknüpfung mit der Gefäßwand und Gefäßfunktion besteht.

Am wichtigsten ist dabei der Gerinnungsvorgang, dessen Grundlage in dem Übergang des flüssigen Fibrinogens in das feste Fibrin besteht. Auf diesen Vorgang wirken zahlreiche Faktoren ein, die in folgender Übersicht dargestellt sind.

Schema der Blutgerinnung.

Normaler Gerinnungsvorgang.	*Gerinnungsstörungen.*
Vitamin K + Leberzelltätigkeit ↓	Vitamin-K-Mangel
1. Phase: **Prothrombin** ← Thrombokinase aus Plättchen und Gewebe; ← Prokinase im Plasma; ← Antihämophilieglobulin; ← Faktor V; ← Ca-Ionen ↓	Prothrombinmangel durch Leberschaden Verzögerte Thrombokinaseabgabe durch Plättchen Fehlen der Prothrombokinase oder des Antihämophilieglobulins im Plasma (Hämophilie). Fehlen des Faktor V (Parahämophilie nach OWREN).
Hemmung: Heparin > ——— < Antithrombin **Thrombin**	
2. Phase: Thrombin + Fibrinogen → Profibrin → Fibrin	Fibrinogenmangel (Fibrinogenopenie, durch fehlende Bildung oder gesteigerte Fibrinogenolyse)
3. Phase: Fibrin + Plättchen → Retraktion des Gerinnsels	Thrombopenien und Thrombopathien.
4. Phase: Fibröse Organisation oder Fibrinolyse (HALSE).	

Bezüglich der sich dabei abspielenden physikalischen, kolloid- und fermentchemischen Vorgänge, sei auf die Lehrbücher der Physiologischen Chemie verwiesen. Das Gesamtergebnis drückt sich in der einfach bestimmbaren Gerinnungszeit des Blutes aus. Man versteht darunter die Zeitdauer von der Blutentnahme bis zum Eintritt der vollständigen Gerinnung. Die einfachste und klinisch bewährteste Methode beruht auf der Beobachtung eines Bluttropfens von etwa 5 mm Durchmesser auf einem Objektträger in einer feuchten Kammer. Die Gerinnung ist abgeschlossen, wenn der Tropfen beim Aufstellen des Objektträgers seine Form nicht mehr ändert (Methode nach MILIAN). Die so bestimmte Gerinnungszeit beträgt normalerweise 6—8 Min. Bei Verwendung größerer Blutmengen ist die Gerinnungszeit länger, deshalb sind Angaben derselben ohne Bezeichnung der Methode völlig wertlos. Unter physiologischen Bedingungen ist die Gerinnungszeit annähernd konstant. Eine Verkürzung wird nach starken Blutverlusten, bei gesteigertem Blutzerfall, nach Adrenalininjektion und bei allen Zuständen, die mit Adrenalinausschüttung einhergehen, beobachtet. Auch bei Unterfunktionszuständen der Schilddrüse ist die Blutgerinnung verlangsamt, während beim Morbus Basedow die Gerinnung verzögert ist. Die schwersten Gerinnungsstörungen treten bei Verminderung oder Fehlen der für den Gerinnungsvorgang wichtigen Stoffe ein, die in dem oben wiedergegebenen Schema angeführt sind. Die entsprechenden Krankheitsbilder sind in dem Kapitel der hämorrhagischen Diathesen (s. S. 390) eingehend beschrieben.

b) Die Blutplättchen.

Während zum Zustandekommen der Blutgerinnung in vitro keinerlei zellige Bestandteile notwendig sind, werden solche für die Zusammenziehung des Blutkuchens und für die Serumauspressung unbedingt benötigt. Darin liegt eine der wichtigsten Funktionen der Blutplättchen. Diese erst vor etwa 60 Jahren entdeckten Blutelemente (BIZZOZERO) sind kleine, 1—4 μ große

Gebilde, an denen man einen randständigen homogenen Plasmaanteil (Hyalomer) und einen zentralen, gekörnten Anteil (Granulomer) unterscheiden kann. Bei Lebendbeobachtung im Dunkelfeld läßt sich der große Gestaltenwandel der Blutplättchen erkennen.

Man kann eine Ruheform mit runder leichter elliptischer Gestalt und zentral gelagertem Granulomer von einer Reizform unterscheiden, bei welcher es zum Auftreten von Pseudopodien kommt. Mit diesen klebrigen Haftfüßen verankert sich das Plättchen an allen rauhen Stellen. Zahlreiche Plättchen können sich zu einem Filz verflechten. Daneben kann man im Dunkelfeld auch die Ausstoßung von Bläschen bis zur völligen Auflösung des Plättchens beobachten, wobei offenbar gerinnungsfördernde Substanzen (Plättchenkinase) an das Plasma abgegeben werden. So spielen die Plättchen bei der Gerinnung eine wichtige Rolle als Gerinnungszentren, an die sich die ersten Fibrinfäden anlegen, ferner durch Abgabe von Thrombokinase und in noch nicht geklärter Weise bei der Zusammenziehung und Befestigung des Blutkuchens. Daneben wirken die Plättchen durch Anlagerung an Verletzungsrändern gefäßdichtend und entfalten wahrscheinlich auch eine Wirkung auf die Capillaren selbst im Sinne einer Konstriktionsanregung. Eine besondere Rolle spielen sie beim Infekt, bei dem es zu einer Verminderung der Plättchenzahl im peripheren Blute unter gleichzeitiger Anhäufung in Milz, Leber und Lunge kommt. Wahrscheinlich wirken die klebrigen Plättchen als Bakterienfänger und reißen die Bakterien aus der Blutbahn, um sie in den Blutseen der retikuloendothelialen Organe niederzuschlagen, wo sie der Vernichtung anheimfallen.

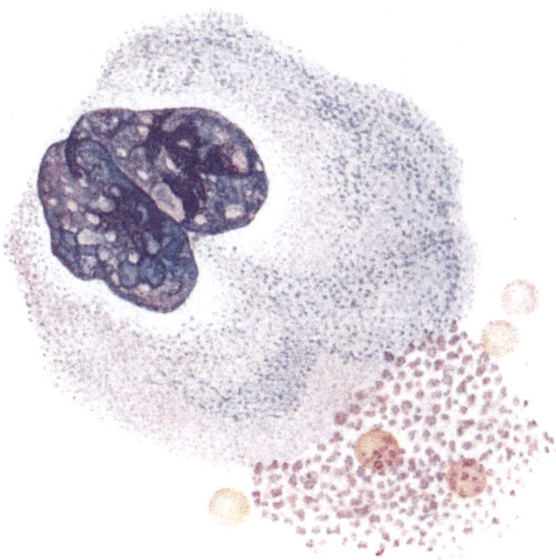

Abb. 13. Megakariocyt mit angelagerten Blutplättchen (aus einem Knochenmarksausstrich).

Herkunft der Plättchen. Es kann heute nicht mehr daran gezweifelt werden, daß die Plättchen aus den Knochenmarksriesenzellen (Megakariocyten Abb. 13) entstehen. Sowohl die Physiologie wie auch Pathologie der Knochenmarksriesenzellen haben dafür eindeutige Beweise erbracht. Man sieht alle Stadien der Plättchenbildung im Protoplasma der Riesenzellen, ebenso wie die bandförmige Abschnürung ganzer Plättchenzöpfe oder Plättchenhaufen. *Der Untergang der Plättchen* erfolgt vorzugsweise in der Milz, aber wohl auch sonst in den seenartig erweiterten Stromgebieten anderer retikuloendothelialer Organe.

Die Zahl der Plättchen im peripheren Blut unterliegt ebenso wie die anderen Zellen einer feinen Regulation, so daß die Gesamtzahl im strömenden Blut stets annähernd konstant gehalten wird. Freilich ist diese Zahl infolge der großen Labilität der Plättchen schwer zu bestimmen und je nach der angewandten Methode erhält man Zahlen zwischen 200000 und 800000 Plättchen. Die gebräuchlichste Methode nach FONIO, wobei man einen Tropfen Magnesiumsulfat auf die Haut aufträgt und hindurchsticht, dann einen Blutausstrich macht und die Anzahl der Plättchen, bezogen auf 1000 Erythrocyten zählt, ergibt im Durchschnitt 300 000 Plättchen im Kubikmillimeter. Diese Zahl unterliegt unter physiologischen Bedingungen geringen Schwankungen. Eine Zunahme sieht man nach Adrenalin, nach großen Blutverlusten (posthämorrhagische Thrombocytose) und im Intermenstruum, da vor der Menstruation die Plättchenzahl abnimmt. Auch bewirkt jede Steigerung der Milzfunktion eine Abnahme der Thrombocytenzahl. Nach Splenektomie kommt es zu einer starken Thrombocytose.

c) Die Blutstillung.

Die Blutstillung ist eine sehr komplexe Funktion, an der die humoralen und zelligen Blutbestandteile ebenso beteiligt sind wie die Gefäße, besonders die Capillaren. Die letzteren lassen aktive Blutstillungsmaßnahmen wie Kontraktion und Retraktion, sowie Umleitung des Blutstroms von der Stelle der Verletzung weg erkennen. Dazu kommt die Funktion der Blutplättchen, die sich am Ort der Verletzung abscheiden und einen festen Plättchenthrombus bilden, wobei sie gleichzeitig gerinnungsaktive Stoffe an das Plasma abgeben. An den Plättchenthrombus lagern sich sodann andere Blutzellen, vor allem die Erythrocyten an. So entsteht zunächst ein lockeres Koagulum, das dann im weiteren Verlauf durch die eintretende Retraktion des Blutkuchens befestigt wird, wodurch der Wundverschluß erst gesichert wird (physiologische Ligatur nach FONIO). Die Pathologie der Blutstillung wird deshalb in Störungen der Gefäßfunktion, der Plättchenfunktion und der Gerinnungsfunktion des Blutes eingeteilt, wobei allerdings zu beachten ist, daß niemals der Ausfall einer Funktion allein zu Störungen führt, sondern immer auch andere Funktionsstörungen, wenn auch weniger deutlich, mitbeteiligt sind (weiteres siehe im Abschnitt hämorrhagische Diathesen).

5. Blutgruppen und Bluttransfusion.

a) Die vier Hauptgruppen.

Die 4 Hauptblutgruppen unterscheiden sich bekanntlich dadurch, daß die Blutkörperchen des Menschen zwei verschiedene agglutinable Receptoren besitzen, die man als A und B bezeichnet, die entweder einzeln vorhanden sein können (Blutgruppe A und Blutgruppe B), oder aber beide zusammen (Blutgruppe AB) oder ganz fehlen können (Blutgruppe 0). Gleichzeitig kommen im Serum des Menschen jeweils diejenigen Agglutinine vor, welche nicht gegen die eigenen Blutkörperchen gerichtet sind, also im Serum von A das Agglutinin β, welches die Blutkörperchen der Blutgruppe B agglutiniert, im Serum von B das Agglutinin α und im Serum von Blutgruppe 0 beide Agglutinine $\alpha + \beta$, während die Blutgruppe AB begreiflicherweise kein Agglutinin enthält. Die vollständige Bezeichnung der 4 Blutgruppen gibt die jeweils im Blute enthaltenen Agglutinine und agglutinablen Substanzen an. $A = A\beta$, $B = B\alpha$, AB, $0 = 0\alpha\beta$. Meist wird jedoch nur die einfache Bezeichnung A, B, AB und 0 gewählt. Das Verhalten der Blutkörperchen und Seren der einzelnen Blutgruppen geht aus der schematischen Darstellung (Abb. 14) hervor.

Die angeführten Blutgruppeneigenschaften sind beim Menschen während des ganzen Lebens konstant vorhanden und ändern sich auch bei Krankheit nicht. Die Serumeigenschaften entwickeln sich allerdings meist erst im Laufe des 1. Lebensjahres.

Von besonderer Bedeutung für die richtige Bezeichnung der Blutgruppen ist die Kenntnis derjenigen Faktoren, welche die Blutkörperchenagglutination beeinflussen. Wichtig ist die Unterscheidung von Pseudoagglutination bei schnell sinkendem Blut, sowie die Kenntnis der Kälteagglutinine, die manchmal noch bei Zimmertemperaturen zur Agglutination führen können. In diesem

Falle müssen die Blutgruppenbestimmungen bei höheren Temperaturen vorgenommen werden. Durch bakterielle Verunreinigung des Blutes kommt es zur Erscheinung der sog. Panagglutination, wobei die Blutkörperchen von allen Seren agglutiniert werden. Ferner gibt es irreguläre Agglutinine der Untergruppen A_1 und A_2, die aber meist nur bei tieferer Temperatur wirksam sind. Ferner hat sich gezeigt, daß die Blutkörperchen der Blutgruppe A verschieden stark mit dem Serum von B reagieren, während 80% der A-Träger eine starke Reaktion zeigt (A_1), reagieren etwa 20% viel schwächer (Untergruppe A_2). Daneben gibt es noch eine 3. Gruppe mit äußerst schwacher Reaktion gegen B-Serum, die nur sehr selten (unter 1‰) vorkommt (Untergruppe A_3). Diese Untergruppen sind auch in der Blutgruppe AB enthalten (Blutgruppe A_2B, A_3B), so daß es in Wirklichkeit insgesamt 8 verschiedene Blutgruppen gibt. Da A_2 und A_3 nur sehr wenig von B Seren agglutiniert werden, kommen häufig Fehlbestimmungen vor, wobei statt Blutgruppe A Blutgruppe 0 gefunden wird, was zu schweren Transfusionszwischenfällen führen kann.

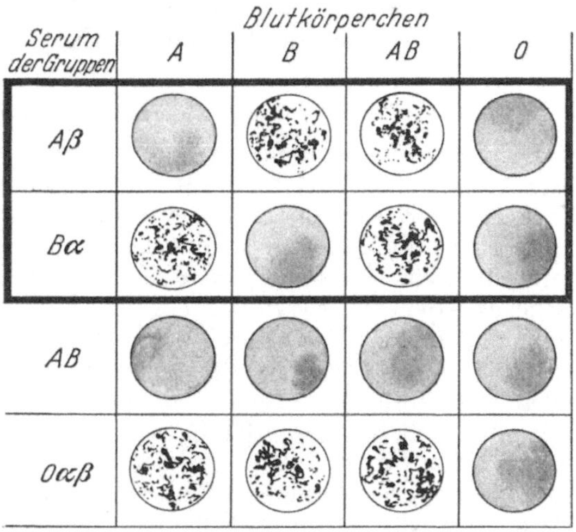

Abb. 14. Schematische Darstellung der Wirkung der Serum- und Blutgruppeneigenschaften.

Die Bestimmung der Blutgruppen soll deshalb mit guten Testseren mit hohem Agglutinationstiter und mit stark verdünnten Blutkörperchenaufschwemmungen ausgeführt werden. Um alle Zwischenfälle bei Transfusionen auszuschließen, soll der bekannte Kreuzversuch zwischen Spender und Empfängerblut, und zwar getrennt mit Spender und Empfängerserum und Blutkörperchen ausgeführt werden. Die sog. biologische Vorprobe am Beginn jeder Transfusion, bei der man 10 ccm Spenderblut zunächst einfließen läßt und 2 Min. abgewartet wird, ob Reaktionen auftreten, genügt nicht zur Verhütung von Zwischenfällen.

Vererbung der Blutgruppen. Den 4 Blutgruppeneigenschaften liegen drei Erbanlagen, nämlich die Erbanlage A und B und die Erbanlage für Blutgruppe 0 = R zugrunde. Das ergibt folgende Vererbungsmöglichkeiten: RR RA AA RB BB und AB. Im Phänotyp erscheinen nur 4 Blutgruppen, weil sich die Genotypen RA und AA, sowie RB und BB nicht unterscheiden lassen. Die Blutgruppeneigenschaft 0 wird also recessiv vererbt, während A und B dominant sind. Die folgende Tabelle ergibt die Möglichkeiten der Vererbung der verschiedenen Blutgruppeneigenschaften bei verschiedenen Elternkombinationen wieder.

Eltern	Kinder	gEltern	Kinder
1. O×O	O	6. O×B	O, B
2. A×A	O, A	7. O×AB	A, B
3. B×B	O, B	8. A×B	O, A, B, AB
4. AB×AB	A, B, AB	9. A×AB	A, B, AB
5. O×A	O, A	10. B×AB	A, B, AB

Die Kenntnis dieser Vererbungsgesetze hat bekanntlich für den Ausschluß einer Vaterschaft große Bedeutung erlangt.

Die Faktoren M und N. Außer den klassischen Blutgruppen, die für die Frage der Blutübertragung allein Bedeutung haben, sind im menschlichen Blut noch andere Typenfaktoren, die jedoch nur im Immunisierungsversuch am Tier nachweisbar sind, vorhanden. Besondere Bedeutung haben davon wegen der strengen Erbgesetzlichkeit die Faktoren M und N gewonnen. Sie werden dadurch nachgewiesen, daß man Kaninchen mit dem betreffenden Blut immunisiert. Diese bilden dann ein Anti-M- oder Anti-N-Serum. Im menschlichen Blutserum sind diese Agglutinine normalerweise nicht enthalten. In ganz seltenen Fällen sind aber auch beim Menschen Anti-M- und Anti-N-Agglutinine gefunden worden. Die Vererbung von M und N erfolgt nach den MENDELschen Regeln mit intermediärem Erbgang. Den homozygoten Genotypen MM und NN entsprechen die Phänotypen M und N, dem heterozygoten Genotyp MN auch der Phänotyp MN.

b) Das Rh-System.

Zu diesen besprochenen Blutgruppen kam im Jahre 1940 die Mitteilung des Rhesusfaktors (Rh) durch LANDSTEINER und WIENER, der für die Entstehung der Neugeboreneneryhroblastosen sowie mancher bis dahin ungeklärter Tranfusionszwischenfälle große Bedeutung erlangt hat. LANDSTEINER und WIENER fanden, daß ein Anti-Rh-Serum, das durch Injektion von Rhesus-Affenerythrocyten bei Kaninchen gewonnen wurde, die Blutkörperchen von ungefähr 85% der weißen Bevölkerung New Yorks agglutinierte. Diese wurden als Rh-positiv, die nicht reagierenden als rh-negativ bezeichnet. Beim weiteren Studium des menschlichen Blutes wurde aber gefunden, daß die menschlichen Anti-Rh-Sera nicht alle wie das Standardtierserum 85% der weißen Bevölkerung agglutinierten, sondern die menschlichen Seren drei verschiedene Typenbilder ergaben, die man als Rh_0, Rh' und Rh'' bezeichnete. Das Anti-Rh_0-Serum agglutiniert wie das Tierserum 85% der weißen Bevölkerung. Man nennt es deshalb auch Standard-Rh-Serum. Das Anti-Rh'-Serum gibt positive Reaktionen nur in 70% der weißen Bevölkerung, das Anti-Rh''-Serum nur in 30%. Für die einfachste Prüfung, ob ein Individuum Rh-positiv oder rh-negativ ist, wird das Standard-Rh-Serum (Anti-Rh_0) benutzt. Darüber hinaus fand LEVINE im Serum einer *Rh-positiven* Mutter eines erythroblastotischen Kindes (normalerweise ist bei Erythroblastose die Mutter rh — und das Kind Rh +) ein Agglutinin, welches alle rh-negativen Erythrocyten, sowie alle Rh-positiven, die nicht mit Anti-Rh'-Serum reagierten, agglutinierte. Dieses neue Agglutinogen im rh-negativen Blut nannte er Hr (später Hr'), sein Agglutinin Anti-Hr'. Ein Anti-Hr''-Serum wurde weiter von MOURANT gefunden, und DIAMOND und BOYD entdeckten das letzte noch fehlende Anti-Hr_0-Serum. Häufig werden auch die Bezeichnungen Rh'. Rh'', Hr', Hr_0 und Hr'' durch die kleinen Buchstaben rh', rh'', hr', hr_0 und hr'' ausgedrückt. Das menschliche Serum kann eine oder mehrere Arten von Rh- (oder Hr-) Agglutininen enthalten. Zur Unterscheidung der Rh-Faktoren von den Rh-Genen bezeichnet WIENER letztere jetzt mit einem einfachen R (R', R_1, R'', R_2 usw.

Während LANDSTEINER und WIENER annehmen, daß die Rh-Faktoren durch 6 allelomorphe Gene bestimmt werden, die an einem einzigen Chromosomenort liegen, glauben FISHER, RACE und CAPPELL, daß drei allelomorphe Genpaare auf dem Rh-Chromosom an benachbarten Stellen vorkommen. Sie bezeichnen die Genpaare mit Cc, Dd und Ee. Gegen jedes dieser 6 Gene gibt es ein Anti Serum, das entsprechend die Bezeichnung Anti-C-, Anti-c-, Anti-D- usw. Serum trägt. Diese Nomenklatur hat den Vorteil der größeren

Übersichtlichkeit und Klarheit. In der folgenden Tabelle ist angegeben, wie sich die Rh-Faktoren der LANDSTEINER-WIENERschen und der FISCHER-RACE-CAPPELLschen Nomenklatur zueinander verhalten.

Die Prüfung mit den Rh-Anti-Seren bestätigte die schon theoretisch aufgestellten 8 Rh-Blutgruppen und ihre Reaktionen mit den 6 Anti-Rh-Sera. Diese und die prozentuale Häufigkeit der Rh-Faktoren bei der weißen Bevölkerung ist ebenfalls in der folgenden Tabelle angegeben:

Rh-Gruppen (Phänotypen)		Reaktionen mit Antiseren						Haufigkeit der Gruppen bei der weißen Bevölkerung nach WIENER %
FISHER-RACE-CAPPELL	LANDSTEINER-WIENER	Anti-C Anti-Rh′	Anti-D Anti-Rh_0	Anti-E Anti-Rh″	Anti-c Anti-Hr′	Anti-d Anti-Hr_0	Anti-e Anti-Hr″	
c d e	rh (r)	—	—	—	+	+	+	13,0
C d e	Rh′ (R′)	+	—	—	—	+	+	1,01
c d E	Rh″ (R″)	—	—	+	+	+	—	0,5
c D e	Rh_0 (Rh_0)	—	+	—	+	—	+	2,0
C D e	Rh_1 (R_1)	+	+	—	—	—	+	54,0
c D E	Rh_2 (R_2)	—	+	+	+	—	—	15,0
C d E	Rh_y (R_y)	+	—	+	—	+	—	0,01
C D E	Rh_z (R_z)	+	+	+	—	—	—	14,5

Kürzlich wurden am C- und D-Ort noch ein drittes allelomorphes Gen gefunden, das die Bezeichnung C^w und D^u erhalten hat. Für den E-Ort ist ein entsprechendes Gen noch nicht gefunden.

Im Gegensatz zu dem A-B-O-System besitzt der Mensch von Natur aus keine Agglutinine gegen die ihm fremden Rh-Faktoren. Er bildet diese erst auf dem Wege einer Sensibilisierung. Die Bedeutung des Rh-Faktors für die Bluttransfusion beruht darin, daß die Blutkörperchen der Rh-fremden Gruppen bei mehrfacher Transfusion den Organismus des Empfängers so zu sensibilisieren vermögen, daß er Agglutinine bildet. Wegen der prozentualen Verteilung sind die rh-Negativen besonders gefährdet. Man muß also bei Empfängern, die schon mehrfach Blutübertragungen bekommen haben, mit solchen Möglichkeiten rechnen. Es kommt dabei genau wie bei der Übertragung gruppenfremden Blutes zu schwerer intravitaler Hämolyse, mit allen ihren Erscheinungen, die bis zum tödlichen Ende führen können. In erhöhtem Maße gefährdet in dieser Richtung sind rh-negative Frauen mit Rh-positiven Kindern, ganz besonders die Mütter von Erythroblastosekindern, da bei diesen durch die Schwangerschaft bereits eine Sensibilisierung erfolgt ist. Diese dürfen niemals Rh-gruppenfremdes Blut übertragen bekommen.

Die Rh-Sensibilisierung ist dabei nicht immer durch einfache Testung erkennbar, da neben den gewöhnlichen Antikörpern (Agglutinine) auch noch sog. blockierende Antikörper (Konglutinine) vorkommen, die WIENER sich als univalente Antikörper vorstellt, und welche die Receptoren der Erythrocyten besetzen. Eine Agglutination (bzw. Konglutination) erfolgt in vitro nur bei Gegenwart bestimmter Serumeiweißkörper (X-Protein, Antiglobulinserum, bestimmten Albuminlösungen usw.). Ihre Wirkung geht aus Abb. 15 a—c S. 328 klar hervor.

Auf die komplizierten Erbverhältnisse der Rh-Faktoren kann hier nicht näher eingegangen werden.

c) Die Bluttransfusion (Siehe auch „Allgemeine Therapie“) ist heute auch in der Inneren Medizin eine unentbehrliche Heilmaßnahme geworden. Ihr Indikationsgebiet geht weit über den reinen Blutersatz bei

Anämien hinaus. Wir erblicken in ihr einen das allgemeine Krankheitsgeschehen oft umstimmenden, entgiftenden und die Abwehrkräfte mobilisierenden Faktor. Wir übertragen damit nicht nur Erythrocyten, sondern ebenso Abwehrkräfte besitzende Leukocyten und die gerinnungssteigernden Thrombocyten. Im

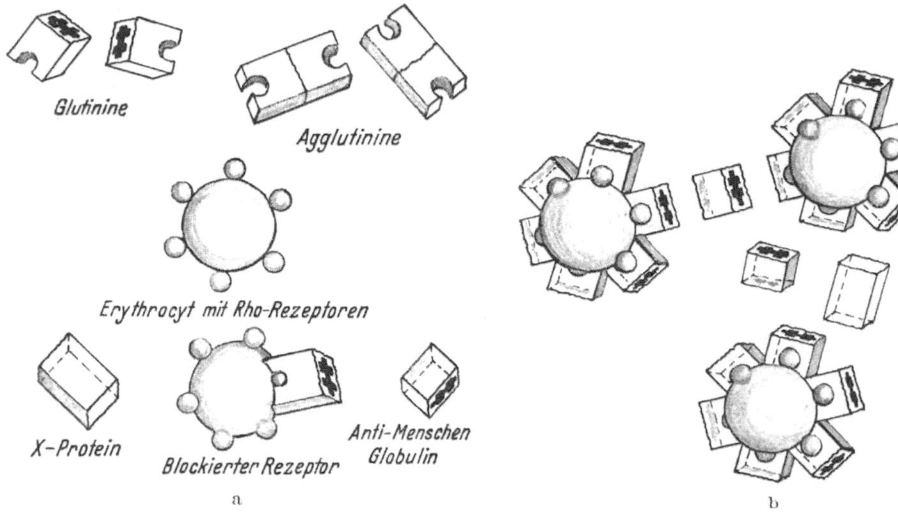

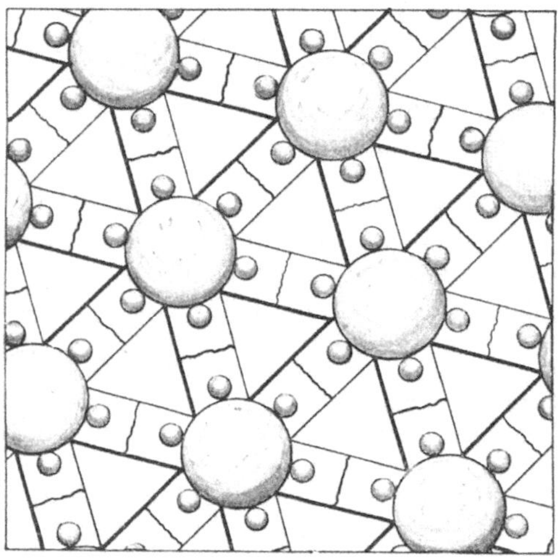

Abb. 15 a—c. a Teilfaktoren der Blutkörperchenagglutination. b Wirkung der Glutinine und des Antimenschenglobulins. c Fertige Agglutination. (Nach Grumbach, Schweizer Med. Wo. 1947)

Plasma des übertragenen Blutes finden sich ferner alle auf S. 304—305 besprochenen Eiweißfraktionen mit ihren besonderen Funktionen, dazu Hormone und andere Wirkstoffe. In Zeiten hochgradiger Unterernährung darf nicht vergessen werden, daß durch eine Bluttransfusion auch hochwertige Nährstoffe mit übertragen werden, was bei der Wiederherstellung entkräfteter und heruntergekommener Kranker von wesentlicher Bedeutung ist.

Für die Technik der Transfusion stehen grundsätzlich zwei verschiedene Methoden zur Verfügung. Die direkte Übertragung, bei welcher unter Verwendung irgendeiner Apparatur (nach Oehlecker, Braun, Beck, Roth, Brandtner u. a.) eine direkte Schlauchverbindung vom Spender zum Empfänger besteht und das indirekte Verfahren, bei welchem die Blutentnahme vom Spender zeitlich und räumlich getrennt von der Bluteingießung beim Empfänger erfolgt. Das letztere Verfahren ist einfacher im Gebrauch, besonders wenn zur Verhütung der Gerinnung gerinnungsverhindernde Zusätze am besten in Form von Natrium citricum (zu je 100 ccm Blut 3 ccm einer 10%igen Lösung) unter guter Durchmischung zugegeben werden. Das auf Körpertemperatur angewärmte Blut wird durch einen sterilen Glasirrigator mit Schlauchverbindung durch eine

Punktionsnadel eingegossen. Die Anwendung von Blutkonserven oder -serum hat hauptsächlich im Kriege Bedeutung. Die Spenderauswahl erfolgt am besten nach den deutschen ministeriellen Richtlinien, wobei besonders darauf zu achten ist, daß die betreffenden Personen frei von ansteckenden Krankheiten sind.

Die Gefahren der Bluttransfusion bestehen vor allem in der Verwendung einer falschen Blutgruppe, auch durch Nichtbeachtung der Blutuntergruppen von A_2 und A_3 sowie des Rh-Faktors, wobei es zum hämolytischen Shock mit Kreislaufkollaps, Erbrechen, Stuhlabgang, Beklemmung, Leib- und Rückenschmerzen sowie von Hämoglobinurie kommt. Wird bei den ersten Shockerscheinungen die Transfusion sofort abgebrochen, so tritt häufig Erholung ein. Andernfalls kann der Tod im Shock oder später durch Anurie oder Verstopfung der Harnkanälchen erfolgen. In seltenen Fällen tritt der Hämolyseshock erst nach mehreren Stunden ein. Eine genaue serologische Durchuntersuchung der Spender und Empfänger ist weitgehend zu fordern, doch sind auch damit noch nicht alle Zwischenfälle vermeidbar. Nicht selten kommt es im Anschluß an eine Blutübertragung zu Fieberreaktionen, oft mit Schüttelfrösten bis 40°, wobei vielleicht bakterielle Verunreinigungen eine Rolle spielen. Ferner kommt es manchmal zu allergischen Erscheinungen beim Empfänger in Form von Urticaria und QUINCKE-Ödem, oft verbunden mit Kopfschmerzen, Schwindel, Schweißausbruch, Erbrechen, Tachykardie und asthmatischen Zuständen.

Das Schicksal des transfundierten Blutes ist sehr wechselnd, von raschestem Abbau in wenigen Stunden bis zu wochenlangem Erhaltenbleiben der transfundierten Erythrocyten kommen alle Übergänge vor.

Behandlung von Transfusionsreaktionen. Einfache Fieberreaktionen bedürfen keiner besonderen Behandlung. Sie sind für die Aktivierung von Abwehrkräften sogar nützlich und sollten deshalb nicht unterdrückt werden. Allergische Erscheinungen wie Ödeme und Urticaria werden durch Ephetonin, Adrenalin, Calciuminjektionen oder Antihistaminpräparate bekämpft. Bei Auftreten von Lungenödem spritzt man Strophanthin, Atropin, Morphin und Quecksilberdiuretica. Bei schweren hämolytischen Erscheinungen mit Oligurie oder Anurie gibt man Natriumbicarbonat in Mengen von 6—10 g evtl. intravenös, unter Umständen sogar Dosen von 16—20 g über den Tag verteilt. Alle anderen Maßnahmen haben keinen eindeutigen Effekt.

B. Die Erkrankungen des Blutes.

I. Allgemeine Pathologie des Blutes.

Die Erkrankungen, die sich im Blute bemerkbar machen, sind noch mehr wie diejenigen anderer Organe Allgemeinerkrankungen. Das liegt schon in der zentralen Stellung begründet, die das Blut im Organismus einnimmt. Auch ist das Blut ja nur ein Teilausschnitt eines großen Organsystems, das sich aus den blutbildenden und blutzerstörenden Organen zusammensetzt. Das periphere Blut erscheint uns, wie HADEN einmal gesagt hat, wie eine vorbeireitende Kavalkade, die sich ständig ergänzt und ständig Glieder verliert. Die Erkrankungen dieses Organs müssen deshalb in erster Linie in den Bildungsstätten und in den Organen des Blutuntergangs sitzen und nur ihre Auswirkungen erscheinen im peripheren Blutbild. Was sich hier an Krankheiten abspielt, sind aber letzten Endes dieselben Vorgänge, wie sie überall im Organismus vorkommen, nur mit dem Unterschied, daß das Blutorgan mit seinen freien Zellen das Bild in besonderer Weise gestaltet. Deshalb erscheint eine Entzündung des Blutes als Leukocytose, ein Tumor als Leukämie. Dazu kommt, daß dieses Organsystem durch seine ganz besonders hochgradige und im Organismus fast einzig dastehende Proliferationsleistung auf Nahrungsschäden, besonders auf Mangelerscheinungen einzelner wichtiger Nahrungsfaktoren viel stärker und schneller anspricht als die Mehrzahl der übrigen Organe. Das Blut besitzt eine besondere Empfindlichkeit Mangelerscheinungen gegenüber. Auch Giftwirkungen werden in diesem stark proliferierenden Zellsystem oft eher erkennbar als anderswo. Aus dieser Empfindlichkeit des Blutsystems allen möglichen Einwirkungen gegenüber erklärt sich die weitere Anwendung der Blutuntersuchungsmethoden in der gesamten Medizin. Dazu kommt, daß das Blut selbst sich aus völlig verschiedenen Zellelementen mit ganz verschiedenen Funktionen zusammensetzt. Diese Verschiedenheit des Blutaufbaus tritt besonders in der Pathologie hervor, so daß man mit Recht, je nach dem vorliegenden Befallensein, von Erkrankungen des erythrocytären, leukocytären und thrombocytären Systems sprechen kann. Wie ein roter Faden zieht sich durch die gesamte Blutpathologie dabei die Frage nach der primären oder sekundären Bedeutung des erhobenen krankhaften Befundes. Unter den eigentlichen primären Blutkrankheiten verstehen wir diejenigen, die nicht durch eine andere bekannte Erkrankung ausgelöst, sondern essentiell, d. h. aus sich selbst heraus auftreten. Ihnen gilt hauptsächlich unsere Besprechung, während wir die sekundären Erscheinungen nur streifen können.

II. Erkrankungen des erythrocytären Systems.

1. Definition und allgemeine Symptomatologie und Therapie der Anämien.

Unter Blutarmut oder Anämie versteht man in der klinischen Medizin nicht eine Verminderung der Gesamtblutmenge (Oligämie), welche nur mit umständlichen Methoden zu erfassen ist, sondern eine veränderte qualitative Zusammensetzung des Blutes in dem Sinne, daß eine Verminderung der Erythrocytenzahl und des Blutfarbstoffs unter die Normalgrenze vorliegt. Ist nur die Zellzahl vermindert, so spricht man besser von Zellanämie (Oligocythämie), ist nur der Farbstoffgehalt vermindert, von Farbstoffanämie (Oligochromämie). Diese Grenzfälle kommen jedoch nur selten vor. Meist handelt es sich um eine Verminderung beider Größen. Als normale Grenze werden meist 4,5 Mill. = 90% Hb. beim Manne und 4,00 Mill. = 80% Hb. bei der Frau angenommen.

Wenn wir von der akuten Anämie, bei welcher meist die Verminderung der Blutmenge im Vordergrund steht, absehen, so zeigen die chronischen Anämien meist ein charakteristisches klinisches Bild, so daß man allgemein von Anämiesymptomen sprechen kann. Im Vordergrund steht die durch den Farbstoffverlust bedingte Blässe der Haut und der Schleimhäute, die ganz besonders an den Konjunktiven und an der Innenfläche der Hand hervortritt. Doch ist dabei stets der Umstand der peripheren Durchblutung zu berücksichtigen. Bei eng gestellten Hautcapillaren resultiert ebenfalls eine außerordentliche Hautblässe (wie etwa im Kollaps), welche eine Anämie vortäuscht (Scheinanämie). Die periphere Hautdurchblutung ist individuell sehr verschieden und es gibt Menschen, die ständig ein wachsbleiches Gesicht bei völlig normalen Blutbefunden zur Schau tragen. Auch bei Ödembildung kommt es zu schlechter Hautdurchblutung. Umgekehrt kann eine gesteigerte Hautdurchblutung eine bestehende Anämie weitgehend verdecken. Eine exakte Diagnosestellung einer Anämie ohne Bestimmung des Blutfarbstoffs oder der Erythrocytenzahl ist auch dem erfahrenen Arzt nicht immer möglich.

Weitere Anämiesymptome beziehen sich auf Kreislauf und Atmung. Durch die Verminderung des Sauerstofftransports besteht namentlich bei körperlicher Anstrengung ein gesteigerter Sauerstoffhunger, wodurch die Kreislauf- und Atmungsorgane stark angetrieben werden. Die Kranken klagen deshalb über Kurzluftigkeit und Atemnot bei Anstrengungen, ferner über Herzklopfen und Steigerung der Pulszahl. Die Herzen Anämischer sind in der Regel, entsprechend dem größeren Schlagvolumen und vielleicht auch einer gewissen hypoxämischen Schädigung des Herzmuskels, größer als normal, und es kommt infolge der Beschleunigung des Blutstroms und der verminderten Viscosität zu akzidentellen Geräuschen meist systolischer Art. Bei schweren Anämien sehen wir infolge der verminderten Sauerstoffversorgung des Herzmuskels nicht selten auch anginöse Erscheinungen, mit den entsprechenden elektrokardiographischen Veränderungen. Am empfindlichsten reagiert auf den beschränkten Sauerstofftransport das Zentralnervensystem. Wir haben deshalb als Anämiesymptom sehr häufig die Angaben von Kopfschmerzen, Schwindel, Schwarzwerden vor den Augen, Kältegefühl und Frösteln, gesteigerte Ermüdbarkeit, mangelhaftes Konzentrationsvermögen, erhöhte Reizbarkeit, Schlaflosigkeit, Parästhesien und Neigung zu Ohnmachtsanfällen. Die veränderte Einstellung vegetativer Funktionen bei schweren Anämien zeigt sich in Veränderungen des Menstruationszyklus, am Nachlassen von Libido und Potenz. Interessant ist auch eine besondere Labilität des Temperaturzentrums, weshalb schwere Anämien viel leichter fiebern als Gesunde.

Allgemeine Behandlungsmethoden der Anämie.

Wenn es auch für den Erfolg am wichtigsten ist, die Art der vorliegenden Anämie und ihre Ursachen genauestens zu ergründen, so sollen hier doch kurz einige allgemeingültige Maßnahmen mitgeteilt werden. Der Anämiker bedarf in erster Linie der Ruhe und Schonung. Bei Ruhe, frischer Luft, wenn möglich im Höhenklima und reichlicherErnährung setzt die Regeneration des Blutes besser ein als unter ungünstigen Allgemeinbedingungen. In mühevollen Untersuchungen haben Whipple und seine Schüler den Einfluß verschiedener Diät auf die Hämoglobinbildung studiert. Dabei ergab sich als Wichtigstes, daß Fleisch und tierische Organe eine bedeutend bessere Blutbildung lieferten als andere Nahrungsstoffe, besonders auch als die viel gerühmten grünen Gemüse. Der alte Glaube, daß grüne Gemüse besonders blutbildend seien, muß abgelehnt werden. Unter allen Nahrungsmitteln ist die Leber dasjenige, das am besten zur Blutregeneration beiträgt. Danach folgen Nieren und Milz. Wie Heilmeyer und v. Mutius gezeigt haben, besitzt die Leber unter allen Nahrungsmitteln auch den höchsten Betrag von herauslösbarem Eisen, wie überhaupt diese herauslösbaren Eisenwerte weitgehend mit der blutbildenden Kraft der Nahrungsmittel parallel gehen. Daneben spielen natürlich auch die Eiweißkörper und Vitamine eine große Rolle. Neben den tierischen Organen sind es vor allem einige Obstsorten, wie Aprikosen, Pfirsiche und Pflaumen, die eine gute blutbildende Kraft aufweisen. Doch wichtiger als jede Diätbehandlung ist die medikamentöse Zuführung derjenigen Stoffe, die bei der betreffenden Anämieform fehlen. Das ist bei den megaloblastischen Anämien der Leberstoff, bei den hypochromen Anämien das Eisen. Daneben ist eine reichliche Eiweißzufuhr namentlich in Zeiten von Mangelernährung besonders wichtig, wobei das tierische Eiweiß den Vorzug verdient. Zur Behandlung schwerer Anämien oder solcher, die auf andere Mittel nicht ansprechen, kommt die Bluttransfusionsbehandlung in Frage, deren Technik bereits auf S. 328 geschildert wurde.

2. Die einzelnen Anämieformen.

Da die Behandlung der Anämie nicht schematisch möglich ist, sondern für jede Anämie bestimmte therapeutische Gesetze gelten, ist es notwendig zu einer diagnostischen Klarstellung der Anämie zu kommen. Wir folgen dabei einer Einteilung nach pathogenetischen Gesichtspunkten, weil diese in erster Linie für die Behandlung wesentlich sind.

a) Die akute Blutungsanämie.

Erfolgt ein schwerer plötzlicher Blutverlust, so bleibt die Zusammensetzung des Blutes noch völlig normal. Es liegt nicht das Bild der Anämie, sondern das der Oligämie, also der Verminderung der Gesamtblutmenge vor. Von ihr droht die erste Gefahr und sie bestimmt das Symptombild.

Der Verfall des Kreislaufs wird deutlich in dem kleinen frequenten Puls, im Absinken des Blutdrucks, im Verfall der Gesichtszüge, in der Blässe der Haut, in Sehstörungen, in Form von Flimmern und Schwarzwerden vor den Augen, in Ohrensausen, in Atemnot und zunehmender Ohnmachtsneigung, schließlich in Pupillenerweiterung, Erbrechen, motorischer Unruhe, in Krämpfen, die zuletzt mit tiefer Bewußtlosigkeit verknüpft zu Abgang von Harn und Stuhl führen. In diesem Zustande erfolgt der Tod, wenn es dem Organismus oder dem helfenden Arzte nicht gelingt, der fortschreitenden Verminderung der zirkulierenden Blutflüssigkeit Einhalt zu gebieten. Der Organismus sucht dieser lebensbedrohlichen Verminderung der zirkulierenden Blutflüssigkeit zunächst durch Auspressung von Blutdepots und durch Einströmen von Gewebswasser in die Blutbahn zu entgegnen. Alle Hilfsquellen werden dazu herangezogen. Der gesamte Wasserwechsel steht im Dienst dieser Auffüllung des Kreislaufs. Dazu dient auch der Durst, der bei jedem größeren Blutverlust in Erscheinung tritt. Die Folge dieses Wassereinstroms ist die nun in der veränderten Blutzusammensetzung sichtbar werdende Verdünnung der Erythrocyten, die Anämie. Ihre Entwicklung erreicht erst am 4. und 5. Tage nach der Blutung ihren Höhepunkt. Da dabei das normale Blutvolumen wieder hergestellt wird, so kann man aus der Größe der Anämie ziemlich genau die Menge des verlorenen Blutes berechnen. Bei der Anämie von 50% ist also die Hälfte des Blutes verlorengegangen, bei einer Anämie von 66% ein Drittel. Ist das Gefäßsystem aufgefüllt, so ist zunächst das Leben gerettet, der schwerste Notstand also beseitigt. Nun setzt in einer 2. Phase die Regeneration der Zellen ein. Dabei ist ein allgemeiner Knochenmarksreiz wirksam, welcher nicht nur die Erythropoese anregt, sondern auch die Bildung von Leukocyten und Thrombocyten, welche zunächst sogar über das Ziel hinausschießt (posthämorrhagische Leukocytose und Thrombocytose). Die Anregung der Erythropoese wird in dem vermehrten Auftreten von Retikulocyten erkennbar. Je kräftiger die Retikulocytenvermehrung einsetzt, um so rascher erfolgt die Regeneration, vorausgesetzt, daß die Blutung selbst zum Stehen gekommen ist. Gleichzeitig werden alle Eisenreserven zum Neuaufbau des Hämoglobins herangezogen, wobei der Serumeisenspiegel infolge der gesteigerten Abgänge ins Knochenmark stark absinkt. Die Schnelligkeit der Regeneration hängt in erster Linie von den Eisenreserven, aber auch von den Eiweißreserven, sowie vom Alter, der Vitaminversorgung und der endokrinen Situation ab. Jugendliche regenerieren rascher als ältere Menschen. Ganz besonders hemmend für die Regeneration ist das gleichzeitige Bestehen von Infekten, weil dabei das Eisen im Retikuloendothel festgehalten wird. Die Behandlung der akuten Blutungsanämie hat zunächst in der möglichsten Sicherung der Blutquelle zu bestehen und dann den Organismus reichlich mit den Stoffen zu versorgen, die für den Neuaufbau notwendig sind. Hier ist in erster Linie das Eisen zu nennen. Zahlreiche Untersuchungen haben ergeben, daß eine sofort eingeleitete Eisenbehandlung die Regenerationszeit bedeutend verkürzt. Daneben ist auch auf andere Aufbaustoffe Rücksicht zu nehmen, die besonders in der Leber enthalten sind. Man sollte also reichlich Volleber zuführen. Die bei perniziöser Anämie wirksamen Leberextrakte sind jedoch für die Regenerationszeit nahezu völlig bedeutungslos. Man vergesse bei allen therapeutischen Maßnahmen nach akuten Blutverlusten nicht, daß ein gesunder, gut genährter Organismus genügend Aufbaustoffe zur Verfügung hat, um auch ohne Behandlung das verlorene Blut wieder völlig zu ersetzen.

b) Die hypochromen Anämien.

Diese Gruppe bildet eine pathogenetische Einheit insofern, als bei ihnen die Hb.-Bildung stärker gestört ist als die Zellbildung. Dadurch wird die

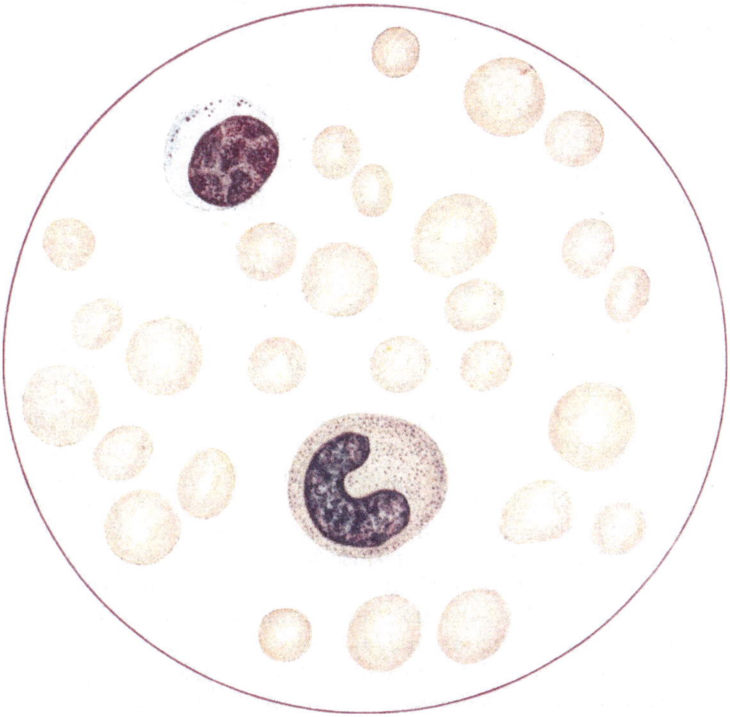

Abb. 16. Blutbild einer hypochromen Anämie.

Hb.-Füllung des einzelnen Erythrocyten geringer als normal. Der F.I. liegt also unter 1. Meist sind die Zellen auch dem Volumen nach kleiner, ganz besonders ihrer Dicke nach, während der Zelldurchmesser teils kleiner (mikrocytäre Form), teils normal oder sogar größer sein kann (makrocytäre Form). Die schlechte Hb.-Füllung zeigt sich in extremen Formen auch im Ausstrichpräparat durch die großen hellen Lücken im Zellinnern, so daß die Erythrocyten oft nur als Ringe erscheinen (Pessarformen oder Anulocyten).

Die überwiegende Mehrzahl dieser hypochromen Anämien ist durch Eisenmangel bedingt. Der Mangel an diesem wichtigsten Aufbaumaterial des Hb. führt zur verminderten Farbstoffüllung der Zellen. Gleichzeitig kommt es auch zu einer Verhinderung der Zellreifung, weshalb bei schweren Formen das Knochenmark von unreifen Vorstufen erfüllt ist (Erythroblastenmark). Infolge der geringen Hb.-Produktion ist auch der Hb.-Abbau im Organismus vermindert. Deshalb sind Serum und Harnfarbe abnorm hell, Galle und Faeces farbstoffarm. Außer im Blutbild macht sich länger dauernder chronischer Eisenmangel auch in einer Störung des Wachstums und der Trophik derjenigen Organe bemerkbar, die einer stärkeren Zellmauserung unterliegen, also der Haut und ihrer Anhangsgebilde (s. Abschnitt essentielle hypochrome Anämie). Auch führt der Eisenmangel zu einer stärkeren Ermüdbarkeit und allgemeiner Schwäche (Eisenmangeladynamie). Diagnostisch bedeutungsvoll ist die Verminderung des zirkulierenden Serumeisens, in schweren Fällen bis zu 10 γ-% und weniger.

Wenn auch das Eisen ein besonders wichtiger Baubestandteil des Hb. ist, dessen Mangel am häufigsten zur Anämie führt, so ist der Eisenmangel doch nicht die einzige Ursache aller hypochromen Anämien. Wie die Unterernährung nach dem 2. Weltkrieg gezeigt hat, fehlen für die Blutbildung in solchen extremen Zeiten auch andere Faktoren, ganz besonders gilt das für das Eiweiß und die Eiweißbausteine. Wenn die lebensnotwendigen Aminosäuren fehlen, kommt es zu mangelnder Hb.-Bildung. Schließlich sind es auch noch andere, zum Teil noch unbekannte Nahrungsformen, die in normalen Zeiten reichlich vorhanden sind, in Hungerzeiten aber mangeln und dadurch Anlaß zur Blutbildungsstörung geben können. Darin liegt der Grund, daß die Eisenbehandlung in Zeiten schlechter Ernährung oft weniger Erfolge zeitigt, als bei normalen Ernährungsverhältnissen.

α) Die einzelnen Formen der hypochromen Anämien.

aa) Die chronische Blutungsanämie.

Werden durch wiederholte größere Blutverluste die Eisenreserven des Organismus und andere Aufbaustoffe des Hb. erschöpft, so wird die Regeneration ungenügend, und es entwickelt sich schließlich eine chronische Blutungsanämie. Diese ist kein Erschöpfungszustand des Knochenmarks, sondern ein Mangelzustand in erster Linie an Eisen. Ihre Entwicklung hängt von der Größe und Dauer der Blutverluste, von den vorhandenen Eisenreserven und von der Möglichkeit ihrer Ergänzung ab. Es wird also die Art der Ernährung, die Fähigkeit zur Eisenresorption (stark herabgesetzt bei Anacidität!) eine wichtige Rolle spielen. Das Blutbild zeigt die typischen Veränderungen der hypochromen Anämien. In schweren und lang dauernden Fällen kommt es auch zu trophischen Störungen an Haut und Schleimhäuten, wie sie bei der essentiellen hypochromen Anämie geschildert sind. Die *Therapie* hat in erster Linie die Blutungsquelle aufzudecken und zu schließen. Erst dann kann eine erfolgreiche Behandlung mit Eisen, Eiweiß sowie vitaminreicher Ernährung durchgeführt werden.

bb) Alimentäre Eisenmangelanämien.

Diese sind besonders im Säuglings- und Kleinkindesalter bekannt. Sie entwickeln sich unter dem Einfluß ausschließlicher oder hauptsächlicher Ernährung mit Kuhmilch, manchmal auch mit Ziegenmilch. Die Anämie tritt gewöhnlich in einem Alter von $^1/_2$—4 Jahren auf. Durch Brusternährung wird das Auftreten der Anämie verhütet, da die Muttermilch einen höheren Eisengehalt hat und das Eisen in gut resorptionsfähiger Form enthält. Die schweren Formen der alimentären Eisenmangelanämie der Kleinkinder zeigen ein Zurückbleiben des Wachstums und eine erhöhte Anfälligkeit gegen Infekte des Verdauungskanals und der Atemwege. Zur Verhütung dieser Anämieformen ist frühzeitige Zufuhr von Gemüse- und Obstsäften wichtig.

Prophylaktisch und therapeutisch hat sich ascorbinsaures Eisen hervorragend bewährt. Im Erwachsenenalter sind rein alimentär bedingte Eisenmangelanämien viel seltener. Sie kommen fast ausschließlich bei Frauen der schlecht ernährten Bevölkerungsgruppen vor. In den Hungerjahren nach dem 2. Weltkrieg sind solche Anämieformen viel zahlreicher aufgetreten, doch handelte es sich dabei nicht um reinen Eisenmangel, sondern um einen gleichzeitigen Mangel an anderen Blutaufbaustoffen, vor allem an Eiweißbausteinen. Die Prophylaxe liegt vor allem in einer eiweiß- und eisenreichen Diät. Dabei kommt es nicht so sehr auf den absoluten Eisengehalt der Nahrungsmittel als auf die leichte Abspaltbarkeit des Eisens durch die Verdauungssäfte an. Unter den tierischen Nahrungsmitteln ist besonders die *Leber* reich an leicht abspaltbarem Eisen, daneben auch Fleisch und Blut, unter den Gemüsen vor allem das Sauerkraut und der Spinat, ferner Roggenbrot und Vollkornbrot.

cc) Die Chlorose.

Unter Chlorose oder Bleichsucht verstehen wir die essentielle hypochrome Anämie der jungen Mädchen, die sich nach Eintritt der Pubertät unter Ausschluß anderweitiger Erkrankungen entwickelt und durch Eisen heilbar ist. Während die Chlorose vor 50 Jahren außerordentlich häufig war, hat sie im 20. Jahrhundert mehr und mehr abgenommen und gehört heute zu den seltenen Krankheiten. Auch in der schweren Unterernährungsperiode nach dem 2. Weltkrieg ist sie nicht häufiger geworden, woraus hervorgeht, daß alimentäre Faktoren dabei nicht die alleinige Ursache sind. Es steht heute fest, daß die Chlorose eine echte Eisenmangelanämie ist, wie insbesondere durch die hochgradige Verminderung des zirkulierenden Plasmaeisens bewiesen werden konnte. Dieser Tatsache entsprechend zeigt das Blutbild alle Zeichen der echten Eisenmangelanämie. Dazu gehört auch die hochgradige Blässe und die Farbstoffarmut von Serum und Harn. Die vielfach beobachteten Menstruationsstörungen sind Folge und nicht Ursache der Erkrankung. Für die Entstehung ist wichtig, daß eine reversible Resorptionsstörung für Eisen aufgedeckt werden konnte. Als weitere pathogenetische Faktoren sind zu nennen: Gesteigerter Eisenverbrauch in der Wachstumsperiode, menstruelle Eisenverluste und alimentäre Schäden. Die Ursache der Resorptionsstörung ist ungeklärt, dürfte aber mit vegetativ nervösen Störungen im Zusammenhang stehen. Eisentherapie in hohen Dosen, evtl. unterstützt durch Vitamin C führt in allen Fällen zur Heilung.

dd) Die essentielle hypochrome Anämie (achylische Chloranämie).

Im Gegensatz zur Chlorose ist die essentielle hypochrome Anämie die Eisenmangelerkrankung der älteren Frauen. Sie tritt nach Abschluß des Wachstums und Entwicklungsalters während der Fruchtbarkeitsperiode bis zum Klimakterium auf. Neben dem für Eisenmangelanämie typischen Blutbild sowie dem allgemeinen Farbstoffmangel und dem niedrigen Serumeiweißspiegel finden wir bei der essentiellen hypochromen Anämie oft auch gewebliche Zeichen des Eisenmangels: Atrophie der Mundschleimhaut, Mundrhagaden, Sub- oder Anacidität des Magensaftes, jedoch meist nicht histaminrefraktär, Oesophagusrhagaden, die zu Spasmenbildung führen (PLUMMER-VINSON-Syndrom), Nagelveränderungen in Form von Rissigwerden, Längs- oder Querrillung), Abplattung und in schweren Fällen Löffelnagelbildung (Koilonychie, Abb. 17 a u. b.). Manchmal beobachtet man auch leichte Nervenstörungen, besonders Parästhesien, ferner Menstruationsstörungen. Die Erkrankung ist eine ausgesprochen chronische. Nach dem Klimakterium heilt sie im allgemeinen aus. Eine hereditär-konstitutionelle Grundlage ist nachweisbar, wobei in denselben Familien nicht selten auch perniziöse Anämie vorkommt. Die gemeinsame Grundlage beider Erkrankungen liegt in einer Störung des Magen-Darmkanals, die einmal zur Störung der Eisenresorption, zum andern zu einer Störung der CASTLE-Fermentproduktion führen kann und auf diese Weise die beiden pathogenetisch so verschiedenen Anämieformen hervorgehen läßt. Die Störung der Eisenresorption bei der essentiellen hypochromen Anämie ist eindeutig nachgewiesen. Die Therapie muß deshalb großen Nachdruck auf die Zufuhr sehr großer, leicht resorbierbarer Eisengaben legen, wobei die Verabreichung von Salzsäure und Pepsin nicht zu versäumen ist. Es ist gezeigt worden, daß manchmal bis zu 10 g Ferrum reductum täglich oder entsprechende Mengen eines anderen Eisenpräparates notwendig sind, um eine Besserung des Blutbildes zu erzielen. Wird diese notwendige Dosis

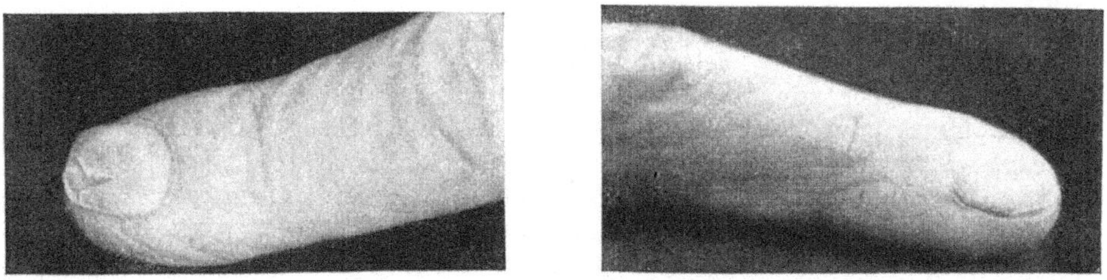

a b

Abb. 17 a u. b. a Nagelbildung bei einem Fall von achylischer Chloranamie vor Eisenbehandlung. b Derselbe Fall wie Abb. 17a nach Eisenbehandlung. (Nach HEILMEYER und PLÖTNER.)

nur etwas unterschritten, so bleibt der therapeutische Effekt aus. Der Erfolg einer richtigen Behandlung ist meist ein sehr guter und führt nicht nur zum Schwinden der Anämie, sondern auch zur Ausheilung der trophischen Störungen an Zunge, Oesophagus, Magen und Nägeln. Natürlich muß die Eisentherapie genau wie bei der Lebertherapie der perniziösen Anämie fortgesetzt werden. Doch kann die Erhaltungsdosis wesentlich niedriger liegen als die therapeutische Dosis.

ee) Die sekundären hypochromen Anämien.

Auch diese Formen beruhen in der überwiegenden Mehrzahl der Fälle auf einem Eiweißmangel. So kommt es in der *Schwangerschaft* nicht selten zu einem Eisenmangelzustand infolge des gesteigerten Mehrverbrauches für den Aufbau des kindlichen Blutes und der kindlichen Organe. Wenn gleichzeitig eine Störung der Eisenresorption bei der Mutter oder ein geringer Eisengehalt der Nahrung vorliegt, wird in der Schwangerschaft der vorher latente Eisenmangel offenkundig. Nach Beendigung von Schwangerschaft und Wochenbett kann der Eisenmangelzustand infolge des jetzt viel geringeren Bedarfs allmählich wieder ausgeglichen werden, die Anämie also ausheilen. Diese Fälle faßt man unter der Bezeichnung der *essentiellen hypochromen Schwangerschaftsanämie* zusammen. Durch eine energisch durchgeführte Eisentherapie kann die Anämie schon während der Schwangerschaft zur Ausheilung gebracht werden. Infolge Störung der Eisenresorption kommt es zu hypochromen Anämien nicht selten auch bei Erkrankungen des Magen-Darmkanals, vor allem bei ausgedehnten Magenresektionen *(agastrische Anämie)*, ferner bei Magencarcinomen, auch ohne daß stärkere Blutverluste dabei vorliegen, bei Pankreaserkrankungen, bei Wurmerkrankungen, bei der tropischen und einheimischen Sprue und ähnlichen, die Eisenresorptionen störenden Erkrankungen.

Eine besondere Gruppe bilden die *hypochromen Infektanämien*, bei denen kein eigentlicher Eiweißmangel, sondern eine Fixation des Eisens in den Abwehrgeweben vorliegt. Man findet dabei das Eisen als Hämosiderin in den retikuloendothelialen Zellen der Milz, der Leber und des Knochenmarks sowie in anderen Organen gespeichert und festgehalten, so daß es für die rote Blutbildung nicht mehr zur Verfügung steht. Erst mit der Überwindung des Infekts wird das Eisen aus diesen Depots frei und die Blutbildung kommt wieder in Gang. Es ist klar, daß bei diesen Formen der Eisenmangelanämie die Eisenbehandlung weniger Erfolg bringt, da das verabreichte Eisen in das RES abwandert und dort fixiert wird, so daß es der Blutbildung nicht zugute kommt. Besonders ausgesprochene hypochrome Infektanämien finden sich bei länger dauernden chronischen Infekten oder auch Tumoren, für die derselbe Mechanismus gilt, so beim chronischen Rheumatismus, bei der Tuberkulose, beim Lymphogranulom und ähnlichen Erkrankungen. Charakteristisch ist in diesen Fällen die Vermehrung des Plasmakupfers (s. Abb. 313).

ff) Hypochrome Anämien ohne Eisenmangel.

Zum Aufbau des Hämoglobins gehört nicht nur Eisen, sondern auch Eiweiß. Es kann deshalb auch auf dem Boden eines starken Eiweißmangels zu hypochromen Anämien kommen. In Zeiten hochgradiger Eiweißunterernährung sieht man deshalb öfter leichtere hypochrome Anämien, die auf Eisenbehandlung gar nicht oder nur wenig ansprechen, sich aber sofort bessern, wenn reichlich Eiweiß dazu gegeben wird. Ein solcher Eiweißmangel scheint auch bei der Beriberianämie eine Rolle zu spielen, sowie bei den hypochromen Anämien, die sich im Gefolge chronischer Eiterungen entwickeln. Auch das Fehlen mancher Vitamine bedingt hypochrome Anämien, die nicht durch Eisen heilbar sind, so die Anämie nach Vitamin-A- und Lactoflavinmangel, ferner nach Nicotinsäureamidmangel sowie Mangel an Rattendermatitisfaktor.

β) Die Behandlung der hypochromen Anämien.

Die Eisentherapie und andere antianämische Mittel.

Da die überwiegende Mehrzahl der hypochromen Anämien als Eisenmangelanämien erkannt worden sind, nimmt auch das Eisen den ersten Platz in der Behandlung dieser Anämieformen ein. Der Erfolg hängt dabei sehr von der Art der Eisenpräparates und der Dosierung ab. Wir wissen heute, daß das Eisen nur in der Form des Ferroions zur Resorption kommen kann. Es muß deshalb jedes angewandte Eisenpräparat erst in die zweitwertige Form überführt werden, wenn es zur Resorption kommen soll. Bei dieser Umwandlung spielt die *Salzsäure des Magensaftes* eine wichtige Rolle. Bei Anacidität soll man deswegen grundsätzlich *Salzsäure* zur Eisenmedikation verordnen. Unter den Eisenpräparaten verdienen zweifellos diejenigen den Vorzug, welche das Eisen gleich in der zweiwertigen ionisierten Form enthalten. Dazu gehören die modernen Ferropräparate wie das Ceferro, Ferroredoxon, Ferrostabil u. v. a. Das viel verwandte Ferrum reductum muß erst im Magen-Darmkanal ionisiert werden, was nur zum kleinsten Teil geschieht, so daß die Ausnützung eine sehr geringe ist.

Für die Praxis der Eisenbehandlung ist es wichtig, daß man die peroralen Präparate nie in den leeren Magen gibt, sondern stets nur zu oder nach den Mahlzeiten. Auch ist es zur Verminderung von Nebenerscheinungen günstig mit kleineren Dosen anzufangen und langsam zu größeren überzugehen. Alle peroral angewandten Eisenpräparate können Nebenerscheinungen in Form von Übelkeit, Erbrechen, Leibschmerzen oder Durchfällen auslösen, die zum

Absetzen zwingen können. Man hat deshalb versucht, das Eisen auch intravenös zu geben, jedoch treten dabei oft starke Gefäßreaktionen, wie Hitzegefühl und Rötung bis zu Kollapsneigung auf. Man muß deshalb vorsichtig und sehr langsam injizieren. Durch neue Komplexverbindungen, welche die Eisenionen langsam abgeben, werden diese akuten Erscheinungen vermieden (Ferronascin der Firma Hoffmann-La Roche).

Eine wirksame Eisenbehandlung kann auch mit den Wässern der bekannten Eisenquellen in Pyrmont, Saalfeld, Liebenstein, Schwalbach, Kohlgrub, Kudowa u. a. durchgeführt werden, welche das Eisen in Form von Ferrosalzen enthalten, die aber beim langen Stehen an der Luft in Ferriverbindungen umgewandelt werden. Daher wirken die Kuren am besten bei unmittelbarem Trinken an der Quelle.

Die Wirkung der Eisentherapie. Bei den Eisenmangelanämien liegt in erster Linie eine Materialwirkung des verabreichten Eisens vor, das als Baustein in das Hb.-Molekül eingeht. Daneben besitzt vor allem das parenteral verabreichte Eisen auch eine gewisse Reizwirkung auf das Knochenmark, die dadurch bewiesen werden kann, daß dabei mehr Hämoglobin neu gebildet wird, als der parenteral zugeführten Eisenmenge entspricht, wobei unter dem Reiz der Eisenbehandlung ältere Eisenreserven des Organismus mobilisiert werden. Im Knochenmark sieht man eine Ausreifung der unreifen erythroblastischen Vorstufen oft unter vorübergehender Vermehrung der Normoblasten. Am 5. und 12. Tag nach Beginn der Eisenbehandlung kommt es dann zur Ausschüttung vital granulierter Erythrocyten, ähnlich wie bei der Leberbehandlung der perniziösen Anämie. Gleichzeitig damit beginnt der Anstieg von Hämoglobin und Erythrocyten, wobei letztere oft der Hämoglobinzunahme als Zeichen der Reizung vorauseilen. Mit der Besserung des Blutbildes schwinden auch die übrigen Erscheinungen des chronischen Eisenmangels, wie Zungenbrennen, Schluckstörungen, Störungen des Nagel- und Haarwachstums.

Andere antianämische Mittel. Verglichen mit der Bedeutung des Eisens haben andere Blutbildungsmittel, wie Arsen, Mangan, Kupfer, Vitamine und Hormone nur die Bedeutung von Adjuvantien, welche vielleicht die Resorption und Ausnutzung des Eisens bessern. Das gilt vor allem für das Arsen, das seit Jahrzehnten in der Behandlung von Anämien eine Rolle spielt. Einen besonders starken Reizeffekt auf das Knochenmark infolge Beschlagnahmung wasserstoffübertragender Atmungsfermente der Zellen hat das *Kobalt*, welches neuerdings von meinem Mitarbeiter WEISSBECKER in der Therapie refraktärer Anämien mit Erfolg eingeführt worden ist. Man injiziert 5—10 ccm einer 5‰igen Kobaltchloridlösung langsam intravenös im Verlaufe von 15 Min.

Auch eine Reihe von Vitaminen sind als Knochenmarksreizmittel angesprochen worden, so besonders das Vitamin A, B-Komplex und C. Auch Leberextrakte haben bei den Eisenmangelanämien lediglich unterstützende Bedeutung, während Volleber dagegen infolge ihres hohen Gehalts an leicht herauslösbarem Eisen ausgezeichnet wirksam ist.

Bei eiweißarmer Ernährung ist auch auf die Zufuhr von Eiweiß oder Aminosäuren, besonders der schwefelhaltigen (Methionin, Cystein) zu achten.

c) Hyperchrome Anämien (Megalocytäre Anämien).

Steht bei den hypochromen Anämien der Farbstoffmangel im Vordergrund, so bei der folgenden Gruppe der Zellmangel. Die Zellzahl ist also stärker vermindert als die Hämoglobinzahl, so daß der F.I. über 1 ansteigt. Die einzelne Zelle, die auch im Durchmesser und Volumen größer ist, besitzt also mehr Hämoglobin als normal. Diese Hb.-reichen großen Zellen, die man auch funktionelle Riesen genannt hat, werden als Megalocyten bezeichnet. Sie sind häufig leicht elliptisch geformt. Noch eindrucksvoller sind die Veränderungen an den kernhaltigen Vorstufen dieser Zellen. Diese *Megaloblasten* besitzen eine völlig andere Kernstruktur als die normalen kernhaltigen Vorstufen der Erythrocyten. Der Kernbau ist viel lockerer, die Chromatinbalken sind oft eigenartig zerrissen und zersprengt und der ganze Kern bleibt in seiner Reifung zurück. In einem Stadium, in welchem das Protoplasma bereits Hb. eingelagert hat, ist der Kern noch aufgelockert und jugendlich. Es liegt also offenbar eine Störung der Kernreifung und eine Störung im Aufbau des Chromatins vor. In schweren Fällen sieht man das ganze Knochenmark mit diesen unreifen kernhaltigen Vorstufen erfüllt, während die Peripherie an Zellen verarmt. Die Ursache liegt in einem Mangel an blutbildenden Reifungsstoffen. Wir wissen heute, daß es verschiedene solche Stoffe gibt, welche die Fähigkeit haben, die megaloblastische Zellreifungsstörung aufzuheben. Neben dem eigentlichen Leberstoff, der durch Zusammenwirken eines exogenen Nahrungsfaktors mit einem endogenen Magenfaktor entsteht, wirken auch die Folsäure sowie das Thymin in derselben Weise. Es ist heute noch nicht ganz geklärt, wie diese verschiedenen Stoffe ineinandergreifen. Man hat angenommen, daß der Leberstoff die Fähigkeit habe, gebundene Folsäure in die freie überzuführen, und daß die Folsäure ihrerseits wiederum einen Katalysator für den Aufbau von Thymin und anderen Bestandteilen des Nucleinsäuremoleküls darstelle. Doch sind diese Zusammenhänge noch nicht genügend gesichert. Sicher ist aber, daß die gesamte Gruppe der megalocytären Anämien durch einen Mangel an Leberstoff oder Folsäure entsteht. Der Hauptvertreter der Gruppe ist

α) Die echte perniziöse Anämie (Morbus Biermer).

Wir verstehen darunter die ohne erkennbare Ursache auf konstitutioneller Basis sich entwickelnde, durch einen typischen Blut- und Sternalmarkbefund gekennzeichnete und durch Leberstoffe oder Folsäure heilbare Anämie, die fast immer mit typischen Veränderungen am Verdauungsapparat und nicht selten auch am Nervensystem einhergeht.

Die Erkrankung ist regionär sehr verschieden häufig. Am häufigsten findet sie sich in den Ländern der nordischen Rasse, während sie bei Negern und Japanern kaum vorkommt. Ein Unterschied des Geschlechtes besteht nicht, dagegen werden die höheren Lebensalter bevorzugt befallen.

Die Erkrankung beginnt schleichend, oft mit Erscheinungen von seiten des Verdauungskanals, wie Appetitlosigkeit, Druck und Völlegefühl im Leib, Aufstoßen, fadem Geschmack, manchmal auch mit Erbrechen und Durchfällen. Besonders charakteristisch ist das Zungenbrennen, über das etwa die Hälfte aller Perniciosakranken klagt. Schließlich treten mehr und mehr Anämiesymptome in den Vordergrund, wie Mattigkeit, Schwindelgefühl, Ohrensausen, Neigung zu Ohnmachten, Kurzluftigkeit, Herzklopfen, manchmal Beinschwellungen, so daß die Kranken nicht selten oft als Herzinsuffizienz behandelt werden. Als dritte Symptomreihe kommen dazu Erscheinungen von seiten des Nervensystems, wie verschiedenartige Parästhesien in Form von Kribbeln, Ameisenlaufen, Taubsein, Kältegefühl in Händen und Füßen, Schwäche in den Beinen, aber auch ziehende Schmerzen im Rücken und in den Gliedern. Auch diese nervösen Erscheinungen können der eigentlichen Anämie jahrelang vorausgehen. Noch mehr wie die Vorgeschichte läßt die Symptomatologie der Erkrankung die Dreiteilung der Erscheinungen in solche von seiten der Verdauungsorgane, des Nervensystems und des Blutes erkennen. Der äußere Eindruck zeigt in typischen Fällen das charakteristische strohgelbe Kolorit mit Subikterus der Skleren. Manchmal spielt die Färbung etwas mehr ins

Bräunliche und man findet in solchen Fällen dann an Stelle des goldgelben ein mehr bräunliches Serum mit reichlich Hämatin (Hämatinikterus). Trotz der hochgradigen Anämie ist das Fettpolster meist noch gut erhalten, so daß eine eigentliche Kachexie nicht vorliegt. Die innere Untersuchung zeigt meist keine spezifischen Befunde. Der in alten Lehrbüchern viel genannte Befund eines palpablen Milztumors liegt nur sehr selten vor. Große Milztumoren sprechen gegen die Diagnose. Am Herzen finden sich Anämiegeräusche. Im Harn fällt die starke Farbstoffvermehrung auf. Schwere Fälle von perniziöser Anämie zeigen oft subfebrile Temperaturen, die final sogar hoch ansteigen können, ohne daß man eine Begleitinfektion dafür verantwortlich machen

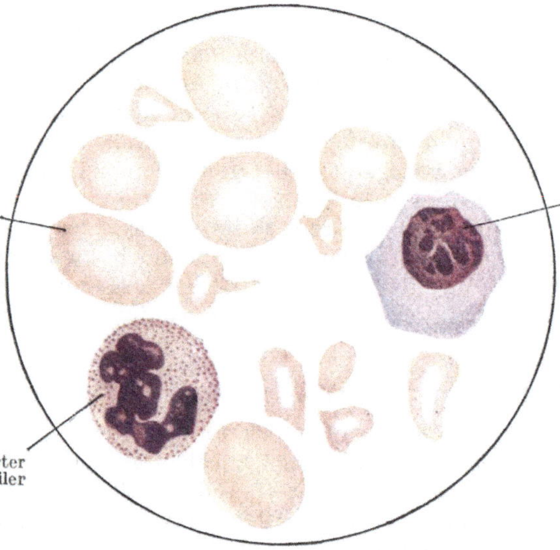

Abb. 18. Peripheres Blutbild bei perniziöser Anämie.

kann. Immer findet sich eine hohe Senkungsgeschwindigkeit der Blutkörperchen, welche auf Behandlung rasch zurückgeht. Besonders charakteristisch sind die *Erscheinungen am Verdauungsapparat.* Die Zunge ist meist glatt mit atrophierten Papillen, manchmal mit roten Flecken (Glossitis Hunteri.) Die Zungenatrophie kann der Anämie oft jahrelang vorausgehen. Ähnlich wie die Zunge atrophiert auch die Magenschleimhaut, die sich in einer histaminrefraktären Achylie kundgibt. Auch sie kann viele Jahre der Anämie vorausgehen. Die Achylie ist in fast allen Fällen vorhanden. Eine perniziöse Anämie mit freier Salzsäure gehört zu den großen Seltenheiten. Die Magenachylie ist nicht selten von einer Pankreasachylie begleitet.

Die *Erscheinungen am Nervensystem* sind lange nicht so konstant und stehen oft im Widerspruch zum Blutbefund, so daß man schwerste perniziöse Anämien ohne Nervenerscheinungen ebenso häufig sieht wie schwerste Nervenerscheinungen ohne Anämien. Die Nervenerscheinungen beruhen in der Mehrzahl auf einer Erkrankung des Rückenmarks, die man als funikuläre Spinalerkrankung bezeichnet. Bei den leichteren Fällen stehen subjektive Erscheinungen in Form der schon geschilderten Parästhesien im Vordergrund. Objektiv findet man Störungen der Tiefensensibilität, ferner Reflexasymmetrien und Reflexausfälle. Während es bei den schweren Formen zu echten Lähmungen von Hinterstrangtyp, Seitenstrangtyp oder Querschnittstyp kommt. Je nach der Bevorzugung dieser Rückenmarksteile kommt es mehr zu tabesähnlichen Symptombildern oder zu spastischen Paresen, die oft an multiple Sklerose erinnern oder schließlich zu kompletten Lähmungen der Beine. Neben diesen Strangdegenerationen kommen auch Vorderhornläsionen oder polyneuritische Erscheinungen hinzu. Auch cerebrale Bilder wie Psychosen sind geschildert

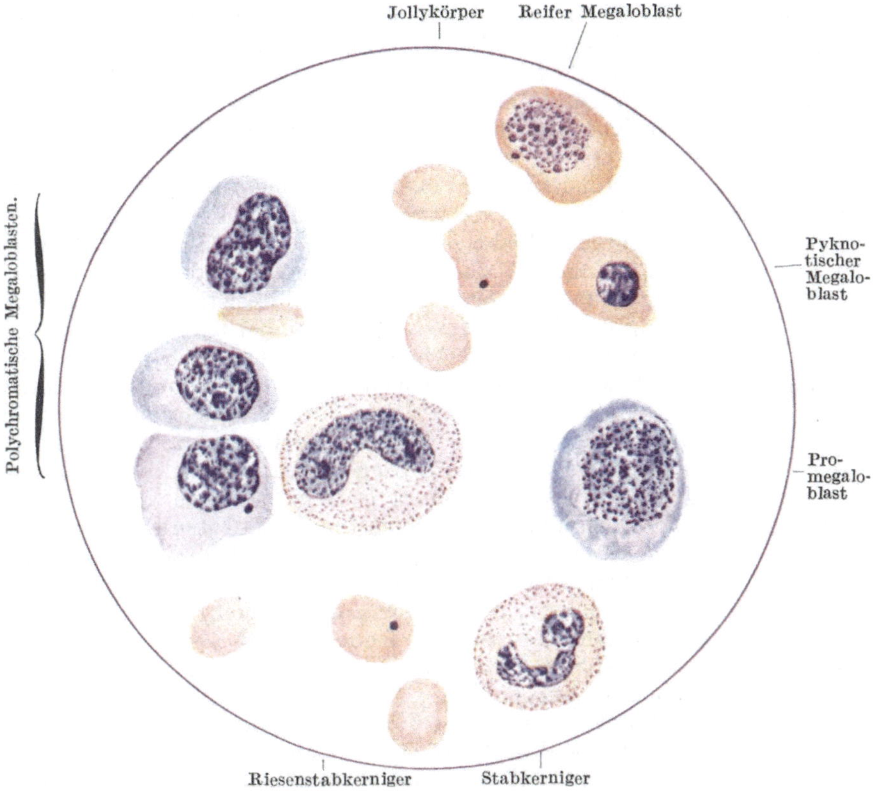

Abb. 19. Knochenmark bei perniziöser Anämie.

worden. Pathologisch anatomisch finden sich am häufigsten Degenerationen in den Hinter- oder Seitensträngen.

Diagnostisch am bedeutungsvollsten sind die Veränderungen des *peripheren Blutes*. Dort findet man die mehr oder weniger ausgesprochene Anämie mit erhöhtem F.I. und mit der abnormen Zellgröße, welche man am sichersten in der Price-Jones-Kurve erfassen kann. Dabei fällt die starke Rechtsverschiebung und Verbreiterung der Kurvenbasis auf. Es liegt also eine hochgradige Anisocytose vor. Kann man schon aus der Price-Jones-Kurve mit Wahrscheinlichkeit die Diagnose einer perniziösen Anämie stellen, so wird diese Diagnose durch den Nachweis der Megaloblasten absolut gesichert. Wir finden diese nur selten im peripheren Blut, immer aber im *Knochenmark* (Abb. 18 u. 19). Dabei sind weniger die ganz unreifen Vorstufen (Promegaloblasten) charakteristisch, als die mehr reiferen Megaloblasten, die bereits Hb.-haltiges Protoplasma besitzen, in ihrer Kernreifung aber weit zurückgeblieben sind. Die übrigen Zeichen des perniziösen Blutbildes, die man in älteren Lehrbüchern angegeben findet, wie Polychromasie und basophile Punktierung; Jolly-Körper oder andere Einschlußkörperchen sind selten und haben keine besondere diagnostische Bedeutung. In charakteristischer Weise ist auch *das weiße Blutbild* verändert. Es findet sich stets eine Leukopenie mit Werten zwischen 3000—5000, wobei die Lymphocyten relativ vermehrt sind. An den Neutrophilen sieht man auch qualitative Veränderungen in Form einer häufigen Übersegmentierung des Kerns. Auch die Thrombocytenbildung ist regelmäßig gestört. Man findet eine mäßige Thrombopenie mit Zahlen zwischen 50—150000. Doch führt die Blutkörperchenverminderung selten zu einer ausgesprochenen hämorrhagischen Diathese. Lediglich Netzhautblutungen werden in schweren Fällen manchmal beobachtet. Die Störung der Plättchenbildung ist auch im Knochenmarkbild in Form einer Überalterung und Übersegmentierung der Megakariocyten erkennbar.

In blutchemischer Hinsicht findet man eine Vermehrung von indirektem Bilirubin, das dem Serum die charakteristische goldgelbe Farbe (s. Abb. 1, S. 296) verleiht. Das zirkulierende Plasmaeisen ist in unbehandelten Fällen normal oder erhöht. Der Lipoidgehalt des Serums ist vermindert. Die osmotische Resistenz der Erythrocyten ist normal, die Saponinresistenz aber herabgesetzt.

Die Untersuchung des *Hb.-Stoffwechsels* ergibt bei der perniziösen Anämie einen stark erhöhten Blutfarbstoffabbau, der sich klinisch in dem erhöhten Serumbilirubingehalt sowie in der vermehrten Ausscheidung von Harnfarbstoffen, von Urobilin und Urobilinogen dokumentiert. Auch Porphyrine werden in Stuhl und Harn vermehrt ausgeschieden. Im Gegensatz zu diesem gesteigerten Blutzerfall steht die verminderte Neubildung, welche durch die mangelhafte Ausreifung der Vorstufen im Mark bedingt ist. Aus dieser Diskrepanz von verminderter Markleistung und gesteigertem Zerfall resultiert die besondere Bösartigkeit der perniziösen Anämie. Bei unbehandelten Fällen kommt es zu einem ausgesprochenen schubartigen Verlauf, wobei Verschlechterungen häufig durch Spontanremissionen wieder zurückgehen, bis schließlich doch nach jahrelangem Verlauf das tödliche Ende eintritt.

Die Pathogenese. Während man früher vielfach Toxine für die Entstehung der perniziösen Anämie anschuldigte, hat die Entdeckung des wirksamen Leberstoffs unsere Vorstellungen über die Entstehung der perniziösen Anämie nach der Seite einer Mangelkrankheit verschoben. In der Tat hat die neuere Perniciosaforschung gezeigt, daß dabei das wirksame Leberprinzip, das offenbar einen Katalysator für die Blutbildung darstellt, in der Leber fehlt. Wie Castle gezeigt hat, kommt der wirksame Leberstoff durch das Zusammentreten zweier Faktoren zustande, wie folgende Übersicht zeigt:

extrinsic factor +	intrinsic factor =	Antiperniciosaprinzip
Hämogen, Nahrungsfaktor thermostabil nicht eiweißartig	Hämogenase, Castle-Ferment Magenfaktor, thermolabil eiweißartig, enzymähnlich	Antiperniciosastoff, Anahämin, Leberstoff thermolabil, polypeptidähnlich

Die Vereinigung der beiden Faktoren kommt im Magen-Darmkanal zustande und das fertige Antiperniciosaprinzip wird in der Leber gespeichert. Beim Perniciosakranken fehlt nun infolge der vorhandenen Atrophie der Magenschleimhaut und der totalen Achylie der Magenfaktor. Bei Achylien, welche nicht zur Perniciosa führen, ist die Sekretion des Magenfaktors noch erhalten. Der Magenfaktor selbst ist ein fermentartiger Stoff, außerordentlich hitzeempfindlich, der außer im Magen auch im Duodenum und in der Dünn- und Dickdarmschleimhaut gefunden worden ist. Die Natur des exogenen Nahrungsfaktors ist bis heute noch nicht geklärt. Er findet sich vor allem im Muskelfleisch, aber auch in Eidotter, Reiskleie und Hefe. Er ist hitzebeständig und besitzt keine Eiweißnatur. Man zählt ihn den Vitaminen der B-II-Gruppe zu. Er ist sicher von Folsäure verschieden.

Das Antiperniciosaprinzip ist relativ hitzeresistent. Seine chemische Natur ist neuerdings als ein organisches Kobaltsalz, das außerdem Phosphor und Stickstoff enthält, festgestellt worden. Es krystallisiert in roten Nadeln. Wenige Gamma sind bereits imstande eine Remission bei der perniziösen Anämie herbeizuführen. Es ist identisch mit dem Vitamin B_{12}, welches für das Wachstum des Lactobazillus lactis Dörner unentbehrlich ist. Es ist sicher, daß Folsäure nicht mit dem Antiperniciosaprinzip identisch ist. Da letzteres in Leichenlebern unbehandelter Perniciosafälle fehlt, hat man die Entstehung der perniziösen Anämie mit Recht auf das Fehlen des Antiperniciosaprinzips zurückgeführt. Es kann im Magen-Darmkanal des Perniciosakranken nicht gebildet werden, weil der Magenfaktor, das CASTLE-Ferment, von der Schleimhaut des Perniciosamagens nicht gebildet wird. Die Störungen der Magenfunktion stehen also auch heute noch im Vordergrund der Perniciosagenese.

Etwas komplizierter sind die Dinge heute dadurch geworden, als die perniziöse Anämie nicht nur durch den Antiperniciosastoff, sondern auch durch *Folsäure* und *Thymin* geheilt werden kann.

Folsäure. Schon länger war bekannt, daß durch das Fehlen eines in grünen Pflanzen, vor allem Spinat, aber auch in Pilzen, Leber und Hefe vorkommenden Vitamins (Vitamin M) bei Affen eine Anämie mit Leukopenie und Durchfällen entsteht. Von ANGIER ist diese Vitamin-M-Anämie aufgeklärt und als Folsäure, einer Pteroylglutaminsäure, identifiziert worden.

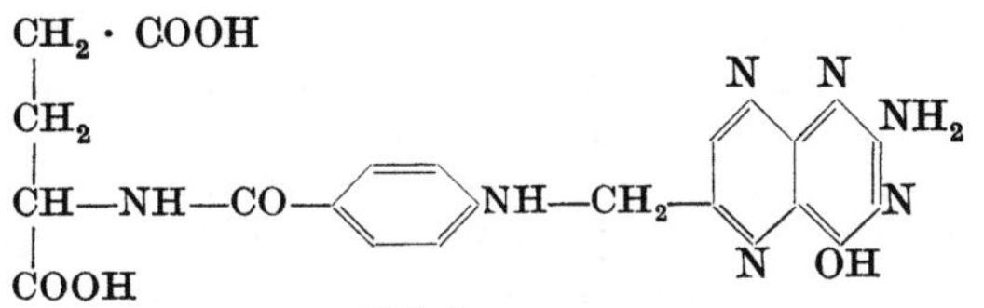

Folsäure

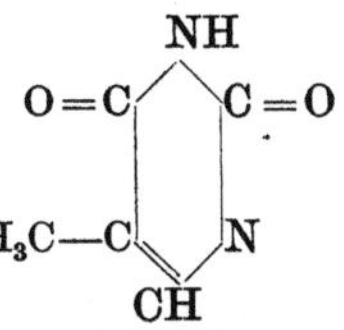

Thymin

Diese stellt auch für viele Bakterien einen lebensnotwendigen Wuchsstoff dar. Sie ist identisch mit dem Lactobacillus Casei-Faktor. TOM SPIES hat in eingehenden klinischen Untersuchungen gezeigt, daß die Folsäure in Dosen von 20—100 mg peroral oder parenteral bei allen Anämien mit Megaloblastenmark eine Umwandlung in Normoblastenmark und damit Heilung der Anämie herbeizuführen vermag. Die Folsäure kommt in der Natur in mehreren Formen vor, die sich nach der Zahl der Glutaminsäuregruppen im Molekül unterscheiden. Die synthetische Folsäure enthält nur eine dieser Gruppen (= freie Säure). Andere enthalten 3 oder 7 (= gebundene Folsäure). Die gebundene Folsäure wird bei der Perniciosa kaum retiniert, solange kein Leberextrakt verabreicht wird. Der Leberstoff scheint nun so zu wirken, daß er gebundene Folsäure in freie im Organismus umwandelt.

Im Gegensatz zur Folsäure, die in sehr kleinen Mengen von 5—20 mg täglich bei perniziöser Anämie hoch wirksam ist, wirkt das *Thymin* nur in großen Dosen. Das Thymin, ein Methyldioxypyrimidin ist bekanntlich ein Bestandteil der Nucleinsäuren. Es ist wahrscheinlich, daß die Folsäure als Katalysator beim Aufbau dieses oder ähnlicher Kernsubstanzgrundstoffe wirkt und daß beim Fehlen dieser Grundstoffe bzw. durch eine mangelhafte Bildung der Aufbau des Kerngerüstes der Erythrocytenvorstufen nur mangelhaft oder fehlerhaft gelingt. Auf Grund unserer bis jetzt geltenden Vorstellungen würden also die drei perniciosaheilenden Stoffe in folgender Beziehung stehen:

Extrinsic + Intrinsicfaktor = Antiperniciosastoff
Antiperniciosastoff + gebundene Folsäure = freie Folsäure. Antiperniciosastoff (B_{12}) = Katalysator für Aufbau der Thymonucleinsäure.
Freie Folsäure = Katalysator für Thyminsynthese zum Aufbau der Thymonucleinsäure.

Doch sind diese Zusammenhänge noch keineswegs völlig gesichert.

Ist so der Mechanismus der einzelnen Antiperniciosastoffe einigermaßen klargelegt, so ist die Entstehung der Achylia gastrica auch bis heute noch weitgehend ungeklärt. Zweifellos spielen konstitutionelle erbbedingte Momente eine große Rolle, wie das Auftreten von perniziöser Anämie bei eineiigen Zwillingen im gleichen Alter beweist. Für die Erbbedingtheit der Perniciosa spricht auch das hauptsächliche Vorkommen bei bestimmten Menschenrassen, während sie bei anderen fast völlig fehlt. Wieweit exogene Gastritiden zur Perniciosa führen können, ist noch nicht entschieden.

Behandlung. In der Praxis der Perniciosabehandlung steht nach wie vor die Leberbehandlung an allererster Stelle. Gegenüber der früher vielfach geübten peroralen Behandlung mit Volleber (MINOT und MURPHY 1925) oder Leberextrakten steht heute die parenterale Behandlung obenan, was seinen Grund darin hat, daß die Injektionsbehandlung bei Anwendung einer gleichen Dosis etwa 60mal wirksamer ist als die perorale Behandlung. Die Injektion von 1 ccm Leberextrakt, aus 100 g Frischleber bereitet, entspricht in ihrem Effekt einer Menge von 6000 g Frischleber per os. In schweren Fällen beginnt man mit Bluttransfusionen, da das Wirksamwerden der Leberbehandlung immerhin mehrere Tage beansprucht. Gleichzeitig verabreicht man 2mal täglich einen Extrakt aus etwa 100 g Frischleber für 3—4 Tage (also etwa 2×5 ccm Campolon forte, Pernaemyl forte oder andere stark wirkende Leberextrakte). Man setzt diese Behandlung bis zur Wiederherstellung des Blutbildes fort. Ist das erreicht, so genügt eine Erhaltungsdosis von etwa 5 ccm Campolon alle 3—4 Wochen. Neben der Lebertherapie kann man auch mit getrockneter Magenschleimhaut gute Erfolge erzielen (Ventraemon, Pylorin u. a.). Die Magentherapie wird gewöhnlich peroral mit 20 g Trockenpulver pro die durchgeführt. Sie beruht darauf, daß die Magenschleimhaut sowohl den Intrinsicfaktor als auch den Extrinsicfaktor in der Muskelschicht enthält. Sehr günstig haben sich auch Kombinationspräparate wie Hepamult und Hepatrat erwiesen. Ganz ausgezeichnet ist auch die Wirkung der Folsäure in Dosen von 20—25 g pro die peroral und parenteral auf das Blutbild. Die Regeneration setzt sehr rasch ein und es kommt zu einer sehr starken Retikulocytenkrise. Jedoch heben zahlreiche Untersuchungen hervor, daß die nervösen Störungen in keiner Weise gebessert werden, im Gegenteil durch die reine Folsäurebehandlung sogar verschlimmert werden oder erst zum Ausbruch kommen. Aus diesem Grunde soll die Folsäurebehandlung nur in Anwendung mit der Lebertherapie als Unterstützungsmaßnahme durchgeführt werden.

Da bei der perniziösen Anämie stets auch eine Resorptionsstörung für Eisen vorliegt und bei der stürmischen Blutneubildung im Verlauf der Leberbehandlung alles verfügbare Eisen verbraucht wird, so bleibt die Blutbildung oft infolge Eisenmangels vor voller Restitution stehen, die Zellen werden dann hypochrom. In diesen Fällen wird eine zusätzliche Eisenbehandlung erst den völligen Enderfolg bringen.

Wirkung und Erfolg der Leber- und Folsäuretherapie. Wird Antiperniciosastoff oder Folsäure in genügender Menge zugeführt, so vollzieht sich im Knochenmark eine rasche Änderung des Befundes (Abb. 20). Bereits in 24—48 Stunden verschwinden die Megaloblasten. An ihre Stelle tritt eine starke Zunahme der Normoblasten, dann steigt die Zahl der Knochenmarksretikulocyten an, und schließlich folgt als 4. Akt die krisenhafte Zunahme der Retikulocyten im peripheren Blut, welche den Anstieg von Hb. und Erythrocyten einleitet. Der Gipfel der Retikulocytenkrise liegt im allgemeinen zwischen dem 5. und 9. Tag, wobei die Retikulocytenzahl um so höher liegt, je niedriger die

Ausgangserythrocytenzahl des peripheren Blutes war. Hand in Hand damit normalisiert sich das Knochenmark. Prinzipiell dieselben Vorgänge wie bei dem roten Blutbild spielen sich auch am leukocytären und thrombocytären System ab. Die in ihrer Reifung gestörten Myelocyten und Stabkernigen beginnen unter der Einwirkung des Leberstoffs auszureifen. Es kommt dabei nicht selten zu einer Leukocytose im peripheren Blut. Gleichzeitig mit diesen Veränderungen am Knochenmark vollzieht sich eine Umstellung des gesamten Hb.-Stoffwechsels, der vorher gesteigerte Farbstoffgehalt im Blutserum und Harn normalisiert sich. Die Serumeisenwerte fallen ab. Auch in der Zungenschleimhaut läßt sich eine deutliche Besserung bis zur völligen Regeneration der Papillen erkennen. Auch die Atrophie der Magenschleimhaut soll gebessert werden, jedoch bleibt die Achylie im allgemeinen bestehen.

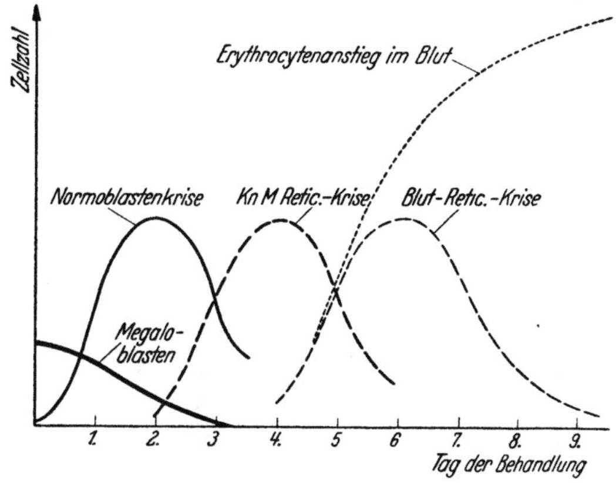

Abb. 20. Die zeitliche Folge der Regenerationsvorgänge bei perniziöser Anämie unter dem Einfluß der Lebertherapie (schematisch). (Nach KOLLER.)

Leberrefraktäre Fälle gibt es im allgemeinen nicht. Eine Unwirksamkeit der Lebertherapie wird lediglich durch schlechte Präparate, ungenügende Dosierung, falsche Diagnosestellung, länger dauernde Latenzzeit oder durch besondere Kombinationen mit Magencarcinom, schweren Infekten oder Knochenmetastasen vorgetäuscht. Manchmal liegt auch ein gleichzeitiger Mangel anderer Faktoren, wie Eisen, B_1, B_6 oder Nicotinsäureamid vor. In Amerika wurde von WILKINSON eine besondere leberresistente megalocytäre Anämie als *achrestische Anämie* beschrieben, wobei das Knochenmark die Fähigkeit verloren haben soll, Antiperniciosastoff zu verwerten. Es handelt sich dabei wahrscheinlich um eine besondere Form von aplastischer Anämie.

β) Symptomatische perniziöse Anämien.

Eine symptomatische Form einer perniziösen Anämie liegt dann vor, wenn eine bekannte auslösende Ursache vorhanden ist, nach deren Entfernung die Anämie ausheilt. Im übrigen deckt sich das klinische und hämatologische Bild mit der kryptogenetischen Form restlos. Solche symptomatischen perniziösen Anämien werden vor allem durch den breiten Bandwurm oder Grubenkopf *(Bothriocephalus latus)*, der durch Genuß von rohem, finnehaltigem Fischfleisch erworben wird, hervorgerufen. Vor allem kommen Seehechte, Barsche, Quappen als Überträger in Frage. Der Bandwurm, der oft in der Mehrzahl im Darm schmarotzt, erreicht eine Länge von 6—8 m, selten bis 12 m. Die Diagnose wird durch den Nachweis der typischen Eier im Stuhl gestellt. Nur ein kleiner Teil der Wurmträger erkrankt an perniziöser Anämie. Wahrscheinlich wird durch den Bandwurm die CASTLE-Fermentproduktion der Magenschleimhaut geschädigt und die Resorption des Antiperniciosastoffs verschlechtert, wofür spricht, daß nur diejenigen Fälle erkranken, bei denen die Wurmbesiedlung in den oberen Dünndarmabschnitten erfolgt. Die Bothriocephalusperniciosa würde in Parallele stehen zu den seltenen Perniciosaformen, die sich im Gefolge chronischer Magen-Darmerkrankungen entwickeln, besonders nach großen Magensekretionen. Auch bei Dünndarmstrikturen sind vereinzelt symptomatische Perniciosafälle beobachtet worden. Eine weitere symptomatische Perniciosaform kann sich in seltenen Fällen in der Schwangerschaft entwickeln (*Schwangerschaftsperniciosa*). Doch werden vielfach toxische hämolytische Anämien der Schwangerschaft mit perniciosaähnlichem Blutbild mit der Schwangerschaftsperniciosa verwechselt, für welche natürlich ein typisches Megaloblastenmark und Ansprechbarkeit auf Leberbehandlung zu fordern ist.

Auch bei Leber- und Pankreaserkrankungen sind vereinzelt symptomatische Perniciosafälle beobachtet worden. Jedoch sind die Mehrzahl der Anämien bei Lebercirrhose keine echten perniziösen Anämien.

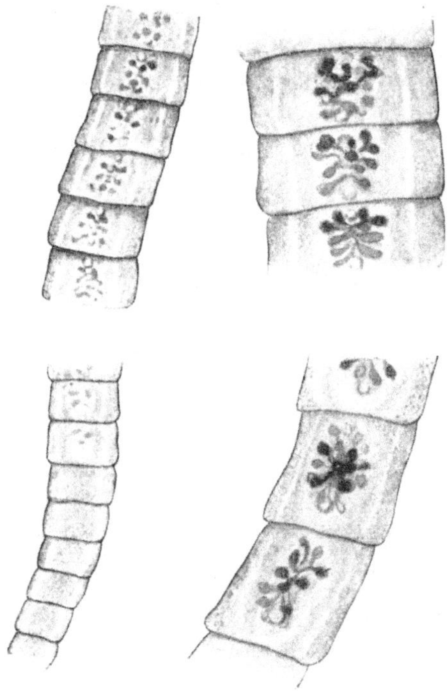

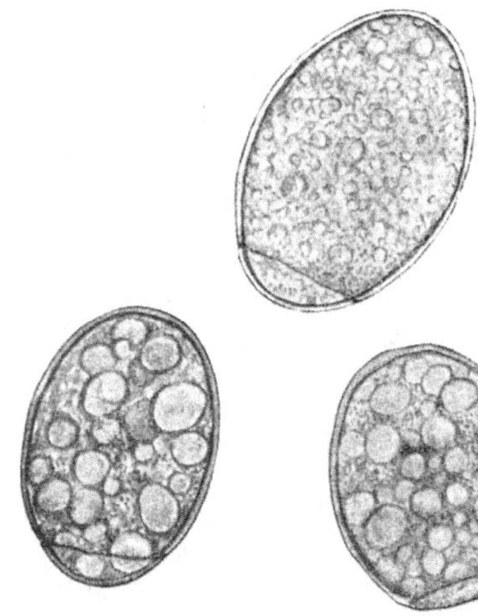

a b

Abb. 21 a u. b. Glieder und Eier von Bothriocephalus latus.

γ) Perniciosaähnliche Anämien bei Sprue, Cöliakie, Pellagra und Vitamin-B-Mangelerkrankungen.

(Para-BIERMER-Anämien, megalocytäre Mangelanämien).

Bei den bezeichneten Erkrankungen kommt es manchmal, aber nicht immer, zu Anämien, die der echten Perniciosa außerordentlich ähnlich sind und zum Teil auch typische Megaloblasten im Mark aufweisen. Doch ist die megaloblastische Umwandlung des Knochenmarks meist nicht so hochgradig wie bei der echten Perniciosa; auch sind die hämolytischen Erscheinungen meist geringer oder fehlen ganz. Die Pathogenese dieser Perniciosaformen beruht entweder auf der mangelhaften Zufuhr von Nahrungsfaktoren entweder von extrinsic-Faktor oder von Folsäure (nutritionelle Megalocytenanämie). Eine solche Form haben vor allem WILLS und Mitarbeiter unter der ärmeren Bevölkerung Indiens als megalocytäre Tropenanämie beschrieben. Sie ist auch in anderen Ländern verbreitet. Sie ist durch Zufuhr von Volleber, von Hefe, sowie von Folsäure zu heilen. Das perniziös-anämische Symptomenbild kann auch durch eine mangelhafte Resorption folsäurehaltiger Nahrungsstoffe zustande kommen, wie das bei der tropischen und einheimischen Sprue sowie bei der Cöliakie anzunehmen ist. Auch hier wirkt Folsäure oft sehr günstig. Es gibt darunter Formen, die auf parenterale Leberbehandlung nicht mehr ansprechen, wohl aber auf Folsäure in Verbindung mit Leber oder Hefe. Auch bei der hyperchromen Ziegenmilchanämie liegt eine solche megalocytäre Mangelanämie vor, welche durch Leberextrakt und Folsäure gut beeinflußt werden kann.

d) Regeneratorische hämolytische Anämien.

In dieser Gruppe fassen wir diejenigen Anämien zusammen, bei denen im Vordergrund ein gesteigerter Zellzerfall steht, der durch eine vermehrte Neubildung des Knochenmarks zwar selten vollständig (kompensierte Fälle), aber doch zum Teil auszugleichen versucht wird. Die Anämie ist gekennzeichnet durch die klinischen Zeichen der enorm gesteigerten Hämolyse, die sich im Subikterus der Haut und der Skleren, ferner in einem übernormalen Farbstoffreichtum von Galle, Stuhl und Harn verrät. Dazu kommen die Zeichen der gesteigerten Regeneration. Die Zahl der Retikulocyten ist also meist stark erhöht. Wir finden auch jugendliche Retikulocytenformen in größerer Zahl. Im Ausstrichpräparat ist eine deutliche Polychromasie vorhanden und im Markpunktat ist die rote Blutbildung stark gesteigert und kann sogar die weiße Blutbildung an Zahl überteffen. Jedoch sind die kernhaltigen Vorstufen qualitativ unverändert. Im allgemeinen beherrschen die Normoblasten das Bild. Der Unterschied zur ebenfalls hämolytischen perniziösen Anämie ist deutlich: Bei dieser findet sich mangelhafte Regeneration, wenig Retikulocyten im peripheren Blut und im Mark massenhaft pathologische kernhaltige Vorstufen. Die große Gruppe dieser regeneratorischen hämolytischen Anämien zerfällt in bestimmte Untergruppen, von denen die erste und wichtigste durch das Auftreten besonderer pathologischer Erythrocytenformen, die meist angeboren und vererbbar auftreten, gekennzeichnet ist. Man hat diese Gruppe deshalb auch als *konstitutionelle vererbbare Erythropathien* bezeichnet. Die 2. Gruppe entsteht durch bestimmte Antikörper, meist Hämolysine oder Agglutinine, die im Plasma der betreffenden Kranken auftreten und die gegen die eigenen Erythrocyten gerichtet sind. In die 3. Gruppe gehören die symptomatischen hämolytischen Anämien durch Blutgifte, unter denen die Innenkörperanämie und die Bleianämie durch ihre besonderen morphologischen Merkmale sich herausheben.

α) Konstitutionelle vererbbare Erythropathien.

Die Ursache des gesteigerten Blutzerfalls bei dieser Erkrankungsgruppe liegt in der besonderen Minderwertigkeit der Erythrocyten, die im peripheren Blut eine viel kürzere Zeit kreisen als die normalen Erythrocyten. Die Minderwertigkeit geht Hand in Hand mit einer besonderen Formgestaltung der roten Blutkörperchen, die man als Kugelzellen, Sichelzellen oder Elliptocyten bezeichnet hat. Doch ist dieser Parallelismus kein zwangsläufiger, denn es gibt auch gesunde Träger solcher Formanomalien ohne Anämie. Alle diese Formveränderungen sind vererbbar, meist familiär oder rassemäßig gebunden. Die folgende Tabelle S. 348 gibt eine Übersicht über die vier hierhergehörigen Anämieformen.

aa) Der konstitutionelle hämolytische Ikterus (konstitutionelle hämolytische Anämie, Kugelzellanämie).

Die Erkrankung wurde erstmals von Minkowski im Jahre 1900 eingehend beschrieben. 7 Jahre später entdeckte Chauffard das wichtigste Symptom der Erkrankung, die fragilité globulaire gegenüber hypotonen Kochsalzlösungen und 1915 entdeckte Gänsslen die konstitutionellen Zeichen der Erkrankung und den genauen Erbgang. Dieser ist immer ein dominanter, wenn auch die Erkrankung manchmal nur in geringer Form vorliegt. Die Übertragung erfolgt immer durch kranke Familienmitglieder; die Nachkommen der gesunden erkranken nicht. Die Häufigkeit der Erkrankung in einer Familie ist durchschnittlich 50%. Die Krankheit zeigt eine bestimmte regionäre Häufung. Sie ist in Süddeutschland, besonders in Württemberg sowie an der Nord- und Ostsee häufiger als in Mittel- und Westdeutschland. Auch in anderen Ländern Europas kommt die Krankheit vor. Dagegen scheint sie bei Negern und Mongolen sehr selten zu sein.

Bezeichnung der Anämie	Zellform	Rasse	Milz	Wirkung der Splenektomie	Lebensalter	Prognose
Hämolytischer Ikterus	Sphärocyt	Lokale Häufung	vergrößert	heilt	jedes	gut
Elliptocytenanämie	Elliptocyt	lokale Häufung	vergrößert	besser	jedes	relativ gut
Sichelzellenanämie	Drepanocyt	Neger	anfangs häufig groß, später atrophisch	besser	vorwiegend Jugendliche	zweifelhaft
Erythroblastenanämie (COOLEY)	Erythroblast und Fragmentocyt	Mittelmeervölker	sehr groß	fast wirkungslos	nur Kinder	letal

Das klinische Bild. Die Kranken kommen teils wegen Erscheinungen der Blutarmut zum Arzt, wie Blässe, Mattigkeit, Schwindel, Ohrensausen, Herzklopfen und Kopfschmerzen, teils wegen der auffälligen Gelbsucht, die meist schon in die frühe Kindheit zurückgeht und starke Schwankungen zeigt, aber niemals mit Hautjucken einhergeht. Oft besteht Druck in der Lebergegend, der sich bis zu heftigen Krämpfen nach Art der Gallensteinkoliken steigern kann. Manchmal bricht die Krankheit stürmisch aus nach irgendeiner Gelegenheitsursache. Es kommt zu rasch zunehmender Anämie, starker Gelbsucht und Fieber (hämolytische Krise). Ein weiterer Teil der Kranken gibt zuerst Beschwerden im linken Oberbauch an, die von dem großen Milztumor herrühren und häufig als Seitenstechen, besonders bei Bewegungen empfunden werden.

Die klinische Untersuchung stellt als hervorstechendstes Symptom einen *Ikterus* fest, der von leichtester Andeutung bis zu deutlicher Gelbsucht schwanken kann, bei dem aber Hautjucken und Pulsverlangsamung fehlen. Der Ikterus ist ein hämatogener, durch Blutzerfall entstandener. Das Serum ergibt deshalb nur die indirekte Diazoreaktion und das Bilirubin geht nicht in den Harn über. Im *Harn* finden wir deshalb niemals die bierbraune Farbe des hepatischen Ikterus, sondern nur die rotbraune, des „Urobilinikterus". Neben Urobilin und Urobilinogen finden wir auch viel Uroerythrin, das mit dem harnsauren Natron als Ziegelmehl ausfällt. Das geschilderte Bild des reinen hämatogenen Ikterus kann aber zeitweise in ein hepatisches Bild umschlagen, wenn es im Gefolge hämolytischer Krisen zu Abflußstörungen der dicken, zähflüssigen Galle kommt. Dann kann auch Bilirubin in den Harn übertreten. Die Leber wird dabei druckempfindlich und größer. Die stark eingedickte Galle führt nicht selten zu echten Steinbildungen, aber auch manchmal zur Infektion der Gallenblase und Gallenwege. Steinkoliken können mit oder ohne Steine auftreten (Pseudogallensteinkoliken).

Das zweite Kardinalsymptom der Erkrankung ist der *Milztumor*, der nur in etwa $^1/_{10}$—$^1/_5$ der Fälle vermißt wird. Auch der Milztumor ist Schwankungen unterworfen. Bei hämolytischen Krisen wird die Milz größer und druckempfindlicher. Mitunter kommen gewaltige Milztumoren vor, die fast die ganze Bauchhöhle ausfüllen. Am Herzen finden wir häufig systolische Geräusche und mäßige Dilatationen. Wichtig für die Erkennung der Erkrankung ist die Beobachtung der *konstitutionellen Anomalien*. Man beobachtet dabei häufig Anomalien des Schädels, wie Turmschädel (Abb. 22), Stellungsfehler der Zähne, hohen und engen Gaumen. Die Schädelkalotte ist im Röntgenbild stark verdickt, wobei der Markraum auf Kosten der Compacta stark verbreitert ist, bedingt durch die Hyperaktivität des Marks. Daneben sind noch eine ganze Reihe von Degenerationszeichen beim hämolytischen Ikterus beschrieben worden, die wohl in keinem gesetzmäßigen Zusammenhang mit der Erkrankung stehen. Vor allem sind es Veränderungen an den Augen, wie Mikrophthalmus, Mongolenaugen, Protrusio bulbi sowie an den Ohren, manchmal auch am übrigen Skeletsystem (Fingeranomalien, Klumpfußbildungen u. a.). Nicht selten findet man ein Zurückbleiben der gesamten Entwicklung (hämatogener Infantilismus), sowie Unterschenkelgeschwüre.

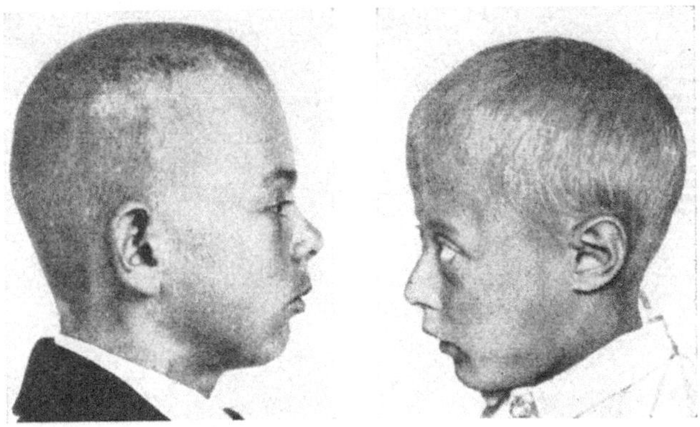

a b

Abb. 22 a u. b. Turmschädelbildung beim hämolytischen Ikterus.

Besonders charakteristisch ist der **Blutbefund** (Abb. 23). Im Ausstrichpräparat erscheinen die Erythrocyten kleiner als normal. Die PRICE-JONES-Kurve ist stark nach links verschoben. Dem kleineren Zelldurchmesser entspricht aber nicht das Zellvolumen, das normal oder sogar vergrößert sein kann. Daraus geht hervor, daß der Dickendurchmesser vergrößert ist. Die Zellen des hämolytischen Ikterus sind der Kugelform angenähert. Man spricht deshalb von Mikrosphärocytose. Weitgehend, aber nicht streng parallel mit dieser Formveränderung der Erythrocyten geht die Herabsetzung der *osmotischen Resistenz*. Während die Hämolyse normalerweise bei 0,44% Kochsalzlösung beginnt und bei 0,34% NaCl-Lösung vollständig wird, rücken beim hämolytischen Ikterus beide Werte stark nach oben. In 10% der Fälle kann dieses Symptom fehlen. Neben diesen Kardinalsymptomen finden sich alle Zeichen der regeneratorischen Anämie. Besonders charakteristisch sind die hohen Retikulocytenwerte, die namentlich nach hämolytischen Krisen enorm ansteigen können. Das weiße Blutbild zeigt manchmal eine Leukocytose, auch hier besonders stark nach den oben beschriebenen Blutkrisen. Im Knochenmark findet man massenhaft Normo- und Erythroblasten. Die Untersuchung des Blutfarbstoffwechsels ergibt eine gewaltige Blutumsatzsteigerung, in schweren Fällen bis auf das 10- und 20fache der Norm. Die Erythrocyten haben in solchen Fällen eine Lebensdauer von nur 5—10 Tagen. Dem gesteigerten Zellzerfall entsprechend ist das Serumeisen erhöht.

Der Verlauf wechselt von Fall zu Fall stark. Es gibt Fälle, die von ihrer Krankheit nur einen Hauch verspüren oder die mehr gelb als krank sind. Daneben gibt es andere, die durch die schweren Blutkrisen jedesmal bis an den Rand des Grabes gebracht werden. Wenn die Prognose im allgemeinen auch eine günstige ist, so können schwere Blutkrisen doch auch einen tödlichen Verlauf nehmen. Durch Gallensteinbildungen oder durch Infektion der Gallenwege kann ebenfalls das Leben bedroht werden. Im allgemeinen ist die Erkrankung um so schwerer, je größer der Milztumor ist.

Die Pathogenese der Erkrankung ist immer noch umstritten. Während einerseits der Angelpunkt in den pathologisch veränderten Erythrocyten gesucht wird, die als angeboren minderwertig mutierte Zellrasse dem raschen

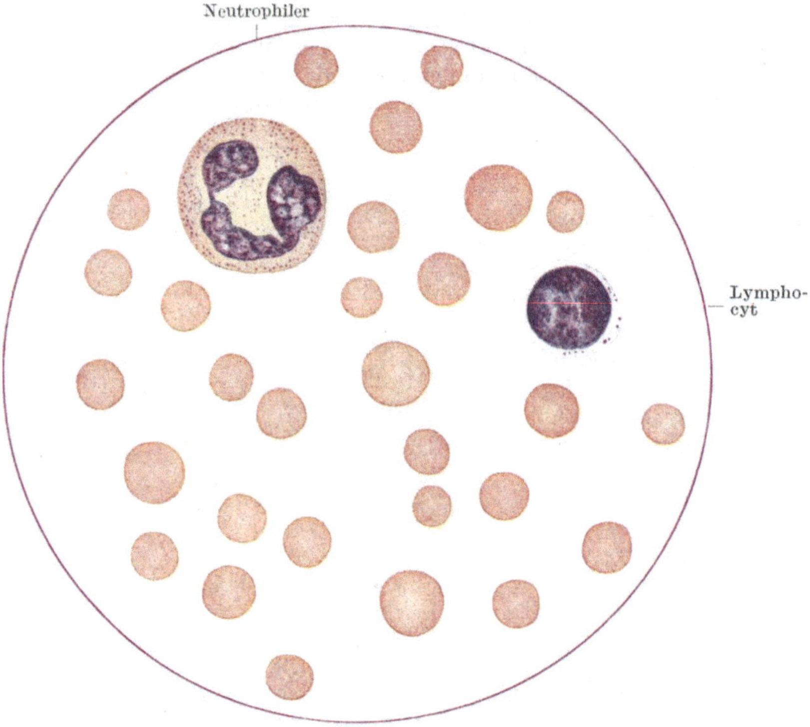

Abb. 23. Peripheres Blutbild beim hämolytischen Ikterus.
Man beachte die Kleinheit der Erythrocyten im Verhältnis zum Lymphocyten.

Untergang verfällt, sehen andere (HEILMEYER, DAMESHEK) die Kugelzellbildung als Folge der Einwirkung hämolytischer Stoffe, die aus der Milz stammen, an. Nach Ansicht der ersteren ist die Milz nur das Grab der minderwertigen Erythrocyten, nach der der letzteren aber ein aktives, krankhaft überfunktionierendes Organ, das die Erythrocyten morphologisch verändert und zum Untergang bringt. Doch wirken in diesem Sinne auch noch andere Teile des retikuloendothelialen Systems, weshalb die Milzentfernung die Krankheit nur bessert, aber nicht heilt.

Die Therapie. Die konservative Behandlung hat bisher zu keinerlei Erfolgen geführt, weder Eisen, noch Leberextrakte, noch Arsen oder Vitamine haben irgendeinen deutlichen Effekt. Zweckmäßiger ist die Schaffung allgemein günstiger Lebensbedingungen, Erholungskuren im waldreichen Mittelgebirge (kein Reizklima!), kräftige vitaminreiche Ernährung und vor allem Ausschaltung größerer körperlicher oder seelischer Insulte. Bei schweren hämolytischen Krisen sind Bluttransfusionen angebracht, wobei allerdings manchmal stürmische Reaktionen trotz richtiger Blutgruppe ausgelöst werden. In schweren Fällen, besonders solchen mit großem Milztumor, ist die Milzexstirpation dringend anzuraten. Der Umschwung im klinischen Bilde sowie im Blutumsatz ist ein ganz außerordentlicher. Die vorher stets müden, wenig leistungsfähigen Kranken blühen auf, werden zu körperlichen Anstrengungen fähig, die sie vorher nie bewältigen konnten. Der Ikterus geht zurück, Hand in Hand damit auch die gesteigerte Regeneration, erkennbar an der Zahl der Retikulocyten. Die Farbstoffausscheidung in Galle, Stuhl und Harn wird normal. Hämoglobin und Erythrocyten steigen auf normale Werte an. Die osmotische Resistenz sowie die Mikrosphärocytose bessern sich manchmal, doch tritt eine vollkommene Normalisierung meist nicht ein. Die Operationsmortalität richtet sich natürlich nach Lage des Falles. Sie liegt in der Hand guter Chirurgen bei etwa 2—4%. Da nach der Milzexstirpation auch die Thrombocytenzahl stark ansteigt, ist die Gefahr postoperativer Thrombosen gegeben. Diese kann heute wirkungsvoll durch die gerinnungsverhindernden Mittel wie Heparin und Dicumarol bekämpft werden.

bb) Symptomatischer und erworbener hämolytischer Ikterus. DYKE-YOUNG-*Anämie.*

Unter dem Einfluß der NAEGELIschen Auffassung, wonach der hämolytische Ikterus durch eine vererbte minderwertige Zellrasse hervorgerufen wird, wurden symptomatische und erworbene Formen der Erkrankung nicht als solche anerkannt, sondern nur als gelegentliche Erstmanifestationen oder Erstmutationen kongenitaler Fälle gedeutet. Nachdem aber gezeigt worden ist, daß das Symptom der Mikrosphärocytose und Resistenzverminderung auch experimentell durch Hämolysine erzeugt werden kann (DAMESHEK), wurde einer symptomatischen und erworbenen Form erneut besondere Aufmerksamkeit geschenkt. Es läßt sich heute wohl nicht mehr abstreiten, daß das Bild des hämolytischen Ikterus mit Resistenzverminderung und Mikrosphärocytose auch erworben werden kann. So wurde eine solche Erkrankung im Gefolge von Infektionskrankheiten, besonders von Lues, Malaria, in seltenen Fällen auch bei Lymphogranulomatose und Tuberkulose der Milz, sowie bei Hepatitis beobachtet. Auch bei Schwangerschaftstoxikosen kann sich das besprochene Krankheitsbild entwickeln (ALBERS und HEILMEYER). Diesen „symptomatischen Formen“ stehen auch solche gegenüber, bei denen eine Primärerkrankung nicht feststellbar ist, sondern die Krankheit als solche primär oft im hohen Alter erstmalig in Erscheinung tritt. Durch neuere Untersuchungen ist es wahrscheinlich gemacht, daß diese Fälle durch das Auftreten bestimmter Hämolysine hervorgerufen werden. Sie sollen deshalb in der zweiten Gruppe der hämolytischen regeneratorischen Anämien kurz besprochen werden.

Makrocytäre hämolytische Anämie mit Resistenzverminderung (Dyke-Young-Anämie). Eine besondere Form des erworbenen hämolytischen Ikterus haben DYKE und YOUNG 1938 beschrieben. Es handelt sich dabei um schwere hämolytische Anämien mit starker Resistenzverminderung der Erythrocyten. Es findet sich jedoch keine Mikrosphärocytose, sondern im Gegenteil ein erhöhter, mittlerer Zelldurchmesser. Die Krankheit zeigt einen chronisch protahierten Verlauf mit erheblicher Retikulocytenvermehrung und Milztumor. Da manchmal der Färbeindex erhöht ist, erinnert das Blutbild an das einer perniziösen Anämie. Lebertherapie ist dabei aber völlig erfolglos. Auch die Splenektomie bringt keine grundlegende Besserung. Wahrscheinlich liegen auch hierbei Hämolysinwirkungen vor.

cc) Elliptocytose und Elliptocytenanämie (Ovalocytenanämie).

Seit der ersten zufälligen Entdeckung elliptisch geformter Erythrocyten im Blute eines mulattischen Medizinstudenten in Amerika (DIESBACH 1904) wurde diese Konstitutionsanomalie des Blutes in vielen Hunderten von Fällen bestätigt. Interessant ist dabei die Tatsache, daß sich die elliptische Form der Erythrocyten erst im peripheren Blut ausbildet, während die Vorstufen im Knochenmark und die Retikulocyten noch rund geformt sind. In der Mehrzahl der Fälle handelt es sich dabei um gesunde Menschen ohne Anämie. Die Elliptocytose stellt also lediglich eine belanglose erbliche Abweichung der normalen Erythrocytenform dar. Daneben sind aber doch eine Reihe von Fällen bekannt geworden, aus denen hervorgeht, daß die Elliptocyten kurzlebiger sind als normale rote Blutzellen. Es findet sich eine ständig gesteigerte

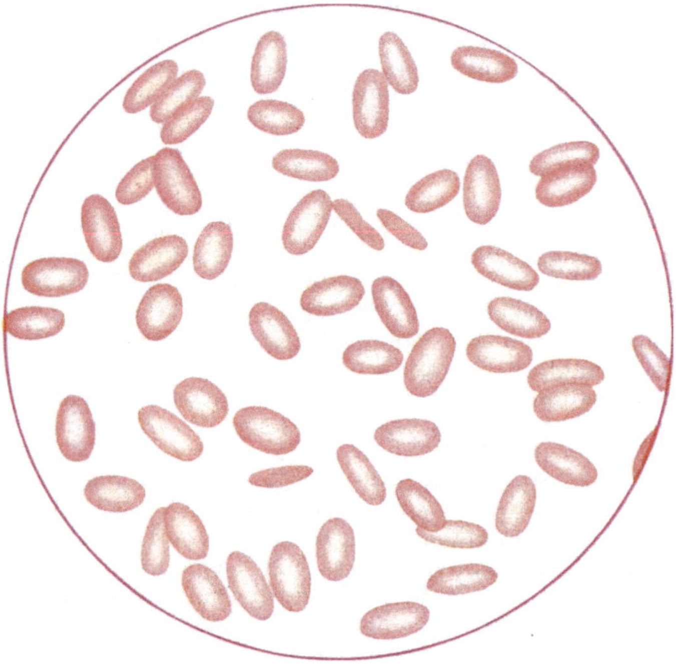

Abb. 24. Blutbild bei Elliptocytenanämie.

Retikulocytenzahl im Blut. Auch bestehen Zeichen eines gesteigerten Zellzerfalles, jedoch ohne Anämie (kompensierte Fälle). Bei einem kleinen Teil der Elliptocytenträger liegt aber doch das Bild einer leichten hämolytischen Anämie vor mit Symptomen, die dem hämolytischen Ikterus ähnlich sind, wie leichter Ikterus, Resistenzverminderung, Retikulocytenvermehrung, Normoblastenvermehrung im Knochenmark und Milztumor. Auch die konstitutionellen Zeichen des hämolytischen Ikterus sind vereinzelt bei Elliptocytenträgern beobachtet worden. Man kann deshalb mit Recht Elliptocytose als die leichteste Form der konstitutionellen Erythropathien bezeichnen, bei welcher gesunde Träger viel häufiger vorkommen als erkrankte. Auch Teilträger der Anomalie sind beschrieben worden, bei denen der Elliptocytengehalt im Blut nur 20—30% beträgt. Die Prognose der Erkrankung ist noch günstiger als die des hämolytischen Ikterus. Bei Fällen mit Milztumor und Anämie wird die Milzexstirpation günstig wirken.

dd) Die Sichelzellenanämie (Drepanocytenanämie).

Ganz ähnlich wie bei der Elliptocytose liegen die Verhältnisse bei der im wesentlichen bei Negern als vererbbare Konstitutionsanomalie des Blutes vorkommenden Sichelzellbildung (Drepanocythämie). Auch diese Anomalie ist dominant vererblich und vorzugsweise bei Negern Nord- und Mittelamerikas heimisch. Bei den seltenen Beobachtungen von Fällen der weißen Rasse liegt wahrscheinlich Negerblutmischung vor. Die Anomalie ist bereits im gefärbten Blutausstrich an dem Auftreten einzelner sichelförmig gestalteter Blutkörperchen erkennbar. Neben diesen findet man auch wurstförmige oder elliptisch

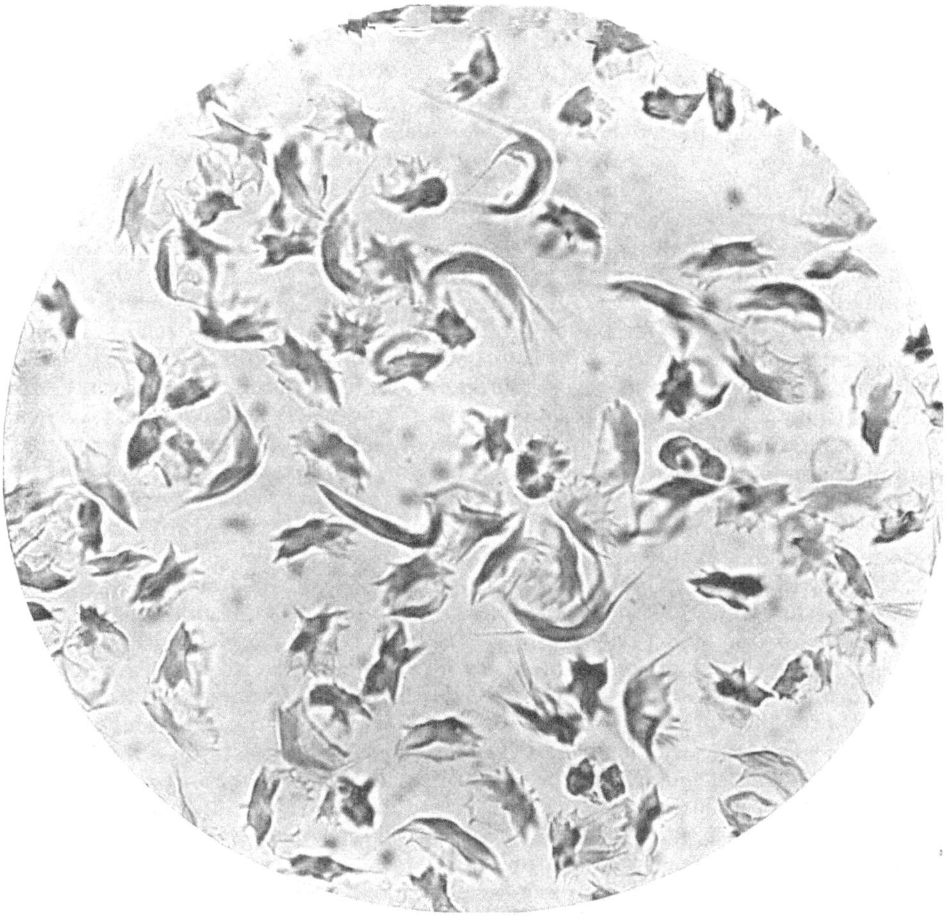

Abb. 25. Sichelzellbildung im Nativpräparat. Natives Blut einer Sichelzellenanämie nach 24 Std. in der feuchten Kammer. Alle Zellen sind verändert. Deutliche Sichelformen mit lang ausgezogenen Fortsätzen, Stern- und Faltformen. Einrollung des Randes der zu feinsten Membranen ausgebreiteten Zellen.

gestaltete Erythrocyten. Am deutlichsten wird die Sichelzellbildung, wenn man das Blut mehrere Stunden in einer feuchten Kammer stehen läßt (Abb. 25). Durch Zufuhr von Kohlensäure kann man die Sichelzellbildung beschleunigen, während Sauerstoffzufuhr eine Rückbildung zur Norm bewirkt. Auch bei dieser Anomalie kommen in der Mehrzahl gesunde Merkmalsträger vor. Nur in etwa 10% der Fälle findet sich das ausgesprochene Bild einer hämolytischen Anämie mit allen oben besprochenen Zeichen. Auch hämolytische Krisen kommen vor. Häufig sind Infarkte in der vergrößerten Milz. Eine Besonderheit der Erkrankung bilden rheumatische Erscheinungen in Gestalt von Gelenkschwellungen und Begleitnephritiden. Im Blutbild ist die

Retikulocytenvermehrung meist erheblich. Außerdem findet sich Polychromasie und basophile Punktierung der Erythrocyten. Häufig sind auch kernhaltige rote Blutkörperchen im peripheren Blut. Das weiße Blutbild zeigt außer einer wechselnden Leukocytose nichts Besonderes. *Die Prognose* ist bei den schweren jugendlichen Fällen ernst. Im höheren Alter bessert sie sich. Es kommt sogar zu spontaner Ausheilung. Die Milzexstirpation ist in den schweren Fällen angezeigt. Die Sichelzellbildung wird hiervon nicht beeinflußt, wohl aber der Gesamtzustand und die Anämie.

*ee) Erythroblastenanämie (*Cooleysche *Anämie, Mediterrananämie, Thalassämie).*

Die letzte Gruppe der konstitutionellen hämolytischen Erythropathien ist die 1925 von Cooley in Amerika bei Kindern ausgewanderter italienischer Familien entdeckte Erythroblastenanämie. Später wurde die Erkrankung bei allen Völkern der Nordküste des Mittelmeeres beobachtet. Die Vererbung ist recessiv. Die Erkrankung entwickelt sich schleichend und wird meist schon im 1. und 2. Lebensjahr erkennbar. Schädel und Gesicht sind häufig eigenartig exotisch geformt und imponieren als Mongolen- oder Negergesichter, oft mit Turmschädel und anderen vom hämolytischen Ikterus her bekannten Anomalien. Im Röntgenbild fällt die außerordentlich dicke Schädelkalotte mit eigenartiger Bürstenzeichnung auf. Dazu kommt der Infantilismus und der durch mächtige Leber- und Milzvergrößerung stark hervortretende Bauch. Im Blutbild ist das Auftreten zahlreicher stark unreifer und oft pathologisch verbildeter Erythroblasten charakteristisch („Paraerythroblasten"). Aber auch die kernlosen Erythrocyten sind schwer verändert. Es besteht höchstgradige Poikilo- und Anisocytose mit stärkster Mißbildung der einzelnen Zellen (Fragmentocyten), dazu kommen Polychromasie, basophile Tüpfelung, oft eigenartige Fleckung und starke Retikulocytenvermehrung. Im weißen Blutbild findet sich meist eine Leukocytose oft mit Linksverschiebung bis zu Myelocyten und Myeloblasten. Terminal kann es auch zu Leukopenie und Thrombopenie kommen. Die obere Resistenzgrenze ist meist erhöht, die untere erniedrigt (Erhöhung der Resistenzbreite). Im Knochenmark findet sich eine gigantische Steigerung der roten Blutbildung mit massenhaft unreifen Vorstufen. Die *Prognose* ist absolut infaust. Der Verlauf ist um so schwerer, je früher das Leiden manifest wird. Die Kranken kommen meist nach ein bis mehreren Jahren zum Tode. Frühzeitige Milzexstirpation scheint lebensverlängernd zu wirken, ohne den endgültigen tödlichen Ausgang verhindern zu können. Nach neueren Untersuchungen ist die Cooley-Anämie Ausdruck einer homozygoten Erbanlage. Heterozygote Merkmalsträger zeigen nur Abortrivformen. Solche sind die konstitutionelle hypochrome Mikrocytenanämie, oder die hypochrome Elliptocytenanämie (Greppi-Micheli) mit Poikilocytose und Resistenzerhöhung. Diese Formen werden auch als Thalassaemia minor bezeichnet.

β) Serologisch bedingte hämolytische Anämien.

Diese Gruppe hämolytischer Anämien, die erst in den letzten Jahren allgemeiner bekannt geworden sind, beruhen nicht auf einer *morphologischen* Strukturänderung der Erythrocyten, sondern auf einer krankhaften Veränderung der *serologischen* Struktur. Wie Heilmeyer und Hahn gezeigt haben, handelt es sich dabei um verschiedenartige Hämolysine und Agglutinine, welche gegen die eigenen Blutkörperchen gerichtet sind und diese dadurch zur Auflösung bringen. Es handelt sich dabei fast immer um erworbene Erkrankungen. Oft spielen vorausgegangene Infekte eine Rolle. Unter dem Einfluß solcher Autohämolysine kann es auch sekundär zur Kugelzellbildung kommen. Dann entsteht das Bild des erworbenen hämolytischen Ikterus. Oder aber es kommt infolge der dauernd gesteigerten Regeneration zum Auftreten großer Zellen, dann entstehen makrocytäre Formen, wobei gleichzeitig die osmotische Resistenz vermindert sein kann, so daß das Bild einer DYKE-YOUNG-Anämie in Erscheinung tritt. Immer aber ergibt eine eingehende serologische Analyse des Blutes das Auftreten von Hämolysinen oder Agglutininen, die nicht immer in der gleichen Menge im Blute kreisen, sondern manchmal mehr, manchmal weniger vorhanden sind. Dementsprechend zeigt auch das klinische Bild meist Schwankungen der Hämolyse. Treten Hämolysine ganz plötzlich in großer Menge auf, so kann es zu einer akuten hämolytischen Anämie oft mit Fieberreaktionen kommen. Solche Fälle sind zuerst von LEDERER 1925 in Amerika als *akute febrile hämolytische Anämie* beschrieben worden. Die Kranken bieten das Bild einer akuten hämolytischen Krise mit raschem Abfall von Hämoglobin und Erythrocyten, Auftreten eines Ikterus, meist auch mit palpablem Milztumor und Lebervergrößerung sowie mit Fieber, das wohl nicht auf einen Infekt, sondern auf den raschen Blutzerfall zu beziehen ist. Hämolysine und Autoagglutinine sind dabei mehrfach gefunden worden. Bluttranfusionen bringen meist rasche Heilung, was wohl darauf beruht, daß die Hämolysinwirkung durch Zusatz normalen menschlichen Serums aufgehoben werden kann.

Eine andere Form von serologisch bedingter hämolytischer Anämie ist die MARCHIAFAVA-*Anämie*. Diese entsteht dadurch, daß die dabei auftretenden Hämolysine sehr stark von der Wasserstoffionenkonzentration des Blutes abhängig sind und ihre stärkste Wirkung bei geringer Verschiebung des Blut-p_H nach der sauren Seite entfalten. Da dies regelmäßig im Schlaf infolge der Kohlensäureanhäufung eintritt, ist die Hämolyse nachts viel stärker als am Tage, in vielen Fällen häufig so stark, daß es nachts sogar zur Hämoglobinausscheidung kommt. Zum Teil handelt es sich auch um eine besondere Sensibilisierung der roten Blutkörperchen gegen ein normal vorhandenes Lysin. Splenektomie bessert den Zustand manchmal.

Bei einer weiteren Form von serologisch bedingten hämolytischen Anämien lassen sich *Kälteagglutinine* von hoher Wärmeamplitude in starker Konzentration nachweisen. Während solche Kälteagglutinine sonst nur bei Temperaturen, die weit unter der Körpertemperatur liegen, die eigenen Erythrocyten zur Verklumpung bringen, gibt es Fälle, bei denen die Wirksamkeitsgrenze der Kälteagglutinine bis an die Körpertemperatur heranreicht, so daß es auch in vivo namentlich in den Wintermonaten in den Hautgebieten, die der kalten Luft ausgesetzt sind, zur Agglutination der Erythrocyten in der Strombahn und zur nachfolgenden Auflösung kommt (HEILMEYER, HAHN und SCHUBOTHE). Deshalb nimmt die Anämie im Winter zu und im Sommer ab. Die Auflösung ist oft so stark, daß es zur Hämoglobinurie kommt, so daß ein Krankheitsbild entsteht, das der paroxysmalen Kältehämoglobinurie ähnlich ist. Bei letzterer aber handelt es sich um Hämolysine, die durch Abkühlung wirksam werden und im DONATH-LANDSTEINERschen Versuch nachgewiesen werden können. Dieser Überblick zeigt, daß es sehr viel Variationen bezüglich des serologischen Verhaltens bei diesen Anämieformen gibt. Die Forschung ist noch sehr im Fluß. Vor allem wissen wir noch nichts über die Ursache des Auftretens dieser gegen die eigenen Zellen gerichteten Antikörper.

γ) Symptomatische hämolytische Anämien durch Blutgifte.

aa) Innenkörperanämien.

Eine Reihe von Giften schädigen die Erythrocytenmembran so, daß es zur Hämolyse kommt. Hierher gehören Arsen-Wasserstoff, Saponine, Morchelgift

(Helvellasäure), Schlangengifte (Kopra), Trichloräthylen, das Gift des Wurmfarnes, ferner Phenylhydrazin, Pyrodin, Toluylendiamin, Resorcin u. a. Zum Teil kommt es dabei zu Methämoglobinbildung oder zum stärkeren Abbau des Hämoglobins bis zum Verdohämochromogen, wobei der Häminring oxydativ aufgespalten wird. Dabei treten auch morphologisch erkennbare Zerfallserscheinungen in den Erythrocyten in Form von kugeligen Gebilden auf, die Heinz zuerst beschrieben hat. Diese sog. Heinzschen *Innenkörper* (Abb. 26) sitzen meist am Rande des Erythrocyten, oder sie sind sogar über den Rand vorgebuchtet oder schwimmen frei in der Blutbahn. Sie finden sich vor allem bei Vergiftungen mit Nitro- und Dinitrobenzolen, Acetanilid, Paraaminophenol, ferner mit Phenylhydrazin und seinen Derivaten. Neuerdings sind solche Innenkörperanämien auch nach Anwendung von Sulfonamiden und ihren Derivaten beschrieben worden. Die Kenntnis dieser Innenkörperanämien hat deshalb auch praktische Bedeutung. Die Innenkörper werden am besten mit Nilblausulfat dargestellt, treten aber auch bei der Färbung mit Brillantkresylblau gut hervor.

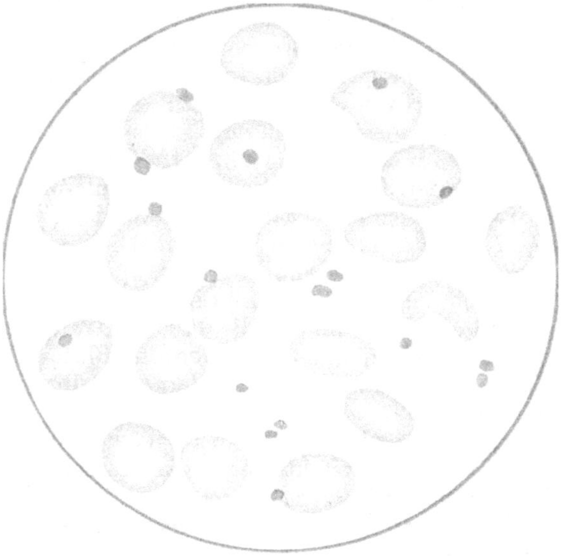

Abb. 26. Innenkörperanämie (Nilblausulfatfärbung).

Die Therapie der Innenkörperanämie besteht in Entfernung der Ursache und Behandlung mit Leberextrakten.

Symptomatische, toxische, hämolytische Anämien können auch durch *endogene Giftwirkungen* entstehen, so vor allem bei schweren Infekten, wie Streptokokken, Coli- und Staphylokokkensepsis, aber auch bei Malaria und Typhus. Vereinzelt wird auch bei schweren Urämien, sowie in der Schwangerschaft eine toxische hämolytische Anämie gesehen. Eine besondere Stellung unter den toxischen Anämien nimmt

bb) die Bleianämie

insofern ein, als das Blei sowohl die Hämoglobin- wie die Zellbildung stört und außerdem eine gesteigerte Hämolyse hervorruft. Die Störung der Hämoglobinbildung liegt offenbar darin, daß der Einbau des Eisens in das Hämoglobinmolekül unmöglich gemacht wird. Dadurch kommt es zu einer übermäßigen Produktion überschüssigen Porphyrins, das sich im Knochenmark, in den Erythrocyten, in Stuhl und Harn der Bleikranken findet. Charakteristisch für die Bleianämie ist das Auftreten der basophil getüpfelten Erythrocyten, die schon frühzeitig auch vor der Entwicklung der Anämie als Zeichen der Bleivergiftung auftreten. Bei der Vitalfärbung repräsentieren sich die basophil getüpfelten Erythrocyten als jüngere Retikulocytenformen der Gruppen I und II nach Heilmeyer. Das Knochenmark weist die Zeichen einer gesteigerten Regeneration auf. Die auffallende Blässe der Bleikranken beruht nicht immer auf einer Anämie, sondern häufig auf Verengerung der Hautgefäße.

Die Bleianämie wird durch Lebertherapie günstig beeinflußt. Vor allem zeigt sich danach ein deutlicher Rückgang der Prophyrinausscheidung.

e) Die Hämoglobinurien.

Tritt die Hämolyse nicht dauernd, sondern in plötzlichen Schüben auf, wobei mehr als 2% des im Blute kreisenden Hämoglobinbestandes in Freiheit gesetzt wird, so wird die Nierenschwelle überschritten, und das gelöste Hämoglobin tritt in den Harn über. Wir finden im Harn dann keine roten Blutkörperchen, sondern nur das spektroskopisch nachweisbare, freie Hämoglobin. Man nennt diesen Vorgang Hämoglobinurie und, da er meist plötzlich, also anfallsweise auftritt, *paroxysmale Hämoglobinurie*. Der Anfall selbst ist begleitet von Frösteln, Unbehagen, Übelkeit, Pulsbeschleunigung, manchmal Erbrechen und meist mehr oder weniger hohem Fieberanstieg. Der Blutdruck kann bis zum Kollaps abfallen. Der Harn ist dunkelbraunrot bis schwarz verfärbt, da das Oxyhämoglobin allmählich in Methämoglobin übergeht. Die Eiweißproben sind positiv. Auf dem Höhepunkt des Anfalls ist die Harnmenge vermindert. Später tritt unter Fieberabfall eine reichlichere Sekretion eines helleren, rötlichen Harnes ein. Im Verlauf von 24 Stunden klingt der Anfall meist ab. In den schwersten Fällen von Hämoglobinurie kann es durch Verstopfung der Harnkanälchen zu Anurie und Urämie kommen. Gleichzeitig entwickelt sich ein hämatogener Ikterus mit Schwellung von Leber und Milz. Im Harnsediment findet man reichlich gelbe bis braune Detritusmassen, daneben Hämoglobincylinder. Im Blutserum läßt sich freies Hämoglobin nachweisen, welches allmählich in Bilirubin umgesetzt wird. Neben diesen voll ausgeprägten Formen gibt es Abortivfälle, bei denen der Blutzerfall unterschwellig bleibt, so daß es nicht zum Übertritt des Hämoglobins in den Harn kommt, wohl aber zu hämatogenem Ikterus und zur Ausscheidung von Gallenfarbstoffabbauprodukten, wie Urobilin, Uroerythrin u. a.

Hämoglobinurische Anfälle kommen entweder als *symptomatische*, bei verschiedenen Erkrankungen vor, oder als *idiopathische*, bei denen die Hämoglobinurie im Mittelpunkt des Krankheitsbildes steht.

α) Die symptomatischen Hämoglobinurien

wurden zum Teil schon bei den hämolytischen Anämien erwähnt. Sie stellen nur eine Steigerung der dort besprochenen hämolytischen Prozesse dar. Sie seien hier nochmals kurz aufgezählt:

1. Hämoglobinurien nach Einverleibung gruppen- oder artfremden Blutes. Sie stellen bekanntlich die gefährlichsten Komplikationen einer Bluttransfusion dar und können durch Anurie zum Tode führen.
2. Hämoglobinurie nach hämolytischen Blutgiften s. S. 356.
3. Hämoglobinurie bei Infektionskrankheiten, beobachtet bei Sepsis, Typhus, Scharlach, Erysipel, am häufigsten bei Malaria, bekannt unter dem Namen des Schwarzwasserfiebers.
4. Hämoglobinurie als Graviditätstoxikose.
5. Hämoglobinurie bei Verbrennungen, Verschüttungen und schweren Prellungen, wobei es sich wahrscheinlich um gelöstes Muskelhämoglobin handelt.
6. Hämoglobinurie bei der Haffkrankheit s. S. 414.
7. Hämoglobinurie bei hämolytischen Krisen verschiedener hämolytischer Anämien, s. S. 355.
8. Umstritten ist die Frage der angioneurotischen Hämoglobinurie bei gesunden Nieren durch Spasmen der Nierengefäße, wobei es durch Blutstase zur Hämolyse kommt.

β) Die idiopathischen Hämoglobinurien.

Die bekannteste Form ist die *Kältehämoglobinurie*, bei welcher nach einer Abkühlung der oben geschilderte Anfall einsetzt. Sie wird durch das Vorhandensein eines spezifischen Autohämolysins hervorgerufen, dessen Besonderheit darin liegt, daß die Bindung des Amboceptors an die Erythrocyten nur in der Kälte erfolgt. Wird das ungerinnbar gemachte Blut eines solchen Kranken in Eiswasser getaucht und danach im Brutschrank erwärmt, so tritt plötzliche Hämolyse ein (DONATH-LANDSTEINERscher Versuch). Die Erkrankung ist sehr selten. In einem Teil der Fälle wird sie durch Syphilis verursacht. Eine positive Wa.R. findet sich sogar fast in allen Fällen, kann jedoch nicht für Lues gedeutet werden, da die besonderen serologischen Verhältnisse bei der Kältehämoglobinurie eine positive Wa.R. bewirken. Therapeutisch hat man neuerdings durch hohe Vitamin-C-Gaben sowie durch Cystein den Anfall zu verhindern gesucht. In den Fällen mit sicherer Lues kann eine antiluische Behandlung eine wesentliche Besserung bringen. Im übrigen ist man auf Kälteschutz angewiesen. Vorsichtige Abhärtungskuren können die Reizschwelle für die Anfälle heraufsetzen und dadurch nützlich sein.

Klinisch dasselbe Bild einer paroxysmalen Kältehämoglobinurie kann auch durch *Kälteagglutinine* mit hoher Wärmeamplitude erzeugt werden, wie HEILMEYER und SCHUBOTHE neuerdings gezeigt haben.

Eine weitere Form der paroxysmalen Hämoglobinurie ist die *Marschhämoglobinurie*, die in seltenen Fällen nach anstrengenden Märschen beobachtet wird. Meist geht eine Albuminurie voraus, und erst bei längerer Marschdauer kommt es zur Hämoglobinurie. Im Gegensatz zur Kältehämoglobinurie wird hierbei ein Autohämolysin stets vermißt. Es scheint sich um die Folgen vasomotorischer Vorgänge in den Nieren zu handeln, wobei es zur Stase und damit zur Hämolyse kommt. Auch bei schweren Sportanstrengungen wurde mehrfach eine Hämoglobinurie beobachtet (Sporthämoglobinurie).

Als weitere Form der paroxysmalen Hämoglobinurie wird gewöhnlich die *paralytische Myoglobinurie* betrachtet. Es kommt dabei im Gefolge plötzlich auftretender Muskellähmungen oder Muskeldegenerationen zum Übertritt von Myoglobin in den Harn. Die Krankheit wird als eine Parallele zur schwarzen Harnwinde der Pferde angesehen, bei welcher es unter plötzlich einsetzenden Lähmungen zur Hämoglobinurie kommt.

Als letzte Form der idiopathischen Hämoglobinurien sei hier noch die *nächtliche Hämoglobinurie* nach MARCHIAFAVA erwähnt, bei welcher die Hämolyse nicht unter Kälte, sondern unter Säureeinfluß während des Schlafes zustande kommt.

f) Die aplastischen Anämien.

In dieser Gruppe fassen wir alle jene Anämieformen zusammen, welche in erster Linie auf einer mangelhaften Knochenmarksfunktion beruhen. Es ist klar, daß es sich dabei nur um ein Symptombild handeln kann mit verschiedensten Ursachen teils bekannter, teils unbekannter Natur. Diejenigen Fälle, bei welchen die schädigende Noxe bekannt ist, bezeichnen wir als symptomatische aplastische Anämie. Daneben existiert ein Krankheitsbild unbekannter Ätiologie, das man sinngemäß als idiopathische aplastische Anämie bezeichnet. Freilich ist die rote Blutbildung meist am stärksten betroffen, so daß die Anämie im Vordergrund des Symptombildes steht. Diese ist in der Regel eine normochrome, der Färbeindex liegt also um 1,0 oder nur wenig darüber oder darunter. Ähnlich verhält sich der Erythrocytendurchmesser, der nur wenig von der Norm abweicht. Die PRICE-JONES-Kurve ist also lediglich etwas verbreitert, zeigt aber meist einen Gipfel an normaler Stelle zwischen

7,0—8,0 μ. Charakteristisch ist die begleitende Leukopenie mit relativer Lymphocytose sowie die Thrombopenie. Die Retikulocyten sind meist vermindert wenigstens absolut genommen. Bezeichnend ist die absolute Therapieresistenz, weshalb diese Anämien in der anglo-amerikanischen Literatur auch als „refractory anemia" bezeichnet werden. In schweren Fällen treten zur Anämie die Folgen der Granulopenie in Form von Gewebsnekrosen und Resistenzlosigkeit gegenüber von Infekten, sowie der Thrombopenie in Form einer hämorrhagischen Diathese mit Purpurabildung an Haut und Schleimhäuten. Im Knochenmarkspunktat findet man entweder ein leeres Mark mit wenigen retikulären Zellen und vereinzelten Lymphocyten oder aber ein zellreiches Mark mit vielen unreifen Vorstufen. Pathologisch-anatomisch findet man ein Fett- oder Gallertmark. *Die Therapie* muß sich auf Ausschaltung der schädigenden Noxe sowie auf Bluttransfusionen beschränken. Daneben gibt man reichlich Vitamine, besonders C- und B-Komplex (Hefe).

α) Die symptomatischen, aplastischen Anämien.

1. Durch exogene Gifte. Das wichtigste aplasieerzeugende Gift ist das Benzol. Die Knochenmarkserkrankung geht auch nach Absetzen des Giftes noch lange Zeit weiter und kann noch sehr viel später eine tödliche aplastische Anämie erzeugen. Eine frühzeitige Entdeckung des Benzolschadens ist daher von größter Bedeutung. Neben dem Benzol kommen als schwere Knochenmarksgifte Trichloräthylen und Tetrachlorkohlenstoff in Frage. Auch Arsen kann in großen Dosen eine Knochenmarksaplasie erzeugen.

2. Aplastische Anämien durch Arzneimittel. Hier stehen die organischen Arsenpräparate (Salvarsan) und die Goldpräparate obenan. In neuerer Zeit kommen dazu noch Sulfonamide, Urethan und Stickstofflost. Im Gegensatz zu diesen Stoffen bewirkt das Pyramidon ebenso wie Wismut und Quecksilber eine vorzugsweise Schädigung des weißen Markanteils, also eine Agranulocytose.

3. Strahlenwirkungen. Hier sind es vor allem die kurzwelligen Strahlen, wie Röntgen-, Radium- und Thoriumstrahlen, welche eine ausgesprochene tödliche Panmyelophthise erzeugen können. Mancher Röntgenologe ist in der ersten Zeit nach der Entdeckung der Röntgenstrahlen, als diese Wirkungen noch nicht bekannt waren, einer solchen Strahlenschädigung zum Opfer gefallen, ebenso wie Madame CURIE, die Entdeckerin des Radiums.

4. Markverdrängende Prozesse. Es ist klar, daß durch eine pathologische Wucherung markfremder oder markeigener Zellen das normale Knochenmarksgewebe verdrängt wird, was weniger mechanisch als biologisch zu verstehen ist. Deshalb finden wir fortschreitende aplastische Anämien bei Knochenmarksmetastasen maligner Tumoren, bei Retotheliosen, beim diffusen Myelom und schließlich bei Leukosen. Über die besonderen Formen osteosklerotischer und myelosklerotischer Anämien s. unten.

5. Infektiöse Markschädigung. Jeder schwere Infekt kann die Knochenmarkstätigkeit durch direkte Einwirkung der Bakterien oder ihrer Stoffwechselprodukte schädigen. Es kommt deshalb zum Auftreten normochromer hypoplastischer Infektanämien, oft mit gleichzeitiger Schädigung der weißen Blutbildung und der Blutplättchen. Schwere aplastische Infektanämien sind bei der Lues, bei schweren Tuberkulosen, bei Typhus, bei Kala Azar, aber auch bei schweren Sepsisfällen beobachtet worden. Manchmal scheint das Knochenmark im Sinne einer allergischen Reaktion zu versagen, so bei chronischer Polyarthritis. ROHR nimmt dabei eine chronische Knochenmarksentzündung an.

6. Hypoplastische Anämien als Mangelerscheinungen. Solche wurden beim schweren Skorbut, aber auch bei anderen Vitaminmangelstörungen vereinzelt beobachtet.

7. Hereditär konstitutionelle Formen. Hierher gehören leichtere konstitutionelle Anämien, die ihre Träger oft das ganze Leben begleiten. So wurde von HEILMEYER ein Fall von konstitutioneller hypoplastischer Anämie gesehen mit 3,9 Mill. Erythrocyten, 4000 Leukocyten und 80000 Thrombocyten, die 25 Jahre lang unverändert bestand und jeder Therapie trotzte. Eine Krankheitsursache war nicht erkennbar. Die Blutsenkungsreaktion war völlig normal. Es ist möglich, daß in solchen Fällen auch endokrine Störungen als Ursache in Frage kommen. Siehe Abschnitt g über endokrine Anämien.

β) Idiopathische aplastische Anämien.

Der erste Fall dieser Art wurde von EHRLICH 1880 beschrieben. Er fand bei einer Patientin mit schwersten Blutungen ein völlig aplastisches Fettmark. Später hat FRANK 1915 vor allem Fälle mit Thrombopenie und Leukopenie mit schwerer hämorrhagischer Diathese als Aleukia haemorrhagica beschrieben und stellte diese Erkrankung als *maligne* Form der Thrombopenie der *benignen* WERLHOFFschen Thrombopenie gegenüber. Spätere Autoren sahen in der aplastischen Anämie nur einen besonderen Endausgang jeder beliebigen Anämie. Erst im letzten Jahrzehnt wurde die aplastische Anämie unter dem Eindruck ihrer völligen Therapieresistenz wieder schärfer herausgehoben.

Klinisches Bild. Die Erkrankung beginnt oft außerordentlich schleichend. Die Kranken fühlen sich nicht mehr so leistungsfähig wie früher. Sie sind arbeitsunlustig und klagen über Mattigkeit, Abgeschlagenheit, manchmal Kopfschmerzen, Übelkeit und etwas Gewichtsabnahme. Der Umgebung fällt ein schlechteres Aussehen auf. Meist ist es aber erst die hämorrhagische Diathese, die den Kranken zum Arzt führt, wobei Zahnfleischblutungen, Nasenbluten, gesteigerte Menstruationsblutungen, häufige blaue Flecken oder eine gerinfügige Purpura mitunter auch eine erstmalige foudroyante Blutung beobachtet wird. Seltener sind diejenigen Fälle, die bereits mit einer ausgesprochenen Gewebsstörung, etwa einer ulcerösen Stomatitis, einer nekrotisierenden Angina, einem schweren Noma oder mit Darmgeschwüren und blutigen Durchfällen oder mit Nekrosen nach irgendeinem chirurgischen oder zahnärztlichen Eingriff zum Arzt kommen.

Der *Organbefund* bietet wenig Charakteristisches. Neben der hochgradigen Blässe und den geschilderten Erscheinungen der verminderten Gewebsresistenz, die sich vor allem in der Mundhöhle, am Zahnfleisch oder in Form von Geschwürsbildungen an Wangen, Gaumen oder Tonsillen dokumentiert, sowie der hämorrhagischen Diathese, die alle Grade von leichtester Blutungsneigung bis zu fulminanter Purpura umfaßt, wird wenig gefunden. Die Milz ist manchmal vergrößert. Am Herzen sind die Erscheinungen der Anämie erkennbar. Es können aber monate- und jahrelang alle Erscheinungen mit Ausnahme der hypoplastischen Blutbildveränderungen fehlen. In den Endstadien tritt gewöhnlich Fieber auf, das wohl häufig durch Sekundärinfekte, die infolge der Abwehrschwäche dominant werden, hervorgerufen wird. Man sieht deshalb häufig finale septische Bilder, wobei alle möglichen Bakterien gezüchtet werden, nicht selten auch Miliartuberkulose oder die LANDOUSZYsche Form der schwersten septischen Tuberkulose. Der Blut- und Knochenmarksbefund wurde schon eingangs geschildert. Hervorzuheben ist die oft sehr stark beschleunigte Blutkörperchensenkungsgeschwindigkeit. Differentialdiagnostisch wichtig ist der stets normale oder leicht erhöhte Serumeisenspiegel.

Der Verlauf ist sehr verschieden. Neben Fällen, die rasch in wenigen Wochen bis Monaten zum Tode führen, gibt es Kranke, bei denen die Anämie jahrelang, oft durch vorübergehende Besserung unterbrochen, besteht, aber schließlich doch bis zum tödlichen Ende führt.

Die Prognose ist stets eine sehr ernste, wenn auch in seltenen Fällen Heilungen beobachtet wurden.

Die Ätiologie ist unklar. Von RHOADS und Mitarbeitern wurden neuerdings Stoffe aromatischer Natur, die infolge eines gestörten Leberstoffwechsels im Blute kreisen, als Ursache wahrscheinlich gemacht. Aus einer neuesten Zusammenstellung HEILMEYERs geht hervor, daß die überwiegende Mehrzahl der von ihm in den letzten 10 Jahren beobachteten aplastischen Anämien als markbeschränkte Leukosen anzusehen sind, wobei neben Lymphadenosen und Myeloblastenleukosen auch diffuse Plasmazellwucherungen (diffuse Plasmocytome) eine wichtige Rolle spielen.

Die Therapie ist wie bei den symptomatischen Fällen meistens machtlos. Die Kranken können durch häufige Bluttransfusionen längere Zeit am Leben erhalten werden, dazu gibt man Vitamine wie oben angegeben. In Fällen markbeschränkter Leukosen kann auch eine Urethanbehandlung versucht werden.

γ) Besondere Formen aplastischer Anämien.

aa) Erythroblastophthise.

Außer dem oben beschriebenen Bilde der aplastischen Anämie, die in Wirklichkeit eine Panmyelopathie ist, kommen seltene Fälle isolierter Aplasie roter Blutbildung vor, die von HEILMEYER und BEGEMANN sowie von ROHR beschrieben worden sind. Dabei fehlen die kernhaltigen Vorstufen im Knochenmark völlig ebenso die Retikulocyten im peripheren Blut, während die weiße Blutbildung und Blutplättchenbildung völlig intakt sind. Diese Fälle verlaufen klinisch etwas gutartiger als die Panmyelopathien, vor allem fehlen die Zeichen der hämorrhagischen Diathese und der Gewebsirresistenz. Die Ätiologie ist meist unklar. In einem Falle HEILMEYERs lag wahrscheinlich eine chronische Benzolvergiftung vor.

bb) Die osteosklerotischen Anämien.

Zu den Sonderformen aplastischer Anämien gehören noch die mit Osteosklerose verknüpften Anämieformen, die im Kindesalter als Marmorknochenkrankheit (ALBERS-SCHÖNBERG), beim Erwachsenen als HEUCK-ASSMANNsche Osteosklerose bekannt sind. Es handelt sich dabei um Sklerosierungen der Knochen, wobei die Markhöhle durch osteosklerotische Neubildungen im Inneren des Knochens hochgradig eingeengt oder völlig zum Verschwinden gebracht wird. Bei den kindlichen Fällen kommt es dabei trotzdem zu Spontanfrakturen. Gleichzeitig mit den Knochenveränderungen besteht eine leukämische oder aleukämische Myelose oder Erythroblastose mit Milztumor, die man früher als Ersatzwucherung für das Ausfallen des Knochenmarks gedeutet hat. Es handelt sich jedoch wahrscheinlich um eine allgemeine Fehlbildung des dem Knochen zugrunde liegenden Mesenchyms, wobei es nicht nur zur Entartung der Blutbildung, sondern auch zu der der Knochenbildung kommt, also einem Prozeß, der dem Wesen nach zu den Leukosen gehört.

cc) Myelosklerose.

Aufs engste mit den Osteosklerosen verwandt ist die VAUGHANsche Myelosklerose, bei welcher jedoch der Knochen nicht osteosklerotisch, sondern im Sinne einer hochgradigen Fibrose verändert ist. Die Knochenstruktur ist dabei stark rarefiziert und die Corticalis stark verdünnt. Auch bei dieser Erkrankung findet sich eine der Leukose oder Erythroblastose ähnliches Blutbild mit Milztumor. Auch hier dürfte es sich um eine Entartung des Mesenchyms handeln, wobei an Stelle knochenaufbauender mehr knochenabbauende Prozesse im Vordergrund stehen. Für diese Auffassung spricht die Tatsache, daß auch Mischformen von osteosklerotischer und myelosklerotischer Anämien vorkommen.

dd) Splenopathische Markhemmung (Anaemia splenica, Morbus Banti).

Das Symptomenbild einer aplastischen Anämie kann auch dadurch zustande kommen, daß von einer erkrankten Milz aus, deren retikuloendothelialer Anteil hypertrophiert ist, auf hormonalem Wege eine Hemmung der gesamten Knochenmarksfunktion, also eine verminderte Bildung von Erythro-, Leuko- und Thrombocyten zustande kommt. Die Milzerkrankung kann dabei entweder symptomatisch sein wie, z.B. bei der Kala Azar, bei chronischer Malaria, bei Morbus Bang, bei Lues, bei Milztuberkulose, beim abdominellen Lymphogranulom, bei Milzvenenthrombose, bei den splenomegalen Lebercirrhosen. Bei allen diesen genannten Erkrankungen kann sich sekundär ein großer Milztumor mit Vermehrung des Reticulums entwickeln, von dem die Markhemmung ausgeht. Da man histologisch meist auch eine starke Bindegewebsvermehrung in diesen Milzen findet, spricht man auch von *fibrösen Milztumoren.* Daneben gibt es eine *idiopathische Form,* die zuerst von BANTI beschrieben worden ist, bei welcher die Milzveränderung ohne erkennbare Ursache vorausgeht und sekundär sich eine Lebercirrhose mit Ascites anschließt. BANTI unterschied drei Stadien: Im ersten anämischen Stadium, das viele Jahre dauert, steht die Anämie mit Milztumor im Vordergrund. Gleichzeitig besteht Leukopenie und Thrombopenie, manchmal mit Blutungsneigung. Im zweiten Stadium kommt es zu Veränderungen der Leber, oft mit leichtem Subikterus und geringen dyspeptischen Beschwerden. Im dritten Stadium bildet sich eine LAENNECsche Lebercirrhose mit Ascites und zunehmender Kachexie. *Anatomisch* findet man in der Milz eine bindegewebige Umwandlung der Follikel (Fibroadenie) und eine sklerosierende Endophlebitis der Milzvene, die sich bis auf die Pfortader ausdehnt. Die Ätiologie ist ungeklärt. Therapeutisch kann eine Splenektomie im ersten Stadium wesentlichen Nutzen bringen. Vor allem wird die Knochenmarkshemmung dadurch beseitigt. Die Anämie geht zurück und der Gesamtzustand bessert sich.

g) Endokrine Anämien.

Für die normale Funktion des Knochenmarks ist das geregelte Zusammenspiel der inneren Drüsen eine wichtige Voraussetzung. Es erscheint deshalb verständlich, daß schwerere Störungen der inneren Sekretion nicht selten von Anämien begleitet sind, die meist auf einer verminderten Knochenmarksleistung beruhen. Am bekanntesten ist die Anämie beim *Myxödem,* die meist normochromer Natur ist, jedoch kommen auch hyper- und hypochrome Formen vor. Das muß auch bei der Therapie berücksichtigt werden, indem im ersten Falle Leberextrakt, im zweiten Falle Eisen als Zulage zur Schilddrüsenbehandlung gegeben werden muß. Daß die Markfunktion nicht nur quantitativ, sondern auch qualitativ gestört ist, geht aus der oft erheblichen Anisocytose und sogar Poikilocytose hervor. Die Schilddrüsenbehandlung beseitigt die gesamte Störung rasch und zuverlässig. Auch beim Ausfall der *Keimdrüsenfunktion* werden in seltenen Fällen Anämien hypochromer Natur beobachtet, wobei therapeutisch das Eisen nur wirkt, wenn gleichzeitig Keimdrüsenhormon verabreicht wird. Mehrfach liegen auch Beobachtungen über Anämien bei *Hypophysenerkrankungen* vor, vor allem bei der hypophysären Kachexie. Nicht eindeutig sind die Verhältnisse beim *Morbus Addison,* da hier die die

Nebenniereninsuffizienz verursachende Grundkrankheit die Anämie bedingen kann und andererseits oft schwere Fälle von Morbus Addison ohne Anämie verlaufen.

h) Avitaminotische Anämien.

Ebenso wie die Hormone bilden auch die Vitamine die Voraussetzung zu einer normalen Blutbildung. Deshalb treten Anämien recht häufig bei Vitaminmangelzuständen auf. So liegen bei *Vitamin-A-Mangel* charakteristische Befunde über Knochenmarksatrophien vor (Blackfan und Wolbach). Über schwere Vitamin-A-Mangelanämien wurde auch von Mainzer und Joel berichtet, wobei Milz- und Lebervergrößerungen vorlagen. Im Blutbild fand sich eine Leukocytose mit Linksverschiebung und im Knochenmark eine Reifungsstörung der kernhaltigen roten Blutkörperchen. Über Anämien bei *B-Mangel,* zu denen auch die nutritionellen megalocytären Anämien (s. S. 346) gehören, liegen zahlreiche Befunde vor. Die Beriberiänämie scheint nicht allein durch den Mangel an B_1-Vitamin, sondern auch durch Eiweißmangel bedingt zu sein. Bekannt sind die Anämien bei Pellagra, die durch Vitamin B_6 und Nicotinsäureamid gut beeinflußt werden können. Ferner führt Mangel an Folsäure zu einer perniciosaähnlichen Anämie (s. S. 343). Der Mangel an Vitamin C führt nicht nur durch die hämorrhagische Diathese, sondern auch ohne diese zu einer Anämie, infolge herabgesetzter Knochenmarkstätigkeit. In schweren Fällen kann das Vollbild einer aplastischen Anämie resultieren, welche durch Vitamin-C-Gaben heilbar ist. Ob die Anämie bei schweren Rachitisfällen auf *Vitamin-D-Mangel* oder anderen Ernährungsschäden beruht, ist unklar. Im Tierexperiment führt auch *Vitamin-K-Mangel* zu einer ausgesprochenen Anämie, die durch Vitamin-K-Gaben beseitigt werden kann. Über menschliche Vitamin-K-Anämien ist noch nichts Näheres bekannt.

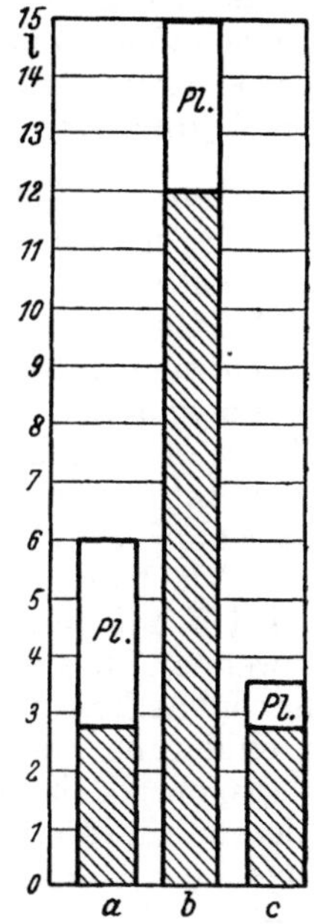

Abb. 27. Schematische Darstellung von Gesamtblutmenge und Plasmaerythrocytenverteilung a beim Gesunden; b bei einer Polycythämie; c bei einer Eindickungspolyglobulie. Bei b und c findet sich dieselbe Erythrocytenzahl im Kubikmillimeter.

3. Polyglobulie und Polycythaemia vera.

Eine krankhafte Vermehrung der roten Blutkörperchen über die normale Höchstgrenze von 5,5 Mill. hinaus, bezeichnen wir als Polyglobulie, wenn sie reaktiv symptomatisch bedingt ist. Daneben gibt es das selbständige Krankheitsbild der Polycythaemia vera. Bei den symptomatischen Polyglobulien muß unterschieden werden zwischen Eindickungszuständen des Blutes, die man besser als Pseudopolyglobulie bezeichnet und echter Vermehrung der Gesamterythrocytenzahl (Abb. 27).

a) Eindickungspolyglobulie (Pseudopolyglobulie)

kommt durch hochgradige Wasserverluste zustande, so besonders bei lange sich hinziehenden Durchfällen, bei anhaltendem Erbrechen und bei hochgradigem Schwitzen. Derselbe Zustand entwickelt sich bei verminderter Wasseraufnahme aus äußeren oder inneren Gründen, wie bei Kardia- oder Pylorusstenosen. In manchen Fällen kommt die Polyglobulie durch enorme Wasserverschiebungen zustande, so beim hochgradigen Lungenödem. Auch bei manchen Fällen von Hochdruck handelt es sich um Eindickungspolyglobulien.

Neben den universellen Eindickungszuständen gibt es auch solche lokaler Natur. So führt jede Capillarstase längerer Dauer zu gesteigerter Wasserabgabe ans Gewebe. Wir finden deshalb lokale Polyglobulien bei vasomotorischen Störungen der verschiedensten Art, bei Capillarlähmung im Kollaps, bei hochgradiger venöser Stauung, bei der Kältecyanose und bei vasomotorischen Störungen gelähmter Extremitäten. Diagnostisch werden solche lokalen Polyglobulien durch Untersuchung des Blutes in verschiedenen Gefäßgebieten geklärt.

b) Symptomatische Polyglobulien (Erythrocytosen).

Hier ist die Vermehrung eine universelle mit Vermehrung der Gesamtblutmenge infolge Zunahme der Erythrocytenmasse, während die Plasmamenge normal bleibt. Es handelt sich hierbei um eine veränderte Gesamteinstellung von Erythrocytenneubildung und Zerfall.

α) und β) **Polyglobulie durch äußeren und inneren Sauerstoffmangel.**

α) Solche symptomatischen Polyglobulien kennen wir vor allem bei *äußerem Sauerstoffmangel*. Dabei kommt es in der ersten Phase zu einer Auspressung der Erythrocyten aus den Speichern, in der zweiten Phase zu einer gesteigerten Knochenmarkstätigkeit bei gleichzeitig vermindertem Abbau. Hierher gehört die Polyglobulie des Höhenklimas, die Polyglobulie bei Fliegern und Ballonführern, ferner die Neugeborenenpolyglobulie, welche durch die schlechtere Sauerstoffversorgung des Fetus im Mutterleib zustande kommt und mit dem Übergang zu Luftatmung nach der Geburt verschwindet.

β) Viel häufiger sind Polyglobulien durch *inneren Sauerstoffmangel* bedingt, so bei angeborenen, aber auch bei erworbenen Herzfehlern und Fällen mit schwerster Lungenstauung. Ferner bei Stenosen der Luftwege, wie beim chronischen Asthma und der Bronchiolitis obliterans, bei Störungen der Lungendurchblutung wie bei Pulmonalsklerose oder bei Einengung der atmenden Lungenoberfläche wie bei Pneumothorax, Silikosen, Lungentumoren, Tuberkulosen, beim Emphysem, bei ausgedehnten Bronchiektasen und bei der Cystenlunge.

γ) Polyglobulien durch Einwirkung von Blutgiften und blutwirksamen Stoffen.

Eine Reihe von Blutgiften, die in größerer Dosis eine hämolytische Anämie bewirken, wie Arsen, Toluylendiamin, sowie methämoglobinbildende Gifte, wie Anilin, Antifebrin, Nitrobenzol bewirken in kleinen Dosen offenbar durch Reizwirkung hämolytischer Zerfallsprodukte eine Polyglobulie. Eine Reihe von Stoffen übt eine direkte Reizwirkung auf das Knochenmark aus, wie Eisen, Mangan, Kupfer, Blei, Quecksilber und Phosphor. Eines der stärksten Knochenmarksreizmittel ist das Kobalt, das nach Untersuchungen meines Mitarbeiters WEISSBECKER durch Beschlagnahme wasserstoffübertragender Zellfermente also durch Störung der inneren Atmung erythrocytenvermehrend wirkt. Auch Radium- und Röntgenstrahlen können durch Reizwirkung des Knochenmarks eine Polyglobulie erzeugen. Interessant ist die Polyglobulie nach Kohlenoxydvergiftung, die teils durch Sauerstoffmangel infolge Beschlagnahme des Hämoglobins, teils auch durch Reizung diencephaler Zentren erzeugt wird.

δ) Zentrogene Polyglobulien.

Damit berühren wir schon das Gebiet zentral ausgelöster Polyglobulien, die auch durch die tierexperimentell erzeugten Retikulocytosen eine neue Stütze gewonnen haben. Auch eindeutige klinische Beobachtungen liegen vor, so bei Hirntumoren, die nach der Operation wieder verschwanden, ferner bei Hypophysentumoren und bei manchen zentralen Hyperthyreosen.

ε) Splenogene Polyglobulien.

Sie wurden mehrfach bei Milztuberkulose, bei Sklerose der Arteria lienalis, bei Milzcysten und bei splenomegalen Lebercirrhosen gesehen. Man nimmt an, daß bei diesen Fällen die Hemmungsfunktion der Milz für das Knochenmark eingeschränkt ist. Ein Hinweis darauf gibt das Auftreten von JOLLY-Körpern in den Erythrocyten, die bekanntlich regelmäßig nach Splenektomie beobachtet werden und den Wegfall einer hormonalen, die Entkernung steuernden Milzfunktion beweisen. Auch hierbei sieht man nicht selten Polyglobulien, die allerdings oft vorübergehend sind, da der Ausfall der Milzfunktion von anderen Teilen des retikuloendothelialen Systems kompensiert wird. Es erscheint auch denkbar, daß diese splenogenen Polyglobulien durch Verminderung oder Wegfall der Blutabbaufunktion der Milz zustande kommen.

ζ) Gastrogene Polyglobulie.

Das nicht selten beobachtete Zusammentreffen von Ulcus ventriculi mit Polyglobulie hat zu der Theorie Veranlassung gegeben, daß eine vermehrte Sekretion des CASTLE-Ferments die Ursache der Polyglobulie in diesen Fällen sei. Die Polyglobulie wäre dann das positive Gegenstück zur perniziösen Anämie. Es ist jedoch bis heute weder im Tierexperiment noch am Menschen geglückt, durch gesteigerte Zufuhr von Antiperniciosaprinzip eine Polyglobulie zu erzeugen. Auch ist nach großen Statistiken der Mayoklinik der Zusammenhang von Ulcus und Polyglobulie keineswegs als gesichert anzuerkennen.

η) Polyglobulien als Symptome verschiedener Blutkrankheiten.

Man sieht Polyglobulien als Folge einer über das Ziel hinausschießenden Reparation bei optimal behandelten Anämien (reparative Polyglobulien). Ferner kommen Polyglobulien manchmal als Frühstadien der Leukämie oder Erythroblastose vor, sowie als Reizsymptom einer diffusen Knochenmarksmetastasierung von einem Prostata-, Mamma- oder Bronchialcarcinom aus. Auch kompensierte Fälle von hämolytischem Ikterus gehen manchmal mit einer Polyglobulie einher.

c) Primäre idiopathische Polycythaemia rubra vera (Morbus Vaquez-Osler oder Erythrämie).

Allen diesen symptomatischen Formen stellte VAQUEZ in der Pariser Gesellschaft für Biologie 1892 die idiopathische Erkrankung der Polycythämie gegenüber, welche ohne erkennbare Ursache mit dauernder und hochgradiger Erythrocytenvermehrung mit Zunahme der Gesamtblutmenge sowie mit einem palpablen Milztumor einhergeht. Das Blutbild ist gekennzeichnet durch eine hochgradige Hyperaktivität nicht nur des roten, sondern auch des leukopoetischen und thrombopoetischen Markanteils. Die Abgrenzung einer besonderen GEISBÖCKschen Form mit Blutdrucksteigerung und ohne Milztumor ist nicht berechtigt. Bei letzterer handelt es sich um eine zentrogene Polyglobulie oder um eine Bluteindickung. Die VAQUEZsche Erkrankung befällt vorwiegend Männer zwischen dem 4. und 7. Lebensjahrzehnt. Jugendliche Fälle sind selten.

Die subjektiven Beschwerden, welche die Kranken zum Arzt führen, sind außerordentlich mannigfaltig. Am häufigsten hören wir von Kopfschmerzen, Hitzegefühl, Blutwallungen zum Kopf, Schwindelanfällen, Ohrensausen, Schlaflosigkeit, Angstgefühlen, Herzklopfen, Schweißausbrüchen, Mattigkeit, Kribbeln in Händen und Füßen. Ein anderer Teil der Kranken kommt wegen Erscheinungen von seiten der großen Milz, Druck in der Magengegend,

Aufstoßen oder Erbrechen, zum Arzt. Nicht selten machen Blutungen aus dem Magen, aus der Nase oder Gehirnblutungen zuerst auf das Leiden aufmerksam. Dazu kommen nicht selten periphere Durchblutungsstörungen, wie Schmerzen in den Beinen oder an den tief blaurot verfärbten Händen oder Füßen (Erythromelalgie).

Die Diagnose ist meist nicht schwer und oft schon aus dem äußeren Anblick zu stellen. Das hochrote Gesicht mit einem Stich ins Blaue, die tiefrote Verfärbung der Schleimhäute, die „rotsträhnigen" Augen, der tiefrote Augenhintergrund (Fundus polycythaemicus) lassen den enormen Blutreichtum und die Erweiterung der Strombahn erkennen. Auch im Röntgenbild sieht man die enorm erweiterten, oft pulsierenden Lungengefäße bei einem normalgroßen Herzen, das meist kleiner ist als bei Anämien. Der Blutdruck ist meist, trotz der gewaltigen Steigerung der Blutviscosität, völlig normal infolge regulativer Erweiterung der Strombahn. Im Abdomen beherrscht der große Milztumor das Bild, der manchmal bis zum Nabel reicht. Sein Fehlen muß Zweifel an der Diagnose einer echten VAQUEZschen Krankheit erwecken. An den Nieren findet man manchmal leichte Funktionsstörungen im Sinne einer Stauungsniere mit geringer Albuminurie und Cylindrurie, sowie vereinzelte Erythrocyten im Sediment. Die Harnfarbe ist entsprechend dem vermehrten Angebot von Hämoglobinabbauprodukten stets erhöht. Von klinischer Bedeutung sind die nicht seltenen Störungen am Zentralnervensystem, die wohl als Ausdruck zentraler Zirkulationsstörungen aufzufassen sind. Sie führen zu den oben geschilderten subjektiven zentralnervösen Symptomen, nicht selten aber auch zu psychischen Veränderungen im Sinne von Depressionen und ängstlichen Verstimmungen, sowie zu Erregungszuständen, vor allem zu Störungen der Merkfähigkeit. Mitunter kommt es auch zu organischen Erkrankungen, wie Lähmungen, Neuritis optica, meningealen oder intracerebralen Blutungen mit ihren Folgen. Auf die organischen Erscheinungen im peripheren Gefäßsystem im Sinne einer Arteriitis oder Thrombarteriitis wurde schon oben hingewiesen. *Im Blutbefund* steht die Vermehrung der Erythrocyten, die nicht selten 7—10 Mill. erreicht, im Vordergrund. Auch die Hämoglobinzahlen sind entsprechend erhöht. Die höchsten Werte liegen bei 170% = 27 g. Der Färbeindex liegt um 1,0. Nach häufigen Aderlässen kann er stark absinken (chlorotische Polycythämie). Die PRICE-JONES-Kurve zeigt eine starke Verbreiterung der Basis. Die Retikulocytenzahlen sind meist vermehrt. Vereinzelt findet man auch Normoblasten im peripheren Blut. Im weißen Blutbild besteht eine deutliche Leukocytose mit Neutrophilie und Linksverschiebung oft bis zu Myelocyten. Häufig sind auch die Mastzellen vermehrt. Eine starke Vermehrung zeigen auch die Blutplättchen. Im Knochenmark liegt eine erhebliche Zunahme der kernhaltigen Roten vor. Das rote blutbildende Mark ist stark ausgedehnt und erstreckt sich auch in die Diaphysen der langen Röhrenknochen. Auffällig ist die häufig zu beobachtende Zunahme der Megakariocyten. Auch extramedullär sind wiederholt Blutbildungsherde in Milz und Leber gefunden worden.

Verlauf. Die Erkrankung verläuft jahrelang gutartig, bis die verschiedenen bereits erwähnten Komplikationen, vor allem *Blutungen* und *Thrombosen* besonders im Gehirn dem Leben ein Ende setzen. Bei einer Reihe von Polycythämikern wurde im weiteren Verlauf der Übergang in Leukämie oder in aplastische Anämie gesehen.

Die Pathogenese der Erkrankung ist noch sehr umstritten. In einem Teil der Fälle handelt es sich offenbar um einen neoplastischen Prozeß. Das sind vor allem jene Fälle, die später in Leukämie übergehen. In anderen Fällen wird an eine zentrale Dysregulation gedacht oder an die Folgen peripherer

Gefäßstörungen, vor allem im Bereich des Knochenmarks selbst, so daß dieses unter einem hypoxämischen Reiz stände.

Die Therapie der Erkrankung hat in erster Linie der Mehrproduktion der Erythrocyten entgegenzuwirken. Aus diesem Grunde sind schon frühzeitig Aderlässe herangezogen worden. In der Tat führen häufige Aderlässe verbunden mit eisenarmer Kost zu einem Eisenmangelzustand, welcher der gesteigerten Neubildung von Erythrocyten entgegenwirkt. Eine andere Form der Erythrocytenverminderung wird durch eine gesteigerte Hämolyse mit Hilfe von Phenylhydrazin oder Pyrodin herbeigeführt. Man gibt 0,1 g Phenylhydrazin per os täglich. Genügt das noch nicht, kann man die Dosis auf 2mal 0,1, im Höchstfall auf 3mal 0,1 g erhöhen. Diese Behandlung erfordert aber viel Erfahrung und die Kenntnis der langen Nachwirkung. Sie hat auch ihre Gefahren durch Steigerung der Thrombosebereitschaft. Bei Erreichung eines normalen Erythrocytengehaltes kann man mit kleineren Dosen von etwa 1—2mal 0,1—0,3 g wöchentlich ein Rezidiv verhindern. Milzextrakte haben leider bisher nicht den erhofften Erfolg gebracht. Etwas aussichtsreicher erscheint die Röntgenbehandlung. oder die Anwendung radioaktiven Phosphors (P_{32}). Auch eine Diätregulierung, wobei vor allem eisenreiche und an tierischem Eiweiß reiche Nahrungsmittel eingeschränkt werden sollen, ist wichtig. Schließlich sei zum Schluß noch erwähnt, daß auch Urethan und Stickstofflost einen Rückgang der Erythrocytenzahl und des Milztumors zu bewirken vermögen.

4. Neoplastische Erkrankungen des erythrocytären Systems.

Während auf dem Gebiet der weißen Blutbildung sich mehr und mehr die Auffassung durchsetzt, daß die Leukämien neoplastischer Natur sind, sind auf dem Gebiet der roten Blutbildung bis vor kurzem solche neoplastischen Prozesse nicht bekannt gewesen. Erst in allerjüngster Zeit sind leukämieparallele Prozesse der roten Blutbildung bekannt geworden. Als erster hat di Guglielmo 1923 in Italien ein hierhergehöriges Krankheitsbild beschrieben, welches das Gegenstück zur akuten Myeloblastenleukämie darstellt. Die Erkrankung setzt ziemlich akut mit hohem Fieber, Milz- und Leberschwellung ein. Es entwickelt sich eine erhebliche normochrome Anämie mit starker Vermehrung unreifer Erythroblasten, in manchen Fällen über 200000 im Kubikmillimeter. Diese Erythroblasten zeigen alle Zeichen der Fehlbildung und werden deshalb als Paraerythroblasten den Paramyeloblasten an die Seite gestellt. Sie überwiegen auch im Markpunktat sowie in den metaplastischen Blutbildungsherden in Leber und Milz. Das weiße Blutbild zeigt eine Leukocytose, aber ohne stärkere Linksverschiebung. Die Blutplättchen sind oft vermindert, so daß es zur hämorrhagischen Diathese kommen kann. Die Erkrankung führt in wenigen Wochen bis Monaten unaufhaltsam zum Tode. Sie kommt in allen Lebensaltern vor und befällt beide Geschlechter gleichmäßig. Der Entdecker hat diese Erkrankung Myelosis acuta erythraemica genannt. Bis jetzt sind über 30 Fälle in der Literatur beschrieben. Die Erkrankung zeigt in vielen Zügen große Ähnlichkeit mit der Cooleyschen Mediterrananämie, die deshalb von di Guglielmo ebenfalls als neoplastische Erkrankung des roten Systems aufgefaßt wird.

Eine chronische Form dieser Erkrankung (chronische Erythroblastose) haben Heilmeyer und Schoener 1941 erstmals beschrieben. Die über 2 Jahre dauernde Erkrankung führte zu einem vollkommenen Überwuchern der roten Blutbildung über die weiße im Knochenmark, sowie in extramedullären Herden in Leber und Milz. Ähnliche Fälle wurden von Duesberg u. a. veröffentlicht.

Davon abzutrennen sind Leukämien, bei denen gleichzeitig eine starke Vermehrung der kernhaltigen Roten im peripheren Blut sowie in medullären und extramedullären Bildungsstätten vorliegt. Man hat in solchen Fällen den Eindruck, daß der neoplastische Prozeß gleichzeitig die weiße und rote Blutbildung umfaßt (Erythroleukämie).

Verschiedenes spricht dafür, daß auch die osteosklerotischen und myelosklerotischen Anämien auf einer neoplastischen Grundlage beruhen, wobei neben den Blutzellen auch die Osteoplasten und Osteoklasten in die neoplastische Entartung miteinbezogen sind.

Schließlich sind zweifellos manche Fälle von VAQUEZscher Erkrankung im Sinne eines neoplastischen Vorgangs zu deuten. Nur liegt hierbei eine weitgehende Ausreifung der Zellen vor. Diese Polycythämien würden also reifen Leukämieformen entsprechen. Mögen diese Anschauungen noch vielfach umstritten sein, so wird man doch nicht umhin können, die besondere Eigengesetzlichkeit der genannten Erkrankungen anzuerkennen und sie aus der Vielheit der reaktiven Zustandsbilder als irreversible krebsähnliche Wucherungen der roten Blutbildung herauszuheben, die auch eine entsprechende Therapie in Form von Röntgenbestrahlung oder Lost- bzw. Urethanbehandlung erfordern.

III. Erkrankungen des leukocytären Systems.

1. Reaktive Erkrankungen.

Da die reaktiven Erkrankungen des leukocytären Apparates bereits eingehend im Abschnitt über die Physiologie des Blutes behandelt worden sind, seien hier nur einige reaktive Zustandsbilder, die als besondere Erkrankungen imponieren, geschildert.

a) Die infektiöse Mononucleose (PFEIFFERsches Drüsenfieber, Monocytenangina, Lymphoidzellangina).

Während man die hierhergehörigen Krankheitsbilder früher vielfach als verschiedene aufgefaßt hat, zwingt heute die Einheitlichkeit der Blutbildveränderungen und der dabei auftretenden serologischen Reaktion zu einer einheitlichen Auffassung. Die Krankheit wurde erstmals im Jahre 1889 von EMIL PFEIFFER, einem praktischen Arzt aus Wiesbaden, beschrieben und aus der großen Gruppe symptomatischer Lymphdrüsenerkrankungen herausgehoben. Sie befällt mit Vorliebe das kindliche Alter und jugendliche Erwachsene bis zum 30. Lebensjahr. Jenseits dieser Grenze wird sie sehr selten. Im Kindesalter herrscht die Drüsenform der Erkrankung vor, während im Erwachsenenalter mehr die anginöse oder rein febrile Form auftritt. Das Überstehen der Erkrankung hinterläßt eine dauernde Immunität, was ihr seltenes Auftreten im höheren Alter erklärt. Vielfach tritt die Erkrankung auch epidemisch innerhalb einer Familie oder in Schulen auf.

Verlauf. Nach einer Inkubationszeit von 7—8 Tagen, manchmal mit geringen Prodromalerscheinungen, wie Appetitabnahme, Kopfschmerzen und Gliederschmerzen, kommt es unter Halsschmerzen oder Husten zum Fieberanstieg. Gleichzeitig treten oft Nackenschmerzen auf, die manchmal eine Meningitis vortäuschen, doch kann eine seröse Meningitis als Komplikation bei der Erkrankung auftreten. Daneben bestehen allgemeine Schwäche, Kopf- und Gliederschmerzen, Schwindel, Erbrechen, Nasenbluten, Schlafstörungen und Schweißausbrüche. Der Fieberverlauf ist stark wechselnd, nicht charakteristisch und bewegt sich meist auf mittlerer Höhe zwischen 38—39°. Manchmal klingt das Fieber nach 4—7 Tagen ab, um nach einem fieberfreien Intervall erneut einzusetzen, wobei oft neue Lymphdrüsengruppen befallen werden. Das Kardinalsymptom der Erkrankung sind generalisierte Lymphdrüsenschwellungen. Am häufigsten sind die Occipital- und Halslymphdrüsen befallen, doch können alle Drüsen ergriffen werden. Die Drüsenschwellungen sind mittelgroß, von Nuß- oder Kirschgröße und meist schmerzhaft. Die Rückbildung erfolgt langsam. Es besteht eine große Neigung zu Rezidiven, die oft wochen- bis monatelang anhält. In der Hälfte der Fälle kommt es auch

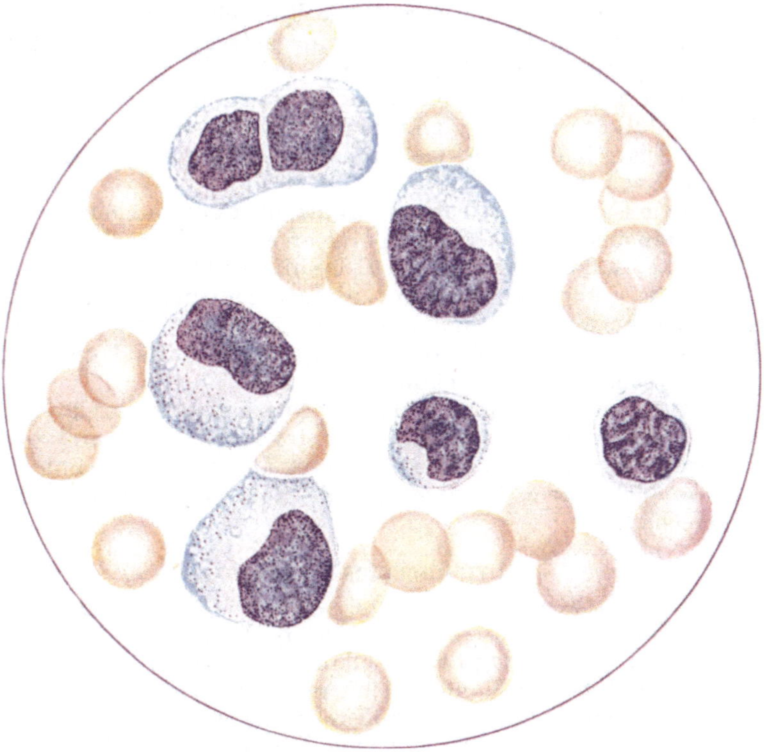

Abb. 28. Blutbild bei infektiöser Mononucleose.

zu einem Milztumor. Manchmal sind die Schleimhäute in Form einer Conjunctivitis, Gingivitis oder Stomatitis aphthosa mitbeteiligt. Auch eine Parotitis oder Orchitis kann auftreten. In einem großen Teil besonders der erwachsenen Fälle steht eine Angina im Vordergrund des Krankheitsbildes. Sie kann katarrhalischer, follikulärer, lacunärer, nicht selten auch pseudomembranöser, sehr diphtherieähnlicher oder ulceröser Natur sein. Absceßbildungen sind äußerst selten. Von seiten der Verdauungsorgane können Durchfälle, pseudoappendicitische Attacken oder Leberschwellungen, selbst mit Ikterus das Bild beherrschen. Die Nieren können in Form einer Nephritis, aber meist ohne Blutdrucksteigerung und ohne Urämie beteiligt sein. Von seiten der Haut wurden häufig maculöse, papulöse oder scharlachähnliche Exantheme gesehen. Am Zentralnervensystem kommen seröse lymphocytäre Meningitiden selten Encephalitiden vor. Je nach den Hauptsymptomen hat man einen Drüsentyp, eine anginöse und eine rein febrile Form unterschieden.

Charakteristisch ist der **Blutbefund** (Abb. 28). In der Regel findet sich eine Leukocytose. Doch kommen auch leukopenische agranulocytoseähnliche

Fälle vor. Im Ausstrichpräparat beherrschen die Lymphocyten und die sog. Lympho-Monocyten, die sich vom Reticulum der Lymphdrüsen ableiten neben lymphatischen Plasmazellen das Bild. Ihre Zahl liegt gewöhnlich zwischen 50—90%. Die atypischen Formen nehmen im weiteren Verlauf zuerst ab und zuletzt beherrschen nur noch die Lymphocyten neben den Neutrophilen das Bild. Diese lymphocytäre Heilphase ist besonders hochgradig und lange anhaltend, oft noch nach Monaten nachzuweisen. Im Gegensatz zur lymphatischen Leukämie findet sich im Markpunktat keine Lymphocytenvermehrung, eine diagnostisch wesentliche Tatsache. Bei einem großen Teil der Erkrankten finden sich im Blutserum heterophile Antikörper, welche Hammelblutkörperchen zur Agglutination bringen. Während Normalseren oder Seren von anderen Erkrankungen höchstens in einer Verdünnung von 1:4 Hammelblutkörperchen agglutinieren, findet sich beim Drüsenfieber häufig eine Agglutination in viel höheren Verdünnungen (HANGANATZIU-DEICHERsche Reaktion).

Die Ätiologie ist heute eindeutig im Sinne einer spezifischen Virusinfektion, welche bei Affen eine ähnliche Erkrankung erzeugt, geklärt (WISING). Wichtig ist die Tatsache, daß die Wa.R. beim Drüsenfieber häufig positiv wird. Differentialdiagnostisch kommt vor allem lymphatische Leukämie, daneben bei den leukopenischen Formen die Agranulocytose in Frage. Die Sternalpunktion und die serologischen Befunde sowie das typische Blutbild gestatten im allgemeinen eine sichere Unterscheidung.

Die Prognose ist fast immer günstig. Nur ganz vereinzelt sind tödliche Verläufe durch Mischinfektionen mit Streptokokken beobachtet worden.

Die Therapie ist bisher eine rein symptomatische. Sulfonamide sind wirkungslos. Versuche einer Behandlung mit Rekonvaleszentenserum scheinen erfolgversprechend.

b) Lymphocytosis infectiosa.

Neben der infektiösen Mononucleose wurden neuerdings in Amerika und der Schweiz Krankheitsfälle (meist Kinder) beobachtet, die im Verlauf einer akut-fieberhaften Erkrankung hohe Leukocytenwerte bis zu 100000 mit einer Lymphocytose von 80—90% und nicht selten mit scharlach- oder masernähnlichem Exanthem meist ohne größere Drüsenschwellungen einhergingen. Es handelt sich dabei um typische kleine Lymphocyten. Monocytenähnliche Zellen und Plasmazellen fehlten. Die lymphocytäre Reaktion ist auch im Knochenmark festzustellen. Die HANGANATZIU-DEICHERsche Reaktion ist immer negativ. Die Blutbildveränderungen verschwinden meist nach 4 bis 6 Wochen. Es handelt sich wahrscheinlich um eine spezifische Infektionskrankheit mit unbekanntem Erreger.

c) Die Agranulocytose.

Die Agranulocytose stellt eine reine aplastische Störung der Granulopoese des Knochenmarks dar. Sie ist also durch das Fehlen einer begleitenden Anämie und Thrombopenie von der aplastischen Anämie unterschieden. Wenn auch manchmal ein und dieselbe Noxe sowohl eine Panmyelophthise wie eine Agranulocytose machen kann, so ist an dieser scharfen Trennung doch festzuhalten, da sowohl das klinische Allgemeinbild wie die Prognose dieser beiden Erkrankungen verschieden sind. Wie bei anderen Blutkrankheiten unterscheiden wir eine essentielle Form der Agranulocytose, die WERNER SCHULTZ 1922 erstmals beschrieben hat, von einer symptomatischen Form. Die symptomatische Agranulocytose sehen wir bei manchen schweren Infektionskrankheiten, wie Sepsis, Typhus, toxische Diphtherie, Miliartuberkulose u. a., sowie bei hochgradigen splenopathischen Markhemmungen. Im folgenden soll von der essentiellen Form der Erkrankung gesprochen werden. Die Agranulocytose befällt vorwiegend das höhere Alter zwischen 30 und 70 Jahren, im Kindesalter ist sie sehr selten. Sie ist beim weiblichen Geschlecht häufiger als beim männlichen. Dem Verlauf nach unterscheidet man eine akute und eine chronische Form. Die akute Form entsteht ganz plötzlich mit Fieber, Schüttelfrost und raschem Abfall der Granulocyten oft bis zum völligen Verschwinden mit rasch einsetzender Nekrosebildung und unter Umständen schnellem Exitus, oder ebenso rasch einsetzender Wiederherstellung des normalen Blutbildes. Die chronische Agranulocytose zieht sich dagegen durch Remissionen und Rezidive unterbrochen über viele Monate hin und Heilung oder tödliches Ende vollzieht sich langsam und allmählich.

Die klinischen Allgemeinerscheinungen sind von unbestimmter Natur in Form von Müdigkeit, Leistungsunfähigkeit, Appetitstörungen, Kopfschmerzen, Schlaflosigkeit, Übelkeit, Meteorismus. Im weiteren Verlauf kommen dazu Sekundärinfektionen, wie Pneumonien und septische Erkrankungen. Besonders charakteristisch sind die örtlichen Nekrosen, die sich infolge der Schutzlosigkeit des Gewebes durch das Fehlen der Granulocyten entwickeln. Sie finden sich vorzugsweise im Bereich der Mund- und Rachenhöhle, oft sind die Tonsillen Sitz agranulocytotischer Geschwüre (Angina agranulocytotica). Manchmal zeigen die Tonsillen schmierige oder diphtherieähnliche Beläge. Weitere Geschwüre können sich am Zahnfleisch, an der Zunge, am Gaumen und im Bereich des lymphatischen Rachenrings entwickeln. Auch darüber hinaus finden sich agranulocytotische Geschwüre an den Lippen, Konjunktiven, am Praeputium, am Anus und an der Vulva. Nicht selten ist auch die Magen-Darmschleimhaut mitbeteiligt in Form von Oesophagus-, Magen- und Darmgeschwüren, die sich klinisch in Erbrechen, Leibschmerzen, Durchfällen, Meteorismus äußern, nicht selten eine Appendicitis vortäuschend. Viel seltener sind Nekrosen der Haut und der inneren Organe. In manchen Fällen kommt es zum Auftreten eines Ikterus.

Das Blutbild ermöglicht eine sichere Diagnose. Die Gesamtleukocytenzahl ist stark vermindert, meist unter 2000, wobei bevorzugt die Granulocyten vermindert sind oder ganz fehlen, so daß im Blutbild nurmehr Lymphocyten oder Monocyten vorliegen. Letztere sind manchmal vermehrt, was als prognostisch günstig gilt. Im selben Sinne spricht das Erhaltenbleiben der Eosinophilen. Das rote Blutbild und die Thrombocyten sind dagegen normal. Im Knochenmark findet man einen weitgehenden Schwund der Granulocyten und ihrer Vorstufen (aplastische Form) oder ein sehr zellreiches Mark mit ausgesprochener Reifungshemmung der Granulocytenvorstufen (hyperplastische Form). Hinsichtlich der Prognose sind die beiden Markbilder gleich zu beurteilen. Bei der Ausheilung wird das Mark zellreicher und reifer. Es tritt eine zunehmende Rechtsverschiebung im Knochenmarksbild ein. Der Umschwung kann sich in wenigen Tagen vollziehen.

Die Prognose ist stets ernst, jedoch günstiger als die der Panmyelopathie. Man hat die Mortalität auf 50—70% geschätzt. Ungünstig wird die Prognose bei längerer Dauer eines völligen Granulocytenschwundes, bei Zunahme von Nekrosen und beim Hinzutreten septischer Sekundärinfektionen. Dagegen ist das Auftreten eines Ikterus kein infaustes Symptom.

Die Differentialdiagnose bereitet oft Schwierigkeiten gegenüber akuten aleukämischen Myelosen. Doch spricht für letztere das gleichzeitige Befallensein der roten Blutbildung und das Vorliegen einer Thrombopenie. Auch ist das Markbild dabei meist viel unreifer (Myeloblasten- oder Paramyeloblastenmark). Schwierig kann auch die Unterscheidung gegenüber der leukoperischen

Form einer infektiösen Mononucleose sein, doch spricht das Auftreten von Drüsenschwellungen oder einer Milzvergrößerung gegen Agranulocytose.

Die Pathogenese der akuten Formen dürfte im Sinne eines anaphylaktischen Shocks zu deuten sein, bei welchem es zum schlagartigen Leukocytenschwund und zur Einstellung der Leukocytenbildung und -reifung im Knochenmark kommt. Dagegen scheinen die chronischen Fälle mehr Ausdruck einer besonderen Giftwirkung zu sein, bei welchen vielleicht chronische Infekte eine wichtige Rolle spielen.

Ätiologisch kommt eine Überempfindlichkeit gegen bestimmte Arzneimittel in Frage. Am wichtigsten erscheint dabei das Pyramidon mit seinen Derivaten, ferner Arsen und organische Arsenverbindungen, vor allem Salvarsan, Wismut, Gold, Dinitrophenol, während Barbitursäurepräparate meist nur in Verbindung mit Pyramidon gefährlich werden können. Dazu kommen in jüngerer Zeit Sulfonamide und cytostatische Stoffe, vor allem Urethan und Stickstofflost. Es ist jedoch dabei stets zwischen einer Überempfindlichkeit im Sinne einer Allergie und einer granulostatischen Wirkung zu unterscheiden. Letztere hängt wesentlich von der Dosierung ab und geht mit Absetzen des Mittels wieder zurück, während die allergisierende Wirkung auch durch kleinste Dosen ausgelöst werden kann und prognostisch viel ungünstiger ist.

Die Therapie. Das wirksamste Mittel in der Behandlung der Agranulocytose sind Bluttransfusionen, die möglichst frühzeitig und reichlich angewandt werden sollen. Von BOCK wurde vor allem die Übertragung des Blutes von chronischen Myelosen empfohlen, mit deren Hilfe es vielfach gelingt, den Leukocytenspiegel zu heben, die Nekroseneigung zu bessern und durch den Zerfall der übertragenen Leukocyten neue Aufbau- und Reizstoffe für die Granulocytenbildung zuzuführen. Als weitere Reizstoffe wurden Nucleinsäuren („Nucleotrat“ Nordmark) empfohlen, sowie Extrakte aus Magen- und Darmschleimhaut (BAUMANNS Granocytan). Neuerdings wurde namentlich in Amerika das Penicillin in der Behandlung der Agranulocytose sehr hervorgehoben. Es wird in erster Linie die Sekundärinfektionen beseitigen und dadurch eine wesentliche Entlastung bringen. Ob es darüber hinaus eine besondere Wirkung auf das Knochenmark ausübt oder gegen den der Agranulocytose zugrunde liegenden Mechanismus wirksam ist, bleibt vorerst unentschieden. Wichtig ist eine sorgfältige Pflege der Kranken und eine frühzeitige Bekämpfung der Sekundärinfektionen, sowie selbstverständlich die Weglassung aller Arzneimittel, die eine Agranulocytose auslösen können.

2. Die neoplastischen Erkrankungen der weißen Blutbildung und des retikuloendothelialen Systems (Hämoblastosen).

a) Die Leukosen.

Die Erkenntnis einer besonderen eigengesetzlichen Wucherung der weißen Blutzellen im Gegensatz zu reaktiven Veränderungen geht bereits auf den Entdecker der Leukämie RUDOLF VIRCHOW, der scharf gegen den Engländer BENNET, welcher die Weißblütigkeit als Pyämie ansah, Stellung nahm, und die selbständige Stellung der Leukämie als einer besonderen eigengesetzlichen Erkrankung fordert. Der Leukämiebegriff hat seit den Tagen VIRCHOWS insofern eine Wandlung erfahren, als nicht die Zahl der Leukocyten im peripheren Blut, sondern die irreversible Wucherung der Blutzellen in- und außerhalb der physiologischen Bildungsstätten mit oder ohne Vermehrung im Blute selbst als das Wesentliche erscheint. Man spricht deshalb besser von Leukose als von Leukämie; denn die Weißblütigkeit fehlt in einer großen Zahl der Fälle. Die Anerkennung der Leukämie als eines neoplastischen Prozesses war jedoch bis in die Gegenwart hinein umstritten, da gerade die klassischen Hämatologen, wie PAPPENHEIM, HIRSCHFELD, NAEGELI u. a. die Leukose als hyperplastische Systemerkrankung ansahen. Doch schon BANTI 1905 und RIBBERT sahen das Wesen der Leukose in einer primären sarkomartigen Wucherung, von der aus dann die Zellen in die Blutbahn metastasieren, um sich dann „kolonisatorisch" oder durch „Inidation" in den befallenen Organen einzunisten. Die modernen Untersuchungsmethoden, vor allem die intravitalen Punktionen von Knochenmark, Milz und Leber, haben dieser letzteren Auffassung insofern recht gegeben, als diese Untersuchungen oft den *Anfang* einer Leukose aufgedeckt haben, die ganz isoliert auf einzelne Lymphdrüsen, auf die Milz oder auf das Knochenmark beschränkt waren, und erst allmählich im Laufe der Erkrankung sich auf mehr oder weniger große Teile der blutbildenden Gewebe ausbreitete und dadurch eine Systemkrankheit vortäuschte. Die modernen Untersuchungen des Stoffwechsels und des biochemischen Verhaltens der Leukosen haben zahlreiche Parallelen zu malignen Tumoren ergeben. Ebenso haben die cytologischen Befunde namentlich unreif-zelliger Leukosen zahlreiche Veränderungen aufgedeckt, die man auch bei Tumorzellen findet. Dazu kommt, daß die unreifen Zellen der akuten Leukosen auch im Gewebszüchtungsversuch genau wie maligne Tumorzellen die Fähigkeit zu weiterer Differenzierung verloren haben. Eine weitere wichtige Stütze der neoplastischen Natur der Leukosen ergab das Studium der Tierleukämien. Bei experimenteller Übertragung von Leukosezellen konnte man bei intravenöser Injektion Leukosen, bei subcutaner Injektion örtliche Geschwulstbildungen hervorrufen (FURTH u. a.). Die weitere Ausbreitung erfolgte eindeutig durch Metastasierung, wobei die Organe physiologischer Blutbildung, wie Milz, Leber und Lymphdrüsen bevorzugt befallen werden, da diese den adäquaten Mutterboden für Blutzellenwachstum darstellen. Ferner konnte gezeigt werden, daß carcinomerzeugende Mittel, wie Benzpyren und Methylcholantren oder Röntgenstrahlen auch Leukosen erzeugen können. Von WIENBÖCK ist neuerdings auch histologisch gezeigt worden, daß die leukotische Knochenmarksveränderung den physiologischen Gewebsaufbau des Marks durchbricht und deshalb nicht als reaktiv angesehen werden kann. Die neoplastische Natur trifft in erster Linie für die unreifzelligen Formen zu, während die Natur der reifzelligen Leukosen noch umstritten ist und auch im Sinne eines präcancerösen Stadiums gedeutet werden kann, was um so näher liegt, als jede chronische Leukose schließlich mit finaler Vermehrung unreifer Zellen endet.

Die Ätiologie der Leukosen. Scheint so die Natur der Leukose als neoplastischer Prozeß weitgehend gesichert, so ist die Ätiologie wie bei allen neoplastischen Prozessen noch ziemlich dunkel. Verschiedene Beobachtungen zeigen, daß die Vererbung eine, wenn auch nicht entscheidende Rolle bei der Entstehung der Leukosen spielt. Auch bei den Tierleukosen läßt sich der Einfluß eines Erbfaktors nachweisen. Die früheren Ansichten einer Infektgenese der Leukämien sind heute kaum mehr haltbar. Zum Teil stützen sie sich auf Fälle, bei denen es sich nicht um eine Leukämie, sondern um eine besonders hochgradige reaktive Leukocytose gehandelt hat. Zum Teil sind Infekte auch die Folge und nicht die Ursache einer Leukose, da jede Leukämie (namentlich die unreif-zelligen Formen) die Abwehr gegenüber Infekten schwächt. Diese Ablehnung der Infektätiologie der Leukosen schließt nicht aus, daß ein Virus möglicherweise als Ursache der Leukämieentstehung in Frage kommt. Manche neueren Befunde, vor allem von ENGELBRETH-HOLM, sprechen sogar in dieser Richtung. In seltenen Fällen sind Leukämien auf dem Boden chronischer Benzolvergiftungen sowie nach langer Einwirkung von Röntgen- und Radiumstrahlen beobachtet worden.

Vorkommen und Häufigkeit. Die leukämischen Erkrankungen sind zweifellos in einer starken Zunahme begriffen. Während man um die Jahrhundertwende 4—10 Leukämiefälle auf 10000 Erkrankte zählte, kommen heute in den meisten Kliniken etwa 100—200 Fälle auf die gleiche Zahl Kranker. Selbst wenn man die bessere Diagnostik, die häufigere Krankenhauseinlieferung und die Verschiebung der Altersschichtung der Bevölkerung, berücksichtigt, bleibt trotzdem die Zunahme unverkennbar. Das geht aus Statistiken zahlreicher Kliniken Europas und Amerikas eindeutig hervor. Bezüglich der Geschlechter scheinen Männer häufiger befallen zu werden als Frauen. Die Leukämien umfassen alle Altersklassen, jedoch verschieden für die einzelnen Leukoseformen. Akute Leukämien bevorzugen das jugendliche Alter, chronische myeloische Leukosen das mittlere Lebensalter, lymphatische Leukosen das höhere Alter.

Die Einteilung der Leukosen geht entweder von der Natur der wuchernden Zellen aus (Myelose, Lymphadenose, Monocytenleukämie u. a.) oder von der Art des Verlaufes: Chronische und akute Leukosen, wobei die letzteren sich gleichzeitig durch eine besondere Unreife der befallenen Zellen von den chronischen Leukosen unterscheiden. Da in den letzten Jahren häufig akute Leukosen von erheblich langer Dauer beobachtet worden sind, ist es zweckmäßiger, von *reifzelligen* und *unreifzelligen* Leukosen zu sprechen. Diese Einteilung ist deswegen auch wertvoll, weil die klinischen Bilder dieser beiden Gruppen untereinander unabhängig von der Art der wuchernden Zellen außerordentlich ähnlich sind, während das klinische Bild der beiden Gruppen sehr verschieden ist. Das klinische Bild wird viel *mehr* durch die *Zellreife* als durch die *Zellart* bestimmt.

α) Reifzellige Leukosen.

aa) Die chronische leukämische Myelose (chronische myeloische Leukämie).

Die chronische myeloische Leukämie ist die häufigste und ältest bekannte Leukämieform. Sie wurde von VIRCHOW als lienale Leukämie bezeichnet. Erst NEUMANN hat erkannt, daß es sich dabei um Knochenmarkszellen handelt.

Vorgeschichte. Die Erkrankung setzt gewöhnlich so schleichend und unbemerkt ein, daß ihr Beginn meist nicht feststellbar ist. Wenn die Kranken zum Arzt kommen, findet sich fast regelmäßig schon ein ausgedehnter anatomischer Befund, dessen Entstehung schon längere Zeit zurückliegen muß. Die wirkliche Dauer der Erkrankung ist deshalb wenig bekannt. In vereinzelten Fällen ließ sich eine Milzvergrößerung schon Jahre vor einem subjektiven Krankheitsgefühl nachweisen. Die Kranken kommen wegen Beschwerden von seiten des Milztumors zum Arzt. Es werden ein Druck- oder Völlegefühl im linken Oberbauch nicht selten auch reißende oder stechende Schmerzen, die manchmal auch krampfartig empfunden werden, angegeben. Die Schmerzen strahlen den Rippen entlang nach hinten aus, manchmal auch in die Nabelgegend zum Unterschied von Nierentumoren, fast nie in die Leistenbeuge oder in die Blase. Häufig ist das Gefühl von Enge im Leib oder von Druck auf den Magen, was Magenbeschwerden bis zum Erbrechen auslöst. Der Druck auf den Darm bewirkt Obstipation oder Durchfälle. Die Milz drückt auch nach oben und löst Atemnot aus. Der Milztumor kann so groß werden, daß der Blutabfluß aus den Beinen gestört wird und Beinödeme auftreten. Neben diesen Milzsymptomen wird über Mattigkeit, Müdigkeit und Schwäche geklagt. Häufig bestehen Gewichtsabnahme, nicht selten auch Nachtschweiße. Manchmal sind es Blutungen, die zuerst auf das Leiden aufmerksam machen. Dazu kommen nervöse Symptome, wie Kopfschmerzen, Ohrensausen, Schwindel, Herzklopfen, Beklemmungen, Schlafstörungen und Hautjucken. Schließlich sei darauf hingewiesen, daß auch bei chronischen Leukosen subfebrile oder sogar hochfebrile Zustände vorkommen, die nicht durch Sekundärinfekte ausgelöst sind, sondern von dem leukämischen Prozeß selbst herrühren *(leukämisches Fieber)*.

Der klinische Befund ergibt äußerlich die Zeichen einer zehrenden Allgemeinerkrankung, wenn es auch hin und wieder recht gut aussehende, kräftig

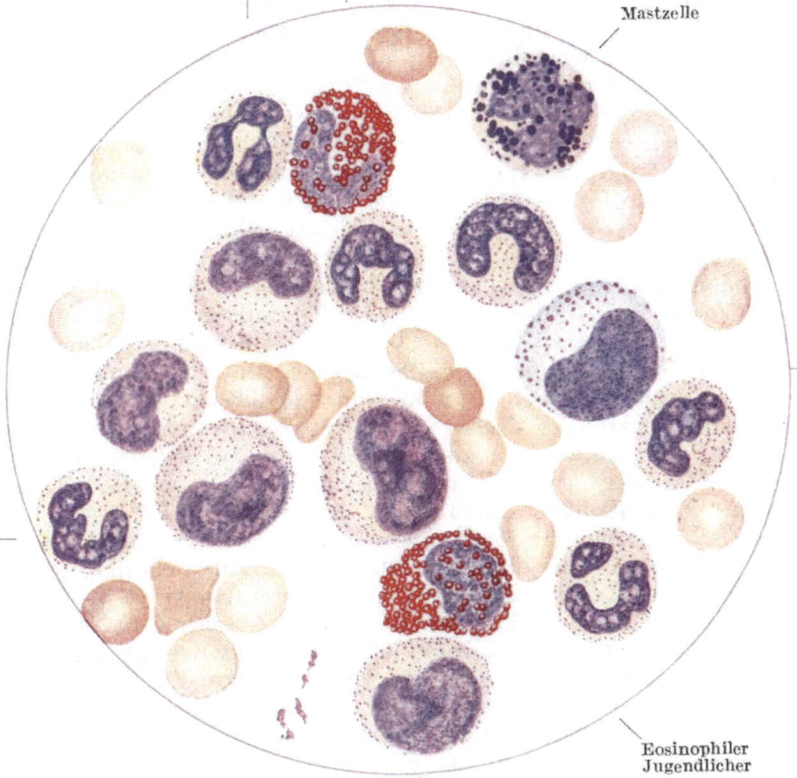

Abb. 29. **Blutbild bei chronischer Myelose.**

erscheinende Kranke gibt. Im Vordergrund des objektiven Befundes steht fast immer der große Milztumor, dessen Fehlen bei der chronischen Myelose zu den größten Seltenheiten gehört. Er ist von beträchtlicher Größe und erreicht die Nabellinie, mitunter den Beckenkamm. Die Palpation ergibt eine glatte Oberfläche und deutlich fühlbare Milzkerben. Der Milztumor ist bei der chronischen Myelose am größten, bei der chronischen Lymphadenose kleiner und bei den akuten Leukosen noch kleiner. Nicht selten sind Milzinfarkte, welche heftige Schmerzen auslösen können, auch Milzblutungen und -rupturen kommen vor. Neben der Milz ist meist auch die Leber vergrößert und hart. Lymphdrüsenschwellungen sind selten. Am Skeletsystem findet man röntgenologisch feine periostale Beläge und fleckförmige Aufhellungen. Neben diesen Hauptsitzen der Erkrankung kommen Wucherungen myeloischer Zellen auch bei der chronischen Myelose gelegentlich überall vor, besonders in den Lungen, in Magen und Darm, in den Tonsillen, in der Haut, in Gehirn, Rückenmark und peripheren Nerven, im Innenrohr, im Augenhintergrund und lösen entsprechende Symptome aus. Erwähnt sei noch der qualvolle leukämische Priapismus, der manchmal einen chriurgischen Eingriff nötig macht.

Der Blutbefund. Das hervorstechendste Merkmal ist die hochgradige Vermehrung der Leukocyten, die manchmal schon makroskopisch vor allem im Senkungsröhrchen erkennbar ist. Die Zahl der Leukocyten schwankt zwischen einigen 10000—500000 und mehr. Das gefärbte Ausstrichpräparat läßt die bunte Reihe aller myeloischen Zellformen vom Myeloblasten, den verschiedenen Myelocyten bis zu den Stab- und Segmentkernigen erkennen. Die Basophilen und Eosinophilen sind oft stärker als normal vermehrt, namentlich das vermehrte Auftreten von Mastzellen ist oft ein feines Kriterium einer sonst aleukämisch verlaufenden chronischen Myelose. Die Lymphocyten stehen relativ ganz im Hintergrund. Dagegen kommen kernhaltige Rote fast regelmäßig im peripheren Blut vor. Der Hämoglobin- und Erythrocytengehalt des Blutes ist anfangs noch normal. In fortgeschrittenen Fällen findet sich eine zunehmende normochrome Anämie. Die Erythrocyten zeigen dann auch eine stärkere Aniso- bis Poikilocytose. Manchmal geht die Anämieentwicklung der Leukämie voraus. Dann wird eine aplastische Anämie diagnostiziert, die erst final dem Bilde einer myeloischen Leukämie weicht. Aber auch polycythämische Vorstadien wurden gesehen. Die Thrombocyten sind anfangs meist vermehrt und nehmen später ab; doch ist die begleitende hämorrhagische Diathese nicht immer thrombopenischer Natur. Im Knochenmark findet sich eine starke Vermehrung der Granulocyten und ihrer Vorstufen, sonst wenig für Leukämie Charakteristisches. Blutchemisch ist der Harnsäurespiegel stark erhöht, was sich aus dem starken Zellkernzerfall erklärt. Auch im Harn findet sich entsprechend vermehrte Harnsäure, oft in Krystallen, die zu Steinbildung und Nierenkoliken Anlaß geben.

Verlauf. Die chronische Myelose ist eine langsam hinschleichende, schließlich durch Kachexie oder interkurrente Infekte zum unaufhaltsamen Ende führende Krankheit. Ihre Dauer wird auf durchschnittlich 3—4 Jahre geschätzt, doch kommen auch Fälle mit 10—15 Jahre langer Dauer vor. Auch ist zu bedenken, daß wir das prämorbide Vorstadium der Krankheit nicht kennen, so daß eine genaue Bestimmung der Krankheitsdauer schwer möglich ist. Der Anfangspunkt liegt in den meisten Fällen schon bei recht ausgesprochenen klinischen Befunden. Das Ende der Erkrankung tritt oft ziemlich plötzlich und dramatisch ein. Oft kommt es dabei zu starken Fieberreaktionen, zu plötzlich stärkerer Zunahme des Milztumors, zu starkem Abfall des Hämoglobins und der Erythrocyten. Die Leukocytenzahlen können plötzlich stark ansteigen oder abfallen. Meist bricht eine hämorrhagische Diathese aus. Im Blutbild zeigt sich eine starke Zunahme der unreifen Zellformen. Der Kranke verfällt zusehends, wird unruhig und verliert schließlich Orientierung und Besinnung. Der Tod erfolgt meist im Koma. Blutchemisch sieht man dabei ein starkes Ansteigen der Harnsäure und des Reststickstoffes (leukämische Krise). Nicht selten wird diese durch eine Röntgenbestrahlung oder eine Urethanbehandlung ausgelöst.

bb) Chronische Myelose mit Überwiegen besonderer Zellformen.

Außer dem gewöhnlichen Zellbild gibt es vereinzelte Fälle, bei denen die Mastzellen oder die Eosinophilen das Bild beherrschen. Man hat von einer Mastzellenleukämie oder Eosinophilenleukämie gesprochen. Manchmal steht die Vermehrung der Megakariocyten im Vordergrund. Die Mehrzahl der Megakariocytenleukämien verläuft jedoch aleukämisch.

cc) Die aleukämische Myelose.

Dasselbe oben geschilderte Krankheitsbild kann genau so ohne Zellausschwemmung ins periphere Blut verlaufen. Dann liegt das Bild der aleukämischen Myelose vor. Wenn auch die Gesamtleukocytenzahl dabei völlig normal oder sogar vermindert sein kann, so erkennt man das Vorliegen einer Leukämie doch imeist an der veränderten qualitativen Zusammensetzung. Die Zellen der myeloschen Reihe sind gegenüber den Lymphocyten vermehrt. Auch findet sich meist eine starke Linksverschiebung bis zu Myelocyten, Promyelocyten oder Myeloblasten. Auffällig ist oft die Vermehrung der Mastzellen. Im roten Blutbild liegt oft eine normochrome Anämie vor. Nicht selten finden sich kernhaltige Rote im peripheren Blut. Ist deren Zahl groß, so spricht man von Erythroleukämie. In Zweifelsfällen ergibt die Punktion des großen Milztumors den typischen Befund myeloischer Zellen und sichert dadurch die Diagnose Manche aleukämischen Myelosen sind durch eine besondere Megakariocyten. oder Erythroblastenvermehrung gekennzeichnet. Sie verlaufen meist leukopenisch und nicht selten gutartiger als die gewöhnlichen Myelosen.

dd) Die chronisch leukämische Lymphadenose (chronische lymphatische Leukämie).

Die chronische lymphatische Leukämie ist weniger häufig als die myeloische Form und mehr eine Erkrankung des höheren Alters. Ihr Verlauf ist auch meist etwas gutartiger und länger dauernd.

Vorgeschichte. Die subjektiven Klagen sind dieselben wie bei der myeloischen Leukämie. Häufig sind es die von den Kranken selbst bemerkten, schmerzlosen Lymphdrüsenschwellungen, welche erstmals auf das Leiden aufmerksam machen. Manchmal sind es die Druckerscheinungen der Drüsentumoren, welche in Form von Neuralgien, Ischias oder eines raumbeengenden Prozesses im Mediastinum die ersten Symptome der Krankheit darstellen. Nicht selten wird zuerst der Hautarzt wegen Hautjucken, chronischem Ekzem, Strophulus, Pyodermien oder spezifischer leukämischer Infiltrate aufgesucht.

Der klinische Befund. Der Allgemeinzustand bei den Lymphadenosen ist meist besser als bei den Myelosen, so daß nicht selten die Arbeitsfähigkeit erhalten bleibt. Schließlich kommt es aber doch zu den bei der Myelose beschriebenen Allgemeinerscheinungen. Unter den Lokalerscheinungen stehen die Lymphdrüsenschwellungen im Vordergrund, die am häufigsten am Hals, in den Achselhöhlen und in der Leistenbeuge auftreten. Die Lymphdrüsen fühlen sich weich bis mittelhart an, gut abgrenzbar und verschieblich. Die Größe schwankt zwischen Bohnen- bis Apfelgröße. Neben den äußeren Drüsen sind auch die inneren befallen. Eine Einschmelzung und Erweichung kommt niemals vor. Außer den Lymphdrüsen ist gewöhnlich auch die Milz vergrößert, jedoch lange nicht so hochgradig wie bei den Myelosen. Daneben kommen leukämische Lymphocyteninfiltrate wie bei den Myelosen in allen Organen vor. Bei symmetrischem Befall der Speichel- und Tränendrüsen entsteht das Mikuliczsche Syndrom. Im Gegensatz zu den Myelosen sind unspezifische Hauterscheinungen recht häufig. Sie können das ganze Gesicht verunstalten. Beim Mann sind häufig die Brustwarzen infiltriert. Sinnesorgane und das Nervensystem können in derselben Weise betroffen sein wie bei den Myelosen.

Der Blutbefund (Abb. 30) zeigt auch hier die enorme Vermehrung der Leukocyten, die aber in diesem Falle fast ausschließlich aus Lymphocyten bestehen. Es handelt sich bei den chronischen Fällen meist um typische kleine oder große reife Lymphocyten. Bei akuten Formen treten vermehrt unreife Stammformen (Lymphoblasten) auf. Daneben findet man fast regelmäßig im gefärbten Ausstrichpräparat zerquetschte und vacuolisierte Zellschatten, die sog.

GUMBRECHTschen Schollen. Sie sind für die Diagnose wichtig. Viel regelmäßiger als bei den Myelosen findet man eine normochrome Anämie aller Grade, welche in erster Linie durch die lymphatische Infiltrierung des Knochenmarks hervorgerufen ist. Vereinzelt kommen auch hypochrome Anämien oder hämolytische, ja selbst perniciosaähnliche Formen vor. Die Blutplättchen sind früher und stärker als bei den Myelosen vermindert, weshalb auch hämorrhagische Diathesen früher und häufiger beobachtet werden. Der Knochenmarksbefund kann für die Diagnose aleukämischer Formen entscheidend sein. Man

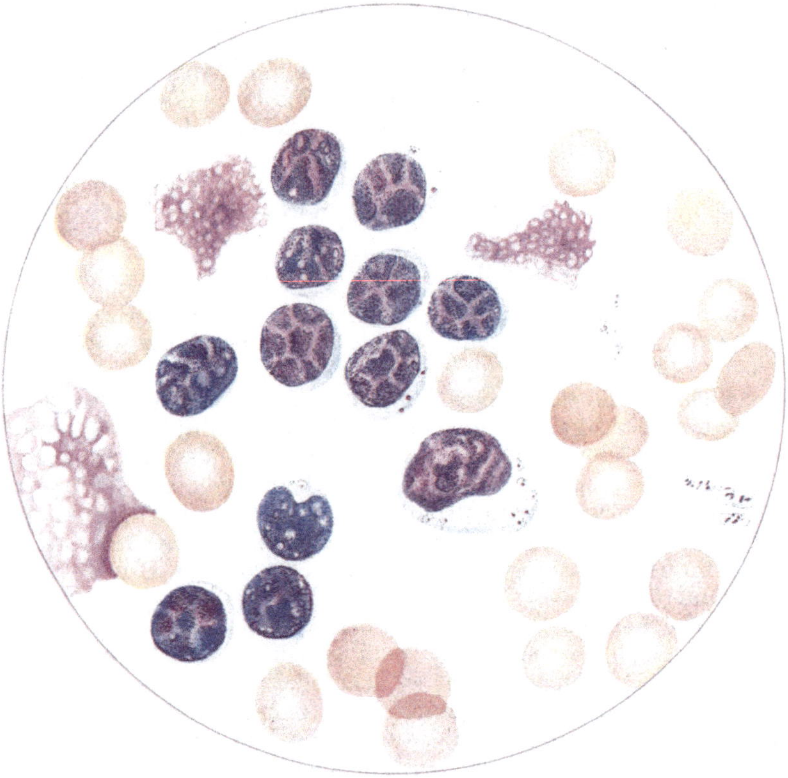

Abb. 30. Blutbild bei chronischer Lymphadenose.

findet schon frühzeitig eine diffuse Infiltrierung des Marks mit Lymphocyten. Vereinzelt sind auch Fälle ohne lymphatische Markinfiltrierung beobachtet. Neben dem typischen klinischen Bild kommen recht häufig namentlich in beginnenden Fällen nur auf einzelne Organe beschränkte Lymphadenosen vor. So kann die Erkrankung allein auf das Knochenmark beschränkt sein und dann das Bild einer aplastischen Anämie hervorrufen oder es findet sich ein isolierter Milztumor als einziges Zeichen der Lymphadenose. Auch eine lokale Beschränkung auf einzelne wenige Lymphdrüsen oder auf umschriebene Hautinfiltrate als einziges Zeichen der Erkrankung habe ich beobachtet.

Prognose und Verlauf sind etwas günstiger als bei den Myelosen. Die durchschnittliche Krankheitsdauer wird mit 4—5 Jahren gemessen. Es wurden aber Fälle mit 20—30jähriger Dauer beobachtet. Ungünstig wird die Prognose, wenn neue Drüsentumoren sich rasch bilden, wenn stärkere Abmagerung, eine schwerere Anämie, eine hämorrhagische Diathese oder ein fieberhafter Verlauf einsetzen. Dann ist meist in wenigen Monaten bis spätestens in einem Jahr das Ende zu erwarten. Nicht selten kommt es bei Lymphadenosen zu spontanen Remissionen mit Rückbildung des Blutbildes zur Norm, Rückgang der Drüsenschwellungen und Besserung der Anämie. Manchmal sind solche Remissionen durch fieberhafte Infekte ausgelöst.

ee) Die aleukämische Lymphadenose.

Die aleukämische Lymphadenose ist viel häufiger als die aleukämische Myelose. Meist ist auch hier im Differentialblutbild an der starken Lymphocytenvermehrung die Erkrankung noch erkennbar. Doch kommen auch Fälle mit gänzlich normalem Blutbild vor. Dann kann nur die Sternalpunktion durch Feststellung der meist vorhandenen lymphatischen Knochenmarksinfiltrierung die Diagnose sichern. Oft verlaufen aleukämische Lymphadenosen unter dem Bilde einer aplastischen Anämie. Wenn dabei Milztumor und Lymphdrüsenschwellung fehlen, kann die Diagnose recht schwierig sein.

Pathologisch anatomisch zeigt die chronische Myelose und Lymphadenose die entsprechende Infiltrierung in den befallenen Organen, wobei nur ein Unterschied in der Infiltrierung der Leber insofern besteht, als die lymphatischen Infiltrate meist inselartig im periportalen Gewebe liegen, während die myeloischen Infiltrationen der Leber diffus durchsetzen.

ff) Die Therapie der chronischen Leukosen

ist insofern in ein neues Stadium getreten, als wir heute neben den Röntgenstrahlen noch chemische Waffen in Form cytostatischer Stoffe besitzen, unter denen das Urethan und seine Derivate an erster Stelle zu nennen sind. Wenn damit auch nicht mehr erreicht werden kann als mit Röntgenbestrahlung, so bedeutet es doch eine wesentliche Vereinfachung der Behandlung, die auch dort durchgeführt werden kann, wo keine Bestrahlungsapparatur zur Verfügung steht. Im allgemeinen soll man mit Bestrahlung oder cytostatischer Behandlung nur dann vorgehen, wenn das Allgemeinbefinden subjektiv oder objektiv betroffen ist. Kranke, die sich völlig gesund fühlen und keine wesentliche Beeinträchtigung des roten Blutbildes zeigen, bedürfen dieser angreifenden Behandlung nicht. Da bei wiederholter Anwendung dieser Mittel ihre Wirkung nachläßt, sei man sparsam in der Handhabung. Reagiert der Kranke auf Bestrahlung oder Urethan mit höherem Fieber, mit stärkerer Abnahme des Hämoglobins und der Erythrocytenzahl oder mit dem Auftreten einer hämorrhagischen Diathese, so wird die Behandlung abgebrochen. Nach Rückgang der bedrohlichen Erscheinungen kann ein neuer Versuch unternommen werden. Sowohl die Behandlung mit Röntgenstrahlen oder radioaktiven Stoffen als auch mit cytostatischen Stoffen haben eine fortlaufende Blutbildkontrolle zur Voraussetzung, die mindestens 2—3mal wöchentlich durchzuführen ist. Bei steilem Abfall der Leukocyten wird mit der Behandlung ausgesetzt, bis die Leukocytenzahl gleichbleibt oder wieder ansteigt. In bezug auf die Technik der Bestrahlungen sei auf die speziellen Lehrbücher der Röntgentherapie verwiesen. Als Ersatz der Röntgentherapie wird in Amerika von Lawrence neuerdings die Behandlung mit künstlich radioaktivem Phosphor durchgeführt, welche der Bestrahlung gleichwertige Erfolge zeitigt.

Die Praxis der Urethanbehandlung. Das Äthylurethan, schon seit vielen Jahrzehnten als schwaches Narkoticum bekannt, wurde im Frühjahr 1946 von Patterson und Haddow in die Behandlung der Leukämien eingeführt. Es hemmt die Vermehrung der wuchernden Leukosezellen, während die normale Zellbildung nur wenig beeinflußt wird. Am meisten wenden wir heute das Äthylurethan an NH_2—COO—(C_2H_5), doch haben sich auch Phenyl- und Propylurethan bewährt. Das Äthylurethan ist ein bitterschmeckendes

Pulver. Es wird in Dosen von 2mal 1,0 g täglich bis zu maximal 6,0 g täglich verabreicht. Da es nicht selten starke Reizwirkungen auf den Magen ausübt, welche zu Appetitlosigkeit und Erbrechen führen, muß man zu intravenöser Anwendung (5 ccm einer 20%igen Lösung, evtl. verdünnt mit physiologischer Kochsalzlösung) oder zu rectaler Applikation (100 ccm einer 2%igen Lösung, evtl. mehrmals täglich) übergehen. Der Erfolg der Behandlung geht aus Abb. 31 hervor.

Man gibt Urethan so lange weiter, bis die Leukocytenzahl unter 20000 abgesunken ist. Am besten sprechen chronische Myelosen an, doch kann man auch bei Lymphadenosen häufig einen Erfolg sehen. Tritt auf 2 g täglich innerhalb 8—14 Tagen kein Abfall der Leukocyten ein, so muß die Dosis

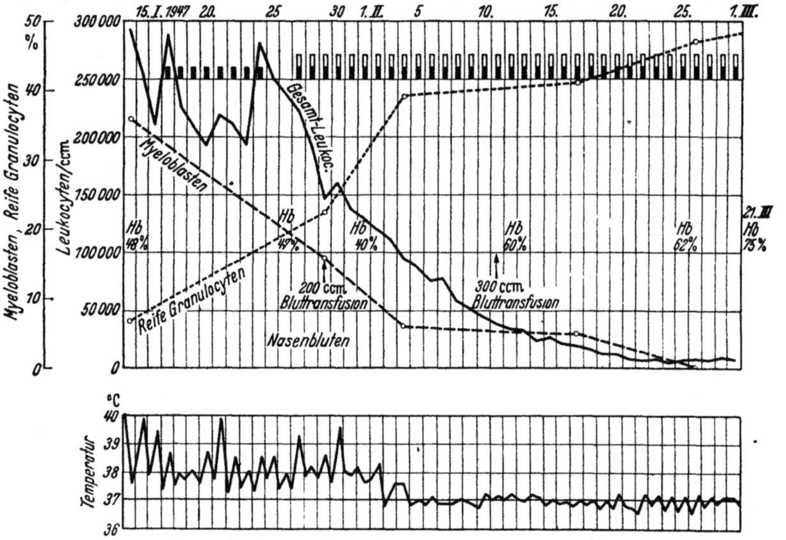

Abb. 31. Urethanbehandlung einer chronischen Myelose.
▮ 2 g per os; ▯ 2 g per os und 2 g i.v.

erhöht werden. Es kommt vor, daß man viele Wochen keinen Erfolg sieht, zuletzt aber das gewünschte Ergebnis doch noch erzielt. Die Behandlung darf auf keinen Fall zu früh als ergebnislos aufgegeben werden. Mitunter tritt der Leukocytenabfall erst nach Absetzen des Mittels ein und führt dann noch zum Erfolg. Auch die Urethanbehandlung ist *nicht ohne Gefahr*. In seltenen Fällen scheint es, wie auch die Röntgenstrahlen, eine gefährliche unreifzellige Phase, also einen Myeloblasten- oder Lymphoblastenschub manchmal unter dem Bilde einer aplastischen Anämie auszulösen. Auch wird durch Urethan die Abwehrfähigkeit des Organismus geschwächt, so daß interkurrente Infekte, besonders Pneumonien auftreten. Mitunter sieht man unter Urethan einen leichten Ikterus auftreten, der aber im allgemeinen kein ominöses Zeichen darstellt. Jede Urethan- ebenso wie eine Bestrahlungsbehandlung schwächt den Organismus und verschlechtert sogar den Allgemeinzustand. Um so schöner tritt nachher ein Aufblühen und eine wesentliche Besserung des Allgemeinzustandes ein. Die Allgemeinempfindlichkeit gegen Bestrahlung und Urethan ist verschieden, so daß die einen Urethan, die anderen Bestrahlung angenehmer empfinden. Fälle, die auf Urethan mit Fieber reagieren, oder bei denen das Hämoglobin stark abstürzt oder eine hämorrhagische Diathese auftritt, sind für die Behandlung ungeeignet. Neben dem Urethan wird neuerdings auch ein Gelbkreuzabkömmling, das Stickstofflost, für die Behandlung der Leukämien herangezogen, doch ist dieser Stoff viel toxischer und eignet sich nur für klinische Behandlung.

β) Die unreifzelligen Leukosen (akute Leukämien).

Das klinische Bild der unreifzelligen Leukosen ist so weitgehend von dem der reifzelligen verschieden, daß man wiederholt ihre völlige Abtrennung als eigenes Krankheitsbild gefordert hat. Jedoch ist die Wesensverwandtschaft dieser beiden Prozesse durch zahlreiche Übergänge und Verbindungen eine so enge, daß diese Abtrennung unberechtigt erscheint. Die Mehrzahl der chronischen Leukosen gehen im finalen Stadium in die bösartige unreifzellige Form über. Der Begriff der unreifzelligen Leukosen ist auf die Qualität der Zellen begründet, welche den höchsten Grad der Unreifheit sowie alle Zeichen einer malignen Entartung wie Verschiebung des Kernprotoplasmaverhältnisses, enorme Vergrößerung der Nucleolen, Mitosestörungen, starke Polymorphie und Verlust der Fähigkeit zur weiteren Differenzierung, zeigen. Darin stimmt die unreife Leukosezelle mit der Krebszelle überein. Die Zahl der Leukocyten im strömenden Blut ist dabei ohne jede Bedeutung. Im Gegenteil sind aleukämische Fälle bei der unreifzelligen Leukose viel häufiger als leukämische, da die unreifen Zellen keine Ausschwemmungstendenz mehr zeigen. Auch die Natur der vorliegenden Zelle ist für den klinischen Verlauf bedeutungslos. Auch ist die Atypie oft so stark, daß eine sichere Unterscheidung kaum möglich erscheint. Früher sah man sie meist als akute Lymphadenosen, unter Naegelis Einfluß als akute Myeloblastenleukämien an. In Wirklichkeit kommen beide Formen vor. Daneben treten bei akuten Leukosen nicht selten auch Monocyten oder monocytoide Zellen in Erscheinung.

Das klinische Bild. Die Erkrankung tritt meist plötzlich mit alarmierenden Erscheinungen auf. Neben einer starken Mattigkeit, Abgeschlagenheit, schwerem Krankheitsgefühl, Kopfschmerzen, Schlaflosigkeit, Schweißausbrüchen, Appetitlosigkeit und Atemnot treten sehr rasch Zeichen der Gewebsirresistenz besonders in der Mund- und Rachenschleimhaut, sowie Blutungsneigung auf. Man sieht schwere nekrotisierende Tonsillitiden, Stomatitis, Zahnfleischnekrosen, Noma der Wangen, Gangrän des harten Gaumens. An den Schleimhautumschlagsstellen greifen die Nekrosen manchmal auch auf die Gesichtshaut und auf tiefere Gewebsschichten von Lippen, Nase oder Augenlidern über. Im Anschluß an die Mundnekrosen treten schmerzhafte Drüsenschwellungen an den Kieferwinkeln und am Hals auf. Geschwüre im Magen-Darmkanal können zu Blutungen oder Perforationsperitonitis Anlaß geben. Nicht selten kommen die Kranken wegen der Munderscheinungen zuerst zum Hals- oder zum Zahnarzt. An den inneren Organen findet sich eine leichte Vergrößerung von Milz und Leber. Der Milztumor ist jedoch im Vergleich zu reifzelligen Leukosen klein und erreicht oft nicht einmal den Rippenbogen. Er fühlt sich auch weicher an als bei der chronischen Leukämie. Die Leber ist häufig stark von den unreifen Leukosezellen durchsetzt. Am Herzen findet man die typischen anämischen Erscheinungen, manchmal findet sich eine Perikarditis und begleitende Pleuritis. Unreifzellige Infiltrate können sich in den verschiedensten Organen entwickeln, am häufigsten im Zentralnervensystem mit entsprechenden Folgen. Namentlich Bilder einer Querschnittsmyelitis wurden mehrfach beobachtet. Das Sensorium ist meist leicht getrübt und zuletzt komatös. Neben diesem stürmischen Verlauf gibt es aber auch Fälle, in denen der ganze Vorgang sich chronischer abspielt, oft durch Spontanremissionen unterbrochen, bei denen es nicht nur zu einer Besserung des Allgemeinzustandes, sondern auch zu einer völligen Normalisierung des Blutbildes kommt. Jedoch tritt nach mehr oder weniger langer Dauer die Krankheit mit neuen Schüben wieder hervor, die dann früher oder später das unvermeidliche Ende herbeiführen.

Das Blutbild ist durch das Auftreten der typischen unreifen Leukocyten charakterisiert. Die Leukocytenzahl ist dabei selbst bei ein und demselben Falle stark wechselnd, in der Regel vermindert. Aber selbst bei den leukämischen Fällen übersteigt die Leukocytenzahl selten 100000. Die unreife Leukosezelle selbst leitet sich meist vom Myeloblasten ab, jedoch ist die Zelle so stark verändert, daß schon NAEGELI von Paramyeloblasten sprach. Diese sind entweder kleinzellig (Mikromyeloblasten) oder großzellig und dann meist stark polymorph. In manchen Fällen sind Granula eingelagert (promyelo-

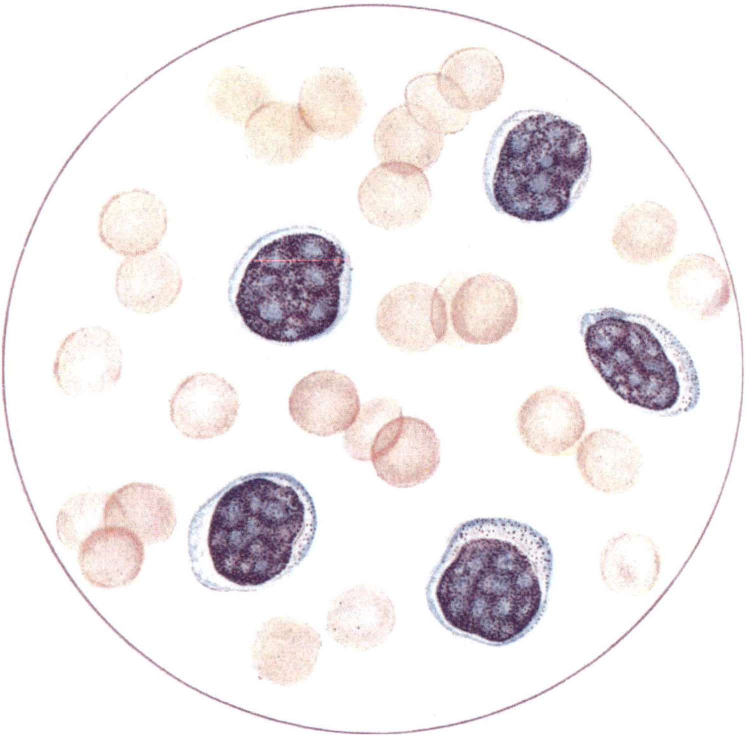

Abb. 32. Blutbild einer Paramyeloblastenleukämie.

cytoide oder monocytoide Paramyeloblasten). Der Kern ist meist auf Kosten des Protoplasmas vergrößert, zeigt oft Einbuchtungen oder Durchschnürungen und auffällig große Nucleolen. Im Protoplasma finden sich manchmal stäbchenförmige Einschlüsse (AUER-Stäbchen). Neben den Paramyeloblasten kommen reife Granulocyten ohne Übergang zu diesen vor, was NAEGELI bereits als Hiatus leucaemicus bezeichnet hat. Im roten Blutbild entwickelt sich in allen Fällen eine normochrome Anämie, die oft extreme Grade annimmt. Auch die Blutplättchen sind meist stark vermindert und qualitativ geschädigt, so daß es zur hämorrhagischen Diathese kommt. Noch deutlicher als das periphere Blut läßt das Markpunktat das Vorliegen einer unreifzelligen Leukose erkennen. Meist finden sich die geschilderten Leukosezellen massenhaft im Markpunktat, jedoch kann man bei manchen Punktionen auch ein leeres Mark finden, da nicht selten im Knochenmark myeloblastische Wucherungen mit aplastischen Bezirken abwechseln. Erst mehrfache Punktionen an verschiedenen Stellen können dann die Diagnose sichern.

Beziehungen zur aplastischen Anämie. Die unreifzellige leukotische Markentartung führt zu dem klassischen Erscheinungsbild einer Panmyelophthise mit Anämie, granulocytotischen Geschwürsbildungen und thrombopenischen Hämorrhagien. Die aleukämischen Fälle der unreifzelligen Leukosen zeigen auch häufig das periphere Blutbild einer aplastischen Anämie, da die typischen Leukosezellen oft nicht ausgeschwemmt werden. Ist die unreifzellige Leukose nur auf das Knochenmark beschränkt, so ist überhaupt kaum mehr ein Unterschied zur aplastischen Anämie mit „hyperplastischem" Mark vorhanden. In der Tat haben die neueren Untersuchungen der Freiburger Klinik ergeben, daß viele aplastische Anämien in Wirklichkeit marktbeschränkte unreifzellige Leukosen sind. Aber selbst die seltenen Fälle, bei denen man bei der Panmyelophthise ein völlig aplastisches Fettmark findet, können sehr wohl Endausgänge solcher Leukosen sein; denn es ist bekannt, daß der leukotische Prozeß oft mit einer Markaplasie endet.

Verlauf. Die unreifzelligen Leukosen führen meist nach Wochen oder Monaten zum Tode. Es kommen jedoch, wie schon betont, auch Fälle mit chronischerem Verlauf vor, die sich über 1—2 Jahre hinziehen können Heilungen sind nur äußerst selten beobachtet, und müssen mit größter Skepsis betrachtet werden. Die unreifzelligen Leukosen gehen gewöhnlich an Sekundärinfektionen zugrunde, da die Abwehrkräfte durch die schwere Knochenmarkerkrankung stark darniederliegen. Meist sind es Streptokokken, Colibacillen, Enterokokken oder Tuberkelbacillen, die zu einer foudroyanten Sepsis oder einer Miliartuberkulose führen. Man hat diese Infektionen früher vielfach als das primäre angesehen und geglaubt, daß sie die Ursache der Leukämie seien. Die bessere Diagnostik besonders mit Hilfe der Markpunktionen hat diesen Irrtum aufgeklärt.

Die Therapie ist leider wenig erfolgversprechend; weder Röntgenstrahlen noch Urethan haben einen größeren Effekt, doch habe ich mit letzterem in seltenen Fällen Remissionen herbeiführen können. Wirksam sind auch Bluttransfusionen zur Hebung der Abwehrkräfte, die man mindestens einmal wöchentlich durchführen soll. Im übrigen gibt man Eisen, Leberextrakte, Vitamine oder Arsen. Französische Ausoren haben neuerdings mit Exsanquinotransfusionen, bei denen das kranke Blut entfernt und völlig durch gesundes ersetzt wird, bemerkenswerte Besserungen erzielt.

γ) Tumorbildende Leukämieformen.

Ganz besonders wird die neoplastische Natur der Leukosen durch das Vorkommen echter Tumorbildungen bewiesen, die aus Blutzellen aufgebaut sind, und deren Zellen recht häufig auch ins periphere Blut übertreten. Sie sind entweder aus Zellen der myeloischen oder der lymphatischen Reihe aufgebaut. Zu den Geschwülsten der myeloischen Reihe gehören:

aa) Die Myeloblastome,

die aus den verschiedensten Myeloblastenformen aufgebaut sind. Die Diagnose ist einfach, wenn im peripheren Blut gleichzeitig eine Myeloblastenleukämie vorliegt. Die aleukämisch verlaufenden Fälle können durch Punktion des Tumors und des Knochenmarks geklärt werden. Im Markpunktat findet man immer typische Myeloblastenwucherungen.

bb) Die Chlorome,

welche grünlich wachsende Geschwülste bilden und aus Myeloblasten aufgebaut sind. Die Grünfärbung rührt von einem porphyrinartigen Farbstoff her. Sie entwickeln sich hauptsächlich im Periost vor allem des Schädels.

Sie sind fast immer multipel und können mit oder ohne leukämischem Blutbild verlaufen. In seltenen Fällen kommen Chlorome isoliert vor, die durch Bestrahlung oder Operation unter Umständen zur Ausheilung gebracht werden können.

Vom lymphatischen System leiten sich ab:

cc) Die Lympholeukosarkomatosen.

Die Tumoren können eine erhebliche Größe erreichen und manchmal auch die Drüsenkapsel durchbrechen. Die Leukämie kann vorausgehen oder nachfolgen.

dd) Das eigentliche Lymphosarkom (KUNDRAT).

Es tritt vor allem in jüngeren Jahren auf und ist vorzugsweise an den Lymphdrüsen des Halses, des Rachens und der Tonsillen sowie des Mediastinums und der hinteren Bauchwand lokalisiert. Es handelt sich um eine echte maligne Entartung der Lymphocyten, die schrankenlos unter Aufhebung der normalen Struktur das Lymphdrüsengewebe durchsetzen, häufig die Kapseln durchbrechen und auch in die Nachbarschaft infiltrierend einwachsen. Die Metastasierung erfolgt gewöhnlich auf dem Lymphwege oder ins Knochenmark. Dadurch kommt es zu einem generalisierten Bilde, das man als Lymphosarkomatose bezeichnet. Das klinische Bild hängt vom Sitz der Tumoren ab, die starke Kompressionserscheinungen auf die Umgebung ausüben. Die Erkrankung führt in der Regel in 1—2 Jahren zum Tode. Die Diagnose ist am sichersten durch eine histologische Untersuchung einer exstirpierten Lymphdrüse oder aus dem Lymphdrüsenpunktat zu stellen. Therapeutisch kommen neben Röntgenstrahlen auch Urethan- und Lostbehandlung in Frage.

b) Die Hämoblastosen des retikuloendothelialen Systems.

Die Zellen des retikuloendothelialen Systems sind die Mutterzellen des Blutes. Sowohl die Erythrocyten wie die Granulocyten und Lymphocyten verdanken letzten Endes ihren Ursprung der Differenzierung der Reticulumzellen. Aus diesem genetischen Zusammenhang erklärt sich die enge Koppelung, die zwischen Blutzellen und Reticulumzellen besteht. Die beiden Zellgruppen nehmen in gleicher Weise am pathologischen Geschehen Anteil: Bei allen Vorgängen, bei denen es zu Reaktionen der Leukocyten oder Lymphocyten kommt, sehen wir auch eine Reaktion am Reticulumzellapparat, nur mit dem Unterschied, daß die letzteren Zellen im allgemeinen nicht ins periphere Blut übertreten. Hämatologisch unterscheiden wir zwei Hauptgruppen der Reticulumzellen: 1. Die einfachen Reticulumzellen (lymphoide Reticulumzellen), welche das Grundgewebe der Lymphdrüsen, der Milz und des Knochenmarks bilden, und 2. die Plasmazellen, die durch ihr basophiles, häufig vacuolisiertes Protoplasma und ihre oft radspeichenartige Kernstruktur mit perinucleärer Aufhellung erkennbar sind. Sie kommen extramedullär in Lymphdrüsen und Milz und medullär als Knochenmarksplasmazellen vor. Sie haben eine besondere Bedeutung im Eiweißstoffwechsel, indem sie bestimmte Eiweißkörper bilden und sezernieren.

Unter pathologischen Bedingungen sehen wir eine Vermehrung der Reticulumzellen als *Reaktion* aus den verschiedensten infektiösen und toxischen Anlässen. Diese Reaktionen hängen aufs engste mit den Abwehrvorgängen zusammen. Wir sehen sie deshalb auch bei malignen Tumoren. Neben diesen reaktiven Veränderungen gibt es ebenso wie bei den Blutzellen *geschwulstmäßige Wucherungen*, die entweder generalisiert in Erscheinung treten *(Retotheliosen)* oder als lokalisierte, meist multiple Geschwülste auftreten *(Retothelsarkom)*. Eine besondere Form retikulärer Geschwulstbildung, die man früher für entzündlich gehalten hatte, ist das *Lymphogranulom*. Die Geschwülste der Plasmazellen nennt man *Plasmocytome*. Vom Knochenmark ausgehende Plasmocytome werden auch multiple Myelome genannt.

α) Die Retotheliose (Retikulose)

stellt eine diffuse generalisierte Wucherung der Retothelien meist von Milz und Lymphdrüsen dar, wobei jedoch auch Ausbreitungen in anderen Organen, wie Niere, Haut, Knochenmark nicht selten sind. Es handelt sich um einen leukämieparallelen Prozeß des Reticulumzellsystems. Da die Reticulumzellen gewöhnlich seßhaft sind, verläuft die Erkrankung meist aleukämisch, doch kommen auch leukämische Formen durch Abstoßung der gewucherten Reticulumzellen ins periphere Blut vor, die ein monocytenähnliches Aussehen haben. Es liegt dann die retikuläre Form einer Monocytenleukämie vor (Typ Schilling), während man die von einer Myeloblastenwucherung sich ableitende Form der Monocytenleukämie als Typ Naegeli bezeichnet.

Das klinische Bild dieser aleukämischen und leukämischen Retotheliosen zeigt im Verlauf große Ähnlichkeit mit dem Bilde der akuten Leukämie. Es handelt sich um eine schwere, zum Schluß oft fieberhaft verlaufende Erkrankung mit raschem Verfall, häufig von Sekundärinfektionen begleitet. Meist findet sich ein Milztumor sowie eine Vergrößerung von Leber und Lymphknoten. Fast regelmäßig besteht eine nicht beeinflußbare aplastische Anämie, oft eine hämorrhagische Diathese, im weißen Blutbild teils Leukocytose, teils Leukopenie, oft mit Mono- oder Lymphocytose. Die Prognose ist absolut infaust. Die Krankheitsdauer beläuft sich auf Wochen bis höchstens 1—2 Jahre.

β) Das Retothelsarkom.

Entsprechend dem Hauptsitz der Reticulumzellen entwickeln sich ihre malignen Geschwülste vorwiegend in den Lymphdrüsen oder im Knochenmark. Die von den Lymphdrüsen ausgehenden Retothelsarkome kommen in allen Lebensaltern vor und gehen am häufigsten von den Halslymphdrüsen, den Tonsillen, den mediastinalen und retroperitonealen Lymphdrüsen aus, doch gibt es auch Retothelsarkome der Milz, der Darmschleimhaut, des Nasen-Rachenraumes. Histologisch unterscheidet man unreif-zelligere von reiferen, Fibrillen bildenden Formen. Das klinische Bild deckt sich weitgehend mit dem des Lymphosarkoms und nur die histologische Untersuchung deckt den Unterschied auf. Generalisierte Formen (Retothelsarkomatosen) sind häufig. Übergänge zum Lymphogranulom sind mehrfach beobachtet. Das Retothelsarkom des Knochens wird auch als Eving-*Sarkom* bezeichnet. Es bevorzugt das jugendliche Alter und hat seinen Sitz vor allem in den langen Röhrenknochen. Von hier aus erfolgt die Metastasierung in andere Knochen, aber auch in Lymphdrüsen und innere Organe.

γ) Das Myelom (Kahlersche Krankheit oder myelogenes Plasmocytom).

Im Gegensatz zu früheren Auffassungen, wonach die Myelome sich aus den verschiedensten Blutzellen aufbauen, ist heute gesichert, daß es sich dabei um Geschwülste der Knochenmarksplasmazellen handelt. Die Erkrankung befällt in der Regel das mittlere und höhere Lebensalter. Es kommt dabei zu umschriebenen Wucherungen, welche den Knochen auflösen. Lieblingssitz ist die Schädelkalotte, Rippen und Wirbelsäule. Extramedulläre Metastasen in inneren Organen oder Schleimhäuten kommen vor. Die Erkrankung beginnt schleichend, häufig mit „rheumatischen“ Schmerzen, besonders im Rücken und in der Kreuzbeingegend. Im weiteren Verlauf kommt es zu Zerstörungen des Knochens, zu Knochendeformierungen und Spontanfrakturen. Durch

Druck der Tumoren auf Nervenwurzeln oder Rückenmark entstehen die verschiedensten neurologischen Symptome. Diagnostisch sind die Veränderungen im Eiweißstoffwechsel charakteristisch, die sich in Form der Paraproteinämie und -urie sowie der Paramyloidose äußern. Es kommt dabei zu pathologischen Eiweißbildungen oder zu enormer Vermehrung einzelner Globulinfraktionen, die besonders schön im Elektrophoresediagramm zur Darstellung kommen

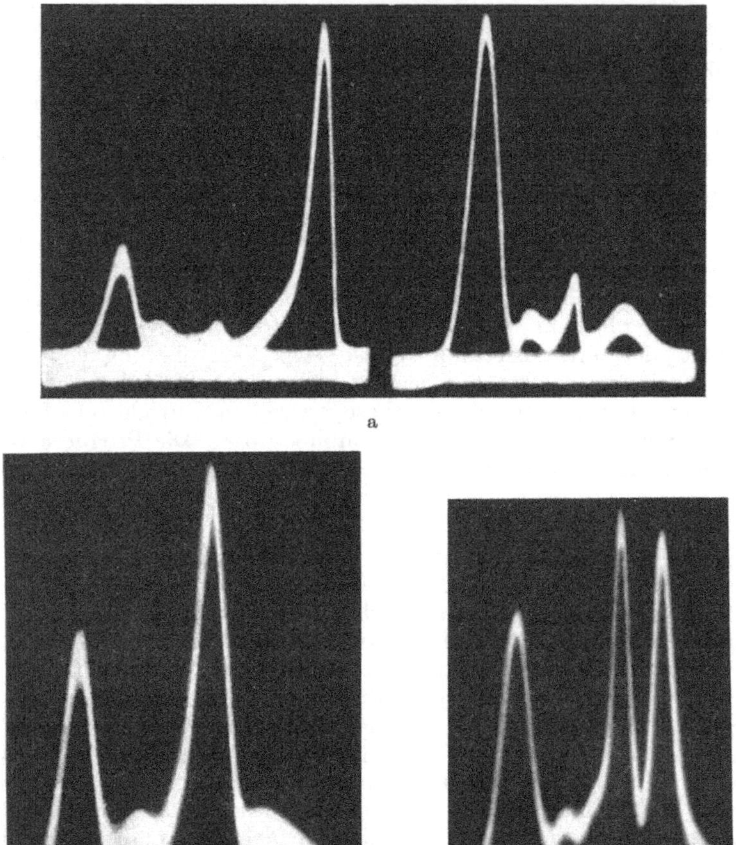

Abb. 33 a—c. Elektrophoresediagramme verschiedener Plasmocytome: a γ-Plasmocytom neben Normalserum; b β-Plasmocytom; c β-γ-Plasmocytom (sämtlich aus WUHRMANN-WUNDERLY: Die Bluteiweißkörper des Menschen [Basel: Benno Schwabe 1947]).

(Abb. 33). Man hat je nach der vermehrten Bildung einzelner Globulinfraktionen α-, β- oder γ-Plasmocytome unterschieden. Im Harn findet man eine Albuminurie, in manchen Fällen den sog. BENCE-JONESschen Eiweißkörper, der dadurch gekennzeichnet ist, daß er beim Erwärmen auf 50—70° ausfällt und beim weiteren Erhitzen wieder in Lösung geht. Das Gesamteiweiß des Blutserums ist meist stark erhöht, ebenso der Calciumgehalt. Infolge der veränderten Zusammensetzung der Plasmakolloide kommt es zu einer enormen Senkungserhöhung mit starker Agglomeration der Erythrocyten, so daß ihre Zählung in der Kammer oft nicht möglich ist. Im weiteren Verlauf der Erkrankung kommt es häufig zu Amyloidablagerung. Das Blutbild ist uncharakteristisch, dagegen zeigt das *Knochenmark* meist eine starke Vermehrung der Knochenmarksplasmazellen, oft mit großer Nucleolenbildung (Myelomzellen, Abb. 34). *Die Prognose* der Erkrankung ist infaust. Die Krankheitsdauer schwankt zwischen 2—7 Jahren. *Die Diagnose* läßt sich aus dem Röntgenbild, aus dem Knochenmarkspunktat und aus den beschriebenen Eiweißveränderungen im Serum und im Harn meist leicht stellen. *Die Therapie* war bis vor kurzem noch völlig machtlos, da die Myelome wenig strahlenempfindlich sind. Neuerdings hat man mit cytostatischen Stoffen, wie Stilbamidin oder Pentamidin oder in vereinzelten Fällen auch mit Urethan Erfolge erzielt.

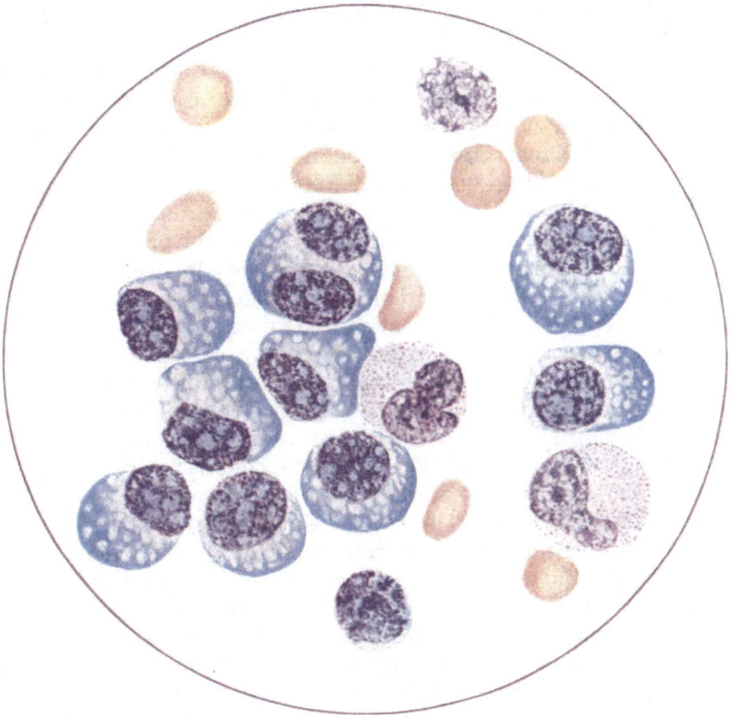

Abb. 34. Knochenmarkspunktat eines Myeloms.

Extramedulläre Plasmocytome. Diese Geschwülste gehen von extramedullären Plasmazellen aus und sitzen häufig im harten oder weichen Gaumen, Konjunktiven oder Lymphdrüsen.

Diffuses Plasmocytom (diffuses Myelom). Dabei kommt es nicht zu tumorartiger Wucherung, sondern zu einer gleichmäßigen, diffusen Durchsetzung des Knochenmarks mit Plasmazellen unter Rarefizierung der Knochenbälkchen, so daß das Bild einer Osteoporose, mit der diese Fälle meist verwechselt werden, besteht. Im Blutbild findet sich meist eine aplastische Anämie. Die Störungen im Eiweißstoffwechsel können vorhanden sein oder fehlen. Verlauf, Prognose und Therapie sind wie beim Myelom.

Plasmazelleukämie. Die gewucherten Plasmazellen können auch ins Blut übertreten, mitunter in solcher Zahl, daß ein leukämisches Blutbild entsteht (Plasmazellenleukämie). Das diffuse Plasmocytom kann man auch als aleukämische Plasmazelleukämie auffassen. Gerade die Plasmazellwucherungen zeigen besonders schön den Zusammenhang von geschwulstartiger und leukämischer Wucherung.

δ) Das Lymphogranulom (malignes Granulom, STERNBERGsche Krankheit, HODGKINsche Krankheit).

Während man bis vor kurzem noch das Lymphogranulom als entzündliche Wucherung auffaßte, da an seinem Gewebsaufbau vielerlei Zellen beteiligt sind und der klinische Verlauf mit den periodischen Fieberschüben an eine Infektionskrankheit erinnert, kommt man jetzt auf Grund cytologischer Studien der wuchernden Zellen sowie ihrer Reaktion auf cytostatische Stoffe, ferner der Irreversibilität des Prozesses zur Vorstellung der neoplastischen Natur der Erkrankung. Das Lymphogranulom befällt etwas häufiger Männer als Frauen. Es kommt in allen Lebensabschnitten vor, am häufigsten im 3.—4. Lebensjahrzehnt. Die Vorgeschichte ergibt entsprechend dem bunten Wechsel der Erscheinungen ein verschiedenartiges Bild. Meist sind es Drüsenschwellungen, besonders am Hals, welche zuerst auf die Krankheit aufmerksam machen. Dazu kommen Allgemeinerscheinungen, wie Müdigkeit, Schwäche, Gewichtsabnahme, Nachtschweiße. Beim ersten Sitz der Erkrankung im Mediastinum und im Abdomen stehen lokale Reizerscheinungen des Thoraxraumes bzw. der Verdauungsorgane im Vordergrund. Als charakteristisch gilt auch Hautjucken, das aber nur bis in ein Viertel bis ein Fünftel der Fälle angegeben wird. Außerdem bestehen wechselnde Temperaturen. Zuerst werden meist die Halsdrüsen befallen, dann folgen etwa in gleicher Häufigkeit axilläre, subclaviculäre und mediastinale Drüsen.

Der Allgemeinzustand kann lange Zeit gut sein und erst im Endstadium tritt Kachexie ein. Das Fieber hat meist einen charakteristischen periodischen Verlauf (PEL-EBSTEIN), wobei hochfieberhafte Perioden mit fieberfreien abwechseln. Doch können die Fieberperioden auch subfebril verlaufen und dann leicht übersehen werden. Es gibt auch lange Zeit fieberfrei verlaufende Fälle. In den Fieberperioden ist häufig die Diazoprobe positiv. Die Drüsentumoren sind meist schmerzlos, von Erbsen- bis Pflaumengröße, meist prallelastisch, später hart. Zur Unterscheidung von tuberkulösen Drüsen ist wesentlich, daß Erweichungen und eitrige Einschmelzung nur äußerst selten vorkommen. Die Drüsentumoren sind meist multipel. Die Schwellung der mediastinalen Drüsen ergibt ein charakteristisches Röntgenbild. Die Milz ist in $^2/_3$ der Fälle als derber harter Tumor fühlbar, auch die Leber ist in 50% der Fälle befallen, was klinisch nur meist sehr wenig hervortritt. In etwa $^1/_5$ der Fälle finden sich Knochenmetastasen, am häufigsten an Wirbeln, seltener in Becken, Rippen und anderen Knochen. In etwa $^1/_3$ der Fälle kommen Lungenmetastasen vor, manchmal mit Kavernenbildung oder auch in Form kleiner miliarer oder proliferativer Herde. Ebenso häufig ist die Pleura mitbeteiligt, wobei es oft zu großen Exsudaten kommt. Seltener sehen wir Lymphogranulome im Magen-Darmkanal oder in der Haut. Seltene Metastasen sind in allen anderen Organen beschrieben worden. Im Blutbild entwickelt sich meist im Verlaufe der Erkrankung eine hypochrome Anämie mit starker Eisenverarmung des Blutplasmas. Die Blutsenkungsreaktion ist stark erhöht, ebenso das Serumkupfer. In seltenen Fällen sind hämolytische Anämien beim Lymphogranulom gesehen worden. Im weißen Blutbild ist nur die Lymphopenie einigermaßen charakteristisch. Sie findet sich in 90% der Fälle. Viel seltener findet sich eine Eosinophilie oder Monocytose. Die Gesamtleukocytenzahl ist meistens erhöht, nicht selten aber auch vermindert, besonders bei den abdominellen Formen. *Das Knochenmarkpunktat* ergibt nichts Wesentliches. Im *Drüsenpunktat* (Abb. 35) findet man reichlich Reticulumzellen und manchmal die mehrkernigen STERNBERGschen Riesenzellen. Dem klinischen Erscheinungsbilde nach unterscheidet man eine glanduläre Form, eine pulmonale Form, eine abdominelle und ossale Form, doch gehen die verschiedenen Typen häufig ineinander über. Vereinzelt sind auch isolierte extraglanduläre Lymphogranulomatosen beschrieben worden, die bei rechtzeitiger Entfernung sogar heilbar sind. *Pathologisch-anatomisch* zeigen die Lymphdrüsen eine vollkommene Zerstörung ihrer Struktur durch das typische Lymphogranulomgewebe, das im wesentlichen aus retikuloendothelialen Zellen besteht, von dem sich auch die STERNBERGschen Riesenzellen ableiten. Die häufig sich findenden eosinophilen Zellen sind reaktiv eingewandert und als ein allergisches Symptom auf das von den gewucherten Lymphogranulomzellen erzeugte pathologische

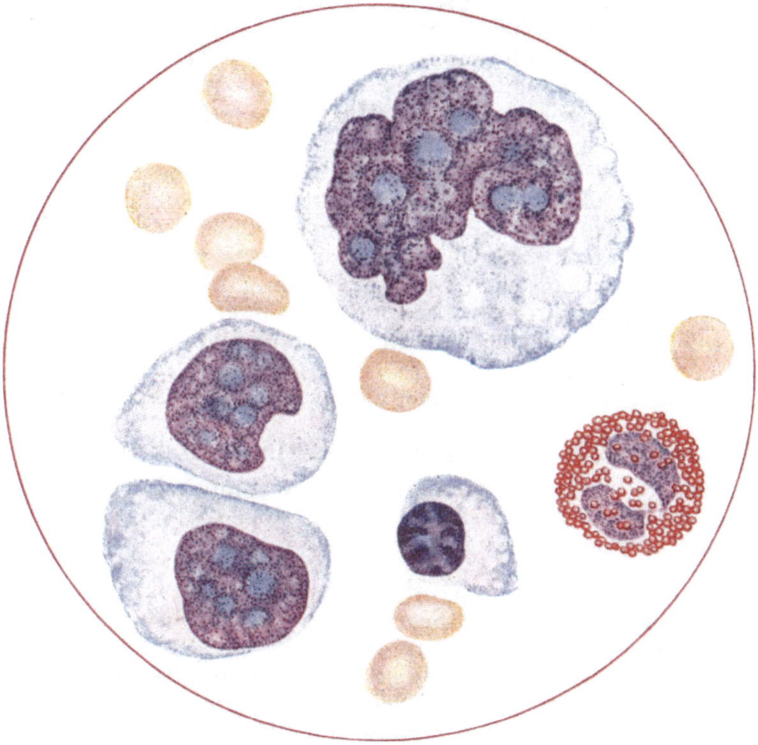

Abb. 35. Drüsenpunktat eines Lymphogranuloms.

Eiweiß anzusehen. In der Milz sind größere und kleinere Lymphogranulomherde knotenartig eingelagert und erzeugen das typische Bild der Porphyr- oder Bauernwurstmilz. *Die Diagnose* wird am sichersten durch Probeexcision, manchmal auch durch Lymphdrüsenpunktion gestellt, wenn nicht schon das typische klinische Bild die Erkennung ermöglicht. *Der Verlauf* der Erkrankung führt im allgemeinen in 2—5 Jahren zum Tode, doch gibt es nicht selten gefährliche akut verlaufende Fälle und daneben relativ gutartige bis zu 10 Jahren und mehr sich hinziehende Fälle. *Die Therapie* bestand bis vor kurzem in Röntgen- und Radiumbehandlung. Heute haben wir in Stickstofflost und Urethan noch wichtige Ergänzungen. Die Urethanbehandlung wird ebenso wie bei Leukämien durchgeführt und ist in etwa $^1/_2$ aller Lymphogranulomfälle erfolgreich. Nach Absetzen des Mittels tritt allerdings meist wieder rasches Wachstum ein; selbst strahlenresistente Fälle sprechen manchmal noch auf Urethan an. In neuerer Zeit ist in Amerika die Stickstofflostbehandlung (Nitrogen-Mustard von GOODMAN und WINTROBE) eingeführt worden. Nach den Erfahrungen der Freiburger Klinik gelingt es damit ebenfalls die Drüsenschwellungen vorübergehend zum Rückgang zu bringen. Eine endgültige Heilung ist jedoch ebensowenig möglich wie mit der Röntgentherapie. Auch ist das Stickstofflost für das Knochenmark viel gefährlicher. Sehr häufig zwingt eine sich entwickelnde Panmyelopathie zum Absetzen des Mittels, doch ist diese bei rechtzeitiger Behandlung mit Bluttransfusionen meist leicht zu beheben.

IV. Die hämorrhagischen Diathesen.

Wir verstehen darunter eine Krankheitsgruppe, die durch eine besondere Bereitschaft zu Blutaustritten, sei es spontan, sei es auf geringste Traumen hin, sowie durch eine schwere Stillbarkeit bereits eingetretener Blutungen gekennzeichnet ist. Die Blutaustritte können in Form kleiner punktförmiger Blutungen an Haut und Schleimhäuten (Purpura) oder in Form großer flächenhafter Blutungen oder ausgedehnter Hämatome erfolgen. Der pathogenetische Mechanismus ist verschiedenartig und meist durch mehrfache Faktoren bestimmt. Neben Veränderungen der Blutflüssigkeit spielen dabei auch Veränderungen der Gefäße, vor allem der Capillaren mit herein. Die Blutveränderungen können dabei chemische oder morphologische, die Blutplättchen betreffende sein. Je nach dem Überwiegen des einen oder des anderen Faktors teilt man die hämorrhagischen Diathesen in drei große Gruppen:

1. In solche mit Störungen der Blutgerinnung.
2. In solche mit Störung der Blutplättchenbildung und der Plättchenfunktion.
3. In solche mit ausschließlicher Störung der Gefäßfunktion.

1. Hämorrhagische Diathesen mit Gerinnungsstörung des Blutes.

Die in der Pathologie vorkommenden Gerinnungsstörungen des Blutes sind aus dem S. 322 mitgeteilten Schema ersichtlich. Die wichtigste Erkrankung auf diesem Gebiete ist die Hämophilie.

a) Hämophilie.

Sie ist ein klinisch und pathogenetisch klar umrissenes Krankheitsbild, das auf dem Boden einer vererbbaren Konstitution entsteht und durch Blutungsneigung, vor allem aber durch schwerste Blutstillbarkeit gekennzeichnet ist, wobei die Blutgerinnung erheblich verlangsamt ist.

Die Erkrankung befällt in der Regel nur Männer und wird durch gesunde Mütter (Konduktorinnen) übertragen. Der Erbgang ist also ein recessivgeschlechtsgebundener. Die hämophile Erbanlage ist an das Geschlechtschromosom (X-Chromosom) gebunden, von dem das männliche Geschlecht bekanntlich eines, das weibliche deren zwei besitzt. Der Mann ist in bezug auf das Geschlecht heterozygot (XY), die Frau homozygot (XX). Trifft bei der Befruchtung ein gesundes X-Chromosom mit einem hämophilen X'-Chromosom zusammen, so wird die hämophile Erbanlage X' durch das gesunde X-Chromosom überdeckt, so daß der weibliche Phänotyp gesund erscheint, während beim Manne eine Überdeckung durch ein gesundes X-Chromosom niemals möglich ist, so daß der mit der hämophilen Erbanlage X' behaftete Mann auch immer phänotypisch krank ist. Bei der Ehe eines Bluters mit der Erbanlage X'Y mit einer gesunden Frau (XX) ergeben sich folgende Möglichkeiten für die Kinder:

$$X'Y + XX = X'X,\ X'X,\ XY,\ XY,$$

d. h. es entstehen nur gesunde Söhne und gesunde Töchter. Letztere sind aber immer Konduktorinnen, welche die Erbanlage weitergeben nach folgender Regel:

$$X'X + XY = X'X,\ X'Y,\ XX,\ XY,$$

d. h. die Hälfte der Söhne sind Bluter und die Hälfte der Töchter sind Konduktorinnen. Die andere Hälfte der Kinder ist phänotypisch und genotypisch gesund. Das Vorkommen einer weiblichen Hämophilie ist aus der Ehe eines Bluters mit einer Konduktorin denkbar:

$$X'Y + X'X = \underline{X'X'},\ X'X,\ X'Y,\ XY.$$

Das Vorkommen solcher homozygoter weiblicher Bluter (X'X') wurde tatsächlich beobachtet, doch können weibliche Bluter auch dadurch zustande kommen, daß die Überdeckung durch das gesunde X-Chromosom keine vollständige ist, was ebenfalls beobachtet wurde.

Die Erkrankung findet sich in allen Ländern und bei allen Völkern, wenn auch die weiße Rasse bevorzugt befallen ist. Sie wird meist schon in früher Kindheit manifest, doch gibt es auch Fälle, welche erst in der Pubertät oder später die ersten Blutungen zeigen. Die Gefährlichkeit der Blutungen nimmt mit zunehmendem Alter ab.

Das klinische Bild ist durch die schwere Stillbarkeit traumatisch eingetretener Blutungen, aber auch durch die leichte Auslösbarkeit von Blutungen bedingt. Schon das Geburtstrauma vermag eine tödliche Blutung auszulösen (Durchschneidung der Nabelschnur!). Manchmal führt der erste Zahndurchbruch eine schwere Blutung herbei, oder bei den ersten Gehversuchen kommt es zu Blutergüssen in die Gelenke. Die späteren Traumen sind verschiedenartig. Am häufigsten führt das Ziehen eines Zahnes zu schwerer Blutung, aber auch mancherlei andere Traumen, die oft so geringfügig sind, daß sie gar nicht bemerkt werden (Mikrotraumen) können zu ausgedehnten Blutungen unter die Haut, in die Muskulatur, in die Schleimhäute von Mund, Nase, Magen- und Darmkanal, Blase und Niere, in die Gelenke oder Leibeshöhle führen. Seltener sind glücklicherweise Blutungen ins Zentralnervensystem, die aber, wenn sie eintreten, meist tödlich enden. Kleine Blutflecken auf der Haut wie bei Purpura kommen bei der Hämophilie nicht vor. Sehr charakteristisch ist die hämophile Schleimhautblutung, bei der sich nach anfänglich starker Blutung ein weiches, matschiges Gerinnsel mit unvollkommenem Verschluß bildet, so daß es darunter stunden- bis tagelang weitersickert, bis nach Entwicklung einer schweren Anämie oder starken Blutdruckabfalls die Blutung noch zum Stehen kommt. Doch sind tödliche Ausgänge besonders im Kindesalter nicht ganz selten. Charakteristisch sind auch die hämophilen Gelenkblutungen, am häufigsten in Knie- und Ellenbogengelenken, die durch reaktive Entzündungsvorgänge zu schweren deformierenden Gelenkprozessen bis zu totaler Ankylose führen. Die Neigung zu Blutergelenken ist bei den einzelnen erkrankten Sippen verschieden und offenbar erbbedingt. Im Verlauf der Bluterkrankheit sind stärkere Schwankungen der Blutungsbereitschaft zu beobachten, so daß manchmal größere Traumen gut vertragen werden, während in Zeiten der Verschlimmerung oft kleinste Ursachen zu schwersten Blutungen führen. Mit zunehmendem Alter läßt die Blutungsbereitschaft meist nach und wird die Prognose günstiger.

Das Wesen der hämophilen Blutungsbereitschaft liegt in einer verzögerten Umwandlung des genügend vorhandenen Prothrombins in das Thrombin, die nach älteren Anschauungen FONIOS' u. a. durch eine verzögerte Abgabe von Thrombokinase aus den hämophilen Plättchen verursacht sein soll. Die neuesten Untersuchungen durch Plasmaeiweißfraktionierung von COHN und Mitarbeitern haben aber ergeben, daß im Plasma der Hämophilen bestimmte Lipoproteide (Antihämophilieglobulin) vermindert oder gar nicht vorhanden sind, welche die Gerinnung des hämophilen Blutes stark beschleunigen. Daneben spielen aber bei der Entstehung der Blutung auch Gefäßfaktoren wahrscheinlich eine Rolle.

Die Diagnose gründet sich auf das typische klinische Bild und auf den Befund der Gerinnungsstörung des Blutes bei normaler Plättchenzahl, sowie auf das familiäre Vorkommen. Doch sind auch sporadische Fälle von Hämophilie bekannt.

Wichtiger als *die Therapie* ist eine sinnvolle Prophylaxe, Schutz vor Traumen, besonders vor ärztlichen und zahnärztlichen Eingriffen und richtige Berufswahl. Bereits eingetretene Blutungen werden durch lokale oder allgemeine Maßnahmen bekämpft. Für die lokale Blutstillung sind alle Methoden der Chirurgie, wie Tamponade, Verschorfung, Koagulation u. a. heranzuziehen. Medikamentös sind vor allem thrombokinase- und thrombinhaltige Mittel, wie Blut, Blutserum, Gewebspreßsäfte, Organextrakte, im Notfall auch frische Fleischstückchen, heranzuziehen. Unter den gebrauchsfertigen Präparaten seien hier Clauden, Koagulen, Sangostop, zu nennen. Unter den neueren Mitteln ist das Schlangengift in hoher Verdünnung besonders wirksam, ebenso Muttermilch und Placentaextrakte. Unter den Mitteln der Fernblutstillung steht die Transfusion infolge Mitübertragung gerinnungshemmender Substanzen und vor allem des Antihämophilieglobulins obenan. Neben dem Gesamtblut kann man auch reines Plasma oder Serum oder die wirksamen Globulinfraktionen übertragen. Für längere Dauer sollen wiederholte Seruminjektionen von 15—30 ccm alle 2—4 Wochen gegeben besonders günstig sein, auch Versuche mit Aminosäuregemischen zum Aufbau der wichtigen Globuline (FINESTAL), sind besonders in Zeiten der Unterernährung bedeutungsvoll. Auch Ovarialhormonbehandlung wurde empfohlen. Gelenkblutungen sind durch Ruhestellung, Hochlagerung des befallenen Gelenks mit kalten Umschlägen und evtl. mit Kompressionsverbänden zu behandeln. Der Wert aller Behandlungsmethoden liegt in der Verhütung großer, tödlicher Blutungen. Das Grundleiden selbst ist vorerst noch kaum beeinflußbar.

Parahämophilie. OWREN hat zuerst eine hämophilieartige Erkrankung beschrieben, bei welcher die stark verzögerte Gerinnungszeit auch durch Zusatz hochaktiver Thrombokinase nicht normalisiert werden konnte. Auch der Prothrombingehalt, Fibrinogen und Calcium zeigten normale Werte. Er konnte nachweisen, daß in diesem Falle ein besonderes proteolytisches Ferment im Blute fehlte (Faktor V). OWREN hat auf diese Weise einen neuen bisher unbekannten Faktor der Blutgerinnung entdeckt.

b) Die hereditären und erworbenen Fibrinmangelzustände (Afibrinogenämien).

Außer der echten Hämophilie gibt es noch andere Gerinnungsstörungen des Blutes, die zur hämorrhagischen Diathese führen. So kommen Fälle von vollkommenem Fibrinogenmangel auf angeborener Grundlage vor. Die Blutgerinnung ist dann vollständig aufgehoben. Es handelt sich fast ausschließlich um Kinder, da wegen der Schwere der hämorrhagischen Diathese ein höheres Lebensalter meist nicht erreicht wird. Häufiger als diese hereditären Fälle sind erworbene Fibrinogenmangelzustände, welche bei schweren Infekten, bei Tuberkulosen, bei Verbrennungen und schweren Leberschädigungen beobachtet werden.

c) Prothrombinmangelzustände.

Außer Fibrinogenverminderung kann auch eine krankhafte Verminderung des Prothrombins zur hämorrhagischen Diathese führen. Der Prothrombingehalt des Blutes ist dabei stark erniedrigt, meist unter 30% des normalen Gehaltes. Eine derartig hochgradige Prothrombinverminderung findet sich bei Lebercirrhosen, bei akuter gelber Leberatrophie, bei Chloroform- und

Phosphorvergiftungen, ferner bei längerem Fehlen von Galle im Darm wie bei Verschlußikterus. In letzterem Falle liegt die Ursache für die Prothrombinverminderung an dem Mangel an Vitamin K, das als fettlösliches Vitamin infolge hochgradiger Störung der Fettresorption nicht mehr genügend aufgenommen werden kann. Parenterale Vitamin-K-Gaben beseitigen in diesen Fällen die hämorrhagische Diathese prompt, während bei den schweren Leberparenchymschäden Vitamin-K-Gaben keine Wirkung haben. Hier liegt eine Schädigung der Leberzelle selbst vor, die trotz Vitamin-K-Gaben nicht in der Lage ist, Prothrombin zu bilden. Außer beim Ikterus liegt ein Vitamin-K-Mangel als Ursache der hämorrhagischen Diathese auch bei Sprue, chronischer Dyspepsie, Cöliakie, Colitis ulcerosa, Polyposis intestinalis, chronischem Ikterus, ferner bei Anus coecalis und anderen schweren Darmerkrankungen vor.

Auch die *hämorrhagische Diathese der Neugeborenen*, die sich in Hämatemesis Melaena, interkraniellen Blutungen und Hautblutungen kundtut, beruht auf einem Prothrombinmangel, wobei eine mangelhafte Verwertbarkeit des Vitamin K durch die fetale Leber, teils auch die fehlende Vitamin-K-Zufuhr nach der Geburt, die erst wieder einsetzt, wenn der Neugeborenendarm mit Vitamin-K-bildenden Bakterien besiedelt wird, ursächlich verantwortlich zu machen ist. Durch Vitamin-K-Zufuhr, am besten schon vor der Geburt, können diese Prothrombinmangelzustände des Neugeborenen gebessert werden, während bei Frühgeburten durch Vitamin K keine wesentliche Beeinflussung möglich ist.

Bis jetzt sind zwei natürlich vorkommende K-Vitamine bekannt geworden.

Das Vitamin K_1 (Phyllochinon) kommt vor allem in den Blättern grüner Pflanzen, besonders des Spinates, des Blumenkohls, der Brennesseln, der Roßkastanie und des Weißkohls vor. Das Vitamin K_2 wird durch verschiedene Bakterien gebildet. Beide sind fettlöslich und kommen deshalb auch gemeinsam mit Vitamin A und E vor. Von den tierischen Organen besitzt die Leber den höchsten Vitamin-K-Gehalt. Die chemische Konstitution von Vitamin K_1 ist folgende:

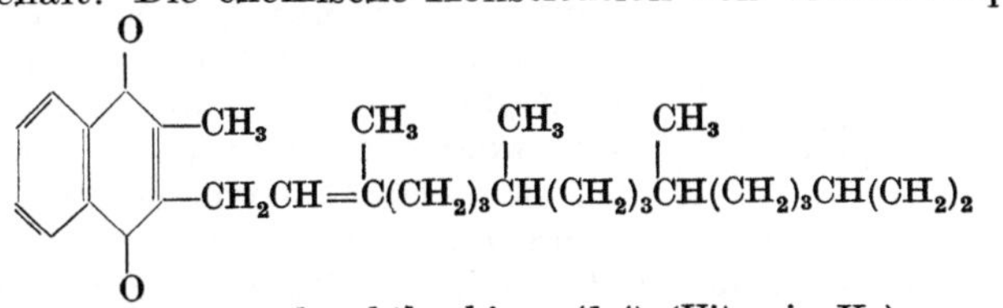

2-Methyl-3phytylnaphthochinon-(1,4) (Vitamin K_1).

Das Vitamin K_2 hat an Stelle des Phytolrestes eine etwas andere Seitenkette. Es ist neuerdings gelungen, synthetische wasserlösliche Vitamin-K-Präparate herzustellen, die natürlich besser resorbierbar sind und auch parenteral gegeben werden können (Haemodal, Synkavit u. a.).

2. Hämorrhagische Diathesen durch Plättchenmangel und Plättchenschädigung (thrombopenische und thrombopathische Purpuraformen).

Diese Formen der hämorrhagischen Diathese, die ihre Ursache in einer Schädigung des Plättchenapparates haben, heben sich auch klinisch als gesonderte Gruppe heraus. Die Hauptkennzeichen sind die punktförmigen Hautblutungen (Purpura), daneben größere Blutungen (Blutflüsse), die durch geringfügige Traumen entstehen. Dieses Krankheitsbild kann symptomatisch im Gefolge verschiedener infektiöser und toxischer Schädigungen des Knochenmarks entstehen, daneben gibt es eine idiopathische Form, die erstmals von WERLHOFF 1740 geschildert worden ist. Die Erkrankung trägt deshalb auch den Namen: *Morbus maculosus Werlhoffii (essentielle Thrombopenie).*

a) Morbus maculosus Werlhoffii (essentielle Thrombopenie).

Man unterscheidet eine akute und eine chronische Form. Bei der **akuten Thrombopenie** tritt die Erkrankung ganz plötzlich aus voller Gesundheit heraus in heftigster Form auf. An den verschiedensten Hautstellen bilden sich größere oder kleinere Blutflecken. Gleichzeitig kommt es zu Blutungen aus den Schleimhäuten. Am häufigsten aus Nase, Mund oder Rachen. Die Blutungen können so schwer sein, daß sich eine gefahrdrohende Anämie entwickelt. Aber nicht selten tritt in diesem gefahrdrohenden Stadium der kritische Umschwung ein, wobei es im Blute zum Anstieg der Blutplättchen kommt (Plättchenkrise). Die Blutungen hören auf, die Blutflecken bilden sich zurück, die Anämie bessert sich und in wenigen Wochen kann es zur völligen Genesung kommen, bis eine neue ähnliche Attacke nach Monaten oder nach Jahren wieder auftritt. Es gibt aber auch Fälle, bei denen sich an diese akute Erkrankung ein chronischer Verlauf anschließt.

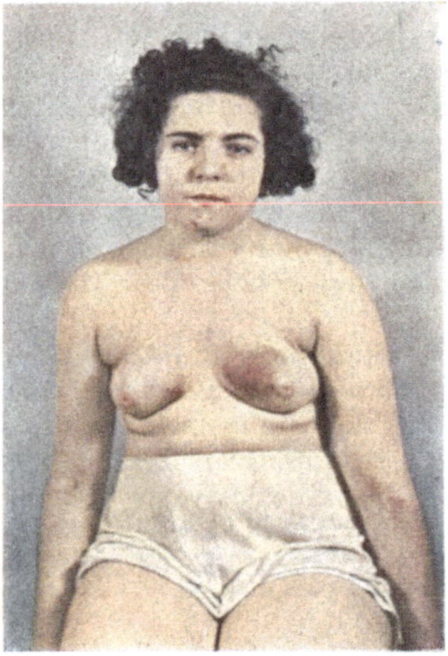

Abb. 36. Blutfleckenbildung beim M. Werlhoff durch Perkussion.

Bei der **chronischen Thrombopenie** beginnt die Krankheit meist schleichend. Die Kranken geben an, schon immer leicht blaue Flecken bekommen zu haben, oder besondere Bereitschaft zu Nasen- oder Zahnfleischblutungen zu besitzen. In anderen Fällen erscheint die hämorrhagische Diathese erstmals in der Pubertät oder später und hält dann dauernd mit Perioden geringerer oder stärkerer Blutungsneigung an. Dabei kann in einem Falle mehr die Blutfleckenbildung, im anderen mehr die Blutungsneigung nach außen im Vordergrund stehen. Bei den Schleimhautblutungen ist häufig eine bestimmte Stelle in Nase, Mund, Rachen, Blase oder Genitale bevorzugt befallen. Bei der Frau ist die Genitalblutung die häufigste Manifestation der WERLHOFFschen Erkrankung, und zwar sowohl in Form von Menorrhagien wie Metrorhagien. Die Blutflecken sind häufig feinste, eben sichtbare Pünktchen (Flohstichblutungen), besonders an den unteren Extremitäten oder sie erreichen Stecknadelkopf- bis Linsengröße. Daneben sieht man mehr oder weniger große blaue Flecken. Kleine Blutflecken finden sich auch an den Schleimhäuten. Charakteristisch für die thrombopenische Blutfleckenbildung ist das Fehlen jeder entzündlichen Reaktion (keine Papeln oder Hofbildungen) und jedes exanthematischen Charakters. Diagnostisch ist die künstliche Erzeugung der Blutflecken wichtig. Sie entstehen im RUMPEL-LEEDEschen Stauungsversuch, beim Kneifversuch, oder beim Klopfen auf das Sternum (Abb. 36). Beim Einstich mit einer Nadel bildet sich ein hämorrhagischer Hof; die Blutungszeit ist stark verlängert.

Der Blutbefund ergibt im roten und weißen Blutbild, abgesehen von der sich entwickelnden Anämie, nichts Besonderes. Dagegen ist die *Verminderung der Plättchenzahl* meist bis unter 100000, im Stadium der ausbrechenden Hämorrhagien sogar meist bis unter 30000 das diagnostisch wichtigste Symptom der Erkrankung. Es kann jedoch zeitweise besonders nach schweren Blutungen fehlen. Die Retraktion des Blutkuchens in vitro ist durch den Plättchenmangel verhindert. Die Gerinnungszeit ist dagegen völlig normal, die Blutungszeit verlängert. Zweifellos sind die Blutplättchen auch qualitativ verändert. Man findet Riesenplättchen, Plättchenzöpfe, oft große rundliche basophile mit geringem Granulomer, die zweifellos auch funktionell geschädigt sind, so daß beim Morbus Werlhoffii nicht nur eine Thrombo*penie*, sondern auch eine Thrombo*pathie* vorliegt. Im Sternalpunktat sind die Megakariocyten häufig vermehrt, wobei jugendliche und unreife, nicht plättchenbildende Formen vorherrschen. Ein weiteres wichtiges Symptom ist die Milzvergrößerung die perkutorisch und röntgenologisch fast stets nachweisbar, jedoch nicht immer palpatorisch feststellbar ist.

Die Pathogenese der Erkrankung ist noch nicht eindeutig erklärt. Bei der akuten Form handelt es sich mit größter Wahrscheinlichkeit um eine anaphylaktische Reaktion, die zu plötzlicher Verteilungsänderung der Thrombocyten in der Strombahn mit massenhafter Anhäufung der Plättchen in Milz, Leber und Lungen führt. Zum Teil sind uns die Allergene bekannt, die einen akuten Werlhoff auslösen können. Es sind zum Teil Arzneimittel, wie Sedormid, Salvarsan und andere organische Arsenverbindungen, ferner Sulfonamide, Chinin, Goldpräparate, Nirvanol, auch bestimmte Nahrungsmittelallergien sind als Ursache thrombopenischer Purpura bekannt geworden. In der Mehrzahl der „idiopathischen“ Fälle sind die Allergene allerdings unbekannt.

Beim chronischen Werlhoff steht die Hemmung der Plättchenbildung im Vordergrund, die wahrscheinlich hormonal durch die vergrößerte Milz ausgelöst wird. Daneben kommt noch ein gesteigerter Untergang in der Milz in Frage. Auch an eine ovarielle Überfunktion wurde gedacht.

Die Prognose sowohl der akuten wie der chronischen Werlhoffschen Erkrankung ist verhältnismäßig günstig, doch kommen mitunter Todesfälle im schweren akuten Stadium vor. Frank hat die essentielle Thrombopenie als *Thrombopenia benigna*, der malignen Thrombopenie bei der aplastischen Anämie gegenübergestellt.

Die Therapie hat sich zunächst mit der Behandlung der Blutungen zu befassen, wobei alle bekannten Blutstillungsmittel herangezogen werden können, besonders diejenigen, die eine Konstriktion und Verdichtung der Capillaren bewirken. So Calciumchloridinjektionen (10 ccm einer 10%igen Lösung oder andere injizierbare Calciumpräparate), ferner große Dosen AT 10, das den Calciumspiegel erhöht (bis zu einem Eßlöffel[!] täglich, nach eingetretener Wirkung zurückgehen auf 20 Tropfen). Besonders günstig hat sich die Stryphnonbehandlung erwiesen (3—6mal 5 ccm der 5%igen Lösung per os oder mehrmalige Injektionen der 0,5%igen Lösung intramuskulär). In manchen Fällen hat sich auch das Eiweißpräparat Finestal bewährt, sowie große Dosen von Vitamin C sowie die gefäßdichtenden Rutinpräparate (Rutinion u. a.) aus Buchweizen. In schweren Fällen sind natürlich Bluttransfusionen heranzuziehen.

Beim chronischen Werlhoff ist die Exstirpation der vergrößerten Milz das Mittel der Wahl. Schon wenige Stunden nach der Milzherausnahme setzt die Plättchenkrise ein, die oft übernormale Werte erreicht. Die Zahlen sinken allmählich wieder ab, bleiben aber in vielen Fällen hoch über den Ausgangswerten. Selbst wenn die Plättchenzahl wieder stark absinkt, ist doch die Blutungsneigung meist erheblich gebessert. Rezidive kommen in 15—25% der Fälle vor.

Die dritte Möglichkeit der Therapie, nämlich die Ursache der Erkrankung auszuschalten, ist beschränkt. Es empfiehlt sich fokale Herde zu entfernen, von denen die Allergisierung ausgehen kann, ferner allergisierende Arzneimittel wegzulassen. Wichtig ist die Überwachung der Patienten, die einmal einen akuten Schub durchgemacht haben.

b) Symptomatische Thrombopenien

finden sich bei den verschiedenen Knochenmarkskrankheiten wie der echten Panmyelophthise, den akuten und chronischen Leukosen des Marks, ferner bei Benzolvergiftungen. Gerade das Benzol macht oft zuerst eine isolierte Plättchenverminderung. Ferner führen schwere Infekte zu einer Störung der Plättchenbildung und zu einem gesteigerten Plättchenverbrauch. Deshalb sieht man thrombopenische Hämorrhagien bei den schweren Verlaufsformen von Masern, Scharlach, Pocken, Meningitis, Diphtherie, Typhus, Miliartuberkulose und Sepsis. Eine weitere Gruppe symptomatischer Thrombopenien findet sich bei Erkrankungen der Leber und der Milz, besonders beim Morbus Banti, bei Lebercirrhosen, bei chronischer Malaria, bei Kala Azar, beim Morbus Gaucher und bei Milzvenenthrombose.

c) Die erblichen Thrombopathien.

Neben der WERLHOFFschen Erkrankung gibt es eine Gruppe hämorrhagischer Diathesen, die im Gegensatz zum Morbus Werlhoff meist eine strenge Heredität aufweisen und bei denen die Plättchenzahl gewöhnlich normal ist, während die Plättchenfunktionen nicht selten auch die Morphologie der Plättchen deutlich verändert ist. Man unterscheidet nach JÜRGENS die folgenden vier verschiedenen Gruppen erblicher Thrombopathien:

α) Die hereditäre hämorrhagische Thrombasthenie (GLANZMANN).

Das klinische Bild deckt sich völlig mit dem der WERLHOFFschen Erkrankung, aber trotz normaler Plättchenzahl bleibt die Retraktion des Blutkuchens aus und die einzelnen Plättchen zeigen morphologisch enorme Abweichungen in Form von hochgradiger Anisocytose, ferner Granulomerverklumpung oder völliges Fehlen der Granulierung. Die Erkrankung ist dominant vererblich. Eine solche Funktionsstörung der Plättchen kommt auch symptomatisch bei schweren Infektionskrankheiten vor.

β) Konstitutionelle Thrombopathie (WILDBRAND und JÜRGENS)

die von den genannten Autoren auf den Aalandsinseln und auf dem finnischen Festlande beobachtet worden ist. Vereinzelte Fälle kommen auch in Deutschland vor. Der Erbgang ist dominant, jedoch nicht geschlechtsgebunden. Klinisch stehen Blutungen aus Nase, Zahnfleisch, Haut und Schleimhäuten im Vordergrund. Blutfleckenbildungen sind selten. Das klinische Bild ist also mehr der Hämophilie als der Thrombopenie ähnlich. Die Morphologie der Plättchen ist nur geringfügig verändert, dagegen findet sich eine ausgesprochene Störung der Plättchenagglutination, während die Retraktion des Blutkuchens normal ist.

γ) Ähnliche Thrombopathien,

die teils mehr der GLANZMANNschen (Typus Naegeli), teils mehr der JÜRGENSschen Form ähnlich sind, wurden in der Schweiz und in Mitteldeutschland beobachtet. Die Behandlung ist nach den bei der WERLHOFFschen Erkrankung gegebenen Richtlinien zu führen, jedoch kommt die Splenektomie bei diesen erblichen Formen nicht in Frage.

3. Die rein vasculär bedingten Blutungsübel.

Als 3. Gruppe sollen die ätiologisch und pathogenetisch recht verschiedenartigen Blutungskrankheiten angeschlossen werden, welche weder eine Gerinnungsstörung des Blutes noch eine qualitative oder quantitative Plättchenveränderung aufweisen. Die Ursache der Blutungsbereitschaft liegt also in diesen Fällen in Störungen der Gefäßfunktion. Die Ursache dieser Gefäßstörungen sind allerdings sehr verschieden, teils Vitaminmangelerkrankungen, wie der Skorbut, teils infektiöse und allergische Gefäßerkrankungen (SCHOENLEIN-HENOCHsche Purpura), teils angeborene, hereditäre Entwicklungsstörungen wie bei der OSLERschen Krankheit.

a) Der Skorbut (Scharbock, C-Avitaminose).

Die Krankheit ist seit den ältesten Zeiten bei Seefahrern und Soldaten bekannt, ebenso wie die Heilmaßnahmen, die vor allem in dem Gebrauch von Limonensaft, Kiefernadelextrakten, Hagebutten, dem „Scharbockskraut", das der Erkrankung seinen Namen verdankt, neben vielen anderen frischen Pflanzen und Früchten bestanden hat. Das endgültige Prinzip wurde in dem von HOLST und FRÖHLICH entdeckten und von SZENT GYÖRGYI erstmals rein dargestellten Vitamin C, der Ascorbinsäure, gefunden.

Das Vollbild der Erkrankung ist heute sehr selten. Selbst in den schweren Hungerjahren nach dem 2. Weltkrieg ist der echte Skorbut wohl infolge der Kenntnis der Ursache und ihrer Vermeidung kaum in Erscheinung getreten. Das volle Skorbutbild wird deshalb heute nur unter besonderen Umständen bei vernachlässigten Personen oder nach langen Infekten, die mit erhöhtem Vitamin-C-Verbrauch einhergehen, sowie bei älteren Leuten mit Resorptionsstörungen des Magen-Darmkanals gesehen.

Beim klinischen Bild unterscheidet man ein hypovitaminotisches Vorstadium mit allgemeinen Klagen über Mattigkeit besonders im Frühjahr (Frühjahrsmüdigkeit), Neigung zu Zahnfleischblutungen, Nachlassen der geistigen Leistungen, oft mit Zunahme der Erregbarkeit, erhöhte Infektbereitschaft und vermehrte Zahncaries. Das Vollbild der Erkrankung besteht aus kleinen petechialen Hautblutungen, die besonders um die Haarbälge lokalisiert sind, vorzugsweise an den Unterschenkeln. Daneben kommen größere Blutflecken oder große Massenblutungen vor. Am Zahnfleisch ist die blaurote Schwellung der interdentalen Zahnfleischpapillen, die schon bei leichter Berührung bluten, charakteristisch. Durch weitere Ausbreitung entsteht die Stomatitis skorbutica, die nicht selten zu Geschwürsbildungen, hochgradigem Speichelfluß und Zahnausfall führt. *Im Blutbild* findet sich eine hypochrome Anämie, die nicht allein durch Blutverluste, sondern durch Hemmung der Knochenmarksfunktion bedingt ist. Näheres über Pathogenese, Diagnose und Therapie siehe Krankheiten des Stoffwechsels und der Ernährung (s. S. 121) über den Skorbut der Kinder (MÖLLER-BARLOWsche Krankheit s. S. 133).

b) Die Purpura Schönlein Henoch (anaphylaktoide Purpura, Peliosis rheumatica).

Das Charakteristische der Erkrankung beruht auf der Verknüpfung der Blutfleckenbildung mit rheumatischen Erscheinungen. Die Blutungen selbst entstehen auf dem Boden exanthematischer Vorgänge. Man sieht dabei erythematöse, urtikarielle oder papulöse Efflorescenzen, die zentrale Hämorrhagien zeigen. Die Blutflecken sind dabei oft leicht erhaben, können auch verkrusten oder nach außen bluten. Die Blutung ist die Folge einer heftigen Capillar*entzündung*. Die Blutflecken sitzen am häufigsten an den unteren Extremitäten, aber auch an den Armen, am Rumpf, selbst im Gesicht. Sie hinterlassen bei der Abheilung meist braune Flecken. Das Auftreten der Blutflecken verläuft meist in Schüben, die häufig mit Fieber, Gelenkschwellungen oder anderen rheumatischen Manifestationen verbunden sind. Die mechanische Auslösung hat viel weniger Bedeutung wie beim Morbus Werlhoff. Viel wichtiger als mechanische sind sensibilisierende, chemisch physikalische oder bakterielle Reize. Der Blutbefund ist in der Regel normal und steht in Abhängigkeit von der rheumatischen Grundkrankheit. Die Blutplättchenzahlen sind normal oder nur leicht vermindert. Auch Blutungen auf den Schleimhäuten kommen vor. Von HENOCH wurde das Bild der Erkrankung durch das Bild der *abdominellen Purpura* erweitert, wobei es zu krampfartigen Schmerzen im Leib kommt, die sich bis zur Kolik steigern können. Begleitende Gelenkschwellungen oder eine gleichzeitige hämorrhagische Nephritis oder Blutflecken auf der Haut geben wichtige Hinweise. Auch in der Magenschleimhaut und in der Schleimhaut der Harnwege kann sich die Erkrankung lokalisieren. *Die Pathogenese und Ätiologie* der Erkrankung ist durch ihre eindeutige Verknüpfung mit dem rheumatischen Formenkreis gegeben. Es handelt sich um eine hyperergische Capillarerkrankung, die durch Sensibilisierung des Organismus am häufigsten wohl von Streptokokkenherden aus zustande kommt. Eine erbliche rheumatische Belastung ist meist nachweisbar. Die von GOTTRON beschriebene **Purpura Majocchi** oder **Teleangiectasia anularis,** bei der ringförmige Blutflecke besonders an den Unterschenkeln entstehen, ist nur eine besondere Variante der SCHÖNLEIN-HENOCHschen Erkrankung. *Die Therapie* muß in einer gründlichen antirheumatischen Behandlung bestehen, also Entfernung sensibilisierender Herde, Anwendung antirheumatischer Mittel, wie Salicyl, Pyramidon, Atophan, ferner antiallergisierende Behandlung mit Calcium, Vitamin C, Rohkost, daneben Vitamin P (Citrin) oder Versuch einer Desensibilisierung mit Schlangengift.

c) Purpura fulminans (Henoch).

Dieses in seiner Genese noch unklare Krankheitsbild entsteht ganz plötzlich, wobei es zu ausgedehnten zusammenfließenden Blutungen in der Haut der Extremitäten und des Rumpfes kommt. Schleimhautblutungen fehlen. Die Erkrankung führt meist in wenigen Tagen zum Tode. Entzündliche und nekrotische Veränderungen fehlen vollkommen. Da mehrere Fälle dieser Erkrankung im Anschluß an eine Infektionskrankheit aufgetreten sind, ist die allergische Entstehung wahrscheinlich.

d) Andere Purpuraformen.

Tritt die Blutfleckenbildung nur in geringem Maße in der Haut auf, ohne daß eine klare Ursache erkennbar ist, so spricht man von *Purpura simplex.* Die Blutfleckenbildung bei alten, schlecht ernährten Leuten besonders an den Unterschenkeln, die auf einer abnormen Gefäßbrüchigkeit beruhen, wird als *Purpura senilis* oder *Purpura orthostatica* bezeichnet, da sie oft erst beim Aufstehen durch die hydrostatische Drucksteigerung in den Gefäßen auftritt. Es gibt auch eine angeborene Neigung zur Purpura simplex bei völlig normalem Blutbefund *(hereditäre familiäre Purpura).*

e) Symptomatische Purpuraformen.

Ähnlich wie zu Thrombopenien kommt es auch zu rein vasculären Purpuraformen auf dem Boden von Arzneimittelallergien, die gewöhnlich mit urticariellen, papulösen, juckenden Exanthemen verknüpft sind. Solche allergische, vasculäre Purpurabildungen ohne Thrombopenie sind nach Chinin, Pyramidon, Phenacetin, Jod, Salicyl und Barbitursäurepräparaten beobachtet worden. Eine weitere Gruppe symptomatischer Purpuraformen entsteht durch endogene Giftwirkungen, vor allem bei Urämie, auch bei kachektischen Ernährungsschäden, sowie durch infektiöse Gifte, so bei der Meningitis epidemica, beim Scharlach, bei der Diphtherie, bei Pocken, Sepsis, Miliartuberkulose und Lues. Endlich können vasculäre Blutungen auch auf dem Boden funktioneller Gefäßstörungen auftreten, wie die Hautblutungen Stigmatisierter zeigen. Bei schweren Neuropathen wurden abhängig von seelischen Einflüssen, Nasenblutungen und Genitalblutungen beobachtet.

f) Die OSLERsche Krankheit (hereditäre, hämorrhagische Teleangiektasie oder Angiomatose)

ist durch die Trias, multiple Angiektasie, Neigung zu Haut- und Schleimhautblutungen und Heredität gekennzeichnet. Es handelt sich dabei um scharf umschriebene Gefäßmißbildungen, welche zu streng lokalisierten Blutungen Anlaß geben. Die Gefäße an den unveränderten Hautstellen sind normal. Die Mißbildungen bestehen aus Gefäßerweiterungen der Capillaren und der arteriellen Präcapillaren, welche auf der Basis angiomartiger Sprossung entstehen. Sie liegen als leicht erhabene, punktförmig bis linsengroße, scharf umschriebene Flecken in der Haut und Schleimhaut, besonders in der Nasenschleimhaut, aber auch an Zunge und Gaumen, ferner in der Haut des Gesichts, der Wangen, der Lippen, auch an Händen und Fingern, am Rumpf und an den unteren Extremitäten. Auch an den tieferen Schleimhäuten des Verdauungsapparates, der Luft- und Harnwege, seltener im Nervensystem und an den Sinnesorganen kommen diese Mißbildungen vor. Die Gefäße sind im Bereich dieser Mißbildungen aufs äußerste verdünnt und bestehen manchmal nur aus einer dünnen Endothelschicht. Durch Einriß kommt es zu den Blutungen, am häufigsten zu Nasenbluten, das schon in früher Jugend gehäuft auftritt. Außerdem kommen Blutungen aus der Mundhöhle und den Harnwegen vor (familiäre Hämaturie). Bei Sitz in den Luftwegen werden die Fälle als familiäre Hämoptysen geschildert; da diese Blutungen oft nur aus einer Prädilektionsstelle erfolgen, sind Fehldiagnosen häufig. Es wird an eine Tuberkulose, eine Nierenkrankheit, bei Magenblutungen an ein Ulcus gedacht. Die Erkrankung ist ein ausgesprochenes Erbleiden, das sich auf beide Geschlechter gleichmäßig verteilt. *Die Prognose* ist günstig, Todesfälle an Verblutung kommen nur ausnahmsweise vor. *Die Diagnose* gründet sich auf den Nachweis der Teleangiektasie, auf das frühzeitige Auftreten schon in der Jugend und auf die Familienanamnese.

Ähnliche Mißbildungen wie im Bereich der Capillaren sind auch im Bereich der Venen als HIPPEL-LINDAUsche *Krankheit* oder im Bereich größerer Gefäße als *Status dysvascularis* (SACK) beschrieben worden. *Die Therapie* kann sich natürlich nur auf die Blutstillung beschränken.

C. Die Lymphdrüsen und Lymphdrüsenerkrankungen.

I. Bau und Funktion der Lymphdrüsen.

Die Lymphdrüsen bilden zusammen mit den weit im Körper verbreiteten und in die verschiedensten Organe eingelagerten Lymphknötchen, sowie mit dem lymphatischen Gewebe der Thymus und der Milz ein funktionell zusammengehöriges großes Organ (lymphatisches System), dessen Größe auf mindestens

1 kg geschätzt wird. Es besteht aus zwei verschiedenen Zellformen, nämlich den Lymphocyten und den Reticulumzellen. Letztere sind als Stammzellen anzusehen, die unter den verschiedensten Einwirkungen lymphatische Zellen produzieren können. Diese Lymphocyten werden an den Lymphstrom und den Blutstrom abgegeben, zum Teil durchwandern sie die Schleimhäute (Tonsillen, Balgdrüsen des Zungengrundes, PEYERsche Plaques, Appendix). Die Reticulumzellen haben vor allem die Funktion der Phagocytose, während die Lymphocyten β- und γ-Globuline bilden und damit auch spezifische Immun-

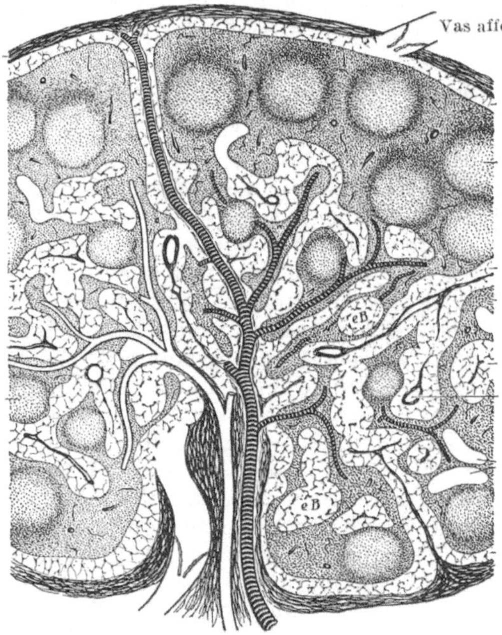

Abb. 37. Schema vom Aufbau eines Lymphknotens. (Nach HEUDORFER. Aus STÖHRS Lehrbuch der Histologie. 22. Aufl. Jena: Gustav Fischer 1930.)

stoffe, welche sie zum Teil unter Zerfall an die Lymph- und an die Blutbahn abgeben (MCMASTER und Mitarbeiter). Sie spielen eine wichtige Rolle im gesamten Eiweißstoffwechsel. Nach neuesten Forschungen ist es wahrscheinlich, daß die Funktion des lymphatischen Gewebes von der Hypophyse über die Nebennierenrinde gesteuert wird.

Die Lymphdrüsen sind in den Lymphstrom eingeschaltet und dienen gleichzeitig als Filter und als Abwehrapparat. Ihr histologischer Bau geht aus obenstehender Abb. 37 hervor. In dem aus Reticulumzellen bestehenden Grundgerüst liegen die Lymphknötchen (Follikel) eingestreut. In ihnen liegen die Lymphocyten bildenden Keimzentren. Die Lymphfollikel sind von Hohlräumen umgeben, die von phagocytierenden Reticulumzellen ausgekleidet sind (Lymphsinus). Man unterscheidet die Sinus des Marks und den unter der bindegewebigen Kapsel liegenden Randsinus. In diese Sinus münden die Verzweigungen des zuführenden Lymphgefäßes (Vasa afferentia) ein und in ihnen nehmen die abführenden Lymphgefäße ihren Ursprung (Vasa efferentia). Das Blutgefäßsystem dient nur der Ernährung, so daß die Lymphdrüsen lediglich einen Lymphfilter darstellen.

II. Überblick über die Erkrankungen der Lymphdrüsen.

Da diese Erkrankungen zum großen Teil schon in den vorausgehenden Abschnitten besprochen worden sind, kann es sich hier nur um einen zusammenfassenden Überblick handeln, unter Heraushebung der differentialdiagnostischen Merkmale. Etwas ausführlicher seien nur diejenigen Lymphdrüsenerkrankungen besprochen, die bisher noch nicht behandelt worden sind. Die Erkrankungen der Lymphdrüsen gehören fast sämtlich den beiden großen pathologischen Prinzipien der Entzündung oder der Geschwulstbildung an, die scharf voneinander getrennt werden müssen. Umstritten ist dabei die Stellung des Lymphogranuloms, das früher als typische entzündliche Erkrankung, heute aber meist als Geschwulstbildung aufgefaßt wird.

1. Die entzündlichen Erkrankungen der Lymphdrüsen.

Da das Lymphdrüsensystem als Filter und örtlicher Abwehrapparat, wobei die Lymphocyten selbst nach neuesten Forschungen Abwehrstoffe produzieren, angelegt ist, so sehen wir reaktiv entzündliche Vorgänge an den Lymphdrüsen bei allen möglichen örtlichen Infektionen. Wir bezeichnen sie als *unspezifische Lymphadenitis*, die bei Eindringen von Eitererregern auch purulent werden kann. Solche örtliche Lymphadenitiden finden sich bei Wundinfektionen, am Hals bei Entzündungen der Tonsillen und des Rachens (Angina, chronische Tonsillitis, Scharlach, Diphtherie, Tonsillarabsceß, Stomatitis, Aktinomykose) oder der Zähne. Bei Erkrankungen der Genitalsphäre kommt es zu entzündlicher Schwellung der Inguinaldrüsen, so beim Ulcus molle, aber auch bei Gonorrhöe, beim syphilitischen Primäraffekt, beim Lymphogranuloma inguinale und der Framboesie. Ausgedehntere Lymphdrüsenschwellungen finden sich bei der Tularämie, bei der Pest, bei der Lepra (tuberöse Form), bei der Lues und ganz besonders auch bei der Lymphdrüsentuberkulose, ferner bei den lymphotropen Viruserkrankungen, wie den Rubeolen und dem PFEIFFERschen Drüsenfieber (s. S. 368). Die Diagnose dieser einzelnen spezifischen Lymphdrüsenentzündungen gründet sich auf die übrigen Symptome der Grundkrankheit, ferner auf die spezifischen serologischen Reaktionen oder auf den Nachweis der Erreger. In Zweifelsfällen kann auch die histologische Untersuchung einer exstirpierten Lymphdrüse, oder wenn auch weniger sicher, die Punktion und Beurteilung des Ausstrichpräparates die Diagnose klären. Besonders zur Diagnose der Lymphdrüsentuberkulose sind diese letzteren Verfahren heranzuziehen, da das typische tuberkulöse Granulationsgewebe mit den Riesenzellen in der Verkäsung sicher beurteilt werden kann. Besonders zur Unterscheidung von Lymphdrüsentuberkulose und Lymphogranulom ist die histologische Untersuchung wichtig.

2. Die neoplastischen Lymphdrüsenerkrankungen

sind entweder primäre Geschwulstbildungen, die ihren Ausgangspunkt vom lymphatischen Gewebe (Lymphosarkome) oder vom Reticulumgewebe (Retothelsarkom) nehmen. Sie kommen entweder lokalisiert oder generalisiert vor (s. S. 384/385). Eine weitere Gruppe neoplastischer Bildungen der Lymphdrüsen bilden die leukämischen Erkrankungen dieser beiden Gewebe, also die leukämische und aleukämische Lymphadenose und die Retotheliose (s. S. 379 und 385). Die Milz ist bei diesen Erkrankungen meist mitbeteiligt. Eine 3. Gruppe umfassen die gewebsfremden Geschwulstmetastasen, am häufigsten Carcinome.

D. Die Milz und Milzkrankheiten.

I. Funktion und Bau der Milz.

Wie die Lymphdrüsen in den Strom der Lymphe, so ist die Milz in den Blutstrom als große Blutlymphdrüse eingebaut und dient der Reinigung des Blutstromes, die sich auf suspendierte Fremdstoffe, auf Bakterien, auf Toxine und auf körperfremde Stoffe verschiedenster Natur erstreckt. Die Zellen des

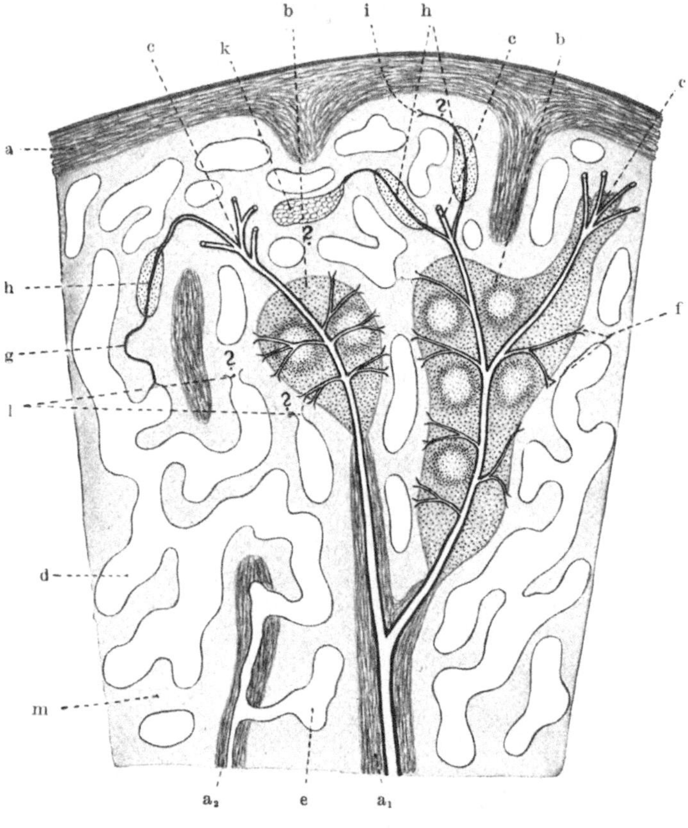

Abb. 38. Schema der menschlichen Milz. (Nach PETERSEN.) a Kapsel und Trabekel mit Gefäßen; a_1 Arterie; a_2 Vene; b lymphatische Scheiden des Arterienbaumes außerhalb des Trabekel (Malp. Knötchen mit Zentralarterie); c Pinselarterien (es sind immer nur ein oder zwei Äste des Pinsels in ihrem weiteren Verlauf ausgezeichnet); d Sinus; e Pulpavene mit ihrer Mündung in die Trabekelvene. — Verbindungen zwischen Arterie und Vene (Sinus): f Knötchencapillaren (WEIDENREICHsche Kap., freie Mundung in die Pulpa); g direkte Verbindung zwischen Pinsel und Sinus; h Hülsen; freie Ausmündung in die Pulpa; k Kölbchen; l Sinus-Trichter. Die mit ? bezeichneten Gebilde sind fur den Menschen unsicher oder unwahrscheinlich (Kölbchen); m (Grau): Die rote Pulpa (Pulpareticulum).

Retikuloendothels vollziehen diese Funktionen durch Phagocytose und Speicherung. Gleichzeitig werden auch Antikörper von Reticulumzellen und Lymphocyten gebildet. Auch alternde Blutzellen werden in der Milz abgebaut, wobei das Hämoglobin der Erythrocyten in Bilirubin verwandelt wird, das Eisen aber gespeichert wird. Daneben besitzt die Milz auch innersekretorische Funktionen, welche die Blutbildung im Knochenmark beeinflussen. Ferner ist die Milz ein mächtiges lymphatisches Organ, das reichlich Lymphocyten zu bilden vermag. Unter pathologischen Bedingungen können auch myeloische Zellen in der Milz gebildet werden (myeloische Metaplasie). Durch die Fähigkeit ihre Blutkammern zu erweitern oder zu verengern, dient die Milz auch als wechselnder Blutspeicher. Man erkennt aus diesen kurzen Angaben die außerordentliche Vielseitigkeit der Milzfunktionen. Trotzdem ist die Milz kein lebenswichtiges Organ, da alle diese verschiedenen Teilfunktionen auch von anderen Organen geleistet werden bzw. nach Herausnahme der Milz in gesteigertem Umfang übernommen werden können. Nur die hormonale Wirkung der Milz auf die Entkernung der roten Blutkörperchen im Knochenmark wird nach Milzexstirpation offenbar nicht von anderen Organen übernommen, da man die typischen JOLLY-Körper, welche Ausdruck der Entkernungsstörung sind, noch viele Jahre nach Herausnahme der Milz im strömenden Blut vorfindet.

Bau der Milz. Die Milz wird von zwei verschiedenen Gewebsteilen, die man als weiße und rote Milzpulpa bezeichnet, aufgebaut. Die weiße Pulpa, welche hauptsächlich die Arterien umscheidet, besteht aus lymphatischem Gewebe mit zahlreichen Lymphfollikeln (MALPIGHIsche Körperchen). Sie sind mit den Lymphknötchen der Lymphdrüsen oder anderer lymphatischer Gewebe identisch. In der roten Pulpa, die zwischen den Trabekeln liegt, finden sich die weiten venösen Blutsinus. Sie sind mit echten phagocytierenden Retikuloendothelien ausgekleidet. Weitere Reticulumzellen bilden das netzförmige Grundgerüst des Milzstromas, das das ganze Organ durchzieht. Das Blut der Milzarterie tritt teils durch die Knötchencapillaren, vor allem aber durch die Pinselarterien in die Sinus der roten Pulpa ein. Aus den Blutsinus gelangt das Blut in die Pulpavenen, welche in die Trabekelvenen einmünden. Das ganze Organ ist von einer Kapsel umgeben, welche glatte Muskelfasern enthält. Sie setzt sich in Form der Trabekel bis in die Tiefe der Milz hinein fort.

Für die Erkennung pathologischer Zustände ist die Milzpunktion neuerdings mehrfach herangezogen worden, wenn ihr auch gewisse Gefahren anhaften (Verblutung). Sie soll deshalb nur von Geübten, am besten nur stationär in der Klinik ausgeführt werden. Die Zellen des Milzpunktates gliedern sich normalerweise in solche des Reticulumanteils (lymphoide Reticulumzellen, monocytoide Zellen, Endothelzellen, speichernde Reticulumzellen, plasmacelluläre Reticulumzellen und Gewebsmastzellen). Sie machen etwa 2—10% des gesamten Milzpunktates aus. Die Hauptmasse der Milzzellen sind kleine und große Lymphocyten, etwa 60—80% des Milzpunktates ausmachend. Daneben findet man in wechselnder Zahl neutrophile oder andere Granulocyten, die wohl vom peripheren Blut abstammen. Bei chronisch entzündlichen Zuständen treten myeloische Zellen in größerer Zahl in der Milz auf, daneben auch Erythroblasten, die in der Milz selbst gebildet werden. Außerdem kann man unter pathologischen Zuständen in der Milz tuberkulöse Riesenzellen, STERNBERGsche Riesenzellen, Sarkomzellen, Leukämiezellen oder pathologisch gespeicherte Reticulumzellen (GAUCHER-Zellen) finden.

II. Allgemeine Milzdiagnostik.

Die Milz liegt normalerweise im linken Hypochondrium zwischen der 9. und 11. Rippe und folgt mit ihrer Längsachse dem Verlauf der 10. Rippe (Abb. 39). Der hintere obere Pol erreicht die Höhe des 10. Brustwirbels, etwa 2 Querfinger von der Wirbelsäule entfernt. Der vordere untere Pol liegt etwa 2 Querfinger oberhalb des Rippenrandes. Er überragt gewöhnlich nicht eine Linie, die vom Sternoclaviculargelenk zur Spitze der 11. Rippe gezogen wird. Die obere Hälfte der Milz ist gewöhnlich von Lunge überlagert, nach rechts zu grenzt der Magen mit seinem Fundusteil, nach unten das Colon mit seiner linken Flexur. Die normale Milz ist 12—14 cm lang, 8—9 cm breit, 3—4 cm dick und hat ein Gewicht von 150—250 g.

Bei rechter Seitenlage des Patienten gelingt es meist mit leiser Perkussion die untere, unterhalb der Lungengrenze gelegene Milzhälfte abzugrenzen. Milzvergrößerungen lassen sich perkutorisch bei guter Übung meist feststellen, auch wenn die Milz noch nicht palpabel ist. Die normale Milz ist gewöhnlich nicht palpabel. Bei hochgradiger Ptose kann das Organ fühlbar werden, doch gehört dieser Befund zu den großen Seltenheiten. Eine fühlbare Milz ist fast immer pathologisch vergrößert. Die beste Palpation erfolgt bei rechter Halbseitenlage des Kranken, wobei dieser den linken Arm über den Kopf schlägt. Man tastet bimanuell und läßt durch tiefe Inspiration den unteren Milzpol gegen die Fingerspitzen der rechten Hand andrängen. Neben der Beurteilung der Größe ist auch die der Konsistenz wichtig. Zur Unterscheidung gegenüber anderen Tumoren ist auf folgende Punkte zu achten. Der Milztumor ist gut atemverschieblich, glattrandig und bei genügender Vergrößerung durch die Milzkerbe gekennzeichnet. Die Oberfläche ist glatt, das Colon wird gewöhnlich von der Milz nach vorne unten verdrängt, während es bei Nierentumoren über die Niere läuft. Doch ist dieses Merkmal nicht absolut sicher. Viel sicherer ist bei Nierentumuren die Feststellung einer einheitlichen Masse zwischen den palpierenden Händen, besonders wenn man den Tumor mit der linken Hand vom Nierenlager aus nach vorne drückt. In Zweifelsfällen macht man durch Luftaufblähung des Magens die Milz röntgenologisch sichtbar. Bei perisplenitischen Auflagerungen hört man auskultatorisch über der Milz ein Reibegeräusch.

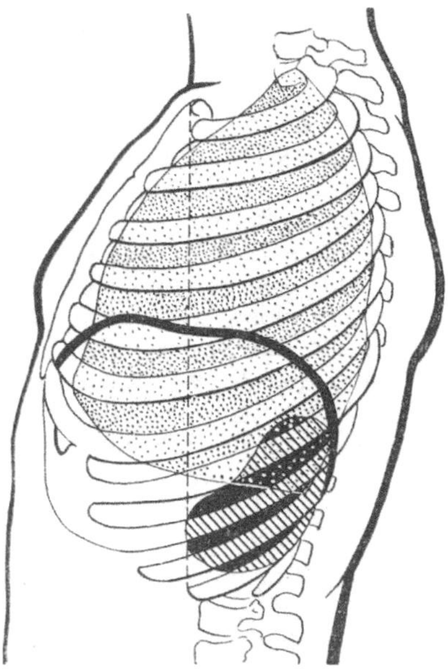

Abb. 39. Lage der menschlichen Milz.

III. Die Milzkrankheiten.

Die Mehrzahl der Erkrankungen der Milz wurden im Zuge der Behandlung der Blutkrankheiten besprochen. Es sei deshalb hier nur eine übersichtliche Zusammenstellung gegeben:

1. Die Splenomegalien.

a) Der infektiöse Milztumor.

Bei jeder Infektion nimmt die Milz an Größe zu. Die Ursache dafür liegt in einer vermehrten Blutfüllung und in der reaktiven Wucherung der retikuloendothelialen und lymphatischen Milzzellen. Das Ausmaß des Milztumors ist bei den einzelnen Infekten sehr verschieden. Palpable Milztumoren finden sich nur bei bestimmten Infektionskrankheiten, wie bei Typhus, Malaria, Rückfallfieber, WEYLscher Krankheit, Sepsis, Endocarditis lenta, Morbus Bang, Maltafieber, bei cholangitischen Prozessen. Von wechselnder Größe ist der Milztumor bei der Schlafkrankheit und beim Flecktyphus. Besonders große chronische infektiöse Milztumoren entstehen bei der Kala Azar, bei der chronischen Malaria, bei der chronischen Bilharziose. Unter den europäischen Infektionskrankheiten spielt die Lues als Hauptursache reizloser Milztumoren eine wichtige Rolle. Auch die Tuberkulose der verschiedensten Organe führt hin und wieder zu Milztumoren, am häufigsten bei der generalisierten Lymphdrüsentuberkulose und bei der Miliartuberkulose. Selten ist die isolierte Tuberkulose der Milz, die manchmal mit Polyglobulie einhergeht. Auch latente septische Infektionen, oft verbunden mit rheumatischen Arthritiden und Endokarditiden können einen Milztumor hervorrufen. Bekannt ist der Milztumor beim PFEIFFERschen Drüsenfieber.

b) Milztumoren bei Erkrankungen der Leber und des Pfortaderkreislaufs.

Hierher gehören die Milztumoren bei Lebercirrhosen, bei Pfortaderthrombosen, bei der Milzvenenthrombose, bei der Hämochromatose, sowie beim Morbus Banti und Morbus Wilson.

c) Milztumoren bei Geschwülsten des lymphatischen und Reticulumsystems.

Hierher gehören die Milztumoren bei Lymphogranulomen, bei der Lymphosarkomatose und bei der Retotheliose.

d) Milztumoren bei Leukosen.

Die größten leukotischen Milztumoren finden sich bei der chronischen Myelose, etwas kleiner sind die Milzen der chronischen Lymphadenose. Am kleinsten ist die Milz, die manchmal sogar nicht einmal mehr palpabel ist, bei akuten Leukämien.

e) Milztumoren bei Anämien.

Hier steht obenan der konstitutionelle und erworbene hämolytische Ikterus, ferner Sichelzellen und Cooleyanämie. Bei den anderen Anämieformen ist der Milztumor viel weniger regelmäßig und meist nur geringfügig. Ein großer Milztumor bei der perniziösen Anämie spricht eher gegen als für diese Diagnose. Dagegen ist die Milz bei der akuten und chronischen Erythroblastose stark vergrößert, ebenso bei den osteosklerotischen Anämien. Charakteristisch ist der Milztumor bei der Anaemia splenica (Morbus Banti).

f) Milztumoren bei Polycythämien

kommen sowohl bei der essentiellen wie bei der sekundären Erkrankung vor.

g) Der Milztumor bei der chronischen Thrombopenie

(Morbus Werlhoff) ist meist nicht sehr groß und kann manchmal fehlen.

h) Die Amyloidmilz,

auch die amyloide Entartung der Milz führt zu einem palpablen Milztumor. Die Amyloidablagerung erfolgt dabei entweder lokalisiert um die MALPIGHIschen Körperchen (Sagomilz) oder diffus als Speck- oder Schinkenmilz. Zur Diagnose sind andere Zeichen der Amyloidose sowie der Nachweis auslösender Grundkrankheiten wichtig. Entscheidend kann die Diagnose durch die BENNHOLDsche Kongorotprobe gesichert werden.

i) Milzgeschwülste und Milzcysten.

Beides sind sehr seltene Erkrankungen. Die Milz besitzt eine Organimmunität gegen Geschwulstzellen. Primäre Milzsarkome sind deshalb Raritäten. Häufiger sind Blutzellgeschwülste. So wird die Milz bei Lymphosarkomatose und Retotheliose, besonders aber beim Lymphogranulom oft befallen. Sonst kommen sekundäre Geschwulsttumoren meist nur durch direktes Übergreifen des Tumors aus der Nachbarschaft von einem Magen-, Pankreas- oder Coloncarcinom aus vor. Viel häufiger machen Tumoren der Nachbarschaft eine Verlegung der Milzvene und verursachen dadurch einen Milztumor. Hämatogene Tumormetastasen sind in der Milz äußerst selten. Von gutartigen Geschwülsten sind die seltenen Häm- und Lymphangiokavernome zu erwähnen. Die letzteren können sehr groß werden und müssen evtl. operativ entfernt werden.

Cysten der Milz sind entweder parasitär oder nichtparasitär. Zu den ersteren zählt der Milzechinococcus, der überaus selten ist. Große Milzcysten werden palpabel und zeigen evtl. Fluktuation. Diagnostisch wichtig für Echinococcuscysten kann die Komplementbindungsreaktion sein. Die nicht parasitären Cysten sind Blut-, Lymph- oder seröse Cysten. Die ersteren enthalten Blut- oder Blutabbauprodukte und können traumatischen Ursprungs sein. In den serösen Cysten findet sich eine eiweißreiche Flüssigkeit.

2. Die Lipoidspeicherkrankheiten (Lipoidosen).

Es handelt sich um eine Gruppe seltener, aber wohl charakterisierter Krankheitsbilder, bei denen eine Störung des Lipoidstoffwechsels vorliegt, wobei jeweils bestimmte Lipoide, wie Cerebroside, Phosphatide oder Cholesterine vorherrschen. Je nach der Art des gespeicherten Lipoids unterscheiden wir seit PICK drei verschiedene Krankheitsbilder, die man sinngemäß als cerebrosidige, phosphatidige und cholesterinige Lipoidose bezeichnet.

a) Die GAUCHERsche Krankheit (cerebrosidige Lipoidose).

Das Krankheitsbild wurde erstmals von GAUCHER 1882 beschrieben. Es kommt dabei zur Speicherung von Cerebrosiden (Kerasin) in Milz, Leber, Lymphknoten und Knochenmark. Man findet dabei in der stark vergrößerten Milz Kerasineinlagerung in den Reticulumzellen der Pulpa, sowie in den adventitiellen Zellen der Arteriolen. Die Zellen werden dabei enorm vergrößert und besitzen ein schaumig-wabiges Protoplasma. Sie sind häufig mehrzellig (GAUCHER-Zellen). In der Milzpulpa liegen sie in unregelmäßigen Inseln und Nestern zusammen, ähnlich auch in der Leber und in den Lymphknoten. Auch im Knochenmark können sie in größerer Zahl auftreten, wobei es sogar zu Auftreibungen und Rarefizierung des Knochens mit Spontanfrakturen kommen kann (Ossärer Typ). Die Erkrankung ist dominant vererbbar, meist familiär und befällt vornehmlich die jüdische Rasse und überwiegend das weibliche Geschlecht.

Im klinischen Bild steht der Milztumor sowie die Lebervergrößerung im Vordergrund. Der Beginn der Erkrankung ist schleichend, oft mit Müdigkeit und Schwächegefühl. Der Milztumor entwickelt sich oft schon im Kindesalter und kann schließlich enorme Größe erreichen, so daß das durch Milz- und Lebertumor aufgetriebene Abdomen bei der gleichzeitigen Abmagerung des übrigen Körpers stark kontrastiert. Auch die äußeren Lymphdrüsen können leicht vergrößert sein. Charakteristisch ist die gelbe bis okerfarbene, zuweilen auch bronzefarbene Färbung der Haut besonders an den belichteten Partien. Im Gegensatz zum Morbus Addison bleiben die Schleimhäute aber frei. An den Lidspalten findet man zuweilen eine bräunlich gelbe, keilförmige Verdickung der Konjunktiven. Im Blut findet sich oft eine leicht hypochrome Anämie, meist mit Leukopenie, in schweren Fällen auch mit Thrombopenie und hämorrhagischer Diathese. In fortgeschrittenen Fällen kommt es zu Knochenschmerzen mit Verbiegungen und Spontanfrakturen und fleckiger Zeichnung im Röntgenbild. Unter allmählichem Kräfteverfall tritt der Tod meist an einer interkurrenten Erkrankung ein. Die Diagnose ist durch den Nachweis der typischen GAUCHER-Zellen evtl. durch Knochenmark oder Milzpunktion zu stellen. Therapeutisch wird Splenektomie empfohlen.

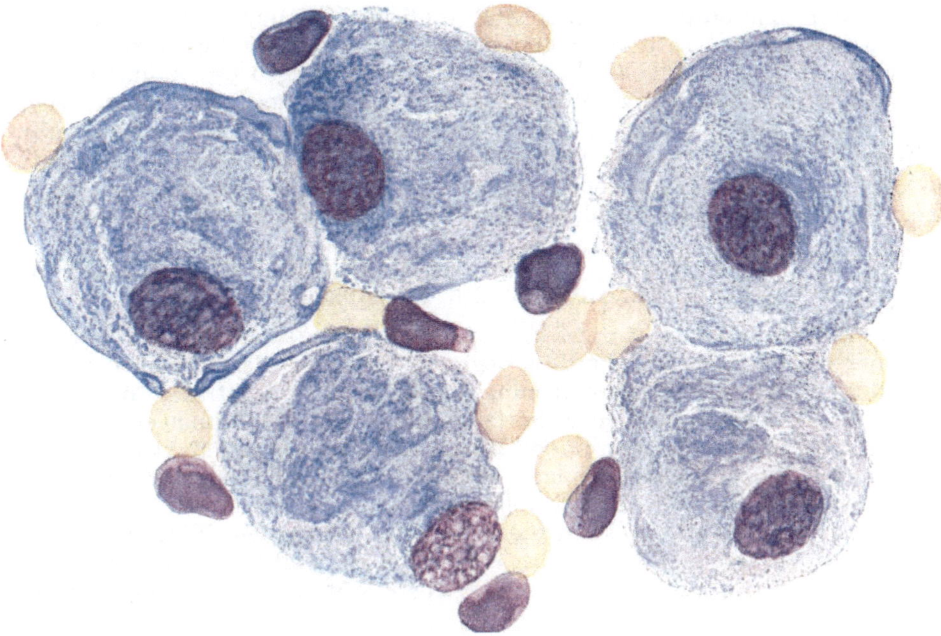

Abb 40. GAUCHER-Zellen aus Milzpunktat.

b) NIEMANN-PICKsche Krankheit (Phosphatidige Lipoidose).

Bei dieser erstmals von NIEMANN 1914 beschriebenen Erkrankung wird in erster Linie Lecithin gespeichert. Die Speicherung erfolgt nicht nur in den Retikulumzellen, sondern auch in den epithelialen Zellen von Leber, Niere, Nebenniere, Schilddrüse, aber auch in Muskel- und Ganglienzellen. Die Erkrankung setzt schon im frühesten Kindesalter ein. Bereits in den ersten Lebensmonaten kommt es zur Anschwellung des Leibes durch enorme Milz- und Leberschwellung. Später kommen Ascites und Stauungserscheinungen hinzu. Auch hierbei können die äußeren Lymphdrüsen angeschwollen sein. Die Haut ist wie beim Morbus Gaucher leicht gelb oder bräunlich tingiert. Im Blut findet sich manchmal eine hochgradige Lipämie mit starker Lipoidvermehrung, dazu eine sekundäre Anämie mit wechselnden Leukocytenzahlen. Die Kinder sterben gewöhnlich im 1. oder 2. Lebensjahr unter rasch fortschreitender Kachexie. Die Diagnose kann durch Milzpunktion oder Untersuchung einer exstirpierten Lymphdrüse gesichert werden. Die Therapie ist machtlos. Auch die NIEMANN-PICKsche Krankheit ist erbbedingt, die jüdische Rasse wird bevorzugt befallen.

Die amaurotische Idiotie scheint auf ähnlicher Grundlage zu beruhen.

c) Die CHRISTIAN-SCHÜLLERsche Krankheit (cholesterinige Lipoidose).

Die Krankheit wurde von SCHÜLLER 1915 zuerst beschrieben und von dem Amerikaner CHRISTIAN schärfer klinisch umgrenzt. Es handelt sich dabei um ausgedehnte Speicherungen von Cholesterin bei hochgradiger Cholesterinämie. Die Erkrankung kann im Kindes-, aber auch im Erwachsenenalter auftreten. Im Vordergrund stehen Skeletveränderungen, besonders an den Knochen der Schädelbasis, aber auch an Becken, Oberschenkel, Wirbelsäule u. a., die sich röntgenologisch als multiple unregelmäßige Defekte darstellen. Durch die Knochenauftreibungen der Schädelbasis kommt es zu Exophthalmus sowie zu Hypophysen- und Zwischenhirnstörungen in Form von Diabetes insipidus, Dystrophia adiposo-genitalis und ähnlichen Störungen des Wachstums und des Stoffwechsels. An Haut und Lidern finden sich häufig xanthomatöse Knötchen. In der Mundhöhle kommt es zu Schwellungen des Zahnfleisches, Zahnausfall und Stomatitis; Milztumor oder Lebervergrößerung findet sich nur in einem Teil der Fälle. Mikroskopisch bestehen die Xanthomherde aus Granulationsgewebe, das reich an schaumigen, oft vielkernigen Zellen ist, die Cholesterin und Neutralfett gespeichert haben. Die Therapie hat durch eine fett- und besonders lipoidarme Ernährung gewisse Erfolge erzielt.

3. Milzinfarkt und Milzabsceß.

Der Milzinfarkt ist ein häufiges Ereignis. Meist handelt es sich um Embolien von einer bestehenden Endokarditis oder marantischen Herzthromben in die Milzarterie. Selten sind Thrombenbildungen durch arteriitische Wandprozesse. Kleine Infarkte machen meist keine klinischen Erscheinungen, größere Infarkte führen zu Schmerzen in der Milzgegend besonders beim tiefen Atemholen und zu Temperatursteigerungen. Manchmal läßt sich über einem größeren Milzinfarkt ein Reibegeräusch auskultieren als Ausdruck der Infarktperisplenitis. Bei sehr großen Infarkten kann die Milz palpabel werden. Eine besondere Behandlung ist nicht erforderlich. Die Infarkte heilen gewöhnlich ohne Komplikationen ab, nur bei purulenter Sepsis kann es zu Absceßbildungen kommen.

Der Milzabsceß kommt im Anschluß an schwere Infektionskrankheiten, wie Typhus, Sepsis, Rückfallfieber und anderen Infektionen vor. Während kleinere Abscesse meist dem klinischen Nachweis entgehen, kommt es bei größeren zur Entwicklung eines fühlbaren Milztumors, zu hohem Fieber und zu Schmerzen in der Milzgegend. Der an sich seltene Vorgang macht chirurgisches Eingreifen nötig, soweit nicht die Grundkrankheit bereits hoffnungslos ist.

4. Lageveränderungen und Mißbildungen der Milz.

Bei allgemeiner Enteroptose kann auch eine tiefstehende, den Rippenbogen überragende Milz vorkommen. Seltener ist eine ausgesprochene Wandermilz, die irgendwo ins Abdomen verlagert ist. Es liegt dann ein Zustand wie bei vielen Säugetieren vor (Kaninchen, Hunden), die eine bewegliche Milz besitzen. Solche Patienten klagen manchmal über ein Druck- oder Fremdkörpergefühl im Leib. Chirurgische Entfernung erscheint aber nur bei Stildrehung berechtigt.

Die Mißbildungen der Milz wie abnorme Lappung oder Zweiteilung sowie Auftreten zahlreicher Nebenmilzen sind klinisch meist bedeutungslos. Ihre Kenntnis ist bei Splenektomie wichtig, da Zurückbleiben von Teilmilzen den operativen Erfolg fraglich gestalten kann. Zu den seltenen Vorkommnissen gehört das völlige Fehlen einer Milz oder eine hochgradige angeborene Hypoplasie. Meist kommen dabei Jolly-Körper in den Erythrocyten vor, die auf einen solchen Zustand aufmerksam machen können.

Literatur.

Zusammenfassende Darstellungen, Lehr- und Handbücher der Hämatologie.

BOCK, H. E.: Agranulocytose. Stuttgart 1946.

FERRATA, R. e E. STORTI: Malattie del sangue. Mailand 1946. — FIESCHI, A. e G. ASTALDI: La cultura in vitro del midullo osseo. Pavia 1946.

HABELMANN, G.: Blutverlust und Blutersatz. Leipzig 1942. — HEMMELER, G.: Leitfaden der Blutdiagnostik. Lausanne 1947. — HEILMEYER, L.: Handbuch der inneren Medizin, Bd. 2, Blutkrankheiten. Berlin 1942. — HITTMAIR, A.: Blutdiagnostik für den praktischen Arzt, 3. Aufl. Berlin 1942.

KIENLE, F.: Die Sternalpunktion in der Diagnostik. Leipzig 1943. — KRACKE: Diseases of the blood. New York 1941.

LEITNER, ST.: Die intravitale Knochenmarksuntersuchung. Basel 1945.

MOESCHLIN, S.: Die Milzpunktion. Basel 1947.

RASTELLI, M.: La punctura sternale. Rom 1943. — ROHR, K.: Das menschliche Knochenmark. Leipzig 1940.

SCHILLING, V.: Praktische Blutlehre. Jena 1942. — SCHULTEN, H.: Lehrbuch der klinischen Hämatologie, 4. Aufl. Stuttgart 1948. — Die Sternalpunktion als diagnostische Methode. Leipzig 1937. — STAHEL, R.: Diagnostische Drüsenpunktion. Leipzig 1930. — STORTI, E.: Diagnostica differentiale della emopatie. Mailand 1939.

THADDEA, S.: Die Sternalpunktion und ihre klinische Verwertung. Stuttgart 1943. — TISCHENDORF, W.: Morphologisch-klinische Beobachtungen bei Erkrankungen des lymphatischen Gewebes. Leipzig 1942.

WINTROBE, M. M.: Clinical Haematology. Philadelphia 1947. — WUHRMANN, F., CH. WUNDERLY u. a.: Die Bluteiweißkörper des Menschen. Basel 1947.

Krankheiten der Bewegungsorgane.

Von

H. Assmann.

Mit 30 Abbildungen.

Physiologische Vorbemerkungen.

Die *Tätigkeit der Skeletmuskulatur* ist daran gebunden, daß dem Muskel Impulse durch den ihn versorgenden Nerv zugeleitet und daß ihm Nährstoffe durch die Blutgefäße zugeführt werden. Sind diese Voraussetzungen nicht erfüllt, so erlischt die Fähigkeit des Muskels sich zusammenzuziehen und es tritt eine *Atrophie* ein. Umgekehrt erfolgt bei einer vermehrten Tätigkeit, bei welcher durch Regulationsvorrichtungen eine stärkere Blutzufuhr ausgelöst wird, eine *Arbeitshypertrophie* der Muskulatur.

Die *Energiequelle* für die *Muskelkontraktion* ist in chemischen Spannkräften enthalten. Diese sind zunächst allein in den Glykogenvorräten des Muskels gesehen worden, durch deren Zerfall in Milchsäure auf dem Wege der hydrolytischen Spaltung Energie frei wird. Die Umwandlung erfolgt über eine Anzahl phosphorylierter Zwischenprodukte, unter denen in erster Linie das Lactacidogen zu nennen ist, indem Phosphorsäure vorübergehend an das Kohlehydratmolekül herantritt, aber später wieder davon getrennt wird; hierdurch wird der Kohlehydratanteil in eine stärker aktive Form übergeführt. Neuere Untersuchungen haben aber gelehrt, daß die Milchsäurebildung erst zeitlich nach der Muskelkontraktion einsetzt, welche noch bei alkalischer Reaktion erfolgt; also ist die unmittelbare Energiequelle nicht in dem Glykogen, sondern in einer anderen Substanz zu suchen. Als diese wird heute in erster Linie die Kreatinphosphorsäure (Phosphagen) angesehen, bei deren Spaltung in Kreatin und Phosphorsäure Energie frei wird. Außerdem spielen hierbei auch andere Tätigkeitssubstanzen eine Rolle, so die Adeninnucleotide (Adenylpyrophosphorsäure, Adenylsäure), welche unter Ammoniakabspaltung zu Inosinsäure und Orthophosphorsäure hydrolytisch zerfallen. Diese Zerfallsprodukte des Tätigkeitsstoffwechsels werden unter physiologischen Bedingungen wieder zu ihren Ausgangsstoffen zurückgebildet. Die Lieferung der hierzu nötigen Energie erfolgt im wesentlichen durch die hydrolytische Spaltung des Glykogens zu Milchsäure und deren teilweise weitere Verbrennung zu Kohlensäure und Wasser. Ein anderer Teil der Milchsäure wird jedoch wiederum zu Glykogen resynthetisiert.

Da die Kontraktion des Muskels auf den vom Nerven vermittelten Reiz sofort ohne vorangehende Erwärmung erfolgt, muß geschlossen werden, daß die chemische Energie unmittelbar in die mechanische Arbeit der Kontraktion umgesetzt wird und nicht erst wie bei der Dampfmaschine zunächst eine Wärmebildung und dann deren Umwandlung in mechanische Arbeit erfolgt. Ein anderer Teil der chemischen Energie wird freilich in Wärme umgesetzt, die bei starker Muskeltätigkeit sogar zu einer meßbaren Erhöhung der Körpertemperatur führt und das Inkrafttreten von Regulationsvorrichtungen gegen eine übermäßige Erwärmung, so eine Hyperämie der Hautgefäße und Schweißsekretion, veranlaßt.

Auch das *knöcherne Skelet* ist ebenso wie alle anderen Teile des menschlichen Körpers einer dauernden Umwandlung durch Auf- und Abbau unterworfen. Beim wachsenden Organismus überwiegen die aufbauenden, beim Rückgang im Greisenalter die abbauenden Vorgänge.

Selbst der *Kalkgehalt des Knochens* im fertigen Organismus ist nicht unabänderlich feststehend. Auch er unterliegt chemischen Einflüssen, die besonders von den Epithelkörperchen ausgehen. Eine Hypertrophie derselben, welche bei der Ostitis fibrosa generalisata von Recklinghausen gefunden wird, hat Entkalkung des Knochens und Steigerung des Blutkalkspiegels zur Folge. Auch experimentell ist durch übermäßige Zufuhr des Inkrets der Epithelkörperchen, des sog. Parathormon, eine Entkalkung der Knochen herbeizuführen.

Bei der Rachitis und Osteomalacie findet sich ebenfalls eine Kalkarmut des Knochens, aber keine wesentliche Veränderung des Blutkalkspiegels, der eher an der unteren Grenze der Norm liegende Werte aufweist, dagegen eine Verminderung des Phosphatspiegels im Blut. Diese Veränderungen werden auf einen Mangel an Vitamin D zurückgeführt. Daß bei diesen Krankheiten auch innersekretorische Verhältnisse eine Rolle spielen, ist durch gewisse später näher auseinanderzusetzende Beobachtungen wahrscheinlich gemacht, aber nicht allgemein erwiesen.

Außerdem übt der *Reiz der Funktion* einen wesentlichen Einfluß auf die stets der Beanspruchung durch Druck und Zug sich anpassende Knochenstruktur aus. Bei Änderung der statischen Verhältnisse z. B. durch traumatische Umgestaltung des Knochens oder durch Ankylose der Gelenke tritt auch eine den neuen Ansprüchen angepaßte Änderung des Knochenbaues in weitester Ausdehnung ein. Bei mangelnder Beanspruchung, während vollständiger Ruhe der Gliedmaßen, entwickelt sich ebenso wie bei den Muskeln auch an den Knochen eine Atrophie, die im Röntgenbild durch eine Verminderung der Schattentiefe und eine Verschmälerung der Rindensubstanz und der Knochenbälkchen der spongiösen Substanz zu erkennen ist.

Ferner ist der Aufbau und die chemische Zusammensetzung der Knochen abhängig von *trophischen Einflüssen der Nerven,* die zwar noch nicht sicher geklärt sind, aber auf Grund neuerer Forschungen von KEN KURÉ und Mitarbeitern in efferenten Fasern der hinteren Wurzeln vermutet werden. Besonders bei der Tabes und Syringomyelie, seltener bei manchen Rückenmarksverletzungen entwickeln sich schwere Deformierungen der Knochen und Gelenke. Auch wird bei der Tabes eine auffallende Brüchigkeit der Knochen gefunden, welche nicht auf eine Verminderung des Kalkgehaltes, sondern auf eine Änderung der organischen Grundsubstanz des Knochens bezogen wird.

Bei manchen krankhaften Veränderungen des Knochenbaues spielt eine *vererbbare Veranlagung* eine bestimmende Rolle, so bei der Chondrodystrophie und in manchen Fällen von Marmorkrankheit (ALBERS-SCHÖNBERG).

Die *Veränderungen des Knochenmarks,* welches bei Krankheiten des Knochengerüstes, insbesondere gerade bei der Marmorkrankheit, zum Teil in Mitleidenschaft gezogen wird, haben oft Veränderungen des Blutes zur Folge und sind deshalb im Abschnitt über die Blutkrankheiten geschildert.

I. Erkrankungen der Muskeln und Sehnen.

1. Angeborene Muskeldefekte.

Angeborene Muskeldefekte kommen nicht selten am M. pectoralis major, von dem einzelne Teile oder auch der ganze Muskel fehlen können, und an den Schultermuskeln (M. serratus, rhomboideus, trapezius) vor.

2. Muskelatrophie.

Atrophische Vorgänge der Muskulatur stellen sich bei einer *Inaktivität* derselben in überraschend schneller Zeit und in auffallend hohem Grade ein. Wenn Gliedmaßen infolge einer schmerzhaften Erkrankung, welche den Kranken veranlaßt, jede Bewegung zu unterdrücken, völlig stillgelegt werden, kann bereits nach wenigen Tagen ein sicht- und meßbarer Rückgang der Muskeln durch Vergleich mit der gesunden Seite festgestellt werden. Dies beobachtet man z. B. bei schmerzhaften Gelenkergüssen, insbesondere gonorrhoischer Natur, bei Knochenfrakturen usw. Es erscheint unnötig, hierfür besondere trophische Nerveneinflüsse anzuschuldigen. Der Fortfall der Funktion und die infolgedessen eintretende mangelhafte Durchblutung genügt, den Rückgang der Muskulatur zu erklären. Am schnellsten und auffälligsten pflegt sich eine Inaktivitätsatrophie am M. quadriceps des Oberschenkels, ferner am M. deltoides der Schulter bemerkbar zu machen.

Um der Entstehung derartiger Atrophien vorzubeugen und bereits atrophische Muskeln wieder zu stärken, ist eine rechtzeitige und planmäßige *Massage* der Muskeln anzuwenden und dabei insbesondere der am leichtesten der Atrophie verfallende M. quadriceps energisch zu behandeln.

Auch bei Infektionskrankheiten, die mit hohem Fieber und allgemeinem Kräfteverfall einhergehen und den Kranken zu völligem Stilliegen zwingen, entwickelt sich schnell eine oft hochgradige Muskelatrophie. In diesen Fällen kann neben der Inaktivität auch eine *toxische Schädigung* der Muskulatur eine Rolle spielen. Besonders beim Typhus kommen mitunter schwere degenerative Veränderungen der Muskulatur im Sinne einer *wachsartigen Degeneration* vor, welche S. 413 näher beschrieben ist.

Eine weitere Ursache der Atrophie einzelner Muskeln bildet eine *Störung ihrer Innervation.* Der Einfluß der nervösen Versorgung auf das Verhalten des Muskels kann leicht an der Atrophie, die nach experimenteller Durchschneidung oder traumatischer Verletzung des betreffenden Nerven auftritt, erkannt werden. Ebenso bewirkt eine Schädigung des trophischen Zentrums des peripheren Neurons an den Vorderhorn-Ganglienzellen eine Atrophie der abgehenden Nervenfasern und der davon versorgten Muskeln. Zahlreiche Beispiele derartiger neurogener Muskelatrophien, die sich z. B. im Verlauf einer spinalen Muskelatrophie, Poliomyelitis, Syringomyelie usw. einstellen, sind in der Darstellung der Nervenkrankheiten zu finden.

Auch bei einer *neurogenen Atrophie* ist dann, wenn keine schweren Störungen der elektrischen Reaktion bestehen und somit eine Wiederherstellung in absehbarer Zeit zu erwarten ist, Massage und ferner elektrische Behandlung, am zweckmäßigsten mittels des unterbrochenen galvanischen Stromes nach Leduc, anzuwenden. Ist dagegen schwere Entartungsreaktion vorhanden oder gar die elektrische Erregbarkeit völlig erloschen, so ist von derartigen Bemühungen kaum ein Erfolg zu erhoffen. Freilich braucht selbst im 4. bis 6. Monat nach eingetretener traumatischer Schädigung des Nerven auch eine völlige Entartungsreaktion noch kein Todesurteil für Muskeln oder Nerven zu bedeuten; die Lähmungen können selbst dann noch bei konservativer Behandlung schwinden, wobei die Funktion früher als die elektrische Reaktion wiederkehrt (Küttner). Wenn bei traumatischer Schädigung der peripheren Nerven eine Nervennaht in Betracht kommt, ist diese spätestens nach $^1/_2$ Jahr vorzunehmen. Nachdem sich während einer längeren, etwa einjährigen Beobachtung nach Eintritt der Lähmungserscheinungen z. B. im Ablauf einer Poliomyelitis herausgestellt hat, welche Muskeln unheilbar gelähmt und welche funktionsfähig sind, sind operative Muskelüberpflanzungen und orthopädische Maßnahmen angezeigt.

Außerdem kommt eine anscheinend *primäre* Atrophie bzw. *Dystrophie der Muskulatur* auf degenerativer, oft erblicher Grundlage bei der sog. Dystrophia musculorum progressiva vor, welche ebenso wie die Myotonie, die Myasthenie und andere chronische degenerative Erkrankungen der Muskulatur einem allgemeinen Gebrauch entsprechend im Abschnitt über Nervenkrankheiten beschrieben wird. Bei einzelnen Formen der progressiven Muskeldystrophie, die im Kindesalter aufzutreten pflegen, handelt es sich um eine sog. Pseudohypertrophie. Hierbei ist zwar das Volumen der Muskeln vermehrt; diese Zunahme beruht aber in der Regel nicht auf einer Vermehrung der Muskelsubstanz, sondern auf zwischengelagertem Binde- und Fettgewebe.

Sowohl wegen der erzielten therapeutischen Erfolge als für das Verständnis des Muskelstoffwechsels bedeutungsvoll erscheint der Versuch, die Störung auf chemischem Wege durch reichliche Zufuhr von Glykokoll zu beeinflussen, welches Baustoffe für die Muskulatur liefert. Die Beobachtung des Kreatinstoffwechsels hat ergeben, daß normalerweise eine nennenswerte Kreatinausscheidung im Urin kaum stattfindet und bei Zufuhr von Kreatin sowie von Stoffen, die für eine synthetische Bildung von Kreatin in Betracht kommen, z. B. von Glykokoll, der normale Organismus Kreatin nicht in vermehrtem Maße ausscheidet; er verwertet diese offenbar in irgendeiner Weise. Bei bestimmten krankhaften Veränderungen der Muskulatur z. B. bei progressiver Muskeldystrophie und auch bei Myasthenie besteht dagegen von vorneherein eine Mehrausscheidung von Kreatin, das der erkrankte Muskel nicht verwerten kann. Diese Ausscheidung steigert sich auf Zufuhr von Stoffen, welche bei der Kreatinbildung eine Rolle spielen, z. B. von Glykokoll bis zu einem Gipfel und sinkt dann allmählich unter den Ausgangswert ab. Der Stoffwechsel nähert sich dann also dem normalen. Der erkrankte Muskel lernt offenbar die zugeführten Stoffe zu verwerten. In dieser Periode ist manchmal eine erstaunliche Kräftigung vorher stark geschwächter Muskeln, zum Teil sogar eine Wiederkehr schon ganz erloschener Bewegungen festgestellt worden. Gleichzeitig bemerken die Kranken ziehende Schmerzen in den wieder erstarkenden Muskeln, die ähnlich wie bei rheumatischen Beschwerden geschildert werden. Der Einfluß der Behandlung mit Glykokoll, welches in einer täglichen Menge von 10 bis 20 g gegeben wird, ist in verschiedenen Fällen recht ungleich. Leider pflegt auch dort, wo zunächst ein deutlicher Erfolg vorhanden ist, dieser nicht auf die Dauer anzuhalten, sondern es tritt einige Zeit nach Aussetzen der Glykokollbehandlung wieder ein Rückfall ein. Durch erneute Zufuhr sind aber oft wiederum Besserungen, wenn auch nur vorübergehender Natur zu erzielen. In jedem Falle ist diese von THOMAS aus theoretischen Gründen vorgeschlagene und praktisch erprobte Behandlungsart eines Leidens, welches früher jeder Therapie trotzte, zu versuchen und mit physikalischen Heilmethoden zu verbinden.

Bei Degenerationen und Atrophien der Muskulatur, die infolge Schädigungen der versorgenden Nerven eintreten, hat die Glykokollbehandlung dagegen in der Regel keinen wesentlichen Erfolg.

3. Akute degenerative Schädigungen der Muskulatur.

Fettige Degenerationen der Muskulatur werden bei verschiedenen Infektionskrankheiten, z. B. bei Diphtherie, ferner bei Phosphor- und Knollenblätterschwammvergiftung, in meist geringerem Grade auch bei Thyreotoxikose (Morbus Basedow) beobachtet.

Noch schwerere Entartungen der Muskulatur im Sinne einer sog. *wachsartigen Degeneration* (ZENKER) kommen auch bei Infektionskrankheiten, am häufigsten bei Typhus abdominalis, ferner bei Vergiftungen durch Schlangenbiß und bei Erfrierungen und Verbrennungen vor. Bei der histologischen Untersuchung zeigen die Muskelfasern einen Verlust der Querstreifung und scholligen Zerfall. Im Stadium der Regeneration tritt später eine Vermehrung der Muskelkerne auf.

Am häufigsten und stärksten wird diese wachsartige Degeneration an den Bauchmuskeln angetroffen. Daß die dadurch hervorgerufenen Bauchschmerzen in der Bauchwand und nicht im Inneren des Bauches, etwa im Darm oder Peritoneum, entstehen, wird daran erkannt, daß der Schmerz hauptsächlich bei Anspannung der Bauchmuskulatur, insbesondere beim Versuch des Aufrichtens, in heftigem Maße geäußert wird, bei ruhigem Liegen dagegen fehlt oder nur unbedeutend ist. In den degenerierten Muskeln können Blutungen, Hämatome, entstehen und dadurch druckempfindliche Vorwölbungen an bestimmten Stellen der Bauchmuskulatur auftreten.

Eine andersartige sog. *fischfleischähnliche Degeneration* der Muskulatur kommt in sehr seltenen Fällen aus unbekannter Ursache in der Weise zustande, daß der Muskelfarbstoff *Myoglobin* aus den Muskelfasern ausgelaugt wird. Durch Übertritt des Farbstoffes in das Blut entsteht eine Myoglobinämie, durch Ausscheidung desselben in den Harn eine Myoglobinurie.

Diese Erscheinungen können leicht mit den Zuständen der Hämoglobinämie und Hämoglobinurie verwechselt werden, bei welchen die Schädigung durch bestimmte Blutgifte am Blutfarbstoff, nicht am Muskelfarbstoff angreift. Eine Unterscheidung ist durch spektroskopische bzw. spektrographische Untersuchung des Blutes bzw. des Urins herbeizuführen, in dem der Muskelfarbstoff Myochrom etwas anders gelagerte Absorptionsstreifen als der Blutfarbstoff aufweist. Außerdem treten im klinischen Bild der Muskelerkrankung heftige

Schmerzen in der Muskulatur auf, die bei der Blutzerstörung fehlen. Diese fischfleischähnliche Muskeldegeneration ist in ganz vereinzelten Fällen unter Fiebererscheinungen mit beginnendem Schüttelfrost und tödlichem Ausgang (*Myositis myoglobinurica*, GÜNTHER), in anderen ebenfalls äußerst seltenen Fällen mit anfallsweisem Verlauf (*paroxysmale Myoglobinurie*) beobachtet worden. Dabei können auch lähmungsartige Schwächezustände in einzelnen Muskelgruppen entstehen. Zum Unterschied von der nach Kältereizen auftretenden paroxysmalen Hämoglobinurie fällt der DONATH-LANDSTEINERsche Versuch negativ aus.

Häufiger als beim Menschen tritt eine symptomatologisch ähnliche Erkrankung, die mit Muskelschmerzen und schwarzroter Verfärbung des Urins einhergeht, bei Pferden auf, wenn diese nach längerer Stallruhe bei reichlichem Futter wieder zur Arbeit herangezogen werden. Diese als *schwarze Harnwinde* oder *Kreuzlähme* der Pferde bezeichnete Erkrankung wird von den Tierärzten auf eine bei der Tätigkeit entstehende gesteigerte Milchsäurebildung in der Muskulatur nach abnorm starker Glykogenanhäufung während der Ruhe bezogen.

4. Haffkrankheit.

Ganz ähnliche Erscheinungen werden auch bei der sog. *Haffkrankheit* beobachtet, welche bei Anwohnern von bestimmten Teilen nur des frischen, nicht des kurischen Haffs zu gewissen Zeiten, zum erstenmal im Jahre 1924, festgestellt worden ist. Die örtliche Verbreitung der Krankheitsfälle weist eine Häufung in der weiteren Umgebung des Balgaer Tiefs auf, welches zwischen dem Festland und der Mündung des Haffs in die Ostsee bei Pillau gelegen ist. Hier trifft das Haffwasser mit dem bei bestimmter Windrichtung einströmenden Seewasser und den in das Haff sich ergießenden Abwässern des Kanals zusammen, welcher die fäkalen und industriellen Abwässer der Stadt Königsberg, darunter auch die sogenannten Ablaugen von 2 Cellulosefabriken in das Haff führt. Für die ursächliche Bedeutung der Verunreinigung des Haffs durch diese Abwässer spricht insbesondere die Tatsache, daß verschiedene Wellen der Haffkrankheit dann aufgetreten sind, nachdem die zur Filtrierung der Abwässer geschaffenen Anlagen ein unzureichendes Verhalten gezeigt hatten. Im Jahre 1934 soll eine ähnliche Erkrankung auch am Jukssow-See in der Nähe des Onega-Sees in Rußland beobachtet worden sein.

Diese sog. Haffkrankheit entsteht durch Genuß von rohen oder gekochten Fischen, am häufigsten von Aalen, Quappen und auch anderen Haffischen, welchen selbst eine Erkrankung nicht anzumerken ist. Die nähere Natur der Schädlichkeit, welche am stärksten in der Leber der Fische enthalten zu sein scheint (BÜRGERS), ist noch unbekannt. Als auslösende Umstände sind nach den vorliegenden Beobachtungen Muskelanstrengungen anzusehen. Auch Kälte kann begünstigend wirken. Die Erkrankung ist fast nur bei Erwachsenen weitaus häufiger bei Männern als bei Frauen beobachtet worden.

Die *klinischen Erscheinungen* bestehen in heftigen Muskelschmerzen, die am häufigsten zunächst in den Beinen und in der Lendengegend auftreten, dann über die gesamte Körpermuskulatur sich verbreiten. Oft werden Fischer, die nachts dem Fischfang auf dem Haff obliegen, plötzlich von heftigsten Schmerzen befallen, so daß sie nicht mehr die Ruder zu führen vermögen. In einem Teil der Fälle wird ein dunkelbraunroter Urin abgeschieden, in dessen Bodensatz bräunliche Farbstoffmassen und Zylinder von der gleichen Beschaffenheit gefunden werden. Der Farbstoff besteht im wesentlichen aus Myochrom (ASSMANN und Mitarbeiter, SCHUMM). Im Urin ist Kreatin in erheblicher Menge in schweren Fällen nachgewiesen. Aus diesen Tatsachen im Verein mit den Muskelschmerzen geht die schwere Schädigung der Muskulatur hervor, die als Hauptsitz der Erkrankung anzusprechen ist. Sie ist auch durch die histologische Untersuchung von obduzierten Fällen und von Muskelstückchen, die im Leben herausgeschnitten sind, erwiesen (KAISERLING). Die Myoglobinämie und Myoglobinurie ist als Folge der Muskelschädigung aufzufassen. Dabei kann eine Parenchymschädigung der Nieren auftreten und in schweren Fällen eine Anurie mit starker Steigerung des Rest-N im Blut zustande kommen. Bemerkenswerterweise sind die Veränderungen des Blutes und Urins, auf Grund deren die Haffkrankheit bisher unter den Krankheiten des Blutes und der Harnorgane abgehandelt wurde, nur in einem verhältnismäßig kleinen Teil und nur bei den schweren Krankheitsfällen nachgewiesen. Oft treten die nie fehlenden Muskelschmerzen bei völlig unverändertem klarem Urin auf.

Der Verlauf der gewöhnlich ohne Temperatursteigerung einhergehenden Krankheit ist meist schnell und günstig. Schon nach wenigen Stunden pflegen die anfangs heftigen Schmerzen abzuklingen oder ganz zu verschwinden. Nicht selten wird ein Wiederauftreten der Erkrankung beobachtet. Außerdem wird in manchen Fällen über dauernde ziehende Schmerzen namentlich in der Rückengegend geklagt, so daß wohl auch von einer chronischen Form der Haffkrankheit gesprochen werden kann. Nur ganz selten tritt ein tödlicher Ausgang ein, der auf ein Versagen der Nieren- und Herztätigkeit zurückzuführen ist. Die Herzmuskulatur zeigt hierbei schwere Veränderungen (KAISERLING).

Die *Behandlung* der Haffkrankheit wird von den Fischern selbst in der Weise vorgenommen, daß die Erkrankten sich ins Bett legen, heiße Umschläge machen lassen und heiße Flüssigkeit trinken, worauf die Schmerzen bald nachzulassen pflegen. Sie geben an, oft einen großen Hunger nach Brot zu haben und Brot in großen Mengen zu verzehren.

Prophylaktisch hat sich Verbot des Genusses von Haff-Fischen als wirksame Abwehrmaßnahme erwiesen.

5. Muskelschmerzen nach Anstrengungen.

Ob auch degenerative Veränderungen der Muskulatur als Ursache der allgemein als „Muskelkater" bekannten, nach starker Anstrengung ungeübter Muskeln auftretenden Schmerzhaftigkeit der Muskulatur aufzufassen sind, ist mangels anatomischer Untersuchungen schwer zu entscheiden. Mit Wahrscheinlichkeit sind durch gewisse Stoffwechselprodukte hervorgerufene Veränderungen der Muskulatur anzunehmen, welche in der Regel so schnell wieder hergestellt werden, daß hierbei kaum von einem Krankheitsvorgang gesprochen werden kann. Welche chemischen Stoffe hierbei wirksam sind, ist nicht bekannt. Es findet eine starke Bildung von Milchsäure statt. Wahrscheinlich handelt es sich hierbei außerdem um noch andere Stoffe.

Um der Entstehung eines Muskelkaters vorzubeugen, sind nach der Anstrengung, einer Bergsteigerregel zufolge, Bewegungen der Muskulatur vorzunehmen oder es ist eine systematische Massage der angestrengten Muskeln durchzuführen. Diese schon im Altertum bei Griechen und Römern gepflegte Methode, die im Orient neben abwechselnd warmen und kalten Bädern ebenfalls schon lange üblich war, wird jetzt bei sportlichem Training allgemein angewandt.

6. Polymyositis.

In seltenen Fällen tritt unter erheblicher Temperatursteigerung um 39° eine Schwellung und Schmerzhaftigkeit zahlreicher Muskelgruppen an Rumpf und Gliedern auf, die auf entzündliche Vorgänge der Muskulatur zu beziehen ist und deshalb als *Polymyositis* oder bei einer oft vorkommenden Beteiligung der Haut am Entzündungsprozeß als *Dermatomyositis* bezeichnet wird.

Histologisch wird hierbei eine Infiltration des Zwischengewebes der Muskulatur (Perimysium) mit Lymphocyten und Leukocyten gefunden. In den Muskelfasern selbst wird eine Atrophie oder wachsartige Degeneration, zum Teil auch eine reaktive Vermehrung der Muskelkerne angetroffen.

Diese Erkrankung ist wahrscheinlich lediglich als eine besondere Form einer septischen Allgemeinerkrankung mit bevorzugter Lokalisation in der Muskulatur aufzufassen. Hierfür spricht, daß die Erkrankung sich meist an eine Entzündung der Haut (Erysipel) oder der Mandeln (Angina) anschließt, ferner das regelmäßige Auftreten eines infektiösen Milztumors.

Die *klinischen Erscheinungen* bestehen in einer Schmerzhaftigkeit und einer ziemlich plötzlich, seltener allmählich auftretenden Schwellung meist zahlreicher Muskelgruppen. Oft stellt sich im Anschluß daran ein entzündliches Ödem des darüber befindlichen Unterhautzellgewebes ein. Meist werden hauptsächlich die oberen Gliedmaßen betroffen; namentlich an den Unterarmen fällt eine spindlige Auftreibung der Muskulatur auf, während der Umfang der Gelenke nicht vergrößert ist. In den erkrankten Muskeln findet sich mitunter eine Störung der elektrischen Erregbarkeit und eine Aufhebung der Reflexe.

Von Veränderungen anderer Organe ist in der Regel ein infektiöser Milztumor und oft eine septische Nephritis hervorzuheben; in einigen Fällen ist auch eine Beteiligung der peripheren Nerven im Sinne einer Polyneuritis vorhanden, so daß von einer *Neuromyositis* gesprochen wird. Hierbei sind Druckempfindlichkeit der Nervenstämme und Sensibilitätsstörungen vorhanden, die bei der alleinigen Erkrankung der Muskulatur nicht vorkommen.

Der Verlauf der Erkrankung ist verschieden. Sie kann nach einigen Wochen in Genesung ausgehen, in anderen Fällen aber sich lange hinziehen und nach allgemeinem Kräfteverfall oder unter schweren septischen Erscheinungen tödlich enden. Eine besonders ungünstige Prognose haben die Fälle, bei welchen die Schling- und Atemmuskeln betroffen sind. Hierbei ist die Nahrungsaufnahme erschwert und es tritt Dyspnoe auf; es entwickeln sich Bronchopneumonien, die das Ende herbeiführen können.

Differentialdiagnostisch ist eine Trichinose zu berücksichtigen, welche jedoch meist mit Magen- und Darmerscheinungen beginnt und bald eine starke charakteristische Eosinophilie erkennen läßt; freilich ist diese auch in einzelnen Fällen von Polymyositis beobachtet.

Eine *Behandlung* ist mit Prontosil, mit salicylsäurehaltigen Mitteln sowie mit Injektionen von Trypaflavin oder Silberpräparaten versucht worden. Eine wesentliche Beeinflussung des Krankheitsverlaufs durch innere Mittel war aber bisher kaum möglich. Jetzt erscheint der Versuch einer Penicillinbehandlung empfehlenswert.

7. Myositis acuta epidemica (BORNHOLMsche Krankheit, s. a. Bd. I, Inf.-Krkh.).

Eine durch starke Schmerzhaftigkeit der Muskulatur, besonders der Muskeln der Brust, des Bauches und des Zwerchfells ausgezeichnete akut fieberhafte Erkrankung ist in einigen Jahren namentlich während der Sommermonate vorzugsweise in den nordischen Ländern epidemisch aufgetreten und vereinzelt auch in Deutschland beobachtet worden. Die offenbar infektiöse Erkrankung, deren Erreger freilich noch nicht bekannt ist, wird im Schrifttum als BORNHOLM*sche Krankheit* bezeichnet. Die Inkubationszeit wird zu 2—4 Tagen angegeben. Nach dem akut fieberhaften, etwa eine Woche währenden Stadium, in dem anfänglich eine Rachenrötung und auch Stirnkopfschmerzen sowie dyspnoische Zustände und Singultus auftreten, bleibt oft noch eine länger dauernde Empfindlichkeit der ergriffenen Muskeln zurück. Als seltene Komplikationen wurden Pleuritis, Orchitis und lymphocytäre Meningitis beobachtet.

8. Lokale Myositis.

Örtliche Muskelentzündungen werden verhältnismäßig selten bei *septischen Erkrankungen* beobachtet, welche durch Streptokokken, Staphylokokken und andere Bakterien hervorgerufen werden. Teils handelt es sich um Infiltrationen, die mit einer gewissen Schwellung und Schmerzhaftigkeit einhergehen und bald wieder resorbiert werden bzw. mit geringer Schwielenbildung abheilen; unter Umständen ist auch hier Penicillin anzuwenden; teils entwickeln sich Abscesse, welche eine chirurgische Behandlung erfordern.

Beim *akuten Gelenkrheumatismus* und noch häufiger bei der *gonorrhoischen Arthritis* tritt ferner mitunter an den Sehnen und Muskelansätzen in der Umgebung der erkrankten Gelenke eine Schmerzhaftigkeit und Schwellung auf, welche auf ein Übergreifen der Entzündung auf diese Teile zu beziehen ist. Die Behandlung fällt mit der Behandlung der erkrankten Gelenke zusammen.

Bei der *Syphilis* kommen im Tertiärstadium gummöse Infiltrationen in einzelnen Muskeln, besonders am Oberarm und Oberschenkel sowie am Halse vor. Sie pflegen sich auf innere Behandlung mit großen Gaben von Jodkali (10,0 auf 150, 3mal täglich 1 Eßlöffel) sowie auf die übliche antiluische Behandlung mit Quecksilber, Wismut und Salvarsan schnell zurückzubilden.

Endlich können *tierische Parasiten* an der Muskulatur örtliche Entzündungserscheinungen hervorrufen. Abgesehen von der *Trichinose*, welche ganz diffuse Erkrankungen der Muskulatur erzeugt und unter den Infektionskrankheiten abgehandelt ist (vgl. Bd. I, S. 311), kommen Ansiedlungen von *Echinokokken*, die hühnereigroße Schwellungen hervorrufen, und von *Cysticercen*, welche erbsen- bis haselnußgroße prall elastische Knoten erzeugen, vor. Wenn die Parasiten verkalken, können sie als rundliche oder längliche Schatten im Röntgenbild nachgewiesen werden.

9. Myositis ossificans.

Verknöcherungen der Muskulatur können aus verschiedenen Ursachen entstehen. Örtliche Verknöcherungen kommen bei sekundär auftretender Verkalkung von Blutergüssen zustande, welche durch einmalige Verletzungen oder durch wiederholte kleine Traumen bei starker Anspannung der Muskulatur hervorgerufen werden. Bekannte Beispiele sind die *Reit-* und *Exerzierknochen,* welche sich besonders in den Adduktoren der Oberschenkelmuskulatur und in einigen Schulter- und Brustmuskeln finden.

Auch ohne Nachweis von traumatischen Schädigungen werden Muskelverknöcherungen bei bestimmten *Nervenerkrankungen,* insbesondere bei Tabes und Syringomyelie beobachtet (vgl. Abb. 1). Sie sind hierbei wahrscheinlich auf trophische Störungen des Nervensystems zurückzuführen und nicht lediglich, wie es auch behauptet wird, als sekundäre Verknöcherungen abgesprengter Periostteile aufzufassen, da sie auch ohne erkennbare Veränderungen der Knochen und Gelenke auftreten können. Sehr viel seltener kommt eine Myositis ossificans bei anderen Erkrankungen des Nervensystems, so bei akuter Myelitis und bei traumatischen Schädigungen des Rückenmarks, vor.

Als *Myositis ossificans progressiva* wird im Schrifttum vielfach eine Systemerkrankung bezeichnet, welche mit Kalkablagerungen in zahlreichen Muskelgruppen einhergeht, aber nicht vom Muskelgewebe selbst, sondern vom mesenchymalen Zwischengewebe ihren Ausgang nimmt. Diese Erkrankung ist daher von den Erkrankungen der Muskulatur zu trennen und unter der zutreffenderen Bezeichnung

10. Calcinosis universalis

gesondert zu beschreiben.

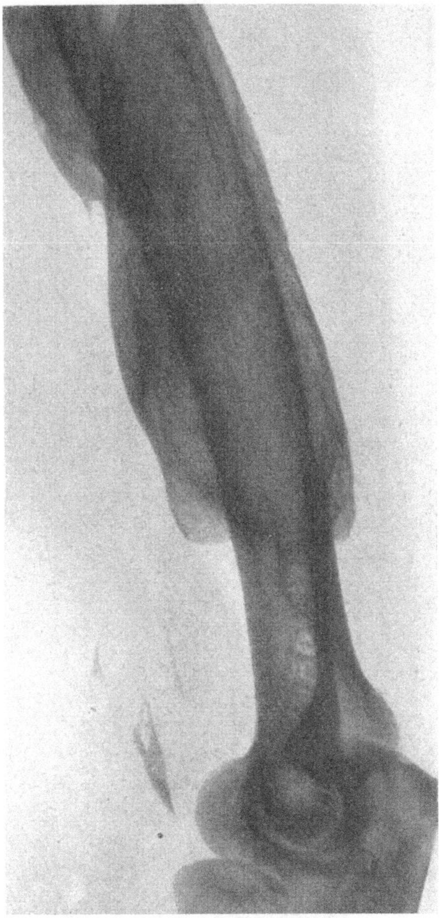

Abb. 1. Myositis ossificans infolge Syringomelie.

Allmählich, oft in einzelnen Schüben entwickelt sich eine zunehmende Verhärtung verschiedener Muskeln, welche besonders die sehnigen Anteile und deren Ansätze an den Knochen betrifft. Hierdurch tritt eine Versteifung der Gliedmaßen ein, die oft in Kontrakturstellung fixiert werden. In den schwersten Fällen erstarrt der Körper zu einer Steinsäule. Allmählich tritt ein allgemeiner Marasmus ein, der zum Tode führt, falls dieser nicht früher durch interkurrente Infektionen erfolgt. In anderen Fällen werden jedoch spontan einsetzende deutliche Rückgänge bereits eingetretener Verkalkungen, die auch im Röntgenbild zu verfolgen sind, und wesentliche Besserungen des Allgemeinzustandes beobachtet. Diese Erkrankung tritt in der Regel im kindlichen und jugendlichen Alter auf.

Die pathologisch-anatomische Untersuchung (Versé, Dietschy) ergibt, daß es sich um eine teilweise Verkalkung und Knochenbildung im inter- und perimuskulären sowie im peritendinösen Gewebe handelt, während die Muskulatur zwar atrophisch und degeneriert, aber selbst nicht von Verkalkung betroffen ist. Sehr reichlich sind dagegen oft die Fascien und Bänder verkalkt und verknöchert. Daneben finden sich in manchen Fällen auch Kalkniederschläge in unregelmäßiger Anordnung im Unterhautzellgewebe, die als körnige Verhärtungen durch die Haut durchgefühlt werden können. Diese können mit oder ohne Abszedierung die Haut durchbrechen und eine krümelig breiige, bald erstarrende Masse entleeren, welche durch chemische Untersuchung als phosphor- und kohlensaurer

Kalk erkannt wird. Alle diese verkalkten Stellen in Muskeln, Sehnen und Unterhautzellgewebe treten im *Röntgenbild* als intensive Schatten deutlich hervor (vgl. Abb. 2).

Die Entstehung dieser eigenartigen und seltenen Krankheit ist nicht sicher geklärt. Eine Störung des Mineralstoffwechsels, an welche gedacht worden ist, hat sich in den darauf untersuchten Fällen nicht erweisen lassen. Insbesondere ist der Kalkspiegel des Blutes normal oder nur unwesentlich erhöht gefunden worden. Wahrscheinlich handelt es sich um eine auf konstitutioneller Grundlage entstandene Eigenart des mesenchymalen Gewebes, welches zur Verkalkung und Verknöcherung neigt. Für eine kongenitale Entstehung spricht auch die eigenartige Tatsache, daß in einer Anzahl von Fällen Mißbildungen an Daumen und großer Zehe gefunden worden sind, deren Phalangen verkürzt oder miteinander verwachsen waren.

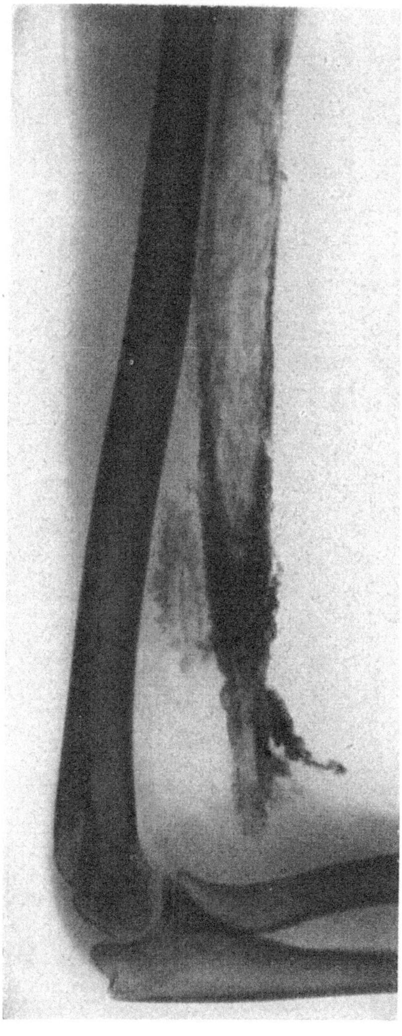

Abb. 2. Calcinosis interstitialis am Oberarm.

Eine ursächliche Behandlung der Erkrankung ist bisher nicht möglich; man muß sich auf physikalische Behandlungsmaßnahmen beschränken, bei denen alle gröberen Einwirkungen wie insbesondere kräftige Massage zur Vermeidung von Gewebsschädigungen und Blutungen zu unterlassen sind.

Mit der Calcinosis universalis nahe verwandt ist die als

11. Kalkgicht

bezeichnete Erkrankung, bei welcher ausschließlich Kalkablagerungen im Unterhautzellgewebe ohne gleichzeitiges Befallensein der Muskeln und Sehnen angetroffen werden. Auch hierbei werden gelegentlich krümelige Massen nach Durchbruch der Haut entleert. Befallen sind hauptsächlich die oberen Gliedmaßen, namentlich die Gegend der Fingergelenke und des Vorderarms.

Diese Veränderungen werden meist erst in höherem Alter namentlich beim weiblichen Geschlecht beobachtet.

12. Periarthritis humero-scapularis, Peritendinitis calcarea.

Verkalkungen in der Umgebung des Schultergelenkes, die als *Periarthritis humeroscapularis* bezeichnet worden sind, treten gelegentlich nach Traumen, meist aber ohne erkennbare äußere Veranlassung auf. Sie wurden zunächst meist auf Schleimbeutel (Bursa subacromealis, subdeltoidea, subcoracoidea) bezogen, betreffen aber nach neueren Untersuchungen die in der Nähe gelegenen Sehnen und ihre Umgebung, so die Sehne des Musc. supraspinatus, und werden daher jetzt als *Peritendinitis calcarea* (SANDSTRÖM) bezeichnet. Hierdurch werden Schmerzen im Schultergelenk, die auch in die Arme ausstrahlen können, hervorgerufen,

Ähnliche Verkalkungen kommen auch an anderen Stellen, so in der Hüftgegend vor. Im Röntgenbild werden an den entsprechenden Stellen dichte, zum Teil aus einzelnen Flecken zusammengesetzte, zum Teil mehr gleichmäßige wolkige Verschattungen beobachtet (vgl. Abb. 3).

Die Behandlung besteht in Anwendung von Wärme und vorsichtiger Bewegung. Besonders hat sich Röntgenbestrahlung, noch mehr als Diathermie und Kurzwellenbestrahlung bewährt.

13. Calcaneus- und Olecranonsporn.

Nicht selten tritt eine Verkalkung bzw. Verknöcherung an den Ansätzen der Sehnen und Fascien an den Knochen ein, die als *Spornbildung* bezeichnet wird. Sie kommt am häufigsten an den Ansätzen der Plantaraponeurose und der Achillessehne am Calcaneus, seltener an der Insertion der Sehnen des Triceps, Biceps und Brachialis internus an den Armknochen, ferner am Ansatz des Ligamentum nuchae am Occiput und der Vastussehne an der Patella sowie an einigen anderen Stellen vor.

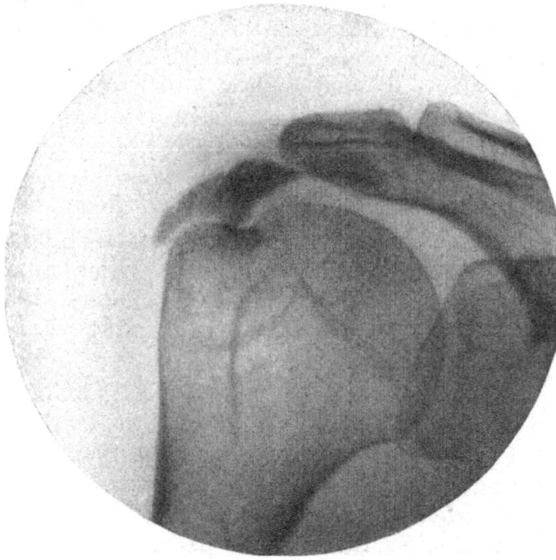

Abb. 3. Periarthritis calcarea (humeroscapularis).

Die Entstehung der Spornbildung ist nicht immer sicher festzustellen. Häufig sind Überanstrengungen der betreffenden Sehnen nachzuweisen. Für manche Fälle von Calcaneussporn ist angenommen worden, daß eine Entzündung besonders gonorrhoischer Natur der unter der Fascie und Sehne gelegene Schleimbeutel den Anreiz zur Verkalkung gegeben hat. In der Regel kommt diese Ätiologie aber kaum in Frage.

In einem Teil der Fälle werden erhebliche Schmerzen unter der Ferse an Stelle der Spornbildung geäußert; in anderen Fällen werden die auf Röntgenaufnahme deutlich hervortretenden Veränderungen nur als belangloser Nebenbefund festgestellt, ohne daß irgendwelche Beschwerden an der Stelle des Sporns geäußert werden.

Die Behandlung von schmerzhaften Spornbildungen ist durch Schonung der betreffenden Stellen und Anwendung von Wärmemitteln, Diathermie, Kurzwellenbestrahlung, Fangopackungen, Glühlichtbädern und Heißluftkasten, durchzuführen.

14. Muskelrheumatismus und Myalgie.

Obwohl der Muskelrheumatismus eine allbekannte und häufige Erkrankung ist, bereitet schon die genaue Begriffsbestimmung Schwierigkeiten, da sichere und allgemein anerkannte objektiv faßbare Kennzeichen oft fehlen. Das wichtigste Kennzeichen der Erkrankung ist subjektiver Art, nämlich ein heftiger Schmerz in bestimmten Muskeln, der beim *akuten Muskelrheumatismus* ganz plötzlich auftritt. Ähnliche Schmerzen können aus verschiedenen Ursachen bei ganz andersartigen Erkrankungen vorkommen, die mit einem Muskelrheumatismus nichts zu tun haben; sie werden in dem Abschnitt über Differentialdiagnose näher besprochen werden. Was dem Muskelrheumatismus jedoch eine Sonderstellung einräumt und die Berechtigung zur Aufstellung eines eigenen Krankheitsbildes gibt, ist die Erfahrungstatsache, daß derartige Muskelschmerzen im unmittelbaren Anschluß an bestimmte äußere Schädlichkeiten, namentlich bei Abkühlung der Muskulatur entstehen, besonders wenn sich diese im Ruhezustand befindet und die zum Schutz gegen Wärmeentzug dienenden Regulationen der Durchblutung vermindert oder ausgeschaltet sind. Gerade diese alltäglichen ärztlichen Beobachtungen sind am ehesten geeignet, ein Verständnis für die dem Muskelrheumatismus zugrunde liegenden Veränderungen zu vermitteln. Von solchen Gesichtspunkten aus scheint die von SCHADE geäußerte Ansicht einleuchtend, daß der Muskelrheumatismus durch kolloidchemische Veränderungen der Muskelsubstanz hervorgerufen wird. Diese sollen in Fällungen, die dem Gelzustand nahestehen, in einer sog. Myogelose, bestehen. Sichere Beweise hierfür sind freilich bisher nicht erbracht worden. Insbesondere hat die anatomische Untersuchung von herausgeschnittenen Muskelstückchen in solchen Fällen keine morphologischen Veränderungen erkennen lassen (ADOLF SCHMIDT, BING, SCHADE).

Eine andere, besonders von VEIL vertretene Ansicht geht dahin, daß die sog rheumatischen Erkrankungen an verschiedenartigen Gewebsteilen, insbesondere an Muskeln und Gelenken, auftreten und dem Wesen nach gleichartig sind, somit nur verschiedenartige Äußerungen desselben Krankheitsvorganges darstellen. Es sind auch in Fällen von Gelenkrheumatismus und bei anderen als rheumatisch bezeichneten Erkrankungen histologische Veränderungen an Muskeln und Sehnen nachgewiesen worden, welche denen an den Gelenken gleichen (vgl. S. 423); doch ist nicht festgestellt, daß in diesen Fällen im Leben Beschwerden nach Art des *akuten* Muskelrheumatismus bestanden haben.

Nicht selten wird eine rheumatische Disposition bei mehreren Mitgliedern der gleichen Familie beobachtet. Offenbar spielen auch hierbei erbliche Einflüsse eine nicht unbedeutende Rolle, indem sie eine Krankheitsbereitschaft hervorrufen. Der Krankheitszustand selbst wird aber durch die genannten äußeren Schädlichkeiten ausgelöst.

Die *Symptome* bestehen in plötzlich auftretenden heftigen Schmerzen in einer bestimmten Muskelgruppe. Häufig war diese vorher einer starken Abkühlung (Zugluft) ausgesetzt worden. Die Schmerzen treten bei jeder Anspannung der betreffenden Muskeln auf und zwingen den Kranken, solche Bewegungen zu vermeiden und den betreffenden Körperteil still zu halten. Am häufigsten werden die Muskeln des Körperstammes, weniger die der Gliedmaßen betroffen. Bevorzugt werden besonders die Muskeln des Halses (sternocleidomastoideus), ferner die Muskeln des Rückens (M. cucullaris und M. erector trunci) sowie der Lendengegend (M. quadratus lumborum) und die Muskeln und Sehnen am Kopf (Galea aponeurotica) befallen. Um die erkrankten Muskeln ruhig zu stellen, werden Schonstellungen eingenommen; es entsteht ein Schiefhals oder ein sog. steifes Kreuz. Die in der Lendenmuskulatur plötzlich auftretenden Schmerzen werden im Volksmund als Hexenschuß bezeichnet.

Die Körpertemperatur ist in diesen Fällen normal. Auch die Senkungsgeschwindigkeit des Blutes ist meist normal, mitunter werden aber Steigerungen der Senkungsgeschwindigkeit gefunden, für die eine andere Ursache nicht ersichtlich ist. Die Zusammensetzung des Blutes weist meist keine Veränderungen auf; nur ist mehrfach von CURSCHMANN und BITTORF eine Eosinophilie festgestellt worden.

Der Verlauf des akuten Muskelrheumatismus ist in der Regel kurz und günstig. Nach einiger Zeit werden die Schmerzen geringer und schwinden bald völlig, besonders wenn eine zweckmäßige Behandlung stattfindet. Bei neuem Eintritt der Schädlichkeit treten sie aber oft wieder und bisweilen in verstärktem Maße auf.

Abgesehen von dieser akuten Form des Muskelrheumatismus gibt es auch einen *chronischen Muskelrheumatismus*, welcher meist nicht so heftige Schmerzen hervorruft, dafür aber immer wieder auftritt und oft überhaupt nicht ganz vergeht. Die Schmerzen beim chronischen Rheumatismus kommen sowohl an den Muskeln des Stammes als auch an den Gliedmaßen vor.

Gerade bei der chronischen Form des Muskelrheumatismus werden namentlich von Masseuren oft knötchenförmige Verdickungen getastet. Andererseits geben in der Behandlung rheumatischer Erkrankungen besonders erfahrene Ärzte (KREBS am Landesbad Aachen und Mitarbeiter) an, solche Knötchen nicht häufig gefühlt zu haben. Es ist nicht sicher, ob es sich hierbei nur um Kontraktionen einzelner Muskelabschnitte oder um morphologische Veränderungen derselben handelt. Die anatomische Untersuchung hat hierfür bisher keine Anhaltspunkte ergeben. Die fühlbaren Verhärtungen bestimmter Faserabschnitte, welche MÜLLER, München-Gladbach, treffend als *Hartspann* bezeichnet hat, sind wohl als Kontraktionszustand ganzer Muskelfasergruppen aufzufassen.

Differentialdiagnose. *Schmerzen in der Muskulatur* treten in ähnlicher Weise wie beim Muskelrheumatismus unter sehr mannigfachen Verhältnissen auf. Dies hat dazu geführt, daß solche Myalgien vielfach für dem Muskelrheumatismus wesensverwandte Erscheinungen gehalten und die Bezeichnung Muskelrheumatismus und Myalgie als Synonyma durcheinander gebraucht werden. Um zu einer Klarheit zu gelangen, ist aber eine Trennung dieser Begriffe unbedingt erforderlich.

Solche Muskelschmerzen entstehen nicht selten nach *Überanstrengung* (vgl. S. 415), ferner nach *traumatischer Schädigung* bei plötzlichen *Zerrungen der Muskeln* und ihrer Sehnenansatze.

Ferner kommen sie bei echt entzündlichen Erkrankungen der Muskulatur, der *Myositis* und *Dermatomyositis* vor, welche auf infektiöser Ursache beruhen (vgl. S. 416). Oft ist hierbei ein entzündliches Ödem vorhanden, welches beim Muskelrheumatismus fehlt.

Die Muskelschmerzen, die bei *Trichinose* auftreten, sind durch das weit schwerere, im akuten Stadium hoch fieberhafte Krankheitsbild, Ödem der Haut, besonders des Gesichts, Durchfälle usw. ausgezeichnet, so daß eine Verwechslung kaum möglich ist. Größere diagnostische Schwierigkeiten können bei einer ebenfalls vorkommenden chronischen Form der Trichinose entstehen, welche nicht mit höherem Fieber einhergeht und weniger heftige Schmerzen hervorruft. Auch diese pflegt aber durch eine starke Eosinophilie (über 50%) ausgezeichnet zu sein, während die beim Muskelrheumatismus auftretende Vermehrung der Eosinophilie weit geringer ist, etwa 10% kaum zu überschreiten pflegt.

Auch bei manchen Infektionskrankheiten, insbesondere bei der WEILschen Krankheit treten häufig Muskelschmerzen auf. Die Diagnose muß nach dem Verhalten des Fiebers und den übrigen Krankheitssymptomen sowie durch den Nachweis des Erregers und von Antikörpern des Blutes gestellt werden.

Durch ganz besonders heftige plötzlich einsetzende Muskelschmerzen ist die *Haffkrankheit* ausgezeichnet (Näheres S. 414).

Auch beim *Myxödem* kommen nicht selten rheumatoide Schmerzen in der Muskulatur vor, die wahrscheinlich durch einen Quellungszustand derselben hervorgerufen werden.

Schwer zu unterscheiden von einem Muskelrheumatismus sind häufig *neuritische Schmerzen*, die aus den verschiedensten Ursachen z. B. auf dem Boden von Stoffwechselkrankheiten (Diabetes, Gicht), ferner infolge von chronischen Intoxikationen (Alkoholismus, Bleivergiftung) und von Infektionen, insbesondere Grippe und schon vor dem sichtbaren Ausbruch eines Herpes zoster auftreten. Auch bei bestimmten Nervenkrankheiten, so im Verlauf einer Encephalitis oder Tabes, bei luischer Myelitis, sowie bei Rückenmarkstumoren durch Wurzelreizung entstehende Nervenschmerzen werden besonders anfangs oft irrtümlich für rheumatisch gehalten. Eine genaue Untersuchung des Nervensystems schützt vor diesem Irrtum.

Große Ähnlichkeit mit einer Lumbago und Ischias haben die oft heftigen und durch erhöhten Liquordruck beim Husten und Niesen verstärkten Schmerzen, welche durch einen *Druck von prolabierten degenerierten Zwischenwirbelscheiben auf Nervenwurzeln* hervorgerufen werden. Oft gibt hier die Anamnese insofern Anhaltspunkte, als ein die Wirbelsäule betreffendes Trauma vorangegangen ist, ferner die Myelographie, die eine Einengung des durch intradurale Einführung eines Kontrastmittels kenntlich gemachten Wirbelkanals, und zwar am häufigsten in Höhe der untersten Lendenwirbelsäule ergibt. Die Kompression der sensiblen Nerven findet dabei entweder im Wirbelkanal selbst oder auch in den Intervertebrallöchern statt, welche durch die auch dorthin vorquellende Zwischenwirbelscheibe eingeengt werden. Es entstehen dadurch oft Dehnungsschmerzen im gestreckten Bein, Reflexstörungen, namentlich Aufhebung eines Achillesreflexes, und Sensibilitätsausfälle im Bereich der unteren Lumbal- oder oberen Sacralsegmente (s. a. Kap. Nervenkr.).

Heftige, oft als rheumatisch oder neuritisch angesehene Schmerzen treten ferner bei *Gefäßstörungen* auf, die mit Krämpfen der Gefäßwandungen einhergehen und zu Ernährungsstörungen der von den Gefäßen versorgten Gebiete führen. Die Erscheinungen können auf Grund organischer Gefäßveränderungen bei einer Arteriosklerose, einer Thrombangiitis obliterans oder luischen Endarteriitis entstehen oder auch an histologisch normalen Gefäßen auf Grund einer angioneurotischen Diathese, so beim Morbus Raynaud, auftreten. Störungen im Verhalten der Gefäßpulsation und der Gewebsdurchblutung lassen die Ursache erkennen. Sie können aber im Beginn und außerhalb der mitunter nur anfallsweise auftretenden Schmerzen fehlen oder nur in geringem Grade vorhanden sein. Es ist deshalb schon auf geringfügige Unterschiede im Verhalten beider Seiten zu achten (s. Bd. I, S. 449).

Auch *Entzündungen* und *Thrombosen der Venen* können zu Schmerzen und damit zu Verwechslungen mit rheumatischen Beschwerden Anlaß geben, namentlich wenn es sich um Thrombosen tief liegender Venen handelt, bei denen keine tastbaren Stränge und keine Ödeme auf den Ursprung hinweisen.

Von großer praktischer Wichtigkeit sind ferner diejenigen Schmerzen und fühlbaren Verhärtungen einzelner Muskelabschnitte, welche infolge *statischer Veränderungen* auch an entfernten Körperstellen z. B. beim Plattfuß in der Muskulatur der Oberschenkel auftreten (MAX LANGE). Eine genaue Untersuchung des Knochenbaues darf daher nie unterlassen werden.

An den Schultern und in der Hüftgegend können *Erkrankungen* in der Umgebung der Sehnen (Periarthritis humero-scapularis und coxae, Peritendinitiscalcarea) zu rheumatismusähnlichen Schmerzen führen und dadurch die Beweglichkeit der Gelenke hemmen. Die Röntgenuntersuchung läßt rundliche oder längliche Schatten erkennen und ermöglicht die Unterscheidung (vgl. S. 418).

Erkrankungen der Knochen können zu ähnlichen Schmerzen Anlaß geben, die meist zunächst für rheumatisch gehalten werden. Dies geschieht besonders bei den Schmerzen, die bei *multiplen Myelomen* und bei der *Knochencarcinose,* am häufigsten infolge von Mamma- und Prostatacarcinomen, auftreten. Eine Röntgenaufnahme der Knochen und Blutuntersuchung, die bei diesen Erkrankungen meist typische Veränderungen ergibt, deckt die Ursache auf. Bei *Osteomalacie,* ferner bei der *Ostitis fibrosa* (RECKLINGHAUSEN) und der *Ostitis deformans* (PAGET) kommen Schmerzen in Rumpf und Gliedmaßen vor, die oft lange Zeit für rheumatisch gehalten werden. Röntgenaufnahmen der Knochen klären den Sachverhalt.

Auch *Erkrankungen innerer Organe,* bei denen ähnliche Schmerzen auftreten, geben nicht selten zu Verwechslungen Anlaß. Insbesondere ist dies im Bereich der Brust oft bei Pleuritis und Aneurysma, ferner bei Coronarsklerose der Fall. Rechtsseitige Schulterschmerzen werden oft durch Gallensteine hervorgerufen. Im Bereiche des Abdomens werden Rückenschmerzen häufig durch eine Nephrolithiasis unterhalten und ihre wahre Natur erst erkannt, wenn ein typischer Kolikanfall eintritt; dieser kann aber mitunter lange auf sich warten lassen.

Die Zahl der Erkrankungen, die mit rheumatoiden Schmerzen einhergehen, läßt sich leicht beliebig vermehren. Wichtig ist stets eine genaue Untersuchung, die oft erst die wahre Natur der für Rheumatismus gehaltenen Schmerzen enthüllt.

Behandlung. Die Behandlung des *akuten* Muskelrheumatismus besteht in Anwendung von Wärme, Einleitung einer Schwitzkur und sodann Massage. Medikamentös werden innerlich Salicylsäurepräparate, unter denen sich besonders das vom Magen gut vertragene Novacyl (mehrmals täglich 0,5 g) bewährt hat, ferner Aspirin, Melubrin, Novalgin usw. und andererseits Atophan, welches aber wegen seiner mitunter toxischen Wirkungen nicht lange hintereinander gegeben werden soll, verabfolgt. Zu Einreibungen werden hyperämieerzeugende Mittel wie Campherspiritus, Linimentum camphorato-saponatum und das salicylsäurehaltige Salit sowie Rheumasan verwandt. Am zweckmäßigsten ist es, bei akuten Fällen zunächst eine Schwitzkur mit Trinken von großen Mengen heißer Flüssigkeit und Aspirin oder Novacyl sowie heißen Packungen oder Glühlichtkasten zu verordnen und sodann mit Massage fortzufahren. Bei heftigen Schmerzen leistet die Behandlung mit Diathermie oder Kurzwellen gute Dienste.

Beim *chronischen* Muskelrheumatismus spielt die kunstgerecht ausgeübte Massage die wesentlichste, innerliche Einnahme von Medikamenten die geringste Rolle. Schmerzlindernd wirken oft Cantharidinpflaster, welche auf Cellophan aufgestrichen und mit Heftpflaster befestigt mehrere bis 12 Stunden auf der schmerzhaften Stelle belassen werden, die nachher mit einer Brandbinde und

Cellophan bedeckt wird (KÖHLER-Bad Elster). Wärmeanwendung mittels Glühlichtkasten, Diathermie, Kurzwellen, Moorbädern ist auch hier zweckmäßig und am besten vor der Massage zu verwenden. In hartnäckigen Fällen sind Badekuren in Moor- oder Thermalbädern (Baden-Baden, Wildbad, Elster, Landeck, Polzin, Teplitz, Pistyan usw.) zu empfehlen.

Wenn auch kaum anzunehmen ist, daß der akute auf Abkühlung zurückzuführende Muskelrheumatismus durch eine fokale Entzündung entsteht, so ist doch nicht von der Hand zu weisen, daß rheumatoide Schmerzen, namentlich in chronischen Fällen hierdurch hervorgerufen werden können. Es ist daher eine sorgfältige allgemeine Untersuchung des Körpers durchzuführen und besonders auf das Verhalten der Mandeln und Zähne zu achten. Nachgewiesene krankhafte Veränderungen derselben sind zu beseitigen.

II. Erkrankungen der Gelenke.

A. Akute Gelenkerkrankungen.

1. Akuter Gelenkrheumatismus.

Der *akute Gelenkrheumatismus* ist klinisch durch ein charakteristisches Krankheitsbild ausgezeichnet, in dem fieberhafter Verlauf, vielfache Gelenkschwellungen, häufige Miterkrankung von Endokard und Myokard, ferner von Perikard und Pleura hervortreten.

Ätiologie. Von vornherein wäre zu erwarten, daß diesem geschlossenen eigenartigen Krankheitsbild eine bestimmte einheitliche Ätiologie zukommt. Die Forschung hat hierfür aber keine sicheren Beweise erbracht. Vielmehr stehen sich hinsichtlich des Ursprungs der Erkrankung die verschiedensten und widersprechendsten Ansichten gegenüber. Eine Klärung ist bisher noch nicht erfolgt. Die wesentlichsten Anschauungen, welche über die Entstehung des akuten Gelenkrheumatismus geäußert sind, sind folgende:

1. Es handelt sich um eine *besondere Infektionskrankheit* welche *durch einen bestimmten noch unbekannten Erreger* hervorgerufen wird. Diese Lehre ist in Deutschland besonders von den Anatomen ASCHOFF, FAHR und GRÄFF, unter den Klinikern besonders von SCHOTTMÜLLER vertreten worden. Ebenso ist in Frankreich die Annahme einer besonderen rheumatischen Infektionskrankheit verbreitet. Diese Lehre stützt sich vorwiegend auf anatomische Befunde, unter denen die zuerst von ASCHOFF im Herzmuskel nachgewiesenen rheumatischen Knötchen und ferner bestimmte Degenerationsformen des Bindegewebes hauptsächlich zu nennen sind. Die ASCHOFF*schen Knötchen* bestehen aus Wucherungen von länglichen Bindegewebszellen, welche im interstitiellen Gewebe zwischen den Herzmuskelfasern um die Gefäßhüllen herum angeordnet sind. Gelegentlich werden auch mehrkernige Riesenzellen beobachtet. Ferner finden sich besonders an der Peripherie lymphocytäre Infiltrationen und im Zentrum ein hyalines, zum Teil nekrotisches Gewebe. Gleichartige Knötchen sind später auch an vielen anderen Stellen im Bindegewebe, insbesondere an den sehnigen Ansätzen der Muskulatur (Sehnenknötchen), ferner im periartikulären Gewebe, im Endokard, in den Wandungen der großen und auch kleineren Gefäße und an verschiedenen anderen Orten gefunden worden. An denselben Stellen sowie überhaupt weit verbreitet im Bindegewebe sind umschriebene Degenerationen des kollagenen Gewebes, welche mit Zerfall und Verflüssigung der Bindegewebssubstanz einhergehen und Neigung zur Kalkablagerung zeigen; innerhalb des straffaserigen Bindegewebes treten Zellwucherungen in der Regel zurück. GRÄFF nimmt an, daß zunächst ein spezifisches Infiltrat von dem beschriebenen histologischen

Aufbau in der Kapsel der Gaumenmandeln entsteht, welche die Eintrittspforte für die rheumatische Infektion bilden. Von hier aus entwickeln sich ähnliche Infiltrationen und Knötchen in der Muskulatur des Rachens und verbreiten sich an der hinteren Rachenwand und im perioesophagealen Gewebe abwärts über den ganzen Körper, wobei besonders die Herzmuskulatur, die Sehnenansätze und das periartikuläre Gewebe befallen werden. Die Gelenkergüsse selbst werden als sympathische Entzündungserscheinungen, die auf den Reiz der periartikulären Krankheitsherde eintreten, aufgefaßt. Der Annahme einer besonderen Infektion wird von Gräff durch die Bezeichnung „*Rheumatismus infectiosus spezificus*" Ausdruck gegeben.

2. Seit langem ist an ätiologische Beziehungen von Gelenkrheumatismus und *Streptokokken* gedacht worden. Zwar sind Streptokokken nur in vereinzelten Ausnahmefällen im Gelenkpunktat nachgewiesen, aber häufiger im periartikulären Gewebe und nach den Berichten von Umber und Löwenhardt bei wiederholten Untersuchungen regelmäßig im Blut von Kranken, welche an Gelenkrheumatismus litten, gefunden worden. Viele andere Autoren wie namentlich Schottmüller haben dagegen fast stets negative Ergebnisse der Blutuntersuchung gehabt. Eine sehr wesentliche klinische Stütze hat die Annahme der Streptokokken als Erreger des Gelenkrheumatismus dadurch gefunden, daß sehr häufig kurz vor seinem Auftreten eine Mandelentzündung beobachtet wird. Seitdem Gürich und Paessler die Aufmerksamkeit hierauf gelenkt haben, ist diese Erfahrung fast allseitig bestätigt worden. In anderen Fällen wurden Eiterherde an den Zähnen oder auch an anderen Körperstellen, so z. B. in der Gallenblase, gefunden. In einem Teil der Fälle verschwanden die Gelenkerscheinungen nach operativer Beseitigung der Eiterherde. Die Lehre von der *fokalen Infektion* als Ursache des Gelenkrheumatismus akuter und chronischer Form und zahlreicher heute als rheumatisch bezeichneter Veränderungen an anderen Organen, so vorwiegend an Herzmuskel und Herzklappen, den Wandungen der Blutgefäße, ferner an Nieren, Nerven und auch von mannigfachen subjektiven Beschwerden, für welche anatomische Unterlagen bisher nicht aufgefunden sind, gehört zu den umstrittensten Problemen der inneren Medizin. Gegenüber zahlreichen Widersprüchen einerseits und starken Übertreibungen andererseits wird immer mehr der in dieser Lehre steckende Kern anerkannt und dementsprechend die Entfernung solcher Krankheitsherde, von denen die genannten Fernwirkungen ausgehen, empfohlen.

3. Von Reitter sind im Gelenkpunktat von Rheumatismuskranken und später von Löwenstein im Blut derselben nahezu regelmäßig säurefeste Stäbchen gefunden, kulturell gezüchtet und als *Tuberkelbacillen* angesprochen worden. Die darauf gegründete Annahme einer tuberkulösen Ätiologie des Gelenkrheumatismus berührt sich mit den Anschauungen von Poncet, welcher bereits früher für die Entstehung zahlreicher Gelenkerkrankungen durch Toxinwirkung von Tuberkelbacillen eingetreten ist, ferner mit der Ansicht besonders schwedischer Autoren (Wallgren usw.), welche dem oft namentlich bei Kindern zusammen mit Gelenkrheumatismus vorkommenden Erythema nodosum eine tuberkulöse Ätiologie zuschreiben. In einzelnen Fällen von rezidivierendem Gelenkrheumatismus ist die tuberkulöse Entstehung durch sorgfältige Beobachtungen wahrscheinlich gemacht (Berger; vgl. S. 433). Der Annahme einer allgemeinen tuberkulösen Ätiologie des akuten Gelenkrheumatismus steht aber die Mehrzahl der Kliniker ablehnend gegenüber, besonders weil so oft ein zeitlicher Zusammenhang des Gelenkrheumatismus mit einer kurz vorangegangenen Mandelentzündung besteht und andererseits tuberkulöse Veränderungen der Lungen nennenswerter Art meist vermißt werden; auch ist die Pirquetsche Reaktion bei Gelenkrheumatismus nicht

häufiger als im Durchschnitt der betreffenden Altersklassen positiv gefunden worden. Die Befunde von REITTER und LÖWENSTEIN sind von den meisten Nachuntersuchern nicht oder höchstens nur zu einem kleinen Teil bestätigt worden.

4. Außerdem sind verschiedenartige andere Bakterien von einzelnen Autoren als Krankheitserreger angesprochen worden. So ist unter anderem von LEVADITI und Mitarbeitern ein eigenartiger Streptobacillus sowohl beim Erythema nodosum des Menschen als bei einer rheumatischen Erkrankung von Mäusen gefunden worden, die mit Gelenkschwellungen und den beim Menschen beobachteten Komplikationen am Herzen, serösen Häuten, Iris usw. einherging. Andererseits sind von COLES, SCHLESINGER, SIGNY und AMIES kleinste nach GIEMSA färbbare Elementarkörperchen in der Perikardflüssigkeit bei Gelenkrheumatismus beschrieben, deren Bedeutung sich vorläufig noch nicht beurteilen läßt.

5. Bereits auf Grund klinischer Überlegungen ist zuerst von WEINTRAUD, später von HEGLER und anderen die Ansicht geäußert worden, daß beim Gelenkrheumatismus ähnlich wie bei den Gelenkschwellungen, die nach wiederholter Seruminjektion entstehen, *anaphylaktische Vorgänge* eine Rolle spielen. Das Auftreten eines Gelenkergusses wird dabei als allergische bzw. hyperergische Reaktion gegenüber der wiederholten Einwirkung besonderer Schädlichkeiten aufgefaßt. Diese Theorie, welche neben vielen Klinikern besonders RÖSSLE vom anatomischen Standpunkt aus vertritt, ist mit der Annahme einer ätiologischen Bedeutung von Infektionserregern, z. B. von Streptokokken, die in Eiterherden der Tonsillen, Zähne usw. enthalten sind, gut vereinbar. Sie ist auch experimentell durch Erzeugung von Gelenkergüssen durch wiederholte, zuletzt auch intravenöse Streptokokkeninjektionen bei Tieren gestützt (BIELING).

Einen weiteren anatomischen Beleg der Auffassung von der allergischen Natur des Gelenkrheumatismus hat besonders KLINGE dadurch erbracht, daß er durch wiederholte Seruminjektionen in die Gelenke, später auch in andere Gewebe, sowohl in der Herzmuskulatur als im Bindegewebe des Körpers weit verbreitete Knötchen erzeugte, welche aus Bindegewebs- und adventitiellen Zellen zusammengesetzt sind, auch Riesenzellen enthalten und von ihm den rheumatischen Knötchen von ASCHOFF gleichgestellt werden. Dieser Ansicht ist jedoch von ASCHOFF, GRÄFF und FAHR widersprochen worden. KLINGE sieht das Wesen des Gelenkrheumatismus in einem allergischen Vorgang, welcher auf die verschiedensten Schädlichkeiten hin auftreten kann und von der Natur besonderer Erreger unabhängig ist.

Bei dem gegenwärtigen Streit dieser zum Teil gegensätzlichen Ansichten ist es nicht möglich, ein allgemein anerkanntes Urteil über die Ätiologie des Gelenkrheumatismus abzugeben. Vom klinischen Standpunkt ist aber die Erfahrungstatsache hervorzuheben, daß dieser sich sehr häufig an Anginen und andere Eiterherde, die meist Streptokokken enthalten, anschließt. Deshalb liegt eine ätiologische Bedeutung derartiger fokaler Infekte sehr nahe. Nicht sicher zu entscheiden ist, ob eine einheitliche oder verschiedenartige Ätiologie des gleichartigen Krankheitsbildes vorliegt.

Außer Infektionserregern und anaphylaktischen Vorgängen spielen bei der Entstehung des akuten Gelenkrheumatismus oft auch andere endogene und exogene Umstände eine Rolle. In einer Anzahl von Fällen ist eine *konstitutionelle Veranlagung* zum Teil *auf ererbter Grundlage* unverkennbar. In manchen Familien treten rheumatische Erkrankungen bei mehreren Mitgliedern in verschiedenen Generationen auf. Oft werden wiederholte Erkrankungen an Gelenkrheumatismus bei denselben Personen beobachtet. Der akute Gelenkrheumatismus tritt bei beiden Geschlechtern vorwiegend im jugendlichen und mittleren, weit seltener in höherem Alter auf. Er kommt auch im Kindesalter, aber seltener bei kleinen Kindern vor.

Als äußere Ursachen, welche den Eintritt von Gelenkrheumatismus begünstigen, sind *Erkältungen, Abkühlungen, Durchnässungen* zu nennen.

Klinische Erscheinungen. Dem Auftreten der charakteristischen Gelenkerscheinungen geht häufig eine Erkrankung der Mandeln in Gestalt einer *Angina*, seltener einer katarrhalischen Entzündung der Nasen- oder Kehlkopfschleimhaut um 1—2 Wochen voran. In anderen Fällen werden solche Vorläufer nicht beobachtet und es entwickelt sich gleich unter mäßigen Fiebererscheinungen ohne Schüttelfrost eine Schmerzhaftigkeit mehrerer großer Körpergelenke, die sprunghaft bald hier, bald da auftritt, teilweise wieder verschwindet, in anderen Gelenken aber bestehen bleibt. Vielfach entsteht bald darauf eine Schwellung der Gelenke mit Bildung eines Gelenkergusses im Gelenk selbst und einer ödematösen Schwellung der umgebenden Haut sowie der Sehnen- und Muskelansätze in der Nachbarschaft des Gelenkes. Teilweise sind diese Veränderungen nur flüchtiger Natur; an anderen Stellen bleiben sie aber bestehen und können sich in hartnäckiger Weise trotz energischer Behandlung wochenlang halten. Am häufigsten werden die Knie-, Hand-, Fuß-, Schulter- und Ellenbogengelenke, mitunter auch die Finger- und Zehengelenke, seltener das Hüftgelenk sowie die Sternoclavicular- und Kiefergelenke befallen.

Anatomisch handelt es sich um eine Entzündung der Gelenkinnenhaut (Membrana synovialis) mit Abscheidung eines serösen bzw. serofibrinösen Ergusses.

Das Allgemeinbefinden ist meist nicht sehr erheblich gestört. Doch wird in manchen Fällen über Kopfschmerzen und Appetitlosigkeit geklagt. Häufig besteht auch schon vor der meist eingeleiteten Salicylsäurebehandlung Neigung zum Schwitzen. Abweichend von diesem gewöhnlichen Verhalten wird in seltenen Fällen hohes Fieber bis 41° und darüber und dabei schwere Beeinträchtigung des Allgemeinbefindens und Benommenheit beobachtet (sog. hyperpyretische Form des Gelenkrheumatismus).

In einem beträchtlichen Teil der Fälle treten zu diesen Erkrankungen der Gelenke Erscheinungen von seiten des Herzens hinzu, die verschiedener Art sein können.

Häufig entwickelt sich eine *verruköse Endokarditis* an den Mitral-, seltener an den Aortenklappen. Sie findet klinischen Ausdruck in dem Auftreten von Geräuschen über dem Herzen, am häufigsten eines systolischen Geräusches über der Herzspitze. Oft ist es nicht leicht zu entscheiden, ob dieses von einer Klappeninsuffizienz infolge Endokarditis oder von einer Schädigung des Herzmuskels herrührt oder lediglich akzidenteller Natur, durch das Fieber hervorgerufen ist. Für eine organische Entstehung durch Erkrankung des Endokards oder Myokards spricht eine Verstärkung des 2. Pulmonaltons und eine Verbreiterung der Herzdämpfung, die sich freilich meist erst später zu entwickeln pflegt. Oft weist eine, wenn auch nur leichte Cyanose der Lippen und Wangen auf eine gewisse Schädigung des Herzens hin, die nicht selten auch dann beobachtet wird, wenn keine ausgesprochenen Geräusche vorhanden sind. In Übereinstimmung hiermit zeigt die elektrokardiographische Untersuchung in einem beträchtlichen Teil der Fälle mehr oder weniger erhebliche Störungen an, die auf *Schädigung des Herzmuskels* zu beziehen sind. Nicht selten werden auch Rhythmusstörungen beobachtet; diese sind dadurch zu erklären, daß die vorher beschriebenen ASCHOFFschen rheumatischen Knötchen hauptsächlich subendokardial und dabei häufig im Bereich der Reizleitungsfasern gelegen sind. Mit Recht kann daher in einem großen Teil der Fälle von einer rheumatischen *Pankarditis* gesprochen werden. Ein Teil der Störungen bildet sich wieder zurück. In anderen Fällen bleiben die Geräusche aber bestehen oder werden sogar lauter als Ausdruck dessen, daß ein Herzklappenfehler eingetreten ist. Ebenso können auch Zeichen von Schädigung des Herzmuskels in Gestalt von Arrhythmien, Verbreiterung des Herzens und Veränderungen des Elektrokardiogramms bestehen bleiben.

Seltener als diese Veränderungen am Endokard und Myokard treten Störungen am *Perikard* und in entsprechender Weise an der *Pleura* auf. Es handelt sich hierbei um eine trockene fibrinöse oder feuchte seröse bzw. serofibrinöse Entzündung, die an Reibegeräuschen und abnormen Dämpfungen über dem Herzen bzw. den unteren Lungenabschnitten zu erkennen ist. Im Gegensatz zu den Ergüssen tuberkulösen Ursprungs bestehen die Zellen, die sich bei derartigen Exsudaten im Sediment finden, zum größten Teil aus polynukleären Leukocyten. Die größte klinische Bedeutung hat das Auftreten eines umfangreichen Herzbeutelergusses, da hierdurch die Herztätigkeit schwer beeinträchtigt werden kann. Bei erheblichen Ergüssen des Herzbeutels und der Pleura sind Punktionen angezeigt. Kleinere und Restergüsse werden im Laufe der Zeit resorbiert. (s. a. Kap. Endokarditis, Myokarditis, Perikarditis im Abschnitt Kreislaufkrankheiten Bd. I).

An der *Haut* werden außer Schwellung und gelegentlich auftretender Rötung der Umgebung der erkrankten Gelenke mitunter Ausschläge in Gestalt von *Urticaria* und *Erythema exsudativum multiforme* beobachtet, welches in erhabenen bläulichroten Flecken von verschiedener Gestalt und Größe besteht. Seltener treten punktförmige Blutungen im Unterhautzellgewebe ein, die als *Purpura* oder *Peliosis rheumatica* bezeichnet werden. Diese Veränderungen können auch als selbständiges Krankheitsbild ohne wesentliche Beteiligung der Gelenke auftreten und sind unter den Erkrankungen des Blutes näher beschrieben (vgl. S. 397).

Ferner wird in manchen Fällen im Verlauf einer Polyarthritis rheumatica, zum Teil auch ohne jede Gelenkbeteiligung, ein sog. *Erythema nodosum* beobachtet. Hierbei treten unter der Haut gelegene erbsen- bis walnußgroße Knoten an der Streckseite der Unterschenkel und der Arme, seltener an anderen Stellen der Gliedmaßen auf, die erheblich schmerzhaft sind. Die darüber gelegene Haut zeigt eine rote Verfärbung, die später in blaugrünliche Tönung übergeht und allmählich verschwindet. Nach einiger Zeit bilden sich auch die Knoten zurück. Wegen des häufigen gleichzeitigen Auftretens dieses Erythema nodosum mit einem Gelenkrheumatismus wird in erster Linie an die freilich noch nicht geklärte rheumatische Ätiologie derselben gedacht. Andererseits wird von einer Anzahl von Forschern namentlich in Schweden eine tuberkulöse Entstehung derselben angenommen und diese Auffassung durch den gleichzeitigen positiven Ausfall von Tuberkulinreaktionen gestützt.

Ferner treten namentlich beim Gelenkrheumatismus im Kindes- und Jugendalter kleine stecknadelkopf- bis erbsengroße Knötchen in der Umgebung der erkrankten Gelenke auf, die als *Rheumatismus nodosus* bezeichnet werden.

Gleichfalls im Kindesalter wird im Verlauf einer rheumatischen Endokarditis und Polyarthritis mitunter eine *Chorea* beobachtet, welche auf das Auftreten von Metastasen der rheumatischen Erkrankung in den Stammganglien des Gehirns oder dort erfolgende Blutungen zurückgeführt wird. Hieran kann sich mitunter eine rheumatische Psychose anschließen.

Ebenso ist eine *Iritis rheumatica* als metastatische Erkrankung des Auges aufzufassen.

Mitunter wird eine hämatogene Glomerulonephritis bei Gelenkrheumatismus beobachtet. Häufiger treten leichte Eiweißausscheidungen ohne wesentlichen krankhaften Befund im Urinsediment auf.

Eine Milzschwellung wird bei einer akuten Polyarthritis nur selten gefunden. Häufiger entsteht sie bei den lang sich hinziehenden rezidivierenden, mit wiederholten Fieberschüben einhergehenden Formen.

Im Blut wird meist eine Leukocytose mäßigen Grades und ganz regelmäßig eine starke Beschleunigung der Blutkörperchensenkungsgeschwindigkeit festgestellt.

Verlauf. Der Verlauf des akuten Gelenkrheumatismus ist seit der Einführung der meist wirksamen Salicylsäurebehandlung in der Regel insofern als günstig zu bezeichnen, als die Gelenkerkrankung gewöhnlich in Heilung ausgeht. Die Prognose wird jedoch dadurch getrübt, daß nicht selten Rückfälle sowohl gleich im Anschluß an die erste Erkrankung als auch nach Ablauf von Monaten und Jahren auftreten. So kann eine zunächst anscheinend bald abklingende Erkrankung durch wiederholte Schübe sich über Monate hinziehen und andererseits eine wiederholte Neuerkrankung an Gelenkrheumatismus im Laufe der Jahre eintreten. Auch kann sich an eine nicht völlig abheilende akute Erkrankung ein chronischer Krankheitszustand von sog. sekundärem Gelenkrheumatismus anschließen, der sich über viele Jahre hin erstreckt (vgl. S. 432). Ungünstig ist ferner die geschilderte häufige Komplikation mit Erkrankungen des Herzens, seltener auch anderer Organe.

Eine bösartige Folgekrankheit, welche auf dem Boden einer ehemaligen durch Gelenkrheumatismus hervorgerufenen Endokarditis nicht selten entsteht, ist die sog. *Endocarditis lenta,* die durch den Streptococcus viridans hervorgerufen wird. Anfangs ist es oft nicht leicht zu entscheiden, ob es sich lediglich um eine rezidivierende, meist gutartige Polyarthritis und verruköse Endokarditis oder um die gefürchtete, bis vor kurzem in der Regel tödlich endende Endocarditis lenta handelt. Für Endocarditis lenta spricht das Auftreten einer hämorrhagischen Herdnephritis, ein erheblicher Milztumor und eine zunehmende Anämie; beweisend ist die Blutkultur, die aber auch bei klinisch eindeutigem Krankheitsbild nicht immer positiv ausfällt. (s. Bd. I, S. 391).

Nur ganz selten nimmt eine unkomplizierte akute Polyarthritis einen tödlichen Ausgang. Es handelt sich hierbei um die sog. hyperpyretische Form, welche mit sehr hohem Fieber über 41—42° einhergeht und mitunter jeder medikamentösen Behandlung trotzt.

Behandlung. Die Behandlung des akuten Gelenkrheumatismus besteht in erster Linie in der Anwendung des spezifisch wirkenden Heilmittels der *Salicylsäure,* welche durch KOLBE eingeführt ist. Statt der ursprünglich verordneten Salicylsäure selbst werden jetzt meist das salicylsaure Natrium oder andere Abkömmlinge der Salicylsäure verwandt. Natrium salicylicum wird in einer Tagesdosis von 6—10 g und zwar in einzelnen größeren Gaben von 3—4 g verordnet, welche des schlechten Geschmacks wegen in Oblaten verabfolgt werden. Sehr zweckmäßig ist auch die Verwendung von Klysmen, bei welchen 5—10 g Natrium salicylicum in 60 g Wasser gelöst sind. Da nach so großen Salicylsäuregaben häufig Ohrensausen, Übelkeit, Magenschmerzen und Erbrechen, seltener auch gewisse psychische Störungen beobachtet werden, wird spätestens nach einigen Tagen die Dosis herabgesetzt oder es werden von vornherein andere Salicylsäurepräparate in geringerer Dosierung gegeben. Bekannt ist das Aspirin, welches in Dosen von 3—5 g täglich verabfolgt wird, sowie das den Magen mehr schonende Novacyl, welches gleichfalls in einer Tagesdosis von 3—5 g gegeben wird. Besonders schmerzlindernd wirken oft intravenöse Leukosalylinjektionen.

In Fällen, welche auf Salicylsäurepräparate nicht reagieren, oder auch von vornherein wird auf die Empfehlung von SCHOTTMÜLLER das *Pyramidon* in verhältnismäßig großen Dosen bis 4mal 0,5 g, die nach einigen Tagen herabgesetzt werden, verwandt. Das Pyramidon kann auch intravenös in der Dosis von 1 g in 10- oder 20%iger Lösung als Capysal oder Anoixol verabfolgt werden. Länger dauernde Pyramidongaben sind zu vermeiden, da mitunter, wenn auch selten, nach Anwendung dieses Mittels das Auftreten einer Agranulocytose beobachtet worden ist. Statt des Pyramidons können auch andere in die Pyrazolongruppe gehörige Präparate wie Antipyrin, Melubrin, Novalgin oder Gardan gegeben werden.

Beim Gelenkrheumatismus wird ferner Atophan (Phenyl - Chinolin - Carbonsäure) angewandt, welches 2—3 mal täglich zu 2 Tabletten von 0,5 g 3—4 Tage lang gegeben wird, oder das den Magen mehr schonende Ersatzpräparat Novatophan oder Atophanylinjektionen, die zu 5 ccm intravenös oder intramuskulär verabfolgt werden. Vor längerer, insbesondere intravenöser Verwendung von Atophan ist zu warnen, weil hiernach mehrfach schwere, sogar tödliche Leberschädigungen beobachtet worden sind.

Grundsätzlich ist bei der medikamentösen Therapie des Gelenkrheumatismus zu empfehlen, das gewählte Mittel einige Tage lang in ziemlich hoher Dosis zu geben, dann kürzere Zeit mit kleineren Dosen fortzuführen und dann das Mittel abzusetzen. Wenn neuerdings Beschwerden auftreten, sind wieder die größeren Dosen zu verwenden oder es ist zu einem anderen Mittel, z. B. von der Salicylsäure- zur Pyramidontherapie überzugehen. Dagegen ist vor Verzettelung lange Zeit hindurch verabfolgter kleiner Dosen zu warnen, weil hierdurch oft nicht der gewünschte Erfolg erreicht wird und andererseits ein langer Gebrauch der Mittel schädliche Folgen nach sich ziehen kann.

Die interne Therapie wird unterstützt durch die *örtliche Behandlung* der erkrankten Gelenke. Diese werden mit salicylsäurehaltigen Salben, z. B. Salit, Spirosal, Rheumasan, Mesothan, Analgit eingerieben, in Watte gepackt und durch Verbände vor schmerzhaften Bewegungen geschützt. Hierbei ist jedoch davor zu warnen, erkrankte Gelenke längere Zeit in einer allzu bequemen Schonstellung, z. B. die Kniegelenke bei starker Beugung zu fixieren, weil hierdurch der Entstehung später schwer zu behebender Kontrakturen Vorschub geleistet wird. Einige Zeit nachdem die akuten Erscheinungen abgeklungen sind, ist die Anwendung örtlicher Wärme in Form von Heißluftkasten, warmen Umschlägen, Diathermie, Teilpackungen von Moor und Fango zu empfehlen. Dagegen ist eine allgemeine Bäderbehandlung in der Regel beim akuten Gelenkrheumatismus noch nicht angezeigt, sondern erst in späteren Stadien bei subakuten und chronischen Erkrankungen zu verordnen.

Nach Rückgang der schmerzhaften Schwellungen ist bald vorsichtig mit passiven Bewegungen zu beginnen. Eine Massage der Gelenke ist im entzündlichen Stadium und in der ersten Zeit nach Abklingen der entzündlichen Erscheinungen nicht angezeigt. Dagegen ist es zweckmäßig, schon frühzeitig, wenn die Gelenke noch völlig geschont werden, die Muskulatur zu massieren, um einer Inaktivitätsatrophie derselben vorzubeugen.

Allgemein sind die Kranken vor allen Abkühlungen zu bewahren und auch nach Aufhören der entzündlichen Erscheinungen noch längere Zeit, möglichst einige Wochen, im Bett zu lassen, da durch frühzeitiges Aufstehen erfahrungsgemäß oft Rückfälle hervorgerufen werden.

Während des Fieberstadiums ist eine leichte obst- und gemüsereiche Kost zu verordnen. Später sind besondere diätetische Maßnahmen nicht notwendig.

Ist bei einem Gelenkrheumatismus ein *Eiterherd,* welcher für die ursprüngliche Entstehung in Betracht kommt, gefunden, so empfiehlt es sich, diesen nach Abklingen der akuten entzündlichen Erscheinungen zu entfernen, um Rezidiven vorzubeugen. Besonders sind die Tonsillen fachärztlich daraufhin zu untersuchen, ob sich in ihnen verborgene Eiterherde befinden. Namentlich kleine an der Oberfläche vernarbte Mandeln, an denen äußerlich keine Entzündung zu erkennen ist, erweisen sich oft als Sitz chronischer Eiterungen, indem durch einen von hinten her ausgeübten Druck sich flüssiger Eiter mitunter im Strahl entleert. Solche kranken Mandeln sind unbedingt zu entfernen. Auch in anderen Organen, namentlich an den Zähnen und Nebenhöhlen der Nase, ist in den Fällen, in denen das Fieber nicht weichen will oder Rezidive auftreten, nach Entzündungsherden zu suchen. Hierbei sind auch Gallenblase, Wurmfortsatz, Vorsteherdrüse, Nierenbecken usw. in Betracht zu ziehen. Freilich ist nicht immer nach Ausschaltung solcher Herde eine Besserung oder Heilung hartnäckiger Gelenkentzündungen festzustellen. Die guten Erfahrungen, die in einem Teil der Fälle erzielt werden, fordern aber zu einem Versuch auf, das Übel an der Wurzel zu fassen.

2. Sonstige akute Infektarthritiden.

Abgesehen von der akuten Polyarthritis rheumatica, welche nach dem klinischen und anatomischen Verhalten als Infektarthritis aufzufassen ist, deren Erreger freilich noch nicht feststeht, gibt es zahlreiche ähnliche Krankheitsbilder, welche auch durch akut auftretende multiple Gelenkschwellungen gekennzeichnet sind, bei denen der Krankheitserreger selbst oder wenigstens die Art der Infektionskrankheit bekannt ist. Es können hierbei folgende Gruppen unterschieden werden.

a) Arthritis durch Streptokokken-, Pneumokokken-, Meningokokken-, Staphylokokkeninfektionen.

Daß eine durch *Streptokokken* hervorgerufene Polyarthritis unter dem Bilde eines akuten Gelenkrheumatismus verlaufen kann, geht schon aus den Fällen hervor, bei welchen Streptokokken im Blut oder gar in der Gelenkflüssigkeit, zum mindesten aber in einem als Infektionsquelle anzusprechenden Eiterherd, z. B. in den Mandeln nachgewiesen sind. In der Regel handelt es sich um hämolytische Streptokokken. Hierauf gründet sich die vorher erwähnte Ansicht vieler Ärzte, welche im Gegensatz zu ASCHOFF, GRÄFF, SCHOTTMÜLLER u. a. Streptokokken allgemein für die Erreger der Polyarthritis rheumatica halten. Bezüglich der klinischen Erscheinungen wird auf die Schilderung der Polyarthritis rheumatica verwiesen.

Ferner werden Gelenkschmerzen, seltener flüchtige Schwellungen im Verlauf der *Endocarditis lenta* beobachtet, welche durch den *Streptococcus viridans* (SCHOTTMÜLLER) hervorgerufen wird. Sie sind hierbei aber keineswegs regelmäßig vorhanden und treten hinter der Erkrankung des Herzens und den schweren sonstigen Erscheinungen im klinischen Bild zurück.

Durch besonders starke Entzündungserscheinungen ausgezeichnete Gelenkschwellungen, die mit hohem Fieber, starken Schmerzen und Hautrötung einhergehen, werden als Metastasen bei *Streptokokkensepsis* beobachtet, welche sich z. B. an eine puerperale Infektion oder ein Erysipel anschließt.

Hierbei werden oft auch Streptokokken im Gelenkpunktat festgestellt. Die Prognose dieser eitrigen Arthritiden hängt hauptsächlich von der zugrunde liegenden allgemeinen Sepsis ab. Heilt diese ab, so können auch die eitrigen Gelenkerkrankungen in Heilung ausgehen. Häufig entwickeln sich jedoch hierbei narbige Schrumpfungsprozesse, die mit einer Bewegungsbeschränkung, unter Umständen sogar mit einer Ankylosierung des Gelenkes einhergehen. Auch schwere Zerstörungen des Gelenkknorpels und des darunterliegenden Knochens kommen hierbei vor.

Die *Behandlung* der eitrigen Gelenkentzündungen besteht in Ruhigstellung des Gelenkes und schützenden Verbänden, unter Umständen auch in Punktion des Gelenkergusses; auch Einspritzungen von Penicillinlösungen (50000 OE) ins Gelenk werden empfohlen. Im übrigen hat sich die Behandlung gegen die allgemeine Sepsis zu richten (Sulfonamide per os, Injektionen von Penicillin, Trypaflavin, Silberpräparaten, z. B. Fulmargin usw.) und nach Möglichkeit eine Beseitigung des Ursprungsherdes anzustreben. Wenn die schwer entzündlichen Erscheinungen im erkrankten Gelenk abklingen, ist unter großer Vorsicht mit passiven Bewegungen und einer Massage der Muskulatur des erkrankten Gliedes, jedoch nicht des Gelenkes selbst zu beginnen, um der drohenden Versteifung und Inaktivitätsatrophie vorzubeugen. In späteren Stadien, in denen die Entzündungserscheinungen verschwunden sind, ist eine physikalische Behandlung nach den bei der Therapie der chronischen Polyarthritis geschilderten Grundsätzen einzuleiten, jedoch in besonders vorsichtiger und milder Form, um ein Neuaufflackern des Entzündungsprozesses zu vermeiden.

Ähnliche Formen von Infektarthritiden in Gestalt von serösen oder serofibrinösen Ergüssen und auch von Gelenkeiterungen werden bei Allgemeininfektion mit Pneumokokken und Meningokokken beobachtet. Bei Staphylokokkeninfektionen handelt es sich in der Regel um metastatische Eiterungen.

b) Gonokokkenarthritis.

Eine besonders wichtige Form der Infektarthritiden stellt die *Gonokokkenarthritis* dar, die von Gonokokkenherden in der männlichen Urethra, Prostata oder in den weiblichen Genitalien ihren Ausgang nimmt.

Sie beginnt häufig ziemlich plötzlich mit Fieberanstieg und multiplen Gelenkschwellungen nach Art einer Polyarthritis rheumatica. Gewöhnlich gehen die meisten Gelenkstörungen aber schnell zurück. Dagegen bleibt oft an einem Gelenk eine schwere Entzündung bestehen. Nicht selten verläuft die Erkrankung auch sofort als ausgesprochene Monarthritis. Am häufigsten sind die großen Gelenke, insbesondere ein Kniegelenk, bei Frauen häufig ein Handgelenk befallen. Die Gelenkerkrankung ist durch eine ausgedehnte Schwellung der Haut, der umgebenden Weichteile und durch eine außergewöhnliche Schmerzhaftigkeit ausgezeichnet, welche die entsprechenden Erscheinungen bei der rheumatischen Polyarthritis in der Regel weit übertrifft.

Wird eine Punktion des Gelenkes ausgeführt, so ergibt diese ein trübes Exsudat, welches zellreicher ist als bei der rheumatischen Polyarthritis. In diesem sind mitunter, aber nicht immer Gonokokken nachweisbar, die zum Teil innerhalb polynukleärer Leukocyten gelegen sind.

Die Gelenkerkrankungen können sowohl als alleinige Metastasen der Gonokokkeninfektion auftreten als Teilerscheinungen einer allgemeinen Gonokokkensepsis sein, die oft mit hohem Fieber einhergeht und Entzündungen an Endokard, Perikard und anderen serösen Häuten, mitunter auch an den Meningen hervorruft.

Der *Verlauf* der gonorrhoischen Arthritis ist gegenüber anderen Gelenkerkrankungen dadurch ausgezeichnet, daß sich außerordentlich schnell eine Atrophie der Muskulatur des erkrankten Gliedes und auch eine im Röntgenbild schon nach 1—2 Wochen nachweisbare Knochenatrophie entwickelt. Dieses überraschend schnelle Auftreten der Atrophie hat zwar Kienböck dazu veranlaßt, besondere trophoneurotische Einflüsse hierfür anzuschuldigen; jedoch sind diese nicht erwiesen, und es erscheint die schnelle Entstehung der Atrophie bei der Gonokokkenarthritis im Sinne einer Inaktivitätsatrophie dadurch verständlich, daß die ungewöhnliche Schmerzhaftigkeit bei dieser eine weit vollständigere Ruhigstellung des erkrankten Gliedes verursacht als bei anderen

Gelenkerkrankungen. Eine weitere hierfür ursächlich in Betracht kommende Besonderheit der Gonokokkenarthritis liegt darin, daß der Entzündungsprozeß in viel stärkerem Maße auf das umgebende periartikuläre Gewebe überzugreifen pflegt als bei anderen Gelenkentzündungen. An den Entzündungsvorgang schließt sich schnell ein narbiger Schrumpfungsprozeß an. Die Folge ist häufig eine Gelenkversteifung.

Diesem Ausgang hat die *Therapie* von vornherein zielbewußt entgegenzuwirken.

Im akuten Stadium ist zunächst eine Ruhigstellung und Einwicklung des Gelenks in einem Schutzverband sowie Einfettung der Haut nötig. Zur Linderung der ungemein heftigen Schmerzen sind häufig analgetische Mittel wie Gelonida antineuralgica, Allional usw. erforderlich, bei besonderer Schmerzhaftigkeit Morphium oder Pantopon. Mit großer Sicherheit führt die Penicillintherapie (200000 E), weniger zuverlässig eine Sulfonamidbehandlung zum Abklingen der Entzündungserscheinungen und der Beschwerden.

Sobald die heftigsten Erscheinungen abklingen, ist noch innerhalb des schmerzhaften Stadiums mit leichten passiven Bewegungen zu beginnen, so sehr sich auch die Patienten dagegen zu sträuben pflegen. Wird diese rechtzeitige Einleitung einer Bewegungstherapie versäumt, so ist die Ausbildung einer Gelenkversteifung in schweren Fällen unvermeidlich. Unter Umständen ist es zweckmäßig, vorher ein schmerzlinderndes Mittel zu geben und unter dessen Einwirkung die Bewegungsübungen vorzunehmen. Frühzeitig ist Wärmeanwendung mittels Glühlichtkasten usw. wie bei den sonstigen Gelenkerkrankungen zu empfehlen und daran die vorsichtige Vornahme passiver Bewegungen anzuschließen. Besonders bewährt hat sich bei der gonorrhoischen Arthritis die Anwendung der Bierschen Stauung, die mittels einer oberhalb des Gelenks angelegten Gummibinde ausgeübt wird. Die Zeitdauer der Stauung ist von wenigen Minuten anfangend je nach Lage des Falles und der Verträglichkeit bis zu Stunden zu steigern. Dabei ist sorgfältig darauf zu achten, daß der arterielle Puls unterhalb der Stauungsbinde erhalten bleibt.

Neben dieser örtlichen Behandlung kann eine Allgemeinbehandlung durch Gonokokkenvaccine stattfinden, die entweder aus den vom Patienten erhaltenen Gonokokken hergestellt wird oder als fertiges Präparat (Arthigon, Gonargin, Gonokokkenvaccine Merck, Gono-Yatren) verwandt wird. Medikamentös können ferner Salicylsäurepräparate oder Atophan gegeben werden, die mitunter gewisse Besserungen herbeiführen können, wenn sie auch in der Regel nicht die spezifische Wirkung wie bei der Polyarthritis rheumatica entfalten. Besonders intravenöse Leucosalylinjektionen wirken oft schmerzlindernd.

Die Behandlung des primären Krankheitsherdes an den Genitalien hat in örtlicher Weise erst nach Abklingen der Entzündungserscheinungen am Gelenk zu erfolgen; doch muss von vornherein eine Bekämpfung der Grundkrankheit durch die auf Gonokokken spezifisch wirkenden Mittel Penicillin und Sulfathiazol und durch entzündungshemmende Gonosankapseln betrieben werden.

Im Falle einer Gonokokkensepsis sind Injektionen von Penicillin, ferner von Trypaflavin und Silberpräparaten (Fulmargin) angezeigt.

c) Arthritiden bei Scharlach und anderen exanthematischen Infektionskrankheiten.

Am häufigsten bei Scharlach, mitunter auch bei anderen mit Exanthemen einhergehenden Infektionskrankheiten, so bei Variola, Varicellen usw. werden polyartikuläre Schwellungen meist flüchtiger Art beobachtet. Dementsprechend wird von einem Scharlachrheumatismus oder Scharlachrheumatoid gesprochen. Selten spielen die Gelenkerkrankungen hierbei eine wesentliche Rolle, das

Grundleiden beherrscht meist das Krankheitsbild. Ist dieses aber im Abklingen begriffen, so können die Gelenkerscheinungen stärker hervortreten. Meist tritt baldige Rückbildung der Gelenkschwellungen und Ausgang in Heilung ein.

Die Behandlung geschieht nach den bei den übrigen Gelenkentzündungen geschilderten Grundsätzen.

d) Arthritiden bei Ruhr, Typhus, Morbus Bang usw.

Bei der *Ruhr* treten nicht selten Gelenkschwellungen mit hartnäckigen Ergüssen meist nach Abklingen der Darmerscheinungen unter erneutem Temperaturanstieg auf. Sie kommen sowohl bei der Kruse-Shiga-Ruhr als bei anderen durch sogenannte Pseudoruhrbacillen hervorgerufenen Formen der Dysenterie vor. Die durch Punktion gewonnene Gelenkflüssigkeit ist serös, fibrinreich, stets steril. Hiermit zusammen treten bisweilen auch Conjunctivitis, Iritis, Episkleritis und eine nicht spezifische Urethritis auf. Gleichzeitig werden mitunter auch Sehnenscheidenentzündungen, kleine periostitische Entzündungsherde mit leichter Hautrötung und Druckempfindlichkeit sowie rheumatoide Schmerzen in der Brust und Neuralgien, dagegen keine Herzkomplikationen beobachtet.

Der gleiche zuerst von REITER beschriebene Symptomenkomplex: Darmerkrankung, Gelenkergüsse, Conjunctivitis und Urethritis wird auch bei anderen Erkrankungen des Darms gefunden (*Polyarthritis enterica*, SCHITTENHELM und SCHLECHT).

Verhältnismäßig selten treten Gelenkschmerzen und Schwellungen beim *Typhus* und *Paratyphus* auf.

Bei *Morbus Bang* werden mitunter hartnäckige Gelenkschmerzen, die gewöhnlich als Rheumatismus angesprochen werden, beobachtet.

Die Prognose dieser Gelenkentzündungen und Beschwerden ist günstig. Die örtliche Behandlung geschieht nach allgemein bekannten Grundsätzen. Salicylsäuregaben pflegen erfolglos zu sein.

e) Tuberkulöse Arthritiden.

Die *Gelenkerkrankungen tuberkulösen Ursprungs* treten in verschiedener Form auf.

Auch hierbei kommt im Laufe einer hämatogenen Aussaat ein der Polyarthritis rheumatica ähnliches Krankheitsbild vor, bei welchem zugleich oder bald nacheinander mehrere Gelenke unter Ausbildung eines serösen Ergusses erkranken. Bei dieser von PONCET beschriebenen Form werden zwar Tuberkelbacillen im Gelenkpunktat meist vermißt; an der tuberkulösen Natur der Gelenkerkrankung ist aber, wenn auch andere Zeichen einer hämatogenen Metastasierung vorhanden sind, kaum zu zweifeln. Schwieriger ist die Frage, wenn diese fehlen und lediglich multiple Gelenkschwellungen bei einem vielleicht nur geringfügigen tuberkulösen Lungenherd vorliegen. Hierbei wird von manchen Seiten im Gegensatz zu PONCET angenommen, daß es sich um eine Polyarthritis rheumatica bei einem tuberkulösen Individuum handle. Im Einzelfall ist diese Frage bei der Häufigkeit tuberkulöser Lungenherde einerseits und der Polyarthritis rheumatica andererseits schwer zu entscheiden. Daß aber auch ohne sonstige Zeichen tuberkulöser Allgemeininfektion bei nur geringfügigen Ausgangsherden multiple Gelenkerkrankungen tuberkulöser Natur vorkommen, liegt durchaus im Bereich der Möglichkeit und wird besonders von BERGER auf Grund von Beobachtungen betont, bei denen Tuberkelbacillen im Blut nachgewiesen und spezifische Reaktionen der erkrankten Gelenke auf Tuberkulininjektionen festgestellt wurden.

In dieser Hinsicht lehrreich ist die eigene Beobachtung eines Falles von multiplen Gelenkschwellungen, bei welchen in einem der erkrankten Gelenke eine operativ nachgewiesene typische Caries tuberculosa sich entwickelte, während die anderen Gelenkerkrankungen dem Bild eines chronischen Gelenkrheumatismus entsprachen.

Die Behandlung besteht zunächst in Ruhigstellung der erkrankten Gelenke, später in vorsichtigen passiven Bewegungen und Anwendung von Höhensonne oder Röntgenstrahlen.

Eine schwere Form der tuberkulösen Gelenkerkrankung stellt die *fungöse Arthritis* (Tumor albus) dar, welche meist an einem Gelenk, weit seltener an mehreren Gelenken unter heftigen Entzündungserscheinungen auftritt und mit starker Schmerzhaftigkeit und Schwellung von langer Dauer einhergeht, sowie die *Caries sicca,* welche durch starke Knorpel- und Knochenzerstörung ausgezeichnet ist, aber ohne Erguß verläuft und meist das Schultergelenk betrifft. Diese Formen der tuberkulösen Gelenkerkrankung werden in den Lehrbüchern der Chirurgie behandelt.

f) Luische Arthritiden.

Gelenkerkrankungen auf *luischer Grundlage* sind allgemein wenig bekannt; sie kommen aber nicht ganz selten, wenn auch nicht in großer Häufigkeit vor. Sie treten in verschiedenen Stadien der Lues unter verschiedenen Formen auf.

Im *Sekundärstadium* der Lues treten mitunter Gelenkschmerzen, seltener auch Schwellungen unter Fiebererscheinungen auf, welche unter einer antiluischen Therapie gewöhnlich bald zurückgehen.

Im *Tertiärstadium* kommen noch viele Jahre nach erfolgter Infektion Gelenkschwellungen vor, welche meist nicht sehr schmerzhaft sind, aber umschriebene Druckpunkte aufweisen und oft eine nächtliche Exacerbation der Schmerzen zeigen. Es können gleichzeitig unter Auftreten von hohem Fieber mehrere Gelenke wie bei der Polyarthritis rheumatica acuta ergriffen werden. Auffällig häufig sind die Sternoclavicular- und Sternocostalgelenke betroffen, welche selten der Sitz rheumatischer Erkrankung sind; gelegentlich werden sie auch bei gonorrhoischer Infektion befallen. Die Gelenkschwellungen bestehen oft lange Zeit, sie reagieren nicht auf eine Salicylsäurebehandlung, dagegen meist auf eine antiluische Therapie. Die WASSERMANNsche Reaktion fällt im Gelenkpunktat in der Regel positiv aus, auch wenn sie im Blut negativ ist (SCHLESINGER). Anzeichen einer luischen Erkrankung des Knochens oder des Periostes sind nur in einzelnen Fällen vorhanden. Manche mono- oder polyartikuläre tertiäre syphilitische Gelenkerkrankungen gehen mit Zerstörung des Knorpels und des darunter liegenden Knochens einher und können auch dem Krankheitsbild einer Gelenktuberkulose ähneln (DUFOUR, SCHLESINGER).

Auf dem Boden einer *hereditären Lues* entstehen im Kindesalter, manchmal aber auch erst bei jugendlichen Erwachsenen Gelenkschwellungen, welche durch auffallende Schmerzlosigkeit trotz beträchtlicher Ergüsse und durch ein symmetrisches Vorkommen ausgezeichnet sind. Besonders häufig sind beide Kniegelenke gleichzeitig erkrankt. Diese Doppelseitigkeit ist wichtig bei der Differentialdiagnose gegenüber einer fungösen tuberkulösen Erkrankung, die meist einseitig auftritt. Oft entwickelt sich gleichzeitig oder später eine Keratitis parenchymatosa. Das Röntgenbild zeigt hierbei oft auch wieder durch die Symmetrie ausgezeichnete Veränderungen im Sinne von Knochenusuren, die gewöhnlich an den seitlichen Konturen der Knochen, nicht an der Gelenkfläche selbst sitzen.

Bei allen luischen Gelenkerkrankungen ist, abgesehen von der üblichen örtlichen Behandlung durch Einpackungen, Wärme und Stauung eine antiluische Therapie anzuwenden. Oft ist besonders die innere Darreichung von

Jodkalium in großen Dosen bis zu täglich 3 g erfolgreich. Außerdem ist eine Behandlung mit Quecksilber, Wismut oder Salvarsan einzuleiten.

g) Anaphylaktische Gelenkerkrankungen.

Abgesehen davon, daß anaphylaktische Vorgänge beim Gelenkrheumatismus wahrscheinlich eine Rolle spielen, kommen lediglich durch Anaphylaxie ohne infektiöse Ursache hervorgerufene Gelenkschwellungen bei der sog. Serumkrankheit vor, welche durch Einspritzung artfremden Serums erzeugt wird. Die schmerzhaften Schwellungen treten meist gleichzeitig mit Fieber an mehreren großen Gelenken, oft zusammen mit Hautexanthemen und urtikariellen Erscheinungen auf und gehen meist nach einigen Tagen wieder vollständig zurück.

Gleichfalls auf anaphylaktische Vorgänge zu beziehen ist der sog. *intermittierende Gelenkhydrops*. Er tritt bei Personen auf, die gleichzeitig oder zu anderen Zeiten an QUINCKEschem Ödem und anderen Überempfindlichkeitserscheinungen leiden, welche unter dem Gesamtbegriff der angioneurotischen exsudativen Diathese zusammengefaßt werden können. Die Wirksamkeit eines bestimmten Antigens ist hierbei nicht immer nachweisbar. Entscheidend ist vielmehr meist eine konstitutionelle Disposition.

Die intermittierend auftretenden Gelenkschwellungen sind meist flüchtiger Natur und bilden sich in kurzer Zeit spontan zurück.

Die Behandlung besteht in Ruhigstellung des geschwollenen Gelenks. Von inneren Mitteln, deren Anwendung nur selten notwendig ist, kommt die Verordnung von Kalkpräparaten z. B. Calcium Sandoz mehrmals täglich 1 Eßlöffel oder deren intravenöse Injektion in Betracht.

B. Chronische Gelenkerkrankungen.

Unter den häufig vorkommenden *chronischen Gelenkerkrankungen* werden vielfach ätiologisch und pathogenetisch ganz verschiedenartige Krankheitsbilder unter gleichen Bezeichnungen zusammengefaßt, da die Endstadien derselben oft eine weitgehende Übereinstimmung zeigen. Früher wurde ein großer Teil der Erkrankungen in ärztlichen und Laienkreisen ohne weiteres als Gicht bezeichnet. Nachdem erkannt ist, daß die Gicht auf einer Stoffwechselstörung beruht, diese aber nur selten gefunden wird, wird an Stelle der Gicht jetzt oft von chronischem Gelenkrheumatismus und, wenn dabei Formveränderungen der Glieder vorhanden sind, von einer Arthritis deformans gesprochen, gleichgültig in welcher Weise diese Erkrankung entstanden ist. Zu einem Verständnis vom Wesen der chronischen Gelenkerkrankungen kann man aber nur gelangen, wenn man die Entwicklung derselben verfolgt und den Ursachen nachgeht.

Dabei stellt sich dann freilich oft die weitere Schwierigkeit heraus, daß beim Zustandekommen nicht lediglich *eine* Ursache wirksam gewesen ist, sondern mehrere Einflüsse zusammengewirkt haben. Insbesondere ist häufig eine *konstitutionelle, mitunter hereditäre Veranlagung* vorhanden, welche die Entstehung der Erkrankung begünstigt. In einem Teil der Fälle spielen *endokrine Einflüsse* eine Rolle. Ferner sind oft *äußere Umstände,* teils *Traumen,* teils *Infektionen* nachweisbar. Wegen dieser oft verwickelten und ineinandergreifenden Beziehungen stößt auch eine Einteilung nach rein ätiologischen Gesichtspunkten, die sonst grundsätzlich am klarsten erscheint, auf Schwierigkeiten. Es ist ärztliche Aufgabe, in jedem Einzelfall die besonderen Ursachen zu ermitteln und zu bewerten. Bei einer gemeinsamen Besprechung ist aber eine Einteilung nach allgemeinen Gesichtspunkten erforderlich. Der einfachste Weg hierzu ist durch den Vorschlag von Friedrich Müller gewiesen, welcher *entzündliche* und *nicht-entzündliche, degenerative* Erkrankungen der Gelenke unterscheidet. Die entzündlichen werden als *Arthritis*, die nicht entzündlichen als *Arthropathie* oder als *Arthrosis* bzw. auch als *Osteoarthrosis* bezeichnet, da degenerative Erkrankungen der Gelenke oft mit reaktiven Veränderungen des Knochens verbunden sind. Die Tatsache, daß Mischformen vorkommen und daß bei genauerem theoretischem Eingehen auf den Entzündungsbegriff ganz scharfe Abgrenzungen desselben nicht möglich sind, beeinträchtigt nicht den Wert dieses klaren und für praktisch-klinische Zwecke geeigneten Einteilungsprinzips.

1. Chronische Arthritis.

Mit der Bezeichnung Arthritis soll also unter der Betonung der Endung: „*itis*" der *entzündliche Charakter der Gelenkerkrankungen* von vornherein scharf

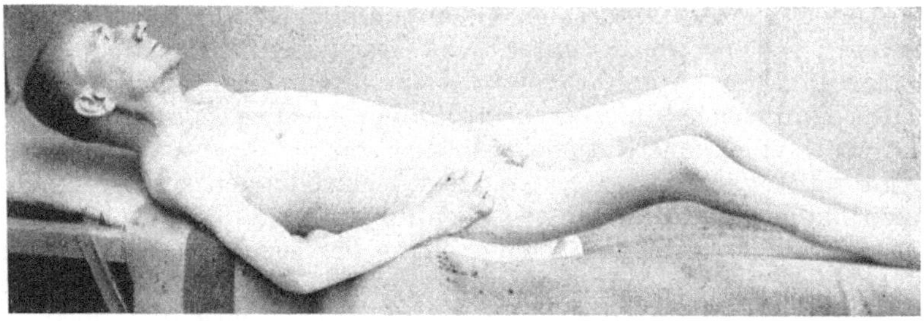

Abb. 4. Chronische Polyarthritis (sekundäre Form) mit Ankylose sämtlicher Körpergelenke.

hervorgehoben werden. Unter diese Gruppe fallen die Polyarthritis rheumatica und sonstige chronische Infektarthritiden aller Art, deren akute Stadien im vorigen Abschnitt besprochen sind.

Eine *chronische Polyarthritis* kann sich aus einer akuten Gelenkentzündung, die nicht abheilt bzw. nach anfänglicher Heilung in Schüben immer wieder auftritt, entwickeln oder ohne ein akutes Vorstadium allmählich entstehen. Im ersten Fall wird von einer *sekundären*, im zweiten Fall von einer *primären chronischen Polyarthritis* gesprochen. Beide Gruppen können ein ähnliches Zustandsbild darbieten. Häufig sind aber auch die äußeren Formen, abgesehen von dem Entwicklungsgang der Erkrankung, voneinander abweichend.

Die *anatomischen Vorgänge* der chronisch entzündlichen Gelenkerkrankungen sind dadurch ausgezeichnet, daß zunächst die Synovialis auf den Reiz meist bakterieller Giftstoffe hin in Entzündung gerät. Bei stärkeren Graden derselben kommt es zu einer Abscheidung eines fibrinreichen Exsudats in die Gelenkhöhle, bei weniger heftig und namentlich bei den schleichend verlaufenden Formen fehlt dagegen eine stärkere Exsudation. Der Knorpel wird erst sekundär in Mitleidenschaft gezogen, teils durch chemische Stoffe, die in der Synovialis gebildet werden, angegriffen, teils durch Bindegewebswucherungen, die sich von der Synovialis her über die knorpelige Gelenkfläche verbreiten und einen sog. Pannus bilden, geschädigt. Wenn ein völliger Schwund des Knorpels auftritt, kann durch das in den Gelenken gewucherte Bindegewebe zunächst eine bindegewebige, später eine knöcherne Ankylose (Synostose) der Knochen eintreten. Es kann aber auch durch entzündliche bindegewebige Wucherungen zu einer Arrosion des Knochens kommen, in dem grubige Vertiefungen entstehen, so daß der Knochen ein angenagtes Aussehen erhält.

In späteren Stadien der entzündlichen Vorgänge verwandelt sich das gewucherte, von der Kapsel ausgehende jugendliche Bindegewebe in straffes Narbengewebe, die entzündlich veränderte Gelenkkapsel schrumpft, die gegenüberliegenden Knochenenden des Gelenkes werden durch Zug der Gelenkkapsel aufeinander gepreßt und dadurch verbreitert.

Indem der Schrumpfungsprozeß an verschiedenen Teilen der Gelenkkapsel oft in unregelmäßiger Weise vor sich geht, werden an der Stelle der stärkeren Schrumpfung die Knochen stärker aufeinander gedrückt als an anderen Stellen; sie geben dem erhöhten Drucke stärker nach. Auf diese Weise, teils auch unter Mitwirkung eines einseitig stärkeren Muskelzuges kommen Deviationen der benachbarten Knochen zustande. Diese können hohe Grade erreichen. Es entstehen so Stellungsanomalien und mitunter auffällige unregelmäßige Verkrümmungen der Gliedmaßen, die namentlich an den Fingern und Zehen oft sehr beträchtlich sind (vgl. Abb. 5).

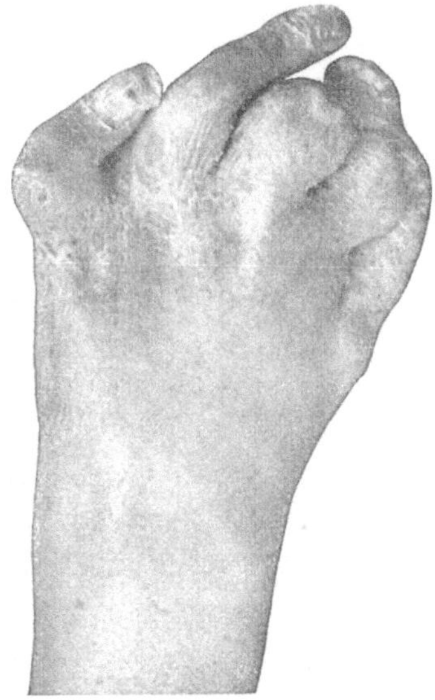

Abb. 5. Hand bei chronischer Polyarthritis des Falles von Abb. 4. Vollständige Ankylose aller Gelenke. Starke Verkrummungen der Finger. Hochgradige trophische Veränderungen der Haut mit abnormer Verhornung und Verunstaltung der Nägel.

Wenn man eine so verkrümmte Hand unbefangen betrachtet, so kann man es verstehen, daß dieses Bild von manchen internen Klinikern, die es bei der Beobachtung der entzündlichen Erkrankungen am häufigsten zu sehen bekommen, als Arthritis deformans bezeichnet ist. Die Benennung Arthritis ist hierfür ja auch vollkommen gerechtfertigt. Die sog. Deformation besteht hier aber in einer Stellungsänderung, nicht in einer stärkeren Formveränderung der einzelnen Knochen, wie sie durch Abschleifung und andererseits vor allem durch Knochenneubildung bei der Osteoarthrosis deformans, der historischen Arthritis deformans der Anatomen und Chirurgen, entsteht. In geringerem Maße kommen freilich Knochenneubildungen auch bei den entzündlichen arthritischen Prozessen vor. Sie erscheinen hierbei aber nur als kleine spitze Zacken, zu denen sie durch den Zug der schrumpfenden Kapsel ausgezogen werden, und nicht als grobe massive Wülste wie bei der Osteoarthrosis deformans. Nachdem die Bezeichnung der Deformation also für einen ganz anderen Prozeß vergeben ist, ist es mißverständlich und deshalb unzweckmäßig, wenn solche Stellungsänderungen der Gliedmaßen ebenso benannt werden. Derartige Verkrümmungen stellen übrigens kein besonders charakteristisches Merkmal dar, da auf dem gleichen Boden einer entzündlichen Polyarthritis in manchen Fällen hochgradige Verkrümmungen sich entwickeln, in anderen dagegen eine Versteifung in ganz gerader Stellung der Glieder eintritt (vgl. Abb. 7 u. 8).

a) Sekundäre Polyarthritis.

Das klinische Krankheitsbild der *sekundären Polyarthritis,* welche aus einem akuten Gelenkrheumatismus hervorgeht, ist durch allmählich sich entwickelnde oder schubweise verlaufende, teils mit deutlichen Gelenkergüssen, teils ohne wesentliche Schwellungen einhergehende zunehmende Versteifung mehrerer Gelenke gekennzeichnet. Meist sind hauptsächlich die großen Körpergelenke, daneben aber auch oft die Fingergelenke betroffen. Das Leiden tritt in allen Lebensaltern, auch schon bei Jugendlichen bei beiden Geschlechtern auf.

Anfangs werden oft hohe Temperatursteigerungen beobachtet, im Laufe der Zeit pflegen diese auch bei akuten Schüben niedriger zu werden. Oft ist eine begleitende Endokarditis und ein daraus entstehender Herzklappenfehler, meist eine Mitralinsuffizienz, vorhanden.

Ein besonders schweres Krankheitsbild stellt die von JACCOUD beschriebene Form des sog. *Rheumatismus fibrosus* dar, welcher durch eine Ankylosierung zahlreicher Gelenke ausgezeichnet ist. Es gibt Fälle, in denen sämtliche Körpergelenke einschließlich der Wirbelgelenke und des Atlantooccipitalgelenkes völlig versteifen, so daß der Körper buchstäblich stocksteif wird (vgl. Abb. 4). Auch die Kiefergelenke können versteifen und eine Ernährung der unglücklichen Menschen nur in künstlicher Weise nach Extraktion von Zähnen ermöglicht werden.

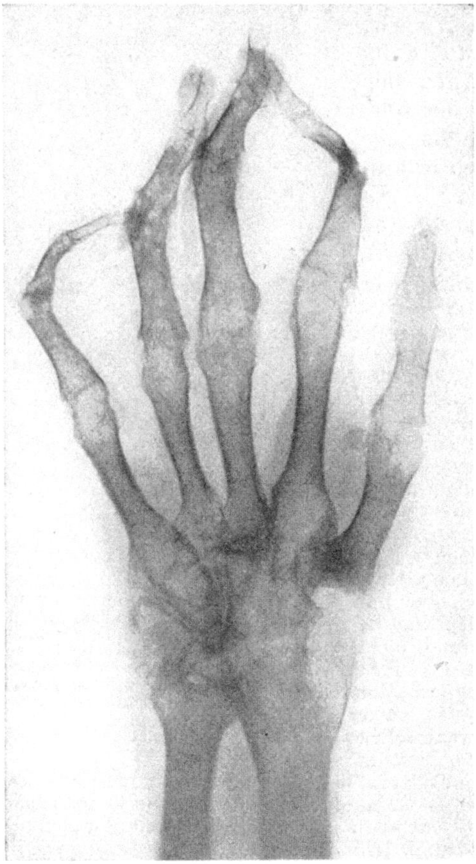

Abb. 6. Chronische Polyarthritis (sekundäre Form). Röntgenbild einer Hand des Falles von Abb. 4.

An den versteiften Gliedmaßen nimmt die Haut oft eine glänzende Beschaffenheit an (Glossy skin). Oft tritt eine Pigmentierung oder Pigmentverschiebung ein. An den Nägeln kommen klauenartige Verhornungen und andere trophische Veränderungen vor (vgl. Abb. 5).

Mit zunehmender Versteifung der Gelenke, welche die Kranken in schweren Fällen dauernd ans Bett fesselt, tritt im Laufe der Zeit meist eine beträchtliche Herabsetzung des allgemeinen Kräftezustandes und eine starke Abmagerung ein. Die Muskulatur wird besonders in den versteiften Gliedmaßen, aber auch am übrigen Körper atrophisch. Die Kranken haben meist ein auffallend blasses Aussehen. Mitunter liegt nur eine Pseudoanämie durch Kontraktion der Hautgefäße vor. Oft bildet sich aber eine echte Anämie sekundären Charakters aus, die durchschnittlich etwa 50—60% Hämoglobin bei $2^1/_2$—3 Millionen Erythrocyten beträgt. Im leukocytären Bilde ist häufig eine Lymphocytose zu bemerken. In besonders schweren langwierigen Fällen wird die Ausbildung eines Amyloids aller Organe beobachtet, in den abhängigen Körperpartien entwickeln sich Ödeme der wachsbleichen Haut.

Das *Röntgenbild* zeigt im ersten Stadium die Merkmale, die durch einen Gelenkerguß hervorgerufen werden, nämlich Verbreiterung des Gelenkspaltes und Erweiterung sowie eine auf weichen Aufnahmen erkennbare Schattenverdichtung der Gelenkkapsel, mitunter auch eine leichte diffuse Trübung in der Umgebung des Gelenkes, die durch eine ödematöse Durchtränkung und Schwellung des periartikulären Gewebes hervorgerufen wird (vgl. Abb. 7).

In späteren Stadien der Kapselschrumpfung erscheint der Gelenkspalt verschmälert; bei eingetretener Ankylose ist er aufgehoben (vgl. Abb. 8). In der Folge bildet sich an einem ankylosierten Gelenk vielfach ein neues Bälkchensystem aus, welches von dem einen Knochen auf den anderen übergeht und in regelmäßiger Weise das nunmehr zusammengeschmolzene Glied durchzieht (Synostose).

An ruhiggestellten Gelenken, deren Bewegung im akuten exsudativen Stadium durch Schmerzen, später durch Kapselschrumpfung und endlich durch Ankylose stark eingeschränkt oder ganz aufgehoben wird, pflegt sich der Knochenschatten durch eine auffällig geringe Intensität auszuzeichnen Es kommt dies daher, daß der Knochen an Kalksalzen verarmt und daß auch sowohl die einzelnen

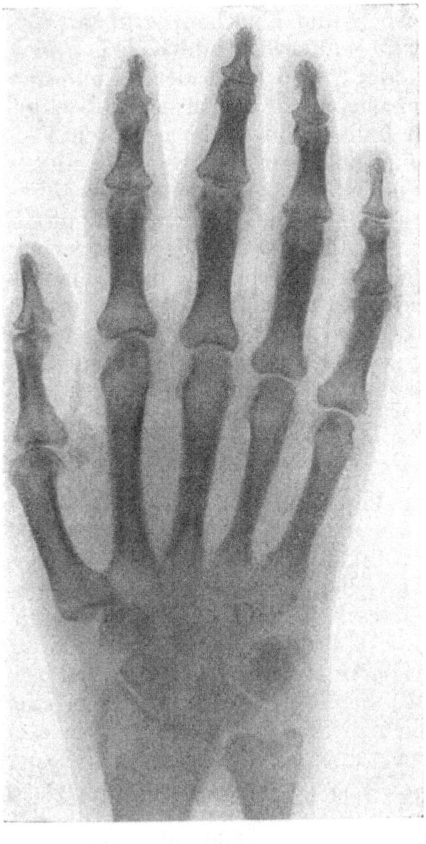

Abb. 7. Polyarthritis subacuta. Verdickung der Weichteile und leichte Verschmälerung der Gelenkspalten in den Interphalangealgelenken, besonders am 3. Finger.

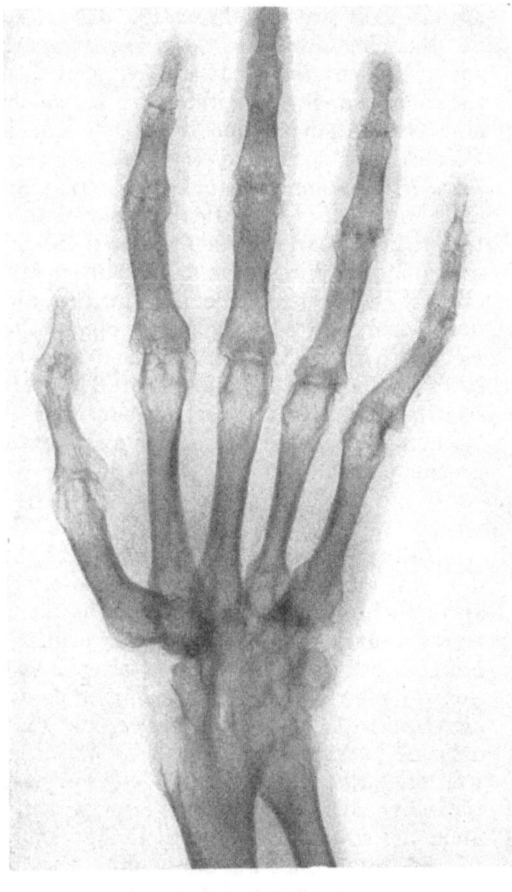

Abb. 8. Chronische Polyarthritis (sekundare Form). Dieselbe Hand wie in Abb. 7 nach 10 Jahren. Inzwischen ist eine völlige Versteifung fast sämtlicher Körpergelenke eingetreten. *Röntgenbefund:* Verschmälerung und hochgradige Atrophie sämtlicher Knochen. Knöcherne Ankylose sämtlicher Gelenke.

Knochenteile der Corticalis als die Spongiosabälkchen an Dicke abnehmen und rarefiziert werden, wohingegen die Markräume des Knochens sich erweitern. Hierdurch erscheinen die Knochenkonturen im Röntgenbild schmal und scharf, wie mit dem Bleistifte gezogen, durch große Aufhellungen voneinander getrennt. Ein derartiges Bild der *Knochenatrophie* tritt zunächst fleckweise in der Umgebung der Gelenke und an den peripheren Abschnitten der benachbarten Knochen auf, später erfaßt es gleichmäßig den ganzen Knochen (vgl. Abb. 16).

Nicht alle Gelenkerkrankungen bei einer sekundären Polyarthritis gehen in eine Ankylosierung mit Knochenatrophie aus. Man sieht nicht selten, daß neben ankylosierten Gelenken andere ebenfalls erkrankte Gelenke noch einen freien Gelenkspalt zeigen, der nur infolge Kapselschrumpfung und vielleicht durch Knorpelschwund verschmälert ist. Hierbei treten dann häufig Verbreiterungen der Knochenenden an den Gelenken auf, und es entstehen auch feine zackige Knochenneubildungen.

In anderen selteneren Fällen, die gleichfalls aus einem akuten Gelenkrheumatismus sich entwickeln, zeigt das Röntgenbild viel stärkere Veränderungen der Knochenkonturen. Den vorher geschilderten anatomischen Vorgängen entsprechend entstehen durch Arrosion des Knorpels und Knochens grubige Vertiefungen an der Gelenkfläche, in welche der gegenüberliegende Knochen sich eingräbt. Auch an den seitlichen Knochenrändern werden bei der sekundären Polyarthritis unregelmäßige, wie ausgenagt erscheinende Konturen beobachtet *(Arthritis usurosa* seu *ulcerosa)*. In manchen Fällen sind solche usurösen Veränderungen der Gelenkflächen an vielen Gelenken gleichzeitig sichtbar, in anderen treten sie nur an einigen Gelenken, besonders häufig an den Köpfchen der Metacarpalia und Fingerphalangen auf, während an anderen Gelenken, namentlich an den Handgelenken, eine Schrumpfung der Gelenkkapsel mit Verschmälerung des Gelenkspaltes oder sogar eine vollkommene Ankylosierung des Gelenkes zu beobachten ist. Das gleichzeitige Vorkommen so verschiedenartiger Formen in demselben Falle beweist, daß Unterschiede der äußeren Form, welche im Röntgenbild deutlich erkennbar sind, nicht zur Grundlage einer pathogenetischen Einteilung der Gelenkerkrankungen gewählt werden dürfen, wie dies geschehen ist.

b) Primäre chronische Polyarthritis.

Häufig entwickelt sich ein ähnliches zu Versteifung und Verkrümmung der Gliedmaßen führendes Krankheitsbild, wie es als Folgezustand eines ursprünglichen akuten Gelenkrheumatismus geschildert wurde, ohne ein solches erstes akutes Stadium scheinbar primär in schleichender Weise. Dieses Krankheitsbild ist im Schrifttum unter sehr verschiedenen Namen beschrieben worden, unter denen besonders die *Rheumatoidarthritis* (Garrod), *primärer progressiver chronischer Gelenkrheumatismus* (Pribram), *primäre chronische progressive Polyarthritis (destruens)* (Hoffa und Wollenberg) angeführt seien. Am häufigsten werden zuerst die kleinen Gelenke, namentlich die Fingergelenke in charakteristischer symmetrischer Weise betroffen, im weiteren Verlauf mitunter aber auch die größeren Körpergelenke ergriffen. Oft treten an den abgemagerten Fingern die Gelenke, auch ohne daß größere Schwellungen bestehen, infolge einer Verbreiterung der durch die Kapselschrumpfung aufeinander gepreßten Knochenenden als Verdickungen hervor. Häufig entwickelt sich eine ulnare Abduktion der Finger, die meist gleichzeitig eine gekrümmte Stellung einnehmen. Die Muskulatur der Hände ist stark atrophisch. Auch bei dieser Form werden oft Pigmentierungen und Pigmentverschiebungen der Haut sowie auch trophische Veränderungen der Nägel beobachtet.

Oft wird schon in beginnenden Stadien über Parästhesien an den Fingern und an den Händen geklagt. Eine Herzklappenbeteiligung kommt bei primärer Polyarthritis im Gegensatz zum sekundären Typus kaum vor.

In einzelnen Fällen sind Vergrößerungen der Lymphknoten z. B. in den Achselhöhlen und eine leichte Vergrößerung der Milz sowie eine mäßige Anämie und Leukopenie vorhanden (Feltysches Syndrom).

Im Beginn der Erkrankung werden mitunter Temperatursteigerungen festgestellt. Häufig wird das Leiden auch als fieberfrei erklärt. Eine genaue und lange Krankenhausbeobachtung liefert aber doch, wie ich aus eigener Erfahrung sagen kann, den Nachweis, daß namentlich zur Zeit stärkerer Schmerzattacken deutliche, wenn auch meist nur geringfügige Temperatursteigerungen vorkommen, ohne daß bei eingehendster Untersuchung an anderen Teilen des Körpers irgendwelche fiebererregende Krankheitsprozesse nachweisbar sind. Dieser Umstand hat schon viele ältere klinische Beobachter, so VOLKMANN und WALDMANN, PRIBRAM u.a. dazu veranlaßt, auch für diese Erkrankung eine entzündliche Entstehung anzunehmen. Eine weitere Stütze hierfür bietet die Beobachtung der Blutkörperchensenkungsgeschwindigkeit, die im Gegensatz zu der Osteoarthrosis deformans bei diesen Erkrankungen in der Regel stark beschleunigt gefunden wird.

Dies trifft auch für die häufigen Fälle zu, welche sich bei Frauen um die *Menopause* herum oder nach dem Klimakterium entwickeln, bei welchen also endokrine Einflüsse wahrscheinlich eine wesentliche Rolle spielen.

Symptomatisch ähnliche, oft in Schüben verlaufende Gelenkerkrankungen, die häufig mit Destruktion der knöchernen Gelenkenden einhergehen und zu Ankylosen führen, werden bei gleichzeitig vorhandener *Psoriasis* der Haut besonders bei Männern beobachtet, und zwar ist mehrfach ein zeitliches Zusammenfallen von Verschlimmerung des Gelenkleidens mit einer Zunahme der Hauterkrankung festgestellt, so daß an einen freilich noch nicht näher geklärten ursächlichen Zusammenhang gedacht wird.

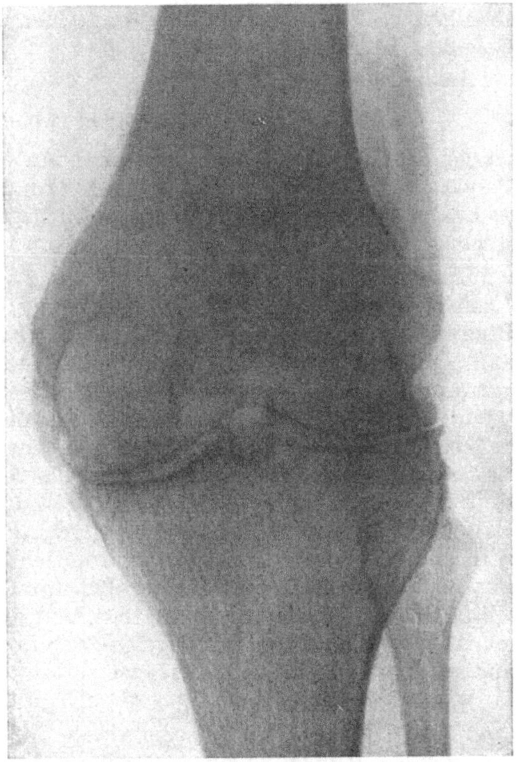

Abb. 9. Primäre chronische Polyarthritis. Kniegelenk. Verschmälerung des Gelenkspaltes und zackige Konturen an den seitlichen Knochenflächen von Tibia und Femur. *Klinisch:* torpide Entstehung im Klimakterium mit nachgewiesenen geringen Temperatursteigerungen, gleichzeitig Gelenkschmerzen und Schwellungen an den Fingern und völlige Versteifung der Handgelenke. Im Kniegelenk Knirschen und vermehrtes Wärmegefühl. Stark beschleunigte Senkungsgeschwindigkeit des Blutes.

Das *Röntgenbild* der primären chronischen Polyarthritis zeigt in der Gegend der Gelenke eine freilich nur auf weichen Aufnahmen hervortretende, seitlich bogenförmig begrenzte Verschattung, welche die benachbarten Knochen miteinander verbindet und der verdickten Gelenkkapsel entspricht. Ferner wird meist eine Verschmälerung des Gelenkspaltes und oft eine Verbreiterung der knöchernen Gelenkenden, namentlich an den Fingergelenken gefunden. In Fällen von stärkerer Kapselschrumpfung können sich auch bei der primär chronischen Form Verkrümmungen besonders der Finger entwickeln, wie sie bei der sekundären Polyarthritis geschildert sind. Echte Ankylosen kommen vor, sind aber wesentlich seltener als bei der sekundären Form, die aus einem akuten Gelenkrheumatismus hervorgegangen ist.

Das Zurücktreten der Häufigkeit der Ankylosen ist offenbar darauf zurückzuführen, daß es bei diesem schleichenden Entzündungsprozeß meist nicht zu einer Bildung von erheblichem serofibrinösen Exsudat kommt, sondern daß die Erkrankung von vornherein mehr oder weniger „trocken“ verläuft. Es erscheint mir aber nicht angängig, eine ätiologische Trennung einer exsudativen Arthritis von einer Arthritis sicca vorzunehmen, vielmehr werden sowohl exsudative als trockene Formen bei der infektiös-entzündlichen Polyarthritis ebenso wie beispielsweise bei einer Pleuritis beobachtet.

Eine besondere Form der chronischen Polyarthritis wird an den Wirbelgelenken beobachtet und führt auch hier allmählich zu einer Versteifung der Gelenke.

Auch dieses als

c) Spondylarthritis ankylopoetica

bezeichnete Krankheitsbild stellt aber nur eine Teilerscheinung der chronischen Polyarthritis dar, welche sich sowohl sekundär aus einem akuten Gelenkrheumatismus entwickeln als primär ohne ein derartiges Vorstadium schleichend entstehen kann.

Diese Erkrankung ist etwa gleichzeitig von STRÜMPELL, der sie der heutigen Ansicht gemäß als chronischen Gelenkrheumatismus auffaßte, sowie von PIERRE MARIE und von BECHTEREW beschrieben worden, welcher hierfür Lues und Traumen anschuldigte und die Erkrankung von einer chronischen Entzündung der Meningen herleitete. Für diese Anschauung haben spätere Untersuchungen aber keine Anhaltspunkte geliefert. Gewisse Unterschiede zwischen den ersten Beschreibungen dieser Forscher, in denen teils eine fortschreitende Erkrankung von unten nach oben, teils von oben nach unten geschildert ist, sind unwesentlicher Natur, so daß eine Zusammenfassung der einzelnen Typen als *Spondylarthritis ankylopoetica* gerechtfertigt ist. Mit dieser Bezeichnung wird auch der besonders durch anatomische Untersuchungen von EUGEN FRÄNKEL klar gestellte wesentlichste Umstand zum Ausdruck gebracht, daß die *Wirbelgelenke* erkrankt und versteift sind, im Gegensatz zur Spondylosis deformans, bei welcher die Wirbelgelenke frei, dagegen die Zwischenwirbelscheiben und später auch die Wirbelkörper selbst verändert sind.

Neben der Erkrankung der Wirbelgelenke wird häufig eine *Verknöcherung zahlreicher Bänder* zwischen einzelnen Teilen der Wirbelsäule und den daran ansetzenden Rippen sowie auch eine knöcherne Verbindung der Wirbelkörper untereinander über die Zwischenwirbelscheiben hinweg angetroffen; doch sind diese Bandverknöcherungen und Brückenbildungen nicht in jedem Falle vorhanden.

Ätiologie. Daß die Erkrankung entzündlicher Natur ist, geht nicht nur aus der Minderzahl von Fällen hervor, die sich an einen akuten Gelenkrheumatismus anschließt, sondern auch aus der bemerkenswerten Tatsache, daß die Blutkörperchensenkungsgeschwindigkeit durchweg stark erhöht gefunden wird. Hierfür spricht auch das häufige Vorkommen einer Iridocyclitis, welche in einigen Fällen des Schrifttums erwähnt ist und in einer erheblichen Zahl selbst beobachteter Fälle festgestellt wurde. Wahrscheinlich handelt es sich in der Mehrzahl der Fälle um eine rheumatische Schädlichkeit. In manchen Fällen werden Gonokokken als Erreger angeschuldigt. Die besonders von französischen Autoren geäußerte Ansicht, daß oft eine tuberkulöse Ätiologie vorliege, ist nicht erwiesen. Das in fortgeschrittenen Stadien der Erkrankung mitunter beobachtete Auftreten einer tödlichen Lungentuberkulose ist wohl dadurch zu erklären, daß die durch Versteifung der Rippenwirbelgelenke hervorgerufene Starre des Brustkorbes die sekundäre Entwicklung einer Lungentuberkulose begünstigt. Konstitutionelle Momente scheinen oft eine Rolle zu spielen. In manchen Fällen wird ein gehäuftes

Vorkommen rheumatischer Erkrankungen auch mit Gelenkversteifungen in derselben Familie angetroffen. Sehr auffällig ist das fast ausschließliche Befallensein des männlichen Geschlechts. Es liegen nur ganz vereinzelte Beobachtungen von Erkrankungen bei Frauen vor. Hierbei mögen die weitaus größeren äußeren Schädlichkeiten, insbesondere Abkühlungen und Durchnässungen, denen Männer oft ausgesetzt sind, von Einfluß sein. In dieser Hinsicht ist das gehäufte Auftreten von Spondylarthritis ankylopoetica bei Kriegsteilnehmern hervorzuheben. Auch Traumen werden mehrfach im Schrifttum angegeben; doch kommt diesen in der Mehrzahl der Fälle wohl keine wesentliche Bedeutung zu. Ganz allein wird durch solche äußeren Momente die fast ausnahmslose Beschränkung der Krankheit auf das männliche Geschlecht aber kaum erklärt.

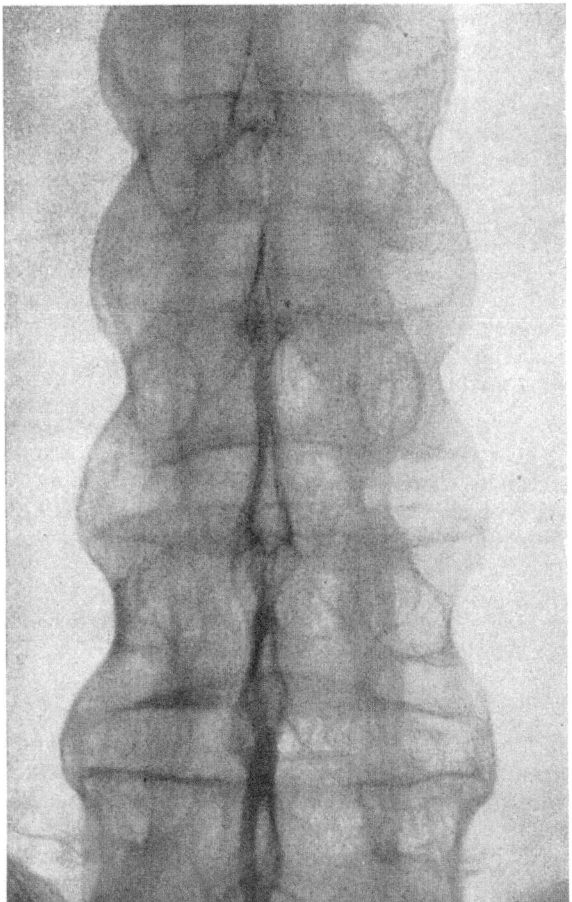

Abb. 10. Spondylarthritis ankylopoetica. Verödung der Wirbelgelenkspalten. Überbrückung der Zwischenwirbelscheiben durch Knochenspangen. Verknöcherung des Ligamentum interspinale. Hochgradige Knochenatrophie (die Processus transversi sind deshalb nicht sichtbar).

Im *klinischen Bild* treten besonders Rückenschmerzen hervor. Die ganz allmählich entstehende Versteifung der Wirbelsäule wird sehr oft lange vom Kranken selbst und auch häufig vom Arzt übersehen, da die Bewegung in Knie- und Hüftgelenken meist nur wenig gestört und hierdurch eine weitgehende Beweglichkeit des Körpers ermöglicht ist. Fordert man aber den Patienten auf, den Rumpf zu beugen, so wird hierbei die Versteifung der Wirbelsäule oft überraschend deutlich erkennbar. Später tritt auch eine Versteifung der zwischen den Wirbeln und Rippen bestehenden Gelenke ein, so daß die Rippen nicht gehoben und nicht gesenkt werden können. Der Atmungsunterschied in der Brustweite schrumpft auf ganz geringe Werte zusammen; es tritt ein rein abdomineller Atemtypus durch ausschließliche Bewegung des Zwerchfells auf. In manchen Fällen erkranken auch andere Gelenke, besonders häufig und frühzeitig die Ileosacralgelenke (Krebs), ferner die Sternoclaviculargelenke und bisweilen auch die Hüftgelenke, seltener andere Gelenke der Gliedmaßen.

Die *Diagnose* stützt sich auf die Feststellung der Wirbelversteifung und auf die Ergebnisse der Röntgenuntersuchung, welche in den meisten Fällen außer im Beginn eine Aufhebung des Gelenkspaltes an den Wirbelgelenken ergibt. Dieser ist auf Aufnahmen im sagittalen Durchmesser nur an der Lendenwirbelsäule deutlich zu erkennen, kann bei entsprechender Technik in Quer- und Schrägaufnahmen aber auch an anderen Teilen der Wirbelsäule nachgewiesen werden. Außerdem ist oft, namentlich in fortgeschrittenen Fällen, eine Überbrückung der Zwischenwirbelscheiben durch zarte Knochenspangen festzustellen. Hierdurch gewinnt das Bild der versteiften Wirbelsäule eine große Ähnlichkeit mit einem Bambusstabe (vgl. Abb. 10). Häufig ist eine Verknöcherung einzelner Bänder, besonders des Ligamentum interspinale, vorhanden. Bei erheblicher Versteifung tritt sekundär eine starke Knochenatrophie ein, so daß die in der äußeren Form nicht veränderten Wirbel im Röntgenbild stark durchsichtig erscheinen (vgl. Abb. 10).

Wenn diese Veränderungen in ausgesprochenen Fällen auch sehr deutlich sind, so muß doch andererseits betont werden, daß namentlich in beginnenden Stadien bei Kranken, die in glaubwürdiger Weise über heftige Rückenschmerzen klagen und die Wirbelsäule steif halten, Veränderungen im Röntgenbild zunächst auch ganz fehlen können.

d) STILLsche Krankheit.

Als sog. STILL*sche Krankheit* wird eine ziemlich seltene, im Kindesalter auftretende chronische Entzündung zahlreicher Gelenke bezeichnet, die oft in symmetrischer Weise geschwollen sind. Außerdem ist die Erkrankung durch eine Schwellung der Milz und zahlreicher Lymphknoten sowie wechselnde langdauernde Temperatursteigerungen ausgezeichnet. Es handelt sich um ein chronisch septisches Krankheitsbild, das meist einen langwierigen Verlauf nimmt. In erster Linie wird an eine Streptokokkeninfektion gedacht, doch ist die Ätiologie nicht sicher geklärt.

e) Rheumatische Knötchen.

Ebenso wie beim akuten Gelenkrheumatismus treten auch in Verbindung mit chronisch-rheumatischen Gelenkerkrankungen, aber auch ohne Zusammenhang mit diesen knötchenförmige Verdickungen im Unterhautzellgewebe meist an Stellen, die den Knochen oder Sehnen anliegen, auf, so besonders an der Streckseite der Unterarme über der Ulna, oft in der Nähe des Olecranon, ferner an der Galea aponeurotica des Schädels. Die Knötchen halten sich oft lange Zeit unverändert, können sich aber vollständig zurückbilden. In manchen Fällen sind sie auch sehr flüchtiger Art. Histologisch handelt es sich um granulomartige Bindegewebsveränderungen im Sinne fibrinoider Verquellung und folgender entzündlicher Zellwucherung und Neigung zu zentralen Nekrobiosen.

f) Behandlung der chronischen Polyarthritis.

Die Behandlung der chronischen Polyarthritis stellt an die Geduld und die Energie von Arzt und Patient große Anforderungen. Schnelle Erfolge sind nur selten zu erzielen, wohl aber kann bei lang dauernder zielbewußter Anwendung zahlreicher Behandlungsmethoden und vor allem von passiven und aktiven Bewegungsübungen, die trotz dadurch erzeugter Schmerzen durchgeführt werden müssen, allmählich auch in schweren und fortgeschrittenen Fällen noch eine Besserung erreicht werden. Zu unterscheiden ist eine *ursächliche*, eine *örtliche* und eine *allgemeine* Behandlung.

In denjenigen Fällen, bei welchen ein *chronischer Eiterherd* im Verdacht steht, die Gelenkerkrankungen hervorgerufen zu haben oder zu unterhalten, ist dieser zu entfernen. Deshalb sind vor jeder lang dauernden physikalischen Behandlung die Organe, in welchen sich derartige Eiterherde am häufigsten finden, nämlich Mandeln, Zähne, Nebenhöhlen, Prostata, Gallenblase usw. genau zu untersuchen. Freilich ist durch Ausschaltung solcher Krankheitsherde in veralteten Fällen nicht oft ein völliger Umschwung herbeizuführen.

Die beiden wichtigsten *örtlichen Behandlungsmittel,* die nie außer acht gelassen werden dürfen, sind *Wärme* und *Bewegung.*

Die *Wärme* kann in verschiedenster Weise zugeführt werden, so in Gestalt von Glühlicht- und Heißluftkasten, von heißen Sandbädern, die oft besonders wirkungsvoll sind, ferner in Form von Moor- und Fangopackungen sowie heißen Paraffineinpackungen. Auch Diathermie und Kurzwellenbestrahlung, ferner heiße Bäder, insbesondere Moorbäder, deren Wirkung durch Durchleitung des elektrischen Stromes noch erhöht werden kann, haben oft sehr guten Erfolg. Nach der Wärmebehandlung sollen die Kranken zunächst längere Zeit in Decken gehüllt ruhig liegen. Ebenso wie die Anwendung von Wärme zu empfehlen ist, muß Kältewirkung und auch einfache Abkühlung vermieden werden. Dies ist besonders nach der Anwendung der Wärmeprozeduren zu beachten, indem die Patienten sich nicht gleich danach Kälte und Durchnässungen aussetzen dürfen. Dagegen ist der Zustand nach der Wärmeeinwirkung, in welchem eine Hyperämie eingetreten ist und vorhandene Versteifungen und Narbenzüge sich gelockert haben sowie gleichzeitig oft eine Linderung von Schmerzen eingetreten ist, zur Ausführung von Bewegungen zu benutzen. In Betracht kommen als schonendste Maßnahmen zunächst vorsichtige passive *Bewegungen* der Gelenke, ferner Massage der an das Gelenk ansetzenden Muskulatur, erst bei Nachlassen der Entzündungserscheinungen auch des Gelenkes selbst, sodann die Ausführung aktiver Bewegungen, bei denen zunächst stärkere Belastungen möglichst zu vermeiden sind. Zweckmäßig sind oft Übungen mit medikomechanischen Apparaten und gymnastische Übungen. Auf die Energie, mit welcher diese Bewegungstherapie getrieben wird, kommt alles an. Bei stärkeren Entzündungserscheinungen sind Übertreibungen zu vermeiden; bei drohender Schrumpfung kann kaum fleißig genug geübt werden.

Gegenüber diesen wichtigsten Grundsätzen der Behandlung spielt die Wahl, welche physikalische Behandlungsmethode im einzelnen angewandt werden soll, keine so wichtige Rolle.

Auch durch *Reizkörperbehandlung* können gewisse Erfolge erzielt werden. Hierunter fallen Einspritzungen von Milch, Caseosan, Eigenblut, Yatren, Sanarthrit usw. In einzelnen Fällen sah ich von Bienengiftpräparaten (Immenin, Apicosan) überraschende Besserungen, in anderen Fällen keinen Erfolg.

Auch Einspritzungen von Schwefelpräparaten, Sufrogel usw., wirken oft recht günstig ein. Von Goldpräparaten wie Solganal, Sanocrysin, Aurodetoxin werden vielfach gute Beeinflussungen der Gelenkbeschwerden, aber mitunter als Nebenwirkung auch Schädigungen von Haut, Schleimhäuten, Leber, Nieren und Nerven gesehen.

Wahrscheinlich sind die verschiedenen Arten der *Strahlenbehandlung,* unter denen besonders die Röntgenbestrahlung der Gelenke und Radiumanwendung in Gestalt von Bädern, Kompressen und Inhalationen zu nennen sind, auch als unspezifische Reizkörpertherapie aufzufassen, indem durch die Strahlen Gewebszellen zerstört werden, deren frei werdende Stoffe einen chemischen Reiz auf den Körper ausüben.

Badekuren sind oft von erheblichem Wert, einmal durch die Einwirkung der Bäder und anderen Heilmethoden an sich, sodann auch besonders dadurch, daß der Kranke die ganze Zeit und Kraft unter der Leitung zielbewußter Ärzte und unter der geübten Hand von Masseuren auf die Besserung seines Leidens verwendet.

Als erprobte Bäder sind z. B. die Thermen in Baden-Baden, Gastein, Oeynhausen, Pistyan, Teplitz-Schönau, Wiesbaden und Wildbad, die Moorbäder in Elster, Franzensbad, Marienbad, Polzin, die Radiumbäder in Oberschlema, Joachimsthal, Brambach, die Schwefelbäder in Aachen, Landeck, Wiessee zu nennen.

Eine medikamentöse Behandlung tritt bei der chronischen Polyarthritis gegenüber den physikalischen Heilmethoden an Bedeutung zurück. In Betracht kommen dieselben Salicylpräparate, die bei der Behandlung des akuten Gelenkrheumatismus erwähnt sind. Ferner kann Atophan vorübergehend, jedoch auf keinen Fall in längerer Dauer wegen der Gefahr von Leberschädigungen gegeben werden. Meist beschränkt man sich auf eine Darreichung von schmerzlindernden Präparaten wie Gelonida antineuralgica; bei besonders heftigen Schmerzen sind gelegentliche intravenöse Injektionen von Leukosalyl von guter Wirkung. Vor Anwendung des Morphiums ist bei einem so chronischen Leiden dringend zu warnen.

Bei denjenigen Formen, bei welchen endokrine Einflüsse von seiten der Ovarien vermutet werden, namentlich im Klimakterium, kann eine Behandlung mit Eierstockspräparaten, z. B. Progynon, Ovowop, versucht werden. Mitunter sind danach erhebliche Besserungen gesehen worden.

Diätetische Maßnahmen sind bei der Behandlung der chronischen Polyarthritis vielfach empfohlen worden. Bei der starken Bewegungsbeschränkung der meisten chronischen Gelenkleiden ist eine gemüse- und obstreiche Kost schon zur Anregung der Verdauung zweckdienlich. Es sind auch besondere Diätkuren verschiedener Art, so Herabsetzung der Gesamtcalorien und eine erhebliche Einschränkung der Kohlehydrate bei mäßiger Herabsetzung der Eiweißzufuhr von PEMBERTON, ferner Rohkost von BIRCHER-BENNER sowie andere vegetarische und Fastenkuren angegeben worden. Vor schematischer Anwendung derartiger Vorschriften ist zu warnen und die Kostverordnung dem im Einzelfalle vorliegenden Zustand des Organismus anzupassen. Bei den oft schwer heruntergekommenen anämischen Kranken sind Hungerkuren dringend zu widerraten, und es ist hier im Gegenteil zu versuchen, die gesunkenen Körperkräfte durch reichliche, vielseitige und vitaminreiche Ernährung zu heben. Bei fetten Personen ist es dagegen angebracht, eine Herabsetzung des Körpergewichts durch knappe Kost bei gleichzeitiger Stärkung der Muskulatur durch Massage herbeizuführen, um die erkrankten Gelenke zu entlasten und ihre Funktion zu erleichtern. Für eine ausgesprochene qualitative Beschränkung der Kost wie bei der Gicht liegt bei der chronischen Polyarthritis keine Begründung durch sicher erwiesene Störungen des Stoffwechsels vor.

Auch eine chirurgische Beeinflussung chronischer Arthritiden ist versucht worden. In der Erwägung, daß bei Patienten mit chronischer Polyarthritis oft kalte Hände und Füße und Parästhesien vorkommen und derartige neurovasculäre Veränderungen vielleicht auch bei der Entstehung der Gelenkerkrankung mitbeteiligt sein können, ist von ROWNTREE und ADSON eine Sympathektomie in den den Gelenkveränderungen entsprechenden Bereichen vorgeschlagen und über gute, sogar erstaunliche Erfolge berichtet worden.

Bei sekundärer Anämie ist Eisenzufuhr z. B. in Form von Ferrostabil angezeigt; bei starker Blutarmut kommen auch Bluttransfusionen in Betracht.

Die Behandlung der Spondylarthritis ankylopoetica hat nach den gleichen Grundsätzen zu erfolgen. Auch hier ist die Anwendung von Wärme, insbesondere von warmen Bädern und von Klopfmassage, sowie Bewegungsübungen des Rückens, soweit diese noch möglich sind, zu empfehlen.

2. Osteoarthrosis deformans.

Als *Osteoarthrosis deformans* wird hier die historische Arthritis deformans von VIRCHOW und VOLKMANN bezeichnet, bei welcher de- und regeneratorische Vorgänge das Bild beherrschen. Man versteht darunter *eine durch Abnutzung zunächst des Knorpels, dann des Knochens entstehende Gelenkerkrankung, bei welcher auf den Reiz der Funktion auftretende reaktive Knorpel- und Knochenneubildungen zu einer Formveränderung der gelenkbildenden Knochen führen.* Ursächlich kommen verschiedene Umstände exogener und endogener Natur in Betracht: Abnutzung bei schwerarbeitenden Menschen, infolge vorgeschrittenen Alters (Malum coxae senile), Traumen, Veränderungen der statischen Verhältnisse, deren Grund auch außerhalb der Gelenke liegen kann (Genu valga, Knochenbrüche usw.), chemische Stoffe (Harnsäure, Homogentisinsäure, Blei), Erkrankungen des Zentralnervensystems (Tabes, Syringomyelie), konstitutionelle Minderwertigkeit, endokrine Störungen usw.; auf einzelne besonders wichtige Einflüsse wird später noch näher eingegangen werden.

Trotz der Vielartigkeit der genannten äußeren und inneren Ursachen erscheint ein Umstand allen Verhältnissen gemeinsam, nämlich der, daß *die Widerstandsfähigkeit der Gewebe, insbesondere des Knorpels, geringer ist als die Ansprüche, die durch Belastung und Druck an das Gelenk gestellt werden.* Dabei kann dies Mißverhältnis zwischen Widerstandsfähigkeit und Ansprüchen einerseits durch übermäßige Steigerung der Ansprüche hervorgerufen werden; diese kann schon bei normalen Individuen, namentlich bei ungewöhnlicher einseitiger Betätigung einzelner Gelenke, z. B. bei gewissen Berufen, ferner beim Sport, zur Ausbildung der genannten Veränderungen führen; andererseits kann eine krankhafte Verminderung der Widerstandsfähigkeit vorliegen; oft ist beides der Fall.

Einen Übergang vom Physiologischen zum Pathologischen bilden dabei die *Altersveränderungen.* Sie stellen sich an einzelnen Teilen, z. B. an der Wirbelsäule, ausgehend von einem Elastizitätsverlust der Zwischenwirbelscheiben, schon auffallend früh, mitunter bereits im dritten Lebensjahrzehnt, ein und sind nach dem 40. Jahre wenigstens in geringem Grade fast stets vorhanden. An den Gelenken zeigen sich entsprechende erhebliche Veränderungen meist erst in etwas höherem Alter, durchchnittlich um so früher, je stärker die Belastung der Gelenke ist. Daß hierbei primäre Gefäßveränderungen im Sinne einer Arteriosklerose eine ursächlich wichtige Rolle spielen, wie hauptsächlich WOLLENBERG annimmt, ist wohl wenig wahrscheinlich. Viel eher ist namentlich in Rücksicht auf die Gefäßlosigkeit des Knorpels, an dem die ersten Störungen aufzutreten pflegen, daran zu denken, daß es sich um eine allgemeine Herabsetzung der Vitalität der Gewebe handelt.

UMBER denkt besonders an eine *konstitutionelle Krankheitsbereitschaft des Mesenchyms,* andererseits an *chemische Einflüsse.* Diese sind bei der Stoffwechselstörung der Alkaptonurie für die Ausbildung der Gelenkveränderungen maßgeblich. Die hierbei infolge eines mangelhaften Abbaues der Eiweißbausteine in abnormer Weise im Blute und in Gewebssäften kreisende Homogentisinsäure hat eine elektive Verwandtschaft zum Knorpel, an dem sie nicht nur Dunkelfärbung, sondern auch Absplitterung von feinen spießartigen Knorpelstückchen hervorruft (BENEKE); an die primäre Knorpelläsion schließen sich dann die Knochenveränderungen an. Hierdurch ist freilich eine allgemeine Wirksamkeit chemischer Schädlichkeiten bei der Entstehung der Osteoarthrosis deformans nicht erwiesen.

Endokrine Einflüsse sind bei den Gelenkerkrankungen, die bei gewissen hypophysären Störungen und bei Funktionsstörungen der Schilddrüse, ferner nach Kastration mittels Röntgenbestrahlungen der Ovarien auftreten (Osteoarthropathia ovaripriva MENGE), maßgeblich. Ferner spielen sie bei den zahlreichen Gelenkveränderungen, die während und nach der Menopause bei der chronischen Polyarthritis sich entwickeln, eine wichtige Rolle; bei diesen sind aber in der Regel deutliche entzündliche Erscheinungen vorhanden. Ob außerdem auch rein ovarielle Störungen im Sinne der Periarthritis destruens (UMBER) und der Arthritis genuina sicca ulcerosa (MUNK) Veränderungen an den Gelenken hervorrufen können, wie diese Autoren annehmen, ist bisher nicht erwiesen.

Dagegen können auf dem Boden primär entzündlicher Gelenkerkrankungen, also echter Arthritiden, sekundär Knochenwucherungen im Sinne der Osteoarthrosis deformans, entstehen. Sie kommen dadurch zustande, daß der durch entzündlich-toxische Knorpelzerstörung bloßgelegte Knochen auf den Reiz der Funktion bei Bewegungen mit übermäßiger Wucherung neuer Knochensubstanz antwortet. Derartige Veränderungen kommen z. B. bei der Gicht in Betracht. Bei Infektarthritiden werden sie nur selten und gewöhnlich nur in geringem Grad beobachtet. Den Grund hierfür sehe ich in dem Umstande, daß diese in der Regel mit langdauernden erheblichen Schmerzen einhergehen, welche eine Ruhigstellung bewirken und somit den Reiz der Funktion gar nicht entstehen lassen, während die degenerativen Arthrosen und auch gichtische Gelenke außerhalb der Anfälle viel weniger Beschwerden verursachen und die Bewegung nur in geringem Grade behindern.

Anatomisch treten zuerst Läsionen des Knorpels auf. Infolge des Elastizitätsverlustes der schützenden Knorpelschicht wird der Knochen sekundär in Mitleidenschaft gezogen und zunächst an der Knorpelgrenze und den subchondralen Markräumen einerseits abgebaut, andererseits fast regelmäßig zu einer Regeneration angeregt, die meist im Übermaß und ungeordnet erfolgt. Auf diese Weise kommt es zu Abschleifungen der Gelenkflächen und andererseits zur Bildung von Knochenwucherungen, namentlich von Randwülsten und lippenförmigen Ausziehungen an der Peripherie der Gelenkfläche. Der Gelenkspalt bleibt hierbei erhalten. Veränderungen der Gelenkkapsel und der Synovialis stehen bei der Osteoarthrosis deformans jedenfalls nicht im Vordergrunde, wenn sie auch zuweilen namentlich in der Form des Lipoma arborescens und durch Bildung freier Gelenkkörper stärker ausgebildet sein können.

Im *klinischen Bild* der Osteoarthrosis deformans, die als Abnutzungskrankheit gewöhnlich erst im höheren Lebensalter Beschwerden macht, pflegen Schmerzen und Bewegungsbeschränkungen weit weniger hervorzutreten als bei der chronischen Polyarthritis. Der Grund dafür, daß die Bewegungen selbst bei erheblichen Gelenkveränderungen auffallend wenig gestört sind, liegt darin, daß die Gelenkhöhle in der Regel frei erhalten bleibt und keine so starken Narbenschrumpfungen wie bei den entzündlichen Gelenkerkrankungen vorhanden sind. Dagegen bestehen oft stärkere Rauhigkeiten der Gelenkfläche, die bei Bewegungen ein fühlbares, unter Umständen sogar hörbares Knirschen und Knarren hervorrufen. Durch Läsion der rauhen Gelenkfläche bei plötzlichen Bewegungen können vorübergehende Gelenkergüsse auftreten, die aber bei entsprechender Schonung nicht lange anzuhalten pflegen. Temperatursteigerungen fehlen bei der Osteoarthrosis ganz. Auch die Blutkörperchensenkungsgeschwindigkeit und sonstige Beschaffenheit des Blutes ist in der Regel unverändert. Der Allgemeinzustand des Körpers wird durch die Gelenkerkrankung gewöhnlich nicht erheblich beeinträchtigt.

Das *Röntgenbild* zeigt entsprechend dem anatomischen Verhalten zackige Vorsprünge oder derbe Auswüchse an den Gelenkenden der Knochen sowie oft von freien Gelenkkörpern herrührende Schatten und daneben eine mehr oder minder hochgradige Abschleifung der Knochenenden bis zu vollständiger Zerstörung derselben. Die Knochen erscheinen oft einander genähert und der Gelenkspalt verschmälert, weil der nicht schattengebende Knorpelüberzug verdünnt oder ganz verlorengegangen ist. Dennoch ist die Gelenkhöhle nicht obliteriert. Eine Knochenatrophie, welche bei der Polyarthritis sehr häufig ist, wird bei der Osteoarthrosis deformans trotz der hochgradigen Gelenkveränderungen nur selten in erheblichem Maße angetroffen, weil die Funktion der Gelenke meist noch verhältnismäßig gut erhalten ist. An Knochenteilen, welche durch Sport besonders stark beansprucht werden, sind schon bei jugendlichen Wettkämpfern erhebliche Veränderungen in Gestalt von Knochenwucherungen an Gelenken und Muskelansätzen auch dann beobachtet worden, wenn keine Funktionsbehinderung und keine wesentlichen Beschwerden bestanden (BAETZNER, HEISS).

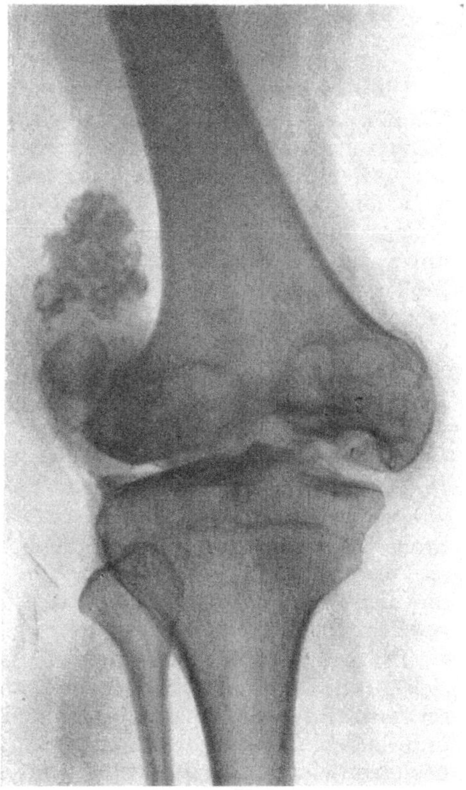

Abb. 11. Arthrosis deformans des Kniegelenkes auf Grund endokriner Störungen. Ähnliche Veränderungen an anderen Gelenken.

Häufig ist ein einzelnes Gelenk, besonders ein Hüftgelenk, allein befallen oder besonders stark erkrankt. Nicht selten werden aber auch mehrere Gelenke nacheinander befallen. Die erheblichsten Veränderungen werden gewöhnlich im Hüftgelenk beobachtet, weil dieses der stärksten Belastung ausgesetzt ist; sie zeigen sich am häufigsten im hohen Alter (Malum coxae senile), treten aber bei starker Inanspruchnahme, namentlich bei bestimmten Berufen, Reitern, Landwirten usw., auch schon in jüngeren Jahren auf.

Im einzelnen werden im Schulter- und Hüftgelenk oft eine Abschleifung des Gelenkkopfes, der Kegel-, Pilzhut- oder Walzenform annehmen kann, und Knochenwucherungen an der Pfanne beobachtet. Die Hüftpfanne wird ausgeschliffen und kann nach oben „wandern". Am Ellenbogengelenk wird die Höhlung des Processus coronoideus ausgeschliffen und der Vorsprung selbst zugespitzt, das Radiusköpfchen breitgedrückt, Teile vom Olecranon abgesprengt. Im Kniegelenk treten lippenförmige Umbiegungen der Gelenkflächen an ihren freien Rändern und spornförmige Wucherungen an den Rändern der Patella auf. Diese großen Gelenke werden am häufigsten betroffen, die kleinen seltener und dann gewöhnlich nicht in der für Polyarthritis charakteristischen symmetrischen Anordnung. Unter den kleinen Gelenken finden sich die meisten Veränderungen noch an den Fuß- und besonders den Fußwurzelgelenken, die an den Knochenkanten zackige Vorsprünge zeigen, sowie an dem Grundgelenk der großen Zehe, wobei statische Verhältnisse, bei der letzteren Lokalisation wohl auch Druck durch zu enges Schuhwerk von ursächlicher Bedeutung sind.

Wahrscheinlich sind auch die Knochenvorsprünge und -verbreiterungen an den distalen Fingergelenken bei den sog. HEBERDENschen *Knoten,* deren Ursache noch nicht sicher feststeht, im Sinne einer Osteoarthrosis deformans aufzufassen. Sie entwickeln sich gewöhnlich erst im Alter bei beiden Geschlechtern; am häufigsten treten sie bei Frauen nach der Menopause auf. Beziehungen zur Gicht, die zum Teil behauptet sind, sind abzulehnen.

Zu der Osteoarthrosis deformans ist ihrem Wesen nach auch die Spondylosis deformans zu rechnen, die meist an mehreren Wirbelknochen zugleich auftritt.

Spondylosis deformans.

Die *Spondylosis* (Spondylitis) *deformans* ist eine besonders bei älteren Männern auftretende, oft aber auch schon im mittleren Lebensalter beginnende Abnutzungskrankheit. Sie nimmt nach den anatomischen Untersuchungen von BENEKE ihren Ausgang von den Zwischenwirbelscheiben, welche der Funktion nach eine gelenkähnliche Verbindung zwischen den einzelnen Wirbelkörpern bilden. Für die Auffassung von der Natur des Prozesses ist der Hinweis nicht unwichtig, daß die gleichen anatomischen Veränderungen am Wirbelskelet auch bei Tieren mit aufrechter Gangart gefunden werden. In manchen Fällen spielen vielleicht traumatische Einflüsse eine Rolle, doch fehlen sehr oft einzelne gröbere äußere Anlässe in der Vorgeschichte.

Die nach der Ansicht der meisten Autoren primär erkrankten Zwischenwirbelscheiben verlieren ihre Elastizität, sie werden plattgedrückt und quellen zwischen den Wirbelkörpern hervor. Durch den Fortfall ihrer federnden Pufferwirkung werden die Wirbelknochen sowohl der dauernden Belastung als vielen Erschütterungen stärker ausgesetzt und unter veränderte mechanische Bedingungen versetzt. Sie geben diesen Einwirkungen bald an dieser, bald an jener Stelle mehr nach, an anderen treten Umbau und kompensatorische Vorgänge am Knochengerüst ein. Dadurch entsteht eine Deformierung der Wirbelsäule, die meist nur einzelne Teile betrifft, seltener die Wirbelsäule in ihrer ganzen Ausdehnung ergreift.

Die ersten Veränderungen spielen sich gewöhnlich an den Stellen ab, welche sich an die Zwischenwirbelscheiben ansetzen. Mit den plattgedrückten Wirbelscheiben treten die ihnen anhaftenden Partien der Knochen nach außen hervor und bilden lippenförmige und zackige Vorsprünge. Hierdurch und sodann, nachdem einmal die ursprüngliche Struktur verändert ist, mehr und mehr unter dem Einfluß der Belastung nimmt die Höhe einzelner Wirbelkörper ab, auch sie werden plattgedrückt. Entsprechend den bei der Osteoarthrosis deformans geschilderten Vorgängen kommt es zur Knochenneubildung, die auf den formativen Reiz der veränderten mechanischen Verhältnisse eintritt, aber über das nützliche Maß hinaus auch zu regellosen Wucherungen führt. Die Knochenvorsprünge, die an die Zwischenwirbelscheiben angrenzen, wachsen und vereinigen sich, wobei die oberen die unteren oft dachziegelartig decken. Auch an den Seitenflächen der Wirbelkörper entstehen bisweilen derbe Knochenwucherungen, die in auffälliger Weise die rechte Seite bevorzugen, was zu der Rechtshändigkeit der meisten Menschen in Beziehung gebracht wird. Eine Verknöcherung der Zwischenwirbelgelenke und Bänder kann in einzelnen Fällen in beschränktem Umfange eintreten, ist aber durchaus nicht immer vorhanden und gehört besonders nach E. FRAENKEL nicht zum Wesen der Erkrankung.

Diese Abnutzungserscheinungen der Wirbelsäule rufen in sehr vielen Fällen überhaupt keine Beschwerden und nur geringe Funktionseinschränkungen hervor, die im allgemeinen als Steifigkeit des Alters bekannt und kaum als

Krankheit zu bewerten sind. Dementsprechend ist es auch unberechtigt, Zeichen von Spondylosis deformans, die im Röntgenbild zufällig gefunden werden, mit etwa geklagten Beschwerden im Rücken ohne weiteres in Beziehung zu bringen, namentlich wenn die Veränderungen das dem entsprechenden Lebensalter übliche Maß nicht überschreiten. Es können aber auch Schmerzen und Belastungsbeschwerden im Rücken auftreten. Ausstrahlende Schmerzen und Parästhesien, in vereinzelten Fällen auch Muskelatrophien, namentlich an den Händen sind nach der Ansicht mancher Ärzte (GÖTTE u. a.), die freilich nicht allgemein geteilt wird, auf Druck der austretenden Nerven durch neugebildete Vorsprünge der Wirbelsäule und Einengung der Intervertebrallöcher, namentlich an der Halswirbelsäule, zu beziehen.

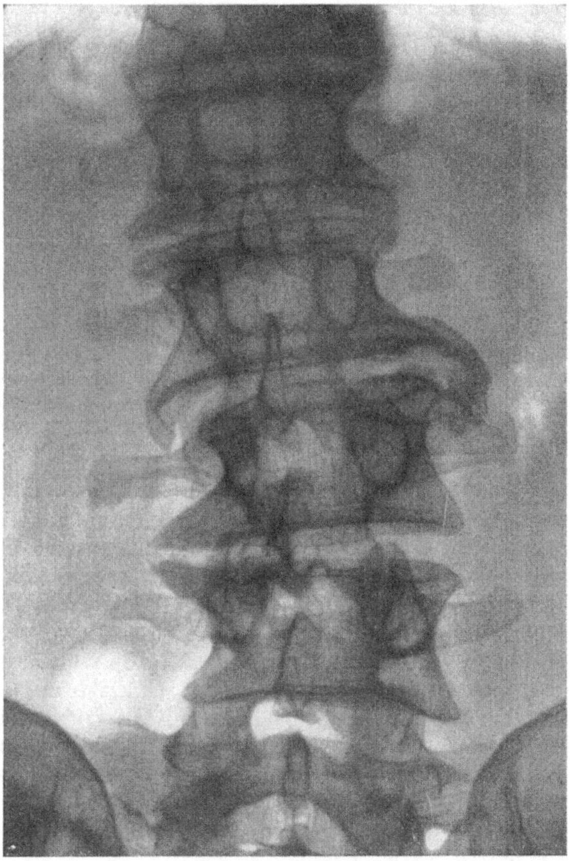

Abb. 12. Spondylosis deformans.

Das *Röntgenbild* zeigt, entsprechend dem anatomischen Verhalten am häufigsten Zacken und schnabel- oder lippenförmige Vorsprünge an den oberen und unteren Rändern der Wirbelkörper, ferner klammerartige knöcherne Verbindungen zwischen ihnen sowie bisweilen derbe Wucherungen am seitlichen Rande der Wirbel, besonders auf der rechten Seite. Die Zwischenräume zwischen den einzelnen Wirbelkörpern, die den plattgedrückten Wirbelscheiben entsprechen, sind oft verschmälert. An den Wirbelkörpern fällt ihre unregelmäßige Höhe auf, während diese normalerweise gleichmäßig von oben nach unten zunimmt. Diese Zustände können sowohl auf ventrodorsalen Aufnahmen als im Querbilde erkannt werden (vgl. Abb. 12).

Im Anschluß an die unter der Bezeichnung Spondylosis deformans zusammengefaßten degenerativen und reaktiven Prozesse an den Zwischenwirbelscheiben und Wirbelkörpern sind noch Vorgänge ähnlicher Art an den Bandscheiben zu erwähnen.

Die von SCHMORL beschriebenen

Knorpelknötchen

entstehen durch Wucherung von Knorpelgewebe nach Einbruch des Nucleus pulposus in die Umgebung durch Risse in der Knorpelplatte der Bandscheibe. Beim Einbruch in die Wirbelkörper werden im Röntgenbilde an den an die Zwischenwirbelscheibe angrenzenden Teilen unregelmäßig rundlich begrenzte Aufhellungen erzeugt, die besonders auf Queraufnahmen, oft an mehreren Wirbelkörpern an entsprechender Stelle, an den den Zwischenwirbelscheiben benachbarten Teilen der Wirbelkörper sichtbar sind. Derartige Knorpelknötchen können auch an der Hinterfläche der Bandscheibe in den Wirbelkanal hervortreten. In sehr seltenen Fällen geben sie im Brust- oder Halsteil der Wirbelsäule zu einer Kompression des Rückenmarks und dadurch zu einer Querschnittslähmung Anlaß. Häufig führen sie an der unteren Lendenwirbelsäule Vortreibungen der Zwischenwirbelscheiben in den Wirbelkanal und in die Intervertebrallöcher herbei, die durch Druck auf hintere Wurzeln der Cauda equina ischiasartige Schmerzen hervorrufen. Diese können durch operative Beseitigung der sog. Wirbelscheibenprolapse geheilt werden.

Multiple Knorpelknötchen finden sich oft bei der von SCHEUERMANN beschriebenen *Adolescentenkyphose*, die meist zwischen dem 11. und 17. Lebensjahr häufiger bei Knaben und Jünglingen als bei Mädchen auftritt. Gleichzeitig besteht dabei oft eine fibröse Umwandlung der Zwischenwirbelscheiben. Im Röntgenbilde sind außer der vorwiegend die untere Brustwirbelsäule betreffenden Kyphose von den Knorpelknötchen herrührende, unregelmäßig rundlich begrenzte Schattendefekte und an den den Zwischenwirbelscheiben benachbarten Wirbeldeckplatten zerschlissene, stellenweise verdickte Randlinien der Wirbelkörper sichtbar. Die Gestalt der Wirbelkörper ist namentlich auf der Höhe der kyphotischen Krümmung keilförmig derart verändert, daß die Wirbel nach vorn zugespitzt erscheinen.

Calcinosis intervertebralis.

Hierbei handelt es sich um eine Verkalkung der zentralen Partien der Bandscheiben, welche hauptsächlich den Nucleus pulposus oder Teile desselben und mitunter auch anliegende Abschnitte des Annulus fibrosus betrifft. Im Röntgenbilde erscheinen die zentralen Verkalkungen als strichförmige oder ovaläre mandelkernähnliche intensive homogene Verschattungen, welche gegen die Umgebung scharf abgegrenzt sind; sie sind in den Zwischenräumen zwischen den Wirbelkörpern gelegen. Die Veränderungen werden meist als belangloser Nebenbefund, mitunter aber auch bei Personen, die an Rückenschmerzen leiden, gefunden, ohne daß ein Zusammenhang zwischen diesen und den Verkalkungen sichergestellt wäre. In zwei eigenen Beobachtungen war eine Calcinosis intervertebralis bei einer Spondylarthritis ankylopoetica vorhanden.

Behandlung der Arthrosis und Spondylosis deformans.

Die *Behandlung der Arthrosis deformans* läßt bei der Unveränderlichkeit der eingetretenen Abnutzungserscheinungen und Deformationen nur geringe Erfolge erwarten. Sie ist bei dieser Erkrankung von nicht so großer Bedeutung wie bei der chronischen Polyarthritis, da die bei jener gewöhnlich so erheblichen Einschränkungen der Bewegung bei der Arthrosis deformans in der Regel nur in geringem Grade vorhanden sind. Die Behandlung hat hauptsächlich für Schonung der Gelenke zu sorgen und eine Beseitigung von Schmerzen zum Ziel. Die Heilmittel physikalischer Art sind dieselben wie bei der chronischen Polyarthritis. Auch hier spielt die Anwendung von Wärme in verschiedener Form und Stärkung der Muskulatur durch Bäder und Massage die Hauptrolle. Von fast unerwartet guter Wirkung bei stärkerer Schmerzhaftigkeit der Gelenke haben sich oft Röntgen- und Kurzwellenbestrahlungen derselben erwiesen.

Dieselben Behandlungsmethoden sind auch bei der Spondylosis deformans anzuwenden. Dort, wo es sich um Belastungsschmerzen handelt, sollen die Patienten viel in horizontaler Lage ruhen. Von einigen Ärzten wird auch die Anlegung eines Stützkorsetts empfohlen.

Hierbei sei jedoch ausdrücklich bemerkt, daß der von SCHANZ aufgestellte Begriff einer Insuffizienz der Wirbelsäule vielleicht für besonders schwere Fälle von Spondylosis deformans, ferner für die jugendlichen Wirbelverkrümmungen, insbesondere bei der sog. SCHEUERMANNschen Krankheit (S. 455), aber nicht für die von Rentenneurotikern angegebenen Rückenbeschwerden zutrifft, bei welchen SCHANZ ohne jeden Grund eine Insuffizienz der Wirbelsäule angenommen und die Anwendung von Stützkorsetts empfohlen hat. Für diese ist dies die denkbar zweckwidrigste Behandlungsmethode und im Gegenteil eine energische auf die Psyche einwirkende Arbeitsbehandlung angezeigt.

Neuropathische Gelenkerkrankungen.

Bei *Tabes* und *Syringomyelie* sowie vereinzelt nach Rückenmarksverletzungen werden Gelenkveränderungen nach Art der Osteoarthrosis deformans beobachtet, die als *neuropathische Gelenkerkrankungen* bezeichnet werden. Ihr Zustandekommen ist nicht sicher geklärt. Die Annahme, daß die tabischen Arthropathien auf direkte Einwirkung der Lues zu beziehen sind, ist von vornherein deshalb unwahrscheinlich, weil grundsätzlich ähnliche Veränderungen auch bei der Syringomyelie angetroffen werden. Wahrscheinlich sind in beiden Fällen trophoneurotische Einflüsse maßgeblich. Während die alte Annahme von CHARCOT, daß der Sitz der Störungen in den Vorderhörnern des Rückenmarks zu suchen sei, als widerlegt gelten muß, ist neueren Untersuchungen von KEN KURÉ und Mitarbeitern, welche eine Degeneration von efferenten Fasern in den hinteren Wurzeln gefunden haben, Bedeutung in dieser Frage beizumessen. Außerdem spielt auch die mangelnde Regulation der Bewegungen und Stellungen der Glieder infolge Störung der Schmerzempfindung und teilweise auch des Lagegefühls eine Rolle. Sie kann aber das Zustandekommen der Veränderungen nicht allein erklären, zumal schon schwere tabische Gelenkveränderungen vor dem Auftreten der Ataxie und anderer sensibler Störungen beobachtet worden sind.

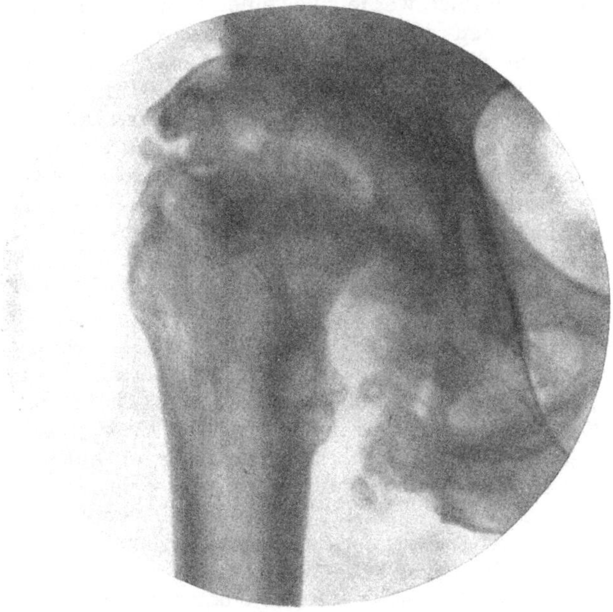

Abb. 13. Tabische Arthropathie des Huftgelenks. Der Femurkopf ist aus der verunstalteten Pfanne nach oben gerutscht. Spontanfraktur im Femurkopf. Starke Deformation an Huftgelenk und Femurkopf.

Bei der *Tabes* werden oft schnell auftretende große blutige und seröse Gelenkergüsse, ferner hochgradige Abschleifungen und andererseits durch ihre Maßlosigkeit ausgezeichnete hypertrophische Veränderungen der Knochenenden angetroffen, die zu monströsen Wucherungen führen können. Infolge einer starken Erschlaffung der Gelenkkapsel kommt es oft zu Subluxationen und auch zu vollständigen Luxationen. Auffallend häufig sind Frakturen in und außerhalb der Gelenkkapsel infolge der starken *Knochenbrüchigkeit,* welche ein besonderes Merkmal der neuropathischen Knochen- und Gelenkerkrankungen bildet. Die frühzeitig auftretenden intraartikulären Knochenfrakturen sowie Knorpelabrisse und Kapselläsionen sind von großem Einfluß auf die Entstehung der tabischen Gelenkerkrankungen, worauf besonders KIENBÖCK hingewiesen hat. Die Schaftbrüche treten meist als Querfrakturen auf. Diese sind auf die verminderte Elastizität des Knochens zurückzuführen, während ein normaler Knochen spiralige oder flötenschnabelartige Bruchenden zeigt. Die Knochenbrüchigkeit beruht auf einer Verminderung der organischen Substanz und nicht des Kalkgehaltes.

Dementsprechend zeigt das *Röntgenbild* im Gegensatz zu den Gelenkveränderungen bei Polyarthritis oder auch bei Tuberkulose gewöhnlich keine so erhebliche Verminderung der Schattentiefe wie bei diesen. Die Veränderungen gleichen im allgemeinen denen bei der Osteoarthrosis deformans, sind aber meist in viel stärkerer Weise ausgesprochen und weisen oft geradezu bizarre Formen auf.

Charakteristisch für eine neuropathische Knochen- und Gelenkerkrankung ist der „Pied tabétique“, der allerdings auch bei Syringomyelie angetroffen wird. Hierbei wird das Fußgewölbe unter dem Einfluß der Körperschwere nach unten durchgedrückt und es entsteht ein stark entwickelter Plattfuß; dieser ist aber dadurch vom gewöhnlichen Plattfuß unterschieden, daß die zerstörten Mittelfußknochen Taluskopf, Naviculare, selten einige Cuneiformia gleichzeitig nach oben herausgepreßt werden und einen hervorstehenden Buckel am Fußrücken bilden. Ferner werden bei einem mal perforant du pied gewöhnlich Knochenzerstörungen im Metatarsophalangealgelenk der großen Zehe angetroffen, daneben bestehen nicht selten weitere Destruktionsprozesse an den übrigen Mittelfuß- und Zehenknochen. Am Hüftgelenk kann die Pfanne nicht nur nach oben wandern (vgl. Abb. 13), sondern auch infolge der verringerten Widerstandsfähigkeit des Knochens durch den auf dem Femurkopf lastenden Druck nach innen durchgedrückt werden (sog. Protrusio acetabuli).

Ähnliche Veränderungen wie bei der Tabes kommen auch bei der *Syringomyelie* vor. Doch betreffen sie entsprechend der verschieden bevorzugten Lokalisation beider Erkrankungen meist andere Körperteile, und zwar bei der Syringomyelie viel häufiger die oberen Extremitäten, während die tabischen Störungen hauptsächlich an den unteren Gliedmaßen ausgebildet sind. Am häufigsten werden bei der Syringomyelie Spontanfrakturen am Collum humeri und Zerstörungen und Knochenwucherungen am Schulter- und Ellenbogengelenk gefunden. Die so außerordentlich oft bei Syringomyelie vorkommende Kyphoskoliose der Hals- und oberen Brustwirbelsäule und die hierfür typische Deformation des Brustkorbs (Thorax en bâteau) ist wahrscheinlich auch auf trophische Störungen unter der gleichzeitigen Wirkung mechanischer Einflüsse zu beziehen. An den Enden der Glieder kommt es zu Atrophie, Verschmälerung und Verkrüppelung der Phalangenknochen und zu spontaner Abstoßung derselben.

Mit den Knochenveränderungen bei der Tabes und Syringomyelie sind oft Verknöcherungen der Gelenkkapsel und der Muskulatur in der Umgebung verbunden, die schon zu Verwechslungen mit Knochentumoren geführt haben. Zum Teil ist die Entstehung derselben auf abgerissene Periostteile bezogen worden; es kommt eine ausgedehnte Myositis ossificans aber auch in größerer Entfernung von den Gelenken und Knochen vor, so daß auch für die Entstehung dieser Veränderungen trophoneurotische Einflüsse in Betracht gezogen werden müssen (vgl. S. 416 und Abb. 1).

Die *Behandlung* der neuropathischen Gelenkerkrankungen hat bei der Unveränderlichkeit der anatomischen Befunde wenig Aussicht auf Erfolg. Hauptsächlich kommt es darauf an, die erkrankten Gelenke zu schonen. Bei großen tabischen Gelenkergüssen sind Punktionen und Kompressionsverbände erforderlich. Bei starken Erschlaffungen der Gelenkkapsel und Luxationen sind orthopädische Maßnahmen (Gelenkkappen, Schienenhülsenapparate) angebracht. Die physikalischen Maßnahmen sind dieselben wie bei der Osteoarthrosis deformans. Eine Behandlung des nervösen Grundleidens ist gewöhnlich ohne Einfluß auf die Gelenkveränderungen.

3. Osteoarthrosis (Osteochondrosis) deformans juvenilis (necroticans).

Unter dieser Bezeichnung werden hier verschiedene Krankheitsbilder zusammengefaßt, welche die gemeinsame Eigenschaft haben, daß sie mit einer nekrotisierenden Knochenzerstörung der dem Gelenk benachbarten Abschnitte (Epiphyse) einhergehen und vorwiegend, wenn auch nicht ausschließlich in der Jugend auftreten. Zum Teil schließen sich hieran sekundär Abschleifungen und andererseits Wucherungen der Knochen im Sinne einer Osteoarthrosis deformans an, so daß das Bild in späteren Stadien mit dieser eine weitgehende Übereinstimmung zeigen kann. Ein Gegensatz zur Osteoarthrosis deformans liegt jedoch im Ursprungsstadium, welches bei jener die primäre Läsion im Gelenkknorpel, bei der juvenilen Form dagegen im subchondralen epiphysären Knochen zeigt. Die Zusammengehörigkeit der nachstehend geschilderten, an verschiedenen Knochen sich abspielenden Krankheitsprozesse ist noch nicht sicher erwiesen, zumal von manchen nur vorwiegend Röntgenbeobachtungen, aber keine genügenden anatomischen Untersuchungen vorliegen. Jedoch spricht der klinische Gesamteindruck sehr für eine Wesensgleichheit der einzelnen Krankheitsbilder. Das wichtigste und bekannteste Beispiel dieser Gruppe ist die CALVÉ-LEGG-PERTHESsche Hüftgelenkerkrankung, die besonders durch PERTHES am genauesten erforscht ist.

Osteoarthrosis (Osteochondrosis) coxae juvenilis (PERTHES). Nach den histologischen Untersuchungen beginnt die Erkrankung mit einer *Nekrose der Epiphyse,* während der Gelenkknorpel zunächt erhalten ist. Infolge der Nekrose der Epiphyse kommt es zu Strukturveränderungen am knöchernen Gelenkende, das zusammengepreßt wird, ferner zu Infraktionen und nicht selten auch zu Frakturen. Diese sind als pathologische Frakturen aufzufassen, d. h. als Brüche, die einen schon veränderten Knochen betreffen, und nicht als primäre Krankheitsursache zu betrachten. Im Anschluß an die Formveränderungen der Epiphyse entwickeln sich sekundär oft auch Unregelmäßigkeiten der knorpeligen Gelenkfläche und Einbrüche in den Knochen, sodann Abschleifungen sowie reaktive Wucherungen des Knochens wie bei der primären Osteoarthrosis deformans.

Die Ursache der Nekrose der Epiphyse, welche den Prozeß einleitet, ist nicht sicher bekannt. Es ist wohl am wahrscheinlichsten, daß hier eine endogene, durch Entwicklungsstörungen verursachte verminderte Widerstandsfähigkeit der Epiphyse vorliegt, die mitunter schon durchschnittlichen, besonders aber irgendwie gesteigerten Ansprüchen nicht gewachsen ist und gar unter der Einwirkung bereits leichter Traumen zusammenbricht. Während vielfach sich gar keine Anhaltspunkte für die Entstehung der primär veränderten Widerstandsfähigkeit finden lassen, sind in einigen Fällen gleichzeitig vorhandene endokrine Störungen mit großer Wahrscheinlichkeit als ursächlich bedeutungsvoll anzusehen. Derartige Fälle sind bei Hypothyreoidismus (Coxa vara cretinosa), ferner nach eigenen Erfahrungen besonders bei Störungen der Hypophyse beobachtet worden. Auffällig häufig sind Veränderungen der Femurköpfe im Sinne der PERTHESschen Erkrankung bei Liliputanern von ECKE festgestellt, bei denen die Wachstumshemmung von ihm auf eine hypophysäre Störung bezogen wurde.

Das *Röntgenbild* der PERTHESschen Erkrankung zeigt eine ungeordnete Struktur der knöchernen Epiphyse, später auch gröbere Deformierung, Abschleifung und Knochenneubildung am Femurkopf. Besonders kennzeichnend ist die Abflachung des oberen Randes der Epiphyse und die Verkleinerung des Schenkelhalsneigungswinkels, wodurch eine Coxaplanastellung entsteht; hierdurch wird bei der PERTHESschen Erkrankung das charakteristische klinische Zeichen einer verminderten oder aufgehobenen Abduktion bei erhaltener Flexion hervorgerufen. Oft finden sich subchondrale Aufhellungsherde, die auf Resorption von erweichtem nekrotischem Knochen zu beziehen sind und nicht mit tuberkulösen Herden verwechselt werden dürfen.

KÖHLERsche Krankheit und ähnliche Zustände. Ähnliche Veränderungen kommen an den kleinen Hand- und Fußknochen (KÖHLERsche Krankheit) usw. vor. Sie treten hauptsächlich an solchen Stellen auf, welche schon physiologischerweise einer starken Belastung ausgesetzt sind, so am Os naviculare pedis und am 2. Metatarsus, seltener am Os lunatum und Os naviculare des Handgelenks sowie an anderen Stellen der Hand- und Fußknochen.

Entsprechende Vorgänge finden sich bei der *SCHLATTERschen Krankheit,* die in einer Zerklüftung des Apophysenkerns bzw. einem teilweisen Abriß des Epiphysenfortsatzes von der Tibiakante besteht, und der sogenannten *SCHEUERMANNschen Krankheit,* bei welcher eine Zerstörung der epiphysären Randleisten der Wirbelkörper mit folgender keilförmiger Verunstaltung derselben und Ausbildung einer Kyphose im Wachstumsalter vorwiegend beim männlichen Geschlecht beobachtet wird.

Vielleicht ist die auch noch wenig geklärte *Osteochondritis dissecans,* bei welcher einzelne Knochen und Knorpelteile von den Gelenkenden sich lösen und freie Körper in der Gelenkhöhle hauptsächlich des Knie-, Ellenbogen- und Hüftgelenks gebildet werden, zu den juvenilen nekrotisierenden Epiphysenstörungen zu rechnen. Diese Zustände erfordern weitgehende Schonung und orthopädische bzw. chirurgische Behandlung.

Vielleicht auch auf endokrinen Störungen, vielleicht nach anderer Theorie auf einem Vitaminmangel (SCHIPATSCHOFF) beruht die

4. KASCHIN-BECKsche Krankheit,

die zunächst nur in einem beschränkten Bezirk von Transbaikalien im Gebiete des Urowflusses beobachtet wurde. Sie ist ausgezeichnet durch Störungen im Bau der Epiphyse, die schon früh im kindlichen Organismus bzw. sogar schon in der Fetalzeit auftreten, wobei Knorpel und Knochengewebe sich in unregelmäßiger Weise miteinander mischen.

Im späteren Kindesalter entstehen grubige Arrosionen der Gelenkflächen, denen reparative Knochenwucherungen folgen. Hierdurch werden grobe Unregelmäßigkeiten der Gelenkflächen hervorgerufen, die in der weiteren Jugendzeit zunehmen. Sie betreffen in symmetrischer Weise besonders die Interphalangealgelenke der Finger, aber auch die übrigen Extremitätengelenke, vorwiegend die Knie-, Hand- und Fußgelenke, seltener die Hüft-, Schulter- und Ellbogengelenke. Oft werden Verkrümmungen der Gliedmaßen, namentlich Genu valgum oder varum, beobachtet. Die Knochen der Gliedmaßen bleiben im Wachstum gegenüber dem Rumpf zurück. Im Röntgenbilde zeigen die betroffenen Gelenke unregelmäßige zackige Konturen nach Art der Arthrosis deformans.

Außer den Gelenkveränderungen werden oft Kropf, ferner bisweilen skorbutartige Erscheinungen am Zahnfleisch, hämorrhagische Ausschläge am Körper und Polyneuritis beobachtet (SCHIPATSCHOFF).

5. Blutergelenke.

Unter den nicht entzündlichen Gelenkerkrankungen sind ferner die Blutergelenke anzuführen, die durch meist wiederholte Blutergüsse in die Gelenkhöhle bei *Hämophilie* entstehen. Das Wesen der Grundkrankheit ist unter den Erkrankungen des Blutes S. 390 näher geschildert. Das Blut wird hierbei wegen der häufigen Nachblutungen viel weniger als bei einem gewöhnlichen Hämarthros resorbiert; es treten starke Wucherungen der stark eisenhaltigen Synovialis, eine bindegewebige Organisation der Blutklumpen und Schädigungen der knorpeligen Gelenkfläche auf. Hieran schließen sich Abschleifungen und reaktive Wucherungen des Knochens in Gestalt von Zacken und Randwülsten an, die auf eine sekundäre Osteoarthrosis deformans zu beziehen sind und mit den früher geschilderten Veränderungen übereinstimmen.

Bei der *Behandlung* der Blutergelenke ist nach dem Auftreten des Blutergusses langdauernde Schonung erforderlich. In diesem Falle kann erst spät und sehr vorsichtig mit passiven Bewegungen begonnen werden, da die Gefahr eines erneuten Auftretens von Blutergüssen besteht. Um der drohenden Atrophie nach Möglichkeit entgegenzuwirken, kann vorher eine sehr vorsichtige Massage der Muskulatur, jedoch nicht in der Nähe des Gelenkes vorgenommen werden.

6. Gicht.

Die Gelenkveränderungen bei der Gicht und deren Pathogenese sind im Abschnitt über die Stoffwechselkrankheiten besprochen. Es sollen daher hier nur die Hauptzeichen im Zusammenhang mit den übrigen Gelenkerkrankungen kurz erwähnt werden.

Schon die klinische Beobachtung des Gichtanfalls, der durch Schwellung, Rötung, Hitze und Schmerzhaftigkeit des Gelenkes ausgezeichnet ist, also sämtliche Kardinalsymptome der Entzündung vereinigt zeigt, erweist klar, daß es sich um einen entzündlichen Vorgang handelt; zum Unterschied von demjenigen bei den Infektarthritiden liegt hier jedoch eine chemisch-toxisch bedingte aseptische Entzündung vor. Der entzündliche Charakter wird hauptsächlich zur Zeit der Anfälle, in denen sich große physikalisch-chemische Umwälzungen im Gewebe vollziehen, entfaltet; außerhalb derselben tritt er jedenfalls äußerlich wenig in Erscheinung.

Die anatomischen Veränderungen an den Gelenken sind nach den Untersuchungen von POMMER abhängig von einer mit Harnsäureanreicherung in der Gelenkflüssigkeit einhergehenden Synovitis, wobei es zur Bildung synovialer Überwucherungsmembranen kommt. Hierbei wird der Knorpel arrodiert, es finden Uratablagerungen in der Gelenkkapsel, an der Synovialis und im Knorpel statt. Die dadurch entstehenden Rauhigkeiten der Gelenkfläche erzeugen bei Bewegungen ein Reiben von meist feiner Beschaffenheit, das als Sand- und Schneeballknirschen bezeichnet wird. Dieses wird für ein charakteristisches Kennzeichen der Gicht gehalten; es findet sich aber auch bei anderen chronischen Gelenkerkrankungen mit feinen Unebenheiten der Gelenkflächen, z. B. bei der chronischen Polyarthritis. Dagegen kommen Ankylosen und Synostosen, welche die Infektarthritiden so häufig begleiten, bei der Gicht verhältnismäßig selten vor. Wenn nach der Zerstörung des Knorpels der Knochen freigelegt wird, so werden an diesem durch den Reiz der Funktion in derselben Weise wie bei der Osteoarthrosis deformans nicht selten Knochenwucherungen ausgelöst. An diesen Stellen kann auch gröberes Reiben und Knarren gefunden werden.

Außer im Knorpel und in der Synovialis der Gelenke, welche von der Uratablagerung in erster Linie betroffen werden, finden auch Ablagerungen im Knochen selbst statt und rufen hier die im Röntgenbilde deutlich hervortretenden lochförmigen Schattendefekte hervor.

Durch die Zerstörungsprozesse an Knochen und Gelenken werden manchmal einzelne Knochenteile besonders an den Fingern fast ganz eingeschmolzen und die Gelenke erheblich verunstaltet. Durch Schrumpfung der Gelenkkapsel, welche in mäßigem, aber meist in geringerem Grade als bei der Polyarthritis vorkommt, entstehen in manchen Fällen Luxationen und Subluxationen wie bei den chronisch-rheumatischen Arthritiden. Am häufigsten ist die bekannte Verunstaltung am Grundgelenk der großen Zehe, welche meist zu einer Hallux valgus-Stellung führt. Außerdem kommen auch uncharakteristische Gelenkveränderungen vor, die sich im Röntgenbilde nicht mit Sicherheit von einer chronischen Polyarthritis unterscheiden lassen, meist aber durch das stärkere Hervortreten von Knochenwucherungen auffallen.

Die Behandlung der gichtischen Gelenkerkrankungen ist im Abschnitt über die Stoffwechselkrankheiten besprochen.

III. Erkrankungen der Knochen.

A. Entwicklungsstörungen der Knochen.

Am Knochensystem kommen zahlreiche verschiedenartige Entwicklungsstörungen vor, deren Ursache oft in Störungen der Drüsen mit innerer Sekretion liegt. Den größten Einfluß auf das Knochenwachstum hat der *Hypophysenvorderlappen.* Bei einer vermehrten Funktion desselben entsteht im jugendlichen Körper Riesenwuchs, beim fertigen Organismus das Krankheitsbild der Akromegalie; bei einer mangelhaften Inkretabscheidung im Wachstumsalter wird Zwergwuchs beobachtet. Bei Überfunktionsstörungen der *Thyreoidea* kommen Skeletveränderungen in Form von besonders schlanken Gliedmaßen und von Knochenresorption vor. Bei Myxödem im Wachstumsalter sind die gesamten Ossifikationsvorgänge verzögert und das Längenwachstum gehemmt, so daß in schweren Fällen ein thyreogener Zwergwuchs entsteht. Auch die *Nebenschilddrüsen* haben einen Einfluß auf die Skeletbeschaffenheit. Adenome derselben führen zu dem durch schwere Knochenentkalkung ausgezeichneten Bild der Ostitis fibrosa generalisata (vgl. S. 468). Bei Geschwülsten der *Zirbeldrüse* tritt eine allgemein gesteigerte Wachstumsenergie und eine verfrühte Bildung der Knochenkerne ein. Näher sind die Beeinflussungen der Knochenentwicklung durch innersekretorische Störungen in dem diese behandelnden Abschnitt geschildert.

Bei anderen allgemeinen Veränderungen der Knochenbildung sind derartige innersekretorische Einflüsse dagegen nicht mit Sicherheit bekannt, so bei der Chondrodystrophie.

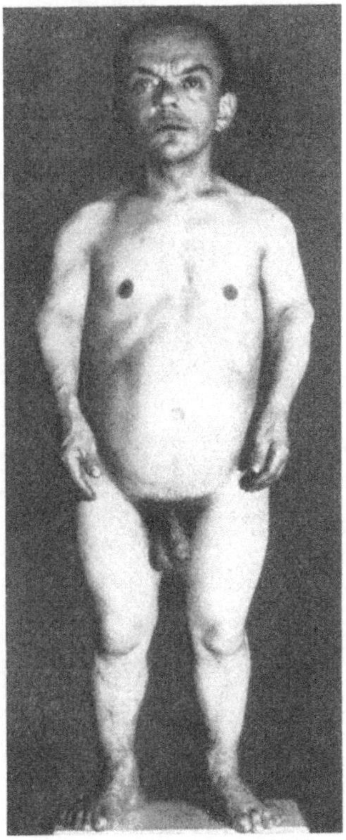

Abb. 14. Chondrodystrophie.

1. Chondrodystrophie.

Die *Chondrodystrophie* ist eine sowohl dominant als recessiv vererbte fetale Entwicklungsstörung, welche die enchondrale Knochenbildung betrifft, während die periostale Ossifikation ungestört ist, ja sogar gesteigert sein kann.

Nach KAUFMANN ist eine *hypoplastische,* eine *hyperplastische* und eine *osteomalazische* Form zu unterscheiden, je nachdem die Epiphysenfugen ein verringertes bzw. aufgehobenes oder gesteigertes, aber verändertes, unregelmäßiges Wachstum zeigen oder endlich erweicht sind. Die letzte Form betrifft fast nur das allererste Lebensalter.

Die deutlichsten Veränderungen zeigt die *hyperplastische* Form, bei welcher ein gesteigertes und dabei unregelmäßiges Wachstum weniger in der Längenals hauptsächlich in der Breitenausdehnung an den Epiphysenfugen erfolgt.

Dem kurzen und dicken Schaft der langen Röhrenknochen sitzen stark verbreiterte schwammige Knochenenden auf. Das an die Epiphyse angrenzende Ende der Diaphyse zeigt eine der Breite der Epiphyse entsprechende charakteristische, pilzförmige Verbreiterung. Außerdem ist die Abschlußlinie oft unregelmäßig gestaltet. Bei der atrophischen Form ist nur eine unregelmäßige Bezeichnung, keine seitliche Verbreiterung des Endteiles der Diaphyse vorhanden.

Die hauptsächlichste, bereits bei der Geburt voll ausgebildete Störung, welche den chondrodystrophischen Zwergen das charakteristische Aussehen verleiht, betrifft das gestörte Längenwachstum der Glieder, während Rumpf und Kopf nicht verkleinert sind. Infolge dieses Mißverhältnisses zwischen Rumpf und Beinen überwiegt die Oberlänge stark die Unterlänge. Ebenso wie die Beine sind auch die Arme im Wachstum gehemmt. Es ist dies ein bemerkenswerter Gegensatz gegenüber dem rachitischen Kleinwuchs, bei welchem nur die durch die Last des Rumpfes verkrümmten Beine verkürzt, die Arme dagegen von normaler Länge sind. Während die Fingerspitzen der herabhängenden Arme beim rachitischen Zwerg oft bis zu den Knien hinabreichen, berührt der Chondrodystrophiker damit kaum den Trochanter (vgl. Abb. 14).

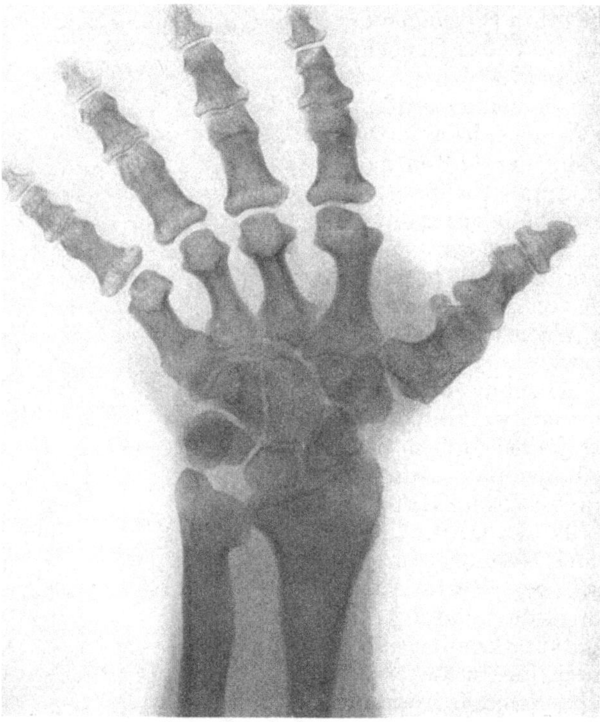

Abb. 15. Hand bei Chondrodystrophie.

Da die periostale Knochenbildung ungestört, ja zum mindesten verhältnismäßig, wenn nicht sogar absolut gesteigert ist, so sind die Extremitätenknochen bei ihrer Kürze breit und dick, die Muskelansätze treten oft als derbe knöcherne Zacken am Schaft der langen Röhrenknochen hervor. Besonders Humerus und Femur, bisweilen auch die Unterarm- und Unterschenkelknochen zeigen neben der stärksten Verkürzung oft auch eine Verkrümmung durch Muskelzug und Belastung. An den Phalangen fällt die kurze und breite, fast quadratische Form auf. Infolge der Verdickung der Weichteile zwischen den Mittelhandknochen stehen die drei mittleren Finger „wie ein Dreizack“ auseinander (vgl. Abb. 15). An der unteren Lendenwirbelsäule besteht eine Lordose. Der Schädel erhält dadurch eine besondere Form, daß nur die Entwicklung der knorpelig, nicht der häutig präformierten Knochen gestört ist. Die Schädelbasis ist durch vorzeitige Verknöcherung der Synchondrosis intersphenoidalis und spheno-occipitalis zwischen den einzelnen Teilen des Os tribasilare oder durch mangelhaftes Wachstum der basalen Knochen verkürzt.

Der Clivus verläuft meist auffallend steil. Im Gegensatz zur Basis ist die Entwicklung des Schädeldaches nicht behindert. So entstehen im Verhältnis zur zwerghaften Körperlänge große Köpfe, denen die tief eingezogene Nasenwurzel infolge der Verkürzung der Schädelbasis einen typischen Ausdruck gibt.

Zur Chondrodystrophie wohl mit Unrecht in Beziehung gesetzt und auch wohl für eine atypische Form derselben gehalten worden sind *multiple Störungen der Epiphysenentwicklung*, welche als MORQUIO*sche Krankheit* bezeichnet werden. Die Veränderungen zeigen oft ein familiäres Vorkommen. Sie betreffen die Knochenenden zahlreicher Gelenke vorwiegend an den Hüft- und Kniegelenken, ferner die Köpfchen der Metacarpalia und auch die Epiphysen der Wirbelkörper. Im Röntgenbild erscheinen die betreffenden Epiphysen abgeflacht und unregelmäßig begrenzt; die Knochenkerne zeigen unregelmäßige Aufhellungen. Die Wirbel sind meist abgeflacht und mitunter nach vorn zugespitzt und dadurch keilförmig gestaltet, gegenüber den Zwischenwirbelscheiben oft unregelmäßig abgegrenzt. Infolge der Verschmälerung der Wirbelkörper ist die Wirbelsäule und damit auch die Körperlänge verkürzt; ausgesprochene Fälle sind daher meist kleinwüchsig.

2. Osteogenesis imperfecta.

Bei der *Osteogenesis imperfecta* (gleich *Osteopsathyrosis congenita*), deren Ursache noch nicht geklärt ist, besteht von vornherein eine mangelhafte endostale und periostale Knochenbildung; es erfolgt daher die Entwicklung ganz spärlicher und dünner Knochenbälkchen und einer sehr zarten Corticalis, die zu Brüchen aus den geringfügigsten Ursachen neigen. Im Röntgenbild ist eine durchsichtige Zeichnung mit feinen Randschatten und kaum erkennbaren zarten Bälkchen und häufig Fraktur der Knochen mit Bildung eines kalkarmen, obwohl reichlichen Callus zu sehen. Die Epiphysenlinie ist glatt. Das Bild ist in mancher Hinsicht den plumpen dichten Knochenschatten der Chondrodystrophie entgegengesetzt. Dagegen besteht eine gewisse äußere Ähnlichkeit beider Erkrankungen in der auffälligen Kürze der Extremitäten (Mikromelie). Die kurze Beschaffenheit der Glieder ist allerdings weder regelmäßig bei der Osteogenesis imperfecta vorhanden noch pflegt sie so hohe Grade zu erreichen wie bei der Chondrodystrophie. Sie ist hier auf die meist zahlreichen Knochenbrüche zurückzuführen, die sich an den langen Röhrenknochen bisweilen perlschnurartig aneinander reihen. Am ehesten ist eine Verwechslung mit der Rachitis möglich, wenn die Kinder ein etwas höheres Alter erreichen, was aber nur ausnahmsweise geschieht. Außer den bereits angegebenen Merkmalen ist gegenüber der Rachitis besonders die glatte Begrenzung der Epiphysenfugen hervorzuheben.

Außer der angeborenen Osteopsathyrosis (Osteogenesis imperfecta) kommt auch bei ursprünglich normaler Beschaffenheit nach der Geburt, meist schon in frühem Kindesalter, bisweilen auch erst beim Erwachsenen eine hinsichtlich ihrer Ursache ebenso unklare Knochenbrüchigkeit, „*idiopathische*“ *Osteopsathyrosis*, vor, die in Resorption und mangelhafter Neubildung von Knochensubstanz (Osteoporose) besteht und das Auftreten von Frakturen aus den geringfügigsten äußeren Anlässen begünstigt. Für die Identität dieser sog. Osteogenesis imperfecta tarda mit der kongenitalen Form spricht nicht nur der gleichartige anatomische Bau (LOOSER), sondern auch das Vorkommen beider Arten in einer Familie (ECKMANN, KRAMER).

Gleichzeitig mit den Knochenveränderungen werden oft blaue Skleren infolge verminderter Dichte der Lederhäute des Auges und mitunter eine Schwerhörigkeit infolge von Knochenverdichtungen im Felsenbein (Otosklerose) beobachtet.

B. Andere allgemeine Knochenerkrankungen.

1. Knochenatrophie.

Eine *Knochenatrophie* besteht in einem Schwund der Knochensubstanz, indem durch die physiologische Abbautätigkeit der Osteoklasten bei vermindertem Knochenanbau die Knochenbälkchen und die Rindenschicht verschmälert werden. Infolgedessen tritt eine Erweiterung der Markräume ein, und es entsteht der Zustand der *Osteoporose*, der auch zur vermehrten Knochenbrüchigkeit, *Osteopsathyrosis*, führen kann.

Eine Knochenatrophie kann aus sehr verschiedenen Gründen eintreten.

Auf angeborener Grundlage beruht die schon beschriebene *Osteogenesis imperfecta (Osteopsathyrosis congenita)*.

Geringere, aber auch recht erhebliche Grade von Knochenschwund stellen sich oft als *senile* oder *marantische Erscheinungen* ein; auch sie können zu Knochenbrüchigkeit und Spontanfrakturen führen.

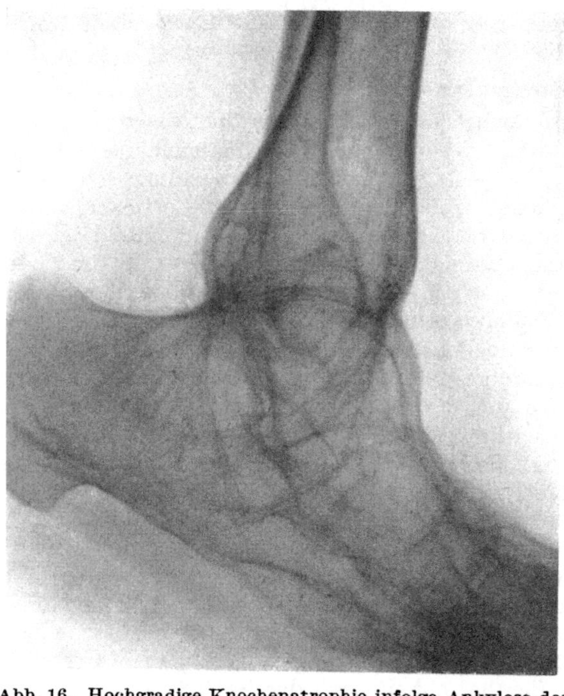

Abb. 16. Hochgradige Knochenatrophie infolge Ankylose des Fußgelenks und sämtlicher Mittelfußgelenke bei sekundärer chronischer Polyarthritis (vgl. die Handaufnahme desselben Falles in Abb. 8).

Infolge von Ernährungsstörungen entsteht eine Knochenatrophie bei *Hungerzuständen*, bei chronischer *Gastroenteritis*, die unter dem Bilde der *Cöliakie* der Kinder (GEE-HUNTER-HERTERsche Krankheit) und auch der Erwachsenen (KOLL) sowie der einheimischen *Sprue* (HESS-THAYSEN, HANSEN und V. STAA) auftritt.

Ferner kommt eine Knochenatrophie bei ständigem *Gallensaftfluß* durch Gallenfisteln, durch welche alkalische Valenzen dem Körper verlorengehen und infolgedessen eine *Acidose* eintritt, zustande.

Auch *endokrine Störungen* können zur Osteoporose führen. Der besondere Einfluß, welchen die *Epithelkörperchen* auf Abbau und Entkalkung des Knochens ausüben, wird bei Beschreibung der *Ostitis fibrosa generalisata* geschildert werden. Ferner werden Hypertrophien der Epithelkörperchen bei Vitamin-D-Mangel, bei Osteomalacie und Osteogenesis imperfecta sowie bei verbreiteter Knochencarcinose mit Knochenentkalkung beobachtet.

Auch bei Überfunktion der *Schilddrüse* bei der BASEDOWschen Erkrankung und bei experimenteller Verabfolgung von *Thyroxin* an Versuchstiere kommt eine Knochenatrophie mit fibrösen Markveränderungen vor (ASKANAZY und RUTISHAUSER).

Eine diffuse Osteoporose findet sich ferner bei dem CUSHINGschen Krankheitsbild, das durch *basophile Adenome des Hypophysenvorderlappens* und durch Geschwülste der *Nebennierenrinde*, seltener des Ovariums und des Thymus hervorgerufen wird.

Bei *Tabes* tritt oft eine auf *trophoneurotischen* Störungen beruhende Knochenbrüchigkeit ein.

Ferner wird eine *Inaktivitätsatrophie* infolge Nichtgebrauchs von Gliedern nach entzündlichen und traumatischen Knochenveränderungen und bei Gelenkerkrankungen beobachtet. Wahrscheinlich ist dieser Vorgang hauptsächlich auf Störungen der Blutzirkulation und auf den Fortfall des formbildenden Reizes von Druck und Zug bei Ausschaltung der Bewegung und Belastung zurückzuführen.

Für die sog. *akute trophoneurotische Atrophie* (SUDECK) haben RIEDER und SUDECK neuerdings nachgewiesen, daß auf einen entzündlichen oder traumatischen Reiz hin im akuten Stadium kollaterale Umbauvorgänge mit erhöhter Tätigkeit der dem Knochen zugehörigen Zellen einsetzen.

Im *Röntgenbilde* zeigt die Atrophie in frühen Stadien fleckförmige Aufhellungen der Knochenschatten, die in der Umgebung, aber auch in größerer Entfernung von den geschädigten Stellen auftreten. Dadurch, daß andere Partien zunächst noch normale Schattentiefe aufweisen, kommt ein scheckiges Aussehen zustande. Später tritt eine allgemeine Knochenresorption mit stärkerem Schwund der Bälkchen und Verschmälerung der Corticalis ein. Das Röntgenbild erhält dadurch eine durchsichtige, glasartige Beschaffenheit. Auf dem hellen Untergrunde treten alsdann die noch erhaltenen Spongiosabälkchen und die Randschichten als feine, wie mit einem scharfen Bleistift gezogene Striche hervor (vgl. Abb. 16).

Eine erfolgreiche Therapie der Knochenatrophie ist nur bei Beseitigung der Ursache möglich.

2. Osteomalacie.

Die *Osteomalacie* stellt eine allgemeine Erweichung des gesamten Skelets durch *Entkalkung des Knochens* dar, von welcher nur die Schädelknochen verschont zu bleiben pflegen. An den weich werdenden Knochen treten Verbiegungen, Einknickungen und Spontanfrakturen auf. Die Knochenveränderungen entsprechen dem anatomischen Verhalten nach ganz denen der Rachitis. Ein Unterschied besteht nur darin, daß jene den wachsenden Knochen, die Osteomalacie dagegen den fertig gebildeten Knochen betrifft.

Der *histologische Vorgang* bei der Osteomalacie besteht ebenso wie bei der Rachitis in einer gleichmäßigen Knochenentkalkung. Um die rarefizierten Knochenbälkchen herum wird osteoides Gewebe gebildet, das die normalerweise eintretende Verkalkung und dadurch entstehende Umwandlung in fertiges Knochengewebe vermissen läßt.

Ätiologie und Wesen der Osteomalacie. Die Erkrankung entsteht unter verschiedenartigen Umständen, zwischen denen wahrscheinlich Beziehungen vorhanden sind. Auf innersekretorische Einflüsse zurückzuführen ist diejenige Form, welche ausschließlich Frauen im geschlechtsreifen Alter befällt und besonders in der Schwangerschaft oder im unmittelbaren Anschluß daran im Wochenbett auftritt. Nachdem die Erfahrung gemacht wurde, daß eine zur Verhütung weiterer Schwangerschaften ausgeführte operative Entfernung der Eierstöcke das Leiden wesentlich besserte und daraufhin auch von vornherein bei Osteomalacie vorgenommene Kastrationen mehrfach eine günstige Wirkung auf die Erkrankung erkennen ließen, wurde hiernach eine ursächliche Bedeutung der inneren Sekretion der Ovarien für diese Fälle angenommen. Andererseits wird der Abgabe von Vitamin D an das Kind eine wichtige, von manchen sogar die entscheidende Rolle zugeschrieben. Hierdurch werden aber innersekretorische Einflüsse nicht ausgeschlossen, auf welche das bevorzugte Vorkommen der Osteomalacie beim weiblichen Geschlecht im geschlechtsreifen Alter auch außerhalb Gravidität und Puerperium sowie auch im klimakterischen Alter hinweist, während Männer nur selten davon befallen werden. Die Graviditäts- und puerperale Osteomalacie tritt auffälligerweise in gewissen Landstrichen, so in der Rheingegend und in Oberitalien, ferner in außereuropäischen Ländern in manchen Teilen von China, Japan und Indien endemisch auf. Dagegen ist sie in anderen Landesteilen, z. B. in Norddeutschland, fast unbekannt.

Die Krankheit wurde in Hungerzeiten, so besonders in der zweiten Hälfte des ersten Weltkrieges und in den folgenden Jahren auch in solchen Gebieten in auffallender Häufigkeit beobachtet, wo sie sonst nur ganz vereinzelt vorkommt, so in Norddeutschland und in besonders hohem Maße in Wien.

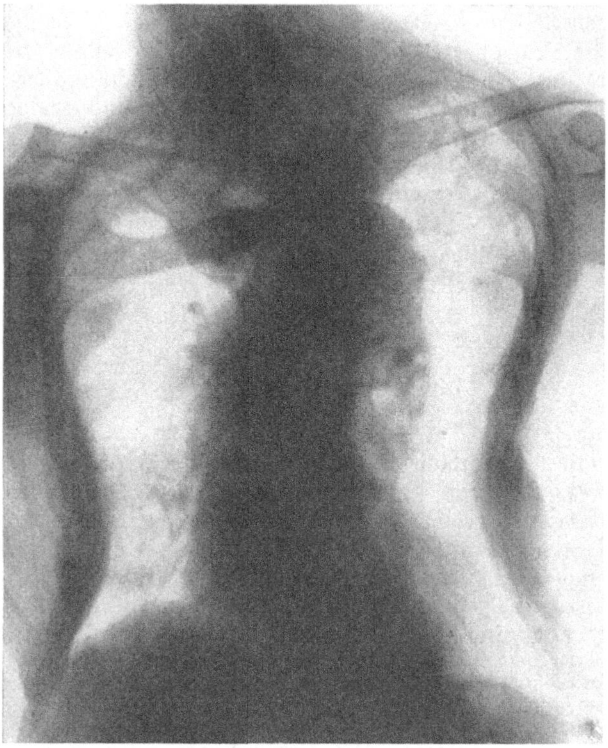

Abb. 17. Senile Osteomalacie. (Glockenförmiger Thorax bei 72jähriger Frau.)

Auch von dieser sog. *Hungerosteomalacie* wurden häufig Frauen namentlich im klimakterischen Alter betroffen. Sie kam aber auch beim männlichen Geschlecht vor und trat vorzugsweise bei jungen Leuten auf, welche erhebliche körperliche Arbeit verrichteten. Nach dem heutigen Stand der Forschung wird angenommen, daß nicht nur eine allgemeine kalorische Unterernährung, sondern der Mangel besonders lebenswichtiger Stoffe von entscheidender Bedeutung ist. Dabei wird in Analogie zu den bei der Rachitis näher bekannten Verhältnissen in erster Linie an einen Mangel von Vitamin D gedacht, welches im Eigelb und anderen Nahrungsmitteln und in besonders großen Mengen im Lebertran enthalten ist. Vielleicht spielen aber auch andere Vitamine wie das in der Butter vorkommende Vitamin A eine Rolle.

Weiterhin wird von *Altersosteomalacie* gesprochen. Eine Osteomalacie kann unter den vorgenannten Bedingungen auch im Alter auftreten. Bei dem gewöhnlich allgemein verbreiteten Knochenschwund des Greisenalters, welcher zu Knochenbrüchigkeit, Krümmung des Rückens und einer im Röntgenbild kenntlichen Kalkresorption des Knochens führt, handelt es sich aber um eine Osteoporose, die im Abschnitt Knochenatrophie geschildert worden ist.

Skeletveränderungen. In den weichen Knochen, deren spongiöse Knochenbälkchen ebenso wie die Rinde hochgradig bis zu papierdünnen Wänden verschmälert werden, treten Einknickungen und Verbiegungen mehr als vollständige Brüche schon unter geringsten äußeren Einwirkungen, auch allein unter dem Einfluß der Körperlast auf. Die Wirbelsäule sinkt zusammen, sie wird kyphotisch verkrümmt und verkürzt. Der Brustkorb erfährt unter der Einwirkung des Zuges des Zwerchfells und der Brustmuskeln an den seitlichen unteren Partien Einbuchtungen, während die unteren Ränder auseinanderweichen, so daß eine Glockenform entsteht (vgl. Abb. 17). Das Becken wird durch den seitlichen Druck der Schenkelköpfe zusammengedrückt und nimmt Kartenherzform an, indem die Schambeinäste schnabelförmig vorspringen (vgl. Abb. 18). Durch diese Verengung des Beckeneingangs werden schwere Geburtshindernisse geschaffen.

Bemerkenswerterweise blieb diese sonst äußerst charakteristische und in schweren Fällen nahezu regelmäßig eintretende Verbildung des Beckens in einem selbst beobachteten sehr schweren Fall aus, in welchem Spontanfrakturen beider Femurhälse eingetreten waren, so daß hier der seitliche Druck der Oberschenkel fortfiel.

Besondere Formen der Knochenverbildungen wurden bei der Hungerosteomalacie junger Männer beobachtet, die hauptsächlich stehende Arbeit verrichteten. Hierbei kam es unter dem Einfluß der Schwere zu Infraktionen der oberen Epiphysenfugen der Tibia, die zu einer Einknickung des Knochens nach innen führten.

Oft tritt bei Osteomalacie eine schnell verlaufende Caries und Ausfallen der Zähne ein.

Sonstige klinische Symptome. Das erste Krankheitssymptom bilden meist rheumatoide Schmerzen, namentlich im Rücken, deren Natur oft verkannt wird. Erst eine auftretende Verkrümmung der Wirbelsäule oder eine auffällige Verkürzung des Rumpfes, seltener ein Eintritt von Spontanfrakturen der Gliedmaßen deckt das zugrunde liegende Knochenleiden auf. An den Knochen besteht oft eine ausgesprochene Druckempfindlichkeit. Besonders schmerzhaft ist der Versuch, den Brustkorb oder das Becken von beiden Seiten her zusammenzudrücken. Dabei kann man das Gefühl eines federnden Widerstandes haben. Sehr charakteristisch ist die bei Osteomalacie sich einstellende Gangstörung. Sie besteht darin, daß die Kranken mit ganz kleinen Schritten gehen und dabei die Füße nicht gerade vorwärts, sondern mit einer Drehung des Rumpfes einwärts setzen, so daß ein watschelnder Gang entsteht. Er kommt dadurch zustande, daß die Hüftgelenke durch eine krampfhafte Anspannung der Adduktoren der Oberschenkel fixiert werden. Die Ursache des Adduktorenkrampfes ist wahrscheinlich nicht, wie von manchen Seiten vermutet wird, in einer Miterkrankung des Nervensystems, sondern in einer Schonhaltung zu sehen, durch welche eine schmerzhafte Bewegung des zusammengedrückten Beckens vermieden werden soll.

Das *Röntgenbild* zeigt infolge der Knochenresorption sehr geringe Kontraste der Knochenschatten, die Rindenschicht ist ebenso wie die Spongiosabälkchen verdünnt. Oft ist die Bälkchenstruktur ganz aufgehoben oder verwaschen. Dagegen erscheinen die Markräume erweitert. Oft werden Infraktionen oder nur querverlaufende Aufhellungen der Knochensubstanz beobachtet, die als Querbrüche bezeichnet werden; zum Teil sind diese wahrscheinlich aber wohl nur als sog. LOOSERsche Umbauzonen zu deuten, an denen eine Kalkresorption an ganz umschriebener Stelle stattfindet. An Brustkorb, Becken und Wirbelsäule finden sich die beim anatomischen Verhalten beschriebenen Verbiegungen (vgl. Abb. 17 u. 18); zum Teil werden ähnliche Veränderungen auch an den Knochen der Gliedmaßen beobachtet.

Bei der Hungerosteomalacie treten ähnlich wie bei der Rachitis mitunter tetanische Symptome auf. Der Kalkgehalt des Blutes ist meist nicht verändert oder leicht herabgesetzt, der Gehalt an anorganischem Phosphor etwas erniedrigt.

Der Allgemeinzustand des Körpers wird durch die Knochenerkrankung selbst kaum gestört. Sofern ein Nahrungs- und besonders ein Vitaminmangel vorliegt, kann auch die Blutbildung im Knochenmark Schaden leiden und eine Anämie sekundären Charakters eintreten. Manchmal ist eine leichte Albuminurie vorhanden.

Behandlung. Die Behandlung hat die bei der Entstehung der Erkrankung genannten Umstände zu berücksichtigen. Bei der besonders bei Frauen an manchen Orten endemisch auftretenden puerperalen Osteomalacie kann eine Kastration durch Röntgenstrahlen, welche jetzt meist der Operation vorgezogen wird, Stillstand und Besserung, unter Umständen sogar Heilung des Leidens bewirken. Sie ist aber nur in schweren durch andere Maßnahmen nicht zu beeinflussenden Fällen anzuwenden; auch kann ein Erfolg nicht mit Sicherheit

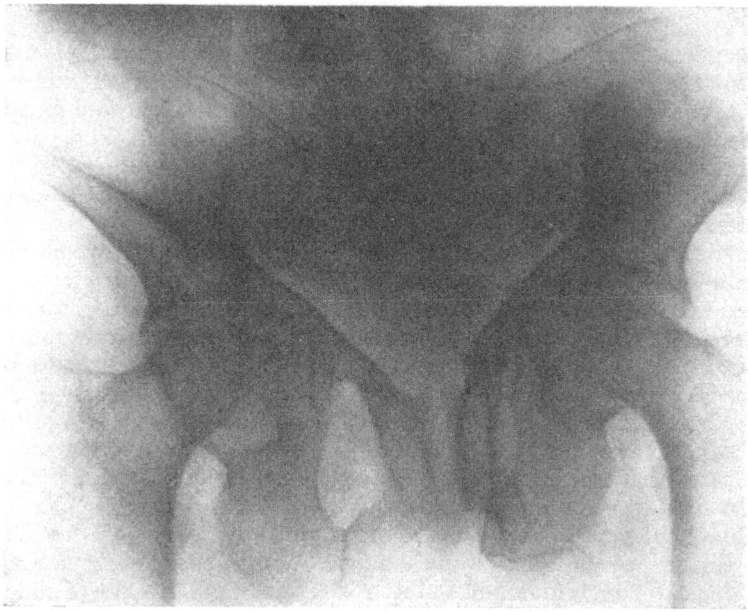

Abb. 18. Osteomalacie. Kartenherzförmig verengtes Becken.
Die Knochen des Beckenringes sind durch den Druck der Femurköpfe nach innen vorgetrieben. Infraktion der Schambeine.

vorausgesetzt werden. Tritt die Osteomalacie bereits in der Gravidität auf, so ist diese in schweren Fällen zu unterbrechen. Nach der Entbindung ist das Stillen einzustellen.

Bei den Formen, bei welchen ein Mangel an Nährstoffen, insbesondere von Vitaminen in Betracht kommt, sind die entsprechenden Nahrungsmittel, insbesondere Eier, Butter, frisches Gemüse und Obst zuzuführen. Als sehr wirksam hat sich bei der Osteomalacie ebenso wie bei der Rachitis die Behandlung mit Phosphorlebertran gezeigt, deren Erfolg hauptsächlich auf den Gehalt an Vitamin D, außerdem auch auf den Phosphorgehalt zurückzuführen ist. Jetzt wird vorwiegend Vigantol (bestrahltes Ergosterin) gegeben (in vier Wochen fünfmal stoßweise je 10 mg per os). Auch Höhensonnenbestrahlungen haben bisweilen eine günstige Wirkung.

Von innersekretorischen Mitteln ist in einzelnen, aber keineswegs in allen Fällen das Adrenalin, das in Dosen von $^1/_2$ mg 1mal täglich subcutan injiziert wird, von guter, manchmal überraschender Wirkung.

3. Rachitis.

Die Ätiologie der Rachitis, welche durch Vitamin-D-Mangel hervorgerufen wird, ist im Abschnitt über die Avitaminosen geschildert (vgl. S. 109, 134). Wie dort erwähnt ist, ist der Kalkspiegel des Blutes der Norm entsprechend oder häufig etwas unter den Durchschnittswerten liegend, der Phosphatspiegel deutlich vermindert. Hier sollen nur die Veränderungen am Knochensystem beschrieben werden. Diese entsprechen beim wachsenden kindlichen und jugendlichen Knochen den Vorgängen, welche sich bei der Osteomalacie am erwachsenen Organismus abspielen. Die Krankheit tritt beim Kinde etwa vom 4. Lebensmonat bis zum 4. Lebensjahre auf, weit seltener am Ausgang des Kindesalters im Beginn der Geschlechtsreife *(Rachitis tarda)*.

Pathologische Anatomie. Die Störungen der Knochenbildung bei der Rachitis sind ausgezeichnet durch mangelhafte Verkalkung sowohl des Knorpels als des osteoiden Gewebes, die beide im Übermaß produziert werden, während der fertige Knochen durch normale oder auch gesteigerte Resorption eingeschmolzen wird. Es entsteht so eine allgemeine Kalkarmut des Knochens und an den Stellen, an denen normalerweise der Knochen wächst, ein Übermaß kalklosen osteoiden Gewebes.

Die wichtigsten Wachstumsvorgänge spielen sich an den Epiphysenlinien ab. Während normalerweise an der Knochenknorpelgrenze auf eine überall gleichmäßig breite Schicht verkalkten Knorpel eine ebenso regelmäßig angeordnete linear von der vorigen abgegrenzte Knorpelwucherungszone folgt, gehen bei der Rachitis die Markräume des Knochens ohne eine besondere Knorpelverkalkungszone in unregelmäßiger Weise in eine übermäßig entwickelte Knorpelwucherungsschicht über. Nur an einigen Stellen sind zwischen Knochen und wuchernden Knorpel unregelmäßig verteilte Inseln verkalkten Knorpels eingesprengt. In minder schweren Fällen, in denen noch eine teilweise Verkalkungszone erhalten ist, ist diese doch ganz unregelmäßig, unscharf, fransenförmig gestaltet.

Diese Vorgänge sind gewöhnlich am stärksten an den Rippen, am unteren Femur und oberen Humerusende ausgesprochen, dann an den proximalen und distalen Teilen der Unterschenkel- und Vorderarmknochen, besonders am Radius. Sie treten stets in symmetrischer Weise auf.

An den genannten Stellen sind in der Gegend der verdickten Knorpelknochengrenzen an den Epiphysen Auftreibungen der Knochen sicht- und fühlbar. So entstehen an der Vorderseite des Brustkorbes der rachitische Rosenkranz und an den Epiphysen der langen Röhrenknochen wulstartige Verdickungen.

Ebenso wie die chondrale Ossifikation an den Epiphysen ist auch das endostale und periostale Knochenwachstum gestört. Durch gesteigerte Resorption des fertigen Knochens wird die Rindenschicht verdünnt und die spongiöse Substanz weitmaschig. Die Knochenneubildung beschränkt sich auf kalkloses osteoides Gewebe. Infolge der Kalkverarmung entstehen an den Knochen an manchen Stellen ringförmige Kontinuitätstrennungen und Infraktionen sowie starke Verbiegungen und Verkrümmungen der Gliedmaßen. Diese sind an den Knochen der Beine wegen der auf diesen ruhenden Körperlast meist besonders stark ausgeprägt (O- und X-Beine). Wegen der mangelnden Tragfähigkeit der Knochen lernen die Kinder erst sehr verspätet gehen. Der Gang ist infolge einer Verbiegung der Femurhälse (Coxa vara rachitica) watschelnd. Am Becken wird durch Verbiegung der Knochen der Eingang zum kleinen Becken verengt. Hierdurch kann später bei der erwachsenen Frau ein Geburtshindernis entstehen. Am Brustkorb bildet sich durch Zug des Zwerchfells die dessen Ansätzen entsprechende Harrisonsche Furche aus. Oft wird die Vorderfläche des Brustkorbs beiderseits abgeplattet und das Brustbein vorgedrückt, so daß eine Hühnerbrust (Pectus carinatum) entsteht. Die Wirbelsäule kann skoliotisch oder kyphoskoliotisch verkrümmt werden. Am Schädel zeigen sich oft die ersten Veränderungen in Gestalt einer Erweichung der pergamentdünnen eindrückbaren Hinterhauptsschuppe (Kraniotabes) schon im zweiten Lebenshalbjahr, später bilden sich Verdickungen der Scheitelbein- und Stirnbeinhöcker aus. Hierdurch kann der oft infolge eines gleichzeitigen Hydrocephalus unförmig große Schädel eine eckige Gestalt annehmen (Caput quadratum). Der Schluß der Fontanellen ist verzögert. Auch die Zahnentwicklung ist vielfach gestört und erfolgt verspätet. Oft weisen die Zähne Schmelzdefekte auf und neigen zur Caries.

Das *Röntgenbild* zeigt als Ausdruck der Kalkarmut eine verminderte Schattentiefe der Knochen. An den Stellen der ringförmigen Kontinuitätstrennungen sind quere Schattenaussparungen sichtbar. An der Epiphysengrenze erscheint der Knochen verbreitert und zeigt oft eine becherförmige Aushöhlung mit aufgetriebenen verwaschenen Rändern gegenüber der nicht schattengebenden vergrößerten Knorpelwucherungszone (vgl. Abb. 19).

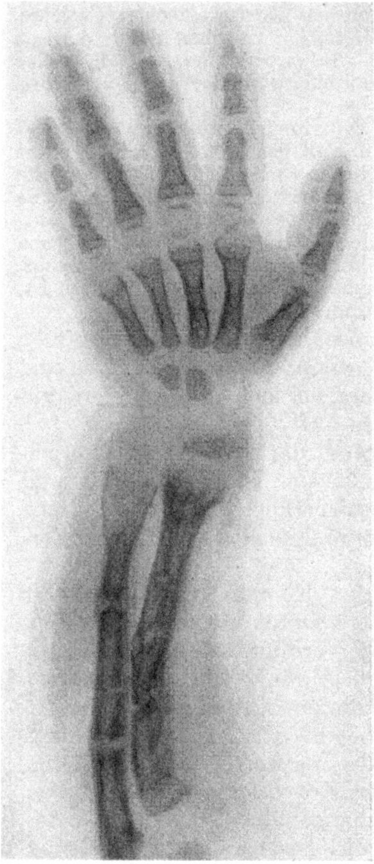

Abb. 19. Rachitis. Verbreiterung und konkave, becherförmige Gestaltung der Knochen an der Epiphysengrenze. Multiple Infraktionen der Unterarmknochen.

Bei *Heilungsvorgängen,* welche spontan oder unter dem Einfluß von Vitamin-D-haltiger Kost, insbesondere Phosphorlebertran, bei natürlicher oder künstlicher Sonnenbestrahlung oder durch Zufuhr von bestrahltem Ergosterin (Vigantol) auftreten, nimmt der Kalkgehalt der Knochen zu. Diese erlangen eine größere Festigkeit. Die eingetretenen Formveränderungen können, wenn sie nicht sehr hochgradig waren, teilweise noch ziemlich weitgehend ausgeglichen werden. In schweren Fällen bestehen sie dagegen auch bei Zunahme der Knochendichte unverändert fort.

Im Röntgenbild ist eine zunehmende Schattentiefe sichtbar; an den Epiphysengrenzen tritt ein stark schattengebendes Kalkband auf, welches zunächst unregelmäßig gestaltet ist, später eine glattere Form annimmt. Mitunter kommt durch eine abnorme starke Verkalkung eine elfenbeinartige Verdickung der Knochen zustande.

Durch Störung des Epiphysenknochenwachstums kann unter dem gleichzeitigen Einfluß der Rumpflast eine auffallende Kürze der Beine und ein rachitischer Zwergwuchs entstehen.

Ähnliche, meist weniger stark als bei der kindlichen Form ausgeprägte Veränderungen zeigt die zwischen Kindes- und Jugendalter auftretende *Rachitis tarda.* Auch hier ist die epiphysäre Begrenzung des Diaphysenschattens unscharf und unregelmäßig gestaltet und die Epiphysenknorpelfuge abnorm weit. Im Vordergrunde stehen gewöhnlich die Verkrümmungen der Glieder, die infolge der größeren Belastung durch das Gewicht des halberwachsenen Körpers sehr schwere Grade aufweisen können. Die Kranken klagen oft über große Müdigkeit und Schmerzen in den stark belasteten Gliedmaßen, namentlich in den Beinen.

Die *Behandlung* der Rachitis richtet sich gegen ihre Ursache und sucht dem Mangel an Vitamin D abzuhelfen, dessen Vorkommen und Bildung S. 109 geschildert ist. Säuglinge erhalten nach Möglichkeit Mutter- oder Ammenmilch. Älteren Kindern gibt man eine Kost, welche reich an Vorstufen des Vitamins D ist; diese finden sich namentlich im Eidotter und in besonderer Menge im Lebertran. Zur Überführung des Provitamins in das fertige Vitamin D ist Bestrahlung der Haut durch Sonnenstrahlen oder mit der an ultravioletten Strahlen reichen Quecksilberquarzlampe von HULDSCHINSKY (künstliche Höhensonne) erforderlich. In einfachster Weise geschieht die Vitaminzufuhr in Gestalt des das bestrahlte Ergosterin enthaltenden Präparates Vigantol; von diesem erhalten Säuglinge und Kleinkinder 5—10, große Kinder 15 und Erwachsene 20 Tropfen täglich etwa 4 Wochen lang. Zur Vermeidung einer Überdosierung ist dann eine Pause von 1—2 Wochen bis zur weiteren Behandlung mit Vigantol einzulegen. Die Knochenbildung wird wesentlich durch Zufuhr von Phosphor begünstigt, dessen Gehalt im Blute vermindert ist. Die lange vor Erkenntnis der inneren Zusammenhänge empirisch gefundene günstige Wirkung des Phosphorlebertrans (0,01 Phosphor auf 100 Lebertran teelöffelweise) durch KASSOWITZ findet hierdurch ihre Begründung. Heute wird an dessen Stelle gewöhnlich Vigantollebertran verordnet, von dem 1 ccm einem Tropfen Vigantol entspricht. Außerdem ist auch eine an anderen Vitaminen reiche Kost von frischem Gemüse und Butter zu empfehlen.

Renale Rachitis, renaler Zwergwuchs. Mit der Rachitis übereinstimmende Knochenveränderungen sowie ein wohlproportionierter, auf mangelhafte Entwicklung der Knochenkerne, nicht auf rachitische Verkrümmungen zu beziehender Zwergwuchs werden im kindlichen und jugendlichen Alter bei chronischen Nierenerkrankungen angetroffen, die anatomisch den Charakter einer durch starke interstitielle Bindegewebswucherung und Verödung der Glomeruli ausgezeichneten primären Schrumpfniere tragen. Die Nierenfunktion, besonders die Konzentrationsfähigkeit und Stickstoffausscheidung, ist in vorgeschrittenen Stadien erheblich gestört. Im Blut ist der Phosphorspiegel oft erhöht, der Calciumspiegel meist etwas vermindert. Dies Verhalten ist vom Zustand der Nierenfunktion abhängig; es zeigt die stärksten Veränderungen bei Urämie, die dem Leben in der Regel ein frühes Ende setzt. Therapeutisch ist eine diätetische Behandlung der Nieren angezeigt. Eine antirachitische Vitamin- und Strahlenbehandlung pflegt erfolglos zu sein.

4. MÖLLER-BARLOWsche Krankheit.

Auch die MÖLLER-BARLOW*sche Krankheit,* welche durch Vitamin C-Mangel bei Säuglingen und Kleinkindern entsteht, ist hinsichtlich ihrer Ätiologie und Therapie unter den Avitaminosen beschrieben (vgl. S. 107, 133). Sie ist der Entstehung und ihrem Wesen nach dem Skorbut der Erwachsenen nahe verwandt.

Die hier allein zu schildernden Knochenveränderungen bestehen in schmerzhaften Anschwellungen an den Epiphysen der langen Röhrenknochen und zum Teil auch an Rippen, Unterkiefer und Schädel.

Der Erkrankung liegt eine nahe der Knorpelknochengrenze der Epiphyse sich abspielende schwere Veränderung des Knochenmarks zugrunde, welches in ein zellarmes, feinfaseriges, schlecht vaskularisiertes sog. Gerüstmark verwandelt ist. Hierdurch leidet die Knochenbildung durch Osteoblasten und die enchondrale Ossifikation, während die Resorption des bereits gebildeten Knochens in lebhafter Weise vor sich geht. So entsteht eine abnorme Brüchigkeit der noch erhaltenen Knochenbälkchen, die zusammengepreßt werden und in wirrem Durcheinander mit verkalkten Knorpelstreifen, Blut- und Pigmentmassen eine unregelmäßige „Trümmerfeldzone" bilden. An diesen stark veränderten Stellen der Diaphyse, welche an die Knorpelknochengrenze der Epiphyse angrenzen, kommt es leicht zu Infraktionen und auch Frakturen, die oft in nicht ganz genauer Weise als Epiphysenlösungen bezeichnet werden. Häufig treten dabei seitliche Verschiebungen der distalen Abschnitte gegenüber dem Schafte ein. An dieser Stelle und unter dem Periost entstehen oft Blutungen. Diese sog. periostalen Hämatome umscheiden mantelförmig den Knochen und geben zu einer fühlbaren Verdickung desselben Anlaß.

Im *Röntgenbild* ist die an der Grenze von Dia- und Epiphyse befindliche sog. Trümmerfeldzone durch einen dichten, etwas unregelmäßig gestalteten Schattenstreifen gekennzeichnet, der gegen die helle Knorpelzone scharf abgegrenzt ist. Durch die subperiostalen Hämatome, welche sich auf die Diaphyse fortsetzen, werden dem Knochen seitlich anliegende Verschattungen hervorgerufen.

Die mit den genannten Knochenveränderungen häufig einhergehende hämorrhagische Diathese, die an Haut und Schleimhäuten auftritt und besonders zu Zahnfleisch- und Nierenblutungen und schließlich zur Entwicklung einer schweren Anämie Anlaß gibt, ist S. 184 näher geschildert.

Unter der *Therapie,* welche in der Darreichung von Vitamin C-reichen frischen Gemüsen, insbesondere Apfelsinen, Citronen und Mohrrübensaft, und von Vitamin C-haltigen Präparaten (Cebion) besteht, bilden sich sowohl die allgemeinen Krankheitssymptome als die genannten Knochenveränderungen meist schnell zurück.

5. Ostitis fibrosa (RECKLINGHAUSEN, s. a. S. 257).

Die zuerst von v. RECKLINGHAUSEN 1891 beschriebene *Ostitis fibrosa generalisata* ist eine Erkrankung des Knochensystems, bei welcher der Knochen an verschiedenen Stellen abgebaut, entkalkt und das Knochenmark durch fibröses Gewebe ersetzt wird. Diese anfangs nur örtlich vorhandenen umschriebenen Veränderungen können in fortgeschrittenen Fällen ausgedehnte Teile des Skelets ergreifen und zu Einbrüchen und Verbiegungen der Knochen führen. Hierdurch entstehen unter der Einwirkung von Druck und Zug durch Schwerkraft und Muskelkontraktion hochgradige Formveränderungen der Gliedmaßen und zum Teil auch des Rumpfes und schließlich eine Verunstaltung des ganzen Körpers.

Die Erkrankung tritt meist in mittlerem Lebensalter, etwas häufiger bei Frauen als bei Männern, auf.

Ätiologie und Wesen der Erkrankung. Die Ursache der Krankheit liegt in einer Störung des Mineralstoffwechsels, bei welcher eine *vermehrte Abscheidung des Inkrets der Epithelkörper (Nebenschilddrüsen)* eine sehr wesentliche Rolle spielt. Diese Erkenntnis wurde zunächst durch die anatomische Beobachtung gewonnen, daß bei dieser Erkrankung Adenome der Epithelkörperchen gefunden wurden (ERDHEIM), und durch die Wirkung der Operation, daß nach Entfernung der Adenome die Knochenentkalkung aufhörte und wieder eine Festigung des Knochengewebes eintrat. Diese zuerst von MANDL gefundene Tatsache ist jetzt durch eine größere Reihe operierter Fälle bestätigt worden. Infolge der Knochenentkalkung ist der Kalkspiegel des Blutes bis auf das Doppelte der Norm erhöht.

In Übereinstimmung hiermit steht die experimentelle Beobachtung, daß durch übermäßige Zufuhr des Inkrets der Epithelkörperchen (Parathormon) bei Ratten und Meerschweinchen eine Entkalkung der Knochen mit Bildung von Spontanfrakturen, Erhöhung des Blutkalkspiegels und Auftreten von Kalkmetastasen in verschiedenen inneren Organen herbeigeführt werden kann.

In einem selbst beobachteten, von HOFF veröffentlichten Fall, der schwerste Knochenentkalkung aufwies und durch ausgedehnte Kalkmetastasen in der Haut und den Arterienwandungen trotz jugendlichen Alters ausgezeichnet war, wurde bei der Autopsie neben einer gleichmäßigen Hypertrophie sämtlicher Epithelkörperchen ein basophiles Adenom der Hypophyse festgestellt; wahrscheinlich ist dies in ursächlichen Zusammenhang mit der Hypertrophie der Epithelkörperchen zu bringen und ihm sogar eine übergeordnete Bedeutung beizumessen, indem es zu vermehrter Abscheidung von parathyreotropem Hormon geführt hat.

Pathologische Anatomie. Die Knochenbälkchen werden durch Osteoclasten abgebaut und entkalkt. An diesen Stellen wird das normale Knochenmark durch fibröses Gewebe ersetzt. Innerhalb desselben können zellreiche Granulationsgeschwülste sich bilden, die histologisch einen sarkomähnlichen Aufbau zeigen und häufig durch Beimengung von Blutpigment eine braune Färbung aufweisen. Sie werden als braune Riesenzellentumoren bezeichnet und haben im Gegensatz zu den echten Sarkomen keinen bösartigen Charakter. Durch Gewebszerfall und Verflüssigung können cystenähnliche Hohlräume entstehen. Die spongiöse Knochensubstanz ist an diesen Stellen vollständig zerstört. Die darüber befindliche Corticalis ist oft hochgradig verdünnt.

Klinische Symptome. An den Stellen, an welchen diese Knochenveränderungen vor sich gehen, werden oft ziehende Schmerzen geäußert, die häufig lange irrtümlich als Rheumatismus gedeutet werden, bis eine Verbiegung oder ein Bruch des verdünnten Knochens oder eine schon vorher gemachte Röntgenaufnahme die schwere Knochenerkrankung aufdeckt. Am häufigsten werden die langen Röhrenknochen der Gliedmaßen ergriffen. Es können aber auch die Knochen des Rumpfes (Becken, Schlüsselbeine usw.) sowie die Fingerknochen befallen werden.

Das *Röntgenbild* zeigt an Stelle der cystenartigen Entkalkungen des Knochens umschriebene Aufhellungen von rundlicher oder ovalärer Form, die zum Teil einheitlich gestaltet sind, zum Teil eine felderartige wabige Struktur mit zwischengelagerten Septen erkennen lassen (vgl. Abb. 20). Bei der generalisierten Form erscheinen die Knochenschatten allgemein hochgradig rarefiziert, von zahlreichen teils feinen, teils gröberen Aufhellungen völlig durchsetzt. An manchen Stellen treten örtlich begrenzte Schattenlücken auf. An diesen erfolgen vorzugsweise die Frakturen.

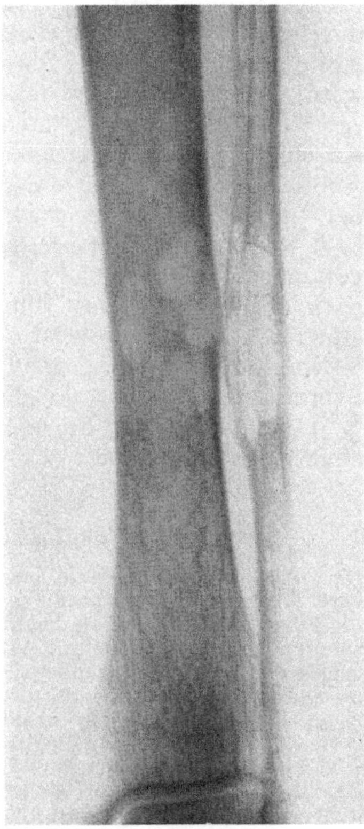

Abb. 20. Ostitis fibrosa cystica.

Der Blutkalkspiegel, welcher normalerweise 9—11 mg-% beträgt, wird bei der generalisierten Form der Ostitis fibrosa über 12 mg-% bis auf 15—25 mg-% erhöht gefunden. Dementsprechend steigt auch die tägliche Kalkausfuhr durch den Urin von den normalen Werten von 100—200 mg auf etwa 400 mg. Infolge der Hypercalcämie wird eine herabgesetzte elektrische Erregbarkeit der Muskeln und dementsprechend eine auffällige Muskelschwäche gefunden.

Der Gehalt des Blutes an anorganischem Phosphor, welcher etwa 3 mg-% (bei Säuglingen bis 5 mg-%) beträgt, ist bei der Ostitis fibrosa in der Regel unter 2 mg-% erniedrigt, doch sind bisweilen, namentlich kurz vor dem Tode, auch erhöhte Werte gefunden worden.

Klinisch ist ein Adenom oder Hypertrophie eines oder mehrerer Epithelkörperchen wegen der versteckten Lage derselben an der Hinterfläche der Schilddrüse nur selten ohne weiteres nachweisbar. Besonders große Tumoren, die in Ausnahmefällen bis Taubeneigröße erreichen können, sind an der Seite des Halses unterhalb des Kehlkopfes zu tasten. Die Geschwülste können auch an anderer Stelle, so hinter der Luftröhre in verschiedener Höhe, auch substernal bis zur Bifurkation herab, liegen und dadurch dem Nachweis durch Palpation völlig entzogen sein.

Der *Verlauf* ist bei der generalisierten Form meist langsam fortschreitend. Außer der zunehmenden Verbildung des Skelets entwickelt sich in vorgerückten Stadien oft eine hochgradige Kachexie, die zum Tode führt, wenn keine andere Erkrankung das Leben vorzeitig beendet oder andererseits eine Operation Rettung bringt.

Nicht selten werden gleichzeitig Erkrankungen der Nieren angetroffen, in denen sowohl sekundäre Steinbildung infolge der vermehrten Kalkausscheidung als auch davon unabhängige Schädigungen der Glomerulusfunktion (Konzentrationsschwäche und N-Retention) vorkommen. In manchen Fällen ist auch Tod durch Urämie beobachtet.

Neuerdings ist auf Grund der Tatsache, daß nach experimenteller Nierenschädigung, z. B. durch Blei und Urannitrat eine Hypertrophie der Epithelkörperchen und eine Knochenentkalkung mit Bildung von fibrösem Knochenmark beobachtet wird (EGER), die Frage aufgeworfen, ob die bei der Ostitis fibrosa gefundenen Nierenveränderungen vielleicht auch ursächlich eine Rolle bei dieser Erkrankung spielen.

Behandlung. Die *Behandlung* besteht in Entfernung der Epithelkörpertumoren. Sie ist auf Grund der vorliegenden günstigen operativen Ergebnisse auch dann vorzunehmen, wenn keine Geschwulst am Halse fühlbar ist. Nach der Entfernung tritt eine Kalkzunahme der Knochen ein, die am deutlichsten durch das Röntgenbild festzustellen ist. Blutkalk- und Phosphorwerte pflegen zur Norm zurückzukehren. Bereits vorhandene Formveränderungen der Knochen werden hierdurch nicht beseitigt. Vielmehr tritt nur eine Zunahme der Knochensubstanz an den umgestalteten Knochen ein. In einigen Fällen ist durch Entfernung einzelner Epithelkörperchen ein vorübergehender Unterfunktionszustand bewirkt worden, der sich in einer Senkung des Blutkalkspiegels und in den Symptomen der Tetanie, Krämpfen usw., äußerte. Diese Erscheinungen gingen aber meist bald wieder vorüber; sie sind durch Verabfolgung des aus dem Ergosterin gewonnenen Calcinosefaktors A.T. 10 (HOLTZ) in einer Dosierung, welche sich nach der Senkung des Blutkalkspiegels richtet, zu bekämpfen. Wenn eine Operation verweigert wird oder erfolglos verlaufen ist, kommt eine Röntgenbestrahlung der Halsgegend, in der die Epithelkörperchen liegen, sowie des oberen Mediastinums, in dem sie gelegentlich auch vorkommen können, in Betracht; doch sind deren Erfolge ungewiß und reichen nicht an die Wirkung einer Operation heran.

6. Osteofibrosis deformans juvenilis (ÜHLINGER).

Von der generalisierten Form der Ostitis fibrosa (RECKLINGHAUSEN) ist eine örtlich beschränkte Knochenerkrankung mit fibröser Umwandlung des Knochenmarks zu trennen, die schon in der Kindheit beginnt, in Schüben verläuft und im Nachpubertätsalter zum spontanen Stillstand kommt. Diese als *polyostotische fibröse Dysplasie* oder *Osteofibrosis deformans juvenilis* bezeichnete Erkrankung ist auf eine fehlerhafte Skeletentwicklung mit mangelhafter Differenzierung des Knochenmarks in fibröses Mark und Faserknochen zurückzuführen, welche oft strahlenartig aneinander gereihte Knochen betrifft und vorherrschend einseitig oder eingliedrig zur Entwicklung kommt. Bevorzugt befallen werden die langen Röhrenknochen und die zugeordneten Abschnitte der Schulter- und Beckengürtel. Am häufigsten erkranken Becken, Femur und Tibia. Besonders charakteristisch ist eine hirtenstabartige Verkrümmung des Femurs. Hierbei besteht keine Mineralstoffwechselstörung. Calcium- und Phosphorwerte im Serum sind normal oder leicht erhöht. Die Epithelkörperchen sind intakt.

Die röntgenologischen Merkmale bestehen in starker Ausweitung, Verbiegung und Verschmälerung der Compacta der langen Röhrenknochen und in einer fibrocystischen Umwandlung der platten Knochen. Oft finden sich statische Verbiegungen und Spontanfrakturen insbesondere des Schenkelhalses und Trochantergebietes.

Auffallenderweise ist mehrfach eine Vergesellschaftung der Knochenerkrankung mit großen Pigmentflecken der Haut und das Auftreten einer geschlechtlichen Frühreife beim weiblichen Geschlecht beobachtet worden.

7. *Ostitis* deformans (PAGET).

Von der Ostitis fibrosa (RECKLINGHAUSEN) völlig verschieden ist die früher oft für wesensgleich gehaltene *Ostitis deformans,* die 1877 von PAGET beschrieben ist. Sie besteht in einer unregelmäßigen Umbildung des Knochengewebes, welches zunächst einzelne Knochen befällt und sodann oft ausgedehnte Teile des Skelets ergreift. Es handelt sich hierbei um eine Mischung von Abbau- und Umbauprozessen, die zur Bildung eines ganz unregelmäßig gestalteten schwammähnlichen Gewebes führen.

Innersekretorische Störungen sind hierbei nicht erwiesen. Insbesondere sind keine Veränderungen der Epithelkörperchen gefunden worden.

Von SCHNEIDER und WIDMANN wird die Ursache der Erkrankung in einer Störung im Vitamin A-Umsatz vermutet, da sie einen verminderten Vitamin-A-Spiegel bei erhöhten Kalkwerten im Blut feststellen. Sonst ist der Blutkalkspiegel im Gegensatz zu dem Verhalten bei der Ostitis fibrosa generalisata in der Regel unverändert gefunden worden.

Die Erkrankung tritt in höheren Lebensaltern in den vierziger bis fünfziger Jahren auf. Sie befällt häufiger Männer als Frauen. In einigen Fällen ist familiäres Vorkommen beobachtet worden.

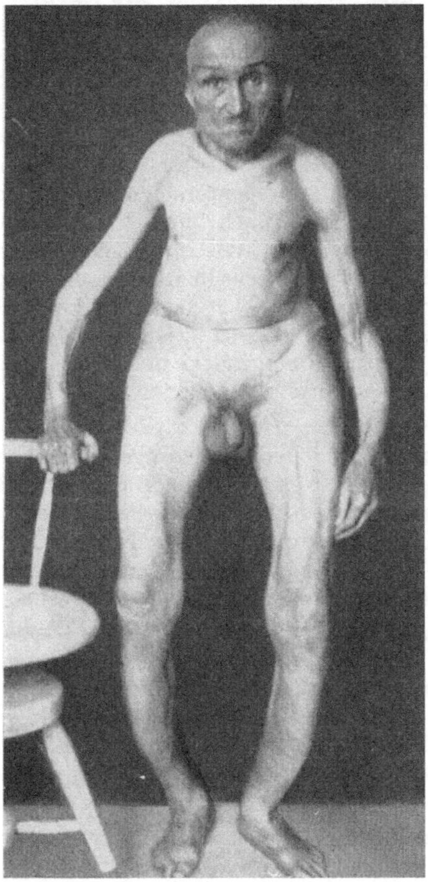

Abb. 21. PAGETsche Erkrankung.

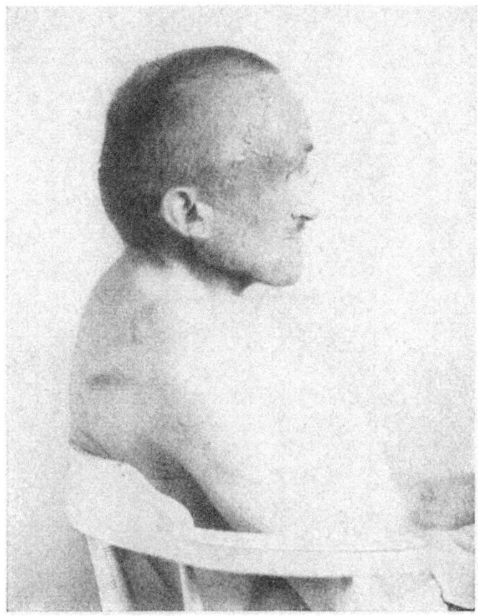

Abb. 22. PAGETsche Erkankung.

Von dem krankhaft veränderten Umbau ergriffen werden zuerst meist die Unterschenkelknochen, besonders die Tibia, dann die Schädelknochen, im weiteren Verlauf oft zahlreiche Röhrenknochen der Gliedmaßen und die Knochen des Rumpfes.

Die *histologischen Veränderungen* der erkrankten Knochenteile bestehen in einer Einschmelzung von Knochensubstanz und unregelmäßigem Anbau von mangelhaft verkalktem osteoidem Gewebe. Die kompakte Substanz ist verdickt, die Markhöhle des Knochens eingeengt. Der in verstärktem Maße neu gebildete Knochen ist wegen seines völlig ungeordneten Aufbaues und mangelnden Kalkgehaltes nicht tragfähig. Es kommt daher zu unregelmäßigen Verbiegungen der Knochen; auch können Spontanfrakturen entstehen. In manchen Fällen tritt in dem so veränderten Knochengewebe eine maligne Entartung ein und es entwickelt sich ein Knochensarkom, das zu Metastasen führen kann.

Klinische Symptome. Auch bei dieser Veränderung der Knochensubstanz entstehen oft Schmerzen, die für Rheumatismus gehalten werden. Die Aufmerksamkeit auf das Vorliegen einer Knochenerkrankung wird dadurch geweckt, daß meist zuerst Auftreibungen und Verbiegungen der Schienbeine entstehen, die nach vorn und außen gerichtet sind (vgl. Abb. 21). Ferner wird oft eine Umfangszunahme des Kopfes, die durch eine Verdickung der Schädelknochen entsteht, daran bemerkt, daß die Hüte zu eng werden. Innerhalb einiger Jahre kann die Kopfweite um mehrere cm zunehmen. Gleichzeitig tritt auch eine Veränderung der Schädelbildung auf, indem Stirn- und Scheitelbeine sich vorwölben und die Augenbrauenhöcker und Jochbogen stärker hervortreten. Der Gesichtsteil des Kopfes bleibt dagegen unverändert und tritt gegenüber dem unförmig verdickten Schädel zurück (vgl. Abb. 24).

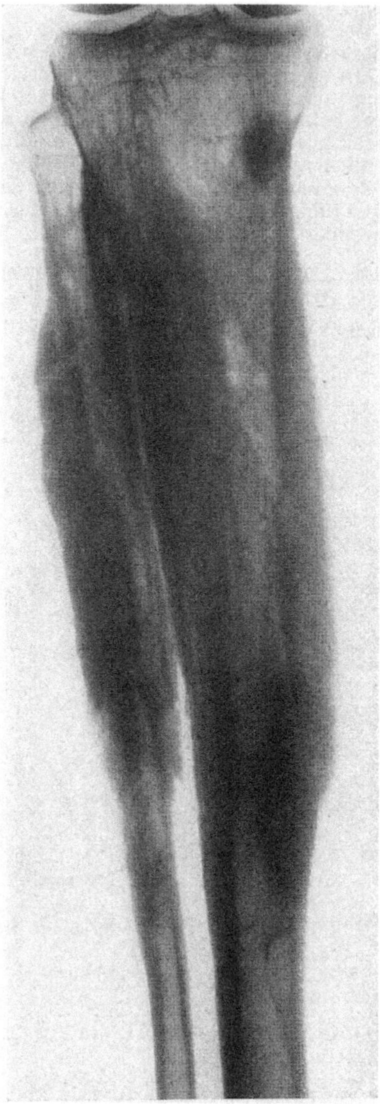

Abb. 23. Ostitis deformans (PAGET).

Durch Knochenverdickungen an der Schädelbasis können die Knochenkanäle der austretenden Nerven verengt werden und infolge Kompression der Nerven Lähmungen und Reizsymptome, unter anderem auch Seh- und Hörstörungen, auftreten.

Indem die Erkrankung auch die Wirbelsäule befällt, entsteht an dieser eine kyphotische Verkrümmung und Verkürzung ähnlich wie bei den entsprechenden Altersveränderungen. Durch Druck der austretenden Nerven können heftige ausstrahlende Schmerzen hervorgerufen werden.

Das *Röntgenbild* zeigt stark verbreiterte Knochenschatten, in denen Aufhellungen und wolkige Trübungen in unregelmäßiger Weise und meist ohne scharfe Abgrenzung miteinander abwechseln und ein schwammähnliches Aussehen hervorrufen. Die Corticalis ist meist erheblich, und zwar in unregelmäßiger Weise verdickt, manchmal aber auch an einzelnen Stellen verdünnt und gegenüber der Spongiosa nicht deutlich abgesetzt (vgl. Abb. 23). Infolge Mitbeteiligung des Periosts am Wucherungsprozeß ist die Oberfläche des Knochens unregelmäßig wellig gestaltet. Nur an den Schädelknochen pflegt die Oberfläche glatt zu sein. Die Schädelkapsel ist verdickt und zeigt infolge des Wechsels von osteoporotischen und osteosklerotischen Prozessen ein unscharfes wolkiges Aussehen (vgl. Abb. 24). Unter den starken Verkrümmungen der

Gliedmaßen fällt die gewöhnlich am ehesten auftretende säbelscheidenförmige Verkrümmung der Tibia besonders auf.

Der *Verlauf* der Erkrankung ist in der Regel langsam fortschreitend. Mitunter tritt aber auch ein lang dauernder Stillstand ein. Der Tod wird nicht durch die Knochenerkrankung, sondern durch arteriosklerotische Altersveränderungen oder andere Erkrankungen herbeigeführt.

Eine wirksame *Behandlung* der Erkrankung ist nicht bekannt.

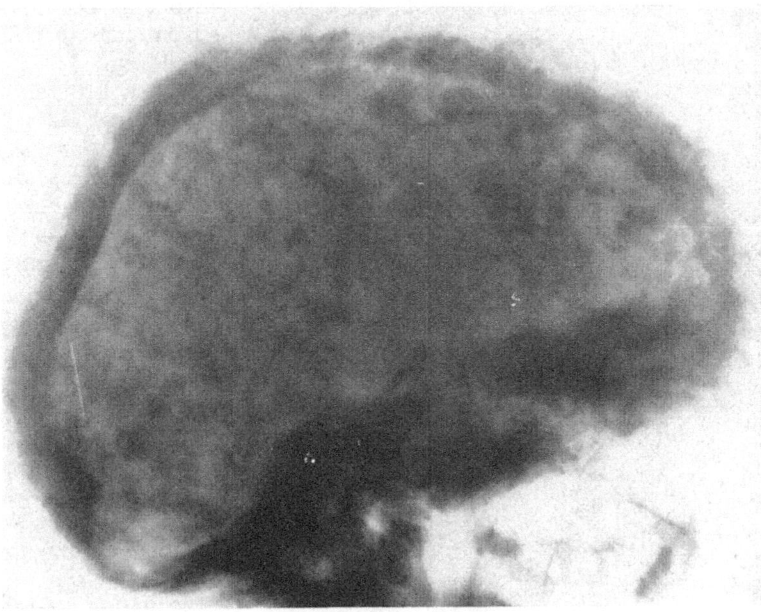

Abb. 24. Schädel bei Ostitis deformans (PAGET).

8. Osteosklerose.

Eine *Osteosklerose,* welche durch endostale, zum Teil auch periostale Knochenneubildung zustande kommt und in einer Verdickung der Corticalis und spongiösen Knochensubstanz besteht, kommt teils örtlich, teils in ganz diffuser Verbreitung vor. Zum Teil ist sie als reaktive Folgeerscheinung auf bekannte Ursachen aufzufassen, in anderen Fällen ist ihre Entstehung aber noch ungeklärt.

Lokale Osteosklerose wird bei Osteomyelitis, Lues usw., außerdem aber auch als scheinbar idiopathische Erkrankung am Schädel (Hyperostosis cranii, Craniosclerosis, Leontiasis) beobachtet.

Von praktischer Bedeutung ist besonders die schon von MORGAGNI beschriebene *Hyperostosis cranii interna,* bei welcher beetartige oder höckerige knöcherne Auflagerungen auf der Tabula interna im Bereiche des Stirn- oder Scheitelbeins bestehen. Hierdurch werden oft dauernde Kopfschmerzen, Schwindel, mitunter auch Krämpfe und flüchtige Hemiparesen, auch psychische Störungen hervorgerufen. Die Krankheit kommt am häufigsten bei Frauen vor. Oft ist gleichzeitig Fettsucht vorhanden.

In *allgemeiner Verbreitung* kommt die *Osteosklerose* als sekundärer Vorgang bei diffuser Durchsetzung des Knochenmarks mit Carcinommetastasen vor, die am häufigsten bei einem Krebs der Prostata, ferner auch der Mamma, des Magens usw. eintritt, selten bei primärem Sarkom sowie bei Blutkrankheiten (Leukämie, Lymphogranulomatose usw.). Auch bei Phosphorvergiftung kann eine Knochenverdickung entstehen; hier handelt es sich meist um periostale Knochenwucherungen und eine zentrale Nekrose. Bei intermittierender Phosphordarreichung an Kinder können durch enchondrale Ossifikation Jahresringen ähnliche Verdichtungszonen im wachsenden Knochen entstehen. Ähnliche Verdichtungszonen an den Metaphysen sind ferner bei Bleivergiftung im jugendlichen Alter beobachtet. Bei Kryolitharbeitern ist eine eigenartige diffuse sklerotische Veränderung der Knochen, ferner auch von Bändern und Muskelansätzen beschrieben, die auf Niederschläge von Calciumfluorid zurückgeführt wird. Bei der Akromegalie tritt eine gewisse Verdickung des gesamten Knochensystems mit Bevorzugung besonderer Teile ein.

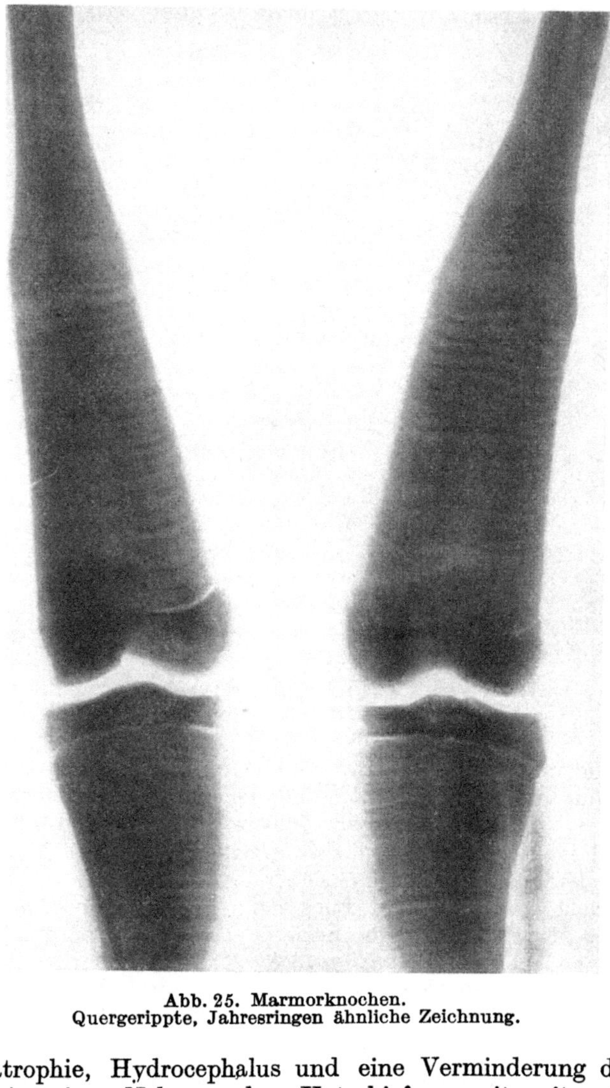

Abb. 25. Marmorknochen. Quergerippte, Jahresringen ähnliche Zeichnung.

Ihrer Entstehung nach noch ungeklärt ist die seltene, in diffuser Weise das ganze Skelet durchsetzende Osteosklerose, welche im Röntgenbild von ALBERS SCHÖNBERG als

9. Marmorknochenkrankheit

beschrieben worden ist. Sie ist vereinzelt schon bei neugeborenen Kindern, in einer etwas größeren, aber auch spärlichen Anzahl von Fällen bei jugendlichen und erwachsenen Personen beobachtet worden. In einigen Fällen ist familiäres Auftreten beobachtet. Mehrfach war Blutsverwandtschaft der Eltern vorhanden. Von klinischen Symptomen ist die Neigung zu Knochenfrakturen, in vielen Fällen eine hochgradige Blutarmut *(osteosklerotische Anämie)* mit Auftreten von Erythroblasten und Myelocyten, in einigen Fällen eine Sehnervenatrophie, Hydrocephalus und eine Verminderung des Längenwachstums sowie eine Nekrose des Unterkiefers mit eiternden Fisteln zu nennen.

Das *Röntgenbild* zeigt in allen Skeletteilen eine tiefe gleichmäßige Verschattung, die nur wenig oder gar keine Struktur und an einigen Stellen enge Markräume erkennen läßt. Unter den wenigen Einzelheiten der gerade durch ihre Gleichmäßigkeit ausgezeichnete Röntgenbilder sind an den wachsenden Knochen jugendlicher Fälle besonders dichte Schattenbänder an den den Epiphysen benachbarten keulenförmig aufgetriebenen Metaphysen und in gewissen Abständen davon außerdem parallel verlaufende, schichtweise angeordnete Querstreifen in verschiedenen Röhrenknochen (vgl. Abb. 25), ferner eine zirkuläre konzentrische Schichtung in einigen Fußwurzelknochen zu erwähnen. Die infolge des Elastizitätsverlustes des ganz verkalkten Knochens eintretenden Frakturen sind ausgesprochene Querbrüche.

Hiervon zu unterscheiden ist eine bei schwer anämischen Zuständen verschiedener Art meist im Alter auftretende, oft mit einem Milztumor einhergehende *osteosklerotische Anämie* (Typ Heuck-Assmann), bei welcher die Veränderungen am Knochen als sekundäre oder denen des Knochenmarks koordinierte Vorgänge aufzufassen sind. Im Gegensatz zu der Marmorkrankheit fehlen hier die dort im Röntgenbilde sichtbaren keulenförmigen Auftreibungen der Metaphysen der Röhrenknochen und Verdickungen der Processus clinoidei sowie dadurch hervorgerufene Sehstörungen.

10. Osteopoikilie.

In umschriebener Anordnung findet sich eine Knochenverdickung in Gestalt kompakter Knocheninseln, die in das normal strukturierte Knochengerüst eingefügt sind, bei einer auch von Albers Schönberg beschriebenen Knochenanomalie, die als Osteopoikilie bezeichnet wird. Sie ist ohne praktische Bedeutung.

Bei einer zuerst von Leri als

11. Melorheostose

beschriebenen osteosklerotischen Entwicklungsstörung betrifft die Knochenverdichtung lediglich ein streifenförmiges Gebiet, das in der Hauptachse nur eines Gliedes verläuft und mitunter mit einer Verlängerung der sklerosierten Teile, z. B. einzelner Finger, einhergeht. Die verdichteten Partien treten im Röntgenbild als intensive Schattenstreifen hervor, welche die sonst normalen Knochen durchziehen.

12. Periostitis hyperplastica (Osteoarthropathie hypertrophiante Pierre Marie).

Eine besondere Form der periostalen Neubildung, verbunden mit eigenartiger Weichteilverdickung der Endglieder der Phalangen *(Trommelschlegelfinger und -zehen)* und uhrglasförmiger Verbiegung der Nägel, kommt bei meist angeborenen Herzfehlern mit chronischer Stauung und bei eitrigen Prozessen, Tumoren usw. vor, von denen man annimmt, daß sie zur Resorption von Stoffen Anlaß geben, welche einen Reiz für die Knochenneubildung verursachen. Die Trommelschlegelfinger können auch einseitig infolge venöser Stauung, z. B. infolge Kompression durch ein Aneurysma aortae, auftreten.

Im *Röntgenbild* sind an den Endphalangen trotz starker Weichteilverdickung gewöhnlich normale Knochenkonturen vorhanden. Nur selten wurde eine pilzförmige oder blumenkohlartige Auftreibung der äußersten Knochenenden beobachtet. In manchen Fällen sind mit den Trommelschlegelfingern periostale Knochenanlagerungen an den Diaphysen der langen Röhrenknochen verbunden, die im Röntgenbild als schmale Begleitsäume erscheinen und besonders deutlich an den Unterschenkeln und Unterarmknochen hervortreten.

Ähnliche periostale Auflagerungen an den Diaphysen der Röhrenknochen und mitunter auch am Unterkiefer kommen ferner bei *Perlmutterdrechslern* vor, die einige Zeit nach Aufnahme dieser Arbeit von heftigen Knochenschmerzen, mitunter unter leichten Fiebererscheinungen, befallen werden. Später kann sich eine Osteosklerose entwickeln.

Akromegaloide Ostose.

Eine andere eigenartige Form einer periostalen Knochenverdickung, die gleichzeitig mit Weichteilverdickungen vorwiegend an den distalen Enden der Gliedmaßen einhergeht und somit eine gewisse Ähnlichkeit mit akromegalen Symptomen aufweist, kommt als seltenes erbliches Leiden vor und ist bisher nur bei männlichen Personen beobachtet worden. Die Weichteilverdickungen betreffen nicht nur die tatzenartigen Hände und Füße, sowie Unterarme und Unterschenkel, sondern auch die Haut des Gesichtes und des behaarten Kopfes, die sich in große Falten legen läßt (Cutis verticis gyrata).

Das Röntgenbild zeigt verdickte Knochenschatten an den distalen Gliedmaßen, die durch periostale Knochenapposition entstanden sind.

Zum Unterschied von der echten Akromegalie ist keine Erweiterung der Sella nachzuweisen. Jedoch wurde bei der Autopsie eines selbst beobachteten Falles zwar kein Adenom, aber eine Hypertrophie des Hypophysenvorderlappens mit einer erheblichen Vermehrung der Eosinophilen und Hauptzellen gefunden, so daß auch hier eine hypophysäre, aber von der echten Akromegalie abweichende Genese wahrscheinlich ist.

13. Neurofibromatose.

Bei der als RECKLINGHAUSENsche Krankheit bezeichneten *Neurofibromatose* kommen nicht selten Veränderungen im Skelet vor, die auf eine gleichzeitig sowohl am Nerven- als auch am Knochensystem einwirkende Störung der Erbanlage bezogen werden. So werden Verbildungen der Wirbelsäule, Kyphosen, Skoliosen, osteomalacieähnliche Bilder, periostale Cysten und auffällige mit verstärktem oder vermindertem Längenwachstum einzelner Knochen oder ganzer Gliedmaßen einhergehende Mißbildungen beobachtet.

C. Entzündliche Knochenerkrankungen.

Entzündungen am Knochen können sowohl von der Knochenhaut (Periost) als vom Knochenmark ausgehen und sich auf beide Teile erstrecken.

Bei einer *Periostitis* bildet sich eine Auftreibung des Knochens, über welcher die Haut oft hyperämisch und ödematös geschwollen ist. Es besteht meist eine sehr starke Druckempfindlichkeit. Bisweilen sind auch Temperatursteigerungen vorhanden.

Bei *Entzündungen des Knochenmarks* bilden sich in diesem Leukocytenansammlungen, die zur Abscedierung führen können. Im Bereich der Entzündung wird der Knochen nekrotisch und zum Teil eingeschmolzen, teils sequestriert. Je nach der Art des entzündlichen Prozesses ist höheres oder geringeres Fieber vorhanden.

Im Anschluß an Entzündungen des Periosts und des Knochenmarks treten periostale oder endostale Knochenwucherungen auf, die zu einer erheblichen Verdickung des Knochens (Osteosklerose), mitunter zur Bildung einer gleichmäßig dichten Knochenmasse (Eburnisation) Anlaß geben.

Diese entzündlichen Veränderungen des Knochens kommen aus sehr verschiedenen Ursachen zustande. Sie können sich in der Nachbarschaft eines Entzündungsherdes, z. B. am Kiefer in der Umgebung einer Zahneiterung, entwickeln oder metastatisch durch Einschleppung von Krankheitserregern auf dem Blutweg entstehen.

1. Osteomyelitis durch Eitererreger.

Die Entzündungen des Knochens, namentlich die des Marks *(Osteomyelitis)* betreffen vorwiegend chirurgisches Gebiet, da sie bisher meist ein operatives Eingreifen erforderten; jetzt kann dies allerdings häufig durch Penicillinbehandlung vermieden werden. Ihre Kenntnis ist auch für den inneren Arzt von Wichtigkeit, zumal sie nicht selten im Verlauf einer septischen Allgemeinerkrankung eintreten. Die durch die bekannten Eitererreger (Staphylokokken, Streptokokken, Pneumokokken usw.) hervorgerufene Osteomyelitis, welche vornehmlich in den Diaphysen bei jugendlichen Personen vor Abschluß des Wachstums auftritt, zeichnet sich meist durch starke Schmerzhaftigkeit, deutliche Wucherung des Periosts und erhebliche Schwellung und Rötung der Haut über dem erkrankten Gebiet und hohes Fieber aus.

2. Knochenerkrankungen bei Typhus und BANGscher Krankheit.

Milder pflegen dagegen die durch den Typhusbacillus hervorgerufenen entzündlichen Knochenerkrankungen zu verlaufen. Es kommen im Anschluß an den Typhus abdominalis sowohl Entzündungen und Wucherungen des Periosts vor, die am häufigsten an der Tibia sowie an Rippen und Sternum auftreten, als auch Erkrankungen des Knochenmarks, die dieselben Knochen und auch häufig die Wirbelsäule betreffen. Sie rufen oft Knochenschmerzen hervor. Durch Knocheneinschmelzung entstehen im Röntgenbild kenntliche umschriebene Aufhellungen des Knochenschattens, später infolge reaktiver Knochenwucherung Verdichtungen desselben (vgl. Abb. 26). An der Wirbelsäule wird außer den Knochenherden eine Verschmälerung der Zwischenwirbelspalten und Bildung knöcherner Spangen, welche die einzelnen Wirbel seitlich miteinander verbinden, sowie von Blockwirbeln beobachtet. Klinisch bedeutungsvoll ist die oft lange Latenz des Prozesses, die mehrere Jahre betragen kann, so daß der Zusammenhang mit der lange vorangegangenen Typhuserkrankung häufig nicht von vornherein erkannt wird.

Ähnliche Veränderungen der Knochen kommen selten auch bei der BANGschen Krankheit vor.

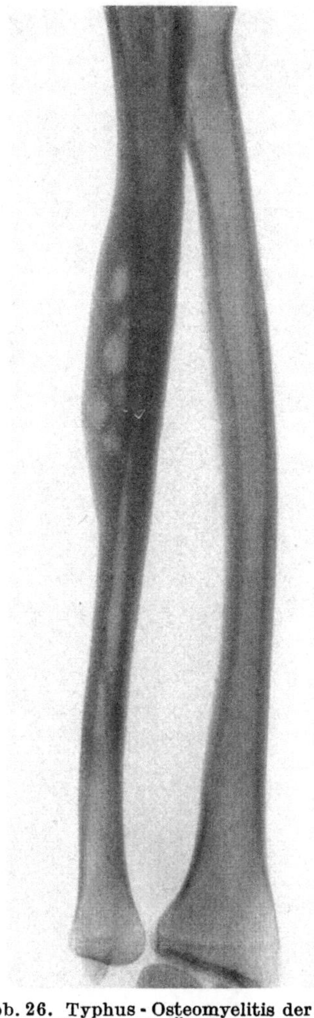

Abb. 26. Typhus-Osteomyelitis der Ulna. 1 Jahr nach Überstehen des Typhus aufgetreten.

3. Knochenlues.

Bei der *Lues* spielen Erkrankungen der Knochen eine erhebliche Rolle. Sie werden weit häufiger bei unkultivierten Völkern als in den heutigen Kulturländern beobachtet; vielleicht ist dies auf Verschiedenheit der Behandlung zurückzuführen. Sie kommen in allen Stadien der Erkrankung vor.

Bei der *kongenitalen Lues* ist zunächst die Osteochondritis der Feten und Neugeborenen zu nennen, bei welcher die normalerweise zarte gradlinige rein weiße Verkalkungszone eine zackige verbreiterte gelbweiße Linie darstellt, die von der Epiphyse durch eine weiche Granulationsmasse abgegrenzt ist. An dieser Stelle auftretende Verschiebungen des distalen Teils gegenüber dem Schaft bilden die Ursache der PARROTschen Pseudoparalyse.

Weiter tritt die kongenitale Knochenlues des Kindesalters in Form einer Periostitis auf, bei welcher das Periost der langen Röhrenknochen, namentlich der Tibien, in beiderseits symmetrischer Weise auf längere Strecken ziemlich gleichmäßig wuchert und Knochengewebe bildet. Im Röntgenbild erscheint die Diaphyse von parallel verlaufenden Streifen begleitet. Seltener ist eine kongenitale Osteomyelitis luica, die besonders an den Grund- und Mittelphalangen der Hände und Füße Knochenverdickungen hervorruft.

Eine im späteren Jugendalter auftretende sog. *Lues congenita tarda* führt zu Verdickungen und Verbiegungen, zum Teil auch Verlängerungen der langen Röhrenknochen, am häufigsten zu typischen säbelscheidenartigen Verkrümmungen der Schienbeine.

Bei der *erworbenen Lues* kommen Knochenerkrankungen sowohl im sekundären als im tertiären Stadium vor.

Bei der *sekundären Knochenlues* handelt es sich meist um Entzündungen der Knochenhaut, welche schmerzhafte Schwellungen und derbe hyperämische Infiltration hervorrufen.

Im *tertiären Stadium* treten umschriebene Gummiknoten im Knochen auf, die im Inneren zerfallen und Fluktuation zeigen; nach erfolgter Resorption wird die Haut über dem entstandenen grubigen Knochendefekt narbig zusammengezogen. Außerdem entwickeln sich im Tertiärstadium der Lues durch endostale und periostale Wucherungen erhebliche Knochenverdickungen (Osteosklerose) (vgl. Abb. 27). Als charakteristisch für Lues werden die nächtlich auftretenden Knochenschmerzen (Dolores osteocopi) angegeben. Die tertiären luischen Veränderungen können in allen Teilen des Skelets auftreten. Besonders häufig werden die Schädelknochen befallen.

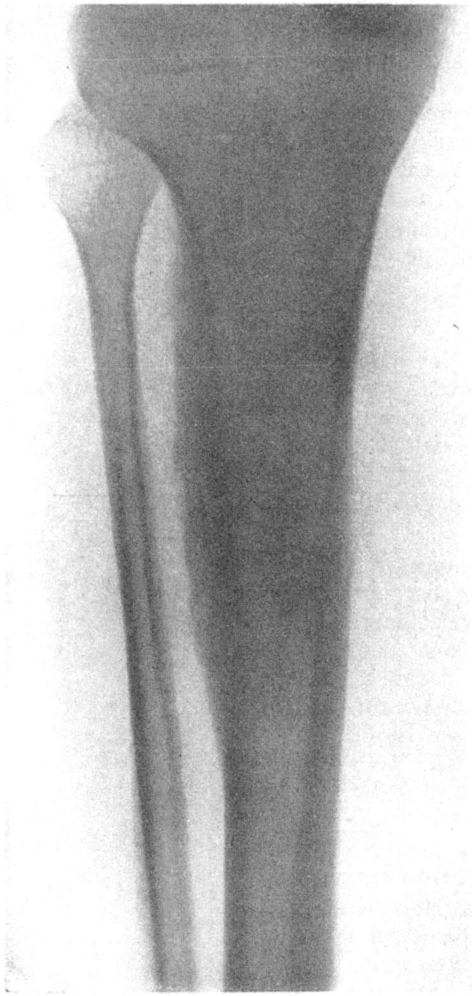

Abb. 27. Periostitis luica der Tibia bei Lues acquisita.

Unter einer antiluischen *Behandlung* mit Salvarsan, Quecksilber oder Wismut bilden sich die luischen Knochenveränderungen oft überraschend schnell zurück. Die Knochengummata werden auch nach innerlichen Gaben von Jodkali (10,0 auf 150 mehrmals täglich 1 Eßlöffel) oft in kurzer Zeit, sogar innerhalb weniger Tage, resorbiert.

4. Knochentuberkulose.

Die *Knochentuberkulose* tritt am häufigsten in Gestalt umschriebener Zerstörungsherde auf, die vorwiegend in den Epiphysen der Knochen gelegen sind. Von diesen geht oft eine sekundäre Gelenktuberkulose aus. Sie erscheinen im Röntgenbild als umschriebene Aufhellungen, innerhalb derer oft ein Knochensequester erkennbar ist (vgl. Abb. 28). Das Knochengewebe der Umgebung zeigt häufig eine Atrophie; dagegen neigt es nicht wie bei der Lues zu einer Sklerose. Periostale Veränderungen kommen bei der Tuberkulose selten vor, verhältnismäßig am meisten noch bei der im Kindesalter auftretenden Spina ventosa der Fingerknochen. Häufig gehen von tuberkulösen Knochenherden Abscesse aus, die sich entlang den anatomisch gegebenen Bahnen weithin verbreiten können und meist der Schwere entsprechend sich abwärts senken. So können von einer Caries der Wirbelsäule ausgehende Senkungsabscesse sich oft auf und entlang dem Musculus psoas zur Leistengegend hin entwickeln. Die Haut zeigt über diesen sog. kalten Abscessen keine oder nur geringe Rötung.

Eine besondere Form multipler tuberkulöser Knochenherde, die vorwiegend in den distalen Knochen, namentlich in den Phalangen lokalisiert sind und nur wenig auffällige örtliche Krankheitserscheinungen verursachen, findet sich bei einer eigenartigen torpide verlaufenden Form der Tuberkulose. Dabei treten oft auch an anderen Organen ähnliche tuberkulöse Herde, die durch ihr blandes Verhalten und histologisch durch eine großzellige Hyperplasie des Granulationsgewebes ausgezeichnet sind (MYLIUS, SCHÜRMANN), so an der Haut (Lupus pernio Besnier, Boeck), in Milz, Leber, Lungen usw. in hämatogener Verbreitung auf. Im Röntgenbild erscheinen die multiplen Knochenherde als umschriebene kreisrunde Aufhellungen und sind danach auf Grund dieser Erscheinungen von JÜNGLING als *Ostitis tuberculosa multiplex cystoides* beschrieben worden.

Die *Behandlung* der Knochentuberkulose und davon ausgehender Abscesse gilt als chirurgisches Gebiet. In erster Linie kommen jedoch vor operativen Maßnahmen konservative Behandlungsmethoden, namentlich Bestrahlungen mit natürlicher oder künstlicher Höhensonne, in Betracht. Diese können bei entsprechend langer Ausdehnung zu guten Erfolgen führen.

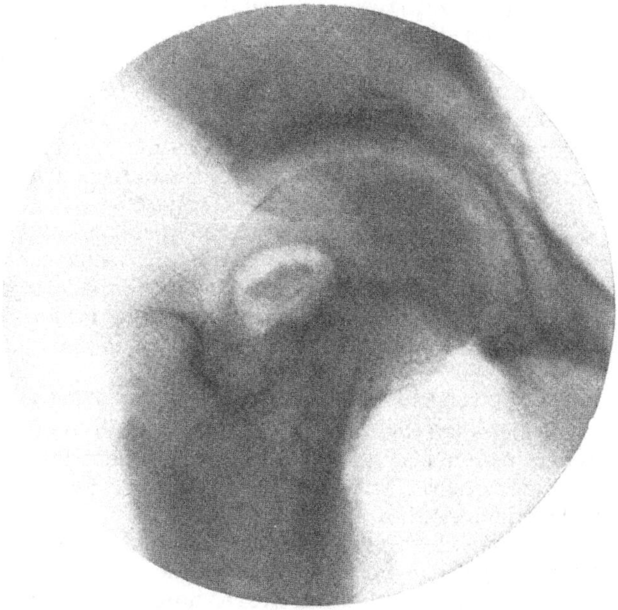

Abb. 28. Tuberkulöser Einschmelzungsherd mit zentralem Sequester im Femurkopf (Operation).

5. Knochenerkrankungen bei Lymphogranulomatose, Lepra, Aktinomykose.

Die *Lymphogranulomatose* setzt nicht selten aus spezifischem Granulationsgewebe bestehende Herde in den Knochen, die im Röntgenbild als rundliche unscharf begrenzte Aufhellungen erkannt werden. Durch Zerstörung von Wirbelkörpern kann eine Kompression des Rückenmarks und dadurch eine Querschnittsunterbrechung desselben bewirkt werden.

Bei *Lepra* kommen sowohl Knochenleprome als eine ossifizierende Periostitis vor. Von diesen echt leprösen Veränderungen sind die Knochenzerstörungen bei Lepra nervosa zu unterscheiden, die nicht durch direkte Einwirkung von Leprabacillen auf den Knochen, sondern auf dem Weg über die Nervenschädigung zustande kommen.

Die *Aktinomykose* ruft lang dauernde fistelnde Knocheneiterungen hervor, die selten vom Knochen selbst, häufiger von den umgebenden Weichteilen ausgehen.

6. Knochenechinokokken.

Echinokokken können in seltenen Fällen im Knochen sich ansiedeln und hier hochgradige Zerstörungen hervorrufen, auch Knochenfrakturen herbeiführen. Das Röntgenbild zeigt umschriebene rundliche Aufhellungen innerhalb „aufgeblasener" Knochenkonturen oder in späteren Stadien ganz unregelmäßige, von Aufhellungen durchsetzte Schattenbildungen.

D. Knochenveränderungen bei Erkrankungen des Blutes

sind zum Teil bei deren Darstellung geschildert. Hier sei nur eine kurze Zusammenfassung gegeben. Bei *leukämischen Erkrankungen* des Kindesalters werden mitunter periostale und endostale Knochenwucherungen mit Ausgang in Sklerose beobachtet. Bei der Leukämie im Erwachsenenalter kommen derartige osteoplastische und andererseits auch den Knochen einschmelzende osteoklastische Veränderungen nur ausnahmsweise vor. Bei den seltenen osteosklerotischen Prozessen handelt es sich meist um aleukämische Myelosen mit nur geringer Leukocytenzahl, aber unreifen Markzellen, Myelocyten usw. in dem im übrigen anämischen Blutbild.

Die geschwulstartigen leukämischen Bildungen des *Chloroms* rufen örtliche Zerstörungen des Knochens hervor.

Die bei der *Marmorknochenkrankheit* (ALBERS-SCHÖNBERG) auftretenden Blutveränderungen (osteosklerotische Anämie) werden als Folge der Einschränkung des blutbildenden Marks durch die verdickte Knochensubstanz aufgefaßt (vgl. S. 474).

Bei der sog. *kindlichen Erythroblastenanämie* sind in seltenen Fällen eigenartige Veränderungen des Knochens beobachtet, bei denen das Röntgenbild auf der Tabula interna der Schädelkalotte senkrecht wie Igelstachel abstehende Striche als Ausdruck der vergröberten Trabekel zwischen den erweiterten Markräumen der Diploe (Bürstenschädel) und ferner eine netzartige Zeichnung an verschiedenen Rumpfknochen erkennen läßt.

E. Knochenveränderungen bei Erkrankungen des Stoffwechsels.

Bei *Morbus Gaucher* (vgl. S. 406) entstehen durch Einlagerung von GAUCHER-Zellen ins Knochengewebe herdförmige Zerstörungen des Knochens, der dadurch sehr verbreitete Rarefikationen erleiden kann, so daß das Röntgenbild ein wurmstichiges Aussehen zeigt.

Bei der CHRISTIAN-SCHÜLLER*schen Krankheit* (vgl. S. 407) entstehen durch Lipoideinlagerungen Einschmelzungen von Knochensubstanz in oft erheblicher Ausdehnung von scharfer Begrenzung, namentlich in den Schädelknochen, die im Röntgenbild als rundliche oder unregelmäßig gestaltete landkartenartige Aufhellung erscheinen. Solche cholesterinhaltigen Massen können auch vom Keilbeinkörper aus den Hypophysenstiel und die Hypophyse selbst umgeben und durch Druck hierauf die Symptome des Diabetes insipidus oder der Dystrophia adiposo-genitalis erzeugen oder andererseits in die Orbita vordringen und zu einer Protrusio bulbi Anlaß geben. Dieses vollständige Symptomenbild der CHRISTIAN SCHÜLLERschen Krankheit ist aber nicht immer ausgeprägt. Im Blutserum wird oft, aber nicht regelmäßig eine Erhöhung der Cholesterinwerte gefunden.

Ähnliche Knochenzerstörungen durch Einlagerung von lipoidhaltigen Zellen kommen auch bei der NIEMANN-PICK*schen Erkrankung* vor (vgl. S. 407).

F. Geschwülste der Knochen.

Die *isolierten Knochengeschwülste,* unter denen Sarkome und Mischgeschwülste am häufigsten sind, bedürfen der chirurgischen Behandlung und sind deshalb hier nicht zu beschreiben. Dagegen erfordern die *multiplen Knochengeschwülste,* welche vielseitige, das Gebiet der inneren Medizin berührende Symptomenbilder erzeugen, eine eingehende Schilderung.

Es gibt primär auftretende multiple Knochentumoren benigner und maligner Natur und metastatische stets bösartige Knochengeschwülste.

Multiple gutartige Knochenerkrankungen sind die *Enchondrome* und die *kartilaginären Exostosen,* welche sich auf vererbter Grundlage entwickeln.

1. Multiple Enchondrome

treten besonders an den Händen und Füßen, außerdem aber auch an den verschiedensten anderen Knochen der Gliedmaßen und des Rumpfes auf. Sowohl Rinden- als Marksubstanz des Knochens werden durch wucherndes Knorpelgewebe ersetzt, das auch nach außen hin wachsen kann.

Im Röntgenbild entstehen an Stelle der normalen Knochenzeichnung Schatten von mittlerer Dichte, die nur ungefähr den ursprünglichen Knochenumrissen entsprechen, oft unförmige Verbreiterungen derselben darstellen. Im Inneren dieser Knorpelwucherungen werden oft krümelige Verkalkungen gebildet, die im Röntgenbilde als fleckige Schatten sichtbar sind.

Während die Chondrome im allgemeinen gutartige Geschwülste darstellen, tritt mitunter an einer Stelle eine maligne sarkomatöse Degeneration ein, von der aus Metastasen im übrigen Körper gebildet werden.

Kartilaginäre Exostosen.

Nicht zu den echten Geschwülsten gehören die hier nur kurz erwähnten *multiplen kartilaginären Exostosen.* Sie treten meist zur Zeit der Pubertät an solchen Stellen des Skelets auf, die knorpelig präformiert sind. Am häufigsten finden sie sich an den Metaphysen der langen Röhrenknochen, insbesondere in der Umgebung des Kniegelenks und in den distalen Abschnitten der Vorderarmknochen, seltener am Becken- und Schultergürtel. An den von Exostosen befallenen Gliedmaßen treten oft Wachstumshemmungen auf. Sehr selten ist eine maligne Degeneration.

Im *Röntgenbilde* sind die multiplen kartilaginären Exostosen als Ansätze und Vorsprünge an den Knochenschatten mit deutlicher Differenzierung in Rinden- und Marksubstanz und ausgeprägter Bälkchenzeichnung zu erkennen.

Von größerem Interesse für die innere Medizin sind die *malignen multiplen Knochengeschwülste,* und zwar deshalb, weil dadurch häufig Knochenschmerzen hervorgerufen werden, die oft fälschlich als Rheumatismus oder Neuralgie gedeutet werden, und weil andererseits durch die Schädigung des Knochenmarks schwere Blutveränderungen entstehen können.

Primäre multiple Knochengeschwülste sind die

2. multiplen Myelome und Endotheliome.

Sie unterscheiden sich nur histologisch voneinander und rufen ganz ähnliche Krankheitsbilder hervor.

Makroskopisch-anatomisch handelt es sich bei beiden um multiple recht scharf begrenzte Tumoren des Knochenmarks von annähernd gleicher Größe, die fast das ganze Rumpfskelet sowie den Schädel und oft auch einen Teil der Extremitätenknochen zu durchsetzen pflegen. Rippen, Sternum, Wirbelsäule, Beckenknochen, Schlüsselbeine und oft auch der Schädel sind von meist dichtstehenden Tumoren erfüllt. Durch die von innen nach außen wachsenden Geschwülste wird die Corticalis verdünnt und schließlich zerstört. Bei Betastung zeigt der Knochen durch Eindrücken feiner Teile der Corticalis bisweilen ein Pergamentknittern. Manchmal bilden die Geschwülste des Marks palpable Auftreibungen der Knochen. An vielen Teilen des Skelets kommt es durch Einschmelzung des Knochens zu Spontanfrakturen und Deformationen der Knochen, so an Rippen und Sternum, das S-förmig verbogen werden kann, und an der Wirbelsäule, die sich kyphotisch oder kyphoskoliotisch krümmt, so daß der Rumpf des Kranken bisweilen auffallend verkürzt wird und ganz in sich zusammensinkt. Besonders typisch im anatomischen Bild sind die wie mit einem Locheisen ausgestanzten Vertiefungen am Schädeldach. An den langen Röhrenknochen werden an der Innenfläche der Corticalis aneinandergereihte lakunäre Einbuchtungen gebildet, die durch scharfe Kämme voneinander geschieden werden, so daß der Innenrand der Corticalis auf dem Sägeschnitt ein feingekerbtes Aussehen erhält.

Diesem anatomischen Verhalten entspricht das *Röntgenbild*. Es zeigt gleichfalls wie mit einem Locheisen ausgestanzte multiple Aufhellungen (vgl. Abb. 29). Diese sind meist schärfer abgegrenzt als die ähnlichen osteoklastischen Carcinomherde des Knochens, doch kann auf solch feine und nicht immer ausgesprochene Unterschiede hin eine sichere Unterscheidung kaum getroffen werden. An der Wirbelsäule entstehen durch hochgradige Knochenzerstörung und Kalkverarmung ganz ähnliche Bilder wie bei der Osteomalacie und bei Osteoporose im Senium und bei der CUSHINGschen Krankheit. Die Wirbelkörper

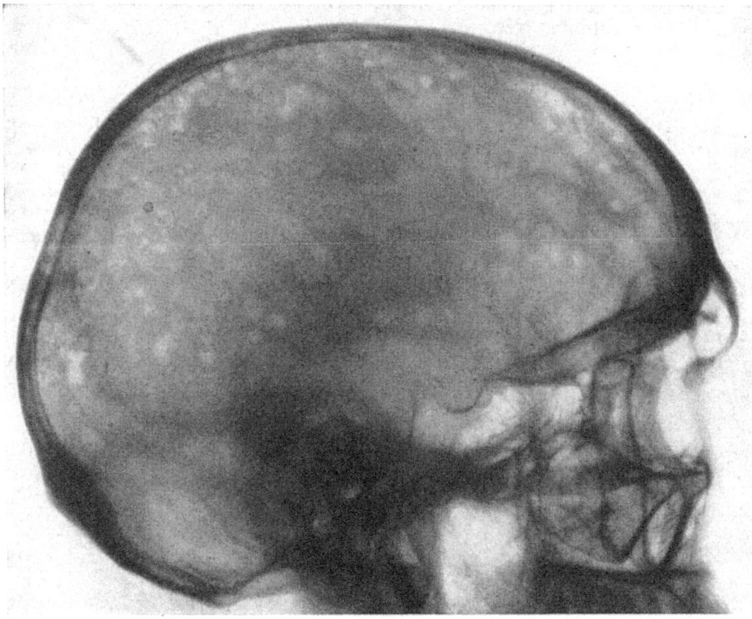

Abb. 29. Multiple Myelome.

sind stark verkürzt, durch die Zwischenwirbelscheiben zu bikonkaven Scheiben zusammengedrückt (Fischwirbel) und im Röntgenbilde von glasklarer Beschaffenheit.

In dem zuerst von KAHLER beschriebenen *klinischen Krankheitsbilde* treten Knochenschmerzen von oft periodischem Charakter hervor, die vielfach für rheumatisch gehalten werden. Von seiten des Nervensystems bestehen Parästhesien und Hyperalgesien der Haut, ferner kommt es durch Druck der Nervenstämme zu lokalen Nervenstörungen sensibler und motorischer Art und durch Kompression des Rückenmarks zum Bilde der Querschnittsmyelitis. Eine Anämie mit Reduktion des Hämoglobingehalts und der Erythrocytenzahl besteht gewöhnlich auch in mäßigem Grade. Reizungserscheinungen des Knochenmarks sind im Blutbild meist weniger ausgesprochen als bei den metastatischen Knochengeschwülsten; insbesondere werden seltener so zahlreiche Normoblasten aufgefunden wie bei jener Erkrankung; einige Myelocyten werden oft auch bei den multiplen Myelomen angetroffen. Die Blutkörperchensenkungsgeschwindigkeit ist außerordentlich stark erhöht. Die TAKATA-ARA-Reaktion fällt in den meisten Fällen positiv aus. Den besten Aufschluß über das Verhalten des Knochenmarks gibt das Sternalpunktat, welches vorwiegend aus gleich großen, rundlichen, plasmacellulären Reticulumzellen (Myelomzellen) mit rundlichem Kern und basophilem, nicht gekörntem, manchmal vakuolenhaltigem Protoplasma besteht. (s. a. S. 385).

Eine besondere Eigenart der multiplen Myelome ist das *Auftreten des* BENCE-JONES*schen Eiweißkörpers,* welcher sowohl im Blut als im Harn, aber nicht immer in beiden gleichzeitig gefunden wird. Der Nachweis im Blut erfordert besondere Methoden. Im Harn fällt der BENCE-JONESsche Körper bei saurer Reaktion schon bei 40—60° als Niederschlag aus, welcher sich bei stärkerer Erhitzung wieder löst und beim Erkalten wiederum auftritt. Freilich wird er nicht in jedem Falle und nicht ständig beobachtet, bei wiederholter Untersuchung wird er aber in den meisten Fällen wenigstens zeitweise angetroffen. Sein alleiniger Nachweis macht die Diagnose der multiplen Myelome sehr wahrscheinlich, sichert sie aber nicht vollständig, da er auch in seltenen Fällen bei anderen Erkrankungen des Knochenmarks, so bei lymphatischer Leukämie und bei Nebennierengeschwulstmetastasen im Knochenmark beobachtet ist.

Neben dem BENCE-JONESschen Körper findet sich mitunter Albumen als Ausdruck einer gleichzeitig bestehenden Schrumpfniere.

Als Behandlung kommt eine Röntgenbestrahlung der befallenen Knochen in Frage, welche mitunter einen deutlich schmerzlindernden Einfluß ausübt, aber keine Heilung des fortschreitenden Prozesses herbeiführen kann. Vereinzelt ist eine Einschmelzung von Tumoren und auch eine vorübergehende wesentliche allgemeine Besserung durch Stilbamidin und auch durch Urethan beobachtet worden.

3. Metastatische Knochengeschwülste.

Die metastatischen Knochengeschwülste sind am häufigsten *Carcinome.* Sie nehmen ihren Ausgang von Primärtumoren der verschiedensten Organe, unter denen aber einige in sehr auffälliger Weise an Häufigkeit vorherrschen. In erster Linie handelt es sich um Carcinome der Prostata und Mamma, ferner der Thyreoidea, des Magens und der Bronchi n, auch der Nebennieren, seltener um Geschwülste anderer Organe wie z. B. der Ovarien, der Gallengänge usw. Die an sich nicht sehr häufigen Prostatacarcinome setzen in einem so hohen Prozentsatz Knochenmetastasen, daß bei ihnen eine besondere Affinität zu dem Knochensystem angenommen werden muß. Die Knochenmetastasen werden im Knochenmark gebildet, dessen Capillaren mit Krebszellen vollgestopft erscheinen. Durch deren Wucherung kann einerseits der Knochen selbst angenagt und zerstört werden *(osteoklastische Carcinose),* andererseits kann sich in einer Minderzahl von Fällen an die Krebswucherungen im Mark eine Neubildung von Knochen anschließen (*osteoplastische Carcinose,* RECKLINGHAUSEN).

Die *klinischen Krankheitszeichen* der multiplen Knochengeschwülste können eingeteilt werden in solche der Knochen, des Blutes und der blutbildenden Organe, des Nervensystems und des Allgemeinzustandes (in bezug auf Körpergewicht, Temperatur usw.). Hierzu kommen die von dem Primärtumor ausgehenden Symptome.

Die *Skeletmetastasen* kommen am häufigsten an den Knochen des Rumpfes, an der Wirbelsäule, den Rippen, Schlüsselbeinen, Becken und Sternum vor, weniger oft, aber auch keineswegs selten, an den Knochen des Schädels und der Gliedmaßen. Mitunter sind lokale Auftreibungen der Knochen durch Tumorknoten palpabel. Manchmal eröffnen Spontanfrakturen, die ganz aus heiterem Himmel ohne Vorboten erfolgen, das Krankheitsbild (vgl. Abb. 30).

Das geläufigste Krankheitszeichen ist eine spontane Schmerzhaftigkeit der Knochen und besonders ihre Empfindlichkeit auf Druck und bei Beklopfen.

Diese Beschwerden werden oft lange Zeit für rheumatisch, manchmal auch für hysterisch oder simuliert gehalten. Ihre Hartnäckigkeit bei gleichzeitigem allgemeinem Rückgang der Körperkräfte zusammen mit den Zeichen der Anämie läßt manchmal bei dem Erfahrenen zuerst den Verdacht auf die wahre ernstere Ursache aufkommen.

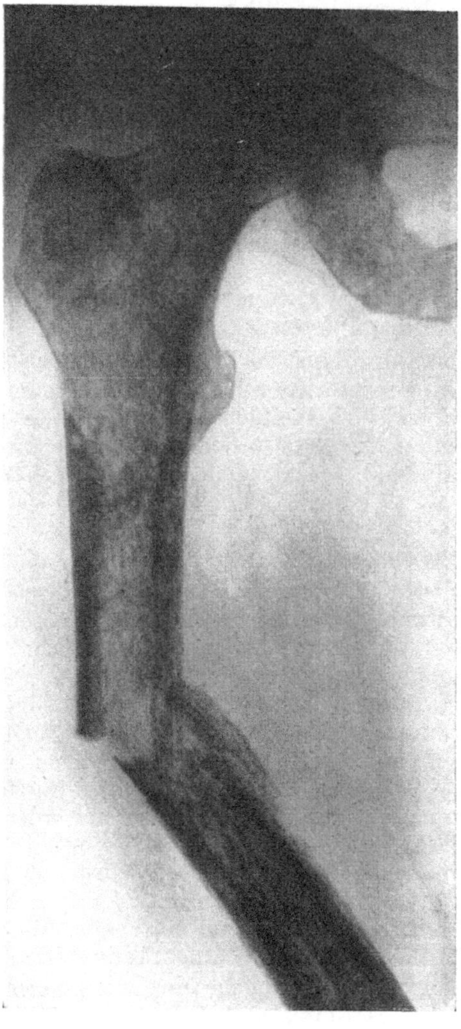

Abb. 30. Knochencarcinose in Femur und Becken infolge Mammacarcinom. Spontanfraktur des Femur.

Am sichersten können die Knochenveränderungen im *Röntgenbild* erkannt werden, welches den sichtbaren Ausdruck des anatomischen Verhaltens darstellt.

Bei der *osteoklastischen Form* der Knochencarcinose zeigt das Röntgenbild des Knochens teils umschriebene örtlich begrenzte, teils ineinanderfließende Aufhellungen von sehr verschiedener Ausdehnung. Teils handelt es sich um lokale Defekte mit ungleichmäßigen zerrissenen Rändern der knöchernen Begrenzung, so namentlich bei den größeren Herden in den Extremitätenknochen, teils um multiple, manchmal geradezu zahllose rundliche kleine Aufhellungen von annähernd gleicher Größe, etwa von Linsengröße (vgl. Abb. 30), so z. B. in den Rippenschatten, welche dadurch wie mit Poren durchsetzt sind; teils fließen diese auch zu größeren Defekten zusammen, so daß einzelne Rippen oder Rippenteile oder auch das Sternum im Röntgenbild wie ausgelöscht erscheinen. Carcinommetastasen der Wirbelknochen bewirken Defekte der Wirbelschatten, die im ventrodorsalen sagittalen Bild oder manchmal noch besser auf Quer- oder Schrägaufnahmen erkannt werden. Am Schädeldach werden durch osteoklastische Prozesse sowohl lokale als vielfach ineinanderfließende Aufhellungen erzeugt, so daß das Bild ein landkartenähnliches Aussehen erhält.

Die *osteoplastische Form* der Knochencarcinose, bei welcher ein Knochenanbau stattfindet, ist dementsprechend wenigstens teilweise durch eine Schattenvermehrung ausgezeichnet; hiermit kann aber infolge Kombination mit gleichzeitig vorhandenen osteoklastischen Herden eine Schattenverminderung an anderen Stellen vereinigt sein. Die größere Rolle spielt meist eine endostale Knochenwucherung; diese führt zu einer Verdichtung der Knochenbälkchen, die sich gleichfalls an verschiedenen Stellen in unregelmäßiger Weise vollzieht, und gibt dadurch zu einer Verwaschenheit und Verdichtung der Knochenstruktur Anlaß. Infolgedessen erscheint das Röntgenbild des Knochens im Innern und an den Rändern von dichterem, aber dabei unregelmäßigem Gefüge,

„watteähnlich". Bei noch höheren Graden der Osteosklerose, in denen die Markräume vollständig durch Knochen ersetzt sind, verursacht diese sog. Eburnisation des Knochens im Röntgenbild eine gleichmäßige tiefe Verschattung.

Oft ist eine ausgesprochene *Blutarmut* das am meisten hervorstechende Krankheitszeichen, welches aber naturgemäß sehr verschiedenartige Ursachen haben kann. Die Blutuntersuchung ergibt fast stets eine Verminderung des Hämoglobingehaltes meist mittleren, seltener hohen Grades; die Zahl der Erythrocyten ist gewöhnlich herabgesetzt und zwar meist in geringerem Maße als der Hämoglobingehalt; der Färbeindex pflegt also geringer als 1 zu sein. Die Form, Größe und Färbbarkeit der Erythrocyten zeigt oft erhebliche Änderungen im Sinne einer Poikilocytose, Anisocytose und Polychromatophilie. Zeichen einer Blutregeneration sind sehr häufig in ausgesprochenster Weise vorhanden, werden aber in einzelnen Fällen vermißt. Hierunter ist in erster Linie das Auftreten von kernhaltigen roten Blutkörperchen und zwar von Normoblasten im strömenden Blute zu nennen. Diese sind manchmal in außerordentlich großer Menge vorhanden, so daß in jedem Gesichtsfeld ein oder mehrere kernhaltige Blutkörperchen im Ausstrichpräparat gefunden werden. Eine solche Menge von Normoblasten ist gerade bei multiplen Tumormetastasen im Knochenmark besonders häufig und deshalb geeignet, den Verdacht auf das vorliegende Krankheitsbild zu lenken, wenngleich sie auch vorübergehend bei „Blutkrisen" aus anderen Ursachen, z. B. nach schweren Ulcusblutungen vorkommt. Die nichtgekernten Erythrocyten zeigen oft Granulierung bei der Vitalfärbung, die diagnostisch in demselben Sinne als Zeichen einer Knochenmarksreizung zu verwenden ist wie das gehäufte Auftreten von Normoblasten.

Die Leukocyten sind an Zahl meist, aber nicht immer, vermehrt. Gewöhnlich findet sich eine polynucleäre Leukocytose mäßigen Grades um 10—15000 Leukocyten herum. In selteneren Fällen erreicht sie höhere Grade bis zu 50000, vereinzelt sogar bis zu 120000 Leukocyten. Andererseits kann aber auch eine Vermehrung der Leukocyten vollständig vermißt werden und im Gegenteil eine mäßige Verminderung der Leukocyten, insbesondere der polynucleären Leukocyten vorhanden sein, also eine mäßige Leukopenie mit relativem Überwiegen der Lymphocyten bestehen. Dies Verhalten zeigt einen Torpor des Knochenmarks an. Dort, wo auch sonst Zeichen einer vermehrten Regeneration vorhanden sind, findet man unter den Leukocyten oft Jugendformen, insbesondere vereinzelte Myelocyten. Das Vorhandensein und die Zahl der Myelocyten geht aber nicht immer mit der Menge der Normoblasten parallel, welche meist höhere Grade erreicht.

Die Blutplättchen sind meist vermehrt im Gegensatz zur perniziösen Anämie, bei welcher sie in der Regel vermindert sind. Gelegentlich wird aber auch eine Thrombopenie bei Knochenmarkscarcinose beobachtet.

Unter den blutbildenden Organen ist außer dem Knochenmark auch das Verhalten der *Milz* zu beachten. In den meisten Fällen wird diese zwar nicht verändert gefunden, in einer Minderzahl ist sie aber in verschiedenem Grade vergrößert und unter dem Rippenbogen zu fühlen.

Lymphknotenvergrößerungen werden manchmal angetroffen. In den meisten Fällen dürften diese auf Metastasen des Primärtumors zu beziehen sein.

Von seiten des *Nervensystems* werden bei den Tumormetastasen des Knochens verschiedenartige Symptome beobachtet.

So führt nicht selten eine Caries der Wirbelsäule, die am häufigsten nach Mammacarcinom beobachtet wird, zur Querschnittsunterbrechung des Rückenmarks, die aus dem bekannten Symptomenkomplex im Nervenstatus und außerdem am Kompressionssyndrom des Liquor cerebrospinalis (starke Eiweißvermehrung, starke NONNEsche und PANDYsche Reaktion bei kaum vermehrter Zellzahl, Xanthochromie, QUECKENSTEDTsches Symptom) erkannt wird. Auch durch ein direktes Überwuchern der Tumoren vom Knochen auf die Meningen und ein Eindringen der Geschwulstmassen in diese können Wurzelsymptome in Gestalt radikulärer Schmerzen und Lähmungen hervorgerufen werden.

An der Schädelbasis entstehen infolge Kompression der austretenden Nerven und durch Wucherungsprozesse am Knochen nicht selten Lähmungen einzelner Hirnnerven z. B. am Facialis und Abducens, sowie Parästhesien und Neuralgien im Trigeminus. Auf Durchsetzung des Felsenbeins durch Tumoren und eine dadurch hervorgerufene Osteosklerose zu beziehen ist eine Otosklerose, welche sowohl Störungen der Schallempfindung von labyrinthärem Charakter als auch der Schalleitung aufweist.

Allgemeine Störungen, die durch Erfüllung der Knochen mit Tumormetastasen hervorgerufen werden, spielen in vielen Fällen eine große Rolle. Es entsteht dadurch eine allgemeine Hinfälligkeit. Oft wird ein Schwund des Fettgewebes und der Muskulatur mit Rückgang des Körpergewichtes beobachtet; zusammen mit der meist gleichzeitig bestehenden Anämie und der fahlen Gesichtsfarbe wird hierdurch das Bild der *Kachexie* erzeugt. In manchen Fällen besteht ein wechselndes *Fieber,* welches sich meist um 38^0 herum bewegt, manchmal auch bis 40^0 ansteigen kann, meist aber keinen charakteristischen Typus erkennen läßt.

Mitunter, aber nicht regelmäßig, wird eine Erhöhung des Kalkspiegels im Blut beobachtet.

Weit seltener als Carcinome sind multiple *Sarkome* der Knochen. Sie entstehen von einem durch frühere Entwicklung und oft auch durch erhebliche Größe ausgezeichneten Primärtumor oder lassen einen bestimmten Ausgangspunkt ähnlich wie die multiplen Myelome vermissen. Im klinischen Bilde der ziemlich selten vorkommenden Fälle tritt meist ein *Milztumor* von oft beträchtlicher Größe hervor, der die mitunter bei Knochencarcinose vorkommende Milzvergrößerung in der Regel übertrifft, ferner eine zunehmende *Kachexie* und oft sehr beträchtliche *Schmerzen.* Das *Blutbild* entspricht dem der carcinomatösen Knochenmetastasen. Auch hier wird eine sekundäre Anämie mit Zeichen der Knochenmarksreizung, insbesondere zahlreichen Normoblasten und vitalgranulierten Erythrocyten gefunden.

Das *Röntgenbild* läßt bei der oft massenhaften Durchsetzung der Knochen mit sarkomatösen Geschwülsten eine allgemeine hochgradige Atrophie der Knochenschatten und darin unregelmäßig begrenzte Aufhellungen erkennen, so daß der gesamte Knochen ein mottenfräßiges Aussehen zeigen kann.

Die häufig bei *Hypernephromen* auftretenden *Knochenmetastasen* rufen oft *Schmerzen* und *Spontanfrakturen der Knochen* hervor. Die dadurch gesetzten Knochenzerstörungen sind im Röntgenbild als umschriebene, oft ovaläre Schattenaussparungen von oft beträchtlicher Größe deutlich sichtbar. Diese metastatischen Geschwülste sind aber im Gegensatz zu der Carcinose und Sarkomatose der Knochen meist mehr örtlich beschränkt, und führen daher in der Regel nicht zu so erheblichen Allgemeinerscheinungen im Sinne von schwerer Anämie, myeloischer Metaplasie und hohen Fiebersteigerungen.

Therapeutisch sind Röntgenbestrahlungen zu versuchen, die oft schmerzlindernd wirken, in einzelnen Fällen sogar das Wachstum von Hypernephrommetastasen hemmen und eine neue Knochenbildung anregen können. Namentlich bei Knochenmetastasen von Prostatacarcinomen sind die Knochenschmerzen durch oestrogene Stoffe (Cyren B), die der Mammacarcinome durch große Dosen Testosteron oft günstig zu beeinflussen.

Literatur.

Assmann, H.: Die klinische Röntgendiagnostik der inneren Erkrankungen, 5. Aufl. Berlin: F.C.W. Vogel 1934. — Krankheiten der Knochen, Gelenke und Muskeln. Handbuch der inneren Medizin, herausgeg. von G. v. Bergmann u. R. Staehelin, 3. Aufl., Bd. IV/1. Berlin: Springer 1942.

Freund, E.: Gelenkerkrankungen. Berlin u. Wien: Urban & Schwarzenberg 1929.

Henke-Lubarsch: Handbuch der speziellen pathologischen Anatomie und Histologie, Bd. IX/1. Berlin: Springer 1931.

Landois: Lehrbuch der Physiologie des Menschen, 25. Aufl., bearbeitet von Rosemann. Berlin u. Wien: Urban & Schwarzenberg 1944. — Lange, Max: Die Muskelhärten (Myogelosen). München: J. F. Lehmann 1931. — Der Muskelrheumatismus. Dresden: Theodor Steinkopff 1939. — Lommel, A.: Handbuch der inneren Medizin, herausgeg. von G. v. Bergmann u. R. Staehelin, 2. Aufl., Bd. IV/1. Berlin: Springer 1926. — Rheumaprobleme, Bd. 1—3. Leipzig: Georg Thieme.

Rein: Physiologie des Menschen, 10. Aufl. Berlin: Springer 1949.

Veil, W. H.: Der Rheumatismus und die streptomykotische Symbiose. Pathologie und Therapie. Stuttgart: Ferdinand Enke 1939.

GPSR Compliance

The European Union's (EU) General Product Safety Regulation (GPSR) is a set of rules that requires consumer products to be safe and our obligations to ensure this.

If you have any concerns about our products, you can contact us on ProductSafety@springernature.com

In case Publisher is established outside the EU, the EU authorized representative is:

Springer Nature Customer Service Center GmbH
Europaplatz 3
69115 Heidelberg, Germany

Batch number: 10683525

Printed by Printforce, the Netherlands